U0735184

谨以此书献给

在全世界发生的各种灾害中

所有遇难的人们，

获救的人们，

参与救援的人们，

并为此而献身的英雄们！

全体编者

二〇〇九年三月十日

This book is respectfully dedicated to all the people died and rescued,and all the rescuers in various disasters in the whole world,and to all the heroes who devoted their lives in disaster rescues.

All editors

Mar.10,2009

DISASTER MEDICINE

灾难医学

主 编

王一镗 刘中民

副主编

孙海晨 何忠杰 何 庆

黄子通 张劲松 赵中辛

江苏大学出版社

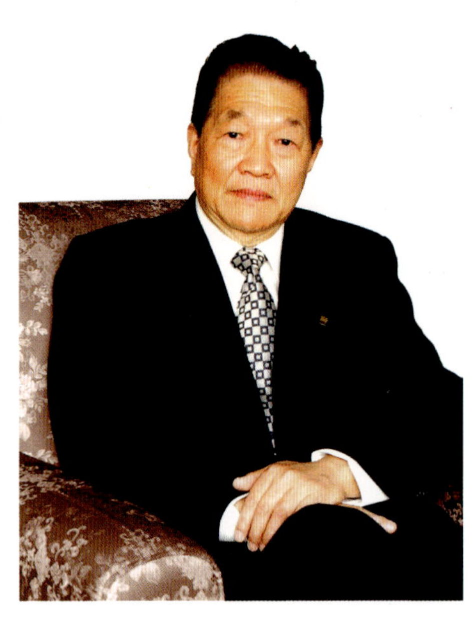

本书主编　王一镗

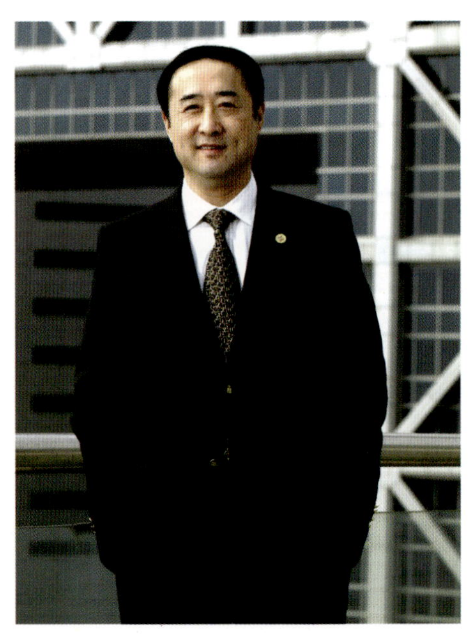

本书主编　刘中民

《灾难医学》编委会

主　　编　王一镗　刘中民

副 主 编　孙海晨　何忠杰　何　庆　黄子通　张劲松　赵中辛

编委会成员　（按姓氏笔画为序）

马朋林　解放军总医院第二附属医院
文　亮　第三军医大学西南医院
王一镗　南京医科大学
王永刚　解放军总医院第一附属医院
王运斗　解放军军事医学科学院医疗装备研究所
王金丽　同济大学附属东方医院
申　红　解放军八一医院
邢士濂　河南矿务局总医院
许宝华　南京军区南京总医院
刘　波　解放军总医院第一附属医院
刘中民　同济大学附属东方医院
刘玉龙　中国核工业总医院
刘京涛　解放军总医院第二附属医院
刘清泉　北京中医药大学附属东直门医院
刘励军　中国核工业总医院
刘晓华　江苏省消防总队医院
孙　婧　解放军总医院第一附属医院
孙志杨　同济大学附属东方医院
孙海晨　南京军区南京总医院
杨　毅　东南大学附属中大医院
陆一鸣　上海交通大学医学院附属瑞金医院
张一奇　同济大学附属东方医院
张劲松　南京医科大学第一附属医院
吴建中　南京大学附属鼓楼医院
吴满辉　中山大学附属第二医院
邱丰祥　南京明基医院
邱海波　东南大学附属中大医院
余素明　解放军总医院第一附属医院
何　庆　华西医科大学第一附属医院
何忠杰　解放军总医院第一附属医院
邵旦兵　南京军区南京总医院

周伟君	上海交通大学医学院附属瑞金医院
周继红	第三军医大学交通医学研究所
孟　馥	同济大学附属东方医院
钟正江	解放军八一医院
茅志成	南京医科大学康达学院
胡福成	南京医科大学康达学院
唐文杰	南京军区南京总医院
聂时南	南京军区南京总医院
栾建凤	南京军区南京总医院
赵中辛	同济大学附属东方医院
赵旭东	同济大学附属东方医院
曹　权	南京医科大学第一附属医院
黄子通	中山大学附属第二医院
谭　军	同济大学附属东方医院

Ginny E. Nagy(美)	Washington, D. C., Office of Global Health Affairs, Department of Health and Human Services
Gunn S. W. A. (瑞士)	Geneva, International Association for Humanitarian Medicine
Holliman C. J. (美)	Bethesda, MD, Center for Disaster and Humanitarian Assistance Medicine
Lim Swee Han(新加坡)	新加坡中央医院
Marvin L. Birnbaum (美)	University of Wisconsin
Michele Masellis(意)	Civic Hospital – Palermo
Anantharaman V. (新加坡)	新加坡中央医院

学术秘书　唐文杰，杨　艳(南京医科大学康达学院)

英文翻译　唐文杰，王　欣、叶　玮(同济大学附属东方医院)，陆金春(南京武警医院)

序一

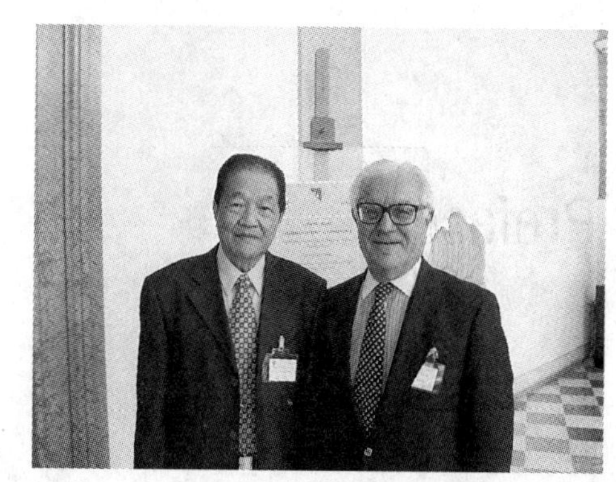

图左为王一镗，右为戈恩

目前，灾害的发生频率、烈度和破坏力正日趋上升，地球——这艘“太空飞船”，它的每一个角落都可能面临自然或人为的巨大灾害。中国地理特征复杂多样，人口众多，更是不幸面临着双重的高危因素。在历史和传统里，中国人民特别是中国医生们发明了多种方法来应对那些巨大的灾害和紧急事件，并推动着这个国家的技术和社会进步，正如这个国家现在正向世界所展示的那样。在应对灾害中的物质财产损失和人类自身的生命危难之中，也相应地建立起了各种各样新的方法并促进了科学的进步。

也正是在这个领域，在“灾难医学”这个体现着特别进步的领域中，王一镗教授的非凡著作面世了，它将在大多数的危难情况下，成为人们拯救生命和减轻痛苦的最有帮助的行动指南与实用工具。

灾难医学是一门十分复杂的学科，它包罗了众多其他学科，涉及面广，涵盖了医学和卫生保健等多个领域，也密切兼顾了社会、团体各种结构关系，适用于各种类型的灾害。作为一门独立的专业，它与急诊医学关系密切却又有别于急诊医学。它既涉及急诊，同时也涉及那些破坏事件的长期卫生健康结果，譬如地震、洪水、旱灾、台风(在中国很常见)以及一些人为的灾害，如环境剧变、工业事故、中毒和放射污染、流行病以及武装冲突等。因此，对灾难医学的研究和应用，也就需要涉及更多的相关专业和学科，这也很好地解读了该泛读书本的出版必要性。

在过去的很多年，我有幸多次见证了王一镗教授在急诊医学领域的卓识，以及刘中民教授在创伤外科专业中的娴熟技艺，既表现出了很强的专业实用性，也在理论和国际论坛上体现了很高的理论性。他们与他们的中国同道和国际合作者一起，推出了这部具有纪念意义的力作，在复杂的灾害应对诸领域，达到了一种艺术的境界，并成功地补充了邵孝鉷教授在急诊领域所作的早期工作。

我十分荣幸地被邀参与到了这项意义深远的工作中，我坚信它将能给予所有从事抗灾工作的人们以宝贵的灵感和无价的行动指南。

S. William A. GUNN, MD, MS, FRCSC, FRCSI(Hon), DSc(Hon), Dr h c
国际人道救援医学学会主席
世界灾难与急诊医学学会终身主席

戈恩

二〇〇九年二月十八日

Preface 1

The frequency, magnitude and destructiveness of disasters are at present on the increase, and no corner of this spaceship Earth escapes the probability of a major natural or man-made catastrophe. China in its geographic diversity, and the Chinese population in its numerical vastness, unfortunately remain doubly at risk. Historically and traditionally the country's citizens and doctors have devised various means of facing these major emergencies and, in line with the tremendous technological and social progress that the nation is currently demonstrating, disaster management also is establishing new methods and scientific advances in responding to the resulting material damage and human distress.

It is in this latter field, in Disaster Medicine, that particular progress has been made, and Professor Yi-tang Wang's remarkable book comes as a most helpful guide and useful tool to save lives and alleviate suffering under most difficult conditions.

Disaster Medicine is a complex, multidisciplinary and multisectorial science that covers the diverse aspects of medicine and health care and, additionally, intimately concerns the community's social fabric, so vulnerable in all disasters. As a specialty it is closely related to but quite different from Emergency Medicine. It deals with the acute as well as long-drawn health consequences of such destructive events as earthquakes, floods, drought and typhoons-so common in China, and of such man-made disasters as environmental upheavals, industrial accidents, toxic and radioactive pollution, epidemics and conflicts. Research in and the application of disaster medicine thus concern a wide range of related subjects and disciplines, which explain the necessity of this extensive book.

Over many years I have had multiple occasions to witness Prof. Wang's experience in disaster medicine and Professor Zhong-min Liu's techniques in disaster surgery, both expertly practised in the field and eloquently presented in academic and international fora. Together with their Chinese colleagues and international collaborators they have produced this monumental work which represents the state of the art in health disaster management in all its complexities, and successfully complements Prof. Xiao-hong Shao's earlier work on emergencies.

It has been a privilege for me to be associated with this significant project and I am convinced that it will prove to be an inspiration as well as an invaluable guide for all those engaged in the struggle against disasters.

S. William A. GUNN, MD, MS, FRCSC, FRCSI(Hon), DSc(Hon), Dr h c
President, International Association for Humanitarian Medicine
President-Emeritus, World Association for Disaster and Emergency Medicine

Feb. 18, 2009

序二

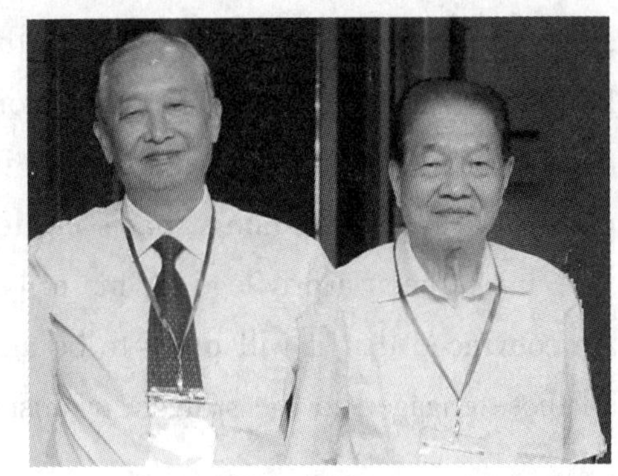

图左为王正国，右为王一镗

人类社会各国都会发生各种各样的灾害，包括自然灾害和人为灾害。灾害一旦发生，便会造成不同程度的生命和财产损失。较大的灾害会对社会构成灾难。灾害救援是一个系统工程，对人员伤亡必须迅速实施医疗救援，这就是灾难医学。

在2008年汶川地震医疗救援工作中，不少学科都参加了救援活动，取得了很好的成效。这表明，在今后的灾难医疗救治工作中，医学相关学科需要密切合作，使医学救援的作用和积极性发挥到最大化。在地震医疗救援中，野战外科、创伤外科、急诊医学和灾难医学各学科发挥各有侧重，相辅相成，相得益彰。

灾难医学在我国还处于初创阶段，学科体系还有待完善。由王一镗、刘中民教授主编的《灾难医学》是一部系统介绍现代灾难救援理论、组织管理和专门技术的大型专业参考书。它全面介绍了近年来国际灾难医学领域的最新进展，详尽阐述了灾难医学的理论体系，系统论述了灾难救援的组织管理和专业技术。特别是结合2008年5月汶川强烈地震救援的经验教训，对各种常见灾害的医疗救援进行了详细的阐述。内容全面系统，紧密结合实际，科学性和指导性强。全书分为灾难医学的基本理论、各种灾害的医疗救援、危重伤员医疗救护和灾害期的其他医学问题等4篇49章。还在附录中编录了汶川地震救援实例、常用急救药品、常见灾害救援应急预案等内容。

王一镗教授是我国著名急诊医学专家、国际急诊医学联合会理事、国际人道救援医学会理事、南京医科大学第一附属医院终身教授、南京医科大学康达学院急诊医学系主任、中华医学会急诊医学分会前任主任委员。全书40余位国内作者都是工作在急诊医学和灾难医学一线的专家学者，分布在全国军队和地方30多家医院、大学和研究机构。本书作者中还包括数位国际知名学者，他们撰写了国际灾难医学的最新进展。

本书是从事灾难医学、急诊医学和相关专业人员以及灾难救援管理人员的一部权威参考书。本书的出版必将促进我国灾难医学和灾难救援事业的发展。

中国工程院院士
中华医学会常务理事
中华医学会创伤学分会前主任委员
王正国

二〇〇九年二月二十日

序三

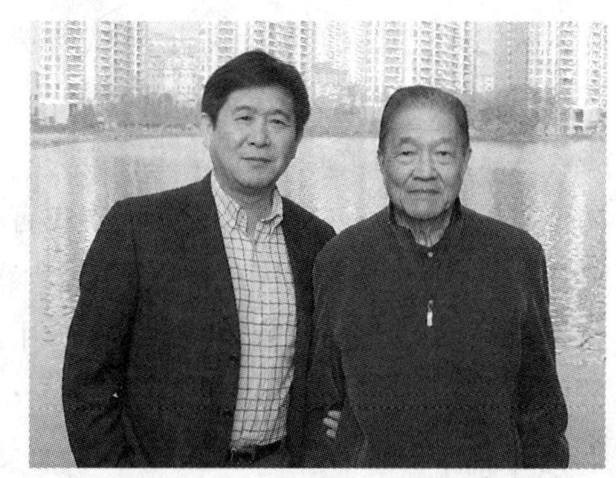

图左为沈洪，右为王一镗

收到王一镗、刘中民教授主编的《灾难医学》书稿，还来不及细细地阅读书的全部内容，纵览全书的目次构架和主编立意，已知道这应是近些年来该领域的一部力作。如果仅凭这点还不足以说明问题的话，就我平日对两位主编学术思想和实践活动的熟知，我认为他们有能力、权威、责任和义务来担纲此书主编之重任。

王一镗教授是我国急诊医学界的老前辈，也是推进急诊、创伤急救和灾难医学事业发展的时代人物。几年前，为加入国际人道救援组织，并在国内设置其分支机构，王一镗教授单刀赴会式地闯入日内瓦，力主我国发展灾难医学这一方兴未艾的事业。我还诧异老先生哪儿来的驱动力。志向？兴趣？还是精神境界？后来留意到，凡学术讲座，他总是心事沉重地讲述交通事故、意外伤害、矿难、群体中毒带来的巨大危害。特别是汶川大地震之后，他更强烈呼吁重视灾难医学，声声句句渗透着一位知识分子的良知和老学者的强烈使命感。北京奥运会后，我再见到他时，他更明晰地提到要把灾难医学编入医学教学体系当成一门学科去建设，形成教材、课时、招生、去向统筹的教育发展思路。我确信这是他在耄耋之年迈向完善人生的新的一大步。如同郑板桥言"八十老人勤采掇，定教霜鬓变成鸦"。

刘中民教授是王老的嫡承学子，一直致力探索构建急救一体化模式。他在所处浦东陆家嘴东方医院搭建实践平台，拓展与国外创伤急救中心的交流协作，特别针对创立国际化大都市的紧急救援机制和流程进行了大胆实践；近年又发展灾难医学教育，在应对城市突发意外灾难的组织与急救方面倾注了极大的努力。他认为 2010 年上海世博会对城市灾害救援的功能而言既是机遇，又是挑战。在过去的多次灾难救援中，特别是汶川大地震时，他均亲赴灾害现场参加和组织急救，不愧为灾难医学事业发展中的一员虎将。

我所熟悉的《灾难医学》其他作者们的学术建树也都可圈可点，这便成为《灾难医学》着力的重要支撑，相信它是会成功的。

也曾有人建议让我组织专家来写个与灾难医学有关的大部头著作，我在初步了解灾难医学所涉猎的内容后，便决意婉言谢绝这一好的动议，因为无论从理论的掌握来看，还是从实践的经验来看，都无法担此重负，于是心里便形成了个情结，要去关注灾难医学的进展。

天灾人祸被人们视为灾害，而灾害造成的人员伤亡、财产损失、心理伤害达到相当大程度时便构成灾难。灾害以往多被归为社会和救援的范畴，并未引起医务人员的高度重视。灾害来了由政府出面，调集各方力量，全力以赴应对困难；灾害过去了，人们对灾害的防范意识荡然无存，被动地等候下次灾害不期而至。随着经济的高速发展，灾害事故也相应增加，社会的防灾减灾意识更需要被唤醒，特别是医务、公共卫生人员更要强化灾害意识，要积极主动地参与到防灾减灾工作中。无疑2008北京奥运会使我国防御突发灾害事故的能力得到了很大的培养和锻炼，“5·12”汶川大地震更用难以磨灭的冲击震撼着我们。参加过灾害救援的人员也都深刻感受到我们的救援体系还未完善，救援中还有许多不够科学的做法，急救的应对缺乏实战性，如果做得更好些就会使损失更少。种种现象都说明大多数医务人员还缺少灾难医学理论知识的指导，需要补上这一课。

随着《灾难医学》一书的面世，医务人员手中多了一个有力的指导工具，将能更多地了解掌握灾害导致的伤病或灾害条件下的医疗问题，更多的医务人员将成为未来灾害发生时的灾情评估专家、救灾决策的参谋和紧急救援中的急救专业主力。

屏幕前，敲动键盘作序时不禁自嘲，已久未执笔而书，就同习于网上浏览，屏上阅读，手卷翻阅已成了读者的奢侈，于是期待《灾难医学》能在2009年早些摆奉案头，不时手把目览，也了却求奢侈者的一点心愿。

全军急救医学专业委员会主任委员
中华医学会急诊医学分会副主任委员
中华红十字总会指导委员会专家
解放军总医院急诊科主任、教授

沈洪

二〇〇九年二月二十五日

前　言
Foreword

我国是一个具有五千年璀璨文化的伟大国家，拥有960万平方公里的沃土，矿藏、物产丰富，更拥有13亿多勤劳而勇敢的人民，如今，她正以坚毅的步伐，迈向更为辉煌的明天。

同时，我国又是一个多自然灾害的国家，各种自然灾害均曾爆发，而且，人为灾害也时有发生。总之，我国灾害和事故频发，形势严峻。尤其是进入2008年以来，先是南方遭受百年未遇的冰雪灾害，继而是“5·12”四川汶川地区发生里氏8.0级的特大地震，均给灾区广大人民群众的生命和财产造成了巨大损失。当然，还有其他种种人为的灾害事故，特别是交通事故。近些年来，全国每年因交通事故而死亡者达9万余人，相当于汶川地震死亡和失踪人数的总和。这是多么的触目惊心！

我们必须要问，面对频发的自然灾害和人为事故，我们如何去应对，如何去预防？都有所准备，都准备好了吗？我们在人力、物力、科普、教育和科研等方面都有了足够的思想准备、重视和投入了吗？答案显然是否定的。

我们认为，要解决问题，首先要有足够的、多方面的人才，人们的理念必须先行。今天，我们还远未认识到急诊医学的重要性，还没有将急诊医学列入大学本科教育的一个专业，对灾难医学则就更为陌生了。没有先进的理念，没有这方面先进的教育体系，没有大批相应的专门人才，则今后又如何来预防和应对严峻的灾害形势呢？

在汶川地震后，胡锦涛总书记亲临视察灾区时在黑板上的题词“一方有难，八方支援，自力更生，艰苦奋斗”，以及温家宝总理视察灾区时在黑板上的题词“多难兴邦”，都激励着我们为我国的灾害救援多做一些实事。同时，基于对灾难医学的初浅认识，基于我们应有的责任心，我们试着以初尝螃蟹的胆大行事，编撰《灾难医学》一书。当然，灾难医学和急诊医学两者在许多方面是息息相通的。本书的作者中大部分是急诊医学专业的专家，其中部分作者还亲历了汶川灾区的救援工作，都有极其深刻的体会。此外，我们还特邀国际上几位著名的灾难和急诊医学方面的专家，参加本书的编写，给本书注入了许多新的理念。毋庸置疑，编撰出版本书，只是一种尝试，期望起到抛砖引玉的作用。灾难医学的涉及面很广，因此，本书内容难免挂一漏万，恳请同道们和关心本书的读者们多提宝贵意见。

目　录 Contents

第一篇　灾难医学的基本理论
Section 1　Basic Principles of Disaster Medicine

第二篇 各种灾害的医疗救援
Section 2 Medical Rescue of Disasters

第一篇

Section 1

灾难医学的基本理论

Basic Principles of Disaster Medicine

第一章　灾难医学概论

Chapter 1　Conspectus of Disaster Medicine

王一镗
Wang Yitang
国际急诊医学联合会理事
国际人道救援医学学会理事
南京医科大学第一附属医院终身教授
南京医科大学康达学院急诊医学系主任

第一节　灾难医学的范畴

一、何谓灾难医学

世界卫生组织对灾害(disaster)的定义是:任何引起设施破坏、经济严重受损、人员伤亡、健康状况及卫生服务条件恶化的事件,如其规模已超出事件发生社区的承受能力而不得不向社区外部寻求专门援助,就可称其为灾害。

联合国"国家减灾十年"专家组对灾害的定义是:灾害是一种超出受影响社区现有资源承受能力的人类生态环境的破坏。由于社区是相对的,因此,发生破坏性事件时,需要援助和帮助。

何谓灾难医学(disaster medicine)? 简言之,在灾害事故中,大部分会因涉及人员的伤亡而必须迅速实施医疗救援,这就是灾难医学。

各国都会发生和遇到各种各样的灾害,主要包括自然灾害和人为造成的灾害。灾害一旦突然发生,便会造成程度千差万别的人民群众生命和财产的损失;比较重大或重大的灾害,便对社会构成了灾难。事实上,即使仅有一个人遇难,其死亡对其家庭而言,也已经是一种灾难。

灾害发生后,救援人员便要在灾害事故发生地或一定的区域实施救援。灾害救援是一个系统工程,包括消除灾害发生的原因,如灭火、危险品或有毒气体泄露的封堵以及洪水决堤的决口堵塞等。灾害的种类极多,因此实施医疗救援的问题也极其复杂,涉及面广,包括对灾害的预见、预伤和有所准备(preparedness),灾害现场伤员的解救和医疗急救,重大灾害后的卫生防疫包括饮水卫生、营养以及及早适时的心理危机干预等。

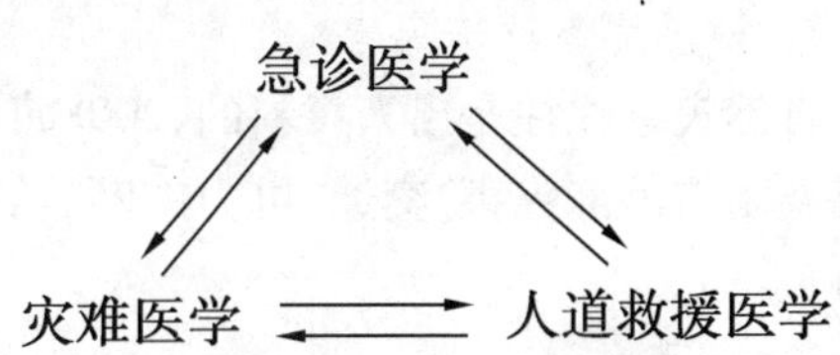

图 1-1-1　急诊医学、灾难医学和人道救援医学三者之间的关系

不言而喻,灾难医学和急诊医学(emergency medicine)密切相关,涉及较大或重大灾害时,则又和人道救援医学(humanitarian medicine)有很大的关联(如图 1-1-1 所示)。因此,灾难医学是一门新兴的并与各国社会、人民群众息息相关的医学边缘学科。因而,我们必须高度重视灾难医学,并进行深入研究、探讨和实践。

最近,我国国务院发布公告称,2009 年起,每年 5 月 12 日定为防灾减灾日,由此可见我国政府对应对灾害的高度重视。

二、我国是灾害众多而频发的国家

我国具有五千余年灿烂的文化,拥有 960 万平方公里的领土,矿藏、物产丰富。然而,我国也是一个灾害众多的国家,多种多样的自然灾害都曾在我国发生过,而多种多样的人为灾害也时有发生。各种重大灾害,都会造成大量人员伤亡和重大经济损失。我国灾害频发,形势严峻。

(一) 自然灾害

就自然灾害而言,主要有以下几种。

1. 地震

在我国尤其是西北地区,地震相对较多。近几十年来,我国发生过两次强烈地震:一是 1976 年 7 月 28 日发生于河北省唐山市的里氏 7.8 级强烈地震,导致 95 万余人受伤,24.3 万余人死亡;二是 2008 年 5 月 12 日 14 时 28 分发生于四川省汶川地区的里氏 8.0 级强烈地震,截至 2008 年 9 月初,汶川地震导致死亡和失踪 87 149 人,经过抢救的伤员有近 300 万人,入院治疗的达 9.6 万人。地震会造成滑坡、泥石流、堰塞湖等严重的次生灾害,强烈地震还会破坏许多极其珍贵的历史文物。

2. 严重洪灾

我国虽在治水方面作出了巨大的努力,但由于幅员辽阔,每年均会有程度不等的洪涝灾害发生。洪涝灾害发生地主要集中在黄河流域、长江流域和淮河流域。

3. 严重干旱

我国诸多地区几乎每年均会发生不同程度的干旱。山东济南境内于 1997 年 8 月 10 日发生了黄河断流,如今黄河断流已日渐频繁。由于我国的幅员十分辽阔,同时期有的省份会出现洪涝灾害,而有的省份却出现旱灾。

4. 暴雨

1997 年 7 月 3 日至 12 日,山西省连续 10 天发生暴雨,受灾人数高达 953 万余人,死亡 25 人,受伤 1 067 人。即使从小的方面来看,暴雨也往往会引起城市街道积水、路灯电线漏电,从而常常导致行人被电击受伤甚至死亡。

5. 低温雨雪冰冻灾害

自然灾害往往是出人意料的,2008 年 1 月,我国南方 13 个省份广大地域发生了百年未遇的严重低温雨雪冰冻灾害,交通、电力中断,给这些地区造成了严重的经济损失,使广大群众的生命受到威胁。

6. 台风

每年夏季,我国东南沿海地区均会遭受不同程度的台风侵袭,并出现不同程度的人员伤亡和财产损失。

7. 高温中暑

以江苏南京为例,高温中暑的发生人数和重症中暑的死亡率在 1988 年分别为 4 500 人和 30.2%,在 1994 年分别为 3 000 人和 7.8%,在 1995 年分别为 1 016 人和 6.1%,1998 年高温中暑的发生人数为1 100余人。近年来,这些数字则有明显减小趋势。

8. 泥石流、雪崩和沙尘暴

在我国,泥石流、雪崩、沙尘暴的发生以东北和西北地区为多。

(二) 人为灾害

人为的各种事故,集中起来看都是一种灾害,其中首推各类事故造成的创伤。

1. 交通事故

我国近年来加强了交通管理,抑制了交通事故发生率上升的势头,2007 年因交通事故而死亡者达9 万余人,这似乎还应有下降的空间。就全世界而论,每年因交通事故而死亡者达70 万人以上,受伤者则达1 000 万 ~1 500 万人,全世界每25 秒钟就有1 人因交通事故而死亡,每1 秒钟就有1 人因交通事故而受伤。

2. 火灾

虽然我国政府尤其是消防战线上的官兵们,都为预防火灾的发生付出了巨大的努力,但是,灾害性的火灾仍时有发生。而年轻的消防官兵在救人灭火的过程中英勇献身的事件屡见报道,使人精神上更不能忍受,我们必须想尽一切办法尽量避免这类不幸事件发生。

3. 矿难

每年矿难都要给我国造成相当重大的人员生命和财产的损失,1980 年起我国每年因矿难死亡者达6 000 余人,外伤性截瘫者达数千人。我国政府对此非常重视,并加大了监管力度,例如,将国家安全生产监督管理局升格为国家安全生产监督管理总局,并下设国家煤矿安全生产监督管理局。但是,由于基层村镇私营的小煤矿众多,且众多这样的煤窑并未办理合法的审批手续,因此监管难度很大。

4. 暴力

2002 年,我国警务人员因遭受暴力而牺牲者达5 000 人以上,受伤者达7 000 余人。世界卫生组织(WHO)报告,全世界每年因暴力致死者达160 万人。当然,幸运的是,我国有极其严格的枪支管理法,否则暴力事件将升格,情势将更为严重。

5. 战争

战争是一种严重的人为灾害。自第二次世界大战结束以来,世界上的局部战争和冲突从来就没有停止过,尤其是非洲部分地区、中东地区的战火和种族冲突连年不断。这些战争和冲突除造成大量的人员伤亡以外,还给全世界带来极大的不安全因素。

6. 恐怖袭击

近些年来,我国各地散在的、零星的恐怖袭击事件时有发生。2001 年9 月11 日,美国纽约的世界贸易中心和华盛顿五角大楼遭受了史无前例的恐怖袭击(即"9·11"事件),这似乎彻底改变了世界某一层面的格局,从此,恐怖袭击事件的发生更为频繁。而在加强安全防范措施的同时,世界每一个角落的人们都绷紧了神经,从此,全世界一池湖水不再宁静。

7. 群体中毒

群体性中毒包括两种情况:一种是由犯罪分子投毒,造成一定地区的部分群众群体中毒;一种是化工产品有毒气体的泄漏或爆炸事故后产生的有毒气体,危及事故现场及附近的群众。第二种情况更为常见。

8. 严重污染

我国的环境污染问题十分严重,曾有报道说,我国每年有85 万人因受严重污染的影响而早逝。

有人戏称,若河道水系的污染再得不到认真治理,则再过若干年,我国南方省区鲜美可口的河虾只能去博物馆才能见到了。严重污染也是全世界的一幕悲剧。常有国际人士呼吁"大家要行动起来,挽救地球",这虽不免有些危言耸听,但毕竟说明世界范围的污染问题有多严重。此外,温室气体的排放造成了"不是污染的严重污染"——温室效应,这早已引起了国际社会的高度重视。

我国政府对污染的防治应该说是重视的,但是,由于污染问题涉及的范围广,污染的类目极其繁多,污染有时与地域经济、广大群众的受教育程度和文明程度密切相关,因此污染问题解决起来困难重重。我国各级政府必须进一步加大防治污染的力度,污染不除,国无宁日。

灾害可以顷刻间夺走人们的生命。遇难者表面看来是以个人的数量来计算的,但实际上千千万万个人遇难相当于千千万万个家庭在顷刻间倒塌,继而会影响到社会的安定。灾害离我们并不遥远,甚至可以说,多种灾害就在我们每个人的身边。因此,人人都必须全力以赴,为防灾减灾作出自己应有的贡献。

第二节　国际灾难医学的发展

目前,如何应对各类灾害已成为备受世界各国关注的问题。国际学术团体如国际急诊医学联合会、世界灾难和急诊医学学会、国际人道救援医学学会等,在灾害的应对准备和救援工作等方面可以说是三位一体、各有侧重、相辅相成。以上组织,均每两年左右举行一次国际性的学术会议,针对灾害的预防、灾害应对的准备、灾害的救援等诸多环节,提出新的理念和建议、各种措施、具体的技术路线以及新的装备信息等,无论是对灾害的处置,还是对加强国际联系和沟通、增进各国间的了解和友谊,均发挥了重大作用。

事实上,在因各种灾害而死亡的人员中,亚洲人占了大多数,而在因灾害而死亡的亚洲人中,中国人又占了绝大多数。因此,我国理应对灾害这一严峻的问题格外关注。

一、急诊医疗服务体系增加"新成员"

无论应对平时的突发急诊,还是应对事故和灾害,城市急诊医疗服务体系(emergency medical services system,EMSS)的建设和运作均十分重要,国际上对此也高度重视。目前,国内外的EMSS都包括以下三个环节:院前急救—急诊科—急诊ICU。毫无疑问,院前急救这一环节(包括人员、装备、通信和指挥调度等)极其重要,在大部分国家,院前急救都由专业的机构和人员负责。美国西雅图的EMSS堪称楷模,其院前急救的成功率很高。而我国目前尚有一些城市的院前急救是依托医院来操作运行的;有些医务人员则是由医院指派轮流随救护车服务的,缺乏院前急救专业队伍应有的熟练专业技能和爱岗敬业的精神。因此,院前急救由专业机构和专业队伍负责为好。

在重视院前急救的同时,不应忽视现场救护这一关键问题,那种把院前急救和现场救护完全等同起来的认识是不正确的。有些病人是必须接受现场救护才能达到最佳救治效果的,例如心搏呼吸骤停的病人、因异物卡喉引起窒息的病人等。现场救护必须依靠最初目击者、救援志愿者和"好心人"来实施。如果试图依赖"120"急救,待救护车和急救人员赶到,则患者救治成功的希望已属渺茫。因此,笔者认为必须大力提高现场救护的水准,并建议我国的EMSS应由现场救护、院前急救、急诊科和急诊ICU四个环节(简称"四环"原则)构成。

要切实实施这一"四环"原则,则需要联系并逐步落实下列问题。

（一）高度重视初步急救知识和技能的普及

初步急救知识和技能包括通气、止血、包扎、固定、搬运和心搏呼吸骤停的现场心肺复苏等。这些知识的普及率，往往代表一个国家和地区的发展水平与文明程度。

国际上，急诊医学界对初步急救知识和技能的普及培训非常重视。以美国为例，美国各州、县以及大的医学中心，大多设有急诊医学培训中心，有诸如急救技术员（EMT）和急救医士（EMT-P）的培训班，还有诸多心肺复苏普及培训的处所，有的图书馆也设有心肺复苏的普及培训点。美国已有超过6 000万人次接受过心肺复苏的培训（包括2～3年一次的复训），且心肺复苏的培训均按规范化的标准进行。我国香港地区也十分重视心肺复苏的普及培训，其普及率远远超过了总人口的10%。

我国发展急诊医学的方针原则应是"三分提高、七分普及"。逐步向全民普及初步急救知识和技能，将是提高现场救护水平的一剂良药。当然，这一项目绝非一日之功，绝不可能一蹴而就，必须持之以恒，假以年月，才能见效。

江苏省已有一则范例。江苏大学于2007年3月成立了江苏大学急救协会，该协会有大学生会员139人，这些会员接受过20学时的初步急救技能培训，他们利用自己掌握的知识在当地对部分中、小学生和幼儿园的老师进行初步急救技能的培训。这是"星星之火"，若在全国的多数大学内成立急救协会，传授初步急救技能，则不仅可使会员获得初步急救知识和技能，而且可通过会员渗透和影响更多的人。若干年后，将形成一支庞大的初步急救队伍。

（二）高度重视应对灾难的准备

应对灾害的准备非常重要。世界灾难和急诊医学学会会议经常讨论应对灾害的准备的有关问题，在人力配备、技能和装备方面提出新的见解和建议，并交流灾害救援演习的经验。很多国家都十分重视应对灾害的物资方面的准备和储存。有的国家甚至建立一所所完整的、完全空着的但随时可用于收治受灾伤员的医院，其耗资无疑是十分巨大的。

当然，再充足的物资准备都不足以应对特大灾害。针对各种灾害，各个部门都要制订不同级别的应急预案，并在实践中不断充实和完善这些应急预案。

（三）重视动员和组织社会人群的力量

我国近20年来，十分重视对社会人群进行初步急救知识的普及。我国香港地区在应对灾害和突发事件的准备方面做得很好，全香港共有4～5个急救志愿者队伍。如香港医疗辅助队即有4 500余人的志愿者参加，组织相对严密，每年均会组织分批集中的初步急救知识的培训和复训。志愿者们自愿为医疗辅助队捐资，每个志愿者均以当一名医疗辅助队队员为荣。美国于2005年通过了保护"好心人"的法案，以鼓励人们在目击灾害和突发事件时伸出援手救助他人。

（四）重视政府主导的救援队伍的建设

《中华人民共和国消防法》将自2009年5月1日起施行。该法共74条，其中第37条指出："公安消防队、专职消防队依照国家规定承担重大灾害事故和其他以抢救人员生命为主的应急救援工作。"因此在我国，灾害现场又增加了一支救护受伤人员的重要力量。

二、国际人道救援医学的内涵

为了纪念首任 WHO 总干事 Dr. Brock Chisholm 对该组织所做的贡献，并使其坚持人权和人道救援医学原则的理念得以永存，在国际卫生领域从事卫生工作的一些人士于 1984 年决定在 WHO 建立"Brock Chisholm 基金会"，并于 1999 年将其扩展成为 IAHM（international association for humanitarian medicine，国际人道救援医学学会）– Brock Chisholm，前 WHO 高级官员 Dr. Gunn 担任会长至今。IAHM 是一个非政治、非宗教、非歧视和非营利的组织。

2005 年 10 月，第 5 届 IAHM 国际座谈会在意大利巴勒莫市举行。会议号召各国积极行动起来，并尽快组建各自的 AHM（人道救援医学学会）。2008 年 1 月，IAHM 第 6 届工作会议在日本东京举行。2008 年世界卫生日即 4 月 7 日，IAHM 特别工作会议暨 WHO 60 周年庆典活动在瑞士日内瓦 WHO 总部举行。这些会议确认国际人道救援医学的内涵为：

（1）重大的紧急情况和灾难，不再被认为是突发的不可预料的现象，而是可以预见和预防的；

（2）救援不能被认为是一种同情的施舍，而是一种互相帮助的责任和义务；

（3）受灾和受难的公众寻求援助也不是一种乞求，而是一种权利；

（4）灾害救援不单独是一个临时急救、重建事件，而是社会长期发展中的一个基本组成元素；

（5）国际社会的应急救助，不能被认为是一种宽宏大量的捐献，而应该是一种人道主义的义务和责任；

（6）军队被重新赋予了维和及调停功能。

这些进步也表现在急诊医学已拓展到灾难医学、人道救援医学以及和平医学之中。

2008 年 5 月 12 日，四川汶川发生里氏 8.0 级大地震，由于上至中央最高领导，下至普通百姓，齐心协力，众志成城，抗震救灾，加上国际上多方参与救援，抗震救灾取得了伟大的胜利。这绝不单是人力、物力、财力方面力量的体现，也是伟大的中华文化的充分体现。事实上，这伟大的中华文化也正是急诊医学、灾难医学和人道救援医学的精神之所系。

第三节　发展我国灾难医学的重要性

在医学科学和临床医疗实践中，人们都清楚急诊医疗在广大人民群众生活中的重要性。从上一节的论述中可以清楚地看到，任何重大灾害都会影响千千万万人民群众的生活，甚至吞噬千万人的生命。一旦发生灾害，人们便会知道救援工作有多么重要。尽管医学科学得到了极大的发展，但灾难医学却未能得到足够的重视。而每一次重大灾害的救援，总会留下许许多多的经验和教训，这些都是最为宝贵的、无价的财富，是用千万灾民以及部分救援人员的鲜血和生命换来的。因此，为紧跟国际上灾难医学发展的轨迹和步伐，为应对随时随地都可能发生的灾害，为面对随时随地会因灾害而出现的无数灾民对医疗救助的需求，发展我国的灾难医学乃当务之急。

应对任何一种灾害都必须有所准备。国际上流行这样一句名言："Provide against a rainy day。"意思是说必须未雨绸缪、有备无患。

当然，做好应对灾害的准备工作绝非一件易事。所谓十年树木，百年树人。做好应对灾害的准备工作和完善灾难医学的学科体系，需要几代人的努力。当然，首先是要创立起先进的灾难医学的理念，然后是要培养涉及灾难医学方方面面的人才，有了相应的人才，才能有效地开展相应的工作。

一、灾难医学是一项极其复杂的系统工程

灾难医学的涉及面极广，其内涵也极其丰富。因此，灾难医学是一项极其复杂的系统工程，事先是否已经建立了有效的针对各种灾害的应对机制和预案，将直接影响紧急救治的速度、能力和效率。速度不能代替效率，而提高效率必须依靠科学的方法，依靠理论研究成果的支撑。衡量效率要看灾害中伤员的存活率、伤员和社会的满意度。

简言之，灾难医学涉及灾害预防、救援和管理三个方面。我们必须坚持“人的生命最为宝贵”这一理念，因此，在灾害救援中就必须以“救人第一”为目标。

针对可能发生的各种灾害事件，国家应组织相应机构、相当的力量来制订科学周密的处置应急预案，建立应对不同灾害的指挥、管理网络，评估未来可能发生的灾害所需的救援人力和物力资源，建立灾害紧急救援的专业队伍培训和储备机制。

灾难医学涉及的除了医学问题，还有非医学问题。例如在重大灾害的救援过程中，就会涉及应由谁去解救、救出来以后由谁救治和如何救治、如何转移后送和安置等问题。这和我们平时熟悉的医疗救治有很大不同。

在重大灾害如强烈地震和特大洪灾中，环境多变、危险，各种次生灾害随时可能发生，这就要求救援工作必须及时迅速；重大灾害涉及地域广，伤员的伤情复杂，需要创伤救治、心理安抚和防疫等同时并举；重大灾害发生时往往会出现各路大军同时驰往灾区救援的情况，必须有坚强有力的、得当的指挥和协调处置。

二、灾难医学的发展影响到人民群众的安危

灾害事故（小到仅涉及个别人员的交通、工伤事故，大到造成群死群伤的重大事故）一旦发生，都将影响到千万人民群众的生命安全。人的生命是最为宝贵的，不管发生何种灾害，只要其危及人的生命，就必须以最快的速度、最合理的医疗力量和装备去实施有效的救援，这是灾难医学中必须完成的首要任务。但是，面对大批伤员与面对一个或几个伤员的情况是有很大不同的。造成大批人员伤亡的重大灾害的现场环境往往相当复杂，救援队伍不仅要面对单纯的医学技术问题和简单的装备问题，而且要面对当时当地特殊的恶劣环境，甚至要面对如何维持和延续自己生命的问题。

因此，灾害发生后，国家和省、市有关部门首先要弄清灾害的情况、原因及规模等。现在通信技术高度发达，一般情况下不难做到。但是，特大灾害发生时，往往同时会严重破坏道路交通和通信设施，这就需要利用一切可能的补救措施。一旦了解情况，即便是只了解到部分情况，只要情况属实，便需立即启动不同的预案，组织动员救援资源。只有按应急预案办事，才能科学施救，才能取得较好的效果，以切实减小伤残率和死亡率。

现将国家突发公共事件专项应急预案的题录罗列如下：

(1) 国家安全生产事故灾难应急预案；

(2) 国家处置城市地铁事故灾难应急预案；

(3) 国家处置电网大面积停电事件应急预案；

(4) 国家处置民用航空器飞行事故应急预案；

(5) 国家处置铁路行车事故应急预案；

(6) 国家处置重、特大森林火灾应急预案；

(7) 国家地震应急预案;
(8) 国家防汛抗旱应急预案;
(9) 国家海上搜救应急预案;
(10) 国家核应急预案;
(11) 国家通信保障应急预案;
(12) 国家突发地质灾害应急预案;
(13) 国家突发公共事件医疗卫生救援应急预案;
(14) 国家突发公共卫生事件应急预案;
(15) 国家突发环境事件应急预案;
(16) 国家突发重大动物疫情应急预案;
(17) 国家重大食品安全事故应急预案;
(18) 国家自然灾害救助应急预案。

三、建立灾难医学专业学科,重视人员培训的投入

对建立和发展一个医学专业学科而言,创造性地提出一些新的概念至关重要。吴鸿浩《急诊医学新概念对学科发展的影响》一文,总结了我国近年来几位专家提出的一些有关急诊医学的新概念,这些新概念对推动我国急诊医学的向前发展起到了非常重要的作用。

随着近年来我国几次重大灾害的发生,人们逐渐认识到:灾难医学以最大限度地挽救人的生命安全为基本目的,建立有中国特色的灾难医学专业学科应成为我国医学界的一项迫在眉睫的重任。

灾害发生时的救援行动(小至个别人员伤亡事故的救援行动,大至重大灾害发生时的重大救援行动),都需要协调多方面的专业人员前去实施救援。这些人员从哪里来呢?上至"将帅",下至"普通士兵",若平时不着手培训、培养、储备,临渴掘井,去哪里找这些人呢?缺乏专业知识和技能的人员,又如何去实施救援呢?有一句名言说:"一个傻瓜,面对一具最现代化的器材,最终还等于一个傻瓜。"所以,重要的是培训、培训、培训,教育、教育、教育。

在建立灾难医学这一学科的同时,有必要在大学教育体系中建立灾难医学专业或急诊与灾难医学专业。先培养合格的"老母鸡",然后"母鸡生蛋",再"孵育出小鸡",生生不息,代代繁衍,另外再辅以大量群众的普及培训。这一方面所需投入的成本并不高昂,而培养、教育的结果却是获得一批批的人才,一旦灾害发生,这些人才纷纷出手,最终收获的会是一个个得救的鲜活生命,其价值是无法以金钱来估算的。

第四节　灾难医学的教育和普及培训

随着社会的发展、科技的进步,自然资源一面得到开发,一面又面临耗竭的状况,同时各种新的资源又不断出现。在这一轮轮的发展中,便又出现了种种新的、前所未见的危害人类的天灾与人祸。中国处在世界大家庭中,当然也不例外,也要随时面对多种的灾害,有时甚至是严重的灾害。那么,我们如何去面对这些灾害呢?谁来管这些灾害呢?谁有能力来管呢?谁能更科学、更有效地拿出办法来应对这些灾害呢?这就需要有人去研究,要组织起来去研究,要利用现代多种学科综合地加以研究。研究灾害、灾害救援以及需要实施医疗救援时的灾难医学,是一项巨大的系统工程,

其重要性自不待言,但在我国,这方面的工作才刚刚启动,灾难医学这一名词对人们来说还很陌生。灾害时有发生,虽然许多自然灾害的发生是不以人们的意志为转移的,绝非人力所能左右,但是,由于目前的科学水准很高,很多灾害是可以预见的,其可能造成的危害也是可以预防的。我们要让灾害不成为灾难。这是十分艰巨的任务,我们应从现在开始,迈开战胜灾害这一长征的第一步。但是,这一行动的规模毕竟太宏大了,本书仅从这一伟大行动中的一个侧面——灾难医学入手加以探讨,以期为整个行动添一块砖,加一片瓦。

一、灾难医学教育

重大灾害发生后,要紧急地、有序地实施医疗救援。为了做到这一点,必须从现在起加强灾难医学教育,着手把灾难医学建设成为医学科学的一个主要的和重要的专业,培养相关人才。

提出在综合性大学或医科大学中建立急诊与灾难医学系,是因为急诊医学和灾难医学密切相关。急诊医学应该是日常随时随地都要去处置各种各样急诊病人的一门学科,是处置急危重伤病员的一门医学专业,是培养医学急诊急救技能的基础。急诊医学专业的学生毕业后,便可在各级医院急诊科工作,在那里得到锻炼和培养。而灾害尤其是严重灾害,并非是天天发生、日日可遇的,一旦发生重大灾害,从事急诊工作的医护人员就应义不容辞地去担当医疗救援这一重任,成为救援队伍中的主力军,或者说从事急诊工作的医护人员应该成为一支招之即来、来之能战、战之能胜的常备队伍。当然,重大灾害发生后,不仅仅涉及医疗方面的问题,还涉及其他诸多方面的问题,灾难医学本身是一项系统工程。

(一) 人才建设是学科发展的根本

建筑一座大厦,最重要的是地基建设,地基厚,大厦才能建得高。一个学科的发展也一样,本学科的人才建设,就是本学科的地基。我国提出了21世纪的人才战略,从国家的角度把人才建设提高到了战略的高度。而一个学科则是整个国家的一个细胞,我国重视学科的人才建设则是对国家人才战略的具体落实,其重要性不言而喻。

(二) 大学本科的专业建设是一个学科发展的基础

青海湖乃黄河的源头之一,而黄河又在其两岸,灌浇了亿万亩良田,养育了亿万炎黄子孙,培植了伟大灿烂的中华文明。大学本科专业的建设是一个学科发展的基础,它对学科发展的重要性就像江河源头对江河的重要性一样,没有它,学科的发展将无从谈起。

(三) 发展一个专业学科必须有若干新理念先行

事实上,近些年来,已有一些专家提出了一些急救方面的新理念,这些理念与发展灾难医学这一专业学科的需要完全吻合。

1. 救人第一

人的生命只有一次,是最为宝贵的,任何救援措施和医疗救援都必须以“救人第一”为宗旨,否则,那将是一次失败的救援。

2. 时间就是生命

急救任务有时效性,灾难救援更是如此,抢救严重伤病员必须争分夺秒,必须牢记“伤后救治黄金一小时”。何忠杰教授提出抢救应抓紧“白金十分钟”更是强调了急救的时效性,对出现窒息和心搏呼吸骤停等症状的患者的救治，应牢牢把握一分一秒极为宝贵的时间。

3. 先救命后治伤病

面对一个伤势严重的伤病员，考虑如何处置时，一定要先保证伤病员的生命，要以生命支持为第一要义。

4. 救人者必须同时重视保护好自己

救人时施救者必须很勇敢，但是也应该审时度势，在情况危急的情况下，既要保护好伤病员，又要保护好自己。事实上，往往只有保护好自己，才能更好地去保护和救治伤病员。

5. 对灾害的发生要未雨绸缪

只有做好充分细微的准备，才能最大限度地减小灾害造成的损失，这需要在预防上舍得付出和投入。

二、灾难医学的普及培训

灾难医学的人才建设也要强调和重视“三分提高、七分普及”的原则，要以七分普及为宽广的基础，要让千千万万群众参与，这才是真正的灾难医学人才建设之所需。

（一）着力加强群众的基础生命支持和基础创伤生命支持的普及培训

这应从培养一支能担任基础生命支持（basic life support，BLS）培训任务和基础创伤生命支持（basic trauma life support，BTLS）培训任务的师资队伍着手。这样，随着灾难医学教育的陆续发展，便有了众多可以担当这一师资培训任务的教师，然后再由这些经过培训的师资在各个社区及基层组织从事普及培训的工作。我们应该争取使成人居民人口中的10%接受这方面的普及培训，当然，这需要从多个层次、多个渠道共同努力，来开拓灾难医学普及教学的广阔前景。

（二）普及防灾、抗灾、减灾的认识

青海湖在普及上述知识的同时，还要普及有关如何防灾、抗灾、减灾的知识及防灾、抗灾、减灾的重大意义。

（三）社会要进行防灾、抗灾的演练

不应仅仅把防灾、抗灾演练当做一种表演，而应十分认真地对待，要做到十分逼真。这种演习应尽可能让所有的中小学生参与。日本在防震抗震的训练和演练方面做得非常认真，并已取得了良好的效果，值得我国借鉴。

（四）要关注重点人群

普及与灾害有关的急救知识时，应十分关注相关的重点人群，诸如经常可以成为最初目击者的人民警察、消防人员、教师、宾馆服务人员、车站码头的服务人员以及各种重大集会的志愿者们。

只要我们高度重视灾难医学知识的普及培训，并且持之以恒，我们就会得到应有的回报，那就是将会有无数的生命获救。

参考文献

[1] 王一镗. 发展中的国际灾难医学. 中国卫生,2008(275):24-25.

[2] 肖振忠. 突发灾害应急医学救援. 上海:上海科学技术出版社,2007.

[3] 吴鸿浩. 急诊医学新概念对学科发展的影响. 世界急危重病医学杂志,2007,4(6): 2116-2117.

[4] 王一镗. 加强急诊医学教学的基本建设——祝全国第一个大学本科急诊医学专业的诞生. 中华急诊医学杂志,2002,11(4):272.

[5] Born CT, Briggs SM, Ciraulo DL, et al. Disasters and mass casualties: I. general principles of response and management. J Am Acad Orthop Surg,2007(15):388-396.

[6] Wang Yitang. Promote to establish the educational system for disaster medicine//The 9th Asia Pacific Conference on Disaster Medicine, Program & Abstracts, Nov. 2008:55.

第二章 国际方面应对灾害的反应及其准备

Chapter 2 International Disaster Responses and Preparedness

Marvin L. Birnbaum(美)
世界灾难和急诊医学学会主席
《院前和灾难医学》总编辑
美国威斯康星-麦迪逊大学医学和哲学名誉教授

一个事件发展成为灾害以后,即使是自然灾害,所涉及的国家也往往由于事发突然、国家机器功能受损而难以应对。评估资料表明受灾国家此时存在着可用的人手不足、供应和装备匮乏问题,显然需要得到国际社会的援助。但问题是,受灾国应该向谁请求支援,应该怎样发出这种请求?哪一个机构或者组织应该来回应这种请求?谁来说"应该"?谁有这个权力来发出请求以及谁有权力来选择由谁回应这种外部请求?

对全球任何一个需要救助的角落,国际人道救援组织都会尝试着提供这种援助。无论这种请求是否来自于受灾的国家,国际人道救援组织都会予以回应,体现了实实在在的全球性。不管是属于哪个国家或地区,只要发生灾难,国际上的救援组织就会派出救援力量赶赴灾区,有些人甚至自发前往。事实上,有些人甚至在请求发出之前就已经到达。人人都想提供帮助,他们带去了人力和供应,他们也可能带去了先进的需求评估小组,当然,这种情况并不是很常见。有些人在到达后立即评估灾民的需求,有些人来到灾区是因为他们事先就预计到了什么是急需的。有些人是自带供应而来,有些人则还要依赖受灾国提供庇护场所、食品、饮水和(或)交通工具。有些人在来之前或来的路上就联系好了当地或国家的合作协调以及管控机构,有些人则未必。有些人来自于邻国,有些人则来自于遥远的国家或地区。预计的需求有时被证明是正确的,有时则与实际需求相差甚远。有些人对受灾地区的社会文化有一定了解,有些人则毫无了解。有些人带来的供应、装备和专门技术是灾区需要的,有些人带来的或发送过去的供应(人员或物资)却是灾区不需要的。

这样一个各类帮助者组成的大杂烩给受灾国和当地社会带来的可能是有益的帮助,也可能是负担。通常他们待在受灾国家和地区的时间是短暂的,在"紧急事件"被责任者所感知、接管以及(或)媒体报道结束以后,他们也就打起背包、背着行囊离开了,而通常此时才是灾区最需要帮助的时候。

遗憾的是,这一幕被一遍又一遍地重复着,高尚的国际卫生组织对此已作出反应。他们的动机大多来讲并非不纯,但当突发灾害发生在遥远地区时,那些反应对拯救生命、减轻痛苦和抚慰创伤来说往往来得太迟,因而显得用处不大。地震过后,外来的搜救队到达时,大多数生命不是已经获救,就是已经死亡,他们的最大价值就在于搜救少数的幸存者以及帮助寻找遇难者的遗体。本来应该对伤员进行必需的创伤手术的野战医院只能从事初级卫生保健工作,带来了受灾国所缺乏的先进技术的工人却有可能对当地的卫生保健体系一无所知，外来人员的言行习俗有可能与当地的主流宗教相悖，而更大的担忧来自于有些人试图去从事他们并无资质去从事的工作。

事实多次表明，在灾害应对和准备的各层面中，最大的问题就是缺乏适当的协调与控制。目前，还缺少一个被普遍认可、得到充分授权并拥有必需的资源的国际机构来协调、控制这些应对与准备工作。此外，也没有几个国家拥有专门的协调和控制机构来限制那些不需要的与不受欢迎的人员、装备、物资的进入。全球性的机构与受灾国家的关系通常也不是那么和谐。

另一方面，相邻国家以及受灾范围内的国家由于在文化、宗教、语言、气候、地理以及政治体制等方面的相似而更能协调一致。以下列举的两个例子说明区域性的资源协调与控制机构能向区域内的各个国家提供有效援助。2004 年 12 月，紧随地震和海啸之后，世界卫生组织的东南亚分支(SEARO/WHO)立即采取了以下措施：(1) 制定了一系列健康卫生保障的标准；(2) 建立并在适当的时候，向区域内的所有国家分发紧急合作救济基金以供使用；(3) 协调区域内最近几次灾害的区域卫生健康应对计划。泛美卫生组织(PAHO/WHO)曾经努力提高医疗设备的安全性，以便这些设备能持续工作来应对那些突发的、由灾害所引起的并越来越得到世界关注的次生事件。在这个领域，也产生和试验了一套检测方法来评估一所医院在这种情况下的持续运转能力，以及帮助各个国家提高他们的医疗设备的保障水平。该组织平时的常规工作是应对区域内的紧急事件，并提供适当的教育和培训。它对该区域内国家的需求、文化以及语言都十分了解，其成员也负责对区域内的受灾国家提供协调和控制的帮助。

显而易见，对受灾国的援助，区域合作优于全球合作，区域合作能够做出及时、恰当的反应。灾害救援的准备必须包括区域合作，同时要考虑文化方面的因素。只有当区域合作机制反应不当时才启用全球合作机制。要在区域合作层面设计教育和培训，设计要符合灾害风险国的文化背景和需求。另外，国家需要提供与协调各州/省/社区的灾害准备和培训。区域化原则适用于从社区、地区、省到国家的各个层面。除非受灾国请求，外界援助应定位于帮助而不是取代受灾国的救援系统。

已经成立了的世界卫生组织(WHO)各地区办事处是实现救灾区域合作的专门机构。受灾国可以通过这些机构获得外界援助，地区办事处首先应从受灾国所在的区域内协调救援物资以满足救灾所需，必要时再从该区域外协调救援力量。受灾国不需要自己寻找所需的救援物资，因为这是 WHO 地区办事处的责任。在地区办事处认为需要区域外援助时，WHO 总部(日内瓦)应提供帮助。

除了协调区域内各国的救援力量，WHO 地区办事处还要确保区域内各国的教育和培训以使其救援力量适宜区域内每个国家的需求并符合文化、政治方面的要求。

世界灾难与急诊医学联合会(WADEM)在开发区域救援资源方面做出了最有成效和最重要的贡献。就帮助各国建立最实用的(标准的)教育和培训模式以提高其实际救援能力方面而言，WADEM 作为一个非具体行动(non-operational)的学术性组织，是最合适的一个机构。目前，WADEM 正在以分支机构的形式建立一个区域性结构，并将与 WHO 的区域办事处和各国家办事处密切合作。在 2009 年 5 月第十六届世界灾难与急诊医学大会上，数个分支机构即将在维多利亚、英国、哥伦比亚和加拿大成立。WADEM 应该引导建立最佳的教育和培训模式。分支机构的首要任务是帮助各国建立相对完善的次级/国家级分支机构，并帮助这些国家提高协调和控制能力。

灾害的准备与救援反应之间的差距是区域性的而不是全球性的。区域化能够消除这种差距，这需要具体行动(operational)的和非具体行动(non-operational)的机构以及学术团体之间的协作。

第三章　灾害处理必须履行的人道职责

Chapter 3　The Humanitarian Postulate in Disaster Management

Gunn S. W. A.（瑞士）　国际人道主义医学学会主席
世界灾难医学与急救医学学会荣誉主席
亚太地区灾难医学大会名誉主席

自从人类出现以来，灾难和援助就一直与人类相伴。但凡人有慈悲之心，有肾上腺素和保护性的生理反射，他就会产生去帮助那些遭遇不幸之人的欲望。

如今灾祸可以说是屡见不鲜。全球灾害及重大突发事件的发生频率和数量与日俱增，使一个又一个国家和国际社会的主要服务机构承受着巨大的压力与痛苦。现在，处于频发地震、飓风及沙漠化的世界"灾害地带"的100多个发展中国家，即使有相应的技术知识、统筹能力和必要资源，也很难应对如此的冲击。重大科技灾害和冷战后社会政治剧变所致不断上升的危险因素导致这些灾害事件不断增多。而我们就处于一艘随时有突发事件发生的"宇宙飞船"——地球上。

回顾历史，对突发事件的援助已经从早期的伤口包扎和止痛演变成了专门的技术如急诊医学和灾难医学，演变成了制度化的机构如红十字会，以及更新的社会政治化的援助概念如人道主义干预等。

无论动机如何，无论突发事件数量如何，无论救援的规模如何，无论善意的真伪如何，若要有效率和效果，灾害反应就必须建立在恰当的科学基础和严谨的技术支持基础之上。然而，笔者今天所关注的不是机构或物质上的问题，而是灾害救援中的人道主义基本准则。我们荣幸地聚集在国际人道救援医学学会（international association for humanitarian medicine，IAHM）的旗帜下，不仅从思想上，更从行动上、从生活方式上忠于和平与人道主义服务。

在过去的十多年内，我们对灾害的思考及处理方式发生了显著变化：

（1）重大突发事件和灾害不再被认为是突发的和不可预料的现象，而是可以预见并预防的；

（2）受灾或受难的公众寻求援助不是一种卑贱的乞求，而是一种权利；

（3）救援也不能被认为是一种同情的施舍，而是一种互相帮助的责任和义务；

（4）灾害救援不单纯是一个临时应急重建事件，更是社会长期发展中的一个基本组成元素；

（5）国际社会的应急救助不应被认为是一种宽宏大量的捐献，而应被认为是一种人道主义的义务和责任。

这些变化是人类和国际关系上一个巨大的突破。

自相矛盾的是，战争造就了和平组织，而新的冲突正在形成新的和平反应概念。

国际红十字委员会诞生于Solferino(1859)战场,日内瓦公约上将人道主义救援明确为各交战国需要共同遵照的准则。第一次世界大战造就了红十字联合会(现称联盟)和红新月会(译者注:穆斯林国家中相当于红十字会的组织),第二次世界大战后成立了联合国和它的医学分支——世界卫生组织。

但是二战的结束也带来了冷战,并限制着人道主义活动。随着冷战的结束,这一切突然都改变了,世界面临着新的处境、新的问题和新的挑战。

新的处境是:两个主要核大国之间的热核竞争实际上结束了,东西方领导国之间的战争不大可能发生了,分析家认为可能出现一个核自由世界的想法不再显得不可理喻,而且很大程度上世界和平已近在咫尺。

新的问题同样很现实。问题之一是在一个比以往更脆弱的环境下核武器的持续存在,另外一个问题就是世界许多地方种族冲突和离心运动的爆发。

与国家之间的相对平静形成对比的是,不同起因的内战正暴露出联合国和国际社会对这种新处境的准备不足与优柔寡断。尽管恐怖事件频繁发生,但这些内部的冲突不会威胁到世界和平;波斯尼亚的冲突不会使欧洲陷入战争,阿富汗的斗争不是一场世界大战,也没有任何外在势力去侵犯被当地军阀瓜分的索马里。

国家、国际社会、联合国、灾害处理机构、援助协会甚至军医们正不得不适应这瞬息万变的环境和需求。这些变化也许更多影响的是依赖政府和外交约束的公共机构,而不是非政府机构和像我们一样的灾难医学从业者。因为灾难医学是一种人道主义行为,是急救援助和提供保健服务的行为,它与人类的痛苦息息相关,而与任何政治或政府无关。联合国像从冷战时紧身夹克般的政治约束中解脱出来,也开始重新明确自己的职能——从维护和平到建立和平,这是值得赞扬的。

此外,这更关系到非政府的、自发的急救医学机构,如世界灾难医学和急诊医学学会(world association on disaster and emergency medicine,WADEM),会员大会4-131号决议正式承认了NGO在提供"……受害者所必须享有的食物、药物及卫生保健"的人道主义援助中的作用。

作为世界卫生组织成员,我要怀着一点自豪感特别提一下世界卫生组织的基本格言,即:享有健康与安全感是人类的权利。享有健康的权利确实明文昭示在世界卫生组织章程里,它是这样描述的:

(1) 享有最高的可达到的健康标准是每一个人的基本权利。

(2) 全人类的健康是和平与安全的基础。

其他的联合国文件详述并巩固了这些思想。《世界人权宣言》的第25项条款写道:"每个人都有权利获得足以保证自己及家人健康和福利的生活标准,包括食物、衣服、住房、医疗保健和必要的服务,并有权利在超出他控制能力情况下获得安全感。"

联合国《儿童权利宣言》法则4写道:"儿童应享有社会安全感。他有权在健康的环境下成长和发展……有权享有足够的营养、住房、娱乐和医疗服务。"《儿童权利宣言》中还就杜绝饥饿和营养不良补充道:"每个儿童都有不可剥夺的免受饥饿和营养不良的权利……"

所有这些想法的表述在1991年12月变得更加坚定了。这一年会员大会第46/182号决议创建了联合国人道主义事务处(department of humanitarian affairs,DHA),以便更有效地来处理重大突发事件。DHA代替了UNDRO(united nations disaster relief office,联合国救灾处),并正式建立了国际人道主义援助处。

这是灾害中人道主义干预进展的一些基础——对医生而言是一些必备的支柱。用医学术语来讲,我们早就有一种想法:灾难医学是人道救援医学。

那我们的专业在这一切中处于什么地位呢?显然,今后我们将会面临更多的自然和人为的灾害。另一方面,新的人道主义服务挑战将马上开辟新的前景并为应急救援带来新的曙光。如果作为健康从业者的我们能够秉着正直、能力和谦卑来面对旧的问题和新的挑战,我们将在地球这颗行星上迈出我们的一小步。

第四章　美军在灾害救援与人道主义救助中职责的改变

Chapter 4　The Changing of the Role of the U.S. Army in Disaster Relief Rescue and Humanitarian Assistance

Ginny E. Nagy(美)
Holliman C. J. (美)
美国灾害和人道救援医学中心

美国军方在全球性自然灾害和复杂灾害救治的医疗外交中起着越来越重要的作用。医疗外交这一说法最早由美国卫生与福利部前秘书长 Tommy Thompson 提出："通过出口医疗物力、人力资源去帮助最需要帮助的人们以赢得中东、亚洲、非洲或其他地区的民心。"

美国军队参与灾害救治和人道主义救援可以追溯到美国国防部 3000.05 号指南。"军队力量可保证社会在权力过渡和重建期间的稳定与安全"，这一提案在 2005 年提出并得以通过。3000.05 号指南明确地指出了美国国防部在救灾与人道主义救援中的职责。

该指南指出："稳定行动"和"战斗行动"一样重要，必须被准确并全面地贯彻到国防部的所有活动中。该指南概括了国防部对于地方稳定行动的高度重视，同时也表明了在维持稳定时，军队在人道主义救援中更进一步的承诺。

该指南还指出："通过稳定行动建立新的社会秩序，从而进一步推广美国的利益与价值观。当前的目标往往是保证当地民众的安全，恢复基本服务，并满足人道主义需求。"该指南的另一个要点是，鼓励所有美国政府部门和机构、外国政府和安全部队、国际组织、非政府组织和私人机构参与救灾工作。这就要求美国军队与这些非军事机构紧密互动与协调。

伴随着美国国家反应中心的发展，国防部目前在救灾活动中不断深入的工作可以追溯至 20 世纪 70 年代。设立国家反应中心的最初目的是在原油泄漏的时候使联邦政府做出快速反应，由华盛顿特区海岸警卫指挥中心的人员组成救援队。国家反应中心设立的依据是发生自然灾害时，国家类似进入战时状态。同时，在灾害中运用军备力量也具有多种优势。例如，许多国家，特别是医疗资源有限的国家，可能军备资源却很充足。军队本身拥有灾害反应所需要的要素，包括空军及地面运输、通信设备、重型机械设备、野战医院及安保力量。军事力量可以比大多数民用力量更快被集结和调集到灾区，同时军队力量一直由国家供给，不需要在灾害发生时另外增加新的费用。

在灾害反应中运用军队力量的组织特点涉及的问题有军队的指挥官是否可以在整个灾害反应中全权行使指挥权，军队的指挥官是否被地方官员(比如州长、市长、区域紧急医疗服务总指挥等)所指挥。军队指挥官通过设在灾害救援指挥中心的通信部队协调军事行动。另外有力的因素是军用的通信设施(例如野战无线电)需要和民用通信设施无缝链接以便在灾害救助中更加有效地合作与协调。自1984年以来,美国国防部通过参与美国国家灾害医疗系统(NDMS)的工作,在救灾系统中扮演着越来越重要的角色。NDMS开始作为一种合作性的卫生与公众服务部,与国防部、美国退伍军人事务部、美国联邦应急管理署、州和地方政府以及私人组织等展开合作。NDMS的主要目标包括通过部署灾害医疗援助队向受灾地区提供医疗援助,同时直接提供医疗资源与设备,将不能在当地得到妥善医疗的伤员疏散到遍及美国的预先指定的医院,并在预先指定的全国性的网络医疗中安排病人入院。

3000.05指南下达后,美国国防部表示把救援计划的重点放在人道主义援助。在2001年"9·11"恐怖袭击事件后,美国对人道主义救援和国际援助的兴趣不断增加。这表现在美国国防部在预算中增加了美国所有海外发展援助(ODA)基金的百分比。例如,2002年至2005年,美国海外发展援助基金通过国防部的预算从5.6%上升到21.7%,每年达到55亿美元。

与此同时,美国国防部还扩大了直接提供非官方发展援助的范围,包括向许多发展中国家提供用于训练和添置装备的资金,这些外国的军事力量被视为"全球反恐战争"的中央战场。

然而,这种特别的趋势确实反映出依赖美国军方进行人道主义救援活动的增加与依赖民间机构和组织进行接管活动的增加。

这种越来越依赖于美军所进行重建、发展和能力建设活动的增加,可以归因于三个因素:

(1)一个重点来自于目前的总统行政权的规定,可以在全球反恐战争中提供帮助,尤其是在不稳定、易发生冲突的国家,以及已发生冲突的国家。

(2)在民间机构留下的"空间"里,民间机构想方设法安排足够数量的人员和在十分不安全的环境下提供援助。

(3)从以往的情况来看,美国政府在用于全球的非军用设备方面的投入不足,其中包括在培养美国民众在冲突后制定重建医疗系统主要项目的力量方面投入不足。

由国防部提供的大部分海外发展援助资金目前直接用于伊拉克和阿富汗,在那里的暴力和危险的工作环境往往需要军队发挥带头作用。这种集中式的资金原则上是暂时的,可能不再有,至少在美国两次战争行动结束时明显减少。

除了这两个冲突,美国国防部已扩大(或提议扩大)其在"弱小"国家的行动,包括一些可以在原则上由美国国务院、美国国际发展署和其他民间组织完成的行动。

这些初步行动,包括最近的反恐计划、新非洲指挥部、新提议出的建立全球伙伴关系的法案都有可能影响到美国的发展策略,甚至可能通过增加国防部在美国政府与发展中国家联盟中的影响参与非海外发展资金资源的决策。

对于那些"弱小"和冲突后不稳定、无法单靠民间组织有效地发展重大医疗系统的国家,美国国防部逐渐增加援助的承诺是一个值得称赞的反应。

然而,美国国防部日益增长的人道主义救援职责也承载着风险。如不恰当管理,可能会使美国针对其关注国家的外交政策和发展目标产生偏移,也可能使本已长期处于不平衡状态的军事与民用财政预算进一步恶化。

2002年的国家安全策略指出,从"9·11"恐怖袭击中需要吸取的一个教训就是,美国目前受到的威胁多来自于弱小、落后的国家而并非是那些被美国征服的大国。

美国不能再小看贫穷和管理混乱的发展中国家,也不能再对战败和战乱地区的发展抱以一种放任自流的态度。自2002年以来,美国政府已经出台了一揽子的行动计划,将这个观点落实于实际行动中。在民政方面,政府的主要举措包括建立"国务院重建和稳定协调办公室"(2004年8

月)，发布美国国际发展署的弱小国家策略(2005 年 1 月)，指定国务院为协调战后国家建设的领导机构(2005 年 12 月)，宣布了“外交转型”议程(2006 年 1 月)，确定在第三世界促进民主和加强国家管理，出台一个大胆的计划，即从关键的策略目标着手，检查美国外交援助体系的合理性。同时，美国国防部已经证明把注意力转移到帮助弱小、贫困和战乱国家的政策更加灵活。

经历了战后伊拉克和由此引发的战乱的对策失败的磨炼，美国国防部已经在很大程度上克服了以前在国家建设上的困扰。这种转变具体表现在指南 3000.05 的签署。指南 3000.05 果断地扩大了国防部在民政机构各项活动中的权力和计划范围，包括改革安全区域、建立管理机构、恢复市场活动和重建基础设施。尽管该指南公开地承认许多任务通过民用部门和机构执行可能更为合适，但是又指出在高度危险的环境和此类的民用部门根本尚未建立的情况下，这些任务也可能无法完成。

同时美国国防部不断努力在弱小、贫困国家寻找不稳定和极端主义根源，防止这些国家陷入更恶劣的冲突。对于这种努力的聪明解读在 2006 年初出版的《四年期防卫回顾》中有详细的阐述。《四年期防卫回顾》解释道，美国进入了全球反恐的长期战争中，那些无政府和政府管理无力的地区已成为恐怖分子、罪犯和反美者及其同盟潜在的避风港。为了打击这些威胁，美国军队必须帮助发展中国家建立他们的主权，帮助他们管控他们自己的边境和领土。这些设想激发出国防部领导下的在发展中国家培训反恐能力的许多项目，美国区域作战指挥部负责这些项目，这将极大地促进卫生医疗体系的重建。

严重暴力事件或其他需快速反应的事件发生后，相关部门往往需要调动大量的人力和物力。美国的民间机构、国务院以及美国国际发展署等机构对此已显得力不从心。而由军方来承担类似的任务显得更为合适。为了满足全球反恐战争的需要，美国国防部用于冲突地区重建、治安维持以及其他非传统安保方面的支出正在不断上升。美国国务院被授权依据海外援助法案，负责国家的全球人道主义救援承诺，这一权力和分配给国务院的用以完成此项任务的人力、财力是根本不相匹配的，特别是与国防部每年巨大的预算相比。这种资源的不对称，确实限制了民间机构在弱小和饱经战乱的国家加速建设的能力。

但问题在于，美国目前用于国防、外交和资产发展三者间的预算支出严重不平衡。目前，美国的国防预算大约为全球总军费开支的一半，美国军队的人数约为 168 万。相比之下，国务院大约有 6 000 名对外服务的雇员，而美国国际开发署仅有 2 000 名雇员。换句话说，国防部的人数是美国国际开发署和国务院对外服务人员总数的 210 倍。

没有任何其他国家的国防部能获得世界范围的捐助，甚至接近美国国防部在海外发展援助中所分配到的份额。比如，2005 年超过 20% 的全美发展资助给了美国国防部。

五角大楼在海外发展资金活动中参与了大量的特殊活动和挑战，从提供人道主义救援，到培训与装备边境和海关服务，从向外国军队提供 HIV/AIDS 保护到禁毒的技术支持和反毒品计划。

在近期的国防预算中增长最为迅速的部分是美国政府用于伊拉克和阿富汗的军费开支，国防部的职责从传统的作战扩展到稳定社会秩序与重建。事实上，从 2004 年到 2005 年，直接用于伊拉克与阿富汗救援和重建的基金占美国全部双边海外发展基金的 50%。用于伊拉克救援和重建的资金达到 40 亿，超过了 2005 年美国国防部海外发展资金项目的 2/3。国防部以往留给公众的印象就是指挥战斗活动，而指挥官紧急应变计划(CERP)的建立使公众对国防部的认识发生了显著的转变。指挥官紧急应变计划使得战场上的美军指挥官有权动用在伊拉克和阿富汗的基金来开展当地的人道主义紧急救援与重建。自从萨达姆·侯赛因政权被推翻后，美军面对伊拉克突如其来的紧急救援需要显得措手不及。这些需要涉及广泛，从垃圾处理到基本卫生、电力、饮用水设施的重建及合理分配,学校和医院的修理、重建。指挥官紧急应变计划基金允许军队参与这些基础设施的重修、修理活动或相似功能的活动,只要这些活动涉及伊拉克社会与物质基础设施的建设、修复和恢复。从大多数分析的结果来看,指挥官紧急应变计划的运作是相当成功的。它给予了军事指挥官在动荡环境中使用财权进行紧急救援与重建工作的权利,有利于军事指挥官赢得当地的政治势力和民众的支持。而从安全的角度出发,如果是美国或其他国家的民间组织参与以上的工作就可能存在问题。比如,通过美国国际发展署的民间资助可能因需要经过过多的官僚审批环节而不能及时到位。

举例来说,指挥官紧急应变计划在伊拉克实施的前3个月,完成了大约11 000个项目,包括修复几百个损坏的发电机、清扫街道、建设与重建在巴格达的监狱和警察局;在阿富汗为了完成类似项目,自2004年1月,指挥官紧急应变计划提供了总价超过4亿美元的启动基金。

另外,国防部也越来越多地参与到了违禁药物阻截、反毒品计划和全球性培训工作中,包括提供培训、技术支持以及改善基础设施,针对违禁药物的生产、非法交易等各个环节和在稽毒过程中出现的危险制定对策。例如在世界上最大的鸦片出口国——阿富汗的重建过程中,反毒是一个极为重要的内容。

2005年,美国国防部为这类活动提供的资助达近5亿美元,并预计2006财政年度增加到超过9亿美元。在2005年,这些资金被用在阿富汗、吉尔吉斯斯坦、巴基斯坦、塔吉克斯坦、土库曼斯坦、印度尼西亚、菲律宾、阿尔巴尼亚、阿塞拜疆、尼日尔、玻利维亚、哥伦比亚、厄瓜多尔、秘鲁、萨尔瓦多和几个加勒比国家。

美国国防部具备利用广泛的物流资产和全球部署人员,对自然灾害做出快速反应的能力,可向受灾国家提供急需的救灾资源。

2003年12月,尽管伊朗和美国在政治上存在分歧,美国国防部的飞机和物资仍被征用以协助应对伊朗巴姆的地震。

2005年,美国国防部收到来自美国国会的补充资金,以支付太平洋和印度洋海啸的应急救灾的费用。这场发生于2004年12月26日的海啸是现代史上最严重的自然灾害之一,造成了巨大的和罕见的公共健康威胁,这就需要同样大规模的公共卫生资源。美国国防部在海啸后的公共卫生工作中发挥了核心作用,国防部负责协调和沟通,提供后勤和物质上的支持,开展疾病监测与健康需求评估并派出"仁慈号"医疗船。对灾民的调查显示,通过"仁慈号"工作人员的努力,受灾地区民众对美国及美国军队的印象大为改观。

在2005年9月卡特里娜飓风来袭时,美国军方还提供了大量援助,特别是提供了疏散直升机和海军医院船。

另一个美国军方参与医疗外交的例子是美军参与2005年10月8日巴基斯坦地震救援。这次地震中受影响的人口分布在3万平方公里的区域内,最终估计有8.6万人死亡,350万人无家可归。美国军方救灾工作包括立即部署直升机以在交通不便地区协助医疗撤离和运送给养,两所美军野战医院被部署到克什米尔地区提供紧急救护。

此外,根据打击恐怖主义的持久战原则,美国军方正在将其覆盖面进一步扩大到非洲。这一战略的核心是在2007年10月新成立了非洲指挥部(AFRICOM),该指挥部于2008年10月成为一个正式的战斗指挥部。建立非洲指挥部是一个进步,它反映了非洲在美国的国家安全中日益增加的重要性。这一新的作战指挥部还有助于简化国防部先前在非洲的责任划分,其中包括三个独立的作战指挥部在非洲的运作。

和美国国务院依靠于国家一级大使馆不同,美军在非洲大陆的行动隶属于三个不同的指挥部门,即中央指挥部(CENTCOM)、太平洋指挥部(PACOM)、欧洲指挥部(EUCOM),每个部门负责非洲大陆的不同国家。非洲指挥中心倾向于在一个统一的指挥下巩固这些结果。这个指挥部门需要保证美军在非洲国家的任何灾害中都能保持高效和协调的反应。非洲指挥中心同时也高于军队层面,负责协调各个民用部门的人力、运作和项目。建立非洲指挥部体现了美国国防部参与、协调军事和民事机构实施的稳定行动的承诺。

根据美国国防部的计划,新的指挥部的首要任务是"成型"活动,即通过清除极端主义、恐怖主义和暴力冲突的根源以减少区域中的不良倾向,防患于未然,而不是按照传统的方法在危机发生后使用武力。由此,非洲指挥中心寻求的是"通过非洲各国和各区域组织的合作以促进美国的战略目标,从而帮助加强该地区的稳定和安全、军队的专业化和治理能力。美国国防部希望非洲指挥部能对医疗外交作出贡献,以便让非洲大陆认识到稳定、自由、和平、持续繁荣还有医疗、健康的功绩。

总之,美国国防部从 20 世纪 70 年代开始就参与了人道主义行动,特别是参与了灾害救助与人道主义援助行动。当然,随着 3000.05 指南的制定,美国国防部开始强调稳定性操作的重要性并分配了更高比例的资源来执行该操作。从全世界范围来看,都有个增强的共识,即不仅美国国防部拥有独一无二的灾害响应设施,比如曾经在亚洲海啸及巴基斯坦地震的救援中被见证的医疗撤离用直升机、医疗船、可快速展开的战地医院以及其他非常有用的储备,而且美国政府和国防部也在这些危机响应中扮演着老练的外交角色。医疗外交超越了先前对于灾害援救、人道主义援救局限的认识,其有更积极活跃的能力,对民族国家建设有影响,能避免动荡及使受暴乱影响的人们免遭进一步的危险。在战略意义上说,医疗的干预是对外政策中非常必要的基础,将会支持和帮助建立当地政府来加强管理,从而加强全球的稳定性和安全性。

第五章　新加坡的医疗防灾

Chapter 5　Medical Disaster Preparedness in Singapore

Anantharaman V.(新加坡)　新加坡中央医院教育和国际医学事务顾问
Lim Swee Han(新加坡)　新加坡中央医院急诊医学部主任

第一节　新加坡灾害组织管理的萌芽

新加坡历史上曾多次发生灾害和大规模伤亡事件。

在近代历史上,新加坡有记录的第一次地震发生在1833年的11月24日20时35分。当时在甘榜格南震感明显,并持续了一到两分钟。在第二天凌晨约3时和5时的时候各发生了一次余震。此次地震被认为是由苏门答腊火山运动引起的。

在第二次世界大战中,日本侵略者对新加坡进行狂轰滥炸,造成了严重的人员伤亡和经济财产损失,英政府被迫向日本投降。由于战争期间缺乏组织有序的医疗救援,估计的死亡人数达几万,其中包括平民与被围困的军人。二战后,新加坡经历了多次各类事故,这些事故造成了大量的伤亡,导致了新加坡这个岛国的资源紧张(见表1-5-1)。

表1-5-1　新加坡灾害编年史(1950—1983)

日期	事件	死亡(人)	伤员(人)
1950年12月11日	玛丽亚赫托格骚乱	18	173
1954年3月13日	飞机失事	33	不详
1955年4月23日	福李总线骚乱	4	31
1961年5月26日	住宅小区火灾*	5	85
1964年7月21日	种族骚乱事件	36	556
1964年9月3日	种族骚乱事件	13	106
1972年11月21日	罗宾逊百货公司火灾	9	不详
1978年10月12日	Spyros油轮火灾爆炸	78	69
1983年1月29日	缆车悲剧	7	不详

*此次火灾共造成15 694人无家可归。

在1978年Spyros油轮悲剧后,新加坡国内灾害医疗支持包括以下内容:

(1) 建立一个国内灾害医疗计划,且列为机密。这个计划是不对外公开的,仅有少部分人知道其内容。

(2) 该计划包括动员尽可能多的公共紧急救护车、军事救护车和救护人员,保证人员和设备可以到达灾害现场。

(3) 远离灾害现场的医院,其急诊部应派遣一支由一名医生和两名护士组成的医疗队,在灾害现场提供医疗建议并协助现场救护人员。

(4) 医疗队需要利用离灾害现场最近的可以运作的公共电话与接收伤员的医院保持通信。

(5) 每个医院需要配置一套属于自己的、可以携带至灾害现场的医疗设备。发生灾害时,救援队来自各个医院,没有标准化的要求。

(6) 灾害演习每年进行几次,通常在机场举行。

1986 年,一幢酒店的建筑结构崩塌,造成 33 人死亡、17 人需要特别救援,这次长达 8 天的救援引起了整个新加坡的关注。这场灾害救援强调各个机构在灾害管理中需密切合作。这一灾害的救治过程体现了公共健康服务应具备前瞻性应对灾害的能力,同时需有能力将伤亡人员从灾害现场运送至各医院。通过这次灾害救治,如何更好地协调各部门的协作和现场灾害管理成为了关注的焦点。

第二节　协调灾害救援的计划

国家相关部门需定期召开工作协调会议,讨论各自在灾害管理中的职责(见表 1-5-2)。在会议上,这些部门就如何协调各自的工作从而加强救援效果、如何进行危险评估和预案制订进行商讨,并为新加坡将来可能发生的大规模人员伤亡事件制定管理系统。协调会上经讨论列出了新加坡可能会发生的造成大规模人员伤亡的灾害共 10 类:(1) 重大火灾;(2) 建筑物结构坍塌;(3) 火车事故;(4) 空难;(5) 轮渡事故;(6) 公路隧道事故;(7) 工业有害物质事故;(8) 单个或多个化学和(或)生物制剂事故;(9) 放射性威胁;(10) 单个或多个炸弹爆炸事故。这些列出的灾害将定期进行更新。所有相关机构在灾害管理方面有三重任务,即:拯救生命和防止进一步的伤害;避免或尽量减少财产损失;消除或控制威胁。从各机构征调过来的地面部队通常需要承担的任务是:开展灭火和救援行动;医疗分流和治疗伤员,其中包括疏散伤员至医院、净化受污染的人员、确定伤亡、安抚伤亡人员家属;灾民的管理;灾害现场的安全与交通管制;向公众和媒体提供信息;对事故原因进行调查。

表 1-5-2　灾害管理机构和各自职责

机构名称	职　　责
新加坡民防部队	突发事件管理者和主要的救援力量
新加坡警察部队	公共安全、法律与制度的领导机关
卫生部	医疗和公共卫生监测,疫情预防与减轻,伤员救治
信息、通信、文化部	领导和监管所有信息策略,包括媒体管理
国家环境局	预防、减轻环境公害和保护公众
外交部	外交支援的领导机关,保证新加坡的国际形象和立场
交通部	在危机后果管理中提供公共交通支持,在陆地、海上和空中入境点实施边境控制

续表

机构名称	职　责
青年、体育和社区发展部	在必要时提供家庭援助和经济支持,管理无家可归人员,安抚民众不安情绪
教育部	保证所有教学机构学生的安全
国内安全部	调查恐怖主义相关事件,并提供急需的情报,以支持与安全有关的民间事件
新加坡武装部队	提供各种人力资源和设施,以支持其他机构的民间灾害管理
信息通信发展官方机构	向可能遭受灾害打击的地区提供备用的IT支持,以保证该地区的紧急通信
住房发展局	向受灾人员提供房屋和社会支持
建设管理局	确保建筑物的安全,并在民防工程的建设上成为技术权威和政府的顾问
公用事业局	关闭和分流供水时协助救援行动,并继续供水给国家的其他地区
新加坡电网	确保向灾区和国家的其他地区持续提供电力
新加坡煤气	确保设施和居民区在煤气管线遭受灾害时的安全

第三节　新加坡国内应急行动

新加坡的国内应急行动(operations civil emergency,Ops CE),对国内灾害的处理分4个阶段(见表1-5-3)。

表1-5-3　新加坡国内应急行动的阶段

阶　段	行　动
阶段1——初始行动	快速应答 建立封锁带,消防与救援 初始伤员后送至医院 初始信息公开
阶段2——民事紧急行动(小)	激活衔接规划人员 卫生部取代急救站 建立临时停尸间和家属等待区 受影响的人群的处理
阶段3——民事紧急行动	召集执行小组 持续灾害处理
阶段4——恢复	恢复行动 民防部队战术总部撤退

第四节　新加坡国内灾害医疗救援的组织

一、灾害医疗救援组织概况

在新加坡国内灾害中,医疗服务是在三个层面上组织的(见表1-5-4)。在国内灾害中由卫生部全面负责所有医疗行为。卫生部将负责所有伤亡人员在现场、运送途中和医院中的处理。此外,一旦新加坡发生灾害,卫生部还将牵头组织为处于危险中的大多数民众提供急救服务。因此,医疗服务所面临的挑战不仅是拯救生命和降低发病率,而且还要将伤亡人员与适当的医疗资源相匹配,同时还要尽量减少灾难对受害者和第一目击者造成的心理创伤。

表1-5-4　灾害中医疗保障资源组织的三个层面

卫生部层面	卫生部团队	报告执行组
医院层面	Alexandra 医院(精神卫生研究所)	
	Changi 综合医院(综合门诊部)	
	Kandang Kerbau 医院(法医学部)	
	国立大学医院(国家血液中心)	
	新加坡中央医院(患者信息发布中心)	
	Tan Tock Seng 医院(毒物顾问组)	
灾害现场	灾害现场医疗指挥总部	事件管理联络官员

二、激活机制

预计重伤人数达到20例时,新加坡国内应急行动就会被激活。首先,警方的值班电台将向设在新加坡中央医院(SGH,新加坡最大的医院)的急诊部发出信号。在收到最初的信息并和警方进行必要的核实后,SGH急诊医学部的主任启动新加坡卫生部国内灾害应急预案。在预案的启动过程中,他决定预案的级别,指挥各医院向指定集合点派遣医疗队伍,并敦促医院做好准备,接收从事发现场转运来的伤亡人员。同时,他还要立刻建立灾害现场医疗指挥总部(DSMC HQ),这个指挥部需要配备车辆和适当人员以到达灾害现场去指挥所有的医疗救援工作。接着他要启动卫生部行动小组(MOHOG),这个行动小组可以通过指挥中心最终协调整个新加坡的医疗救援工作。通常在2 h内,MOHOG就要在卫生部内建立起指挥中心,并通知SGH的急诊部,SGH急诊部将把相关信息以及对整个医疗救援的进一步指挥和协调的权力移交给指挥中心。

在预案启动的最初1~2 h内所有的医院需完成以下工作:迅速派遣一支急救医疗队抵达灾害现场附近的集合地点(医疗队需包括2名医师和4名护士),备足能够处理50名伤员的物资和药品;激活自己医院的大规模人员伤亡应急计划,使他们能做好准备随时接收并处理来自灾害现场的伤亡人员;了解医院的床位情况、血液储备情况和可提供的手术室情况,并将这些信息呈报国家协调部门(首先是新加坡中央医院急诊部,然后是卫生部行动组)。如果怀疑可能存在化学损害事故,所有医院也须启动自己的消毒净化站。

三、民事灾害中的医疗救援分级

新加坡医院遵循民事灾害三级反应系统。第一级反应，即若预计伤亡人员数少于50人，新加坡中央医院急诊部总部将根据事故的地点、类型和已知接收医院的救治能力激活有限的医院。第二级反应，即在预计伤亡人员数量在50到100之间时，激活大多数医院，但不会要求每家医院都会全面动员自己的职工。一旦第三级反应被激活，所有医院和卫生机构的全部资源将被动员起来。

就第三级反应而言，灾害现场医疗队组成的初始规模是至少5个医疗队(10位医生和20名护士)，灾害现场医疗指挥部总部，新加坡民防部队急救人员，若可行，还有来自新加坡武装部队的医疗队。如果另外需要从医院级别调集医疗队的话，一批批额外的医疗队可能被激活。由于新加坡医院规模不同，资源范围不同，目前能够从不同公立医院动员的医疗队最多有15个。如果需要额外的医疗队，联合诊疗所(共有18个)可能被激活，其中每个能够为灾害现场提供一个医疗队。这样一来，除了前面提到的其他队伍，最多可达33个医疗队，包括了66位医生和132位护士。志愿者根据他们所受过的训练水平及经验，也可能被部署在灾害现场。

四、灾害现场医疗组织

新加坡灾害现场最初的医疗反应常常是由新加坡民防部队的院前急救人员在救护车中做出的。这些急救人员应该在灾害现场附近的安全区域建立初步急救站，以便对伤员进行检伤和向其提供初步医疗，并决定后送至不同的医院。

灾害现场医疗指挥部总部到达灾害现场后(通常在30～45 min内)，将开展以下行动：接管新加坡民防部队急救人员初步急救站，并重新部署他们去管理后送点；会见来自不同医院、联合诊疗所等单位的医疗队，向他们简要说明他们的职责，并分配他们去适当的急救站，为他们提供适当的通信指示。有必要的话，建立额外的急救站以便进行快速的基本生命支持和后送安排。与事故负责人磋商建立一个救护车集结区，该救护车集结区将负责监督分配救护车、担架手和担架至不同的急救站，并统筹调动这些资源，以支持后送工作。与新加坡警察机关协调建立临时停尸房，并安排法医部门在处理尸体方面向警方提供必要的法医学帮助。接待来自心理健康研究中心的心理支持小组(CARE小组，针对突发事件关怀行动小组)，并调派他们至灾害现场周围恰当的地方。和联络官向事故负责人汇报情况，获取最新的灾害情况，与民防部队战术总部组织适当的医疗支助。

灾害现场医疗指挥部的组织结构如图1-5-1所示。

灾害现场医疗指挥部总部是灾害现场所有医疗元素的指挥中心，它代表了灾害实地的卫生部。它的任务是指挥并控制事故现场所有的医疗力量，确保现场伤员得到迅速的护理，并尽可能以迅速的方式将伤员后送至最适当的医院。灾害现场医疗指挥部总部的构成(见图1-5-2)不仅允许指挥和控制，也允许计划进一步的医疗支援和后勤支持、协调伤员的后送、认真利用用于灾害管理工作的资源。灾害现场医疗指挥部总部常常在一辆装配有地图、援助人员和具备通信功能的车辆内运行。负责该项工作的人员通常是来自不同公共机构并接受过指挥与控制能力培训的高级工作人员。

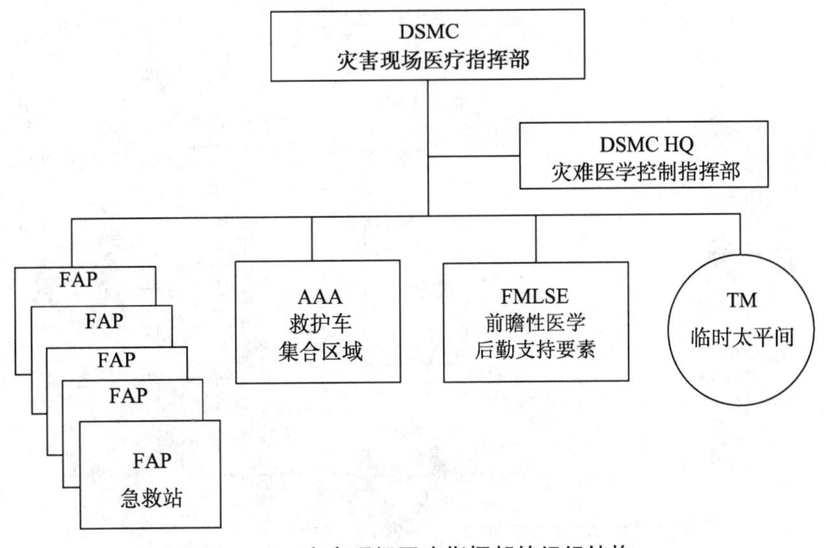

图 1-5-1　灾害现场医疗指挥部的组织结构

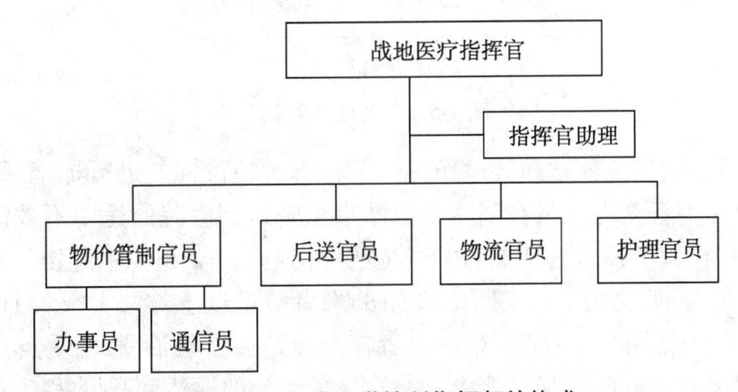

图 1-5-2　灾难医学控制指挥部的构成

灾难医学控制指挥部能近距离监测事发现场，并能充当现场医疗救援队、医疗运转中心及各种不同医院的眼耳。它向卫生部发送伤亡人数、伤亡类型及特殊病例的信息，并且依次接收救治医院可用床位、呼吸机、重病特别护理及手术室设施等相关信息。这在将伤亡人员从灾害发生地向医院运送的调配管理工作中起着重要作用。新加坡目前有能力部署两个这样的灾难医学控制指挥部，这对于同时发生在一个地区的一个以上有明显距离的灾害事件现场来说是极其重要的。

急救站是在灾害现场照看伤亡人员的基本单位。每个急救站都有入口（治疗类选分诊点），1 号、2 号、3 号患者监护区及出口（救护车点）。每个急救站都有一个指挥要素，包括一名急救站指挥官，一名护士，一名办事员及一名通信员，通常都下属 2 ~ 6 个医疗分队。现场急救站概念的图解见图 1-5-3。

在化学损害事件中，急救站将被安置在封锁区域内，伤亡人员在救援部设立的净化站净化后不久，即被检伤。

在事发现场设立急救站的数量取决于地形、预计伤亡人数、周边伤亡人员的播散、灾害地区可到达的急救站及可供救护车使用的道路等因素。在每一个急救站，许多备用担架需要被放置在检伤区域中，以便救助者在把伤亡人员运送到急救站后有多余的担架可以继续救助下一名患者。

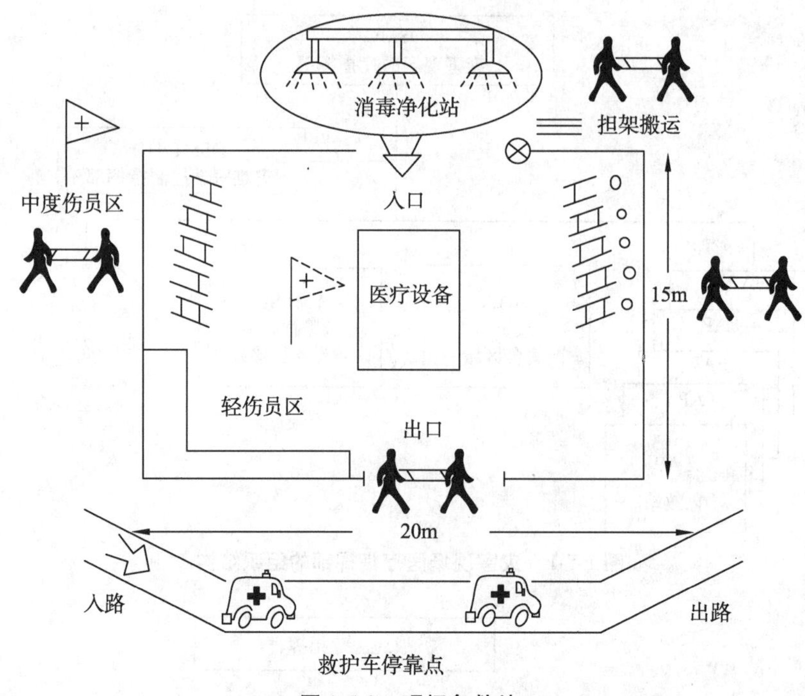

图 1-5-3　现场急救站

所有的伤亡人员一到达急救站即被检伤，并用 Mettag® 检诊标签进行标记，每名伤亡人员都能通过标签被识别，这可保证伤亡人员在到达急救站直至转送到医院的途中不被混淆。检伤人员需要熟悉检伤系统。伤亡人员被分为 4 组：P1 组（重危伤员），P2 组（中危伤员），P3 组（轻伤员）以及 P0 组（遇难人员）。归类为 P1、P2 及 P3 组的患者被送进急救站。归入 P0 组的遇难人员被送至由警方管理的临时太平间。存活下来的患者在急救站接受救治，救治重点为基本生命支持和高级生命支持，满足基本的呼吸及循环要求。一旦完成最初的评估和开始救护，后续的转送方案及转送医院就被确定。随即患者被送至负责转送的救护车处。

在救助的最初阶段，医院的床位使用情况可能不甚明了，伤员运送到医院后，医院就得按照预案进行救治，包括开辟特殊救护区域。一旦有床位及 ICU 设施的信息，伤员就会被合理调整转送到不同医院，这样就不至于使一个医院超负荷运转。从伤员转送开始，向所有有能力的医疗中心分送患者的概念就被采纳，这样使得患者能尽可能迅速地被救治。

转送伤员的救护车可从各种可能的渠道获得。除了救援部及军队提供的救护车外，私人的救护车机构也被动员起来。这些都在负责地区灾害的国家卫生部的控制下进行。这些救护车的调度都在救护车集合区域进行，由灾难医学控制指挥部指导下的医学救援部执行。除协调救护车外，救护车集合区域中还在灾害地点组织担架和担架手。提供担架的部门包括救援部、飞机场和军队。医院的每个医疗小组也携带 5 个担架。另一方面，担架手可由很多的部门提供，包括民防部、军队等。他们一旦被分派到特定的急救站，具体的任务就会由急救站分配。

快速医疗后勤支持小组（FMLSE）向灾区医疗队提供后勤支持。每个医疗队携带可以治疗约 50 名伤员的医疗供给。目前所有医疗队携带的供给都是完全一样的。额外的医疗供给由 FMLSE 负责携带、运输。FMLSE 将根据每个急救站的要求和灾难医学控制指挥部根据供给配置做出的决定提供支援。

五、医院在新加坡国内灾害发生时的作用

在新加坡,医院在灾害发生时承担多种的责任。为了有效实施独特的医院国内灾害应急计划,这些作用的设置是非常重要的。公立医院在国内灾害中的作用为:

(1) 接收灾害最初信息;

(2) 履行医院协作职责;

(3) 执行医院在灾害现场的任务;

(4) 最初收集医院中伤亡人数;

(5) 提供消毒设施及人员;

(6) 具备在处理大批量伤员涌入时扩大急诊部的应对能力;

(7) 供应手术室、重症监护、普通病房设施;

(8) 提供大面积场地以进行 24 小时观察,并提供熟悉处理这种情况的工作人员。

前已提及公立医院的前三种作用,当医院开始处理来院的患者时,医院才开始真实地感受到灾害的影响。

六、伤员在医院最初的收治

大多数灾害中,医院很少接收到关于伤员到达的通知。然而,这些伤员的收治常常预示着医院在灾害处理中还有更多的情况要面对。

急诊科伤员收治的组织工作需要很好的安排。这需要任命一个或几个分诊小组按照预案有计划地对患者进行分诊。高年资急诊医师最适合担任医疗分诊人员这一角色,他们也需要担架员的支持。保安需要确保急诊门口通道畅通,并维持人群秩序。分诊工作中,急诊主治医师需要发现任何需要立即处理的情况包括气道畅通、呼吸、循环等。分诊工作一做好,就将一个带颜色的代码固定于伤员身上,并且为伤员提供他们可能需要的文件,然后将伤员转运到急诊科中合适的治疗区域。

急诊科通常分为 3 个主要的分诊区域(1 区、2 区、3 区)。由于大多数急诊科原来就已经很忙,所以可能需要一个额外的空间来处理突然增多的伤员。每家医院都有独特的机制来处理这种情况。大多数医院选定医院邻近的区域作为备用场所以便急诊工作人员在城市灾害中使用。比如说,一家医院使用邻近的流动外科中心的 22 张床位的设施作为 2 区,使用急诊楼下的专科门诊作为 3 区。1 区患者将在急诊抢救室以及重症监护室接受救治。

急诊科其他工作人员需要接诊在灾害发生前就已经来院的日常患者或那些陆续来院的日常急诊患者如急性心梗患者、急腹症患者等。因此急诊科需要有计划地准备额外的人力来应对那些灾害伤员。即使新加坡这样一个小国家里,也不可能让医院不诊治日常急诊患者,仅仅治疗灾害伤员。应将日常急诊患者有选择地收入急诊科,将灾害中的伤员同样有选择地收治入院。因此,医院要能同时处理日常急诊患者以及灾害伤员。

额外的人力通常来自于医院其他科室。医生、护士和其他护理人员应该尽早安排好,按照以前既有的安排和常规训练情况进行调动。随着人员的调动,急诊科需要规模净化。在化学损伤的情况下,消毒净化措施需要同时启用。大多数医院已经建立起自动化大范围消毒装置,这些装置可以在数分钟内启用。这些装置通常位于急诊科入口附近以利于组织及受伤人员到达时使用。图 1-5-4

显示了这样一种消毒设施。

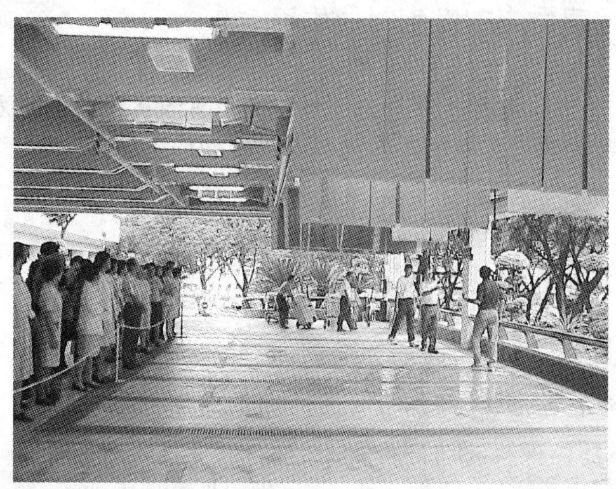

（1）大型消毒装置启动后，帷幕从建筑顶层自动下降

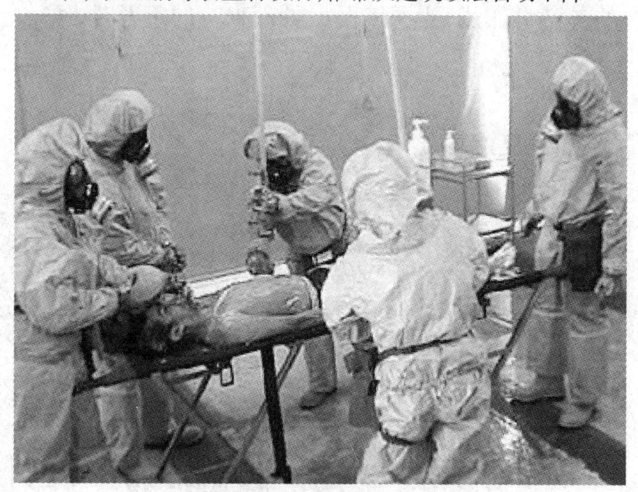

（2）训练有素的洗消队员为模拟伤员洗消

图 1-5-4 批量伤员自动洗消站

重症监护室、手术室和灾难医学病房等也应尽早启动，以救治大量到达的伤员。

手术室通常由负责调配外科病房、急诊医学部和手术室等所有外科工作人员的外科部门管理。每一间手术室的标配应由一位外科医生、一位助手、一位麻醉师、两位护士与一位护工组成。手术室应与急诊医学部、重症监护室和灾难医学病房协调，先将伤员分流至手术室，再将其从复苏室转送至其他部门。手术室可暂停所有择期手术以确保有足够的空间和足够的麻醉师与外科工作人员。

当遇到灾害时，原本由不同临床部门管理的重症监护室应由一个专门的部门统一管理，这样做能更好利用医院所有重症监护室的资源，将普通病患送至专科重症监护室进行治疗，对灾难受伤人员进行统一救治；可更好优化床位与工作人员，可为灾难受伤人员统一治疗标准。此外，手术室中的复苏室也可临时转变成重症监护室。

新加坡医院将灾害中受伤患者集中收治在灾难医学病房。预设灾难医学病房能使相关医疗工作人员更及时地应对突发事件，应通过将患者分流至院内其他部门或向社区转诊，使灾难医学病房更加易于规划和控制。一旦发生灾害，所有的病房可以立即运转起来。确定可以马上出院和转诊的患者，同时将这些患者的进一步治疗计划记录在病历内。将可以出院的患者立即送至出院大厅，告知进一步治疗与随访计划，告知患者家属出院后治疗建议。将那些可以向社区转诊的患者送至转运大厅，以安排进一步诊疗方案。快速撤空大量病床以承担国内重大灾害所致的大规模伤员救治负荷。

应对灾害的医疗供给和院内供给也是有预案的。现今医院采用自动派送供给系统。当遇到灾害时，医院内所有关键区域都要确定医疗物品种类和数量。每组物品最多可用来救治20名病患。在灾害救治过程中，医院资源管理部门在自动派送第一批救治物品至院内相关区域后，立即开始相同规格下一批物品的打包工作。供给的物品通常是成套物品，而不是单一物品。后勤组回收未使用物品，重新打包，以备不时之需。

每家医院都有应对灾难医学模式的指挥控制结构。控制室通常设有覆盖医院所有重要区域的监视器，以确保院内有限资源能均衡分配，用以救治灾难医学病患与普通患者。控制室同时也是向卫生部疾病控制中心传递信息、反馈与汇报的重要枢纽。

七、医疗资源的社会协调

社会必须以最佳方式利用现有可使用的有限资源来应对灾害。这样就需要一个熟知上述资源与流程的机构，以确保预案顺利实施。在新加坡，卫生部是灾害救治的主要医疗资源协调部门。卫生部行动小组从新加坡中央医院急诊科接收到最初信息和数据后，采取以下行动：联系灾害救治主要部门，全面了解特定时间医疗支持状态；正确评估灾害救治各阶段社会各部门医疗供求状态；通过获得的信息，调节初始反应，在灾害现场就地开展各级救治；接收各机构的反馈，确保医疗机构获得可靠信息；汇总确定信息，采取公众所期待的行动；代表医院级别机构或DSMC做好各种后勤保障；确认汇总伤亡信息，呈报至新加坡警署伤亡信息局；通过各家医院的信息科向公众提供指南；通过官方代表（通常是卫生部高级官员）与执行委员会（制定政策以应对灾难的国家机关）进行交流。

第五节　总　　结

新加坡医疗机构采用的日趋完善的医疗支持预案在近年来的各种演习训练和实战中得到测试和完善。这些实战包括船厂爆炸、船舶海难、火灾与化学物品泄漏等。新加坡曾于1990年菲律宾Baguio城地震、马来西亚居民楼坍塌、台北机场飞机失事、Gujerat和印度及巴基斯坦地震、越南发洪水时和2006年发生波及印尼、泰国、印度、斯里兰卡的海啸时提供过医疗救援支持。

新加坡医疗机构采用的应对灾害医疗支持系统适用于不同规模的社区，在亚洲可作为一成功典范。通过熟知预案的工作人员不断定期实践总结，此系统的可操作性将会更佳。培训和演练是应对灾害的不二选择。

参考文献

[1] Anantharaman V. Disaster Site Medical Support Organization in a small country. Prehospital & Disaster Medicine, 1991, 6(1):43-46.

[2] Savage PEA. Disasters: hospital planning: a manual for doctors, nurses, and administrators. Pergamon Press, 1979.

[3] Francis Lee Chun Yue, Anantharaman V. Model emergency department plan in support of disaster relief efforts in an urban community: a review of emergency department plans of public hospitals in singapore. http://pdm. medicine. wisc. edu/yue. htm.

[4] Lee FCY, Goh SH, Wong HP, Anantharaman V. Emergency department organization for disasters: a review of emergency department disaster plans in public hospitals of singapore. Prehospital & Disaster Medicine, 2000,15(1):28-31.

第六章　台湾地区灾难医学发展现况及其衍生的院内灾难应变系统建立

Chapter 6　The Current Status of Disaster Medicine in Taiwan and Derivative Establishment of Inhospital Response System of Disasters

邱丰祥
Qiu Fengxiang
南京明基医院急诊加护科主任

在过去的一百年间,台湾地区天灾人祸的发生相当频繁,而小区的应变模式也随着时间的改变而有所更动。台湾地区几个救灾运作上的特点为:

(1) 各种应变的功能群,如援救、医疗照顾、社会工作、小区架构重建,彼此之间均是独立运作,至少在现场并无明显的统合机制出现。

(2) 紧急救护、医疗、灾民安置收容等工作,大部分由义工以服务的形式来完成。曾经有民防体系来征召民间的力量投入救灾,某些记录显示,曾经征用的民力,几乎达到当时人口的1/10。

(3) 军方人员扮演了非常重要的角色,特别是在重建及交通设施的修复方面。

(4) 警察机关也扮演了非常重要的角色,大致上应变的指挥、协调、安全管制,都是由警察来完成。

第一节　台湾地区的灾害医疗体系及紧急医疗网的系统发展

1968年台北市政府警察局消防大队开始拥有第一辆救护车,为台湾的紧急医疗揭开了序幕。

1973年台北市政府警察局与台北市政府卫生局共同拟定“台北市紧急伤病救护办法”,明确了紧急医疗救护服务的范围,其余各地也陆续颁布《为民服务紧急伤病送医执行要点》、《救护紧急伤病办法》、《救护车管理办法》,建立急救无线电讯系统。紧急医疗的发展,经过十多年的酝酿,开始具备一定的规模。

1995年《紧急医疗救护法》通过。该法是紧急医疗及灾害医疗非常重要的部分,确立了由消防人员担任的救护技术员来从事院前救护医疗工作的原则,大致上确立了灾害现场救援的基本模式。此立法的目的主要有三个:一为确定体系及建立制度,二为明确权责、分工合作,三为提升质量、救护伤病员。

一、“9·21”地震前的演进发展

随着社会及经济的发展，人为灾害如火灾、车祸、空难、煤矿灾变及工业安全意外等逐渐出现。大致上整体的运作都是循这些系统来发展的，直到1999年“9·21”地震之前。

在紧急应变体系的发展上，核子事故应变计划属于较早期的紧急应变计划，该计划主要也是因应当时兴建核能发电厂及美国发生三哩岛核能发电厂事故的压力而制订。因核事故属于核能专业灾害，所以核子事故应变计划不同于过去地震、台风、水灾等的应变机制，该计划由“原子能委员会”协同各单位筹组的“核子事故处理委员会”来制订，开始以专业技术需求导向来分派任务。化学灾害事故及生物病源灾害的应变计划也在不同的时期因为不同的事件压力而制订。

二、“9·21”地震中的医疗救援

台湾“9·21”大地震（又称集集大地震）为20世纪末期台湾伤亡损失最大的天灾，发生于台湾时间1999年9月21日凌晨1时47分15.9秒，震中在北纬23.85度、东经120.82度，即在日月潭西偏南方9.2 km处，也就是位于台湾南投县集集镇，震源深度8.0公里，里氏规模达7.3级，美国地质调查局测得地震矩震级定为7.6。此次地震时因车笼埔断层的错动，在地表造成长达105 km的断裂带，共造成2 434人死亡，54人失踪，11 306人受伤，近11万户房屋全倒或半倒。

地震发生后，各项紧急应变措施随即启动，下面以震中灾区、震中附近区域及全台其他地区医疗应变三部分概论之。

（一）震中灾区

震中灾区以南投县、台中县为主，共有1 867人死亡。震中灾区的医院严重受损，住院病人撤离到空地，同时有大量急诊病人涌入。地震第一天埔里地区医院急诊病人数高达平时的16倍。根据埔里基督教医院的报告，当时通信中断，除了紧急疏散病人外，在前4小时有400个病人（其中58个为到院前死亡），24小时内有754个病人，严重缺乏急救药品。外界救援8小时后才到达，但此时急诊病人人数也大幅下降。埔里荣民医院也严重受损，第一天就疏散200多位病人。据统计，在此次大地震中，全台湾共有2 138人在24小时内死亡，占此次大地震死亡者总数的89%。这说明了大地震发生后8小时内灾区病人最多、死亡率最高，但是资源也最少，医院如何在这黄金8小时内自救成为平常灾害准备的重点。

（二）震中附近

震中附近以台中市、彰化县、云林县为主，共有201人死亡。震中附近的死亡人数则明显比震中区的少，这些地区的医院为灾区后送医院，因距离较近，故能于8小时内送医护人员进入支持。这种模式即为地区型灾害医疗救护队的模式。

（三）全台其他区域

在“9·21”地震发生72小时内共有50家医院、368名医师及814名护士深入灾区。总共建立了40个医疗站，200辆救护车运送了超过8 000名病人。这些支持的救护队只有19%依中心指派到达定点区域，其中90%为6小时后到达，有一半为24小时后到达。世界各国救援队也陆续到达。如何训练及组织这些灾害医疗救护队的讨论也促成了“南北位阶最高级灾害医疗救护队”的成立。

9 月 27 日台湾“卫生署”整合了所有医学中心支持 26 个乡镇,直到 10 月 31 日结束。这期间共设立了 73 个急救站,这些急救站除了提供 16 万人次的急慢性及精神医疗服务外,也担负通报疫情的责任。这时期灾区医疗支持的需求维持数周,之后灾区即逐渐恢复正常作业。

综合以上几点可以看出,地震发生后 8 小时内为伤者求医需求最多但各方支持最少的时期,而医院往往本身受损亦重,此时既要忙于疏散病人又要处理大量严重伤患者,最为艰苦。8 小时后救援人员陆续到达但初期欠缺整合,在通信状况不好的情况下,大多在灾区自行运作。此时期由于存活的伤患者已大量减少,所以以安排后送及搜救为主要工作。进入灾区的灾害医疗救护队最好平时接受过训练,能独立生存,以免给灾区造成负担。大约地震发生一周之后医疗救援工作进入复原期,此时各专科必须有计划地加强配合,此阶段以防治传染病、慢性病与精神病为主要目标。

在地震预警系统尚未成熟之际,应变的反应时间相当短,平时要有应对灾害的准备及计划,学习世界各地的应变经验。

三、“9·21”震灾后《灾害防救法》时代的来临

在“9·21”地震之后,《灾害防救法》立法通过,灾害防救体制大致上建成。

(一) 灾害防救业务主管机关的有关规定

《灾害防救法》规定每一种灾害的业务主管机关,规定由业务主管机关负责指挥、督导、协调各级行政机关执行灾害的防救工作,例如台风、地震的业务主管机关是“内政部”,水灾的是“经济部”,泥石流的是“农委会”,空难、海难的是“交通部”,毒性化学物质的是“环保署”。这项规定确保针对台湾经常发生的几种灾害,在平日有机构会去负责督导相关业务,防灾和应变准备进度容易管考与查核。可是有时也会出现部门互推责任的状况,例如台风的处理由“内政部”负责,台风过后环流造成的水灾的处理却由“经济部”负责,而水灾所引起的泥石流的治理又是“农委会”的事,同一个自然现象引起的事件却由三个部门分别来处理,制造出许多协调上的难题。

(二) 灾害防救组织的设置

《灾害防救法》对推动灾害防救的各级组织作了规定。灾害防救组织基本上可以分成两类:

(1) 灾害防救中心:主要的工作在于决定“平日”的基本方针、核定各种政策与应变措施、督导考核所属地区的灾害防救相关事宜。

(2) 灾害应变中心:主要的工作在于“灾害发生”时,指挥及协调各种救灾的行动。

(三) 灾害防救计划的修订

《灾害防救法》规定灾害防救的预防应变计划及复原重建等相关事宜。灾害防救计划基本上可以分成三类:

(1) 灾害防救基本计划。

(2) 灾害防救业务计划。

(3) 地区灾害防救计划。

这些规定大部分为宣示性的说明,各种灾害防救计划尚有许多缺漏及弱点。

（四）《灾害防救法》的缺漏及弱点

就法论法，这一套防救体系已经将大部分的紧急应变管理所需要的规定条文化，算是相当完备。就紧急应变的需求，这套体系在某些方面确实存在一些问题：

（1）业务主管机关的权责及能力的划分尚存在问题：业务主管机关的设计比较偏重平日预防及应变的准备，有明确的规范责任，这确实有效果，然而在该灾害的紧急应变上，主管机关的角色却可能不是最重要的。以空难为例，平日飞行安全的促进与查核，"交通部"责无旁贷，然而空难发生之后的人命搜救、身份鉴识、家属安抚照顾等，都不是"交通部"的专长，协助提供运输载具充其量也只是协助救灾的后勤任务而已，"交通部"来当总指挥，当然力不从心。再从泥石流的预防来看，"农委会"的角色很重要，但是泥石流淹没村落后的人命搜救，主要还是需要消防单位的特种救助队协助，"农委会"似乎就帮不上忙。美国的紧急应变基本规划是根据应变的功能（例如：医疗、民众照顾、运输粮食等）来做权责的划分，应变每次灾害时，一定是由卫生福利部负责医疗任务，由交通部主导运输任务，而不是以灾害原因来做区分。这种精神是后果管理（consequence management）的延伸。台湾基本的构架建立在灾害的原因上，但是却未想到不同的灾害可能有同样的后果（例如：所有的灾害都会造成人命伤亡、健康损害），同样的灾害种类可能有不同的后果（例如：地震可能造成房屋倒塌、火灾、危害物质外泄等不一样的灾害类型与结果），如果根据原因来做区分，在应变上不见得很合逻辑。

（2）法令缺乏现场应变的规范：灾害应变的现场是救灾最重要的地点。灾害控制、人命救护、交通管制、工程支持等都是在现场执行。此处的运作，也是灾害应变与平日最大的不同。然而在法规本身，这方面的陈述非常少。现场救灾的基本运作及指挥灾防法对这方面的着墨非常少，在《灾害防救法》第5章27条灾害应变措施中，列举了16项紧急应变的措施，其中不乏现场应变处置措施，然而现场救援单位的沟通、协调、指挥统合等，却全未规范，这也造成现场众多单位各行其是、缺乏协调。如果以"战略"、"战术"、"执行"三个层次来看，《灾害防救法》对战术及执行面的规定明显偏少。

（3）应变中心的规划缺乏效率的考虑：《灾害防救法》相当重视紧急应变指挥中心，对于各级应变中心的成立时机、组成人员及单位等有相当多的规定，然而这些都是相当空泛的规定，与实际的功能不一定相符。各局处都派代表进驻指挥中心，不代表各单位都积极参与救灾，也不代表这些进驻的人员可以立即作出决策。应变中心实际运作上的一些关键问题，例如现场指挥官与应变中心指挥官如何定位及权责如何划分，各单位是直接由指挥官统御（十多个单位由指挥官一人管理），还是分成几个功能群（如美国的运作），应变中心与大众媒体如何互动等，都缺乏清楚的界定。这不见得是《灾害防救法》本身的问题，然而也无其他的作业规定来做进一步的规划，所以时常看到灾害发生时首长亲临灾害现场，对着媒体宣布一大堆的应变措施，而其应变中心的幕僚或是现场应变的人员却一无所悉的怪现象。这些运作模式，固然有一些必须靠教育或是内部的运作机制规划，然而非常多的基本规范应该列入《灾害防救法》或相关的实施细则中。

四、《灾害防救法》衍生的改进计划

"9·21"大地震后，医疗及公共卫生体系立即紧急动员，成千上万的医疗人员在第一时间进入灾区，运用专业知识将伤亡的程度降到最低，也赢得了民众及外国专业人士的肯定。地震之后，《灾害防救法》相关的规定得以出台，灾害医疗也受到了空前的重视。2000年台湾地区开始推行

"紧急医疗救护体系五年计划",计划包括整合并有效利用紧急医疗资源、发展本土性灾害医疗服务模式等项目,与灾害医疗有非常大的关联。在这一计划中,有下列4项与灾害医疗有直接的关联。

(一)建立大量伤员紧急医疗救护体系

(1)重建指挥体系。

(2)重建通信与信息体系。

(3)各急救责任医院应成立灾害紧急应变小组。

(4)整合卫生动员与民防救护人力动员的作业模式化。

(5)辅助成立灾害医疗救护队。

(二)建立毒药物暨化学灾害急救体系

(1)建立毒药物防治咨询中心。

(2)建立毒药物解毒剂储备管控中心。

(3)建立毒药暨化学灾害急救责任医院模式。

(4)毒化灾大量伤员救护的作业模式化。

(三)建立核灾紧急医疗救护体系

(1)根据辐射医疗急救责任医院收治原则,进行分级就医。

(2)依据辐射医疗急救责任医院分级辅导建置原则实施。

(3)依据核灾紧急医疗网建置原则实施。

(四)建立空中紧急医疗救护体系

综合而言,在灾害医疗相关方面,这一段时间有重大的进展:

(1)设置与训练灾害医疗救护队。

(2)设置"毒药物暨化学灾害急救责任医院",建成核化灾医疗网。

(3)规划与设置"核灾辐伤收治医院"。

(4)强化与整合空中紧急医疗救护系统。

(5)训练与设置各地"特种搜救队"。

(6)制定灾民的福利及保险方面的优惠措施。

(7)重视灾民的心理咨询,设置"灾区精神医疗责任医院",协助灾民心理复健。

(8)健全各地的紧急医疗网,并强化各网之间的合作与支持。

(9)成立跨县市的区域紧急应变指挥中心,协助区域之间医疗资源的整合与利用。

(10)建立高级救护技术员(EMP-T)制度,培训高级救护技术员。

(11)医院强化院内及院外灾害应变能力。

(12)加强医院结构及非结构物的防震措施。

(13)强化疾病监测与通报网络。

(14)强化医疗卫生人员的个人防护概念和能力。

综合来说,这些措施确实能解决灾害医疗的一些重要问题,虽然这其中很多尚未制度化,很多并非完全公平合理。为了从制度面建立应对未来可能再发生灾害的因应模式,在完善目前的灾害医疗体系方面仍有下列需要努力的空间：

（1）建立统一的灾害医疗应变指挥体系，特别是整合院前急救与医院医疗。

（2）强化通信及信息体系，加强资源控管与分配利用。

（3）与军方在紧急后送、后勤支持、空中运输、灾民收容等方面建立合作关系。

相信通过上述的补充，必能使台湾地区灾害医疗体系更加完善，在灾害的预防和应变、灾后的重建和复原方面提供明确的指引，进而建立全面的防灾小区。

第二节　台湾地区灾害医疗救护队的运行概况

台湾于1999年“9·21”大地震发生后，鉴于类似灾害发生时，需有一支具有经验及专长的医疗团队迅速有效地投入灾区从事灾区医疗救护工作，位于台湾南部地区的成功大学医学院附设医院（三级甲等）遂整合南部7家医院组成7支专业医疗团队及一志工群，积极投入灾害医学相关的研究与教育训练工作。此队伍志在强化地震及其他重大灾害发生时的医疗救护能力，以有效整合救灾体系与医疗体系，结合各单位救灾救护资源、装备、人力以发挥整体救灾救护能力，执行灾害应变，保障人民生命财产安全。此队伍由一群专业医疗人士加上后勤与行政人员组合而成，专门从事灾害应变或其他事件的紧急医疗救护工作，每一支灾害医疗救护队（disaster medical assistance team，DMAT）于平日皆有一个主要负责的机构，例如医学中心（三甲）、区域医院（二甲或二乙）或民间热心团体作为主体，接受台湾卫生署的委托，负责组训该队伍。这些支持机构平日筹划组织、招募队员，并加以训练整装，在灾害发生时，接受上级召集，出发前往灾区工作。灾害医疗救护队一旦进入灾区，需携带足够维持72小时自给自足的物资，以便在灾区开展医疗救护的工作。在出现大量伤员的事件中，该队伍的责任则是对伤员进行检伤分类，为伤员提供适当医疗照护，并准备伤员后送工作。同时，灾害医疗救护队得视情况需要提供第一线的初级医疗工作，并协助减轻灾区已呈现过饱和状态的医疗负荷。灾害医疗救护队最主要的目的是设置一支能快速反应灾害医疗的医疗团队，支持灾区医疗工作，直到更多医疗能量汇整后陆续投入为止。

一、灾害医疗救护队的启动及运作

成立常设指挥中心，当预计可能发生或已发生造成大量人员伤亡或健康威胁的事件时，台湾“卫生署”紧急事件执行中心（emergency operation center，EOC）统筹启动并立即指挥灾害医疗救护队，直到确定紧急医疗需求消失、队伍归建后才解散紧急事件执行中心。

当成大南区医疗救护队执行中心的联络人接到“出队”信号时，立即以行动通信方式通知该所属7支队伍的指挥官及队员，队伍于限时内集结完毕，在向执行中心汇报后，出发前往当地进行紧急医疗。如果因故无法出团，联络人应立即向启动单位回报，请考虑改派其他的灾害医疗救护队。

如果事件尚未发展至需要灾害医疗救护队“出队”，可以发布“待命”的指令，让队员先于原地待命，等到出队指令发出后再前往。

灾害医疗救护队接到通知后必须在6小时内备妥所有的器材及派人员出动。交通运输则由台湾卫生署或县市卫生局的紧急事件执行中心协调军方或其他单位支持。

灾害医疗救护队在接受任务指派后，得先行派遣评估小组（assessment team）于整团到达前先赶赴现场进行医疗需求及环境评估，以利于选定医疗团出队规模与架设地点。灾害医疗救护队员到达指定的现场后，第6个小时、第24个小时必须按照制式的规定发布状况报告（situation report），之后每天发布一次状况报告至执行中心存查，即使没有状况发生也需报告。状况报告包括以下三项内容：

（1）医疗。当地医疗方面的状况，包括伤患者数目及类型、处理情况、当地居民原先健康状态及当地医疗院所的状态等。

（2）环境。当地的环境因素，如气候、地理环境、居住卫生、危害物质、病媒等，及其应对措施。

（3）后勤。目前任务后勤需求的评估。

队员出动之后，言行举止需合乎政府要求。队员受到相关法令的保护与约束，其纪律由指挥官负全责。状况解除时，由原启动单位通知，接到指令后于24小时内回到原集合地点，并通知原启动单位，然后解散，恢复原先的身份。

二、都市搜救

接近灾害现场的邻近地区最能提供立即搜救的资源。但是当灾害造成大量受难者被困于倒塌的建筑物内时，因为缺乏科技设备及救灾经验，地区性的行动往往不够专业甚至无效。发展专业搜救队，已经成为许多灾害应变计划不可或缺的一部分，专业搜救队成员都需要接受“局限空间环境”的特殊训练。搜救队通常以医疗专业人员为骨干，包括精通危险物质、结构工程、重机械操作、高科技搜救设备（如高感度收音设备、遥控照相机）的专门技术人员与受过训练的搜救犬及它们的教练。台湾首支国际搜救队由台北市政府消防局、卫生局、工务局派员组成，共有56名消防人员（均经救助队及中级救护技术员训练合格）、4名医师、4名土木建筑师。

都市搜救（urban search and rescue）平日运作方式：

（1）搜救及救援分队人员以小队为单位集中于消防局各救助分队并执行辖内各项灾害抢救任务，搜救及救援的相关装备器材平时由消防局负责管理、运用、维护。

（2）指挥、后勤、医疗、技术小组人员应能全天24小时随时接受紧急动员调派，且每日排定轮值人员，以利于紧急出动。

（3）搜救队应在无任何外援的条件下，自给自足执行任务至少72小时。

（4）重大灾害事故发生时，由消防局协调机动支持各地重大灾害。应实时预控救灾人力，随时准备出动支持，受命后1小时内出发，6小时内到达灾区。

第三节　事故现场指挥体系

事故现场指挥体系（incident command system，ICS）源于20世纪70年代美国加州森林大火，那一次大火过后，人们总结当时救灾过程，发现了几项缺失：（1）缺乏共同组织及语言（组织结构与名称）；（2）现场与机构间的通信不良；（3）缺乏合适的实质参与计划；（4）缺乏适时且有效的策略；（5）资源的管理不适当；（6）应变能力不足。

这次灾害带来了前所未有的救灾挑战以及指挥救援的困难，连带也引发了对指挥系统的特殊需求与期待。于是美国森林管理当局与消防救灾单位在协调、统筹与共同努力下，开发出了既可因应不同灾害需求，又可处理不同规模的灾害，以及掌握各种不同需求的ICS。

1970—1990年间ICS被广泛使用在消防系统，随后许多需要紧急应变的单位都开始将ICS的观念带入其他紧急及灾害应变(包括天然灾害、工厂灾害、恐怖袭击的应变及其他人道救援行动等)的组织,甚至还衍生出防范院内突发事变(例如院内火灾、院内地震等)的ICS。

ICS的组织及处理的观念被适用到所有"不明危害事件"发生后,改称为事件处理系统(incident management system,IMS)

一、ICS的目的

(1) 意外事故发生后,协调及整合来自不同单位及各种不同救援途径的资源,建立有系统的现场指挥机制。

(2) ICS的目的是以控制和协调来减轻事故所造成的损害。

(3) 处理的工具包括在紧急状况现场将人员、机构、设备和通信组织化的程序。

二、对ICS可能产生的错误观念

(1) ICS跳脱了参与行动的机构及部门的权限或管制。

(2) ICS颠覆了参与机构及部门内正常的指挥体系。

(3) ICS只适用于消防部门。

(4) ICS不适用于每天发生的小事件。

(5) ICS局限于政府机构或部门使用。

三、需要动用到ICS的可能情形

(1) 不明危险物的事件。

(2) 庆典、游行、演奏会、高级官员互访的事件。

(3) 天然灾害。

(4) 火灾。

(5) 交通运输的意外事件。

(6) 涉及多处管辖权或经营权的意外事件。

(7) 需大区域搜救及派遣任务时。

(8) 有害动植物的根除计划。

四、ICS观念与原则一

(1) ICS是指挥、控制和协调应变单位的一种工具,亦为整合各单位,以达到稳定紧急状况、保护人民生命财产和环境安全的一种方法。

(2) ICS是事故现场的一个经济有效的管理系统,从事故发生时开始起作用,到事故结束为止,是为应变而启动的临时编组。

(3) 依专长与经验而非依职务高低来安排任务。

五、ICS 观念与原则二

（1）共同的用语：救灾人员、设备资源以及所有设施使用共同的名称。

（2）模块化的组织：确定名称、组织模式，并随着事故的发展，指挥官开始成立各预设的部门。

（3）一元化指挥体系：人员仅向一位指定的人员报到。

（4）一致的指挥架构：为实现共同目标而行动，决定共同目标、联合规划作业行动及使资源发挥最大效用，因此当事故涉及多个行政区域、一行政区域内牵涉许多单位以及涉及多个行政区及许多单位时，都可以在共同目标下运用一致的指挥架构。

六、ICS 观念与原则三

（1）整合的通信。

（2）共同的通信计划。

（3）标准的作业程序。

（4）清楚的内容。

（5）共同的频率和用语。

七、ICS 观念与原则四

（1）统一的行动计划：明确具体地指出应变的目标、行动的目的和所需支持的活动。

（2）救灾所需的特定设施：指挥所、集结区、直升机临时起降场等设施。

（3）综合式的资源管理：救灾作业中使用的资源，包括所有的人员，以及针对灾害事故所用的设备项目。

八、ICS 观念与原则五

（1）适当的控管幅度。

（2）控管幅度落在 3 ~ 7 个救灾资源，而以 5 个为最佳（如图 1-6-1 所示）。

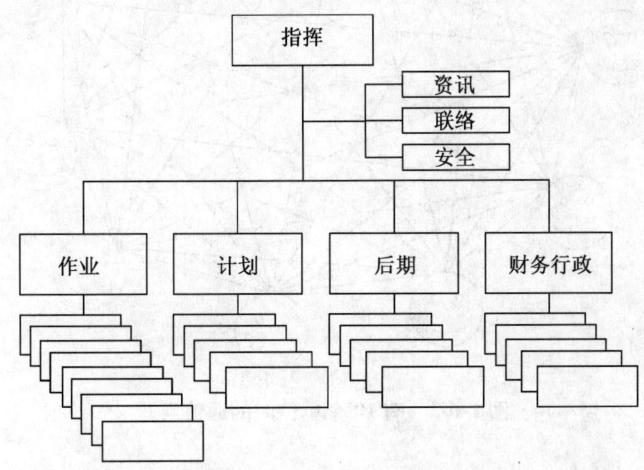

图 1-6-1　ICS 的控管幅度

(3) 每一项控管工作,都有其4个面向(如图1-6-2所示)。

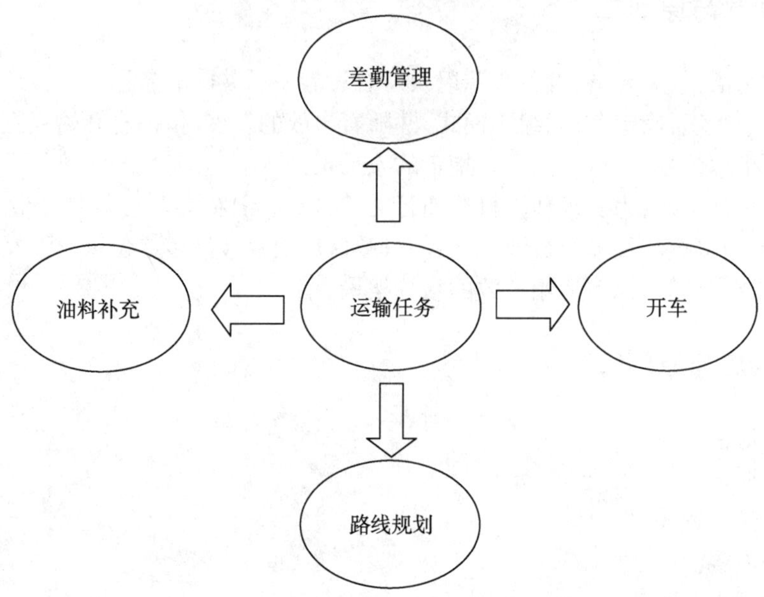

图1-6-2　控管工作的4个面向

(4) 指挥联络的问题时常被误认为通信的问题:以10个单位为例(如图1-6-3所示)。

如果共有31个单元,那么将共有多少条联络线?答案是:① 465(平行协调);② 30(独裁式);③ 30(层级式,每组5人)。

如果一个命令的传达要1分钟,那么最多要等多久?答案是:① 一般人算不出来(平行协调);② 30分钟(独裁式);③ 10分钟(层级式,每组5人)。

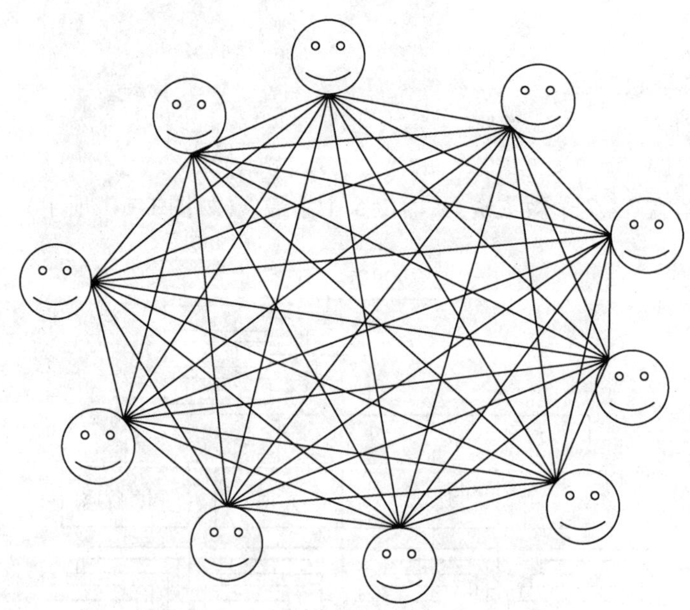

图1-6-3　有10个单位时的通信问题

九、指挥体系

设计指挥体系模组时，主管者必须想一想其有没有合理性。下面这种指挥体系(如图1-6-4所示)有什么问题?

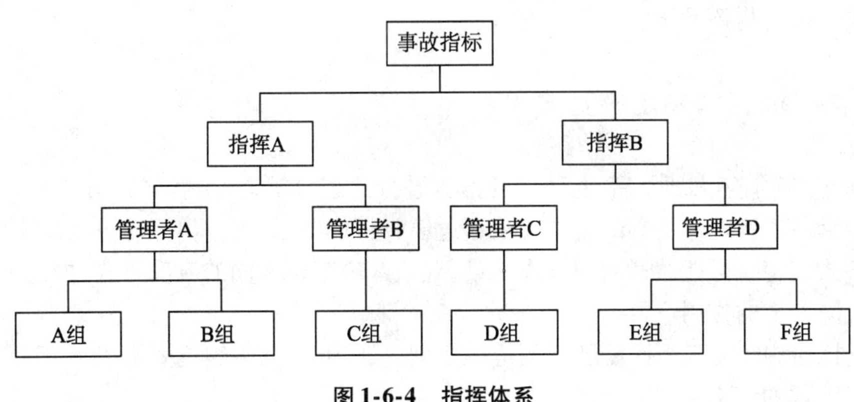

图1-6-4　指挥体系

第四节　医院紧急事故指挥系统及应变体系的规划

1999年发生在台湾的集集大地震，给灾区许多医院造成了前所未有的冲击，其中包括医院结构受损、电力中断、资源短缺、通信中断以及大量伤员涌入等问题。从这一次的灾害中所获得的经验，印证了医院是灾害发生初期抢救灾民生命最主要的地方。因此，做好医院防灾及应变体系的规划，是整个防灾体系最为重要的部分，也是所有医院都必须参与完成的工作，这是地震后台湾在防灾系统及医院管理的观念上产生的一个重要改变，台湾医院紧急事故指挥系统(hospital emergency incident command system，HEICS)也随之形成。

一、灾害发生时常出现的问题

从先前发生的灾害如美国“9·11”攻击事件、台湾“9·21”集集大地震中，我们不难看出，只要发生大量伤员事件或非预期性特殊事件，就常出现以下的问题：

(1) 未正式启动应变计划。

(2) 现场的指挥官未发挥功能。这些功能包括：① 命令(command)；② 控制(control)；③ 沟通(communication)；④ 情报(intelligence)。

(3) 未指定伤员集结区(CCP)。

(4) 无伤员优先级别排定(检伤)。

(5) 伤员的后送无规划。

(6) 现场管制能力不足。

(7) 没有设置待命区。

医院既有的紧急医疗救护系统的常见问题有：

(1) 事件发生后信息不明。

(2) 事件发生后通信联络不佳。
(3) 事件发生后现场状况不清。
(4) 现场救护指挥系统不明确。
(5) 患者疏散地点不明。
(6) 患者人数收集不易。
(7) 救护人员对指挥系统的运作不熟。

二、依据危害分析、制定应变方式

在台湾"9·21"集集大地震后,对防灾的部分进行危害分析,找出各式灾害造成影响的几率及程度等成为台湾各家医院最基本的工作。依据危害分析的结果,列举出医院进行防灾的优先级,找出医院面对各式灾害时可能遭遇的问题或困难,并依此来制定不同的应变方式,如此可更有效地发挥资源在医院防灾上的作用。

以台湾地区台中市某三甲医院建立的危机管理手册为例,其内容主要有以下几个方面:
(1) 危机管理的定义。
(2) 危机管理的目的。
(3) 危机管理的类别。
(4) 危机事件的预防。
(5) 危机事件的侦测。
(6) 危机事件的通报程序。
(7) 危机事件的应变程序。
(8) 教育训练与模拟演练。

三、HEICS 应变指挥框架设计

在医院应变体系中,建立标准并具备应对各式灾害的应变指挥架构是必须优先完成的工作。在此指挥架构下,建立有效的动员方式,建置完善的通信网络,乃至于结合社会、其他医院及政府的可用资源等,均可在此架构下分别制定应变模式,再由负责的部门或人员逐项完成。而平日的教育训练更必须依此架构来进行,这样才能让应变体系下的所有人员在灾害发生时从容地应变。

(一) HEICS 系统大纲组织图

从 ICS 衍生出来的 HEICS(如图 1-6-5 所示)是医院经营者、领导及相关急救部门主管所应该了解并规划的重要任务。

最后,要按专家检测、医院评鉴或卫生主管机构的要求进行例行性的演习,测试及找出医院应变系统缺点。对每一次的演习或测试都必须进行认真分析和总结,以符合真正发生灾害时的应变需求。

(二) HEICS 各部门目标设计(模组化)

1. 指挥部门的功能

当医院发生事故时,事件现场指挥官的首要任务是:

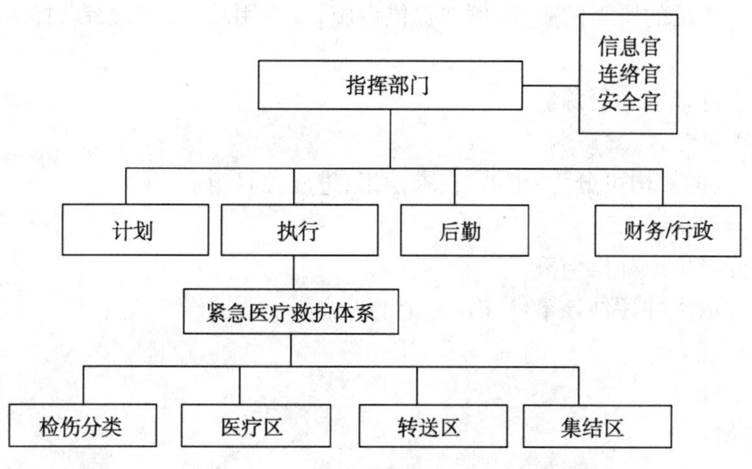

图 1-6-5　HEICS 系统大纲组织图

(1) 评估事件的大小及范围。

(2) 确认意外事故的状况。

(3) 决定应变的目标。

(4) 决定所需的资源。

(5) 建立计划及组织。

(6) 立即采取行动。

2. 执行部门的架构

执行部门的架构大致分为:先遣组、检伤组、治疗组、转送组、验尸组。

执行部门功能包括:

(1) 主持及协调所有部门的运作。

(2) 辅助指挥官制订应变的目标。

(3) 透过指挥官的命令寻找资源。

(4) 让指挥官能随时充分掌握事件及资源运用的状况,包括直接降低危害的立即行动、现场管制措施及恢复原来运作的行动。

(5) 资源分派区。① 部(divisions)——执行的地理/专业领域;② 组(groups)——执行的功能领域;③ 小组(branch)——管理或运作的范围。

3. 计划部门的架构

计划部门的架构大致分为:资源组、状况研判组、资料报告组。

计划部门功能包括:

(1) 较大事件发生时就必须考虑设立。

(2) 功能:收集及评估任何事件的发展及有关资源状况的信息。

(3) 制订行动计划,包括应变方式及人力和物资利用计划等。

4. 后勤部门的架构

后勤部门的架构大致分为:医疗器材组、生活资源组、通信器材组、安全警卫组。

后勤部门功能包括:

(1) 随时向所有工作站提供所需的用品及设备。

(2) 确立能长期运作及延伸的机制。

(3) 随时提供工作人员的所需的服务，例如提供设施、日常用品、燃料、饮食，提供运输、设备维修、通信和医疗服务。

(4) 调动所有非事件地区的资源。

5. 财务/行政管理部门的架构

财务/行政管理部门的架构可分为：出纳组、求偿组、进度控管组。

财务管理部门功能包括：

(1) 评估事件应变经费或补偿金额。

(2) 负责追踪事件成本并评估该事件在财务上的考虑。

(3) 计时单位的功能。

(4) 采购单位的功能。

(5) 成本单位的功能。

四、HEICS 组织的扩大

现场指挥官必须依事件的大小、影响范围或事件有无逐渐扩大的情形，在可利用的资源条件下，视情况扩大组织的规模，并指派各相关部门的负责人，如图 1-6-6 所示。

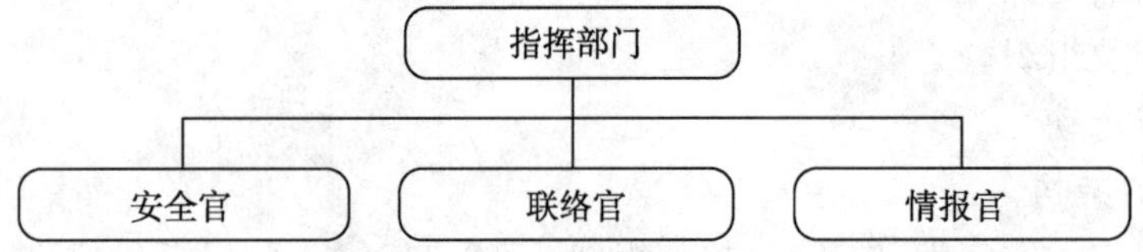

图 1-6-6　扩大的 HEICS 组织

HEICS 是每一家组织良好的医院所必备的应变标准作业模式，医院相关领导人只有具备危机管理的意识，才能让医院的管理发展更完善，对于灾害等突发事件也才能迅速反应。

第五节　院内灾害的应变计划

一、院内灾害应变计划

有了 ICS 及 HEICS 概念后，接下来我们以院内发生灾害为例，讨论院内灾害应变计划（如图 1-6-7所示）的设置重点。

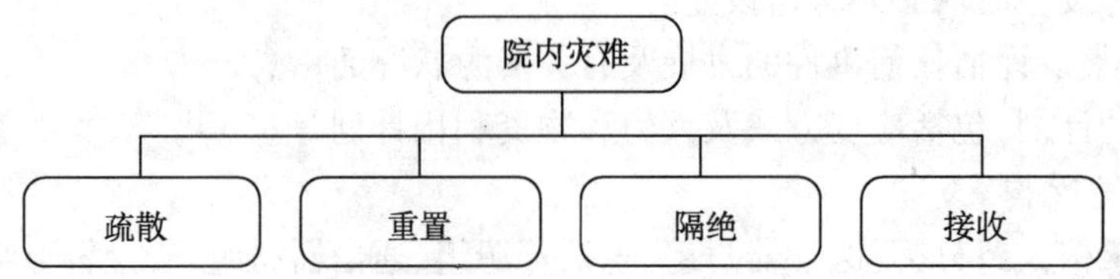

图 1-6-7　院内灾害应变计划

（一）患者照顾的延续

有三项是最低的要求，即至少包含那些项目的病历、至少几天的药物、至少几天的血液及其制品。这些都是照顾既有患者的延续重点。

（二）医疗记录的延续

至少要有备用系统（如：手写单、备用的单机计算机处方或医疗记录的软件、申报作业的替代方案等），可以应对原先计算机及信息作业失效的特殊情况。

（三）血液供应的延续

在灾害发生时可能会有大量的血液需求，然而当供血机构受灾害影响时，血液的保存或取用可能会出现很大的问题，必须有足够的准备。

二、患者疏散计划

医院的内部灾害有时会严重到需要医院做部分甚至全面的疏散。医院疏散计划分为两类：紧急疏散与有预警的疏散。

（一）紧急疏散

紧急疏散是因为医院面临一个立即而明显的内部危机（例如爆炸、有毒有害气体外泄或是火灾等），如果不立即疏散患者，恐会造成患者的受伤或死亡。

紧急疏散一般分成 4 个连续的阶段：

（1）地点：移出该房间或地区。

（2）水平：移到建筑物同一楼层的其他位置，一般在防火墙之外。

（3）垂直：移到比较低的楼层（少数时候是移到比较高的楼层）。

（4）机构：移出该栋建筑物，若在一个比较大而隔离良好的建筑物内甚至只要移出危险的那一部分即可。

（二）有预警的疏散

有预警的疏散是由进行中的外部危机（例如洪水、火灾蔓延等）所引起，一般在灾害冲击之前，有一段预警时间。

有预警的疏散一般根据患者的情况分为下列 4 种：

（1）卧床的患者，需要救护车运送。

（2）在别人的扶持下可以行走的患者，可以暂时被其家人带回家照顾。

（3）可以行走，但没有住在附近的家属可以暂时领回家照顾的患者，必须要送到另一所医院。

（4）危急的患者，必须立即紧急运送到另一所医院治疗。

该计划时常需配合紧急重置计划进行，将患者移到另一个地方甚至另一家医院继续治疗、照顾。

（三）疏散患者的记录

（1）护理人员必须确保患者的记录随着患者移出。
（2）在最短的时间内，让病历回到患者身旁。
（3）在运输途中，如果患者病情恶化，病历是很重要的治疗参考。
（4）疏散患者出来的医院暂时关闭后，接收患者的医院将无从追查患者原先的各种记录。

（四）疏散患者的药物

（1）最好将足够量的药物、静脉输液或是血液制品与患者一起运送到接收医院，以避免接收医院的医药存量一下子全部耗竭。
（2）在运送之前，如果预计静脉输液可能在到达之前用完，最好先换上新的输液瓶。
（3）要注意交通可能阻塞，且住院的安排可能耽搁甚久。

（五）疏散患者的文件记录

每个转运的患者，都必须留下以下文件记录以便后续追踪，包括：
（1）患者姓名。
（2）病历号码（或身份证字号）。
（3）病房或疾病分类。
（4）接收的医院。
（5）运送的车辆。
（6）患者的病历、药品等有无随同运送的记录。

（六）血液制品

医院疏散时，电源往往随后会关闭，此时原来储存于血库的血液制品大多会损坏，因此，除了已经配对好给某个病人使用的血液要随病人运送外，还要通知地区的捐血中心或其他的医院接收其他的血液，以避免浪费。

三、患者紧急重置计划（relocation）

一个医院必须紧急疏散患者到其他的地方或医院时，必须启动患者紧急重置计划。

（一）患者紧急重置包括的要点

（1）医院间事先的书面协议。
（2）预先安排好的联络通道。
（3）控床协调者的姓名及联络方式。
（4）中途转运的地点。
（5）运送病人的方式及交通工具安排。
（6）患者动向的登录。
（7）患者原先病历、资料、药物治疗、检验报告的搜集与转送。

（二）患者送出医院的工作人员在协助患者安置时的职责

（1）通知患者的家属。
（2）尽可能按照患者治疗的需求去安排床位，按照病房的专科护理考虑。
（3）产妇与其婴儿最好送到同一家医院，且在运送之前就先配对好。
（4）赡养院、养护机构等照顾的患者如果是夫妇，也最好将其同时送到同一家收容机构。

（三）患者照顾

在启动患者重置计划时，一个小组的护理及管理人员就要先赶到接收医院，做以下工作：
（1）与接收医院的医疗、护理及管理人员建立联系的通道。
（2）提供原先的医疗记录及患者相关数据。
（3）协助确保这些患者药物、医卫材料补给的供应无缺。

（四）可以临时出院的患者

（1）子宫扩张及刮除术后24小时内的患者。
（2）人工流产手术后24小时内的患者。
（3）其他小型外科手术后24小时内的患者。
（4）生产后72小时内的产妇。
（5）简单外科手术（如静脉瘤血管手术、痔疮切除术等）后72小时内的患者。
（6）病情已经得到控制且情况稳定的患者。

（五）需由医师决定能否出院的患者

（1）所有接受有关腹部及胸部的手术后72～120小时内的患者。
（2）产后第24～72小时的产妇。
（3）新生儿。
（4）所有病情已稳定的心血管疾病患者。
（5）所有需要引流管的患者（如受伤或有切开伤口的患者）。
（6）其他经病房总医师依当时情况决定可以出院者。

（六）不能出院的患者

（1）所有接受有关腹部及胸部的手术后72小时内的患者。
（2）其他手术后24小时内的患者。
（3）产后24小时内的产妇。
（4）患心血管疾病情况尚不稳定的患者。
（5）失去意识或头部受伤的患者。
（6）其他经病房总医师依当时情况决定不可出院的患者。

（七）基本医疗供应品的运送优先顺序

（1）病人相关的医嘱单及病历记录。
（2）病人的私人物品。

(3) 病床相关的设备。

最好列成表格,按优先级去运送。

四、紧急患者接收计划(emergency reception)

紧急患者接收计划主要适用于接收从一家医院疏散出来的患者,而不适用于接收在现场出现的新伤员,目的在于延续原有的患者照顾而不是启动新的医疗。

(一) 紧急患者接收

(1) 所有的人从一个入口进入,在入口处要有医护人员做类似检伤的工作。

(2) 对每个病人做初步的评估,简单将病人区分为两类:一类情况稳定,另一类需要立即处理。

(3) 必须用表格记录以下信息:① 患者姓名与病历号码;② 患者分配的位置;③ 患者送出的医院;④ 患者的医疗给药记录。

(二) 紧急患者接收计划的病床管理

针对医院原来的病人,可以有几方面的措施。

(1) 让快要出院的患者提早出院,以增加病床容量。

(2) 将现有的患者集中起来,腾出空间接纳新移入的患者。

(3) 如果人力不足,可以考虑将移入者交由原先移出医院的医护人员暂时照顾。

五、孤立运作计划(isolation)

有时候医院会因为外部环境的灾害或交通的阻绝,而与其小区断绝交流,这时医院必须使用现有的人力与物力去维持医疗的进行,启动孤立运作计划。这时虽然没有外来新增加的患者,但是对原有的住院患者,甚至其探视的家属,都要加以照顾。

一个好的孤立运作计划,至少要考虑下列几方面:

(1)医院的空调与恒温系统。

(2)饮水及工作所需用水。

(3)基本照明及医疗作业所需电力。

(4)食物、药品、血库等的冷冻及保存。

(5)人力的调度。

(6)消耗品的调节。

(7)干净的床单、工作服(当洗衣部不是设于医院内时)。

第七章　灾害救援的基本原则

Chapter 7　Basic Principles of Disaster Rescue

王一镗
Wang Yitang
国际急诊医学联合会理事
国际人道救援医学学会理事
南京医科大学第一附属医院终身教授
南京医科大学康达学院急诊医学系主任

孙海晨
Sun Haichen
南京军区南京总医院　南京大学医学院
急救医学科主任、主任医师、教授

第一节　灾害救援的三个阶段

对灾害尤其是重大灾害如强烈地震和特大洪涝灾害而言，医疗救援的过程一般按灾后时间划分为三个阶段，以便使指挥部和救援人员做到心中有谱，有利于救援工作的有序开展。

一、第一阶段——早期或应急期

这一阶段指灾后一周以内的这段时间。这一阶段因创伤伤员占伤员的绝大多数，所以以抢救生命为首要目标，亦即以搜救和基础创伤生命支持（basic trauma life support，BTLS）为救援的主要目标。这一阶段是救援的关键时期，救援人员应尽快尽早到达灾区，越早便越有利于抢救更多的生命。

二、第二阶段——中期或亚急期

这一阶段指灾后 7 ~ 30 天这段时间。这一阶段各类疾病多有较高的发生率，需要大量医疗资源，实施以高级生命支持（advanced cardiac life support，ACLS）和高级创伤生命支持（advanced trauma life support，ATLS）为主要手段的救援。应尽量设法降低患者的死亡率和致残率，并注意防治上呼吸道感染，搞好卫生防疫，预防传染病，一定要做到大灾之后无大疫。

三、第三阶段——晚期或恢复期

这一阶段指灾后 1 ~ 3 个月这段时间。在这一阶段应主要致力于当地常见病、多发病的防治，也要严密监控疫情,防止传染病。这一阶段应以当地自救为主,应建立相对固定、功能较为完善的各级医疗卫生机构。这一阶段也是恢复各项工作和重建的阶段。

第二节　加强我国急诊医疗服务体系

美国早于1973年就公布了93-154号律法:该律法共包含15个要素,为在全美改进急诊医疗服务,形成美国的急诊医疗服务体系作出了贡献。

美国93-154号律法的15个要素为:(1)人员;(2)训练;(3)通信;(4)运输;(5)装备;(6)危重病单元;(7)公共安全机构;(8)消费者参与;(9)到达现场救援;(10)转运救援;(11)病历记录的标准化;(12)公众信息和教育;(13)独立回顾和评价;(14)与灾害的联系;(15)相互帮助的同意。这15个要素目前虽已经过多次修改,但仍然主宰着美国的急诊医疗服务体系(emergency medical services system,EMSS)。而我国急诊急救的立法明显滞后于客观要求。

我国中华医学会急诊医学学会于1987年正式成立,从此,全国各界开始关注我国急诊医疗服务体系的建设。急诊医疗服务体系一般包含院前急救→医院急诊科→急诊ICU三个环节。毫无疑问,通过20多年来的努力,我国急诊医疗服务体系的这三个环节都有了较大的发展和进步。

一、现场救护的需求巨大

我国突发公共安全事故的形势一直比较严峻,诸如交通事故、火灾、偶发爆炸事故、高处堕落、群体斗殴事件、矿难、群体中毒事故、溺水等事件每年将导致大约20万人死亡,而发生这些事件时,现场救护无疑是非常重要的。由此可见,现场救护的需求巨大。

二、院前急救不完全等同于现场救护

近20年来,我们十分强调院前急救,却忽视了现场救护这一问题,有时甚至错误地将院前急救和现场救护完全等同起来。

例如,发生异物卡喉引起的窒息事件时,如果不在现场立即施以Heimlich手法急救,而试图立即呼叫"120"急救,则待"120"救护车和急救人员赶到,病人救治成功的希望已很渺茫。这是必须立即在现场施救的典型事例。

发生事故或患者突发紧急情况时,一般首先呼叫"120"专线,然后由"120"快速反应处置、派救护人员快速上车、快速赶到现场。目前这一过程至少需要10分钟左右,事实上,所需的确切时间要比这长得多。尽管专门人员设法尽量缩短这一反应时间,但往往缩短1~2分钟都十分困难。

三、现场救护非常重要

除异物卡喉引起的窒息外,最急需现场救护的是心搏呼吸骤停。经过20多年来的努力,院外心搏呼吸骤停患者经过EMSS的院前"急"救,能真正复苏、成功存活的患者极少,而且,多年来这一现状未有改善,因此,针对这种情况,我们必须多问几个为什么,同时更弦改辙,即必须强调实施真正的加强现场救护战略。

四、依靠谁来实施现场救护

现场救护必须由人来实施，那么，应该或可以由谁来实施呢？笔者认为最为重要的应是以下三方面的人员：

（1）最初目击者（first responder）。偶发事件或突然事故总是会有一定数量的目击者，此即最初目击者，若最初目击者能及时伸出急救的援手，则可以大大提高急救的效果。以下例子可以有效说明最初目击者对现象救护的作用。在 Heimlich 手法正式公布并命名前，1974 年美国 Chicago 日报报道了一则小消息，即 Heimlich 用犬实验证明他构思的手法是有效的。一位曾读过这一消息的 70 岁的西雅图居民，用这一方法救活了在晚餐聚会时因食物卡喉而突然失去意识的邻居。这位 70 岁的老先生便是最初目击者，他不过是曾看过 Chicago 日报的一则报道而已，却救活了自己的一位邻居。

（2）志愿者（volunteer）。医疗志愿者在现场救护中发挥着巨大的作用。我国香港地区的医疗志愿者队伍非常发达，有好几个志愿者队伍组成的医疗辅助队，并且每年有短期集训。我国大陆地区医疗志愿者人数不断增加，服务水平不断提高。

（3）好心人（samaritan）。愿意在现场施救的人，还必须是一位“好心人”，要有一颗真诚的、愿意帮助他人的爱心。克林顿先生任总统期间，曾呼吁美国要用立法来保护“好心人”。现在，在我国让人们放心去做一个“好心人”的条件也已经有了一定的改观。

（4）“119”消防队员。2007 年我国对“119”消防工作的任务作了新的界定，即“救人灭火、抗灾救援、自救互救”，强调了要以救人为第一宗旨。在这一精神的指导下，江苏省消防总队经报国家消防总局和卫生部职业技能鉴定指导中心批准，举办了首期医疗救护员（EMT）的试点培训班，有全省选派的 60 名消防队卫生员参加，培训取得了圆满成功。如果全国的“119”消防队员，首先是消防队的卫生员，有机会分期分批地接受 EMT 课程的培训，那么消防时现场救人和自救的水平可以大大地提高。

（5）一支新芽——大学生组成的急救协会。发展我国急诊医学的方针应是“三分提高、七分普及”，在大学生中普及初步急救知识非常重要。2007 年位于镇江的江苏大学成立了由大学生组成的急救协会，该协会积极开展工作，其工作重点是学习并宣传初步急救知识。若全国众多的大学都能创办自己的急救协会，那么我们将拥有一支懂得现场初步急救知识的强大力量。

当然，这些均有待于政府制定相应的法规和政策，使上述这些人员可以舒展手脚，“英雄有用武之地”。

五、我国急诊医疗服务体系应由四个环节构成

现场救护当然是在院前，似乎也包含在院前急救内，现在特别分列出现场救护一项，是否为多此一举？其实不然，目前，我国院前急救，约定俗成地专指由“120”急救中心的急救人员经救护车到现场后所开展的现场初步急救，其意义和上面所说明的现场救护完全不同。我国的 EMSS 应由四个环节构成，即现场救护→院前急救→急诊科→急诊 ICU（如图 1-7-1 所示）。

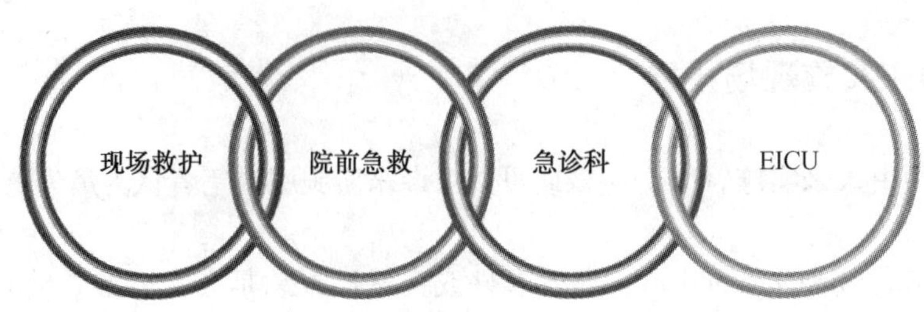

图 1-7-1　我国 EMSS 的四个环节

六、普及初步急救知识和技能

在我国逐步向全民普及初步急救知识和技能（包括通气、止血、包扎、固定、搬运和心肺复苏术等），将有效提高现场救护水平。当然，这一项目绝非一日之功，绝不可能一蹴而就，必须持之以恒。

早在 1986 年，江苏省红十字会即会同省卫生厅、交通厅和公安厅形成并公布了一个应向群众普及初步急救技术和心肺复苏术的文件，随后，中国红十字会总会、卫生部、交通部、公安部、铁道部、商业部、中国民航局、国家旅游局、煤炭工业部、石油工业部、地质矿产部和中国建筑总公司等共计 12 个国家部一级单位下发了这一文件。时至今日，这一文件的精神仍然适用，还需要有人去进一步落实。

七、世界急救日

国际红十字会和国际红星月会确定，每年 9 月的第二个星期六为世界急救日。在第九个世界急救日，江苏省红十字会举办了大型的广场宣传活动，进行初步急救技术的表演和比赛，进行义诊，并举办了江苏省红十字会应急医疗救援大队和江苏省红十字会应急救援志愿服务大队的正式成立授旗仪式。庆祝世界急救日的大型集会，无疑对加强现场救护这一理念有很大的推动作用。

现场初步急救的培训，不仅要加强技术方面的培训，还要着重提高受训者的道德素养。因此，在普及培训初步急救知识的同时，还应深入浅出地讲解人道救援的一些理念，以拓宽人们的思路，提高人们的思想境界。

为了挽救更多人的生命，必须设法加强现场救护，只要认真对待，全力以赴，我国现场救护的水平定将逐年得到提高。

当然，我们除应着力加强现场救护这一环节以外，还应该完整地看待我国 EMSS 的四个环环相扣的环节，各地的“120”急救中心应该得到进一步的支持和加强，城市医院的急诊科的建设必须得到重视，急诊 ICU 的建设和加强也应紧紧跟上。总之，我国 EMSS 的发展必须得到进一步的关注。相信我国 EMSS 一定会得到进一步的发展。

第三节　救援人员的自我保护

灾害救援，尊重生命，救人是第一位的；但是在救援工作中，救援人员的安全也很重要。应尽量避免因救援行动造成救援人员的伤亡。这是现代救援理论的基本观点。

灾害发生后,现场可能有很多会威胁救援人员安全的危险因素。各种灾害及次生灾害如建筑物倒塌、山体滑坡、泥石流、爆炸、化学危险品、生物恐怖袭击等均会对救援人员造成伤害,救援工作本身也会给救援人员带来危险。为此,要采取各种方法减少救援人员伤亡。

一、救援人员须经过严格的救援教育和训练

(1) 救援人员的教育要有完整的训练大纲、训练科目、训练设备及场地。

(2) 救援人员要具备健壮的体格。野外搜救或室内救护体能消耗很大。特别是进行野外搜救时,救援人员若缺乏强壮的体格,是不可能完成救援任务的。应制定相应的体能标准,并对救援人员进行训练考核。

(3) 救援人员要具备良好的心理素质。救援人员可通过夜间野外露营、观看灾害录像、接触尸体等方式逐步增强心理承受能力,以便应对灾害带来的心理压力。

(4) 救援人员要具备各种灾害的相关知识,熟悉灾害演变及次生灾害发生过程。

(5) 救援人员要具备良好的野外生存知识、技巧,能选择合适的野外宿营地,善于补充水、食物,熟悉复杂地形行进方式。

(6) 救援人员要熟悉各种搜救方法。能利用喊、敲、听等人工搜救技能迅速发现地表或浅埋的幸存者;能够引导搜救犬寻找埋在废墟下的幸存者;能在此基础上在重点部位熟练使用声波生命探测仪、红外搜索仪等精确定位幸存者。

(7) 救援人员要能熟练使用各种专有设备和就近设备进行起重、支撑、破拆,并利用各种方法创造安全通道。

(8) 救援人员要有敏捷的思维,善于识别可能的次生灾害。

(9) 救援人员要能采取措施防水、防爆、防火、防电、防倒塌、防毒、防辐射,避免和减少次生灾害导致的损伤。

(10) 救援小组组员要有合理分工,必须包括搜救和营救人员、灾情评估人员、工程力学专家、医疗人员等。要让每个人都各司其职。同时每个人都应是通才,出现人员伤亡时能相互替代或兼职。

(11) 团队和谐,配合默契,令行禁止。

二、救援队伍要有完善的设备

先进可靠的设备能使救援工作游刃有余,节省救援时间,减小危险发生的概率,尽可能地保护施救者。我国要加强国际交流,加紧研发具有自主知识产权的救援设备自己生产,必要时可考虑从国外引进先进设备。

(一) 个人设备

个人设备包括背包、服装、鞋、头盔、防护镜、睡袋、防潮垫、饭盒、计时器、刀具、防尘面罩、手套等。

（二）集体设备

集体设备包括交通工具（最好配备直升机）、生命探测系统、破拆系统、起重系统、医疗设备、照明设备特别是大范围照明设备、通信设备特别是海事卫星电话，也要有对讲机、露营设备、电力设备、水及合理配方的食物。

三、救援队伍要有有力的后勤保障

（1）由于救援体力消耗大，救援人员要有足够的水及合理配方的食物，并保障一定时间的睡眠。

（2）救援队伍要有良好的通信能力，能及时了解原生灾害及次生灾害的预报和预警，如地震余震的发生时间、天气变化情况等；要能和后方救援医院进行良好沟通，要有良好的后送能力以便及时后送幸存者或受伤的救援人员。

四、救援要选择恰当的时机

灾害一发生，救援人员就贸然进入灾区救援，可能会导致整个救援小组遇难。在进入灾区前要进行风险评估，比如台风的救援要在台风减弱或过境后才能开始；地震救援要在大震后或余震间歇才能开始，在余震时应停止救援；救援人员还要选择合适的进入灾区的方式。

五、灾害现场救援注意事项

（一）设置指挥组

指定专门的指挥员负责协调，统一指挥。指挥员可以调动现场所有救援人员。如搜救范围大，可设置小组长，并通知到各个成员。

（二）评估搜救区域

关闭所有水、电、煤气等基本设施，确认并标示高危地带，确定营救区域；清除无关人员，封锁现场，制定并遵守人员出入救援地点的规定，避免围观群众受伤，避免围观群众行为危及救援人员和救援行动；安排场地进行器械装备等；迅速、安全地转移地面幸存者。危险材料专家应当协助搜救队鉴定危险物品及进行后续的再次评估。

（三）对施救位置的安全进行评估

评估建筑结构稳定性，确定二次倒塌的可能性；评估水、电、气设施状况，并关闭设施以确保安全，鉴定危险品，仔细排查现场残留的危险品，对煤气罐等作相应处理；评估建筑物周围和内部空气状况；制定搜索路线、方法；使用特殊工具和技术，对救援现场进行支撑加固，创造安全通道。

（四）决定搜救优先级

要充分考虑搜救人员的安全、搜救难度、花费时间、被困者生存可能性，如同时发现两个幸存者，先救容易救的，先救对搜救人员来说危险小的区域内的幸存者；只能救一位幸存者的情况，要让位于能同时救多名幸存者的情况。

（五）保障现场各成员间联络通畅

保障现场各成员间联络通畅，使各成员能及时了解灾害情况，躲避次生灾害。保证重型搬运机等设备操作员和救援人员之间有联络员，保持良好沟通。

（六）所有参与救援人员要明确了解规定的警示信号和撤退流程

比如，警报可以按下述方案鸣响：暂停行动/保持安静——一声长笛（持续3秒）；撤离该区域——三声短响（每次1秒），暂停一下，再次重复，直至所有成员撤离；重新开始行动——一长一短。

（七）严格规章制度

反对冒进和无理智的英雄主义，如在严重威胁救援人员安全情况下，不顾一切去救一个生存希望不大的幸存者。

（八）及时医治、后送受伤救援人员

六、救灾结束后认真总结

认真总结救援工作细节，撰写实用的总结报告，少讲大话空话，改善流程，包括改进安全措施、改进设备，为继续教育及训练提供经验教训。

第四节　次生灾害的预防和处置

灾害，特别是等级高、强度大的自然灾害，常引起一连串的其他灾害，这种现象叫灾害链。灾害链中最早发生的灾害称为原生灾害；而由原生灾害所诱发出来的灾害则称为次生灾害。有时次生灾害造成的损伤远远高于原生灾害，所以我们要掌握次生灾害的相关知识，并高度重视次生灾害的预防和处置。

一、共有的次生灾害

绝大多数的灾害或灾难，不管是自然灾害、现代社会特有灾难或是冲突相关灾难，都可引起共有的次生灾害。也就是说，不同的原生灾害可引起相同的次生灾害。原生灾害不同，共有次生灾害的程度也会不同。各次生灾害之间相互联系、相互派生、相互转化、相互恶化，形成错综复杂的网络。

（一）区域性或局部次生灾害

1. 火灾

民用及工商业用炉火、电气设施损坏，化学制剂化学反应，高温高压生产时的爆炸和燃烧，易燃、易爆物质的燃烧和爆炸，烟囱损坏等原生灾害发生时容易出现危险物品暴露、移位、碰撞、混合，以及供水中断，这时如果消防能力不足，就很容易出现火灾。1923 年 9 月 1 日日本关东地震(8.2 级)发生后，大火持续三天两夜，导致横滨被烧光，东京被烧掉三分之二；1964 年 6 月 16 日日本新潟地震(7.5 级)发生后，油库受震起火，大火持续至原油烧尽，300 多所民房工厂无一幸免。1906 年 4 月 18 日美国旧金山地震(8.3 级)发生后，火炉翻倒引起大火，大火持续三天三夜，导致 10 平方公里的市区化为灰烬。

2. 电力中断

电厂原料缺乏、建筑设备被破坏及输电线路出现故障等容易导致电力中断。现代的很多设备包括救援设备，都需要电力供应。1975 年 2 月 5 日海城地震后，鞍钢因停电而铁水冻结，高炉停产；营口市水电设备被破坏，全市停水、停电，城市陷入瘫痪。2008 年 2 月南方发生雪灾，灾区大范围停电。2008 年汶川地震后，灾区大范围停电。

3. 水灾

降水过多、水道堵塞、排水困难、蓄水装置被破坏、水利工程被破坏甚至地形改变都容易导致水灾，水灾本身又可导致许多其他灾害。

4. 交通阻塞

很多灾害都能使公路、铁路损坏或阻塞，机场功能削弱，交通中断，人、货流动受阻。

5. 建筑物损坏

灾时很容易出现建筑物损坏甚至倒塌，现代城市高楼损坏时容易发生高处物体(特别是建筑物外立面的玻璃)坠落事件。

6. 自然环境恶化

地震、水灾或冰雪灾发生时，容易出现泥石流；容易出现植被破坏、有毒或放射性物质污染的情况；容易出现动物及人尸体无人处理，鼠、蚊、虫伤人增多的情况。

7. 农业灾害

灾时农作物损伤，灾后人力及工具资源减少往往导致收成减少，有毒物质污染等也将导致农作物减产。

8. 工业灾害

灾时生产车间被破坏、储存容器被损坏，易导致生产及使用失控，影响工业生产，有时可导致有毒气体泄漏、放射物扩散。1976 年 7 月 28 日唐山地震(7.8 级)中化工厂阀门破坏、溢氯导致 5 人死亡。

9. 通信中断

灾时电力中断、通信基站及当地通信中转单位受损，容易导致通信中断、人员获取信息能力减弱，进而容易产生谣言。

10. 人员受困

房屋倒塌时人员受困，交通中断时大规模人员受困，大规模人员受困甚至会导致局部骚乱或拥挤踩踏事件。

11. 社会治安混乱

灾时精神应激易引发暴力事件，平时游手好闲的人、极少数对社会有偏见的人或敌对人员可能借机滋事，引起治安混乱。

12. 文化教育中断

灾时教室损坏、教师减少、交通不畅、资料及档案受损或遗失等原因会使教育受影响或暂时中断，战争时中断时间更长。

13. 日常生活受影响

（1）居住：建筑物损坏、倒塌，居所减少，水、电、气减少或中断，避难所条件差。

（2）热：如果夏天发生灾害，电力中断、居所减少、人员密集、缺水等容易诱发中暑。

（3）寒：居所破坏或灾民受困，衣物少，进食少，寒冷天气下灾民容易受冻。

（4）水源：水源污染、水厂损坏、水管损坏，灾民安全的饮用水难以保障。

（5）食品：灾民受困、交通中断、食品变质、食品厂及零售业受损、农业受损等使得食品缺乏。

（6）疾病：灾时可能出现各种类型的创伤，并出现特殊类型疾病，包括精神应激疾病及传染病。

14. 医疗资源缺乏

平时医疗资源储备不足，灾时医疗单位自身受损，在应对大规模伤亡时医疗资源明显不足。

（二）大范围次生灾害

1. 科技发展受影响

科技企业厂房被毁、设备损坏、关键人员伤亡，均会给科技发展带来负面影响，关键学科建设受损对国家科技发展的消极影响更大。

2. 经济发展受影响

现代经济环环相扣，各行各业紧密相连，构成一个共同体，其中任何一环受影响，都会影响整体经济。另外，大规模地支援灾区，不可避免地会消耗人力物力。如果政府处置不当，还会影响投资者的信心，对现代经济造成较大冲击。

3. 政府执政受影响

政府在灾时决策及行动失误，容易引起社会动荡；灾后人们也会对政府救灾行为作出评价；历史上有不少朝代更替和自然灾害有关。

4. 军事受影响

军事机构、人员灾中受损，军队参与救灾，会不同程度地影响国防，如期间出现关键人员和部门受损，则影响更大。

二、特殊的次生灾害

各种不同的原生灾害，除会导致共同的次生灾害外，也可导致各自独有的次生灾害。如：地震可引起堰塞湖、海啸、山体滑坡、瞬间大范围地表建筑损坏倒塌甚至地貌改变；化学物质泄露可导致化学污染；放射物质暴露可导致放射污染。

三、次生灾害的预防和处置

（一）长远规划建设

具体包括：保护环境；合理进行城市、工程选址及布局；评估现有工程、城市设施的抗灾能力，并采取相应措施；制定相应的法律法规并落实；规范全民灾害教育。

（二）中期预防

具体包括：发展科技，加强国际合作，加强预警预报能力；定期评估基础建设及社会抗灾能力，组建救援队伍，普及灾害教育及训练（包括实用的灾时应急对策教育）；各单位、社区要完善各自的抗灾预案；储备救灾资源，更新完善救灾设备。

（三）灾前准备

灾害预警后，再次评估抗灾能力，并及时加固设施、疏散资源及人员；清点救灾资源；保证要害系统工作连续性；动员可能的灾区力量，包括各行各业生产岗位的领导、工人、干部、技术人员以及家庭成员，采取应急避灾对策以减少不必要的次生灾害。

（四）灾中防治及灾后总结

继续保持监测分析，动态跟踪监视原生灾害，并及时预警；动员全民支援，协调各方资源，并进行有效监督；积极开展救治，防止次生灾害蔓延扩大，减少损失；有效治理次生灾害所造成的环境破坏；总结分析，对灾后重建进行长远规划。

总之，我们不仅要关注原生灾害，也要高度重视次生灾害的预防和处置。

参考文献

[1] Lilja GP, Swor RA. Emergency medical services // Tintinall JE, Kelen GD, Stapczynski JS. Emergency medicine. 5th ed. 2000.

[2] 刘爱兵. 灾难医学救援"三个阶段". 中国卫生，2008(275):19.

[3] 王一镗. 必须大力提高现场救护的水准. 中华急诊医学杂志，2008，17(4):341-342.

[4] 北京晚报译言网. 地震安全手册. 北京：地震出版社，2008.

[5] 郑静晨. 灾害救援医学. 北京：科技出版社，2008.

第八章　现代信息技术在灾害救援中的作用

Chapter 8　Functions of Modern Communication Techniques in Disaster Rescue

胡福成
Hu Fucheng
南京医科大学康达学院急诊医学系助理

21 世纪是信息时代,现代信息技术使人们的生活更加便利,人们也越来越多地使用和依赖信息技术,信息技术将成为现代生活中不可缺少的工具。医疗急救与现代信息技术相结合,必将进一步极大地促进现代医疗急救技术特别是灾难医学的发展。

一、完善应急通信是灾害救援的重要保证

我国是灾害频发、灾害面广、灾害损失严重的国家之一。随着国民经济的快速发展、生产规模的持续扩大和社会财富的不断增长,灾害造成的损失也在逐年上升,对社会安全和稳定构成了严重威胁。2008 年春我国南方的雨雪冰冻灾害,“5・12”四川汶川里氏 8.0 级地震给人民的生命、财产造成了巨大的损害。灾害发生后受灾地区的人们除要积极开展自救互救外,还特别需要得到外部的及时援助,必须及早将受灾信息(包括受灾的程度、范围、人员伤亡情况等)发送出去;各级政府部门和救灾人员也急需了解灾区的需求,以便采取救援对策,提供灾区急需的物资,组织对口的救援队伍。

我国尚缺乏灾害预报体系,现代信息化手段尚未在这一领域中得到充分利用。2008 年年初南方大范围的冰雪灾害中,现有的信息化手段在灾害来临时就显得苍白无力,未发挥应有的效用,造成上万车辆和人员被困在高速公路上。如在暴风雪到来之前或刚到来时,及时通过手机短信或互联网,向已进入和即将进入灾区的车辆、人员发出警告,就可能减少交通的拥堵,减少救援的困难,减少暴风雪造成的损失。

然而,重大灾害特别是特大自然灾害(如地震、暴风雪、台风、洪水、恐怖事件等)发生时,容易造成交通中断、通信中断、水电中断、建筑物倒塌、气候异常恶劣。灾区信息不明,医疗人员就无法到达现场,也无法运送医疗设备,即使医疗人员到达现场,由于缺乏水、电、设备,也无法进行医疗救援,所以重大灾害救援仅靠医疗卫生部门是不可能完成的。灾害救援是一个系统工程,必须依靠交通、电力、通信、水利、卫生、公安、武警、军队等部门的统一协同作战才能共同完成救援任务。

灾害发生后,由于通信线路和通信设施遭受严重破坏,在线路和设施恢复前人们往往收不到灾区发出的任何信息,也无法与灾区取得联系。然而,没有信息其实是最坏的消息。因为没有信息不仅必然制约抢险救灾工作全局,给需要争分夺秒展开部署的抢险救灾工作带来极大的阻碍,而且由

于不能满足灾区群众和各地亲友因灾害而瞬间增加的通信服务需求,也必然会给社会带来极大的心理恐慌。

我国至今尚未建立起一套健全有效的灾害发生时的通信体系,面临重大灾害侵袭时,一定程度上存在着通信资源分散、保障能力有限、通信设施存在很大的不确定性、各救援单位无法互相协作等问题。目前的通信体系与能满足大规模灾害应对所需的,独立于公共通信网络的,覆盖所有救援部门和单位的通信体系仍有相当距离。

同时灾害发生后参与救援单位多,协调沟通难,参加救援行动的人员来自不同地区、不同系统和不同部门,这就使统一指挥、信息互通、物资分配、协调救援变得非常困难。例如,汶川地震中,全国各地调集了大量的救护车,虽然这些救护车上大都配备了无线电台和卫星定位系统,但却无法发挥其通信功能,既不能相互联络也不能直接接收当地“120”指挥中心的调度指挥。

现代通信技术和手段在灾害救援中有着极为重要的作用,是决策、指挥、调度和施救得以有序进行的根本保障。

我国政府一贯重视对突发灾害的预防和救援,特别是在SARS流行后,国家非常重视突发公共卫生事件的防范和应对,在各地相继成立了应急办,制定了突发事件应急通信预案,在信息传输、通信联络上基本上是依靠公共通信网络,如手机和互联网。网络和通信手段在平时的信息收集、通信联络上起着重要的作用。但是,目前各地政府和各级应急指挥系统由于严重依赖公共通信网络,在重大灾害发生时难以应对灾害给通信系统带来的重创。这一问题在2008年初的南方雪灾事件中就已经暴露出来。特别在“5·12”汶川地震中,由于通信线路遭受破坏、无线通信基站退服、大范围停电等因素,这些看似便捷、可靠、经济适用的通信手段,在特大自然灾害面前充分显露出其不堪一击的一面。即使通信线路和移动基站并未遭到任何物理损坏,因灾情需要而瞬间增加的通信流量也足以将公共通信网络阻塞,外界同样无法与灾区进行通信联络。

各地电信运营商为保障灾害发生时的通信做了大量的工作,配备了技术先进、性能良好、功能齐全的应急通信车,装配了卫星及微波、短波设备等,在恢复应急通信工作中起到了非常重要的作用,但是道路一中断,应急通信车根本无法进入,再先进的设备也无用武之地。例如,汶川地震中重灾区大多地处偏远山区,地理条件非常复杂,要想把应急设备送达灾区,除了空降和人力徒步搬运别无他法。灾害救援最关键的是时间,时间就是生命,通信中断、道路受阻必然给灾害救援带来困难。

灾害救援应重点针对地震、雨雪冰冻、洪涝、火灾和恐怖袭击等重大突发灾害事件,进一步修订和完善医疗应急预案中的通信保障,切实增强预案的科学性、完整性、规范性和可操作性,使预案能够在关键时刻真正发挥作用,并逐步贴近实战需求。要真正实现灵活、高效、可靠的灾害应急通信指挥系统,仅仅依靠医疗卫生系统是不够的,一定要建立一套专用的灾害救援通信系统,它必须包含卫生、通信、武警、公安、军队、交通、供电、供水、水利、环境、民政等部门,它是现代化城市基础设施的一个重要组成部分。

在信息化时代,人们的生活越来越离不开通信,通信已经成为一种日常必需的生活工具和手段。尤其是在发生重大事件时,人们对通信的依赖性更为突出。重大灾害来临时,人们随身携带的主要物品就是通信工具。

从近年来的灾害救援中更加可以看出通信工具的重要性。汶川地震中一位银行职工就是利用手机短信与外界联系而获救的。5月16日凌晨,志愿者郑广明赶到已成一片废墟的北川农业发展银行大楼的瓦砾中,寻找已经失踪几天的朋友。他通过手机短信方式,收到被埋在地下的朋友的回音,便紧急展开求援。在无锡消防总队官兵的大力营救下,他的朋友——一名被埋在地下114个小时的北川农发行女职工成功获救。2007 年 8 月 1 日河南陕县支建煤矿发生透水事故,69 名矿工被困井下 76 小时后全部生还。这次救援之所以成功,很重要的一个原因就是井下有一部电话与外界保持着联系。有了电话,井下人员就有了心理支持,这部电话是上情下达的救命热线,没有它后果将不堪设想。这充分说明信息、通信工具对灾害救援是何等重要,对争分夺秒挽救生命是何等重要。

2006 年 1 月 12 日国务院发布了《国家地震应急预案》,要求:在发生地震时要及时开通地震应急通信链路,利用公共网络、通信卫星等,实时获得地震灾害现场的情况;地震现场工作队携带海事卫星、VSAT 卫星地面站等设备赶赴灾害现场,并架通通信链路,保持灾害现场与国务院抗震救灾指挥部的实时联络;灾区信息产业部门派出移动应急通信车,及时采取措施恢复被地震破坏的通信线路和设备,确保灾区通信畅通。

国家对重大灾害的通信保障是非常重视的。重大灾害发生时,尚无哪一种通信工具能够绝对保证通信不会中断,因此各地灾害应急救援部门应多手准备,保证灾害发生时,灾区至少能够通过一种通信方式与外界联络。

(一) 卫星通信

卫星通信是重大灾害发生时最可靠的通信工具,卫星通信覆盖范围广,不受地理条件、地面灾害限制,对电力依赖小,在常规通信网络陷入瘫痪时,卫星通信可以最大限度保证通信网络的畅通,因此灾害救援预案中应包括保障将卫星电话部署到基层救灾部门这一点。

(二) 传统电报

传统电报仍是重大灾害中最应保留的通信工具,摩尔斯码设备简单,不需要基站等中继设备和传输线路,只需在基层邮政部门保留部分设备和定期培训人员,在灾害发生时就能起到关键作用。

(三) 整合通信资源

我国电力、水利、交通(包括高速公路和铁路)、民防、公安、消防、医疗急救部门以及一些企事业单位都有各自的专业通信网络,这些专业通信网络在各自的通信保障工作中起着重要的作用,但在重大灾害发生时,由于通信系统相互独立,信息不能共享,人力、物力难以合理分配,统一指挥难以保障。应整合各系统的通信手段(统一在同一个频率范围,平时各自完成本系统的通信工作,一旦发生重大灾害事故,就启用公共通道),建立全国范围的通信网络,发生重大灾害时各救援单位、部门仍然使用原系统的无线电台,利用预先统一规定设置的灾害专用频率,统一指挥,统一调度,灾害地区的中继由专业通信部门建设和恢复。

(四) 其他通信手段

灾情的各种信息对于各部门都有非常重要的作用。必须按照标准配备包括手机、固话、卫星电话、无线电台、微波、互联网等在内的多种通信设备。每一种通信方式、手段都可能成为灾区人民的“救命热线”,只要有一种能发挥作用,都会为抢险救灾、挽救生命争得时间。

灾区的信息早一分钟传出,救灾指挥部门就能够早一分钟发出救灾命令,就有可能多挽救一条生命,多减少一些损失。随着科学技术的进步,无线电台、对讲机等的性能将进一步改善,在基层应急救援部门都应该配备这些设施,一旦发生灾害,它们将起到重要的保障作用。

(五) 应急通信车

专业通信部门以及水利等单位都已装备了应急通信车辆,各地急救中心和其他参与救灾抢险的部门都应逐步配备应急通信车。应急通信车内应配备无线电台、无线中继设备、无线网络、卫星通信、微波等通信器材,一旦发生灾害,在通信盲区,在脱网、通信中断等情况下,应急通信车可以作为本系统的中继设备使用,并可建立与其他救援部门的通信联系。

(六) 业余无线电爱好者

应大力发展业余无线电爱好者队伍,提高其专业素质,使这支队伍成为今后灾害救援的一支重要力量。

二、急诊医疗网络的建设

由于科学技术的发展,工业化进程的加快,交通业的突飞猛进,人类疾病谱的变化,诸多未知和不明原因的有害物质的侵害,自然灾害、人为灾害和恐怖势力的破坏,现代突发公共卫生事件与传统的卫生事件已有了根本的区别。

在一个现代化的国家、地区或城市中,急诊医疗服务体系是城市保障体系的重要组成部分,对于保护人民群众的生命安全有着不可替代的作用。EMSS 直接担负处理突发疾病、事故伤员的责任,因而其反应速度与处理正确程度尤为重要,时时刻刻关系着伤病员的救治。灾难医学与急诊医学是相辅相成的,一个地区发生灾害事件时,首先响应的是 EMSS,EMSS 在急诊医学和灾难医学救援中起着重要的作用。

现在一个非常热门的话题便是数字地球、数字城市。数字医院、数字医疗卫生系统亦将成为现实。由于急诊医疗在突发公共卫生事件中具有特殊地位,建立、健全、完善数字急诊医疗网络已成为极为重要的工作。

EMSS 必须由一个完整的医疗信息网络组成,及时收集各方信息、准确判断信息的真实性和可靠性、迅速派出急救车辆(医疗救护、消防抢险、交通疏导、现场维护)赶赴现场、组织现场医疗力量实施抢救;各医疗机构集中各类抢救力量去支援现场急救,做好接收大量伤病员的准备,提供急救诊断、咨询、会诊、抢救。当前各地的"120"大多独立运行,一个地区、一个城市的急救医疗仅靠一个急救中心(站)是无法完成的,特别是发生重大灾害时,必须由当地所有医疗机构配合城市其他救援系统共同完成医疗救援工作。现在一些大中城市开展的"110"联动即是这一系统工程的雏形。早在十年前我国急诊医学的开拓者王一镗教授就提出建立急诊医疗服务体系的新思路:"120"与"119"联为一体。2008 年通过的《消防法》第 37 条规定,公安消防队、专职消防队依照国家规定承担重大灾害事故和其他以抢救人员生命为主的应急救援工作,即以法律的形式确定了消防队参与现场急救的任务。有条件的地区应积极推进"120"与"119"的联动机制,特别在发生重大灾害事故时,应在出救规范、调度程序、信息交换和通信指挥上建立行之有效的联动出警方案,并逐步将其推广到所有救援系统的联合行动中。

利用急救网络解决患者咨询问题是一件有利于患者和医院的事情。医疗信息不畅通会造成大量患者集中到大医院就诊,其实在到大医院就诊的患者中有一部分不一定需要在大医院就诊。现在通过医疗急诊信息网络可以实现远程医疗咨询、远程医疗诊断、远程医疗呼救、远程除颤、远程医疗护理和远程医疗会诊,患者在家即可解决与医生面对面交流、咨询和诊治的问题。

目前我国各地都在积极筹建的紧急医疗救援中心，实际上就是整合医疗急救体系，利用现代信息技术组建而成的完整而科学的医疗救援系统工程，它涉及预警机制、信息体系、急救医疗、调度指挥、通信保障、疾病控制、卫生监督、血液供应、药品储备、后勤保障。有毒化学物质、不明危害物质、核辐射的救治和公众教育，不是也不可能是哪一个单位或部门能够独立担当完成的。

突发灾害本身有很大的不确定性，其发生地点、性质、受灾人数、伤员病因病理、病情持续时间、传染源、传播途径、预后等要素人们可能从未接触过，很难预知。拥有一个常备的、平战结合的、全方位的信息沟通平台是至关重要的，保证指挥中心和信息前端收集点之间的信息交流畅通是救灾时应急指挥的关键。

采用科学的危机处理方法、先进的信息处理技术和现代的管理手段，实现对突发事件的辨别、处理和反应，对事件处理全过程进行跟踪，实现突发事件相关数据采集、危机判断、决策分析、命令部署、实时沟通、联动指挥、现场支持等功能，以在最短的时间内对危机事件作出最快的反应，采取合适的措施、预案，有效地动员和调度各种资源，进行指挥决策。

现代化医疗急救指挥中心设计是一个涉及领域广、技术要求高的任务，不仅需要数据库开发、网络设计等电子和信息技术，更需要综合应用公共卫生、流行病学、医疗救治等专业领域的信息收集、分析处理、决策分析、危机管理、指挥部署等技术。针对重大灾害事件具有的突发性、群体性、复杂性、破坏性等特点，在医学救援时，众多部门、各方专业人员应互相支持与共同合作。大救援体系的建立是系统工程，除医疗机构外，尚需通讯、交通、消防、公安、武警甚至军队的参与。急救中心配备性能良好的救护车、急救直升机和急救快艇等医疗急救运输工具后，更需要与各方密切配合，以便充分发挥其机动灵活、快速高效的性能。

院前急救医疗服务网络是做好急诊医疗工作的重要支撑，要依托行政区划，建立省、市、县(市)三级急救医疗中心。

1. 省级急救医疗中心

省级急救医疗中心的任务：提供急救医疗业务指导、人员培训、急救会诊、急救咨询；接受市、县(市)病人及特殊危重病人的转诊；参与重大突发事件、灾害事故的医疗救护。

2. 市级急救医疗中心

市级急救医疗中心的任务：承担所在城市的院前急救医疗任务；负责对辖区内县(市)急救医疗服务进行业务指导、培训，提供咨询；参与重大突发事件、灾害事故的医疗救护。

应根据城市布局和人口数量，按照就近、可及的原则，立足社区建立若干急救医疗站。

3. 县级急救医疗中心

县级急救医疗中心的任务：单独或依托县级综合医院建立急救医疗站；承担辖区内的急救医疗任务；参与重大突发事件、灾害事故的医疗救护。

以江苏省急救医疗指挥中心为例。为了在发生重大灾害事件和突发公共卫生事件时，能够及时实现科学、高效的救治指挥，把事件对人民健康和生命的伤害降至最低程度，江苏省根据省政府的要求建立了江苏省急救医疗指挥中心。该中心将在解决全省及周边突发公共卫生事件、重大灾害事故紧急救援和治疗的统一指挥方面发挥重要作用。该中心利用现代信息技术、网络技术、通信技术、计算机应用技术、多媒体技术、GPS技术及GIS技术，建立了一套覆盖江苏全省并和周边省市联网的突发公共卫生事件与重大灾害事件应急指挥系统。该系统能实现对突发公共卫生事件和重大灾害事件的有效采集、汇总、分析、计划、组织、协调和及时控制等指挥调度功能；面对突发公共卫生事件和重大灾害事件，该系统能够为首长和参与指挥的业务人员、专家提供各种通信和信息服务，提供决策依据、分析手段及指挥命令实施部署和监督方法；该系统能及时、有效地调集各种资源，实施紧急救援和医疗治疗工作，减轻突发公共卫生事件、重大灾害事件对人民健康和生命安全造成的威胁，将损失控制在最小范围内。

三、现代通信技术在急诊医学和灾难医学中的应用

信息传递的基本要求是速度快。如果一条有重要价值的信息未能及时地传递给决策者，那么决策者在做决策时就不能考虑这条信息，因而就有可能造成难以弥补的、不可估量的损失。重大灾害发生时，如果灾害范围、受灾人数、灾害程度以及灾害现场的情况等信息未能及时传出，救援指挥的决策就无法下达。为了实现信息的快速传递，增加信息的流动时间，减少信息传递的中间环节是一个有力的措施。要加快信息传递速度，必须利用一些现代化的传输手段，如电话、电报、传真、计算机网络、有线通信、无线通信和移动通信等。

信息技术包括通信技术、计算机技术、多媒体技术、自动控制技术、视频技术、遥感技术等。通信技术是现代信息技术的一个重要组成部分，通信技术的数字化、宽带化、高速化和智能化是现代通信技术的发展趋势。

事件突发时现场人员利用手边的电话（固定电话、移动电话、卫星电话）、专业网络、电报、传真进行语言或图像报警。急救调度指挥中心对收集到的分散的突发病例进行汇总、分析，确认出事件的性质，以便指挥人员做出正确的判断，及时调集医疗急救力量。

（一）院前急救

由于院前急救是在空间运动中的急救，为了保持与急救中心、院内急诊科和患者之间的紧密联系，应建立反应灵敏、功能齐全、性能优良、稳定可靠、使用方便的通信系统。它包括有线通信（“120”电话受理指挥调度系统）、无线通信（数字集群通信系统、公共移动通信系统）、局域网、互联网、数据管理、GPS、GIS、移动指挥、道路监控等。通信系统有利于全方位地实现对医疗、车辆、出救的调度指挥、统计和管理。

成都市政府非常重视院前急救在灾害中的保障作用，经过10年建设，提升了“120”指挥信息系统的功能和质量，为汶川地震抗震救灾紧急医疗救援提供了通信信息保证。地震发生后，强烈的震动使成都“120”指挥大厅粉尘弥漫，人员站立不稳，接警台摇晃。成都“120”迅速启动紧急预案，开通12个接警台，仅震后58小时就处置呼救电话14 749个，紧急调派救护车1 184台次、医疗队705支、医务人员3 000多人到重灾区展开救援，现场抢救和转运伤员6 000余人。汶川地震震中距成都市仅100多公里，由于成都是地震灾区的省会城市，成都市急救中心理所当然地成为汶川地震医疗急救的指挥中心。成都“120”指挥信息系统在地震医疗救援中发挥了重要作用，承担了灾区医疗急救的电话受理、调度指挥、抢救转运、物资保障任务。截至2008年6月4日成都“120”调度指挥中心受理电话22 392个，派车9 806次，接送伤病员6 993人，调派医护人员19 612人。事实证明成都“120”调度指挥中心工作人员是一支训练有素、特别能战斗的队伍。

（二）院内急诊

当前大多数急诊科、EICU在院内都以有线通信为主体，大医院都已建立内部医疗网络，医疗资源共享将越来越便利。

（三）信息网络

院前、院内的通信基本上还是以电话以及在院内的网络分站建立无线通信和计算机网络为主，也有部分城市利用移动通信网络（GPRS、CDMA）将患者情况即时传输到医院急诊中心，但大多数信息网络还未真正实现由EMSS统一指挥、统一调度、资源共享。这在一个城市的医疗救援中还不会显现出来，但是，一旦发生重大灾害需要跨区域展开灾害救援，其不足的一面就会立刻暴露出来。现代化通信技术在EMSS信息互通、急救管理、灾害救援中是大有可为的。院前急救、院内急诊科、EICU以及院内涉及危重病抢救的科室和其他医疗系统应紧密联系，建立、完善医疗急救信息网络，形成由卫生主管部门统一指挥、协调的紧急救援体系。

（四）信息数据库

首先应建立先进、实时、强大的医疗急救资源信息数据库，整合全系统的资源和完整、系统、标准、规范的急救医疗出救、检查、诊断、救治信息系统（急救机构、急救设备、急救设施、急救力量、急救药品、急救车辆、急救专家库、电子病历、病案分析、病理生理分析、临床诊断治疗决策、公共卫生信息、患者医疗信息、个人健康信息、患者远程监测、急诊诊疗规范……）；其次应建立一个功能强大的急救综合传输网络（局域网、ADSL、DDN、光纤、Internet……），连接所有参与急救医疗的医疗机构和公共安全保障体系（公安、消防等）。

（五）急救网络

充分利用院前急救在通信信息方面的优势，保障急救综合信息传输网络的运行。从救护车接到患者时即将患者的病情、症状、检查数据、院前救治和患者基础数据通过通信网络传输到将要送达的医院。急诊科可根据患者基础数据，通过急救资源信息数据库检索到患者的既往病史和就医情况，并及时做好急救医疗准备。同时，急救中心在救护车运行途中可及时对患者的救治进行医疗干预和指导。对于不需要送医院的患者，可由急救网络诊断救治系统将救治、用药等辅助治疗信息提供给社区医生参考，由社区医疗机构对其实施治疗。

救护车车载医疗设备正向便携式、小型化方向发展，更应有开放的通信接口，以便通过车载移动通信设备将患者的医疗信息传送到即将送达的医院。

（六）急救网络向家庭延伸

急救监测设备的数据可通过通信网络传回指挥中心，及早将患者发病情况传输到急救系统。对需要立即送医院的患者，急救中心可迅速派出救护车；对需要立即抢救的患者，可由医疗急救网络会诊中心指导社区医生在现场实施救治，同时派出救护车，并与相关的科室互通信息。会诊有利于对途中急救医生的抢救进行指导，实现与各医疗机构或其他地区的医疗机构合作乃至跨国合作。

四、地理信息系统在急诊医学和灾难医学中的应用

地理信息系统（geographical information system，GIS）是一种辅助决策支持系统，具有信息系统的各种特点。GIS是一门空间信息科学，专门用于管理地理空间分布数据的计算机信息系统。它使用直观的地理图形方式来录入、管理、集成、存储、检索、编辑、处理、显示和分析与地理空间有关的各种数据。把地理信息系统应用在城市医疗急救领域中就是城市医疗急救地理信息系统。

GIS是以地理空间数据库为基础,提供多种空间的和动态的地理信息,融计算机图形和数据库于一体,储存和处理空间信息的高新技术。它把地理位置和相关属性有机结合起来,根据实际需要准确真实、图文并茂地输出给用户,并借助其独有的空间分析功能和可视化表达,进行各种辅助决策。

随着地理信息技术和数字化信息技术的普及,地理信息系统将深入到各行各业乃至各家各户,成为人们生产、生活、学习、工作中不可缺少的工具和助手。目前,地理信息系统已经成为EMSS必备的工作系统。

急诊医疗服务体系使用的GIS包括:

(一)基础地理信息

基础地理信息包括道路、河流、建筑、小区、街巷、村镇、住户、楼层、房间等等。

(二)医疗机构信息

医疗机构信息包括医疗机构(各级医院、急救中心、血液中心、疾病控制中心等)的位置、地理环境、人员、技术能力、专业特长、医疗设备、急救能力、急救器材、急救药品、急救车辆、专家资料。

(三)城市基础信息

GIS的基础数据来自测绘部门,而医疗急救所需的专用应用数据除来自卫生系统外,还来自其他部门(如公安、消防、城建、交通、气象等部门),所以卫生医疗急救信息系统必须与城市其他有关部门联网,以及时获取实用的信息。

(四)患者信息

急救中心在接到现场呼救时即可通过电信部门提供的电话号码、电话地址,根据三字段信息将来电现场位置准确地定位在电子地图上。当前的GIS可以精确到每家每户,并可通过一定的程序调出患者的医疗状况信息(患者已自愿登记),如病史、过敏史、检查记录、住院记录、电子病历、手术史、用药信息等。急救中心根据GIS提供的信息及时调度距离最近、最适合救治该患者的救护车辆。

(五)突发公共卫生事件预警

当发生公共卫生事件(如传染病、群体中毒)时,及时在电子地图上以不同的颜色标示受灾的地区、受灾人数、病情程度等。

(六)突发灾害预警

发生重大灾害(如地震、台风、暴风雪、恐怖袭击事件)时能够在电子地图上显示受灾地区的范围、通向灾区的道路和交通信息,便于指挥中心及时发布救灾调度指令,组织救援队伍,调配急救物资和救护车辆迅速赶赴灾区进行救援。

五、全球卫星定位系统在急诊医学和灾难医学中的应用

世界上有多种全球卫星定位系统(global positioning system,GPS),如美国的GPS、俄罗斯的

GLONASS、中国的北斗系统和欧洲的伽利略系统(中国是第一个加入该计划的非欧盟国家,拥有这一系统的使用权和部分所有权)。当前使用最多的是美国的GPS。

GPS由美国军方在20世纪70年代建立,它由3部分组成:(1) GPS导航(空间部分),由24颗卫星组成;(2) GPS地面站(地面监控部分);(3) GPS的用户接收机。

GPS系统是一个高精度、全天候和全球性的无线电导航、定位和定时的多功能系统,可以进行跟踪定位、调度管理、信息交流、移动通信、导航、自动报警等。GPS应用前景十分广阔,已在军事、航海、车辆定位、安全、导航、监控、物流中得到广泛应用。近年来由于通信技术的飞速发展,GPS已从过去单一定位向智能化发展,已发展成多领域、多模式、多用途、多机型的高新技术的国际性产业。

随着我国城市建设规模的扩大,车辆日益增多,合理调度、指挥和安全管理已成为一个重要问题。社会高速发展,城乡道路建设日新月异,不断出现新的小区、乡镇,靠急救司机凭大脑记忆已远不能适应当前形势,GPS的使用极大地改善了这一状况。GPS可以辅助调度、指挥、定位、管理,可以用文字、图形进行调度指挥。

过去,用于急救医疗系统通信的设备主要是无线电通信设备,由调度中心向车辆驾驶员发出调度命令,驾驶员只能根据自己的判断说出车辆所在的大概位置,而在生疏地带或在夜间则无法保证能找到患者的准确位置。因此,从调度管理和安全管理方面看,无线电通信设备的应用受到限制。GPS定位技术的出现给急救车辆提供了具体的、实时的导航定位能力,通过车载GPS接收机,驾驶员能够随时知道自己的具体位置。通过车载电台将GPS定位信息发送给调度指挥中心,调度指挥中心便可及时掌握各车辆的具体位置,并在大屏幕电子地图上显示出来。

20世纪90年代末GPS开始逐步进入我国院前医疗急救中心(站),为我国灾难医学的发展开拓了更广阔的空间。

院前急救所使用的GPS主要功能有:

(一) 急救车辆定位

救护车上安装GPS终端,指挥中心在电子地图上能够随时观察车辆的位置、行驶速度、行驶方向、车辆位置海拔高度、运行轨迹,中心调度人员根据车辆运行情况,随时向上级报告,联系现场和联动单位,向急救医生、司机发布指令。

(二) 车辆导航

救护车上的GPS终端也是一个导航设备,它可以帮助急救司机选择离患者最近的道路。通过与城市路面和社区监控系统的联网,选择最通畅、车流量最少的路线。行驶中急救司机能够时刻接收GPS的指令,借助语音系统明白道路选择正确与否,前方何时、向何方向转弯,离求救地点的距离等,迅速来到病人身边。

(三) 急救调度

调度指挥中心接到患者呼救时,根据GIS提供的基础地理信息,向派出救护车上的GPS系统发出调度派车命令,同时将患者基本情况(如姓名、性别、症状、地址等信息)发到LCD屏上,GPS导航系统根据中心提供的地址,选择最优化路线(通过联网的交通管理信息系统,根据道路车流量、是否路阻等情况)引导救护车在最短时间内到达发病现场。救护车接到调度命令后,随着救护车的运行将出车、到达病家、病人上车、送达医院、任务完成、返回救护站等几个节点信息及时发往中心,以便中心时刻掌握每辆救护车的运行状况。

(四) 急救医疗管理

急救医师对患者进行急救处理后,将患者的基本状况、检查记录、救治措施、治疗效果、送何医院以及收费信息等通过 GPS 传回中心形成电子病历。

(五) 急救车辆管理

通过 GPS 可以实时监控救护车的行驶路线、方向、速度,并可回放运行轨迹对车辆进行检查、考核,同时为车辆保养、维护提供参考。

(六) 手机定位

我国手机的使用已经相当普及,手机定位在技术上已不成问题,移动营运商都已开通这项服务。如果手机生产企业在所有手机上都加入这一功能,那么在灾害救援时就可以迅速确定受害人员位置,为展开救援争取宝贵的时间。2007 年 4 月后在日本出售的手机都安装有 GPS 接收器。这样,即使打电话求救的人不知道自己在哪里,救援人员也可以通过卫星追踪到求救者的位置。

六、现代信息技术应用在急诊医学和灾难医学中的展望

21 世纪被誉为生命科学世纪。当前我国许多省份和城市的人口已出现老龄化,这必然使老年疾病(如脑血管意外、高血压、心脏病)的发病率大大提高。因此,老年患者已成为急诊重症监护病房的主要服务对象之一。

外出工作、学习、旅游的老人,身有病患的人或其他需要医疗服务的人,可以通过随身携带的微型的传感设备,时刻监测自己的血压、心搏、呼吸、生物电流,一旦发现异常,即可通过通信网络(如手机等移动通信设备),将身体状况的相关信息传输到当地急救中心,专家会诊系统对照既往病史进行分析、判断,通过对话、图像指导患者自救,通知其家属或直接派出救护车。

当前各地急救中心(站)已有相当数量的监护型救护车,且监护型救护车在救护车中的比例还在不断增加。监护型救护车在数量增加的同时还应进一步向便携式方向发展,部分急救医疗设备应与担架一体化,直接进入家庭和发病现场,对需要监护救治的患者在现场即开始高级生命支持,直到患者送达 EICU。随着急诊医疗网络的不断发展,我们应逐步做到把每一个人的电子健康记录连接到电子健康数据库,实现监测、诊断信息共享,把临床救治决策、方案直接传输到患者家中。

(一) 远程监测救治

随着医用电子技术的进步,心电图、脑电图、肌电图、血液分析仪、超声波、CT、MRI 等医疗设备和仪器的大量使用,医生靠经验判断患者病情的时代已经成为过去。不久的将来,在家中会有各种微型智能医疗保健监测设备如智能厕所、智能床、智能沙发等,随时随地监测人体的健康状况和环境对人的影响,特别是可以对高危人群进行实时监测、早期干预。一旦出现急诊病情,人们可以通过监测设备及时报警或由机器人医生辅助救治。

(二) 远程医疗咨询

通过语言、文字、图片、图像向患者提供远程咨询。对一些特殊的急诊病例可通过信息系统,利

用文字、语音或图像指导患者进行自救、互救。如发生异物卡喉事件时，即使打“120”求救，救护车到达现场也需要一定时间，这时在急救信息网络医师指导下采取自救、互救措施可及时挽救生命。

（三）远程医疗诊断

可以利用患者随身携带的微型传感设备和医疗控制、检测、诊断仪对患者进行远程诊断。

（四）远程医疗急救（急救呼叫系统）

前几年这一系统已在部分城市得到使用，但由于通信传输技术和费用的制约，使用范围很小，仅限于在少数家庭中使用。随着无线通信和微电子技术的发展，通信性能和便携性提高，使用的费用大大降低，随身携带随时呼救成为可能。

（五）远程医疗护理

可以根据远程医疗诊断结果，利用先进的远程护理设备对患者进行治疗和护理。

（六）远程医疗会诊

利用急救网络的多媒体电话、电视会诊系统，两地医生可就检查、分析、病理、诊断、治疗和手术方案进行讨论。汶川地震后四川医疗机构就多次利用互联网和电视会诊系统，对地震伤病员进行远程会诊。

（七）远程手术

经过会诊后，在视屏系统的支持下对手术全程进行监控、会商、指导，并可通过机器人辅助医生进行手术。

（八）远程心理危机干预

重大灾害必定会给灾区群众、救援人员甚至其他通过电视等媒体了解灾情的人造成严重的心理创伤。除了到灾区现场进行心理干预和治疗外，心理危机干预中心和通信部门还应免费向灾区开通心理救援热线，对灾区群众和需要帮助的救援人员进行心理干预。

（九）远程医学教育

随着远程通信、互联网、多媒体和视频技术的进一步发展，成本的不断降低，远程医学教育、医学继续教育等多层次的医学教育服务便有可能在一定范围内得到进一步实施。

参考文献

[1] 刘尚希. 灾难医学是个复杂的系统工程. 中国卫生,2008, 275(7):10-11.
[2] 邢远翔,罗刚. 汶川地震对灾难医学的训示. 中国卫生,2008, 275(7):21-22.
[3] 王一镗. 发展中的国际灾难医学. 中国卫生,2008, 275(7):24-25.
[4] 李远建,黄瑾敏. 120 指挥信息系统在“5·12”汶川地震中的作用及其完善. 中华急诊医学杂志,2008,17(9):917-910.

第九章　救援(野战)医院在特大灾害救援中的作用

Chapter 9　Functions of Succor Hospitals in Severe Disaster Rescue

何忠杰
He Zhongjie　解放军总医院第一附属医院急诊科主任、主任医师、教授
王运斗
Wang Yundou　解放军军事医学科学院医疗装备研究所研究员、教授

第一节　救援(野战)医院的定位

救援(野战)医院是指在特大灾害发生后,由政府组织、国际组织之间,国家政府之间相互进行医学救援的组织单位。它具有组织精干、装备轻便、方便移动、展开方便、针对救援的功能较为齐备的特点,是世界上通用的救援组织形式。

一、医学救援的形成

不论救援如何发展,都离不开既往战争的野战医疗的管理框架和组织结构。随着工业化的发展,各行业内都有自己的救援组织,但它们仍然遵循着野战医学发展的规律,继承着医学成果。

以往,在世界范围内各个国家发生特大灾害后,军队的医学救援都是关键的救援力量,地方医疗机构成为辅助与补充。但随着医学救援的社会化、国际化,民间医疗机构的救援作用逐渐得到发挥,并仍有继续提高的巨大潜力。各级管理者与专业人员都认识到,不论何种医疗机构都要加强机动医疗力量的建设,以防备人类的各类灾害。

就目前救援机构而言,由于各类医学救援机构的组织背景不同,尚未形成一个大家公认的统一称谓,由军队组织的医学救援习惯称“野战医疗”,进行救援的地方医疗机构习惯称“救援医院”,国际上习惯将救援医疗机构统称为“救援医院”。由于救援医学脱胎于野战医学,故下面对医学救援机构以“救援(野战)医院”表述。

二、伤害区域的三区分布规律

不论战争爆发后,还是特大地震灾害发生后,都会形成三个不同的伤害区域。以地震灾害为

例,灾害发生后,医疗救援分为震中区(伤亡严重)、后方医院区(相当于无伤亡区)及介于二者之间的中间区域(伤亡介于二者之间),医疗救援在三个区域的功能和工作目标是不同的。地震三区域的救援目标如下:

(1) 震中区域医疗救援。震中区域灾害最重,伤亡最大,建筑破坏最严重。这一区域的医疗救援关键在于72小时内的救援和延后到一周左右的医疗救援,防疫工作与救援同步并在一周后成为首要任务,防疫工作将随着破坏建筑物的处理和重建一直延续到当地医疗、生活秩序基本恢复正常时为止。在这一区域的救援以迅速建立救援(野战)医疗队、医疗医院为主。

(2) 中间区域医疗救援。在这个区域要加强医疗设备、卫生设施和食物等供给。要建立救援(野战)医院或医疗队,以处置非危重伤病员为主,并筛查疫情,同时抢救散发的急危重症伤病员。在这一区域的救援以迅速建立展开救援(野战)医疗队为主,以建立救援(野战)医院为辅。

(3) 灾区后方救援(野战)医院医疗救援。早期收治抢救后送的各类危重伤病员,以抢救生命和保护功能为目的。后方医院区救援需要有处置经验的专家指导,以便最大限度挽救伤病员生命和减少截肢。

(4) 战备后方救援(野战)医院医疗救援。这些后方医院在特大灾害发生时,往往不在受灾地区,而是在受灾地区以外的其他地区。及时把稳定的伤病员转到外省市医疗机构,是保证灾区后方医院始终有足够接收能力的有效措施。

从时间上看,以救命为主的阶段为震后72小时,如果交通条件允许完成危重伤病员的后送,中间区域救援(野战)医院的主要功能就不是救命而是治病,但必须重视时效性。

第二节　救援(野战)医院的装备

从卫生装备的角度讲,救援(野战)医院一般由医疗帐篷系统、医疗方舱系统和卫生技术车辆组成。

一、卫生帐篷式救援(野战)医院

卫生帐篷是在普通帐篷的基础上加以改装,用以作为野外医疗救治作业单元的专用帐篷。帐篷本身具有轻便、展收迅速、购置费用低等优点,随着科学技术的进步,其结构形式不断得到改进完善,变得更加简单和轻便,隔热性能也进一步提高,因而有了更好的应用前景。目前,卫生帐篷式救援(野战)医院主要由卫生帐篷和医疗箱组结合而成。汶川地震中我国军队和地方救援力量均采用了帐篷式救援(野战)医院装备,达到了集结启程快、人与装备同行的目的。此期间外国支援灾区的救援(野战)医院也多以帐篷结构为主。

(一) 卫生帐篷的发展概况

作为野营住房的一种主要装备,帐篷的普遍应用已有400多年的历史。而帐篷作为野外医疗救治作业的掩体使用,从第一次世界大战至今也已有近百年的历史。但是由于卫生帐篷与普通宿营帐篷之间的界限并不十分明确,因而在很长时期内,对专用卫生帐篷的研制重视程度不够,二者基本上是通用的。20世纪70年代以前,各国军队的卫生帐篷基本是在现行装备的普通宿营帐篷的基础上稍加改装而成的,虽然也形成了制式装备,但由于未体现出医学及卫生方面的特点,因而远远不能满足医疗救治作业条件的需要。由名义上的卫生帐篷过渡到实际意义上的卫生帐篷，是伴随着帐篷医院(tent hospitals)的出现而完成的。所谓的帐篷医院，是指以适合于野外医疗救治作业的野营帐篷为掩体的，可以用不同方式连接起来形成密闭部署，同时配备以适当的技术保障设备(供电、供水、供氧、负压气体以及暖冷空调等)的移动式医院的作业平台。帐篷医院需要具备的上述特点，就对卫生帐篷提出了更高的性能要求。而这些要求是普通帐篷所不具备的，这就促使专用卫生帐篷的研制有了较大的发展。在原有框架式帐篷的基础上，相继出现了“自支撑框架式”帐篷、不同形式的充气帐篷以及各种快速展开式帐篷(如典型的 DRASH 帐篷)等，它们的主要特点是展开快速、轻便、环境适应性好、少带易失落零部件等。其中可扩展式帐篷医院(如美国的 DEPMEDS)的卫生帐篷的结构可根据需要进行扩展，组合成满足不同床位需要的救援(野战)医院。总的来看，卫生帐篷的发展还处在提高性能、优化结构的不断完善阶段。

目前国外的卫生帐篷装备基本可以分为三类：一是以美国为代表的以快速展开式帐篷(改进的框架式)为主体的帐篷医院系统，如美国的 DRASH(快速展开组合式医院)帐篷系统(如图 1-9-1 所示)。其主体装备是被称为 OCTAHOT 单元(钻石状)的八角形帐篷掩体，它除了具有能快速展开、实现不同规模及不同布局密闭式连接的优点外，还配备供电、水、氧、暖风等设备以及各种接口设施，基本上能满足野外医疗作业的需要。二是以欧洲几个国家(瑞典、挪威、法国)为代表的，以充气式帐篷(气肋式)为主体的帐篷医院系统，如法国的 ACA86 帐篷式移动手术单元(如图 1-9-2 所示)是 20 世纪 90 年代的新产品，具有展开撤收快(只需 1 小时)、全密闭部署及可扩展的优点，且电力能自给。三是以前苏联为代表的以框架式帐篷为主体的卫生帐篷系列(包括 YCB-41、骨架式 ПМк 等型号)，具有使用面积和空间容积大、结构牢固、防寒保暖性能好、造价低等优点，但其充气帐篷尚未推广使用。

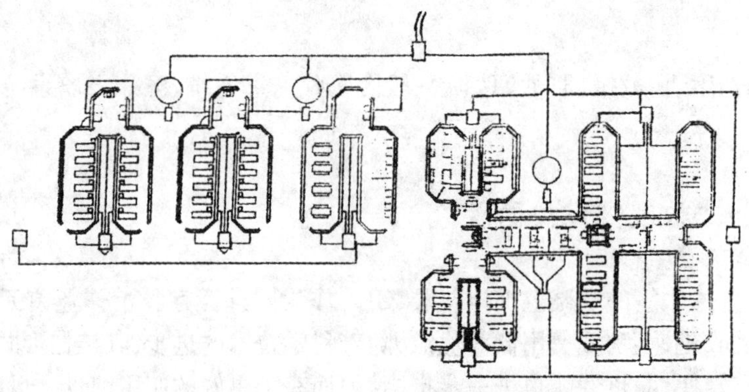

图 1-9-1 DRASH 救援(野战)医院布局图

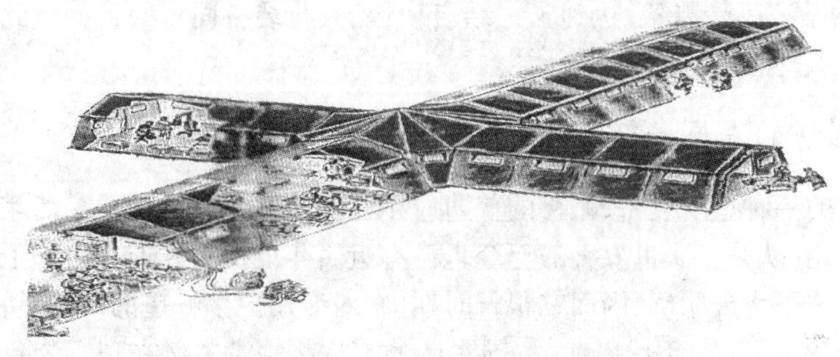

图 1-9-2 ACA86 帐篷式移动手术单元展开图

（二）卫生帐篷的分类

卫生帐篷的分类方法一般有两种：一种是常用的按结构形式分类；另一种是按用途分类。

1．按结构形式分类

卫生帐篷按其结构形式可分为支杆式（中柱式）卫生帐篷、框架式卫生帐篷与充气式卫生帐篷三大类。中柱式卫生帐篷又分为单中柱卫生帐篷与双中柱卫生帐篷两种，目前已很少应用，属淘汰产品。框架式卫生帐篷可分为刚性框架式卫生帐篷与折叠框架式卫生帐篷两种，而刚性框架式卫生帐篷又可分为固定框架式卫生帐篷和可扩展框架式卫生帐篷两种。充气式卫生帐篷也有两种形式，即气肋式卫生帐篷与气撑式（也叫气被式）卫生帐篷。图 1-9-3 是卫生帐篷结构分类的示意图。

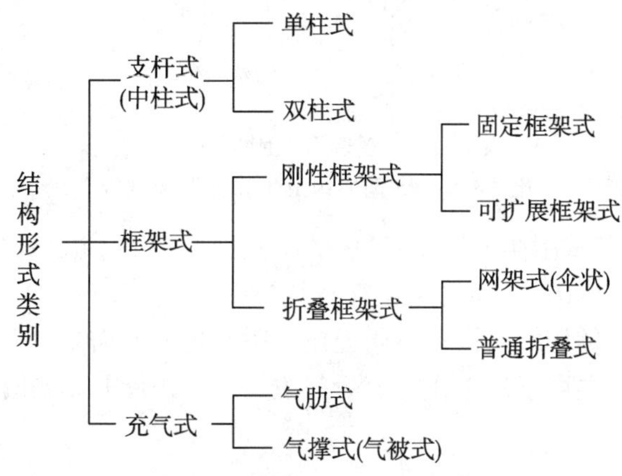

图 1-9-3　卫生帐篷的结构分类

（1）中柱式卫生帐篷：图 1-9-4 所示为双柱式卫生帐篷（卫一号），这类帐篷的最大优点是结构简单、总质量轻、展开较快。但其中柱不仅会减少内部有效使用空间，而且不利于人员作业时的流动，同时其牢固性、稳定性也较其他形式的帐篷差，因此已基本上不被采用。

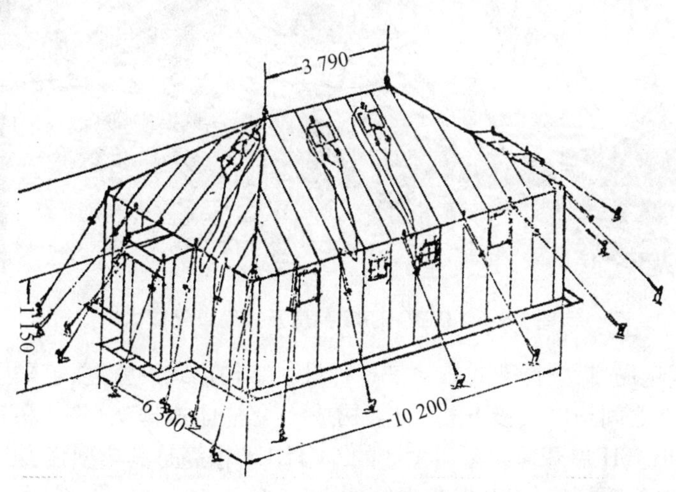

图 1-9-4　卫一号卫生帐篷样式

（2）刚性框架式卫生帐篷：图 1-9-5 为框架式卫生帐篷的典型结构示意图。这种结构形式是迄今为止应用最多的一种，它基本上是按活动房屋的结构原理设计的半封闭式框架结构，借助于地钉与拉绳等构件，将框架与地表连接在一起构成封闭式结构。它的主要优点是牢固、可靠、造价低，且由于无中柱构件,内部有效容积大,工作方便。它的缺点是散件多,总质量大,展开撤收费时(一般需 30 min/8 人)。

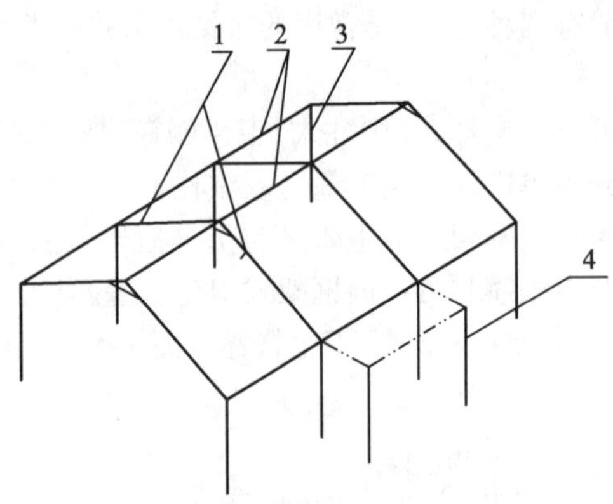

1. 人字架;2. 檩条;3. 围墙柱;4. 入口。

图 1-9-5　95 型通用卫生帐篷框架结构

(3) 可扩展的刚性框架式卫生帐篷:可扩展的刚性框架式卫生帐篷也叫组合式帐篷,见之于美军在海湾战争中启用的 DEPMEDS(可部署医疗系统)中的病房及辅助单元的掩体(图 1-9-6)。它是一种模块化设计的产品,使用时可根据不同规模的医疗机构的需要加以扩展,且该种帐篷的热工性能较好,能适应不同环境温度下的工作需要。其主要缺点是展开较费时,一个 400 张床位的医院展开完毕需要 11 小时左右。

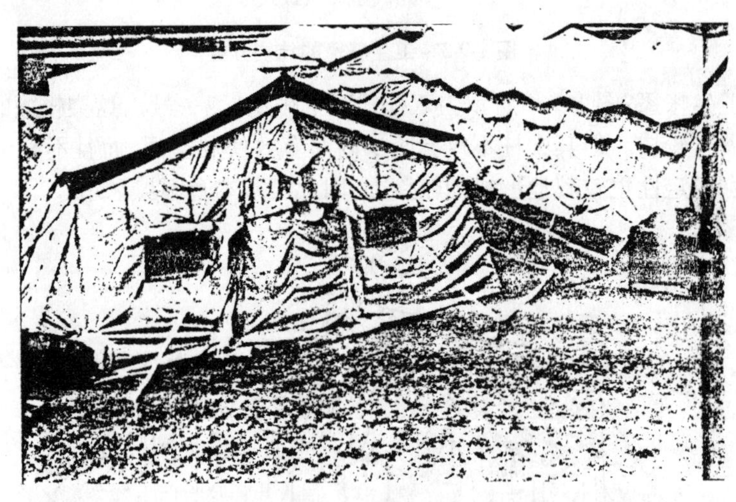

图 1-9-6　DEPMEDS 病房及辅助单元掩体

(4) 折叠框架式帐篷:折叠框架式帐篷是一种最新结构形式的帐篷,它采用的是类似折叠雨伞支撑架的原理,各杆件之间均以铰接方式相连,构成一个整体式框架(图 1-9-7),因此也称作网架式折叠帐篷。美国 DRASH 展开医院公司生产的 OCTHUT 帐篷是其典型代表。其主要优点是采取一体式结构、不带易失落零部件、展开撤收省时省力(一般为 10 ~ 15 min/6 ~ 8 人)。其缺点是展开操作时同步要求高,操作人员需经严格培训方能无误地进行工作,且其杆件均采用铝合金材料,造价费用高,一般相当于普通帐篷的 3 倍左右。

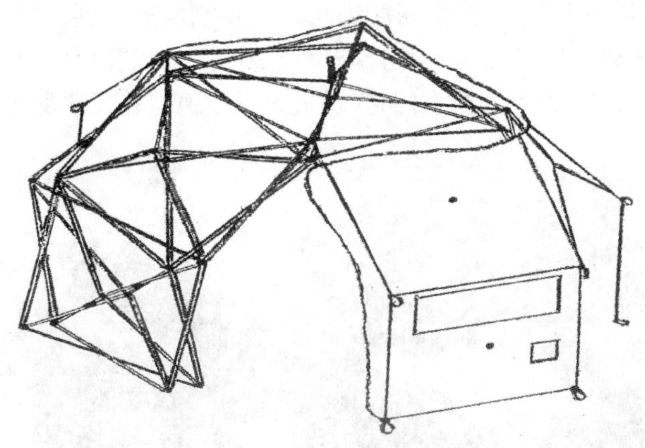

图 1-9-7　折叠框架式帐篷骨架

(5) 充气帐篷:其主要形式是气肋式充气帐篷,它是以充气管柱(圆穹形)作为“骨架”,在其上粘接敷设篷布,并连同地布一起构成封闭式整体结构(如图 1-9-8 所示)。而气撑式(或气被式)充气帐篷,由于是在两层篷布之间充气,因而密封性更不易保证,可靠性差,现已基本上不被使用。气肋式帐篷的主要优点是一体式结构比较简单,展开撤收容易(一般为 25 分钟/6 人),不带易失落零部件。其缺点是总质量较大,单层篷布隔热性能差,需配备专用充气设备,且还需定时补气。

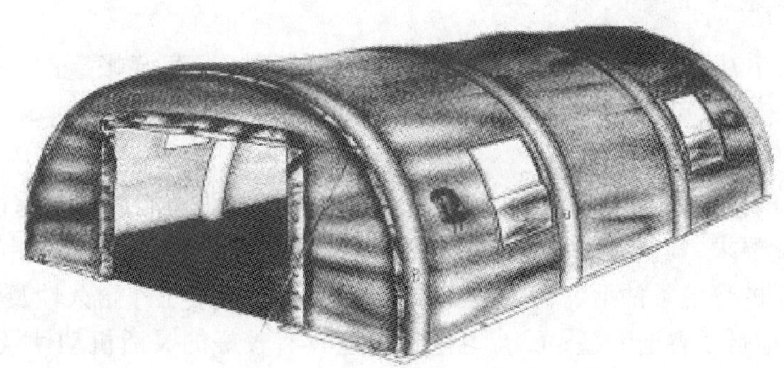

图 1-9-8　气肋式充气帐篷外形图

2. 按功能分类

卫生帐篷按其功能可分为普通型卫生帐篷与“三防”型卫生帐篷两类。而普通型卫生帐篷又可按作业(业务)特点分为医疗作业(手术、急救等)帐篷与医技保障(X 线、化验、病房等)帐篷两种。

(1) 医疗作业帐篷:指专用于手术、急救、绷带交换、特护等医疗救治操作,人员活动量大,对室内环境要求较高的卫生帐篷。为了适应医疗卫生条件的需要,这类帐篷一般要求具有较好的密闭性,设置缓冲隔间,配备较好的通风设施、医用气体(氧、负压气体)供应管道接口以及较好的照明设施等。

(2) 医技保障帐篷:包括医疗辅助单元(X 线诊断、临床检验、药房等)与病房单元的帐篷掩体。这类帐篷对内部环境条件的要求不高,当个别的单元(如 X 线诊断)有防护要求时需给予特殊附加设施,总的要求是要能适应医院展开时密闭部署连接的需要。

(3) “三防”帐篷:指为适应核生化条件下的防护需要而研制的特种帐篷。它有两方面的含义:一是指对篷布材料的防护要求,如法国的 TMB 帐篷就具有对化学毒剂的防护功能,防护时间达

8 小时以上。该篷布材料分为三层,其中间层为防化学毒剂的屏蔽层。二是指帐篷结构上的密封设计,如美军在 20 世纪 80 年代装备的一种带防护设施的卫生帐篷(图 1-9-9),该种帐篷的伤员进出口与工作人员进出口分开,且均为两道门,人员进入第一道门并经消毒之后方可进入第二道门。

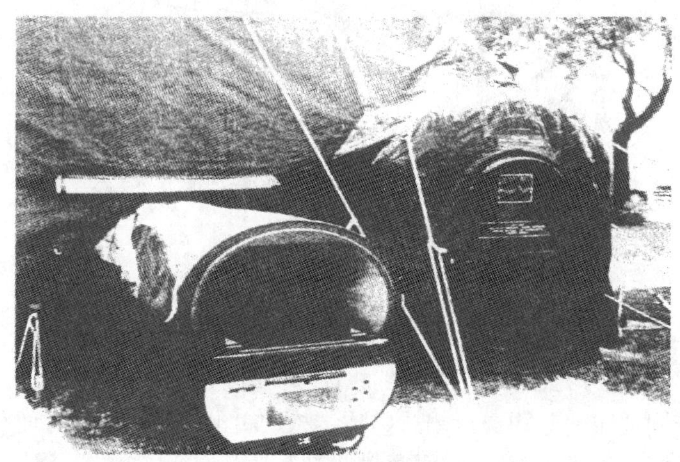

图 1-9-9　带有防护设施的卫生帐篷

(三) 卫生帐篷的主要技术要求

对作为医疗救治功能单元掩体的卫生帐篷,既有同于一般宿营帐篷的一般要求,又有特殊要求。

1. 一般要求

(1) 卫生帐篷的总体尺寸系列设计,应能满足不同医疗作业功能单元对室内面积及空间的需求,并应符合标准化要求,其包装尺寸亦应符合相关标准的规定;(2) 卫生帐篷的总体框架与围护结构,应具有在规定的环境条件下保持正常工作的能力,其对连续工作耐久性及包括保存期在内的寿命周期的要求不应低于普通帐篷;(3) 卫生帐篷应具有较好的灵活机动性及展收方便性、可运输性;(4) 卫生帐篷应具有较好的牢固性与可靠性,以及在规定风载、雪载作用下的稳定性;(5) 卫生帐篷的内部有效空间尺寸及配置设施,应能为完成规定的医疗作业任务提供良好的人机工程条件;(6) 卫生帐篷应具有良好的防水、防霉和阻燃(或自熄)性能;(7) 结构应尽量简单化,力求做到一体化,不带易失落零部件;(8) 应便于包装运输。

2. 特殊要求

(1) 卫生帐篷的结构形式,应能适应救援(野战)医院各组成单元的密闭部署及分散部署两种模式的需要,为此,帐篷的结构设计应考虑相互间的连接方式和连接通道在伤员流、物流等动态状况下的适应能力;(2) 卫生帐篷的设计应考虑与采暖、通风、空调设备相配套的设施,并能保证在供暖(冷)条件下内部温度的均匀性,其区域性温差应控制在适当范围内(一般为 5 ~ 8 ℃);(3) 在冬季采暖时,无论是采取机械通风,还是自然通风(排风),均应使室内工作区及伤病员居住区空气中 CO_2 含量符合公共卫生学要求;(4) 帐篷内应有医疗照明、医用气体(氧气、负压气体等)供应管线的接口设施,保持室内布局的有序化和条理化,照明设施应能满足不同医疗作业及生活起居的照度需要;(5) 帐篷的进出口处应设置缓冲间或隔离带,通风口应设有过滤装置,以保证室内卫生及空气清洁;(6) 帐篷内部壁面及地板布应光滑平整,便于洗消,无死角;(7) 有密闭部署要求的卫生帐篷,应配备相应的防火设施,并考虑人员疏散时(防空)的合理通道门(孔)设计;(8) 卫生帐篷顶部的红十字标志应清晰、耐光、耐磨、不脱落，并应符合相关标准的规定。

二、医用方舱

方舱是一种在野外条件下能够为工作人员、设备仪器提供适宜环境和安全防护的自承重舱室。它具有荷重比大、密封性好、隔热性强、机动性好等特点，能适应多种运输方式（公路运输、铁路运输、船舶运输、空运、直升机吊运、短程行走、拖车滑行等），并有利于实现快速装卸。在汶川地震中，军队在伤员集中区建立了两所方舱式救援（野战）医院，这两所医院在救灾过程中发挥了战略救援作用。

医用方舱是配装有各种医疗设备、设施、仪器及药材，能独立开展医疗救治或提供技术保障的专用方舱，是一个可移动式医疗单元。一个医用方舱可以单独使用，也可按照不同的使用要求将几个方舱组合在一起，配备相应的辅助单元，形成相互配套、类型不同和规模各异的机动救援（野战）医院或诊疗所。

医用方舱的使用可大大节省运输时间和费用，既适于战时，又利于平时抢险救灾、支援边远地区；能有效地提高整套器材装备的机动性和利用率，改善医疗救治条件和工作环境。

（一）医用方舱的发展概况

医用方舱是在民用集装箱基础上发展起来的一种机动军事装备。国外军用方舱始于 20 世纪 50 年代初期，并在 60 年代得到广泛应用。国外医用方舱的发展始于 20 世纪 60 年代，当时美军为了适应越南战争的需要，率先将医用方舱投入战场使用，由方舱、可扩展帐篷、充气帐篷（作病房）及自给式公用设施系统（电力、空调、保暖、冷热水及废水处理）组合成自给式可运输的救援（野战）医院。这种医用方舱又称轻便救援（野战）医院——MUST，展开时方舱可用做功能单元，转移或运输时就作为装备运输容器。医用方舱的使用给野战卫生装备提供了新的应用手段，是救援（野战）医院方舱化道路的开端。越南战争后，美军把 MUST 推广到每个师，并且继续深入研究，不断提高其机动性，缩小规模，用传统帐篷代替充气帐篷与方舱结合成“新型陆军机动外科医院——MUST”。

20 世纪 70 年代以后，方舱的形式发生了多种变化，英、德、法等国家研制出了采用良好越野汽车底盘载运的拖车或半挂拖车式组合单元。例如，英国哈姆泼希汽车公司研制了一种由 26 辆拖车组成的方舱医院，拖车连接后，形成一条由防水帆布组成的穹顶式中央通道，拥有 40 张床位、2 个加强护理病房、1 个手术室，辅助装备拖车配备有临床化验室、X 线室、药房、灭菌物品中心供应室、膳食配制室、水电供应和行政管理室，全部装有空调，机动性强，具有三防能力。

英国皮阿维尔（Bearwall）国际分析设备有限公司还研制了 VOGEL 半拖挂车式移动救援（野战）医院。这种医院越野性能好，装备有先进的医疗救治设备。其分军用和民用两类：军用的由 17 辆全装甲半拖挂车组成，拥有 50 张病床，已装备英国皇家陆军；民用的由 35 辆非装甲半拖挂车组成，已在中东战场服役。法国布丁（Bertin）公司研制出的“TRANSCLINIQUE”方舱（拖车式）医疗单元，由内外科单元、眼科-牙科-放射科单元、技术支援单元（3 个单元分别由 3 辆配备绞盘的大功率牵引车牵引）、2 辆发电拖车、3 顶帐篷、30 张床位、2 台装在牵引车内的收发报机组成，机动性和越野性能优良。法军目前装备的方舱医疗单元是由法国索里蒂克（Sodeteg）公司制造的，由 12 个专用方舱、2 个辅助方舱、10 顶帐篷组成。前东德人民军采用标准的折叠式方舱制成几种配套的医用方舱，有野战输注液配制舱、机动手术舱、传染病流行病化验舱、机动供血站等，具有自备式装卸装置,均由汽车载运,展收方便,机动性高。前西德英特梅德公司研制的履带式挂车医疗单元由奔驰2632AS 牵引车牵引(420 匹马力,全驱动),其尺寸为 14 500 mm × 32 000 mm × 54 200 mm。该公司向沙特阿拉伯军队提供了一种由 17 个半挂车装甲医疗单元组成的救援(野战)医院。

20 世纪 80 ~ 90 年代,医用方舱得到长足发展,除美、英、法、德等国家外,意大利、西班牙、奥地利、荷兰、新加坡等许多国家和地区都研制、装备和采购了类型各异的医用方舱,组成规模不同的救援(野战)医院。这期间最具有代表性的是美军于 20 世纪 80 年代末期研制出的"可部署医疗系统",其特点是模块化水平较高、组合方式灵活、内部装有高科技卫生装备(如 CT 等)。"可部署医疗系统"符合现代战争卫勤保障要求,并于 20 世纪 90 年代初在海湾战争中得到使用,为方舱式医院今后的发展提供了宝贵经验。20 世纪 90 年代初期,随着海湾战争的结束,各国军方对医用方舱有了新的认识,方舱的研究又成为野战卫生装备系统的发展热点。法国 GIAT 公司研制的技术互联方舱成为北约许多国家引进、吸收及直接采购的主要目标。该种方舱由手术舱、复苏舱、技术保障舱及互联舱组成,采取了方舱化集中供水、电、气等新的技术,由连接方舱代替蛇皮连接管,扩大了使用面积。1994 年 7 月法军将该种方舱列入其新成立的"模块化卫生团"的制式装备。同年,加拿大武装力量也将该种方舱式医院列入现装备。德国 DORNIER 公司研制的方舱式机动医院由 2 个中心方舱、1 个手术方舱、1 个特护方舱、1 个休克处理方舱、1 个技术供应方舱和 1 个电力供应方舱组成,已在柬埔寨和索马里的维和部队中使用过。该种方舱式机动医院于 1995 年 5 月正式交付德国边防军。法国 TOUTENKAMION 公司研制的单侧扩展方舱医院别具特点,方舱展开后宽度能增加 67%,增加了使用面积。德国 ZEPPELIN 公司生产的"移动式医疗系统"是一种典型的"积木式"组合结构,可根据不同要求组成不同科室,全部医疗系统可组成 19 个医疗科室和配套单元,可完成普外、五官科、妇科等多种救治任务。它已在联合国维和行动中使用,是 20 世纪 90 年代医用方舱发展模式的主要代表之一。

(二) 医用方舱的发展趋势

1. 适应吊装、叉装和通用化运输的能力正不断提高

外军医用方舱外形规格较统一,符合国际标准组织(ISO)、北大西洋公约组织(NATO)或本国方舱标准,可采用多种运输工具,同时医用方舱的装卸可利用吊车、叉车或采用随舱配备的升降装置,靠人工、机械(液压)和电力装卸,便于野战条件或平时抢险救灾条件下使用。

2. 环境适应性和防护能力正不断提高

在不断改善舱体密封性能的同时,还注意配备良好的空气调节系统,以适应在恶劣条件下工作的需要。

3. 标准化、通用化程度不断提高

在满足医疗救治工作需要的前提下,力求做到舱体构件及附件的标准化、通用化,内部配备的设备、仪器采用固定式或半固定式进行合理布局,能合能分,使用方便。实现简易的箱体组装设计,非专业人员经过短期培训,即能快速有效地安装与展收。如美军展收一个 MUST 扩展方舱,4 人仅需半小时,展开整个 MUST 或 MATH 救援(野战)医院也仅需 4 小时。

4. 应用向多功能化发展

医用方舱可根据情况(如卫材供应、对固定医院的支援等)灵活使用。美军曾在海外基地和美国本土用"可部署医疗系统"对 6 家固定医院进行了试验,将单舱分别用作固定医院的手术室、消毒室等。利用这种方法可解决边远地区部队医院设备差、工作能力弱等问题,这种方法也是医疗方舱平战结合使用的一种经济方法。

5. 力求实现装备模块化

将医用方舱与卫生帐篷根据需要以“积木”方式自由组合,形成前线医疗所或大型综合救援(野战)医院。如法军在20世纪90年代中期将其方舱式机动医院编入“模块化”制式卫生团现役装备中。美军的“可布置医疗系统”可组成营救护所,也可组成具有200张以上床位的大型医院(如海湾战争中450个方舱组成的海军舰队医院)。德军的ZEPPELIN方舱可形成具有普外手术能力的医疗单位,也可形成具有干热灭菌室、超声检查、X线检查、各种专科化手术能力的综合机动医院。

纵观医用方舱30多年的发展历史,可以看出其发展速度很快,发展与应用受到各国军队的高度重视,军事保障效益日益明显,技术水平提高幅度大。由于具有高机动性、高防护性等优势,医用方舱已成为卫生装备现代化的主要代表,是目前世界各国野战卫生装备领域的发展主流。

(三) 医用方舱的分类

目前对军用方舱尚无统一的分类规定,通常按结构形式、方舱用途、展开方式、使用功能、装载功能、运输方式等进行分类。

1. 按舱体结构形式可分为大板式方舱和框架式方舱

(1) 大板式方舱:壁板采用大板式结构,该舱具有荷重比较高(荷重比为4~6)、传热系数较小(一般K值在1 kcal/(m^2·h·℃)以下)、密封性好、外观整齐美观等特点。(2) 框架式方舱:壁板采用框架式结构,该舱具有整体性好、强度高、抗扭性强等特点,但自重大(荷重比一般在3左右)、传热系数大(一般K值在1.2kcal/(m^2·h·℃)以上)。

2. 按方舱用途可分为简易型方舱、普通型方舱、高级型方舱和特殊型方舱

(1) 简易型方舱:用于装设一般工作设备,具有一般的密闭性能,采用自然或强制性通风。(2) 普通型方舱:具有良好的密闭性和环境适应性,采用强制通风或空调。(3) 高级型方舱:用于装设高级电子设备或精密仪器,具有全密闭、全空调及良好的电磁屏蔽等效能。(4) 特殊型方舱:具有特殊功能(如抗核加固、防射线穿透等)或为某种特殊设备专门设计。

3. 按方舱展开方式可分为非扩展式方舱、扩展式方舱和可拆卸式方舱

(1) 扩展式方舱收拢后运输尺寸与非扩展式方舱相同,展开后使用面积有较大增加。扩展式方舱又可分为单侧扩展式、双侧扩展式等。(2) 非扩展式多数由民用集装箱改成,主要供制液、储血或水电系统用。

扩展式方舱应专门设计制造,具有使用时可扩大容积、运输时可缩小体积的特点,主要供外科手术、临床化验、医疗急救的科室使用,以满足医疗救治工作的需要。

扩展式箱体的展收方式有下面3种:

① 折叠式。舱体展开时,根据结构的不同,其展收程序也有差异。如法国索里蒂克公司生产的一种医用方舱,展开程序是先将箱体两侧外壁由垂直展开成水平状态,与外壁内侧以及箱体顶侧板相连的弧形铝合金板呈扇形(如图1-9-10所示)。比利时武装力量装备移动外科医院的术后单元亦属此类。美国布伦斯威克公司研制的医用方舱展开时先将最外侧的箱板撑起来作顶板,然后翻倒两侧的双层外壁,将里层外壁竖起分别作为地板和侧墙,再展开折叠在最内部的两个端板,最后将先撑起的顶板放下与侧板和端板咬合,形成封闭的箱体。

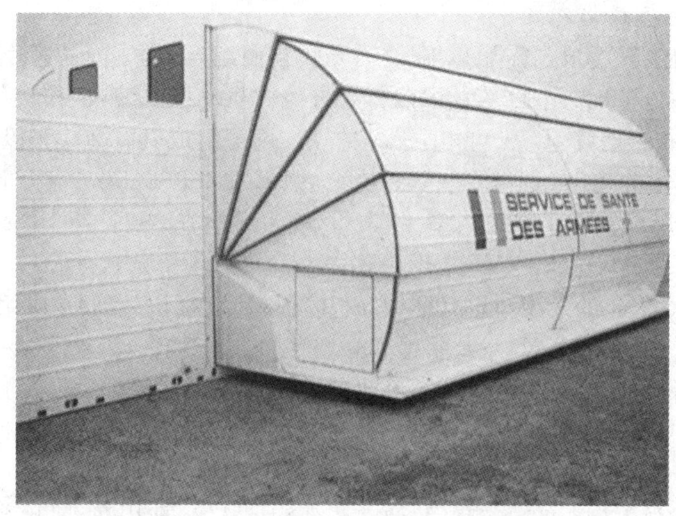

图 1-9-10　法国索里蒂克公司制造的扇形展开式医用方舱

② 抽拉式。抽拉式医用方舱未展开时和非扩展式医用方舱相同，展开时将两侧分别向左右推开，动力可用人工、机械（液压）和电力，这样使用面积可增加 1.5 倍。法国索里蒂克公司生产的医用方舱外科手术单元就是以这种方式展开的（图 1-9-11）。

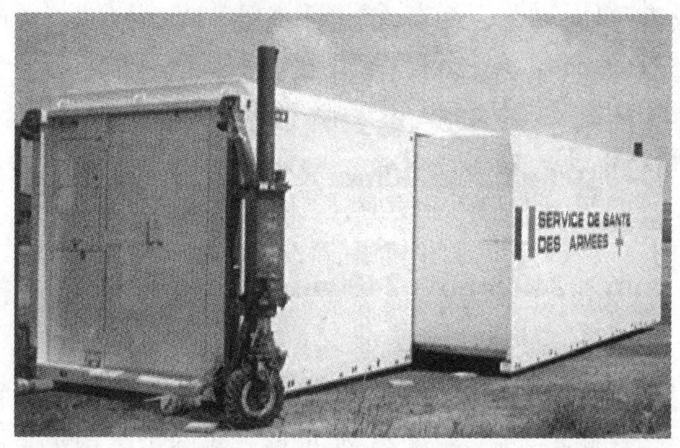

图 1-9-11　法国索里蒂克公司制造的抽拉式展开医用方舱

③ "风箱"式。这种形式结构简单，两侧室就像可伸缩的风箱，展开时只需将边侧壁向外拉伸即可（图 1-9-12）。

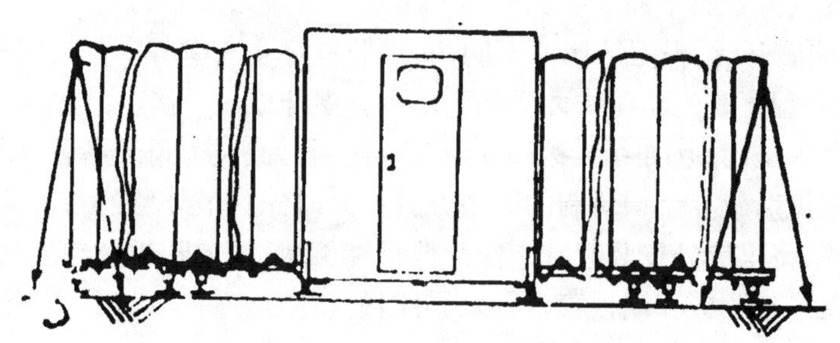

图 1-9-12　"风箱"式展开医用方舱

医用方舱之间连接一般采用蛇皮管连接和连接舱连接两种形式，目前各国倾向于使用连接舱连接方式,其优点为密封性能好,连接舱体本身可用作辅助单元,进而扩大使用空间。

4. 按使用功能分类

(1) 诊疗方舱:具有对伤病员进行检验、诊断、治疗、监护等功能的医用方舱。包括:

① 术前准备方舱:用于配合手术方舱进行敷料、器械及医务人员作业准备和术前伤员处置的诊疗方舱。

② 手术方舱:对伤员实施手术治疗的医用方舱。

③ 特护方舱:对危重的心血管、呼吸和代谢系统功能障碍伤病员实施监护与急救的诊疗方舱。

④ 急救方舱:对危重伤病员实施紧急救治的医用方舱。

⑤ 烧伤诊疗方舱:配有空气净化装置,可对烧伤病员进行检查、诊断、治疗和抗休克处置的诊疗方舱。

⑥ 口腔科方舱:用于检查、诊断、治疗口腔与颌面疾病和创伤的诊疗方舱。

⑦ 耳鼻喉科方舱:用于检查、诊断、治疗耳鼻喉疾病和创伤的诊疗方舱。

⑧ 医用 X 线方舱:对伤病员实施 X 线透视、摄影和特殊检查的诊疗方舱。

⑨ 医用超声诊断方舱:装有超声波仪器设备,对伤病员进行检查、诊断的诊疗方舱。

⑩ CT 诊断方舱:装有 CT 诊断设备,对伤病员进行检查、诊断的诊疗方舱。

⑪ 临床检验方舱:开展临床检验分析工作的医用方舱。

⑫ 高压氧疗方舱:伤病员通过加压舱吸入高分压氧气,达到急救治疗伤病的诊疗方舱。

(2) 医疗保障方舱:为诊断治疗提供支援保障的医用方舱。包括:

① 卫生器材灭菌方舱:对敷料、医疗器械、输注液等进行灭菌的医疗保障方舱。

② 药械供应方舱:储备与供应战伤急救药材、医疗器械和常备药材的医疗保障方舱。

③ 卫生洗消方舱:对受染人员或卫生装备清除放射性沾染以及消除毒剂、生物战剂的医疗保障方舱。

④ 消毒洗衣方舱:对污染的被服进行洗涤与消毒处理的医疗保障方舱。

⑤ 医疗单元技术保障方舱:为医疗单元提供采暖、通风、通气、制冷、淡水、医药用水等的医疗保障方舱。

⑥ 通道方舱:两个以上医用功能方舱组合展开时构成人流、物流通道,形成密闭式连接的医疗保障方舱。

⑦ 医疗器械修理方舱:用于检测与修理野战医疗器械、仪器和设备的医疗方舱。

(3) 卫勤作业方舱:为卫勤组织、指挥、管理提供作业条件的医用方舱。

(四) 医用方舱的主要战术技术要求

1. 一般要求

(1) 医用方舱的设计要求:设计应力求实用、可靠、经济,展开撤收方便,并按照规定程序批准的图纸及技术文件制造。

(2) 标准化要求:医用方舱的结构应标准化。方舱的组件(整件)、部件、零件、附属设备及其安装接口应是标准的、通用的。型号相同的医用方舱,其零件、组件(整件)及部件应能互换。

(3) 强度要求:医用方舱构件应有足够强度,经过承载能力实验后,不得出现脱层、塌陷、破损、戳穿、转动不灵、永久变形等损坏或缺陷。

(4) 安全性要求:结构应具有气密与水密性能;应由阻燃材料制造,并设有灭火器材。

2. 环境适应性方面的要求

医用方舱应具有较好的环境适应性。在运输、贮存和使用的全寿命期中受规定的温度、湿热、风速、烟雾、霉菌等环境影响,舱体与构件不应出现变形、脱层、破损或其他损坏,使用性能不应降低。

3. 使用性能方面的要求

医用方舱应具有良好的使用性能,满足规定的急救、医疗、保障等勤务功能的要求。

(1) 可运输性:医用方舱应能适应军用越野汽车运输、铁路运输、运输跌落、拖拽、直升机吊运、叉车搬运等方式的运输、装卸及搬运。

(2) 密闭性:医用方舱应有良好的防尘及气密性、良好的不透光性,能经受规定的降雨强度冲淋,门、孔、口及夹心板间不得有渗漏。

三、救援(野战)卫生车辆

救援(野战)卫生车辆是配装有药材、医疗器械、设备等,具有某种医疗救治、卫勤保障功能的专用车辆,亦可称为医用车辆。它是机动医疗单元的一种形式,也是机动卫生装备的重要组成部分,分轮式和履带式两种。军用救援(野战)卫生车辆一般选用越野汽车底盘改装(4×4 或 6×6),具有野战条件下实施医疗救治和随行保障的能力,有良好的环境适应性和工作可靠性,既可独立使用,又可组配成不同规模的机动医疗系统,对野战条件下伤病员的快速救治具有重要作用。在灾害救援中,军队也可以动用这种车辆参加救援。例如,在汶川地震中,军队以这种方式实现了灵活机动、转移快捷、援救有效的目标。在国际灾害救援活动中,这种救援形式也发挥着巨大作用。

(一) 救援(野战)卫生车辆概述

1. 救援(野战)卫生车辆的发展概况

历次战争卫勤保障经验证明,增强战伤救治机构机动性对提高战伤救治效率具有重要意义,因此,各国在努力改进卫勤保障机制和方案的同时,十分重视机动医疗装备和机动医疗单元的研制、开发,强调高效的卫勤保障手段,努力提高机动保障能力,使机动医疗装备和机动医疗单元尽量靠近前沿阵地。

国外救援(野战)卫生车辆发展较早,1911—1912 年,世界上第一台流动手术车在德国诞生。第一次世界大战期间,英国、美国分别研制出 X 线车、细菌检验车,法国雷诺公司研制出卫生试验车、外科医院车,日军研制出野战卫生车、淋浴车、防疫水处理车等。这些卫生车辆在一战中发挥了重要作用。二战期间,专用救援(野战)卫生车辆正式出现。1941—1945 年,英、德、法、前苏联、瑞士等国先后在战场上使用流动手术车。同时,德国推出了"轻型"、"重型"流动手术车,前苏联用野战手术车正式装备作战部队,并不断拓宽开发领域和应用方式。20 世纪 50 年代后,救援(野战)卫生车辆的设计思想不断从局限于战时应用向平战结合使用转变,各国把换代的救援(野战)卫生车辆的应用范围从局部战争扩大到灾害医学和预防医学领域,使救援(野战)卫生车辆在和平环境中得到进一步运用和发展。20 世纪 60 年代后,各种救援(野战)卫生车辆综合体系逐渐形成,相继出现了急救手术、医技保障、卫生防疫等不同类别的卫生技术系列车辆,这些技术车辆的开发利用,不论在平时还是在战时都收到了良好的效果。

2. 国外救援(野战)卫生车辆的发展现状

经过数十年的发展、提高,外军救援(野战)卫生车辆已由仅具有单一保障功能的专用汽车,发展成为由多种卫生技术车构成的可实施快速机动综合保障的系列车辆。

（1）技术战术性能水平。技术战术性能是评价装备优劣的关键，各国普遍重视各类救援（野战）卫生车辆综合性能的提高，选用性能优良的汽车底盘和设备，运用先进技术，使其具有较好的机动性、环境适应性及可靠的野战作业能力。目前外军救援（野战）卫生车辆的前沿设置能力可前伸到营一级战术地区，有些车辆既可独立使用，又可相互组合使用，既可编入现役卫勤部队，又可作为编外卫勤支援力量使用。如德军的X线诊断车，爬坡度为50%，全轴驱动，带三套独立的制动系统，带38 kVA/220 V的发电挂车，可独立在野外实施作业（图1-9-13、图1-9-14）。

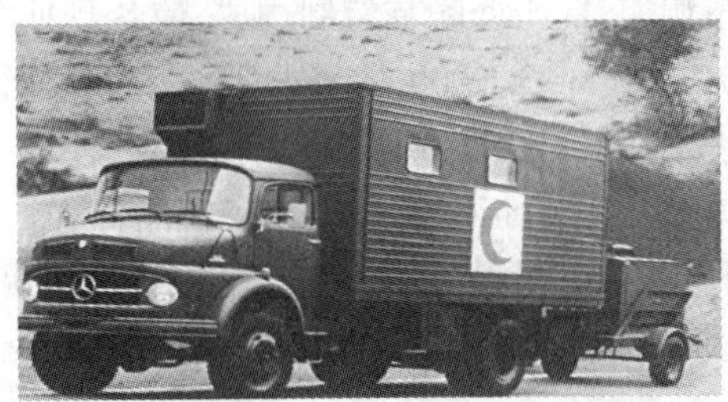

图1-9-13 德军X线车外形图

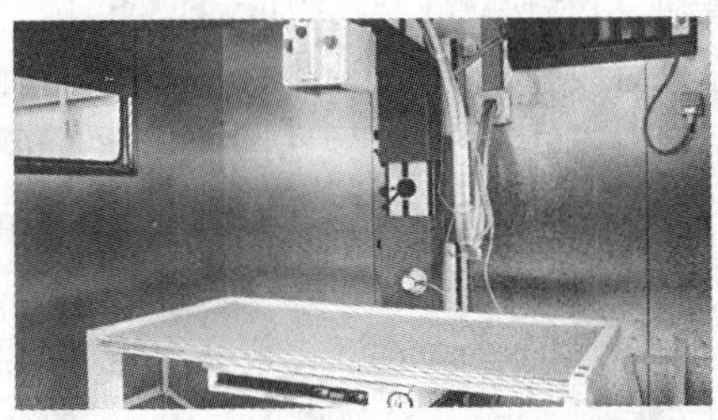

图1-9-14 德军X线车内X线机及诊断床

（2）作业和自身防护能力。总体来说，外军救援（野战）卫生车辆具有较强的作业能力和自身防护能力。在综合卫勤作业能力方面，较有代表性的如德军"英特梅德"机动救援（野战）医院，多车组合，系统可大可小，道路和环境适应性强，设备齐全，功能配套，有很强的自持能力，充分体现了救援（野战）卫生车辆的优越性。日军四车一组的"野战手术车系统"（图1-9-15）有较强的专科作业能力，手术车车身采用方舱式扩展技术，手动方式展收，设备齐全，功能配套，采用各种小型、多功能、可靠的医疗器械，可开展普外、脑外、心外等多种外科手术和心电、脑电、体温、脉搏等多项目监护，日军野战手术车内部布局见图1-9-16；日军的消毒车除装备了传统的高压灭菌和紫外线杀菌装置外，还装备了超声灭菌装置。德国的卫生检验车配有先进的设备，可同时进行血液学、血清学、细菌和生化等检验；供应血、氧、液；既有可独立使用的技术车辆，又有各种车辆组成的供应系统；三防侦察车辆可进行样品采集、污染区标记、剂量测定、信号发送、车内人员防护等。

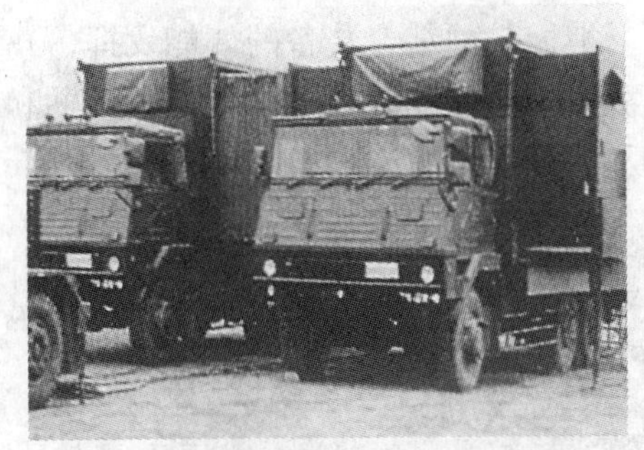

图1-9-15 日本手术车系统外形

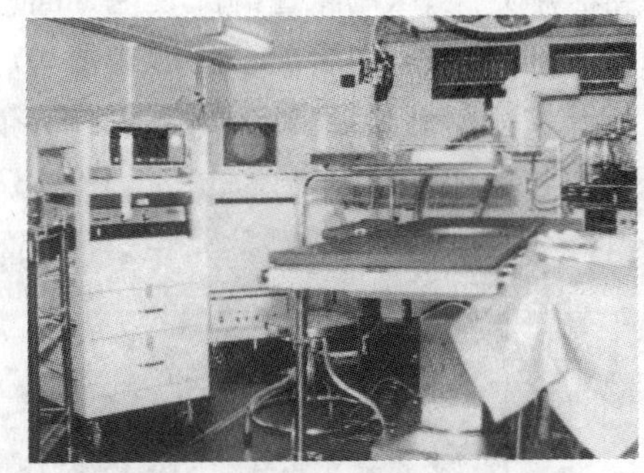

图1-9-16 日本手术车内部布局

救援（野战）卫生车辆自身防护能力是作业能力的保障。外国军队普遍重视救援（野战）卫生车辆在高技术局部战争和高性能武器条件下的自身防护能力，尤其是"三防"能力和防弹能力。部分救援（野战）卫生车辆上设有防核、生、化战剂的"三防"过滤器，以保证人员及车辆能顺利通过污染区。对车辆本身而言，有的救援（野战）卫生车辆选用有防护的装甲车辆加以改装；有的对车身采取防护措施，在相关部位填充钢质或软质防弹玻璃纤维，在车门内加设韧性钢梁，以增强抗冲击力；有的在底板下铺设蜂巢状合金防爆层，采用快速自充气轮胎和专用防弹合金钢圈等。

(3) 配套程度。配套程度影响救援(野战)卫生车辆效能的发挥,各国普遍重视救援(野战)卫生车辆的配套性。配套程度包括单车自身配套性、车辆之间的系统配套性、救援(野战)卫生车辆与医用方舱和医用帐篷的配套性。

单车配套性主要指在未来战争人员装备流动性大、情况多变、转移与展收频繁等条件下,与完成的救治任务相应的配套设备及单车之间接口的协调、合理性。如法军机动手术车辆适于机动和各种环境下使用,可快速通过或撤离污染地区。

在系统配套方面,美军、日军、法军及前苏联等均较为重视。美军装备的 MASH2000 机动外科医院由高机动、功能独立的车辆组成。使用时,可依据战争规模,适当调配其编制构成,使各具独立功能的车辆通过对接装置连接组成相应的医疗系统。图 1-9-17 为 MASH2000 机动外科医院的一种组合布局。法军卫生连的技术车辆包括分类车、复苏护理车、洗消车、消毒车、手术车、收容车等,各车相互连接,展收方便。前苏联的特种医疗队救援(野战)卫生车辆几乎包括所有的技术车辆品种,如 AП -2 包扎车、吉尔-131 型 X 线车、临床检验车、嘎斯-66 毒物和放射性物质化验车、吉尔-131 扩展式手术车、乌阿斯 452 高压氧疗车、卡玛斯充氧拖车、野战药剂车、乌阿斯 452 救护车等,唯一的不足之处是尚缺少野战消毒及血液供应车辆。

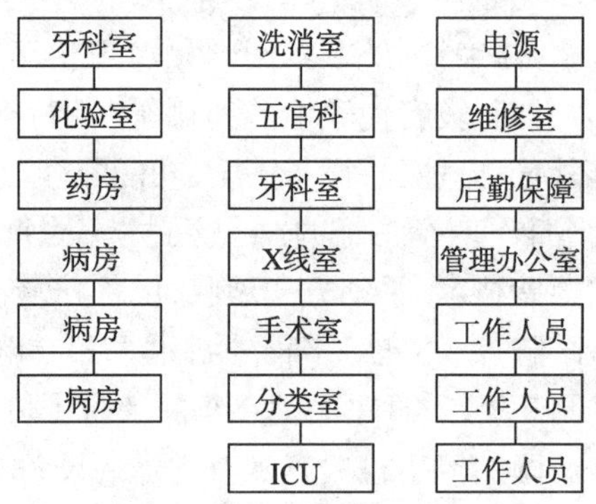

图 1-9-17　美军 MASH2000 机动外科医院车辆的一种组合布局

在与医用方舱、医用帐篷的配套性方面,美军、俄军都有自己的特点,俄军在使用各种车辆时都尽量采用车、舱及帐篷组合配套的形式,一方面从总体上把握动静结合装备的效能发挥,另一方面也能节省开发新车型的经费;美军不仅在方舱式机动医院中配备有救援(野战)卫生车辆和帐篷,在单车使用时也和帐篷配套使用。图 1-9-18 为由车辆和帐篷组成的美军生化防护单元。

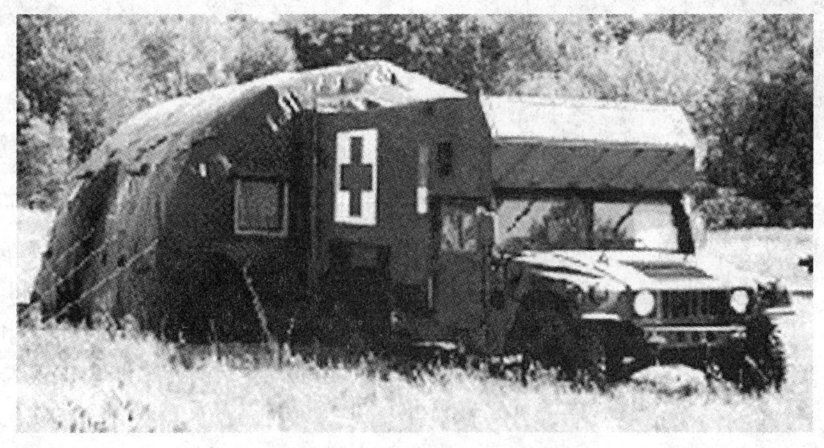

图 1-9-18　美军生化防护单元

随着现代通信技术发展，救援（野战）卫生车辆的通信联络能力有了很大提高，不少车内增设了相应设备。俄军团级卫勤单位随车配发 P-105 电台，有的车内设无线电遥控装置、传呼系统、电视医学成像卫星通信系统、发射装置等，既保证了通信联络方便，又不同程度地扩大了救治范围，体现了当今救援（野战）卫生车辆配套和战术技术性能的先进。

3. 救援（野战）卫生车辆的发展趋势

救援（野战）卫生车辆具有较好的战术机动性，因此，各国军队仍将以救援（野战）卫生车辆作为骨干卫生装备。救援（野战）卫生车辆的发展趋势如下：

（1）稳定现有门类系列，局部改进提高。一方面稳定现有类别和品种，重点提高单车技术性能特别是机动性和可靠性，以满足现代战争条件下的机动保障需要；另一方面提高车辆利用率和不同类车辆间的组合配套使用能力。如俄军对消毒、防疫车辆的改进提高，实现了液位自动调控，增加了水泵压力和工作可靠性，扩大了工作适应温度范围，实现了车辆与同类功能装备综合使用的目的，收到了良好效果。

（2）车、舱、帐篷组合使用，扩大使用范围，发挥最佳效能。美、俄、英、法等发达国家都在积极采用车辆、方舱、帐篷按需要组合使用的方式。例如俄军特种医疗队卫生装备就是这种组合形式。该组合实现了不同掩体形式医疗单元的有机结合，在车臣冲突中得到成功运用，使伤员死亡率不到1%。又如英军由 25 辆汽车和拖车组成的 60 床位机动医院，可独立或组合使用，有良好通过性和环境适应性。

（3）运用高新技术，加强新品种预研力度。以远程医疗为例，随着信息网络技术的发展和多媒体技术的成熟，远程医疗已开始用于军事卫勤领域。许多国家把远程医疗技术渗透到卫生装备系统各个方面，其中救援（野战）卫生车辆也不例外。美军认为，远程医疗是战斗卫勤系统各治疗阶梯密切联系的纽带。美国正在研究一种机动医疗咨询车辆，这种车辆作为远程医疗中转站，能使前方医务人员随时通过远程医疗与各治疗阶梯取得联系。美海岸警卫队最近已将远程医疗系统装在急救车上，通过网络进行图文传输，减少了伤员分类负担，使伤员治疗快速、及时有效，大大提高了伤员救治率。

核生化威胁依然存在，因此外国军队对“三防”车辆的研究极为重视。美军自 20 世纪 90 年代开始相继装备了 MA3 型狐式核生化装甲侦察车。韩国和日本等国最近研制了由装甲人员输送车改装的“三防”侦察车。我军核生化救援（野战）卫生车辆研究比较薄弱，今后应把重点放在加强救援（野战）卫生车辆“三防”能力和研制“三防”救援（野战）卫生车辆上，增加品种，提高性能。

（二）救援（野战）卫生车辆的分类

救援（野战）卫生车辆的分类方法较为常用的有两种，即按结构形式分类与按功能分类，现分述如下：

1. 按结构形式分类

救援（野战）卫生车辆按车厢结构形式可分为客车式、开式、闭式、可扩展式、挂车式等（如图1-9-19所示）。

客车式结构多用于汽车底盘尺寸较小的情况，通常为了充分利用底板面积，将车辆设计成客车。客车式救援（野战）卫生车辆如 S90 野战手术车等，现已很少采用。

厢式非扩展式的闭式车厢结构，用于对工作空间要求不高而对舱室密闭性要求较高的车辆，如检验车等；而开式车厢结构则用于要求舱室内具有强大的通风或有害气体排出能力，并对舱室的密闭性要求不高的车辆，如消毒灭菌车（及挂车）等。扩展式厢式车厢结构用于要求工作空间大的车辆,如手术车、X 线车等。

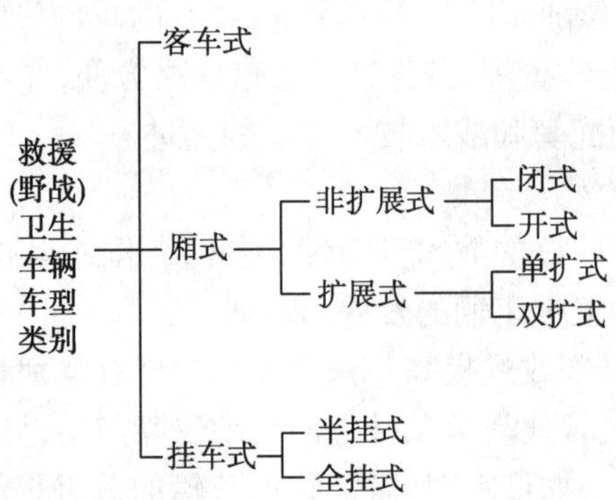

图 1-9-19 救援(野战)卫生车辆车型类别

挂车式车厢结构多用于工作地点相对稳定即一次转移后工作周期较长的车辆,如制氧挂车、门诊治疗车等。

2. 按功能分类

目前主要采取按功能分类方式。救援(野战)卫生车辆主要分为 6 类,即急救车系列、诊疗车系列、卫生防疫防护车系列、医用技术保障车系列、卫勤信息支援车系列和远程医疗车系列。每类中包括若干车种,详见图 1-9-20。

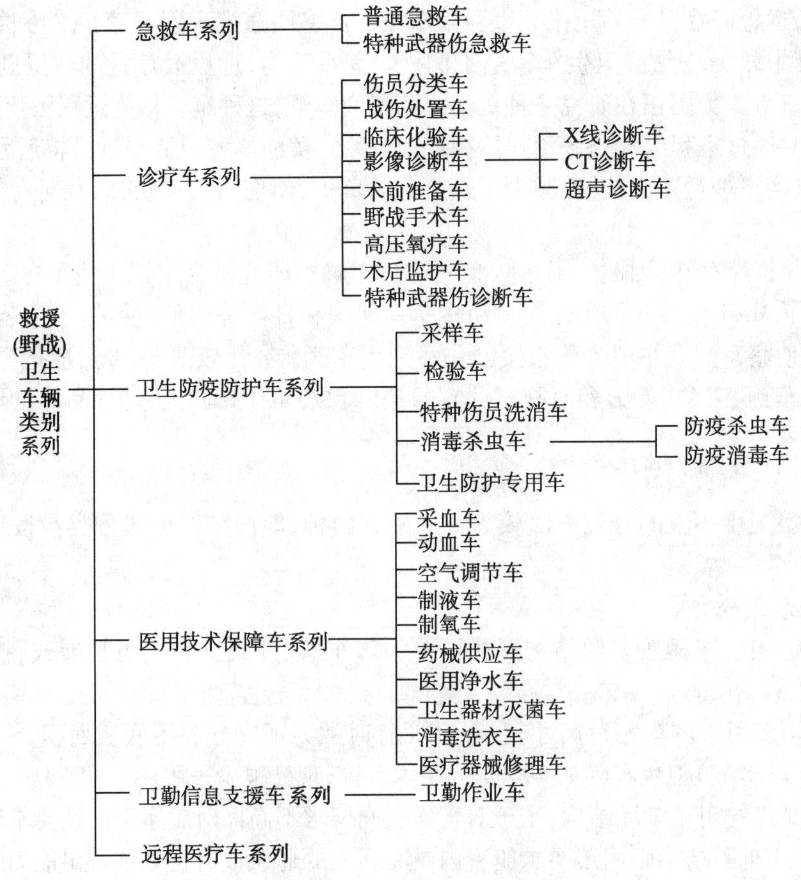

图 1-9-20 救援(野战)卫生车辆类别系列

（三）救援（野战）卫生车辆的主要战术技术要求

战术技术要求是从卫勤保障能力、技术性能及适应性等方面对救援（野战）卫生车辆提出的要求。战术技术要求是救援（野战）卫生车辆选材、设计、试制和定型等工作的基本依据。对于每种救援（野战）卫生车辆应提出相应具体要求。归纳起来，这些要求大致可分为3类，即：基本要求，如材料、结构、尺寸、质量、工艺等；勤务要求，如主要功用、作业对象、作业能力、效果、编配方式等；适应性要求，如环境适应性、技术适应性（含标准化、可靠性、维修性、人机功效等）、经济适应性（供给、储存、管理等）。现将其中主要共性要求列举如下：

1. 材料、结构、专用设备和总体设计方面的要求

救援（野战）卫生车辆底盘选型、材料、结构、设备及总体设计应符合《后勤厢式车通用规定》。

（1）材料。救援（野战）卫生车辆所用的材料，应是机械强度和化学成分均符合国标、国军标或行业标准规定的合格产品；金属材料应经表面防腐处理，木材应经干燥处理；湿热条件下工作的材料应选用经湿热试验合格的电工材料及元器件。

（2）结构。专用车底盘：卫生技术车应选用符合选型规定的定型底盘或上级车辆装备主管部门批准的汽车底盘，选用的底盘应具有合格证书；改装后应基本不降低原车性能要求；车架前部应设符合相关标准的保险杠；车轮应设符合规定的溅污和飞石防护装置。

车身：车身应结构牢靠、严密、合理；车身构件应无开裂、锈蚀现象；内外凸起物应符合相关规定；门、窗、锁和梯应牢固可靠、操作轻便，车身与底盘的连接应牢固可靠，必要时加设减振装置或进行动、静态应力分析。

电气系统：布线应符合电路图，接头有标号；连接应牢靠、无短路或断路现象；对地及回路间的绝缘电阻和介电强度均应符合《军用汽车电气系统要求》。

（3）专用设备。卫生技术车配置的各种专用设备应满足功能和作业要求，并符合图样及技术文件的规定；专用设备应布置合理、安装固定牢靠；必要时应具有防振等安全隔离措施；最大限度采用标准件，贯彻“三化”要求，提高标准化系数。

（4）总体布置。总体布置、尺寸应符合医疗作业及人机工程学要求。

2. 环境适应性要求

救援（野战）卫生车辆的环境适应性要求包括作业和贮存状态下的气候环境与人机（设备）环境等。

（1）气候环境：救援（野战）卫生车辆的作业（工作）环境温度、贮存环境温度、作业（工作）气候极值和贮存气候极值（如空气湿度极值、风速极值、雨雾极值、低气压和砂尘极值等）应符合任务规定的使用地域的标准规定。

（2）人机工程：以人为本综合考虑设计，使操作安全、简单可靠、轻便灵活，提高效率，充分发挥设备效能，为车内人员提供利于医疗救治工作和休息的环境，车内微气候条件如温度、湿度、微风速、换气量、采光照明、噪声等均应达到国家、军队标准和使用要求。

（3）使用性能要求。车辆基本性能、作业能力、勤务功能、密封性、调温性、可靠性、维修性、安全性、安全与环保、电磁兼容性等均应符合设计的规定。

（4）尺寸参数及外观要求。救援（野战）卫生车辆的尺寸及总质量应符合相关规定；轴荷质量和轴心高度应符合相关要求；颜色与涂层应符合相关规定；外形协调，外观平整、清洁、颜色均匀、无气泡、无裂纹；管道、铆钉等排列整齐、有序、规范；有符合规定的标志，如产品标牌、操作标志、功能标志、警示标志等。

第三节　救援(野战)医院的展开与业务内容

从地震发生后的救援力量分布看,只有少数救援(野战)医疗机构在地震中心开展救援;从时效性角度看,只有当地未被破坏的救援力量才能发挥最佳的救命作用,而外来的救援力量发挥的是长久的救援作用。多数救援(野战)医疗机构从事中间区工作,少数大医院从事后方医院区工作;而有最大数量的战略后方医院主要负责接收疏散灾区各类伤员,起到挽救功能和康复、心理支持作用。

一、地震核心区域救援(野战)医院

核心区的处置以稳定后及时转运为主。据刘云兵等报道,地震灾害1周内医学救援对象的主体是外伤/伤口类伤病员,他们占伤病员总数的93.9%。外伤中骨折、软组织伤、颅脑伤的比例为52∶35∶1,地震灾后1周内的用药主要由镇痛药、抗感染药、抗休克药、止血药、电解质、水和酸碱平衡药、镇静药等构成。震后初期产生大量内脏破裂出血和全身开放性骨折失血的伤病员,有许多在运送过程中或等待手术过程中死去。

地震导致的早期死亡损伤仍然与平时的致死损伤相似,应该以抢救伤员生命为最高目标,针对出血、窒息、创伤、失血性休克,准备和展开以确定性或损伤控制性手术为主的外科业务,要能够识别筋膜间隙综合征、脂肪栓塞等危重急症并给予处置支持,要能够独立开展颅脑损伤、胸部损伤、腹部损伤、四肢大血管伤探查治疗手术。

二、地震中间区域救援(野战)医院

实例分析:汶川地震后,解放军总医院医疗救援队于5月15日14时到达都江堰市(1 208平方公里,60多万人口,先后有20余支医疗队在都江堰开展工作)。在抗震救灾指挥部的指挥下,除当日派出4支医疗队分赴成都军区总医院、映秀镇、水磨镇、漩口镇外,其他人员于当地进行逐村巡诊。随着早期救援工作的进展变化,随后的防病防疫任务逐日加重。解放军总医院第一附属医院救援队于5月18日在都江堰南郊的经济技术开发区某厂区所在地展开防疫工作。5月19日,正式接诊伤病员的一所流动野战医院开始收治当地灾后伤病员。救援队中有医生32名,护士19名,辅诊科技师4名,后勤与行政人员16名。救援队首次携带各类药品30余种,常用耗材30余种,药品价值人民币约15万元。救援队迅速展开外科、内科、妇产科、儿科等多学科门诊治疗帐篷、留观帐篷、放射检查车、手术车、救护车等,并开展心理创伤应激反应筛查疏导,筛查传染病流行病学调查及消毒防疫。截至5月30日该救援队共救治各类伤病员2 331例,其中男性1 167例,女性1 164例。在各类伤病中(除妇科),男女伤病员数量差别不明显(见表1-9-1)。所救治的伤病员中,年龄最大的为92岁,最小的为出生后2个月。伤员中15~60岁的有1 535例(65.9%),0~14岁的有382例(16.4%),60岁以上的有414例(17.7%)(表1-9-1)。以骨科为主的各类手术57例。后勤补给由当地抗震救灾指挥部负责。

表 1-9-1　汶川地震期间中间区域救援医疗队诊治伤病员基本情况表

单位:例

伤病种类	总计（比例%）	男	女	0～14 岁	15～60 岁	>60 岁
1. 外科	586（24.9）	319	267	50	426	98
(1) 软组织挫伤	145（6.2）	84	61	8	117	20
(2) 软组织裂伤	49（2.2）	38	11	1	43	5
(3) 骨折/脱位	68（2.9）	33	35	5	51	12
(4) 扭伤拉伤	156（6.7）	70	86	9	112	35
(5) 胸外伤	17（0.7）	9	8	0	9	8
(6) 甲沟炎	5（0.2）	3	2	2	3	0
(7) 手术后	8（0.3）	2	6	0	8	0
(8) 宠物咬伤	3（0.1）	0	3	0	3	0
(9) 蛇咬伤	4（0.2）	4	0	0	4	0
(10) 烧伤	12（0.5）	9	3	3	9	0
(11) 清创缝合/换药	114（4.9）	64	50	23	73	18
(12) 拆线	5（0.2）	3	2	2	3	0
2. 呼吸系统	601（25.8）	299	302	109	399	93
(1) 上呼吸道感染	324（13.8）	160	164	69	214	41
(2) 咽痛咽炎	214（9.2）	105	109	22	161	31
(3) 发热	20（0.9）	12	8	15	3	2
(4) 支气管炎	30（1.3）	15	15	2	15	13
(5) 肺炎	13（0.6）	7	6	1	6	6
3. 消化系统	198（8.5）	103	95	25	144	29
(1) 腹泻	82（3.5）	47	35	16	54	12
(2) 腹痛	70（3.1）	36	34	6	59	5
(3) 消化不良	22（0.9）	11	11	2	16	4
(4) 胃肠炎	24（1.0）	9	15	1	15	8
4. 循环系统	86（3.7）	35	51	1	32	53
(1) 心脏病	16（0.7）	8	8	0	6	10
(2) 高血压	51（2.2）	18	33	0	20	31
(3) 糖尿病	9（0.4）	6	3	0	2	7
(4) 肢体水肿	10（0.4）	3	7	1	4	5
5. 泌尿系统	24（1.0）	13	11	1	18	5
(1) 感染	16（0.7）	8	8	1	11	4
(2) 结石	8（0.3）	5	3	0	7	1
6. 皮肤损伤	295（12.7）	146	149	139	152	16
(1) 皮疹	262（11.3）	128	134	122	126	14
(2) 昆虫叮咬	29（1.2）	16	13	12	15	2
(3) 水痘	4（0.2）	2	2	2	2	0
7. 眼科	46（2.0）	27	19	9	30	7
(1) 结膜炎	36（1.5）	21	15	7	22	7
(2) 水肿	6（0.3）	3	3	2	4	0
(3) 异物	4（0.2）	3	1	0	4	0

续表

伤病种类	总计（比例%）	男	女	0～14岁	15～60岁	>60岁
8. 关节痛	148（6.3）	63	85	3	95	50
（1）四肢痛	68（2.9）	31	37	0	43	25
（2）躯干痛	80（3.4）	32	48	3	52	25
9. 口腔	52（2.2）	29	23	2	47	3
（1）牙痛	37（1.6）	22	15	0	34	3
（2）溃疡	15（0.6）	7	8	2	13	0
10. 耳鼻喉科	32（1.4）	24	8	7	21	4
（1）鼻出血	5（0.2）	5	0	2	2	1
（2）鼻炎	9（0.4）	8	1	1	7	1
（3）化脓性扁桃体炎	12（0.5）	8	4	3	7	2
（4）食管异物	4（0.2）	1	3	1	3	0
（5）感染	2（0.1）	2	0	0	2	0
11. 妇科	20（0.9）	0	20	0	20	0
（1）炎症	12（0.5）	0	12	0	12	0
（2）孕期	5（0.2）	0	5	0	5	0
（3）出血	3（0.2）	0	3	0	3	0
12. 其他Ⅰ	6（0.3）	4	2	0	5	1
（1）静脉曲张	2（0.1）	1	1	0	1	1
（2）痔疮	4（0.2）	3	1	0	4	0
13. 其他Ⅱ	106（4.5）	40	66	2	72	32
（1）中暑	13（0.6）	2	11	0	12	1
（2）神经衰弱	21（0.8）	8	13	0	11	10
（3）眩晕	42（1.8）	16	26	1	28	13
（4）头痛	30（1.3）	14	16	1	21	8
14. 其他Ⅲ不详	131（5.6）	65	66	34	74	23
总计	2 331（100）	1 167	1 164	382	1 535	414

（一）各系统疾病构成

按疾病谱由高到低顺序排在前5位的疾病病种依次为：呼吸系统疾病（601例，占25.8%），外科相关疾病（586例，占24.9%），皮肤疾病（295例，占12.7%），其他疾病（243例，占10.4%），消化系统疾病（198例，占8.5%），详见表1-9-1、图1-9-21。所有伤病员除一例因急腹症休克，紧急处置后转后方医院救治外，均为生命指征稳定的伤病员。与地震影响有直接关系前3位伤病分布在外科、呼吸系统、皮肤科；与地震无直接关系的前3位伤病分布在心脑血管系统、泌尿外科、其他类当中。

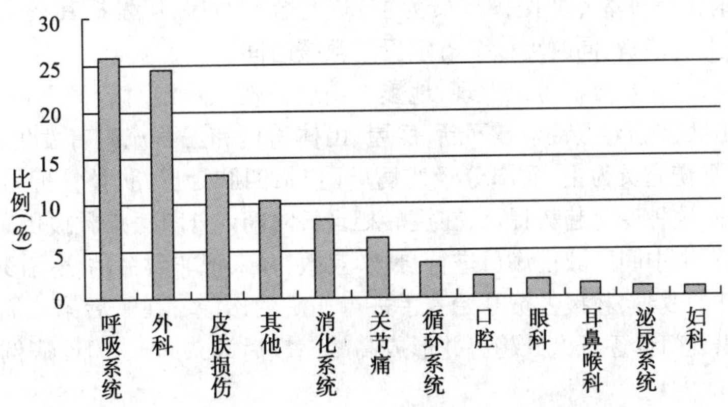

图 1-9-21　汶川地震期间中间区域医疗救援队接治伤病员疾病构成

（二）各类伤病随时间变化趋势

解放军总医院野战医院于震后 1 周内进驻灾区。前 3 日（18 日、19 日、20 日）收治伤病员人数较少，第 4 日（21 日）起收治人数迅速增加，收治人数在此后 8 天一直维持在较高水平，到 29 日、30 日才有所回落。其中呼吸系统、消化系统及外科疾病伤病员数于 18 日达峰值，皮肤损伤疾病伤病员数于 24 日达峰值，其他各系统疾病在不同时间段内均有散在发生（图 1-9-22）。

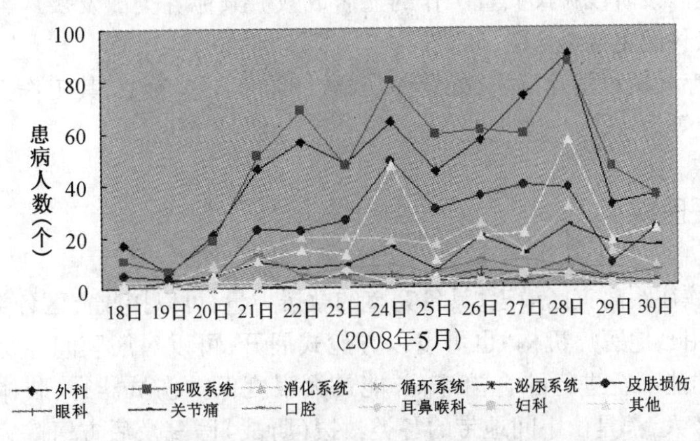

图 1-9-22　汶川地震灾区各类伤病员数随时间分布趋势

解放军总医院医疗队设置地点位于前方抗震现场和后方医院之间。从时效性观点看，早期以救命为主的阶段为震后 72 小时，如果交通条件允许完成危重伤病员的后送，中间区域野战医院的主要功能就不是救命而是治病。

呼吸系统疾病比例占到第一位，这和非灾地区日常急诊疾病所占比例排序是一致的，说明呼吸系统疾病由于解剖特点不论在平时还是灾害发生时，都是重要的诊治病种。外科伤病数量（574 例）占到第二位（24.9%），与排列第一的呼吸系统疾病例数相近。

（三）伤病阶段变化趋势

地震 1 周后，外伤人员所占比例停止上升，而内科病例（呼吸、消化等系统疾病）所占比例迅速升高，超过外科病例所占比例。这与震后灾民失去安身住所，灾区阴雨连绵，灾后食品、清洁饮用水等得不到有效保障有关。在进行救援人员配置时，应根据震后不同时间疾病谱的变化，安排相应人员(以外科、呼吸、消化等科室专业医护人员为主)进行合理救援,以发挥其最大作用,减少不必要的人员和物资配备上的浪费,同时可以节省宝贵的救援时间。

对统计数据进行进一步分析可以发现,地震1周后外伤人员绝对数量仍处于较高水平。究其原因,与震中地处山区,地形复杂,余震不断,房屋、山体垮塌和泥石流时有发生密切相关。同时早期后送伤病员以危重伤病员为主,而部分轻伤病员(包括四肢骨折、肋骨骨折等的伤病员)未选择后送也是原因之一。这种变化趋势提示,在震后相当长时间内外科医疗救援仍属必要。

震后1周内通常由中间区域伤病员进行自救、互救,并未把非致命的伤病诊治放在首位。1周之后,随着救援条件的改善,救援人员开始着手进行伤病的诊治。在震后第二周左右,所有伤病员均具有诊治机会,出现门诊逐日上升趋势并形成高峰。震后第二周末,门诊病例出现下降趋势(在本研究所观察的时间内)。

皮肤科疾病数量迅速上升。需要着重指出的是,震后灾区皮疹、水痘、昆虫叮咬等皮肤疾病患者人数在短时间内呈迅速增高趋势,应引起相关人员高度重视。同时,以汶川地震为例,地震灾区在5月份已进入雨季,天气湿热,且该地区森林植被茂密、沟壑纵横、河流密布,居民依山水而居,卫生条件一旦降低,势必出现蚊蝇孳生、虫媒传染病及其他传染性疾病急剧流行的情况。这种情况在此前国内外多次地震灾害后均有发生。大灾后防止出现大的疫情,应作为灾后贯穿救援过程始终的工作重点。此外,医疗队在汶川地震救援过程中接诊了数例烧伤伤病员,这提醒人们应注意震后所发生的多种次生灾害。消化道腹泻人数和比例无明显升高,同阶段当地的腹泻发病率甚至低于往年,这反映出该地区该阶段灾民安置工作的显著成效。其他各类散发疾病与平时发病规律差别不大,但应做到由专科医生接诊。

中间区域的医疗救援以治疗疾病、处置外伤、做好防疫工作为主,其工作方式以门诊、手术、留观、巡诊、筛查、宣教等为主。

三、后方救援医院

后方救援医院往往距离灾区最近,具备完整的救援力量,可以接收灾区各类危重伤病员。后方救援医院既可以利用当地医疗机构,也可以以方舱式展开;可以对筋膜间隙综合征、肾功能不全、ARDS等重要脏器功能不全进行综合治疗,并能最大限度保护伤员器官、肢体功能。汶川地震期间,伤病住院95 252人,都是由中间地带的各类救援(野战)医院及后方医院完成救治的。在救援中要加强对这些医疗机构的管理和支持。由于各省市支援力量过于集中,在局部会出现力量过剩的浪费现象,以后要加以改进。

四、后方战略救援医院

后方战略救援医院是指那些接收各类伤病的其他省市中心医院,它们在医疗救援中起着战略作用,保证了大量伤病员的正规、适当的救治,对挽救功能起巨大作用。从这些医院的医疗工作中可以总结早期处置伤员的经验教训。汶川地震后,后方战略救援医院共救治了从四川转出的9 379例伤病员(截至2008年6月10日12时),发挥了重大医疗救援作用。

第四节　救援(野战)医院的组织管理

救援(野战)医院的组织管理非常重要,针对不同的救援模式会出现不同的管理模式。

一、灾区救援(野战)医院展开模式

(一) 独立型

救援(野战)医院往往是以独立的方式在灾区展开工作的,必须有后勤补给,其独立展开援救的时间和能力在很大程度上是由其后勤补给能力决定的。独立型救援(野战)医院的优点是能针对核心地域及时组织医疗救援力量。当然,这需要连续的后勤支持,如出现后勤补给困难,则难以开展有效的医疗救援工作。

(二) 合作型

合作型救援(野战)医院到达灾区后,与当地医院结合起来,充分利用当地尚存的场所、设备、人力等资源,以救援(野战)医院力量为主,以当地力量为辅,其优点是医疗力量展开速度快。是否采用合作型救援(野战)医院模式,还要视灾害对当地医院机构损害程度而定。

(三) 国际救援型

一是救援国提供完整的救援医院设备物品,派来骨干人员,与当地结合开展工作,这是一种优于独立型的模式,但必须有当地医疗力量的支持,如果当地医疗机构受损严重,此模式则不能发挥最大作用。二是救援国提供完整的设备和人员,独立开展医疗救援工作,而由受灾国提供必要后勤保障。抽组独立开展救援的国际救援队需要更完善的组织装备。

二、医疗规章管理

国内外均有成熟的医疗框架和规章制度,在灾区的救援工作中必须严格遵守。进入灾区的救援(野战)医院均要把自己医院的规章制度与灾区医疗指挥部门的各项指示结合起来,制定出具体的医疗、护理工作规章制度。救灾期间,要实行军事化管理,增加每晚点名制度、每晚支委会制度等。只有严格管理,才能确保医疗救援任务的完成。

三、抽组医疗队

救援医疗队的组建要以骨科副主任医师骨干为主,骨科医师数量上应多于其他专业医师;必须配备急诊专业、麻醉科、儿科、皮肤科、妇科医师;配备胸科、普外、脑外科具备副高以上技术职称的骨干;配备具备心理咨询能力的内科医师;注意配备其他专科的医师。只有这样才能完成相对独立的灾区医疗服务工作。

四、野战医院(医疗队)后勤补给

根据以往多次灾害救援经验及卫勤演练成果,结合野外实际救治的需要,在流动医院专设一顶帐篷作为重症伤病员监护救治单元确有必要。在帐篷中要配备破伤风抗毒血清及相关的冰箱和电源,在一定区域内要准备狂犬病疫苗。药品的补给要靠灾区指挥部的统一指挥和部署。在一定的医疗人员条件下,药物和医疗物品的齐备与否决定了这个医院力量的强弱,相应的药品、物品的缺少将导致有医师无治疗的严重局面。后勤补给方面,整个医疗队的食、宿等后勤补给非常重要,否则医疗人员将无法长久坚持工作,不能发挥医疗力量的作用。

在灾后中晚期,由救援队建立的流动医院提供医疗服务的作用将不断下降,流动医院将不断撤出,当地医疗机构要全面恢复卫生服务。在本地卫生力量不足的情况下,国家、省级卫生管理部门必须加以协调。

五、行政管理目标

野战医疗(医疗队)是在特殊的地域、特定的条件下组成的医疗单位,需要有能力强的行政管理人员参加,并在组织纪律、医疗护理制度、生活区管理、心理疏导、业余生活、党团生活、宣传鼓动、反思总结等方面积极开展工作,使一次救灾的效益收获达到最大。救援(野战)医院的行政管理目标是:既救治灾区伤病员,又学习救灾规律;既采用医院的救治技术,又找到在灾区开展工作的方法;既有工作总结,又有学术文章;既有图片资料,又有动态影像;既完成任务,又锻炼队伍;既有不怕牺牲、战胜困难的革命英雄主义精神,又有一定能战胜困难的革命乐观主义精神。

六、建设救援(野战)医院的展望

通过各类灾害特别是汶川地震的救援实践,中国已经具备与国际组织合作开展灾害救援的能力。各救援机构更应该加强灾害救援队伍建设,树立共同应对灾害的人类美好理想。

在灾害救援的机制和全面建设上,要由政府统一布置指挥。各级医院是救援力量的基础和整合单元,在这个救援整合单元内要加强建设,按照救援(野战)医院或医疗队模式制订预案、抽组骨干、定期演练等,在平时就储备起救援力量。

救援医院的硬件建设应以轻便性、机动性、功能性、高适应性等为方向,这样才能发挥救援医院对医疗力量的支持作用。

各省要重点建立数个示范应急救援(野战)医院及相关医疗机构,每个中心城市要建设一所应急救援(野战)医院及相关医疗机构。在应急时可从这些骨干机构抽调人员,从其他三级医院、二级医院、社区医院、门诊部等医疗机构抽调骨干,然后组建更多的应急救援医疗队,并在救灾期间进行轮换,既保证力量又锻炼力量。灾害救援能力的提高来自不断的训练,灾害训练行之有效的方法就是不断地进行灾害救援的演练,特别是系统之间、单位之间的综合演练。

基于上述平台,特别对数量最多的急诊专业医护人员进行培养,才能在灾害到来时,把握灾害救援的时效性,最大限度挽救人民群众的生命。

参考文献

[1] Hogan DE , Burstein JL. Disaster medicine. Lippincott Williams & Wilkins Press ,2003.
[2] 刘云兵,王羽,林红. 四川地震灾区药品使用分析及其意义. 中国急救医学杂志, 2008,28(6): 513-514.
[3] 钱松宝. 国外集装箱式医疗单元发展概况及对我军发展的一些看法. 北京军事医学科学院情报研究所,1989.
[4] 王运斗,等. 卫生技术车辆. 北京:总后勤部卫生部,1997.
[5] 总后勤部司令部. 外军后勤装备现状和发展趋势. 北京:解放军出版社,1989.
[6] 中国军事后勤百科全书编审委员会. 中国军事后勤百科全书: 卫生勤务卷. 北京:金盾出版社,2002.
[7] 何忠杰,冯光,唐志雄,等. 四川地震野战医院门诊伤病员疾病谱分析. 中国急救医学,2008,28(9):796-799.

第十章 特大灾害救援中后方支援医院的任务和准备

Chapter 10 Tasks and Preparation of Rear Supporting Hospitals in Severe Disaster Rescue

何 庆 四川大学华西医院急诊医学科主任、主任医师、教授
He Qing 四川省急诊医学专业委员会主任委员

第一节 灾害与医院应急

一、医院与紧急事件的关系

近年来,医院所面临的灾害事故层出不穷。虽然每一家医院所遇灾害的种类可能不太相同,但是没有一家医院是可以完全回避灾害事故的。医院必须有适当的准备与妥善的规划来应对这些事故。由于现行医院的评级制度,每一家医院都有某种形式的紧急应变计划,但是对其质量、效能、可行性,都无适当的评估和考验。美国在"9・11"恐怖袭击事件发生后,对于医院紧急应变与危机处理能力的要求大大提高。根据美国的经验,医院的紧急事件(emergency)大约有下列3种情况:

(1) 医疗的环境受影响。例如地震导致的结构物受损、淹水、火灾等。

(2) 医疗运作本身受影响。例如停电、停水、示威抗议、暴力威胁等。

(3) 医疗本身的质发生改变或量得到提高。如大量伤员事件、危害物质、生物恐怖袭击或是高传染性疾病等。不管哪一种类型的医疗院所,紧急应变的基本原则都有一些共通之处。

二、应急医院类别

(一) 接近灾区的前线医院

接近灾区的前线医院包括在灾区和灾区附近的当地医院(如"5・12"地震中绵阳市的多所医院)及灾后就近组建的临时医院,如由军队组织的野战医院等。这类医院直接收治灾区所有伤员,工作极其繁重,危重伤员经前线医院抢救后需及时转运到远离灾区的后方医院。

(二) 远离灾区的后方医院

发生大型灾害事件时,很难对医院作前方与后方的区分。根据文献和"5・12"汶川大地震的

救助体验，一般认为，距离灾区近、位于受灾损失较小地区、功能基本完善并相对安全的医院可能成为后方支援医院。对救灾贡献大的通常是专科性强的综合医院，它们主要负责收治较危重伤员，并作专科针对性治疗。

三、灾害医学救援时段的划分

通常可粗略地将灾害救援分为早期、中期和晚期 3 个阶段；或按相应救援效应将其分为应急期、亚急期和恢复期 3 个阶段。早期/应急期：灾害发生到灾后第 6 天；中期/亚急期：灾后第 7 天至 1 个月或 3 个月；晚期/恢复期：灾后 1 ~ 3 个月后。早期/应急期的时间划分标志非常明确。早期/应急期是医疗救援的关键阶段。但中、晚期（亚急、恢复期）的划分标志不太确切。

早期/应急期是外伤类疾病发生的高峰期，这一时期患者病情危重，以搜救、抢救患者生命为主旨。中期/亚急期中由灾害直接造成的伤病员明显减少，多为早期未得到及时恰当处理的，或由灾害间接因素造成的伤病员。晚期/恢复期中疾病谱接近当地常见病、多发病，医院逐渐恢复正常医疗工作秩序。

第二节　特大灾害救援中后方支援医院的任务与周期

一、医疗体系应变观念的改变

“5·12”汶川大地震的救援过程中，有些医师参与了全程的应变和医疗救助，取得了一些灾难医疗救援的宝贵经验。从医院在大量伤员事件和大规模效应事件中的反应，及紧急状况应变的经验中，可以总结出以下几点：

（一）灾区基层医院和政府、居民的应变最为重要

任何医疗紧急事件的初期，几乎都是由现场群众、基层政府机构和当地卫生医疗组织来应变，不要期待第一时间会有“远水”救“近火”。

（二）医疗应变十分复杂

大量伤员事件的应变影响到整个地区多数的医疗和公共卫生机构，包括医疗系统、组织、设施，公共卫生部门，紧急医疗救助系统，诊断实验室，个体医师及各种医疗支持系统。

（三）应变的协调非常重要

医疗系统要对重大事件作出有效的应变，需要来自公共安全部门及其他单位的支持，而这些单位在平常并不是医疗系统常常接触的单位。

（四）医疗系统的容纳能力非常重要

危害事件在造成医疗系统能力和容量短缺的同时也会影响到医疗系统常规的功能。此时，应想方设法维持医疗系统正常的效率，应对可能激增的医疗需求。医疗系统需要迅速采取应变减灾措施，以便在危害事件的冲击之下还能持续运作。

（五）必须与公共卫生机构合作

虽然公共卫生部门在传统上并未整合到紧急应变行动组织内，但是在处理大量伤员事件或大规模效应事件时，公共卫生部门都是不可或缺的。

（六）需要有效的通信和信息处理

在大规模事件中，医疗信息很难做到传递迅速而清楚，救援人员需要快速地从各个不同的来源获得复杂的信息并加以处理分析，因此需要一个明显和平日不同的、强而有力的信息管理机制来做这方面的应变。

（七）需要有效的全面管理

医疗系统对大量伤员事件和大规模效应事件的反应可能会非常复杂，并有许多不同的任务或工作，因此需要有效的管理和协调。在不同的小区中，组织间对这些行动的责任也有所不同。即使在同一个医疗机构，一项任务也需要一些平时或紧急时并无合作关系的执行单位来协调完成。尽管存在这些困难及挑战，各个需要的功能还是应该着重于如何成功处理大量伤员事件或大规模效应事件。

二、后方支援医院救助的任务目标

后方支援医院救助的任务目标是在有限的时间内，最大限度地发挥医院的作用，服务于灾民和救助者，最大限度降低死亡率、致残率，提高生存率。

三、后方支援医院救助的周期

由于每一种灾害类型所需要的卫生医疗都不尽相同，所以，探讨灾害时的卫生与医疗时，我们必须先把所有可能的因素都列举出来，再去探讨应变计划或是工作的范围。

医疗的主要目标在于个别伤病员的诊断与治疗，而公共卫生的目标主要是人群的健康和生命安全。对突然发生的大型灾害（如地震、洪水）的医疗任务准备是涉及多方面的复杂工程。

灾难救援中后方支援医院院内救护主要包括三阶段：应变准备阶段、作战反应阶段和中期及后期阶段。

第三节　特大灾害救援中后方支援医院的应变准备

灾难救援中后方支援医院的准备，包含“准备、组织、实施和一些具体技术细节”各项系统的完成。准备包括思想认识上的准备、组织计划上的准备、物资的准备与技术力量的准备等。

一、重大伤亡事件应变准备的重点

传统上重大伤亡事件的应变准备均常常着重于个别的问题，例如，疾病监视、伤病员追踪、迅速的实验室诊断、足够的药物、预防接种及其他很多临床问题的应变准备计划都是单独存在的，但这些问题有可能同时存在，此时，这些单独存在的应变准备计划的弊端就会暴露出来。医疗规划者应先对事件背景进行仔细的分析及预测。实际情况中，资源必须在非常匆忙的特殊情况下依靠不完整的信息、不可靠的通信进行分配与调度。只有先了解其与紧急应变情境的关系，才能了解物资的真正缺乏。

医疗体系面对紧急事件时，可能遇到种种挑战。目前，医院必须从以下两个方面人手应对这些挑战。

（一）医院突发工作能量

Kristi Koenig 等人提倡：医院利用现有的环境、现有的人员，经过适当的调查，在不影响到医疗指挥的情形之下，发挥比平日更大的工作能量。

根据国外研究，应对突发工作量可从下列三方面来准备。

（1）物资（staff）。它指的是紧急应变医疗时所需要的药品卫材，如口罩、防护衣等。

（2）人力（manpower）。此处指的不只是人员的多少，也包括这些人员的知识与能力。

（3）结构（structure）。结构大致上可以分成两类：一为硬件结构，如环境、动线、空间规划等；一为管理结构，如目前正在实行的医院紧急应变指挥体系（hospital incident command system）。

（二）医院防灾能力

医院作为伤病员治疗的场所，必须比其他的建筑及机构更能耐受冲突。如停电、停止气体供应、计算机死机等，对于伤病员医疗都有极大的影响。

二、灾害救助的思想准备和组织准备

灾害不能够彻底避免，及早制订应急预案，可减少在灾难应急时出现的混乱和失误。关于作为后方支援医院时如何备灾，国内大多数医院均有较为详尽的“预案”之类的文件，遗憾的是这些预案大多数是纸上谈兵，难有实践的应验。实际上，所谓预案必须要在实践中去验证，这类预案最需要的不是详尽，而是需要明确的工作方法和便于操作的策略。

所谓预案是针对未来可能发生的灾害所预先制订的处理方案。

预案制订是一项复杂的系统工程，一定要结合医院力量和资源，认真考虑各种影响因素，并在预案制订后经过演练和实践，不断补充和修正。

每所医院及各前线专科都要制订预案，预案中至少应包括以下几方面内容：

（1）目的和要求；

（2）确定指挥和调度系统、组织结构、人员配备以及职责的分工；

（3）确定联络方式和组织间协作方式以及信息收集、反馈、传递方式；

（4）确定救援工作的运行程序、技术路线、施行方式；

（5）确定设备、器材、药品等物资的配备品种、数量及供应渠道；

（6）确定经费来源与管理方法；

（7）制定奖惩制度；

（8）明确交通运输保障；

（9）制定防护措施、撤离和疏散方案；

(10) 绘制应急图表,如医疗单位分布图、救援路线图、资源分布图等。

(11) 制定在应急过后的和缓及复原细则。

由于重大灾害事故并不常见,领导人员及前线工作人员要定期演练应急预案,总结经验。

三、关于应急的其他必要条件准备

(一) 通信(communications)

通信已经成为基本社会功能的一部分,基本社会功能其他部分也都依赖通信系统,也是医疗系统非常重要的一部分。若无足够的通信设备,医疗应变则无法运作。

通信系统包括各种类型的信息传递,包括电话、短信、传真、电子邮件、收音机、人员通报及大众传播媒体等。紧急应变计划中,应该说明在灾害应变时,使用何种通信设备。值得注意的是,通信系统可能因为灾害而受损,因此,应变计划就应该建立多种备用的通信系统。在汶川大地震中,移动和固定电话通信几乎无法使用,许多携带型的电子通信器材也因为无法获得充电而很快失去通信能力,短时间内所有的通信就只能靠委托工作人员步行通报各单位来实现。实践中发现使用电池的点对点小型对讲机可能更为有用。

(二) 信息系统(information)

所有灾害应变都需要有效及可靠的信息系统。如无资料和信息,便无法进行协调及控制。在社会基本功能中,信息系统被归于通信功能内。信息系统必须在紧急应变计划中有完整的规划,在平时需要定期地运作及测试。一旦发生事故,信息的获取就会变得非常困难,所以信息系统需要有足够的能力以获取信息、分类信息,并呈报给适当的人员。

(三) 需求评估(requirement)

需求评估是非常困难的。备灾时的需求评估应参考既往经验和文献进行。救灾期,需求评估从第一次的灾害警报就必须开始,而且一段时间后就要重新进行评估,评估的时间间隔视环境的改变速度而定。不断的评估是实施灾害事件应变措施的一个重要步骤,其内容不单是对伤员数量、卫材需要量的评估,还包括对医务人员、抢救环境和病床的需要量的评估。在一次较大规模的灾害事故中,经济价值及社会影响也是需要评估的一部分。经过比较长的时间后,这些功能会影响到健康状况,也属于灾害管理评估的范围。

第四节　特大灾害后方支援医院作战反应阶段的救助运作

灾害发生后,医院需要积极应对。一旦进入作战反应阶段即可能有伤员被送达医院,甚至短时间就会有大量伤员涌入。这是现场和运送途中急救的延续,若处理有误,将前功尽弃。

应根据应急预案配置人、机、物、法,按部就班解决问题,具体工作包括迅速认知并启动救灾机制、接收转运来的伤病员、除污防染、筛检分诊、重点救治、专科治疗等多方面。

一、灾害事件中医院医疗救治的认知和启动

(一) 获得信息并及时认知(recognition)

及时了解重大灾害情况、受损害程度十分重要。除非一个灾害事件被认知,否则人们不会采取任何的应变措施。对某些灾害(比如地震)而言,认知是很容易的,但是有一些灾害(如生化恐怖攻击、化工意外事件)就很不容易鉴别甚至会被错误地认知。通常会由一些关键性的单位或人员鉴别出灾害事件,然后发出警报。但是大型灾害发生时,行政部门由于各种原因往往在短时间内无法通报情况,这时医院和科室领导对灾情与损伤程度的及时、准确判断就显得特别重要。

(二) 通报和传递信息(alert)

在各种灾害情况中,需要通报和传递的信息可能是警告一个将要发生的事件(如台风、寒潮),或告知灾害事件已经发生(如地震),或判断某状况已经发展成灾害事件(如传染病)。在每一个信息中还应该包括另外两部分:出现的医疗问题的大致内容、通报相关单位的流程。

报警的信息意味着应根据需求的迫切性及资源的多寡而作出紧急应变。在发布警报之后,就应该立刻开始评估需求,以采取最适当的应变措施。发生简单的紧急事故时,通常以电话警报的方式传递信息,由领导人根据信息而采取适当的紧急应变措施。在比较复杂的状况中,不论信息是以什么样的方式(如电话、短信、传真、人员通报、声光信号、电子邮件、收音机、报纸、单张印刷品等)传递,接到信息的人员如果发现这种状况的处理超出了自己的职权范围,就必须把该信息传递到更高一层级的单位,一直传到一个能够启动紧急应变的单位为止。也就是说,值班人员接到关于灾害事件发生、要求医疗救护的报告后,应迅速作出反应,应该在第一时间内至少做两件事:第一,尽快将事件简明扼要上报有关领导和部门;第二,在尚未得到上级指示和答复之前在自己的职权范围内迅速组织急救力量。这种意识的培养需要平时不断强化和训练,灾害事件发生后各级各类人员和各单位之间的组织协调非常重要。

(三) 启动或者建立指挥系统(command system)

在现场工作时,事件现场指挥系统(incident command system,ICS)是在协调与控制中被最广泛运用的,该系统通常包括一个指挥中心(command post,CP),由一位工作人员负责决策及所有资源(包括人力和物资)的运用。此外,指挥中心也有建立各个小组及整体组织与命令链的责任。指挥站需要向更上一级的协调与控制中心提供各项相关的信息,并且取得必要的信息,包括现场的地理特性、紧急物资需求(品项种类及数量)。在指挥中心,通常也会有通信、后勤、安全等人员。紧急指挥系统的设计必须包括执行、后勤、计划及财务等元素。在医疗应变运作中,最重要的元素就是与其他后勤功能的协调。

(四) 人力资源调集和会合

灾害通常在人们意想不到的情况下发生,并可瞬间造成大量人员伤亡。所以,灾害卫生救援任务是卫生机构全体医务人员的神圣使命,需要把大城市主要的医院和灾害发生地医院相结合,组成统一的救援网络系统,必要时需要调集全体工作人员共同完成。

二、灾害事件发生后现场及医院医疗救护的运作内容

(一) 搜寻与救援(search and rescue)

搜寻与救援在灾害应变中是一个相当特别的范畴,通常在突发的灾害事件之后启动,用于发现被埋困的幸存者或失踪者。时间在搜救过程中是一个非常重要的因素。一般而言,在灾害发生48小时后,找到幸存者的几率是很小的。即使拥有大规模人员与专业设备的美国国家搜救队(urban search and rescue team,USAR),若超过救援的黄金时间,其能够发挥的功用也很有限。国外的搜救团体很少会于灾害后48小时内到达,通常也很少能救出大批幸存者。但是,这些团体仍然可以协助当地做恢复工作。指挥中心必须依照各搜救团体能提供的协助及资源来决定采用哪种运作方式更有效率。所有的搜救活动都必须通过指挥中心来彼此配合运作。

在发生海难或是落海的空难时,救助情况和其他的灾害搜救不太一样,救助的效果很明显受限于天气及设备,而船只残骸和人员遗体可能需要很久的时间才能找到。

虽然理论上说后方支援性医院难有机会直接进行现场搜索与救援,但还是要做好派出医疗救护队随时出发替补和增援的准备。医疗队的组成要兼顾医疗队需要和后方医院工作需要,设备要按照国家救护队要求配备。

(二) 接受伤病员转入(arrival)

“5·12”汶川大地震救灾经验也显示,灾害发生数分钟后就可能有伤病员送达医院。医院急诊科室是伤病员到达的前沿阵地,医院应立即启动救灾预案,调整工作流程和管理体系,分派人员加强伤病员接诊工作。

(三) 除污防染(depollution)

为了避免院内感染和污染发生,根据“5·12”汶川大地震时华西医院的经验,应在后方医院急诊科门外建立除污防染区,所有伤员需先除污才可进入急诊科。由主治医师领导和防疫专家负责,由专组人员协助伤员彻底更衣,对所有伤口取培养样本。对伤员衣物需要仔细检查清理,有条件的应该尽量消毒后暂时保管,对财物应仔细清点登记。

遇有特殊情况(如怀疑有气性坏疽等)要马上向除污防染区领导报告,并按照规范进行隔离和处理。

(四) 筛检分诊(triage)

在紧急、灾害等情况下,当伤员数量多到现存医疗资源不足以满足伤病员需求时,必须要考虑到使现有的医疗资源能够发挥最大的效用,使最多的伤病员得到治疗。根据医疗物资的充裕情况、病情的需求、救治的可能难度和成功率分别给予不同的优先级,是一种切实可行的策略。检伤分类是在伤病员多、医疗资源不足情况下,根据伤病员伤情和救治难易度等决定优先级,对伤病员进行分类,以确定医疗处置优先级的程序。

灾害第一线的应变人员或受过训练的医护人员在现场最开始必须做的就是进行最初的检伤分类。就像需求评估一样,检伤必须持续重复,直到进行确定的医疗为止,因为伤病员的病况随时可能会有变化。检伤在紧急事故中有各种层次的应用,从有多数伤员的意外事故到有大量伤员的灾

害事故，都需要运用检伤分类的技术。检伤分类不只在灾害现场需要，在伤员集结区(casualty collecting point，CCP)及初始进入后方医院时也必须反复地进行。

检伤分类的方法有许多种。目前最常用的是START方法，这种方法将伤病员分成四级：

第一级——红色：极度危险的伤员。此类伤员需要立即和第一优先救治、转运；此类伤员应马上被安置到急诊科的抢救区接受诊治，必要时可以直接进入手术室、危重监护室。

第二级——黄色：危险的伤员。此类伤员可以延缓或者第二优先救治、转运。

第三级——绿色：轻伤伤员。此类伤员可以等待或最后救治、转运；可以暂时安排适当地点休息等待检查和治疗。但是，候诊时要作定期复检，确保能及早发现伤员情况转差。

第四级——黑色：明显死亡或是救活机会微乎其微的伤员。一般情况下，此类伤员无须送院。一旦遇上要小心快速地进行检查，恐防有误。尸体可放在临时停尸间。但是，如果医疗资源足够，对救活机会较小、费时费力的伤员仍然要积极抢救。

检伤工作需要专业的训练及知识，才能够辨认出哪些是有迫切需求的伤病员，特别是在医疗资源有限的时候。在有些情况下，可以先不给轻伤病人治疗，而只让他们有一个休息的地方，或是把他们运送到其他安全的地区接受治疗。

现场伤病员的分拣和急救同等重要，是一个不容忽视的问题。在报道国外灾害事件的新闻和电影中，我们经常看到现场分拣的场面，而国内对现场伤病员的分拣和急救重视不够，训练不够，关键是现场急救的意识不够，经常重转运、轻抢救。

(五) 重点救治与稳定病情(stabilization)

伤病员送达医院目的大多数是为了进一步进行确定性治疗，把伤病员尽快转运到恰当的专科是关键。及时稳定伤病员的病情，比仅仅将他们外转更为重要。在灾害中，应以有限的医疗资源(人力和物资)让伤病员的身体尽可能地平稳下来，避免伤病员因为病情恶化而死亡。稳定病情的方式包括各种层面的医疗救护，以及所有能使伤病员情况更佳的方式。例如更安全舒适的运输方式，让伤病员能够尽快到达医疗资源丰富的地点就医；心理和精神层面的救护也包括在稳定病情的项目中；控制灾害后的传染病流行也属于稳定病情这一范畴。

转运到后方支援医院的伤员通常损伤种类复杂、伤情重。后方医院要做到分拣快，抢救快，以全面的救治技术、高效的组织指挥来满足大量伤员的救治需要。

重点救治包括：

(1) 保持呼吸道通畅；

(2) 给氧；

(3) 补液；

(4) 止血；

(5) 治疗闭合开放性胸部伤；

(6) 治疗固定多发性肋骨骨折；

(7) 组织专科处理。

(六) 确定性医疗救护(definitive care)

确定性医疗救护即指最后彻底性的医疗处理。野外医疗救护是为了使伤病员的病情达到稳定，而确定性的医疗救护的目的则是进一步甚至是彻底地治疗伤病员。一般而言，确定性医疗救护是在医院进行的。医疗救助需要根据医疗组织的完整性、医疗人员的能力、医疗设备及补给充足与否而定。有时伤病员甚至需要再次转送到别的医院以获得更好的治疗。所有关系到伤病员进一步处理的行动都必须由统一的协调控管中心来调度。

确定性医疗救护的服务对象是所有伤病员，包括各种不同病情（如受伤、身体不适、妇产、心理疾病或需外科手术的疾病等）的伤病员，确定性医疗也包括病人的康复。在突如其来的灾害事故中，病情会随着灾害的发展而改变。因此，确定性医疗提供的治方可以是初级、第二级或第三级的医疗救护。

由于灾害情况不同，伤员受损机制也不同，伤病种类因灾害种类而异。地震主要造成多部位的机械性损伤；火灾往往引起缺氧窒息、中毒和烧伤；空难、火车和汽车事故主要造成多部位的撞击伤；水灾除了导致淹溺之外，还易引发各种肠道传染病、外伤、寄生虫感染、呼吸道感染、皮肤病等；化学事故常引起烧伤和中毒；核战争会造成大量人员伤亡，主要造成烧伤、冲击伤、急性放射病、急性皮肤放射损伤、内照射损伤或上述情况的复合伤等。由于伤情复杂，必须进行针对性的治疗。在进行专科治疗时应注意以下原则：优先救治危重伤员；通过仔细检查，严防漏诊误诊；加强手术工作的协调，如由专家巡回指导手术，调整技术力量和人员，加快完成手术；及早计划晚期康复治疗，减少畸形，减轻残度。

三、灾害事件发生时医院医疗救护的后勤与保障运作

（一）医疗管理及药物设备及供应

由于伤病员的数目增加，物资（如水、包扎材料和抗生素等）需求量也会增加，灾害会使医疗设备的补给受到影响，物资变得短缺。物资也被依照重要性排定顺序，协调控管中心负责物资的分配、使用及获得，根据各单位的需求和物资的供应情况来决定如何分配物资。

物资在灾害时的不易追踪也往往成了贪污或浪费的温床。物资的管理系统非常复杂，需要具有以下功能：需求评估；采购；协调；物资接收；控管监督；储存；运输；分配；特别储存。

（二）工作人员管理和调集

它指的是正式的或聘用的专业医疗人员或行政后勤人员的紧急调集和管理。在医院临时调集的医务人员中可能有不同学科的医师、护士，并非所有人都具有应对灾害急救的能力和水平。在紧急救助中由有经验的急诊医师领班或者开展上岗前短期集训是较好的解决方案。

专业工作人员中也必须有行政后勤人员支持工作，行政人员将负责各层面的工作人员管理。员工管理包括人员募集、训练，对员工福利、安全、薪资、合约、住宿、食物、水、公共卫生的管理，以及其他支持服务的提供。若安排不当可能会对医疗救护的运作产生负面影响，导致伤病员无法得到妥善的救护。

（三）志愿者人力管理

“5·12”汶川地震救助中出现了一个新现象，那就是大量志愿者参与救援工作。志愿者可能是当地学生、普通群众、政府或非政府机关的工作人员等。如同医疗救护的其他层面具有两面性一样，志愿者救护也具有两面性，志愿者可能是医院或者救助中的一大辅助力量，也可能对医疗工作产生负面的影响。所以，应加强对志愿者的管理，如先给志愿者发识别证，将志愿者资料登记入册。只有按照需求和志愿者的能力分配工作，才能将志愿者的功能发挥到最大。志愿者在提供服务时，

应保持良好而稳定的工作状态，不应增加医院的负担或制造新问题。

(四) 心理援助及救护

灾害事件对于灾民以及从事援助工作人员的心理都会产生许多影响。尤其是媒体工作人员，因为总是专注于灾害所造成的突如其来的冲击，并经历很长的灾后恢复工作，心理及精神健康受损严重。精神心理卫生方面的支持在许多方面都是很重要的。

(五) 疏散(evacuation)

疏散是指将伤病员由当地医疗机构转到距离稍远但可提供更多医疗设施的场所。当一所医院的医疗工作人员或设施(病床等)超过负荷，或无法提供更专业的医疗时，就得把伤病员疏散到其他医院。然而，在大的灾害中，这样的疏散情况并不是很完整，而且常常会出现不需疏散的伤病员被疏散、应该要疏散的却得不到运输的情况。因此，应该利用相关的政策和方法使得疏散工作更加完整。

(六) 协调与控制(command and control)

指挥中心在灾害应变的运作中，必须要完成命令(command)、通信(communication)、控制(control)及获得相关的情报(intelligence)的任务，这对于灾害应变的成功运作有决定性的影响。

(七) 信息与媒体(information and media)

此部分包括内部及外部信息的流通管道。灾害事件往往是新闻的焦点，而且现场状况瞬息万变，各个单位都需要依据最新的信息去调整应变策略。外部的信息，特别是对媒体释放的消息，其正确性及适当性都对灾害的应变具有决定性的影响。维持一个有效率且实时的信息系统非常重要。

(八) 家属的安抚与救护(care of families)

灾区需要救护的不只有受伤的伤病员，伤亡者的家属及朋友等也是需要被注意的焦点，他们不一定需要医疗救护，但是如果疏于处理，则后续可能会引发出医疗问题。

第五节　特大灾害后方支援医院救援的中期及后期阶段

进入灾害救援的中期、后期，由灾害直接造成的伤病员明显减少，多为早期未得到及时、恰当处理的伤病员，或由灾害间接因素造成的伤病员。内科类疾病发病率明显上升，以急性上呼吸道感染为主，泌尿系统感染也多见。此阶段就诊病人多、病种复杂，是医疗时间持续较长的阶段。医院将逐渐恢复正常医疗工作与秩序。

医疗资源的配置应包括以大内科、大外科为主的多学科专业领域及相应医务人员，相应种类药品器材。晚期/恢复期阶段，疾病谱接近当地常见病、多发病。此时也应严密监控疫情，防止传染病的流行。

由于灾情可能持续数天或一段时间，各单位首先要把握时机、争取休息、保留实力、固本培元，以备长期作战。

要力争保障病床供应。可以再后送伤情稳定的伤员到其他指定医院,集中进行专科治疗,以腾空病床再接收其他伤员。

要关心和照顾工作人员在身、心、社、灵方面的需要。由于他们及其家人也可能是灾害的受害者,当灾情稍为缓和时,应让他们有时间处理个人及家庭事宜和休息。注意工作人员的情绪反应,出现灾害应激疾病或创伤后应激疾病(post-trauma stress disorder)者,可以安排进行个人或小组辅导,疏导情绪。

随着各种各样全球性灾害的经常发生,以及给人类健康、生活造成越来越多的破坏和威胁,以研究和实施灾害医学救助、最大限度地保障人的生命安全为基本目的灾害医学越来越受到瞩目。灾害事件可以在短时间内导致大批人员伤亡,对任何一个医疗单位来说,在短时间内处理大批量的同一类病人,人力物力都是有限的。在地震、战争等灾害事件中,医院也可能是灾区之一,此时医院不仅要承担其社会责任,还要自救。

参考文献

[1] Hogan DE, Burstein JL. Disaster medicine. 2nd ed. Lippincott Williams & Wilkins Press,2007.

[2] 郑静晨,张成伟,高进,等.以野战医院为依托的国际救援合作.中国急救复苏与灾害医学杂志,2008,3(3):147-149.

[3] Coule PL, Horner JA. National disaster life support programs: a platform for multi-disciplinary disaster response. Dent Clin N Am, 2007(51): 819-825.

第十一章 灾害伤员的救治原则

Chapter 11 First Aid Principles of the Wounded in Disasters

何忠杰
He Zhongjie
解放军总医院第一附属医院急诊科主任、主任医师、教授

各类灾害都可以给人造成创伤。创伤虽然常见,但对其概念并无统一的认识。传统定义的创伤主要是指机械力作用于人体导致的损伤。

交通、地震、建筑、工矿事故以及战争、恐怖袭击事件等已成为灾害发生的主要原因,创伤已经成为当今人类死亡的主要原因之一。在青、壮年人群中,创伤已成为"第一杀手"。严重创伤因其死亡率及致残率高、耗资巨大,可对家庭及社会经济造成巨大影响。

在我国城市,由创伤所致的死亡人数已经占到死亡排序的第五位(在农村为第四位)。战时火器伤导致的现场死亡中,大出血致死率占44%、颅脑火器伤占31%、多发伤占13%;火器伤后由颅脑伤、多器官功能不全或衰竭、休克所导致的死亡各占5%、4%、3%。交通事故伴随现代交通工具的产生和发展而增多,现已成为威胁人类生命安全的一种常见灾祸。

各种自然灾害是和平时期导致创伤增多的又一主要原因。据世界卫生组织区域办公室、泛美卫生组织代表 Goyet 的统计,在过去 20 年中,全世界范围内有 300 万人死于自然灾害,8 亿人受到不同程度的伤害。其中最为严重的是 1970 年孟加拉国的洪水和 1976 年中国的唐山大地震,这两次自然灾害中共计就有近百万人死于非命,而且,灾害造成的伤残人数也很多。与交通事故造成的创伤乃至死亡相比,各种自然灾害造成的创伤具有突发性、区域性、人群分布多样化、伤情复杂化等特点,这又决定了创伤救治的特殊性。

世界卫生组织公布,全世界每年有 50 多万人因车祸丧生。在车祸死亡者中,男性人数为女性的 2 倍,且 75% 的死亡者是青少年。如果加上空难和海难,交通事故造成的伤亡人数更多。从世界灾难伤亡统计来看,交通事故每年造成的伤亡人数远远超过了地震、洪水、风暴等自然灾害造成的伤亡人数的总和。我国交通事故发生率也迅速上升。1985 年以前,我国平均每年发生交通事故 10 万起左右,伤 8 万人,死亡 2 万多人。1985 年起这些数字开始急剧上升,平均每年发生交通事故多达 20 万起,伤 13 万人,死亡 4 万人。2007 年我国共发生交通事故 327 209 起,伤 380 442 人,死亡 81 649 人。

此外,现代战争不仅会给人类的财富造成巨大损失,也会在短时间内产生大量伤员。据统计,第四次中东战争作战仅 18 天,埃及方面就伤亡 6 万人左右,其中死亡约 15 000 人,伤 45 000 人,伤亡人数占总参战人数的 30%。进入 21 世纪以来,尽管世界范围内或国与国之间大规模的战争冲突已经停止,但局部地区的战争和武装冲突却不断,暴力犯罪与恐怖活动不断增加。设在德国海德

堡的国际冲突研究所最近发表的报告表明,1993 年欧洲是全世界战争最集中的地区之一,仅在前南斯拉夫地区和前苏联地区就爆发 7 场战争,约占当年全世界发生战争总数的 1/3。在暴力犯罪方面,美国在枪击致伤中居各国之首。据美国国民健康统计中心的资料,1979—1991 年,全美共有 5 万余名儿童成为枪击的牺牲品,相当于越战期间美军伤亡人数的总和。1991—1993 年,美国因枪支自杀、误杀以及暴力犯罪造成的死亡总人数也达 10 万余人。因此,加强对战伤、火器伤的研究和救治,也是我们面临的重要课题。

创伤的救治还离不开社会文明、相关学科的发展。急救系统、创伤中心、创伤抢救小组等就是创伤救治过程中形成的有效的创伤救治组织形式。发达国家早在 20 年前就对和平时期的伤员开始了有计划、有组织的救治,把创伤救治、训练和科研三者结合起来,采取灵活多样的形式,对创伤外科各阶梯的专业人员进行了有效的培训,同时创伤的基础研究也深入到了细胞与分子水平。我国创伤急救系统在大城市已经建设起来,一些医院已经在急诊科开展了确定性救命手术并取得明显的效果,但就整体水平而言,创伤复苏的能力与国外的差距仍然较大。

随着全社会对创伤重视程度的加深,创伤的防治水平将会大大提高,这也将有助于减少人民生命财产的损失,促进社会的繁荣与发展。

第一节　创伤救治原则

灾难救援是一个庞大的系统组织工程,组织管理效率和急救规律决定了灾害创伤的救治原则。

一、灾害救援的安全原则

任何灾害的救援工作都要保证救援者的安全,它包括救援队伍整体安全、设备安全、器械安全等。在每次灾害救援中,几乎都可以见到为抢救他人牺牲自己的英雄,也有累死在各类工作岗位上的英雄。我们在学习他们高尚精神的时候,也要思考其中的规律和经验教训。我们应该尽量做到既实现救援目的,又不牺牲人员。遇到风险,减少伤亡才是人性化的救援目的。在救援中正确的指挥可以避免集体伤亡,保证救援力量能争取更大的抢救效果。因此,在灾害救援中要牢固树立安全原则。当然,救援工作是不可能完全避免牺牲的,为了抢救更多的受灾民众,关键时刻仍需要发扬不怕牺牲的革命英雄主义精神。

二、灾害救援的时效性原则

在灾区医疗中灾害急救包含范围最广泛,内容最复杂,所处环境也最恶劣、最危险。灾害急救的对象既可以是外科创伤,也可以是内科突发疾病,还可能是其他专科疾病;灾害急救既可以在救援医院院内进行,又可以在院外的现场进行;施救者既可以是专业医护人员,也可以是非专业的志愿者;在战争灾害和恐怖灾害发生时,对于管理者尤其是灾害救援的决策者而言,把握住灾害救援工作的规律性至关重要。时效性就是其中最重要的规律之一。时效性在灾害救援工作中占有重要地位,它是灾害救援工作的出发点和归宿。脱离了时效性,任何决策、预案、措施和技术就都偏离了救援的宗旨。

（一）救治时间的定性、定义与定量

1. 时间就是生命（time is life）

尊重生命，以人为本。“时间就是生命”是一个人性化的理念。现在，急诊医学和其他各个医学相关学科对抢救时间重要性的认识越来越深刻，对时间概念的认识已经开始由越快越好的定性认识向针对性更强的定量认识过渡。可以展望，随着医学事业的发展和进步，随着对特定伤病认识的提高和救治技术的进展，救治时间定量化的理念会进一步得到发展。

2. 救命的黄金时间（therapy golden time）

有作者用“救命的黄金时间”描述患者受到伤病致命性打击后，经过恰当的救治而挽救其生命的机会，如我们熟知的“黄金三十分”、“黄金一小时”。它强调了救治工作中时间的珍贵性。这只是一种定性描述，不足之处是未针对具体伤病做进一步研究。

3. 急救时间窗（therapy time window）

一定的伤病在一定时间段内存在急救成功的可能性。超出这个时间范围，就失去了急救成功的机会。这个时间范围就称为急救时间窗。急救时间窗具有历史性和地域性。随着医学科技的发展，急救的时间窗会得到延长。

4. 急救的时效性与时效值（time effectiveness，index number of time titre）

不同的救治时间对应着不同的救治效果。在伤（病）后的时间序列上，单位时间内的救治效果称为急救的时效性。单位时间内的抢救成功率为时效值，它可以用数值来表示。

$$\text{时效值}=\frac{\text{一定救治时间内的救治成功率}}{\text{救治时间}}$$

以此值进行比较，可以得到时间窗内不同时效值，该指标可用来指导急救工作。

时间窗与时效性是既有联系又有区别的两个概念。之所以强调时间窗概念，是因为对时间窗之内的救治来说，救治结果与救治行为之间存在因果关系，对时间窗之外的救治来说，救治结果与救治行为之间不存在必然的因果关系。我们之所以强调时效性概念，是因为对病人进行的救治不是早晚都一样，而是越早越好。救治因进行的早晚不同而体现出不同的价值，这就是救治的时效性。时效性存在于时间窗内。时间窗被时效性划分为不同的时间价值。时间窗在一定的时空下是相对不变的，同时它可以随着医学进步而延长。同样，时效性也会随着急救技术的进步而增强。

结合灾害伤害的特点，急救的时效性分为个体急救时效性和群体急救时效性。

（1）个体急救时效性：即强调急救个体化。个体伤（病）都有各自的特点，在各自的急救时间窗内均存在最佳的处置方案和措施，针对具体患者采用特定措施，可以获得最佳的救治效果。

（2）群体急救时效性：指批量救治的总体时效性，也是急救的组织性和规律性。注重群体时效性也就是要注重对群体伤病员进行及时准确的分类、分流，避免延迟救治时间和减少分类的误诊漏诊率，使各类伤员在各自的最佳抢救时间窗内得到最好的救治。强调群体急救时效性，对于对现代战争、地震灾害中出现的大批量伤员进行有效而正确的救治具有极重要的指导意义。

（二）心肺复苏的重要时效值要求

灾害救援中也会遇到需要心肺复苏的情况，在特殊条件下心肺复苏比常规抢救要困难得多。

1. 心搏停止心肺复苏的时效值

针对临床上各种原因导致的心搏停止而进行的心肺复苏与时间的关系非常密切。人们普遍接受以下有关心搏停止时间对人体影响的结论：

(1) 心搏停止3秒钟时患者感到头晕;

(2) 心搏停止10~20秒钟患者即发生昏厥;

(3) 心搏停止30~40秒后患者瞳孔散大;

(4) 心搏停止40秒钟左右患者出现抽搐;

(5) 心搏停止60秒后患者呼吸停止、大小便失禁;

(6) 在常温下,循环停止4~6分钟患者即发生严重的甚至不可能恢复的脑损害;

(7) 在常温下,心搏停止10分钟后,患者脑组织基本死亡。

我们应针对以上问题,采取相应的抢救措施。目前大家接受的心肺复苏的时效值如下:

(1) 4分钟内复苏时效值可能达到50%存活;

(2) 4~6分钟开始接受复苏者,存活时效值仅为10%;

(3) 超过6分钟,复苏时效值仅4%;

(4) 10分钟以后开始复苏者,几无存活可能;

(5) 心搏停止的患者如果在现场得到CPR,其复苏成功率和存活率都会有大幅提高。在现场每延迟1分钟进行CPR,死亡率就会上升3%。

(6) 健全的急救系统可以明显提高复苏成功率;

(7) 在急诊室、ICU、CCU、麻醉科等医疗背景下,心搏复苏的成功率应该在60%~75%以上;

(8) 近年在特殊场合,比如发达国家的飞机场、高档赌场等,已经配备了自动体外除颤仪和救护车等设备,对员工也进行了急救知识和方法的培训。有资料显示,这些场合的综合心搏骤停复苏成功率可以达到50%~75%。

改进抢救的时效值结果要通过综合途径去达成,当前进行心肺复苏技术的普及性培训尤为重要。

2. 室颤的纠颤时效值

室颤是心梗及其他原因导致的心脏危重急症。它是心血管疾病早期心脏停搏的第一大原因,在灾害救援中也会遇到。根据大量的基础和临床研究结果,大家普遍接受如下的纠颤时效值:

(1) 1分钟内行电除颤,患者心搏恢复率可达90%;

(2) 5分钟后行电除颤,患者心搏恢复率则下降到50%左右;

(3) 第7分钟行电除颤,患者心搏恢复率则下降到30%左右;

(4) 9~11分钟后行电除颤,患者心搏恢复率则下降到10%左右;

(5) 超过12分钟行电除颤,患者心搏恢复率则只有2%~5%;

(6) 每延迟1分钟,心搏恢复的时效值就下降7%~10%。

目前提高纠颤时效值的对策是,目击者叩击患者心前区,尽早使用自动体外除颤器。普及急诊医学知识和高科技急救设备是解决这一问题的根本出路。

(三) 内科急症重要时效性标准

1. 时间就是心肌(time is myocardium)

这是心血管专业提出的关于心肌梗死抢救的时效理念。有证据显示对AMI发病12小时内的患者进行溶栓治疗是有益的。对症状发作6小时以内且伴有ST段抬高或束支传导阻滞的患者,每治疗1 000例大约可以防止其中的30例死亡。对症状发作7~12小时的患者,每治疗1 000例可防止20例死亡。

对于发作时间<12小时,ST段抬高或新发生LBBB的急性冠脉综合征,为了达到以上的目的,

要进行以下急救步骤:

(1) 若时间 <3 小时,则: ① 行静脉溶栓:r-tPA 50 ~ 100 mg,VD 或链激酶 150 万 ~200 万 U,VD 或尿激酶 150 万 ~200 万 U。② 目标:接诊到用药时效值 <30 分钟。

(2) 若时间 >3 小时,则: ① 直接进行急诊经皮冠状动脉介入治疗(PCI)。② 来诊到球囊扩张时效值 <90 分钟。③ 要求术者有较丰富的经验。④ 要求导管室有多例病例经验的积累。⑤ 能做 CABG。

2. 时间就是脑(time is brain)

对于脑卒中患者,时间的延迟就意味着脑细胞的死亡。脑梗死时,一般认为梗死灶核心区的神经细胞在血管闭塞后 60 分钟即死亡。由于侧支循环的代偿作用,梗死灶周围存在着所谓“半暗带”区域,该区域神经细胞电活动基本消失而能量代谢活动还存在,还能短期存活。如果能够在 3 小时内及时开通闭塞的血管挽救半暗带,就有希望减少神经细胞的死亡数和脑功能的损失。一般认为,在发病 1 小时内溶栓疗效最理想,3 小时内治疗有效,6 小时内疗效尚有待进一步评估。

(1) 疑似脑卒中急诊救治流程:

① 一般评价及处理(<10 分钟),监测生命指征,如呼吸、血压、脉搏、体温;

② 保证气道开放,鼻导管吸管,SpO_2 >90%;

③ 建立静脉通路;

④ 检查血常规、电解质、凝血功能;

⑤ 检查血糖水平,急诊降糖或补糖处理;

⑥ 做 12 导联 ECG,监测心律失常;

⑦ 一般性神经病学检查。

(2) 神经病学评价时效值(<25 分钟):

① 复习病史,确定脑缺血卒中发作时间(溶栓 <3 小时);

② 神经病学检查;

③ 确定意识水平(GCS 评分);

④ 确定卒中程度(NIHSS,Hunt 和 Hess 评分);

⑤ 急诊 CT 平扫(急诊-CT 扫描 <25 分钟);

⑥ 判断 CT 结果(急诊-CT 阅片 <45 分钟);

⑦ 颈椎侧位 X 线检查(如有颈部外伤者)。

(3) 溶栓治疗时效值:来诊到用药时间 <60 分钟。后期:

① 如病情变化,重复 CT 扫描;

② 监测血压,急诊处理;

③ 收入重症监护病房;

④ 24 小时内抗凝或抗血小板治疗。

(四) 灾害及战创伤急救的重要时效性理念

1. “急救白金 10 分钟”(emergency platinum 10 minutes)

战伤伤员在战场、平时民众在伤害现场通常很难得到医疗的专业救护,自救互救是急救的主要方法。降低战场的立即死亡率和平时的现场死亡率是抢救时间窗的重要工作目标。这部分死亡率的降低潜力取决于参战战士和伤害现场人员(包括伤员自己和目击者)的救护水平。“急救白金 10 分钟”就是针对上述问题提出的时效值概念。目前这个急救潜力尚未得到医疗专业机构和社会的足够重视。这不仅是一个医学范畴的时效性理念,更是一个社会范畴的时效性理念。

紧急事件发生后,无论经过怎样的程序,以送到医院急诊科等相关科室抢救间为起点,到医生进行紧急处理的最初10分钟为止,这一时间段叫"狭义急救白金10分钟",它对于指导临床医师进行抢救有着极其重要的作用和意义。要求急诊人员在这10分钟内完成紧急医疗救护:进行可控制的可靠止血,解除气道梗阻;建立无创或有创的呼吸通路,建立外周或中心静脉通路;实施相关的高级生命支持措施。

现场急救的内容主要包括:

(1) 外伤压迫止血;

(2) 颈托固定;

(3) 封闭气胸;

(4) 开放气道,由基本到高级提供呼吸支持;

(5) 建立静脉通路(由外周到中心或骨髓输液);

(6) 可耐受低灌注复苏。

2. "抗休克30分钟"(management shock within 30 minutes)

创伤性休克发生后,组织液回输形成的"自体输液"大约可以持续30分钟,向血管内回输250 mL左右组织间液。抗休克30分钟的时间概念强调及时而正确的液体复苏,维持基本的组织灌注,延缓或避免休克的发生,减少并发症,为进行后续治疗创造条件。这也是控制休克的时效性要求,即失血/创伤性休克要在30分钟以内得到控制。

与抗休克相关的急诊急救内容主要包括:

(1) 外伤后压迫止血,行急诊止血手术,使用止血药物,球囊压迫,内窥镜止血;

(2) 血管介入止血;

(3) 补液量为失血量的2~4倍,晶体液/胶体液为3:1,速度先快后慢;

(4) 第1个半小时补平衡液1 500 mL、胶体液500 mL,血压不升时再补平衡液1 000 mL;

(5) Hct<0.25,Hb<60 g/L,补红细胞600~800 mL。

3. "黄金1小时"(golden one hour)

它是指伤后1小时以内的时间。它是在院前、院内抢救的连续性基础上提高生存率的最佳时间窗。急救措施包括使用基本的急救五大技术、复苏和确定性救命手术。它强调在医疗系统内达到最佳目标。这是急诊创伤确定性救命手术的术前准备时限。我们把"黄金1小时"解读为"术前准备1小时"。在院前、院内急救的基础上,强调救治的序贯性,争取在1小时内为创伤急救确定性救命手术或损伤控制性手术做好准备,把握创伤急救最佳时间窗,提高生存率。它是医疗体系内的时效值目标,后续的救治内容主要是确定性救命手术或损伤控制性手术。

关于术前准备的急诊处理内容主要包括:

(1) 监测生命指征:体温,心率,呼吸,血压,SpO_2;

(2) 输血前准备:血、尿常规,血型、配血,HIV;

(3) 实验室检查:检查血生化、血糖,电解质、乳酸、凝血功能、血气分析;

(4) X线胸片,急诊超声;

(5) 液体复苏第一个半小时补平衡液1 500 mL、胶体液500 mL;

(6) Hct<0.25,Hb<60 g/L时,补红细胞600~800 mL;

(7) 呼吸、循环支持,检查处理伤口,用抗生素预防感染;

(8) 外科专科会诊,送入手术室。

总之,创伤中三大致命问题的时效性目标是:控制出血、解除窒息、保持呼吸道通畅等治疗应该在“白金10分钟”内完成;休克应该在30分钟内有效地干预并控制;胸、腹、盆腔的内脏损伤出血,严重的颅脑伤应该在“黄金1小时”内得到有效的手术治疗。

(五)危重病和感染性休克处置时效值要求

临床的各个科室、各个专业尤其是ICU,都会接收感染患者,其中一部分感染患者的症状会发展为休克。引起休克的最常见病因是各种感染。一旦病因明确,就要争取在6小时内进行早期目标性治疗。

早期(<6小时)目标治疗的内容和要求:

(1)若CVP <8 mmHg,补晶体液20 mL/kg、胶体液5 mL/kg,使CVP达8~12 mmHg;

(2)若MAP <65 mmHg,给予多巴胺5~15 μg/(kg·min)、去甲肾上腺素0.1~15 μg/(kg·min),静脉滴注,使SBP >90 mmHg或MAP >65 mmHg;

(3)若SvO_2 <70%,输RBC,使Hct >0.30、SvO_2 >70%;

(4)尿量 > 0.5 mL/(kg·h);

(5)经验性抗生素初始治疗(诊断后1小时开始);

(6)脓肿切开引流。

(六)灾区疫情、传染病处置时效值要求

1. 传染病分类

《中华人民共和国传染病防治法》将全国发病率较高、流行面较广、危害严重的急性和慢性传染病列为法定管理的传染病,并根据其传播方式、速度及其危害程度,将其分为甲、乙、丙三类。共有38种传染病被列为法定管理的传染病。

甲类传染病(2种):鼠疫、霍乱。

乙类传染病(25种):传染性非典型肺炎、艾滋病、病毒性肝炎、脊髓灰质炎、人感染高致病性禽流感、麻疹、流行性出血热、狂犬病、流行性乙型脑炎、登革热、炭疽、细菌性和阿米巴性痢疾、肺结核、伤寒和副伤寒、流行性脑脊髓膜炎、百日咳、白喉、新生儿破伤风、猩红热、布鲁氏菌病、淋病、梅毒、钩端螺旋体病、血吸虫病、疟疾。

丙类传染病(11种):流行性感冒、流行性腮腺炎、风疹、急性出血性结膜炎、麻风病、流行性和地方性斑疹伤寒、黑热病、包虫病、丝虫病、手足口病以及除霍乱、细菌性和阿米巴性痢疾、伤寒和副伤寒以外的感染性腹泻病。

2. 报告的时效值要求

城镇6小时、农村12小时内需向所在发病地区防疫机构上报的传染病:甲、乙二类中的艾滋病、肺炭疽病人及病源携带者或疑似病人。

城镇12小时、农村24小时内需向所在发病地区防疫机构上报的传染病:乙类病人及病源携带者或疑似病人。

24小时内需向所在发病地区防疫机构上报的传染病:丙类传染病。

在灾害救援时期,对疫情监测内容和标准以及疫情上报等的管理应在抗灾指挥部的统一领导下进行。这些时效值会依据情况而定。

（七）处理突发公共卫生事件的时效值要求

1. 事故等级分类

小型事故：一次受伤3～5人，或死亡1～2人；

中型事故：一次受伤6～19人，或死亡3～9人；

大型事故：一次受伤20～49人，或死亡10～19人；

特大型事故：一次受伤人数≥50人，或死亡人数≥20人；

重点事故：涉及人员的社会身份为“非一般人”时，即为重点事故。

2. 报告时效值

各类事故：10分钟内向本单位领导报告；

中型及中型以上事故：30分钟内向上级卫生部门报告，书面报告时限为6小时；

大型事故：1小时内向市级卫生部门报告；

特大型事故：2小时内向省级卫生部门报告，4小时内报国务院卫生行政部门；

重点事故：30分钟内向上级卫生部门报告。

（八）地震救援的时效值

Carl在对20世纪死亡人数在4万人以上的7次大地震（意大利，1908年，死亡75 000人；中国，1920年，死亡200 000人；日本，1923年，死亡143 000人；前苏联，1948年，死亡100 000人；秘鲁，1970年，死亡70 000人；中国，1976年，死亡250 000人；伊朗，1990年，死亡40 000人）的救治时效值进行研究时指出：在第一个24小时内，被砸埋者抢救成活率为85%～95%；在意大利1908年发生地震后，因延误了最佳救活时间，95%的伤员在被解救之前就已经死亡。Peter Safar认为：这些伤后慢慢死亡者有25%～50%可以在得到立即医疗抢救的情况下存活。言外之意是，24小时后甚至更早，大部分死亡已经发生了。

解放军某部资料显示，1976年7月28日唐山地震的伤病员救治过程中，地震后伤员挖出时间与救活的时效值有明显相关性（表1-11-1）：

表1-11-1 地震后伤员挖出时间与救活的时效值

挖出时间	挖出人数	救活人数	救活率（%）
半小时内	2 377	2 360	99.7
第1天	5 572	4 513	81.0
第2天	1 638	552	33.7
第3天	348	128	36.7
第4天	396	75	19.0
第5天	159	12	7.4
合　计	10 490	7 640	72.8

以四川汶川地震为例，截至2008年6月23日，解救转移146万人，死亡69 181人，失踪18 498人，受伤374 171人。地震受伤率为31.63%；若把失踪人员计入死亡总数，地震受伤死亡率为18.98%；废墟中抢救被掩埋者84 017人，其中存活6 541人，院内死亡3 515人。以此为依据计算出汶川地震救援平均时效值：解救时存活率为11.49%，最终存活率为7.79%。震后48小时，公安消防部队专业救援力量在灾情最严重的德阳、广元、绵阳、阿坝、都江堰等5个地区的9个市县，抢救埋压人员8 100人，其中1 701人生还，救援时效值为21%。

就受伤后生理耐受时限而言，尽管有地震救援“黄金 72 小时”的时效值说法，但是，从汶川地震救援的实际情况可见，超过这个时限抢救成功的伤员也大有人在。不同受伤程度的伤病员在不同掩埋条件下的生存时间如何？得到不同水平的救援，存活率又有何不同？目前这些问题还未得到深入的研究。如果地震救援的时效值研究取得进展，地震救援水平就会有较大的提高。

目前我国应对突发公共卫生事件或灾害事件时，军民协作统一指挥仍然是首要的机制。就现代战争或恐怖袭击事件而言，没有前方和后方之说，在强调个体救治时效性的基础上，应该提高群体救治的时效性。只有个体时效性和群体时效性有机地结合在一起，在最佳时间窗内以群体时效性为前提，使个体救治的效果达到最佳化，才能在突发公共卫生事件或灾害中最大限度地救护伤员。为提高急救各阶段的时效性，要做到以下几点：(1) 以高科技手段研究灾害的早期预报和预防；(2) 从群体急救知识的普及培训着手，做到急救技术和急救器械大众化，以期把握第一时间窗（非专业抢救时间窗）内的救治；(3) 利用信息化技术手段将现场与专家库相连（提高了时间窗内的专业救治时间比率），使优质医疗与伤病员同在；(4) 在现代新技术装备基础上探索新的急救理论和模式；(5) 提高医疗急救技术，改进医疗设备器械，使之携带方便、操作便捷、可靠有效，达到符合专业救治的时效性要求；(6) 以信息化统领现代转运方法，进行及时准确的分类疏散，从而提高抢救的时效性，降低伤残率与死亡率。

只有在上述时间窗内做出正确有效的处理，才能保证伤员伤后救治的连续性和完整性，从而获得救治的最佳时效值。因此，各级管理部门要对地震及其他所有灾害的医疗救援工作给予高度的重视，围绕时效性组织管理准备工作。

除了上述时效性的共性以外，由于空间、时间、人力等因素的影响，时效性也有其差异性，这些都需要我们进行更深入的研究。

三、创伤复苏新理念及方法

（一）可耐受的低灌注复苏

对未控制的内出血病人进行可耐受的低血压复苏也是目前创伤复苏的一种策略，其目标是在低容量缺血和过容量导致出血增加之间寻求一种平衡，其实质仍是以最大携氧量作为复苏的理想目标，同时减少胸腹腔出血量。巴尔的摩创伤休克中心的临床医师推荐的出血控制前的复苏目标见表 1-11-2。

表 1-11-2　巴尔的摩创伤休克中心的复苏目标

指　标	目　标
血压	收缩压 80 mmHg，平均 50～60 mmHg
心率	＜120 次/min
氧和	SaO_2 ＞96%（外周灌注使氧饱和度监测仪可以显示出结果）
尿量	＞0.5 mL/(kg·h)
意识	正确遵嘱运动
乳酸水平	＜1.6 mmol/L
碱储	＞－5
血红蛋白	＞90 g/L

（二）区别失血性休克与创伤性休克诊断的临床意义

休克是指有效循环血量减少，组织灌注不足所导致的细胞缺血、缺氧代谢紊乱和功能受损的一种综合征。尽管人们对休克机理的认识已取得很大的进步，但对于院前急救或急诊临床上对失血性休克与创伤性休克的临床意义的认识仍有待进一步提高。对于失血性休克的临床诊断，多数论著中都有阐述，而在论著中对创伤性休克则多有回避，这可能是由于创伤引起的疼痛表现存在多样性、复杂性，难以确定疼痛因素在休克中的作用。失血性休克和创伤性休克既有区别又有联系。它们共同的临床表现为低血压状态、微循环障碍、器官处于低灌注状态、细胞缺氧引起功能障碍。一般而言，创伤后发生的休克可通过伤者在急性损伤后出现以下临床表现来判断：血压下降至90 mmHg以下，心率增快到100次/min以上；皮肤黏膜苍白、大汗；尿量减少；无中枢神经系统损害但出现表情淡漠、意识改变等反应。

（1）失血及失血性休克。血容量丢失15%以下不会对机体造成明显不良影响，机体可能仅有轻微心率增快的反应，通过自身调节24小时内便可以恢复。但失血超过15%，患者便出现脉速、脉压差小、呼吸快、四肢变冷、尿少等循环系统加强代偿的变化；而一旦收缩压下降，则表明血容量丢失至少达到30%～40%并且代偿失败。超过50%的血容量丢失可以使患者陷入濒死状态。创伤失血导致的上述休克表现，我们就称之为临床的失血性休克。恢复血容量就可以纠正失血性休克。

（2）创伤性休克。一般认为伤及血管引起的出血（如表浅动脉或静脉的破裂等），最终导致了休克的发生，其疼痛的因素不足以引起交感系统兴奋者，归为失血性休克。创伤性休克是失血性休克与疼痛两者共同存在、相互作用的临床过程，其具备两个基本条件：失血或失液造成低血容量；存在疼痛因素。两个因素同时作用于机体神经、内分泌系统等时，才会引起休克的一系列病理生理反应，如肢体被绞断、严重挤压伤等会导致创伤性休克。当然在临床上也存在明确的失血性休克与创伤性休克之间难以确定是否有疼痛因素存在的现象。在单部位创伤中，单纯因失血或失液造成低血容量休克的比例要大些；而在多发伤中，创伤性休克的发生率高些。创伤性休克在血容量恢复后，也不一定能得到纠正。

临床上创伤性休克病情较失血性休克重，救治困难大，明确这个概念有着重要的临床意义，即不要由于认识不足、处置不当，把失血性休克患者当成了创伤性休克患者。以避免和减少疼痛为目的的以下措施值得注意：

（1）当一个不合并胸腹外伤的创伤患者出现失血并合并疼痛时，我们应该使用止痛剂。因为在理论上允许出现失血性休克，而不允许因合并疼痛因素使失血性休克加重成为创伤性休克。

（2）在对合并有严重意识障碍的创伤的患者及其他危重患者进行某些有创操作时，很多医师认为：患者已无意识，不知疼痛，所以不用麻醉，甚至不使用局麻。实际上，当大脑网状上行激活系统受损而导致皮层意识障碍时，患者不能表达对疼痛的感受。但是，疼痛既可以上传，也可以在脊髓形成低级神经反射，从而引起血管收缩舒张反应，引起循环状态恶化，导致休克、病情加重甚至死亡。因此，急诊医师应该纠正那种认为对昏迷患者可不使用麻药的错误观点。

（3）早期固定，正确搬运。例如，一个合并股骨干骨折的多发伤患者，必然会出现血容量丢失的情况，甚至可能处于临界休克状态，如果我们对创伤性休克认识不足，未能对股骨干进行正确固定，在搬运、转运中，骨折断端搓动就会引起疼痛，而疼痛必然使临界休克转变为休克。理论上说，这即是把失血性休克变成了创伤性休克，这一现象在院前急救转运或急诊救治中常常出现。

总之，明确失血性休克与创伤性休克的概念区别和临床意义，可以指导急救医师在急诊处置中尽可能不使失血性休克演变成为创伤性休克。

四、正确判断伤情原则

对灾害中伤员伤情的正确判断非常重要，这决定着现场抢救的策略和方法。平常创伤伤情的判断方法用于灾害救援时非常有效，但仍需进一步研究总结地震伤情判断的规律。

（一）四项指标判断法

（1）生理指标判断。检查生命体征和意识水平，GCS <14，收缩压 <90 mmHg，呼吸 <10 次/min，呼吸 >29 次/min，成人 TS <11 或儿童 TS <8，有意识障碍者，可诊断为重伤。

（2）损伤解剖部位判断。创伤仅发生在头、颈、躯干、四肢末端（含膝、肘），有连枷胸，有复合烧伤的创伤，两处及以上的四肢长骨骨折，骨盆骨折，肢体瘫痪或四肢离断到腕和踝关节者为重伤员。

（3）根据损伤情况判断。有以下损伤情况的伤员为重伤员：地震中的砸压损伤同一现场有其他人员死亡，被埋超过 72 小时；从汽车一同摔出或同一环境内有死亡者，或者解脱超过 20 分钟；从 6 米以上坠落或翻滚、高速机动冲击速度 >40 km/h、车体畸形 >50 cm、乘客空间 >30 cm、机动车对行人或自行车撞击速度 >5 km/h、行人摔出并翻滚、摩托车撞击速度 >20 km/h 或人与车分离等。

（4）基本情况及病史判断。年龄 <5 岁或 >55 岁，存在心脏疾病、呼吸疾病、糖尿病、肝硬化、病态肥胖、妊娠、免疫抑制患者，以及出血或服用抗凝药物患者，均为危重伤病员。

（二）经验方法

医院急诊科对创伤严重度的一般分类方法如下：

（1）轻度创伤：伤员单部位受伤，仅需简单处置；烧伤为总面积在 10% 以下的Ⅱ度烧伤。轻伤伤员一般不需住院治疗（面部、手、会阴部烧伤者除外）。

（2）中度创伤：伤员主要受伤部位损害严重，有功能损害，伤员生命体征基本平稳，无生命危险；烧伤为总面积在 10% ~30% 的Ⅱ度烧伤；烧伤为总面积小于 10% 的Ⅲ度烧伤；ISS <13。中度创伤伤员一般无生命危险，在一段时间内失去生活、工作或战斗能力，治疗时间较长，治愈后可能留有功能障碍。

（3）重度创伤：伤员单个或多个部位损害，生命体征不稳定，不救治就会死亡；烧伤为总面积在 30% ~50% 的Ⅱ度烧伤；烧伤为总面积为 10% ~20% 的Ⅲ度烧伤；烧伤合并了休克、中度以上吸入性损伤；ISS 在 13 ~25。重度创伤伤员一般伤势严重，危及生命，多发生严重并发症，治愈后可能遗留残疾。

（4）极重度创伤：单个或多个部位损害，生命体征极不稳定，不迅速处置 4 小时内即死亡；濒死状态；难以逆转的死亡；面积在 50% 以上Ⅱ度烧伤，或面积在 20% 以上Ⅲ度烧伤；ISS >25。极重度创伤伤员死亡率高。

第二节　群体创伤的分类分级救治原则

应依据以上方法对危重、重度、中度、轻度4类伤员进行判断、分类，实行分级救治，并将死亡者送往统一地点集中处置。

一、分类方法

面对大批量灾害伤员，只有进行快速分类才能为分类救治打好基础。国际上常用的快速分类方法为简易分诊和快速治疗(the simple triage and rapid treatment, START)，详见有关章节。

二、分类救援的原则

应依据救援力量和转运力量综合判断，以制订不同类型伤员的处置方案。要通过以上分类，针对不同类型的伤员采取不同的救治策略。

对于危重伤员、重伤员，在现场无条件采用关键处置时，可稳定伤情后及时转运。转运时采用空运方法最好。对于分类后的伤员，在现场采用不同的抢救策略。

轻伤者：不需复苏；需常规手术。

中度伤者：延迟处置会发生严重内脏并发症，应对危及生命者优先处置。

重伤者：有生命危险，需立即手术和复苏，需紧急处置(行确定性救命手术或损伤控制性手术)。

危重伤者：有致命性损伤，生存机会非常小；期待处置。

行紧急手术时要注意以下原则：

(1) 保护组织，避免再损伤；

(2) 保护器官，避免功能衰竭；

(3) 急救技术要正确可靠；

(4) 正确使用止血带；

(5) 体内异物不取出，除非遇到特殊情况；

(6) 断肢干燥、冷藏；

(7) 内脏脱出不纳；

(8) 漏不填塞。

第三节　单个伤链式流程技术

创伤的链式流程复苏是由症及伤，这是急救工作的思维方法之一，可以在抢救中提高抢救效果和判断的正确性。创伤急救的经验概括起来就是链式抢救步骤和方法：(1) 初步迅速判断病情，确定给予何种程度的抢救支持；(2) 实施呼吸通路的阶梯化管理，建立可靠的呼吸通路和支持，确保 $SaO_2 > 90\%$；(3) 建立以中心静脉插管为主的循环通路；(4) 系统查体和检查；(5) 监测改良氧利用率指导全身管理；(6) 实施确定性救命手术。

一、初步迅速判断伤情

判断伤情首先要明确：(1) 伤情的严重程度。伤情越严重，给予的支持水平就应越高。(2) 伤情的变化趋势。若伤情由轻向重发展，就要进行确定性的抢救。(3) 患者的抢救时机。要把抢救措施用来针对那些有机会抢救成功的患者。(4) 目前到患者呼吸心跳停止的可能时间，以及针对具体伤员的救命措施。上述问题是需要初步迅速判断的内容，它们可以指导我们组织起高效的抢救。初步的判断可在数十秒至半分钟内完成。具体的判断方法如下：

（一）以经验判断

经验是临床积累的结果，尽管经验也会存在一定的失误，但丰富的创伤抢救经验是决定抢救成败最重要的因素之一。

丰富的临床急救经验是临床救治成功的最基本的因素，在稳定患者病情的基础上，进一步进行系统病史采集和全面查体非常必要。在接诊患者的 15 秒钟内，可以完成意识状态的判断，依据足背动脉、桡动脉、股动脉、颈内动脉的搏动和张力初步判断血压的范围，并据此判断生理危重程度（表 1-11-3）。

表 1-11-3　动脉搏动情况与初步判断血压的关系

初步判断血压情况（mmHg）	足背动脉	桡动脉	股动脉	颈内动脉
≥90	+	+	+	+
70～89	−	+	+	+
60～79	−	−	+	+
50～59	−	−	−	+
<50	−	−	−	−
合　计				

（二）对创伤进行评分

尽管创伤评分系统还不尽完善，但在大范围内的统计结果已经表明，其在判断病情及预后方面的准确性是其他方法还无法比拟的。TS（创伤评分）总分为 16 分；14～16 分表明有 96% 的生存率；大于 12 分表明伤员为重伤员；4～13 分表明救治效果显著；1～3 分表明死亡率 >96%。创伤评分系统的准确度为 98.7%。GCS（格拉斯哥昏迷评分）总分 15 分，8 分以下表明创伤为重度脑外伤；大于 7 分表明存活率为 95%；小于 5 分则表明死亡率 >95%；5～7 分表明生死难断定。ICRMAS 总分为 10 分，其值小于或等于 8 为重伤标准。在 ISS（创伤严重度评分）中，ISS <13，一般表明创伤为中度创伤，伤员无生命危险；ISS 为 13～25，一般表明创伤为重度创伤，伤员伤势严重，危及生命，多有严重并发症，治愈后可能遗留残疾；ISS >25，一般表明创伤为极重度创伤，伤员死亡率高。

（三）实施创伤救治优先原则

创伤救治程序是对创伤患者进行评估和优先处理的方案，在快速、简捷判断伤情的同时，应对患者进行合理、有效的确定性抢救。创伤救治的优先原则可分为三个不同阶段。

(1) 第一优先原则:以维持和恢复患者生命支持系统的功能为目标,包括一系列基本的创伤复苏措施和生命支持系统功能。它的重点是:判断循环和呼吸系统的稳定性,及时处理影响循环和呼吸的创伤,以减轻组织器官的缺氧程度;判断颅脑外伤的严重程度,及时处理颅脑外伤;预防脊髓的进一步损伤。第一优先原则包括:

① 检查病人的皮肤颜色、胸部活动度、意识、四肢运动。

② 在双侧腋中线听诊确定呼吸音是否存在以及呼吸音的性质。

③ 建立气道,给予适当的通气支持。

④ 触摸脉搏是快、慢、强、弱,评估血压水平。

⑤ 进行心电监测。

⑥ 确定血压。

⑦ 建立静脉通路,进行液体复苏。

⑧ 控制体表的出血。

⑨ 在液体复苏后逐步放松患者使用的抗休克衣裤。

⑩ 观察患者是否有摇手指或肢趾的示意运动。

⑪ 如果患者不能遵嘱运动,在按压患者胸骨时看患者四肢有何反应。

⑫ 检查瞳孔大小和反应。

⑬ 如果需要搬运患者,用颈托固定患者颈部。

⑭ 抽动脉血进行血气分析。

⑮ 尽快采集血样标本。

⑯ 如果有呼吸或心血管问题,尽快拍摄胸片。

(2) 第二优先原则:以迅速明确并控制生命器官的生理性改变为目标,包括实施各种确定性救治措施和进行有针对性的检查。如果多部位受到损伤,就要评估每个损伤部位对休克的影响程度;如果用了抗休克裤,一定要在液体复苏后再逐步放气,且放气时按先腹部、后四肢的顺序进行;检查张力性气胸:伤侧腋下呼吸音减弱,颈静脉扩张,外周低灌注;大量漏气时要做气管镜检查以排除气管损伤。第二优先原则包括:

① 尽快完成头、颈、胸、腹、脊柱、骨盆、四肢的简单检查。

② 如果可能,询问相关的创伤病史。

③ 完成更完全的神经系统检查。

④ 拍摄颈椎侧位片。

⑤ 如果有指征,拍摄胸和腰椎片。

⑥ 开始对脊髓进行针对性治疗。

⑦ 针对严重脑外伤制订医疗计划。

⑧ 如果无脊柱损伤,拍摄立位胸片。

⑨ 拍摄骨盆平片。

⑩ 插入导尿管。

⑪ 插入胃管。

⑫ 做诊断性腹腔穿刺灌洗,探查局部伤口或做腹部物理诊断。

⑬ 如果有指征,插入动脉导管监测血压。

(3) 第三优先原则:以及时确定并处理一些隐匿的病理生理性变化为目标。第三优先原则包括:

① 完成一次系统全面的全身检查,包括各个生理孔或开口的检查。

② 在先前的诊断和评估基础上考虑进一步的诊断。

③ 在完成诊断和评估病情之后,实施急诊手术或其他救命措施。

④ 考虑适当的气管插管或气管切开。

⑤ 给高危病人插入心导管进行血流动力学监测。

⑥ 了解中心体温。

⑦ 如果有指征,预防性给予抗生素。

⑧ 肌注破伤风抗毒素。

⑨ 进行适当的会诊。

⑩ 对脱位和骨折进行夹板固定。

⑪ 让有轻微脑外伤的患者留观或入院。

(四) 创伤抢救的分类方法

为使临床分型更适于临床复苏的需要,且能从时效性方面体现现代创伤救治特点,建议根据受伤与死亡的关系和时间对创伤抢救进行分类。这种分类方法便于对极重度、濒临死亡的创伤患者在早期进行临床决断,以判明抢救的必要性以及确定具体的抢救措施。这类方法更适于大批量伤员的分类处置,分类方法如下。

(1) 直接致死性创伤伤员:这类伤员受伤后在无医疗干预的情况下迅速(0.5～1 h)死亡,如心脏、胸、腹腔大动脉或静脉受损伤,颅脑受严重外伤,脑干严重受创伤和高位延髓创伤等伤员的死亡,多发生在创伤后第一高峰死亡时间内。对这类创伤,现场有条件的,要紧急处置。抢救中伤员伤情演变成难以逆转死亡的创伤时,按下条原则处置。如果现场无条件,可给予期待处置。

(2) 难以逆转死亡的创伤伤员:这类伤员(如脑疝、严重多发伤伤员等)伤情发展到一定程度,生命体征部分存在,但死亡难以逆转,在伤后无医疗干预的情况下可存活 1～4 h。对这类伤员,可给予期待处置。

(3) 非直接致死性创伤伤员:在受伤后,能够在无医疗干预的情况下生存 4 h 以上;临床上出现再灌注过程;低灌注引起全身代谢异常;出现非直接受伤部位或器官的功能改变。临床上的休克概念更适合于这一类临床过程。这类伤员数量最多,变化最大,伤情最复杂,要组织力量主要针对这类伤员进行正确处置。

难以逆转的死亡比例高,急救伤死率居高不下,给我们留下两方面思考:一是医疗技术的进步和急救系统的作用已经救治了大量创伤患者,其功效已发挥到最大,无潜力可挖;二是对于伤死率居高的创伤病种,目前的救治方案无效,必须有所突破才能提高救治成功率。

(五)"狭义白金十分钟"内的急救技术和动作

对于早期的抢救,急诊专业人员要在平时磨炼出稳定高效的抢救技术和动作,确保在抢救中发挥作用。以急诊专业发展成绩看,在早期抢救的急救技术和动作方面,其他专业的医生已经不能和急诊专业的医生相比了。早期不同时间抢救方案见表 1-11-4。

二、呼吸通路阶梯化管理原则和方法

对呼吸系统进行阶梯化管理,是指按呼吸功能不全的不同程度,采用不同侵入程度的支持手段,达到呼吸支持的目的。呼吸支持的阶梯化管理是较为可行而有益的急诊管理模式,具体分为:

无/有创伤类、四个阶梯、10 类方法(见图 1-11-1)。目前顺利的气管插管可在 1 ~2 s 内完成操作，顺利的有创气管扩切术可在 1 ~2 min 内完成。

表 1-11-4　狭义白金十分钟内的急救技术和动作

<table>
<tr><th>目标</th><th>时间</th><th>可以完成的急救动作</th><th>应该完成的急救动作</th><th>职责人</th></tr>
<tr><td rowspan="4">1. 建立生命支持措施
2. 初步判断危重程度</td><td>30 s 内判定生命指征并开放气道</td><td>开放气道
鼻塞给氧</td><td>判定呼吸、脉搏，检查瞳孔、结膜，开放气道</td><td rowspan="2">一线人员</td></tr>
<tr><td>1 min 内</td><td>气管插管
行环甲膜穿刺术
静脉给药
心电监护</td><td>测量生命体征，初步判断病情危重程度，控制可控制的出血</td></tr>
<tr><td>2 min 内</td><td rowspan="2">行中心静脉穿刺置管术
行气管穿刺扩切术
准备及使用呼吸机
静脉输液
测血压</td><td rowspan="2">气管插管
气管内注射
静脉输液
肌肉注射
行气管穿刺扩切术</td><td rowspan="2">创伤组长指挥并完成关键措施，确定具体抢救程序</td></tr>
<tr><td>3 min 内</td></tr>
<tr><td rowspan="4">3. 建立完善的呼吸、循环通路
4. 开始液体复苏</td><td>4 min 内</td><td>暴露身体</td><td rowspan="6">行中心静脉穿刺置管术
行气管穿刺扩切术
行气管穿刺旋切术
准备及使用呼吸机
静脉输液
插入胃管
测血压
备头皮
导尿
会阴备皮</td><td rowspan="4">创伤组长指挥并完成关键措施，确定具体抢救程序</td></tr>
<tr><td>5 min 内</td><td>行气管穿刺旋切术</td></tr>
<tr><td>6 min 内</td><td rowspan="3">配血
化验
液体复苏
包扎
固定
完善上述急救措施</td></tr>
<tr><td>7 min 内</td></tr>
<tr><td rowspan="3">5. 二次判断危重程度
6. 启动下阶段相关措施或程序</td><td>8 min 内</td><td>高级职称参与抢救，组织会诊，确定完成上述具体抢救程序</td></tr>
<tr><td>9 min 内</td><td>启动实施确定性救命科室会诊</td><td></td></tr>
<tr><td>10 min 内</td><td>启动其他相关检查或措施</td><td>全面物诊生命体征，进一步判定危重程度</td><td></td></tr>
</table>

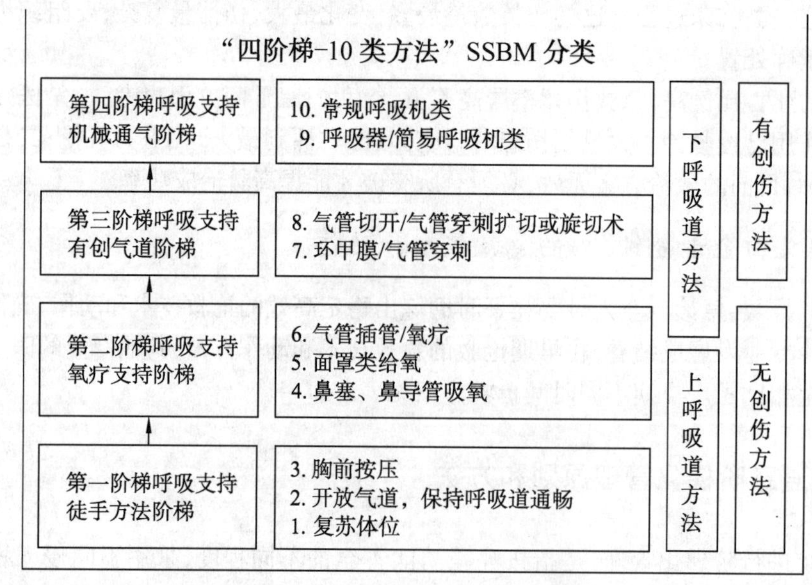

图 1-11-1　呼吸支持的阶梯化管理——四阶梯-10 类方法

上图第一、二阶梯为无创方法;第三、四阶梯为有创方法。1 ~ 5 为上呼吸道支持方法;6 ~ 10 为下呼吸道支持方法。

(一) 阶梯化管理与跨越阶梯的组合应用

呼吸的阶梯是由简单到复杂、由易到难、由徒手到器械的过程,适用于病情由缓到急、由轻到重的急危重症患者。因此,根据病情可以达到呼吸支持效果时,应尽可能采用低阶梯内的、无创的上呼吸道支持方法。同时要做好病情加重时的下一阶梯的方法准备。部分内科疾病所致呼吸功能不全可适用阶梯逐步升级原则。影响升级的因素包括原发疾病性质、是否达到呼吸衰竭标准、疾病发展趋势等。呼吸衰竭的标准对于决定呼吸支持阶梯升级很重要,但不是唯一标准。原发疾病的性质决定了一些特殊疾病需要跨阶梯组合使用方法:(1) 对呼吸、心跳停止的患者来说,第二阶梯方法 5 是首选;(2) 呼吸道烧伤的患者早期就要由第一、二阶梯尽早或直接进入第三阶梯方法 8,以防止呼吸道焦痂脱落导致窒息死亡;(3) 神经系统严重创伤或严重卒中的患者,也应该由第一阶梯方法 1、2 或第二阶梯方法 4、5 进入第三阶梯方法 8,尽可能避免方法 6;(4) 衰弱的内科疾病患者也应该多采用第一阶梯方法 1、2 或第二阶梯方法 4、5,可以在循环稳定后采用第二阶梯方法 6 或第三阶梯;(5) 哮喘患者在有呼吸机支持时多采用方法 6,并可延长插管时间,应避免气管切开。其他阶梯视情况做好下一步准备。

(二) 跨阶梯原则

各类需紧急抢救的患者在呼吸通道的建立上一般处于独立的阶梯,按一定的顺序进行,各阶梯相互关联、迅速展开和完成。在具体临床应用中不能机械照搬原则,而应紧随着阶梯化的思路,灵活准确地把握住关键性首选措施;尤其在急诊常见的抢救内、外科急危重病患者的过程中,更应选择阶梯化、跨阶梯的呼吸支持方法。

三、以中心静脉通路为主的循环通路的建立原则和方法

要抢救创伤病人,应建立以中心静脉为主的数条大静脉通路,确保液体的迅速输入。只有大静脉穿刺置管技术才能达到快速、简便、可靠、有效的要求,尤其在创伤病人的抢救中,建立 3 ~ 4 条静脉通路和 1 条动脉通路是必要的。4 条静脉通路各有用途:第一条为快速补液和(或)监测中心静脉压;第二条为快速补血或胶体液;第三条为补液和用碱性药或针对脑水肿的脱水药等;第四条为提供血管活性药物预留。一条动脉通路可供有创血压监测和抽取血气或其他血标本时使用。在有穿刺置管的条件下,静脉切开已经不是首选。器械改进和技术普及后,可在 2 ~ 3 min 内建立中心静脉通路。

(一) 全身的静脉有"单侧 8 部位双侧 16 点"

全身的静脉由上至下、由浅至深依次为颈外静脉、颈内静脉、锁骨下静脉上入路、锁骨下静脉下入路、贵要静脉、头静脉、股静脉、大隐静脉(见表 1-11-5)。

表 1-11-5 各部位静脉通路及特点

静脉通路及部位	优 点	缺 点
周围静脉通路		
小静脉针	建立迅速,使用安全	不能快速补液,易发生静脉炎,缩血管药液外渗可致皮肤坏死
小静脉套管针	安全可靠,补液速度快	不能监测中心静脉压、静脉炎,关节部位使用、弯曲时,液路不通
导管	部位不限,便于护理	需必要的技术和器械
颈外静脉	表浅粗大,仅可用于套管针	皮下组织疏松,颈部活动时,套管针易滑出血管导致血肿
头静脉	可置入短导管,男性解剖标志明显	有静脉瓣,不易导入长导管
贵要静脉	无静脉瓣,可插入心导管,左侧较右侧为佳,心内起搏右侧优于左侧	易痉挛,用后即闭塞
锁骨下静脉上入路	紧急复苏时首选,不影响胸外按压,建立迅速,急诊透析首选部位,心内起搏先右后左进行选择	要求操作熟练,左侧有损伤胸导管风险,不宜首选
锁骨下静脉下入路	静脉营养,长期输液,可重复穿刺,是最常用的通路,并发症相对少	心内起搏次选部位,右侧先于左侧
颈内静脉	心导管首选入路,便于护理,首选导入心导管	误伤动脉后有窒息危险,需用导引工具,体位要求高,先选右侧
股静脉	安全,快捷,风险最小,上述静脉不可选时选用	床旁血滤首选静脉回路,距会阴部近,易污染
大隐静脉	建立安全、可靠	严重休克时建立困难

(二) 选择静脉的原则

在四肢建立静脉通路的原则是避开受伤的肢体;对于有骨盆骨折或腹腔外伤的伤员,应该优选上肢;中心静脉的选择除应以上述临床需要和各自特点为依据外,有胸部外伤或其他情况时还应按以下原则进行选择:优先选择胸部有开放损伤一侧。优先选择做胸腔闭式引流一侧,优先选择有血或(和)气胸一侧,优先选择先进行处置的胸腔一侧,其理由是:中心静脉穿刺造成气胸的可能性小,即使造成气胸,往往气胸量也不大,多在10%左右,常不需要胸穿抽气,可自行吸收。当一侧有损伤时,保留健侧作为代偿,而不宜冒风险损害健侧,使双侧处于病理状态,因为随后难免要进行双侧胸腔处置。深静脉穿刺的并发症与原发伤合并一侧,可以在处置该侧时一并解除。如果伤侧有气胸,则进行操作时,往往难以伤及肺组织。

四、系统查体和检查

在上述呼吸、循环支持下,迅速对全身进行系统查体和检查。创伤学系统的知识和经验对创伤的诊断、救治及复苏十分重要。

创伤病人的检查中,运用视诊和触诊可以除外四肢、头颅、胸、骨盆、脊柱的骨折,运用叩诊和听诊可以除外胸部的气、血胸。其他的诊断手段有胸、腹腔的穿刺和B超;B超可以检出胸、腹部的重要创伤。必要时进行头、颈、胸、腹、骨盆等部位的CT检查可以明确诊断较为复杂的创伤。病情允许时可以做MRI检查。对创伤病人进行检查的顺序为:胸、腹、头、颈、骨盆、脊柱、四肢,其特点为及早拣出最重的可能导致病人死亡的创伤。从创伤救治的特点看,人体有7个部位和器官(头颈部、胸部、腹部、骨盆、脊柱、大血管、四肢)的创伤均有可能导致病人死亡。此分类方法优点是诊治上的简捷性和完整性。

有人用“CRASH PLAN”(撞击计划)的方法来帮助记忆抢救次序,其中每一个字母代表一个脏器或解剖部位:C 为心脏(cardiac),R 为呼吸(respiratory),A 代为腹部(abdomen),S 为脊柱(spine),H 为头颅(head),P 为骨盆(pelvic),L 为四肢(limb),A 为血管(artery),N 为神经(nerve)。

各部位的损伤均有特点。对于伤情极重的颅脑外伤病人,依然要实施急救手术,给予大剂量甲泼尼龙及综合加强治疗支持。对于骨盆骨折的病人(不可搬运病人除外),还可采用外固定架进行骨盆固定(危重病人一般可耐受该手术),同时进行血管造影和血管栓塞止血。胸腹部的出血须进行手术探查,为了确保急诊创伤的救治效果,创伤复苏的一个进步就是实施急诊确定性救命手术,使严重创伤的死亡率明显下降。注重创伤急救的管理和组织是急诊科全面建设的重要内容,将有助于进一步提高危重创伤病人的救治成功率。

五、改良氧代谢的监测

液体的复苏目标从全身的整体看主要是尽可能提供足够的携氧血液,以满足全身的氧代谢要求。氧代谢监测是在通过 Swan-Ganz 导管进行血流动力学监测的同时完成的。我们知道 1 g 血红蛋白在完全饱和情况下可以结合 1.34 mL 的氧,测得血液中血红蛋白浓度(Hb),又测得动脉血氧饱和度(SaO_2),通过仪器测得病人的心排量(CO),心排量 = 每搏量 × 心率,就可以用下面的公式计算病人的分钟携氧量(氧载):

$$\begin{aligned}\text{氧耗}(VO_2) &= \text{动脉血氧含量} - \text{混合静脉血氧含量}\\ &= \text{氧载} - \text{混合静脉血氧含量}\end{aligned}$$

(一)氧载与氧耗的关系

在实验中用滴定式的方法可以看到,当随着氧载的增加,氧耗也增加时,氧耗与氧载的关系被称为依赖关系;当氧载到达某个阈值后,氧载增加而氧耗不变时,氧耗与氧载的关系被称为脱依赖关系。脱依赖关系是临床氧代谢治疗的最终目标。而临床工作中氧载与氧耗的关系较为复杂,既可出现上述的脱依赖关系,也可出现病理性依赖,即伴随氧载的增加,氧耗也相应提高,氧耗与氧载之间不呈现脱依赖关系,其机理尚不清楚。

在实际工作中,忽略不计血液中物理溶解部分氧含量,使用下列公式计算氧利用率,动态观察危重病氧代谢变化情况。

改良氧利用率(modify oxygen utilization coefficient,MO_2UC)的计算方法见下列公式:

$$\text{改良氧利用率} = \frac{\text{氧耗}}{\text{氧载}} \times 100\% = \frac{(CO \times Hb \times SaO_2 - CO \times Hb \times SvO_2) \times 10}{CO \times Hb \times SaO_2 \times 10} \times 100\% \quad (1)$$

$$= \frac{SaO_2 - SvO_2}{SaO_2} \times 100\% \quad (2)$$

CO:心排量;Hb:血色素;SaO_2:动脉氧饱和度;SvO_2:中心混合静脉血饱和度。

当机体的氧载不能满足机体的氧耗时,机体将通过提高氧利用率来代偿对氧的利用。改良氧利用率(MO_2UC)可以从正常的 0.22 ~ 0.32 上升到 0.7 ~ 0.8,一旦氧载情况改善,氧利用率可以在 2 ~ 4 小时内恢复正常。可以这样认为,只要机体的代偿功能存在,氧利用率有提高,即可以认为此时氧载不足或相对不足,在一定限度内氧利用率的上升就意味着组织的缺氧状况在恶化。氧利用率超过

0.40,说明缺氧超过了危险限,需要加强干预。如果其持续在0.40~0.50达3~4天,持续在0.50~0.60达24小时以上,或超过0.60的时间超出8~12小时,提示病人缺氧严重且时间过长,出现并发症的可能性增多。因此,复苏的氧代谢标准为氧利用率≤0.40。

氧利用率的改良反映了机体对氧的提取和利用能力,在氧供减少时,机体可以通过提高氧利用率来代偿摄取氧,但同时这种变化亦表明机体处于缺氧状态。只要代偿功能未衰竭,从上述公式推导就可以看出氧利用率与以下几个因素有关:(1) 呼吸功能,包括肺通气、肺氧合情况。(2) 循环功能,包括心排量、心肌收缩、前后负荷及心率情况、血红蛋白。(3) 微循环功能:及时去除缺氧的致病因素,并适当缓解微血管痉挛,缺氧好转。若微循环持续痉挛,毛细血管内血容量不足,组织缺血缺氧加剧,可发展为代谢性酸中毒。(4) 细胞功能:细胞缺血缺氧,线粒体首先发生退行性变,线粒体能量代谢障碍,导致溶酶体功能减退甚至破裂,大量水解酶漏出,使其能量来源进一步减少,并对机体产生一系列损伤作用。以氧利用率指标对临床的危重病人进行的组织缺氧程度考查,结果证明是可靠的。由于简化了计算,通过中心静脉导管抽取中心静脉混合血进行血气分析即可获得SvO_2,而不一定都要使用Swan-Ganz导管,这样节约了费用,使这项监测从ICU走进了一般医院的普通科室。只要有血气机的医院即可展开氧利用率的监测,使危重病氧代谢的观点得到了普及和实际应用。

(二) 认识隐性代偿性休克

近年来对脓毒症和MODS的研究发现:胃肠道上皮细胞特别是绒毛顶部的上皮细胞对缺血缺氧非常敏感,一旦缺血缺氧,数分钟即可坏死。黏膜上皮细胞的损害将导致其通透性增强,使其成为肠道内的细菌和内毒素入侵机体的途径,从而使胃肠道成为向机体持续输送强烈致炎物质的场所。这是诱发脓毒症和MODS最重要的原因之一。因此,要保证胃肠道这个巨大的和潜在的污染源不对机体产生损害,就只有依赖于肠黏膜屏障的完整。肠黏膜内pH值(pHi)监测即是针对胃肠道缺血缺氧的监测手段。

pHi管是一种前端附有半透膜囊腔的胃管,将其插入胃里,向囊腔内注入约4 mL的生理盐水,过30~90分钟后抽出盐水,测出其PCO_2。与此同时,抽取动脉血,检查HCO_3^-。最后将经校正的PCO_2和HCO_3^-值代入公式,所得pH值即为pHi。

$$pHi = 6.1 + \log10 \times (HCO_3^- \div 0.03 \times PCO_2)$$

pHi的正常值尚未被完全确定,但一般认为其在7.350~7.450为正常范围,而7.320为最低限,此值可信度能达90%以上。根据pHi值能判断复苏和循环治疗是否彻底,这与该值能敏感反映胃肠道血运的变化有关。它引出了隐性代偿性休克这一新概念,复苏的努力应持续至这种状态得到纠正为止,从临床看,传统的休克纠正后3~4天,肠道的缺血缺氧才逐步恢复正常。隐性代偿性休克的主要危害是导致肠黏膜屏障损害,造成细菌和内毒素移位,进而诱发严重的脓毒症和MODS。为预防这一致死性的威胁,在早期的复苏阶段就应该努力纠正黏膜的缺血和缺氧状态。

六、确定性救命手术或损伤控制手术

早在40年前,国外学者就提出了对严重创伤病人行早期急救手术的观点,具体是指针对那些胸部心脏大血管损伤病人出现的心脏压塞、低血容量休克、血气胸等,在急诊科接诊时采取钳夹止血、纱布填塞压迫止血后再将病人转入手术室接受进一步手术处置的急救模式。但这种急救模式的结果并不令人满意，总的存活率在20%左右，因此是否在急诊科进行手术仍存在争论。分析其存活率低的原因主要是：选择的病人病情重，病人多为濒死无条件转入病房手术室的；病种单一，主要是心脏及大血管损伤；急诊手术为过渡性手术，非确定的直接根本的救命手术。上海长海医院在急诊科对严重创伤病人实施确定性救命手术，存活率为70%左右，其他一些医院的经验也支持该观点。这些创伤急救的新方法和观念已经被国内同行接受。对单一的危重创伤病人进行的手术，可以按专科的手术原则进行。创伤复苏手术的困难在于对多发伤的手术处置，主要有以下问题。

（一）探查手术的指征

探查胸、腹部损伤手术的指征时，专科医师常因掌握过严而失掉了抢救时间窗内的有效时限。2000年复苏指南推荐的手术探查指征为：

（1）液体复苏条件下血流动力学仍然不稳定；

（2）胸腔引流到明显的血液（达到150～200 mL或更多，或连续3 h或更长时间内超过300 mL/h）；

（3）胸片上显示明显的胸腔积血；

（4）怀疑心脏创伤；

（5）腹部的枪伤；

（6）开放性创伤，尤其是腹部贯通伤；

（7）腹腔灌洗阳性（尤其证明有进行性出血）；

（8）明显的实质脏器伤或肠损伤。

（二）创伤的手术分类和手术顺序

1. 创伤的手术分类

创伤手术一般可以分为3类：

（1）紧急手术：该类手术不能拖延，需立即进行。如对心脏穿通伤、大血管伤等患者而言，手术越快越好，目的是修补出血部位，制止大出血。这类患者入院时血压很低，甚至测不出血压，随时有生命危险，如果运送到病房手术室，许多患者将死在运送过程中。

（2）急性手术：脾破裂、肝破裂、子宫破裂、硬膜外血肿等患者，不像上一类患者那样随时有生命危险，可以拖延2～3 h，待病情进一步诊断明确或血压恢复到一定水平，做好较充分的术前准备时，再到条件好一些的常规手术室进行手术。

（3）择期手术：这类手术的目的是改善治疗效果，如闭合性骨折的内固定手术。择期手术可在生命体征完全平稳后再进行。

2. 多发伤手术顺序

手术的顺序主要是针对多发伤病人提出的。多发伤患者伤情危重，发病机制错综复杂。如患者同时出现低血容量休克、中枢神经系统功能紊乱、呼吸循环功能衰竭、多个部位需要处置等症状，这些症状就会相互影响，形成恶性循环。如果能及时实施手术，就可以阻断恶性循环，使病人摆脱危重状态。如果处理不当，失去机会，加上手术本身的创伤打击，就可能加重恶性循环，导致病情恶化。所以要把握手术时机，合理安排手术顺序。

手术顺序主要根据受伤的严重性和受伤器官重要性来分，一般是按紧急、急性和择期的顺序。如果同时都属紧急手术或急性手术，则首先是颅脑伤手术，然后是胸腔、盆腔脏器手术，最后是四肢、脊柱手术。有开放伤时,如时间不超过 8 小时,先行无菌手术(闭合伤),再行污染手术(包括开放伤和空腔脏器破裂)。如果手术互不干扰,如颅脑手术和下肢手术,则可考虑同时进行。即使是择期手术如闭合性骨折的内固定手术,也应尽量争取在一次麻醉过程中完成几个不同部位的手术,因为这样有利于患者术后的恢复。

以往对多发骨折多采取保守治疗,待病情稳定后再考虑手术治疗。现在的观点是,只要病情允许,能在急诊阶段手术的尽量在急诊阶段行内固定手术。这样做的好处是,患者只受一次打击,可减少牵引和卧床的并发症,减轻伤口疼痛,降低创伤反应应激性,方便术后护理、早期功能锻炼,减少畸形愈合或不愈合的可能性,在住院天数、医疗费用、功能恢复方面都有明显优点。

第四节　创伤小组建设及工作原则

只有有秩序的救治系统才能产生最大的救治效能。创伤急救系统是创伤急救医学发展的产物,由院前急救和院内救治组成。这个系统有通讯联络、病人转运和抢救治疗三个重要环节。只有三个环节协调统一才能使创伤救治成为完整体系,以确保病人在发病早期接受关键的确定性救治。创伤急救系统应该从创伤急救系统的建设、创伤急救小组的职能、急诊创伤医师的个人技能三个层次加以把握。目前创伤急救与复苏水平的改进和提高仍然主要集中在院内抢救中。应注意加强以下几个方面的工作。

一、加强急诊创伤手术室的建设

在急诊手术间内,能展开的监护、医疗范围等应远远超出一个完备的 ICU 病房所具备的标准。在这里,可以床旁拍摄 X 线片、进行 B 超检查,甚至在手术室隔壁就可完成 CT 检查或血管造影。急诊创伤手术室内必须具备能完成脑外、胸外及大血管的探查修复术,高级生命支持下的手术和心肺脑复苏的设备(图 1-11-2)。

二、成立创伤抢救小组

创伤抢救小组由 2~3 名医师和 3 名护士组成。当病人进入创伤抢救间时,抢救小组人员应有组织地协调开展工作,各司其职,忙而不乱,紧张有序地进行急救。组长须具备创伤主治医师以上资历,负责指挥抢救复苏、组织协调专科会诊、确定实施救命性手术。急诊低年资主治医师及住院医师各 1 名,参加抢救全过程:高年资医师负责气管插管,建立中心静脉通路;低年资医师完成胸、腹穿刺,处置伤肢和创面等。2 名护士负责建立外周静脉通路、导尿、备皮、预防破伤风、进行术前准备、完成其他抢救医嘱等;另一名护士做完整详细的抢救记录。抢救操作要在伤员身上同时进行,相互独立操作,互不干扰,而不是一项操作完成后再由另一人做下一项的轮换式抢救。创伤小组并非每一次抢救都按此程序和分工展开,但高质量和高效率的创伤复苏必然是既明确分工,又同时进行合作的救护。

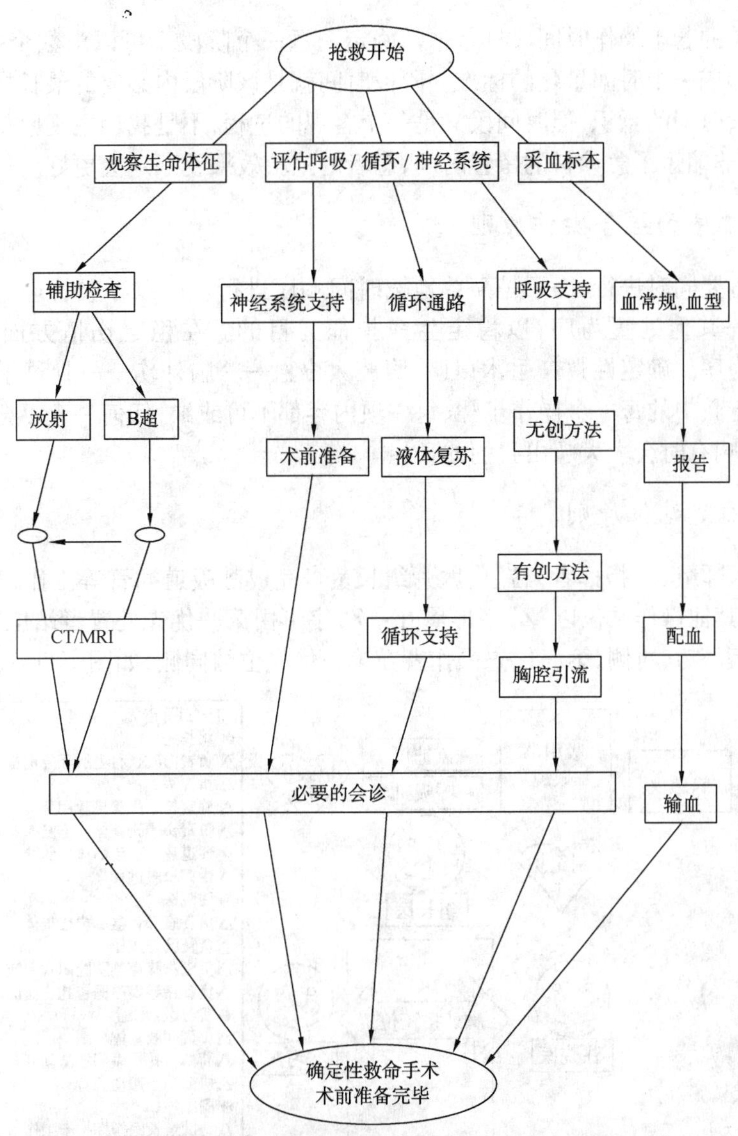

图 1-11-2　创伤急救过程的最小代价流程示意图

三、制定并遵循创伤小组工作原则

为了达到减少抢救时间的目的,创伤小组抢救时应制定并遵循以下几项原则。

(一) 组长指挥原则

组长要在抢救中综合分析出患者的第一优先处置,下达医嘱的声音必须清晰;执行者要在执行前复述接受的医嘱;下级医师的医嘱首先要向指挥组长汇报,经同意后才可下达。指挥者的音调应该规定为优先高音调,组员之间的协调语言要用次高音调。组长负责组织每次抢救后的讨论和总结工作。

(二) 时间量化急救操作原则

呼吸管理、循环管理、系统检查、稳定生命指征、会诊、特殊检查等都可以划分为抢救阶段;每一个阶段可以用相关的若干操作时间段进行估计确定。每一个阶段又可以由数个操作组成，每一个操作过程都可以形成一个时间量化的标准。阶段时间就是该阶段内必要的最长操作时间。我们应该树立缩短各阶段时间的意识，但时间段又是一个客观的过程，不是我们主观愿望能够改变的。其他研究也表明：并非缩短了急诊科的留置时间，患者的抢救效果就一定会更好。

（三）合理排序和组合操作原则

多部位的处置要同时进行，而不是简单地按时间顺序进行。应以呼吸管理——循环管理——神经系统管理——其他处置为序，以稳定生命指征为目的。在稳定伤情方面应以止血——包扎——固定流程为序。确定性救命手术以胸/腹腔大出血——脑外伤——骨科手术——其他科室手术流程为序。抢救中的每一个操作步骤、每一项内容都不可或缺，任何一个不合理的排序都会浪费时间，其不良影响有时会大大超出我们的预想。

（四）抢救固定站位原则

患者头部为医师组长（指挥者）位，由医师组长负责完成呼吸道插管等工作，观察和指挥全局，由护理组长配合；其他操作站位以“Z”字形展开：“Z”字形由第一优先处置者站位决定，其位置确定后，第二优先操作者在其对侧，第三优先操作者在第一优先位的同侧，如图 1-11-3、图 1-11-4 所示。

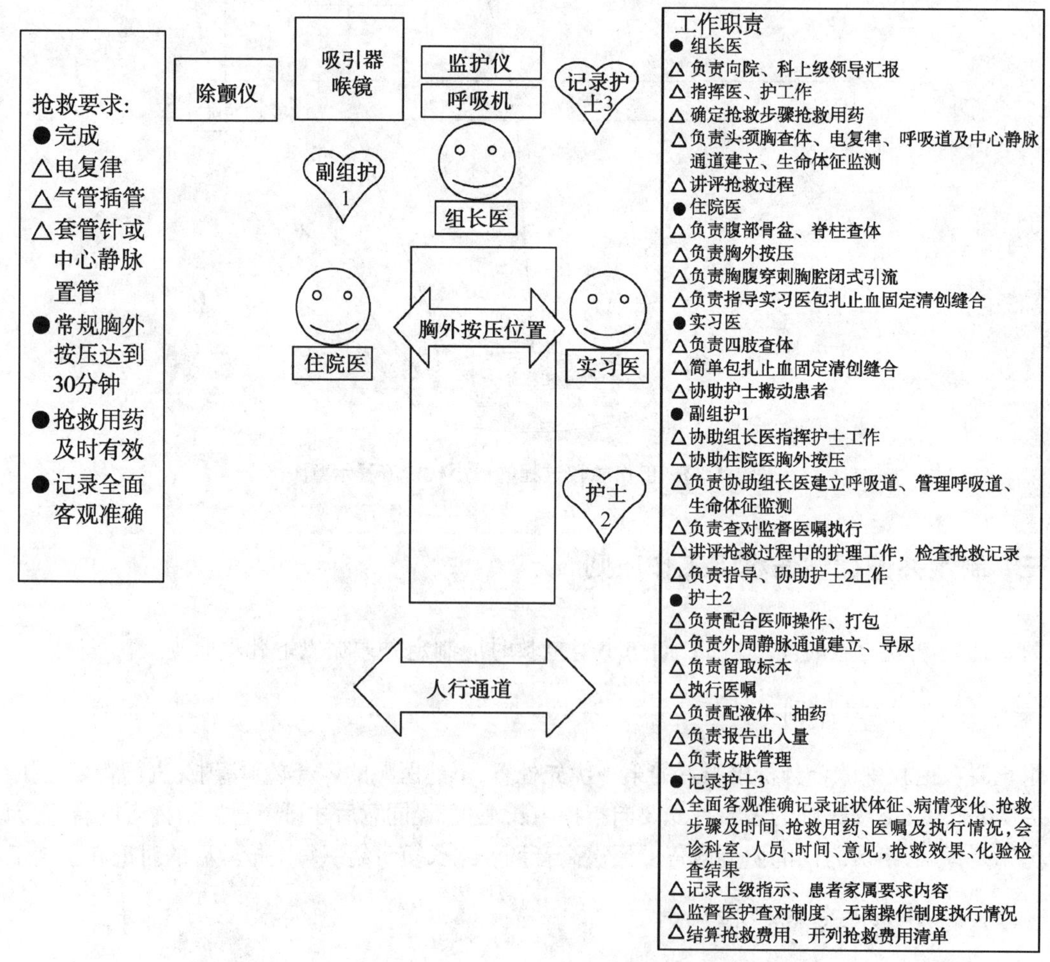

图 1-11-3　呼吸心跳停止患者抢救者位置示意图

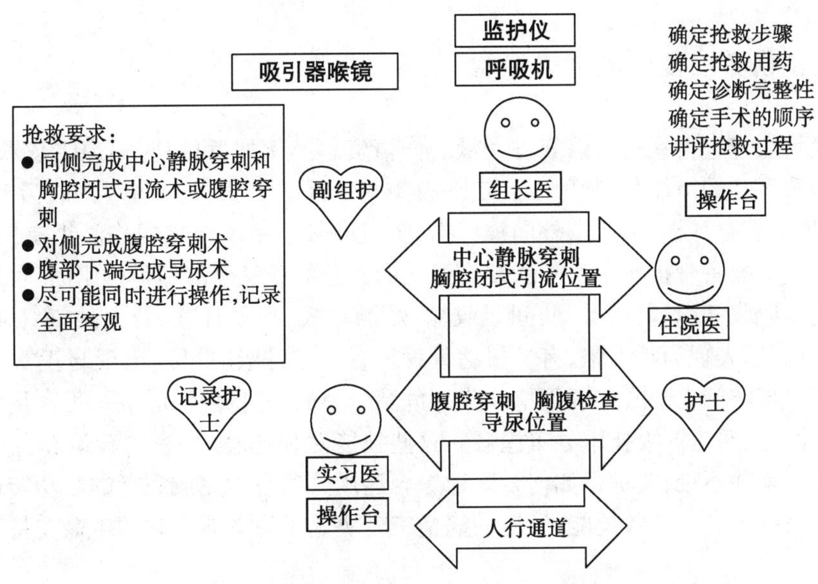

图 1-11-4　多发伤员抢救者位置示意图

（五）同一时间进行诸项处置操作原则

手法管理气道/气管插管/气管切开、中心静脉穿刺置管、胸穿/胸腔闭式引流/清创/检查、腹腔穿刺、导尿、四肢止血/包扎/固定/清创、备皮等要尽可能同时进行。操作者要严格按照无菌操作原则，在各自的范围内操作，不影响其他部位的操作者。

（六）针对每一例患者制订特定的科学诊治流程的原则

在总体抢救原则流程下，每一例患者都有一个特定的合理诊治流程。不同系统损伤的患者有不同的诊治流程；同一个系统损伤的患者，损伤程度不同，诊治流程也是不一样的。如果对这个问题没有清醒的认识，即使严格按照流程抢救，也不能获得预定的抢救效果。组长（指挥者）的职责就是按照抢救原则，尽快制定具体患者的具体诊治流程，并在该过程中不断校正这个流程，使流程逐步与患者的伤情诊治需要相适应。为了提高患者存活率，相当一部分特殊的危重创伤甚至呼吸、心跳停止的患者的抢救过程中需要突破现有的一些抢救原则，指挥者的临床经验在其中起着至关重要的作用。

（七）收集与管理抢救过程音像资料的原则

目前录音条件十分便利，可以提倡抢救过程录音，以便完善抢救病历，对某些抢救过程还可录像，但一定要保证录音、录像只为医疗应用，不可违犯隐私法规。收集抢救的音像资料是急诊工作的特殊规律决定的，这些音像资料便于日后分析研究，有利于提高抢救小组工作水平。

（八）执行回顾总结制度的原则

小组抢救工作完成以后，要由组长组织小组成员回顾抢救过程，总结经验和教训，由组长负责书面记录。本原则另一个重要内容是分享抢救成功的喜悦，分担抢救失败的困窘，不让抢救小组任何一位成员把工作的紧张和压抑带回家。

我们需要不断完善以上原则，真正把集体抢救的潜力发挥出来，提高抢救成功率。

四、提高创伤救治复苏的个人经验

接触患者后，快速进行视查可以获得大量的伤情资料。例如，可以观察患者皮肤有无紫绀、苍白；视查患者胸廓运动的节律和深度，以确定呼吸频率是否正常；视查患者。四肢活动是否僵硬，四肢无活动提示患者有脊髓损伤、严重外周神经损伤、肌肉骨骼系统严重损伤。当有气道异物、声门上区的软组织脱垂、喉头骨折或者气管断裂伤引起的部分的或完全的气道梗阻时，可以听到刺耳的声音，表现为辅助肌收缩、鼻翼运动、肋间肌收缩、烦躁呼吸、呼吸音减弱；大的气管撕裂和（或）并有张力性气胸时可以表现为肺不张；有多根肋骨骨折者自主呼吸时可以出现与正常人相反的胸廓运动，甚至可能出现胸壁塌陷或胸廓不稳。除外危及生命的呼吸循环问题后，可利用创伤急救的通气、包扎、止血、固定、搬运五大技术处置患者。这些技能对现场救治、途中转运和急诊抢救都是实用有效的，掌握起来并不难，关键是如何合理地综合运用这些技术完成患者的成功转运。现场急救生命支持条件、医务人员的急救技能、患者的病情三者决定了患者能得到的生命支持程度。

参考文献

[1] 王一镗. 努力提高我国创伤急诊救治水平. 中华创伤杂志，1997，13(4)：202-203.

[2] 何忠杰，张宪，文宇，等. 链式流程急救复苏非手术严重创伤患者的研究. 中国急救医学杂志，2002，22(7)：395-396.

[3] 干建新，陈毅军，马岳峰，等. 急诊科一期手术治疗多发伤探讨(附154例报告). 中华创伤杂志，1997，13(4)：204-206.

[4] 文亮，尹昌林，徐世伟，等. 急救部开展创伤急救手术1673例. 中华创伤杂志，2002，18(10)：583-585.

[5] 林洪远. 胃肠粘膜内pH监测//黎沾良. 现代危重病学. 合肥：安徽科学技术出版社，1998.

[6] 何忠杰. 论急救的时效性. 中国急救医学杂志，2008，28(7)：659-661.

[7] 沈洪，霍正禄，何忠杰，等. 休克急诊救治流程. 北京：人民军医出版社，2007.

[8] Shoemaker WC, Peitzman AB, Bellamy R, et al . Resuscitation from severe hemorrhage. Crit Care Med, 1996, 24(2 Suppl.): S12-23.

第二篇

Section 2

各种灾害的医疗救援

Medical Rescue of Disasters

第十二章　灾害伤员的解救与搬运

Chapter 12　Extrication and Transfer of the Wounded in Disasters

唐文杰　南京军区南京总医院　南京大学医学院
Tang Wenjie　急救医学科副主任医师、教授

解救、搬运以及护送伤病员看似简单而平常，似乎与医疗、急救无密切关系，实际上并非如此。若解救、搬运和护送不当既可危及自身安全，也可使已完成的初步现场救护前功尽弃。不少已经过急救处理的患者，由于运送方式不当，导致病情加重，甚至在途中因经不住路途颠簸病情恶化，得不到急救而丧失生命。

第一节　灾害伤员的解救

在道路、交通、煤矿、建筑工地事故及火灾、水灾、泥石流、地震等灾害中，我们首先要解救受困人员，使他们迅速脱离灾害现场的危险境地，实施有效的、及时的紧急生命救援。正确的解救可以避免进一步损伤，使伤员得到尽快的治疗。而不恰当的解救，则可能加重创伤，使原本较轻的创伤变得严重，甚至致残、致死。同时，不正确的解救方法还有可能将施救者自己卷入危险之中，既危及自己生命，也使被救者失去得到救治的希望。

一、现场有效解救的基本原则

（一）安全及时去除各种障碍物

在人员被困在汽车驾驶室、列车车厢、飞机舱等情况下，用撬开、切割等方法，迅速救出被困人员，但要注意避免操作中产生的火花引燃机油等易燃物。

（二）现场输氧输水

在缺氧、缺水、被困人员一时不能获救时，可通过迅速给被困人员输氧、输水，以维持最基本的生命支持。

（三）合理移动头颈、躯干、肢体

受伤脊柱、肢体脱离被困空间时，要及时放颈托、脊柱板，一定要使其得到最大限度的保护，条

件允许时尽可能在止血、固定后再搬动,绝对避免东拉西扯,盲目用力,以免造成二次损害,甚至危及伤员生命。

(四) 救援者自身保护

救援者必须学会在特殊条件下保护自己。如遇到有毒气体时进行自我保护、及时离开爆炸物等。

二、几种意外情况下的具体解救原则

(一) 高速公路交通事故的现场解救

假如医务人员需要冒着汽车起火或爆炸的危险抢救伤员,则必须以最快的速度将伤员从汽车中解救出来。这种情况下通常的做法是将一块长的脊柱固定板插入汽车中,用颈托把伤员颈椎固定好,然后将伤员固定在脊柱固定板上,整体将伤员搬出,尽快离开汽车到达安全地方。在某些情况下(譬如汽车已经起火),放置脊柱固定板和颈托也要冒着极大的危险,在这种情况下,则只能是简单地徒手固定颈椎和脊柱,快速将伤员从汽车中拽出,迅速离开。

伤员被困汽车内时,医务人员和救援人员要充分协作,救援人员首先要用木托或气囊将汽车固定住,以便医务人员进入汽车施救时,汽车不至于倾斜或滚动。然后救援人员要根据需要将汽车拆解,使医务人员能够接近伤者。

医务人员接近伤者后,首先要评估伤员的气道情况和呼吸状况,对伤员进行初级气道开放,必要时将其颈椎固定;然后评估伤员的循环状况(检查伤员的脉搏和血压)。假如事先预见到需要花费一定的时间才能将伤员从汽车中解脱出来,最好在伤员被解脱出来之前就开放静脉通道,开始治疗。

(二) 地震或坍塌事故的解救

救援设备一共分为4类:第一类是搜索设备,主要用于在灾害事故现场搜索和发现遇险者;第二类是营救设备,用于营救遇险者;第三类是通讯设备,以便于处在事故现场的救援队员随时和指挥部门保持联系;最后一类就是医疗设备。

在救援中应充分运用8件“武器”,它们分别是:光学声波探测仪(又称蛇眼)、声波探测仪、红外探测仪、搜救犬、气袋(可以把楼板抬起或将钢丝顶弯)、液压钳、月球灯和卫星电话。这些高科技工具的应用,可使得遇险者获得生还。有条件的地方和机构应尽量配用。

若伤者是被铁栏杆或铁架等大型物件刺挂住,切忌将伤员立即“拔出”,应在呼叫“120”等救护机构到现场进行抗休克等处理的同时,以切割机将伤员连同刺入体内的钢筋一起“割下”后再送往医院。在切割时注意要不停地以冷水浇注钢筋,避免热传导至体内而烧伤体内脏器。该法也同样适合于刀刺、钢筋穿透、树枝木棍等穿插体内情况下的现场处理。

(三) 触电解救

在触电事故现场,施救者一定要确定电源已经被切断后才能施救。对于低压电触电者,如果一时不能切断电源,可以尝试缓慢接近触电者,然后用干燥的木棍、竹竿将电线挑开,最后轻轻接触遇险者,确认无危险后再施救。在挑电线时,千万注意自己握的一端要保持高于接触触电者的一端,以免电线突然沿木棍或竹竿滑向自己,使自己或围观者触电。

（四）溺水解救

发现有人落水时，抢救者应脱去鞋、棉衣，尽量减轻自身负担。下水救助时，要快速游向溺水者，尽量从其背后接近并用手将其头部托起，露出水面。正面接近正在水中挣扎的人是很危险的，有被溺水者紧紧抓住一起沉入水底的可能。在结冰的河面上抢救掉入冰窟窿中的人时，一定要注意"匍匐前进"，以减少冰面坍塌的危险；但是，不能太接近冰窟窿，可将绳索或木棒递过去，让落水者抓住。把落水者往上拉时，不要用力过猛，应首先帮助落水者爬上冰面，然后慢慢将其拉过来。当钻到冰下面进行救助时，如一时弄不清出口的位置，可以利用冰下面和水面之间的一层空气呼吸，然后立即寻找出口。一般情况下，出口处和其他地方亮度不同，并有光线闪动，可以以此为目标寻找。

（五）中毒解救

在中毒现场，如有毒物持续危害特别是气态或液态毒物继续溢漏，应采取措施及时切断毒源。同时，急救者应注意保护自身的安全，让存有窒息性、刺激性气体的现场保持通风，戴防毒面具，系安全带，防止更多的人中毒。

现场人员要尽可能用湿毛巾（衣物）捂住口鼻甚至眼睛，迅速脱离毒源（毒区）。该法仅适用于疏散一般的人员。进入高浓度毒源区的施救人员一定要穿防护服、戴防毒面具，必要时还要系安全带，一旦自己中毒时则可以被迅速拉出。

要迅速将中毒者带离中毒现场，移至通风良好、空气新鲜处。气态毒物泄漏，在疏散中毒者或周围群众时，一定要注意风向，要远离毒源、逆风疏散，切记奔走时不要拘泥于道路或河流的走向。在近年多起气态毒物泄漏事件中，都曾出现部分群众疏散时只顾沿道路逃跑而不注意风向，结果在疏散的道路上中毒甚至死亡的情况，教训深刻。

第二节　灾害伤员的搬运

随着急救事件，尤其是在远离家园的旅游度假、公共出差等情况下发生的急症、创伤的增多，人们逐渐认识到医疗救护运送是现场救护的重要内容，是关系到患者能否安全到达医院而获得全面有效救治的一个重要环节。

近20年来，搬运护送的方法及工具有了很大的改变。装备精良、性能良好的救护车和舰艇以及直升救护飞机、轻型喷气式救护飞机等已成为医疗运输的重要工具。但是，无论搬运护送的工具怎样先进，患者从发病现场被搬运到担架、救护车、飞机等过程，都要求救护人员掌握正确的救护搬运知识和技能。

创伤的搬运护送包括将伤患者从受伤现场搬出，以及现场救护后用救护车等将伤患者护送到医院两个方面。

搬运护送的目的：（1）使伤患者脱离危险区，得到现场救护；（2）尽快使伤患者获得专业医疗；（3）防止损伤加重；（4）最大限度地挽救生命，减轻伤残。

一、现场评估、检伤和分类原则

单个伤员的处置较为简单，由于救援人力、物力均较充分，在现场处置完毕后尽快后送即可。

而对于批量伤员，则必须在现场对伤员进行初次评估及快速分类、分拣，以合理组织分配治疗力量，使有限的资源得到充分有效的利用，并使尽可能多的伤员得到及时、恰当和有效的救治。

对呼吸心搏停止或即将停止者，暂不后送，而应在现场即刻进行心肺复苏等基础生命支持，待呼吸心搏恢复、静脉通道建立后由专人陪护后送。对一时未能恢复呼吸心搏者，应在有平卧条件的救护车上，一边不间断进行基础生命支持，一边后送，并事先与后方医院联系。

已死亡或判断为无救治希望者，可在其身体显著位置标以黑牌（以 5 cm×3 cm 的不干胶制成），暂不予处置和后送。

呼吸循环不稳定、随时有生命危险者（包括心肺复苏成功者或正在进行心肺复苏者，严重颅脑和胸腹外伤等需立即进行紧急抢救性手术和改善通气者），可在其身体显著位置标以红牌（表示“紧急后送”的危重伤员），由医护人员专人护送，即刻转运至最近的有救治条件的救护机构紧急救治。

生命体征平稳但有较重伤势者，如不伴大出血和呼吸循环衰竭的胸腹贯穿伤、轻中度烧伤、一般性骨折、严重软组织挤压、切割伤等，可在其身体显著位置标以黄牌（表示“优先后送”的重伤员），在有充裕运输工具时，分送至多家医院，避免过多伤员集中于一处医疗机构。

一般的轻伤者，可在其身体显著位置标以绿牌（表示“暂缓后送”的轻伤员），待事件平静后组织分送，或由伤员互相协助，自行乘普通交通工具分散就医。

二、搬运后送的一般原则

（一）搬运护送原则

（1）迅速观察受伤现场和判断伤情。

（2）做好伤患者的现场救护，先救命后治伤。

（3）必须在原地检伤、包扎止血、固定等救治之后再行搬动及转运。

（4）伤患者体位要适宜。最好首先用装备较齐全的救护车运送伤员，以提高转运的效率，提高救治成功率。在救护车不能迅速到达的边远地区，也宜选择能使伤员平卧的车辆转运伤员，条件允许时，最好采用航空救护。

（5）颈部要固定，注意轴线转动，骨关节、脊椎要避免弯曲和扭转，以免加重损伤。

（6）最好要有专业医务人员在转运中严密观察伤患者生命体征变化，保持其呼吸道通畅，防止其窒息。寒冷季节应注意保暖，但意识不清或感觉障碍者忌用热水袋，以免烫伤（一般的温热水袋长时间接触不动亦可将皮肤严重烫伤）。

（7）不要无目的地移动伤患者。要尽量减少严重创伤患者的不必要搬动，在必要的搬动时也要求动作轻巧、迅速，避免不必要的震动。对骨盆骨折患者而言，一次不必要的搬动可致胶体额外损失达 800～2 000 mL，甚至更多。

（8）对创伤患者而言，若无明显禁忌证，可以使用小剂量吗啡或哌替啶镇痛，以减轻伤员转运途中的疼痛，防止发生创伤性休克。

（二）操作要点

正确的搬运方法能减少患者的痛苦，防止损伤加重；错误的搬运方法不仅会加重伤患者的痛苦，还会加重损伤。因此，正确的搬运在现场救护中显得尤为重要。

(1) 现场救护后,要根据伤患者的伤情轻重和特点分别采取搀扶、背运、双人搬运等措施;

(2) 疑有脊柱、骨盆、双下肢骨折时不能让伤患者试行站立;

(3) 对疑有肋骨骨折的伤患者不能采取背运的方法;

(4) 对伤势较重,有昏迷、内脏损伤、脊柱骨折、骨盆骨折、双下肢骨折的伤患者,应采取担架器材搬运方法。疑有脊柱骨折时禁忌一人抬肩、一人抬腿的错误方法。

(5) 现场如无担架,应制作简易担架,并注意禁忌范围。

三、搬运工具

在搬运和转送途中,应注意避免伤员的扭曲、坠落等,以免加重伤情,造成医源性损伤。现已生产出了很多适合在各种条件下针对各部位的搬运、固定工具,可根据实际情况配备。

(一) 担架器材

担架是运送患者最常用的工具。担架种类很多,主要有以下几种。

(1) 帆布担架。这是应用最为广泛的担架。现代的乙烯尼龙材料制成的管型构造的担架可适用于体重达 150 kg 的伤病员。伤病员特别是头部负伤的伤员躺在帆布担架上会感到较舒服。帆布担架重量轻、抓得牢、易清洗,通常在缺少空间放救护车担架床或担架不够用的情况下使用。其缺点是不可直接放置有脊柱损伤的伤员。

(2) 铲式担架。这是一种特殊的搬运设备,有利于提起仰卧的伤病员;铝制的框架由直角管子组成;带有铲式叶子,可在伤病员身下滑动。这种担架分成纵长相等的两块叶子,以便在伤病员位置不变动的情况下抬起;并可用于其他担架不能使用的有限空间"围住"伤员。它的优点是可以在短距离垂直运送伤员,缺点是由于它全部为金属制成,易受环境等因素影响。

铲式担架是按骨盆和胸部的形状而设计的,因此它可以用来固定这些部位,并能根据伤病员的身材进行调节。为稳定胸部,可用 25 ~ 30 cm 长的布条紧紧围住病人胸部和铲式担架,在两端不受影响的部位打结。为稳固骨盆,可用毯子固定并用布条扎紧。

(3) 折叠楼梯担架。这种担架便于在狭窄的走廊、曲折的楼梯的搬运。

(4) 篮型担架。这种担架外形像篮子,有两种基本形式:一种为金属框架细金属网,包括几个分离的腿;另一种为铝合金管铆聚乙烯壳,无腿。篮型担架的优点是可以从任何的地方完全固定伤员。重量轻的聚乙烯担架非常容易滑动,因此可拖动伤员经过不平的地面。注意在使用时要垫上床垫以保证伤员的舒适。

(5) 婴儿担架。这是专供婴幼儿使用的担架,与帆布担架相似,但设计不同,它四周有护架,便于应用,易于收藏。有普通的、带轮子的和可脱卸式的等多种形式可供选择。

(6) 救护车担架。救护车担架床是在救护车上使用最广泛的搬动设备。救护车担架床设计可承受体重超过 180 kg 的伤病员,或者其他可以想到的各种情况的伤病员。为了伤病员的安全,通常至少需要 2 名救护人员。在抬起或移动伤病员时,2 名救护人员必须各自在担架的一头。目前有两种救护车担架:一种是提放担架,需要 2 人抓住两边将担架从救护车上拿下或放上;另一种为滚动担架,利用担架头端的特殊放置轮来放置或拿下担架。这种担架减少了提放和转弯时所需的救护人员人数。一般救护车担架重量为 30 ~ 35 kg,由铝合金制成。

(7) 轻型担架。这种担架主要由管型铝合金外框、套在铝合金圆管两侧的乙烯尼龙帆布和一根长约 180 cm 硬质韧性带形高分子硬塑或尼龙组成;长约 210 cm,宽约 55 cm,重量仅 4 kg,最大荷重 160 kg,可拆卸;硬塑带交叉穿在两块尼龙布中间即可搬运伤病员。将伤病员搬至病床上后,只要抽去中间硬塑带即可在不移动伤病员的情况下撤去担架,可避免伤病员在搬动时的震动。该担架优点是重量轻,可在同一水平面上移动伤病员,同时可在担架上为伤病员扣好保险带后,任何方位的搬动都不使保险带翻落。

(8) 充气担架。这种担架与帆布担架相似,它可以在通过固定在担架上的充气气囊充气后对伤员进行捆绑,结合捆绑带的使用,可同时起到止血、固定躯体及四肢、防止坠落的作用,特别适合野外、战场和大批量伤员的情况下应用。

(9) 浮力担架。这是一种特殊的担架,因放在水中有强大的浮力,足可以托起一个人的重量而不下沉,故常用于抢救溺水患者。该担架长 185 cm,宽 45 cm,重 7 kg,最大荷重 160 kg。

(10) 长板担架。这种担架由木质或高分子材料制成,全长约 185 cm,宽约 45 cm,厚 2 cm。硬板上共 10 个对称的长约 10 cm、宽约 2 cm 的长形圆孔,可供搬运者握手、穿越、扣扎保险带时用。该担架适用于地震、火灾等造成房屋倒塌、通道阻塞后,伤病员由高空吊下的搬运。该担架能浮于水,人们可借此担架将伤病员搬运至岸上。由于长板质地坚固,适用于雪地长距离拖拉运送伤病员,尤其适用于脊柱伤者的搬运。

(11) 短背挡板。这种担架呈梯形状,有不同的规格,一般有头至腰下部这样的长度,挡板上有 10 个长形圆孔。这种短背挡板是很好的脊柱固定装置,用带子稳固地将伤病员扎牢后是一种极好的提携工具。因车祸,并怀疑伤者颈、胸、腰椎受到损伤时,可将该板插入其背后,并加颈托固定后将其拔出,可避免因搬动不当造成损伤加重。

(12) 脊柱固定板:详见有关章节。

(二) 自制担架

(1) 木板担架:详见有关章节。

(2) 毛毯担架:在伤患者无骨折的情况下运用。毛毯也可用床单、被罩、雨衣等替代。

(3) 简易担架:在户外现场应用中要慎重,尽可能用木板担架。可紧急用于无骨折而病情严重的患者。

(4) 绳索担架:准备木棒两根,将坚实绳索交叉缠绕在两根木棒之间,端头打结系牢。

(5) 衣物担架:准备木棒两根,将大衣袖翻向内成两管,木棍插入内,衣身整理平整。

四、常用搬运方法

(一) 徒手搬运法

这是对转运路程较近、病情较轻、无骨折的患者所采用的搬运方法。

1. 侧身匍匐搬运法

动作要领:垫腰,撑肘,抱胸,蹬足。

2. 匍匐背驮搬运法

动作要领:同向侧卧紧靠身,拉紧上臂再抓臂,合力猛翻转上身。

3. 拖行法

现场环境危险,必须将伤患者移到安全区域时用此法。方法:(1) 位于伤患者的背后;(2) 将伤患者的手臂横放于胸前;(3) 救护人员将双臂置于伤患者的腋下,双手紧抓伤患者手臂;(4) 缓慢向后拖行。或者将伤患者外衣扣解开,衣服从背后反折,中间段托住颈部,拉住缓慢向后施行。

4. 扶行法

扶行法用来扶助伤势轻微并能自行的清醒伤患者。方法:(1) 位于伤患者一侧,将伤患者靠近救护人一侧的手臂抬起,置于救护人颈部;(2) 救护人外侧的手紧握伤患者的手臂,另一手扶持其腰;(3) 使伤患者身体略靠着救护人。

5. 掮、背及抱持法

这种方法用于运送受伤儿童和体重轻的患者,可行单人搬运法。方法:(1) 位于患者一侧;(2) 一手臂托伤患者腰部,另一手臂托大腿;(3) 将伤患者抱起。

6. 爬行法

这种方法适用于在狭小的空间及火灾烟雾现场搬运伤患者。方法:(1) 将伤患者的双手用布带捆绑于胸前;(2) 救护人骑跨跪于伤患者的胸部,将伤患者的双手套于颈部;(3) 使伤患者的头、颈、肩部离开地面,救护人的双手着地;(4) 救护人施带爬行前进。

7. 杠桥式

这种方法为两名救护人的搬运,可行双人搬运法。方法:(1) 救护人两人对面站于伤患者的背后,呈蹲位;(2) 各自用右手紧握左手腕,左手再紧握对方右手腕,组成手座杠桥;(3) 伤患者将两手臂分别置于救护人颈后,坐于手座杠桥上;(4) 救护人慢慢抬起,站立,用外侧脚一同起步搬运。

(二) 担架搬运法

担架是现场救护搬运中最方便的用具。担架搬运需 2 ~4 名救护人员,救护人员按救护搬运的正确方法将伤患者轻轻移上担架,如有需要,做好固定。

1. 搬运要点

(1) 患者固定于担架上。

(2) 患者的头部向后,足部向前,以便后面抬担架的救护人员观察伤患者的变化。

(3) 抬担架人的脚步、行动一致。

(4) 向高处抬时,前面人要将担架放低,后面人要抬高,以使患者保持水平状态,向低处抬则相反。

(5) 一般情况下伤患者多采取平卧位,有昏迷时头部应偏向一侧,有脑脊液耳漏、鼻漏时头部应抬高 30°,防止脑脊液逆流和窒息。

2. 担架搬运

(1) 铲式担架、脊柱板:用固定带将患者固定,前后各 1 ~2 人合力抬起搬运。

(2) 帆布担架及简易担架:担架上要先垫被褥、毛毯等,以防止皮肤压伤,在颈部、腰部、踝下空虚处要加垫衣物等。此法不适宜骨折患者的搬运。

(3) 毛毯担架抬法:伤患者无骨折而伤势严重、楼梯狭窄时用此方法。① 将毛毯卷至半幅放在地上,卷边靠近伤患者;② 四位救护人员分别跪在伤患者头、肩、腰、腿部一侧;③ 合作将伤患者身体侧转,使毛毯卷起部分贴近伤患者背部;④ 将伤患者轻轻向后翻转过毛毯卷起部分;⑤ 将伤患者置于仰卧位;⑥ 将毛毯两边紧紧卷向伤患者,使其贴近伤患者身旁;⑦ 两名救护人员一手抓住平头部的卷毯,另一手抓住平腰部卷毯;⑧ 另两名救护人员一手抓住平髋部的卷毯,另一手抓住平踝部卷毯;⑨ 同时合力,抬起伤患者。

(三) 伤患者的紧急移动

1. 从驾驶室搬出

方法:(1) 一人双手掌抱于伤患者头部两侧,轴向牵引颈部,可能的话带上颈托;(2) 一人双手轻轻轴向牵引伤患者的双踝部,使伤患者双下肢伸直;(3) 另两人双手托伤患者肩背部及腰臀部,使其脊柱保持一条直线,平稳将伤患者搬出。

2. 从倒塌物下搬出

方法:(1) 迅速清除压在伤患者身上的泥土、砖块、水泥板等倒塌物;(2) 清除伤患者口腔、鼻腔中的泥土及脱落的牙齿,保持呼吸道通畅;(3) 一人双手抱于伤患者头部两侧牵引颈部;(4) 另一人双手牵引伤患者双踝,使其双下肢伸直;(5) 第三、四人双手平托伤患者肩背部和腰臀部;(6) 四人同时用力,使其保持脊柱轴位,平稳将伤患者移出现场。

3. 从狭窄坑道将伤患者搬出

方法:(1) 一人双手抱于伤患者头部两侧牵引颈部;(2) 另一人双手牵引伤患者双踝,使其双下肢伸直;(3) 第三、四人双手平托伤患者肩背部和腰臀部,将伤患者托出坑道,交于坑道外人员将伤患者搬出。

4. 脊柱骨折移动

四人搬运方法:(1) 一人在伤患者的头部,双手抱于头部两侧轴向牵引颈部;(2) 另外三人分别在伤患者的同一侧(一般为右侧)的肩背部、腰臀部、膝踝部,双手掌平伸到伤患者的对侧;(3) 四人均单膝跪地;(4) 四人同时用力,保持脊柱为一轴线,平稳将伤患者抬起,放于脊柱板上;(5) 上颈托,若无颈托,颈部两侧用沙袋或衣物等固定;(6) 用头部固定器固定头部,或者用布带固定;(7) 用6~8条固定带将伤患者固定于脊柱板;(8) 2~4人搬运。

5. 骨盆骨折移动

三人搬运方法:(1) 固定伤患者骨盆;(2) 三人位于伤患者的同一侧;(3) 一人位于伤患者的胸部,将伤患者的手臂抬起置于救护人员的肩上,一人位于腿部,一人专门保护骨盆;(4) 三人双手平伸,同时用力,抬起伤患者放于硬板担架;(5) 骨盆两侧用沙袋或衣物等固定,防止途中晃动;(6) 如上臂有骨折,固定后用衣物垫起上臂,使之与胸部相平行,肘部屈曲90°放于腹部;(7) 将头部、双肩、骨盆、膝部用宽布带固定于担架上,防止途中颠簸和转动。

五、护送

作为运载工具的车辆、船艇、飞机,不仅仅是交通工具,同时也是抢救、运送患者的场所;患者护送者可能是亲属友人,也可能是医务人员或救护人员。

在护送途中应注意以下三个方面:

(一) 严密观察病情

需要运送至医院的患者情况通常比较危重,现场搬动会不同程度地影响伤病情,有时甚至能刺激、诱发某些症状的(如呕吐、抽搐等)的再度出现,因此,在运送途中要严密观察伤病情。途中应观察伤患者的意识、呼吸、脉搏、瞳孔、血压、面色以及主要伤情的变化。

（二）处理危及生命的情况

一般来说，转运途中不再处理伤患者的有关伤情，因为经过现场初步、必要的处置后，伤患者的病情多能得到一些缓解，这时需要尽快将其送至医院，进一步全面地予以救治。

但是，危重患者的护送途中往往险象环生，搬运等原因可能导致病情变化。当出现危及生命情况时，应立即进行抢救处理。若呼吸、心跳突然出现危象或骤停，则应毫不犹豫地在救护车等环境中进行心肺复苏，以免前功尽弃。

（三）具体病情的变化

在运送患者的途中，若患者的伤情出现了明显恶化，则需要进行紧急处理。如果对肢体包扎过紧，造成肢体缺血而使手指、足趾变凉发紫，则应立即调整包扎；远距离长时间转运患者，止血带需定时放松；患者出现频繁剧烈的抽搐、呕吐等，需要立即进行相应处理。

参考文献

[1] 王一镗. 王一镗急诊医学. 北京：清华大学出版社，2008.
[2] 王一镗，茅志成. 现场急救常用技术. 2 版. 北京：中国医药科技出版社，2006.
[3] 茅志成. 医疗救护员. 北京：中国协和医科大学出版社，2007.

第十三章　灾害伤员现场分拣

Chapter 13　Field Triage of the Wounded in Disasters

孙海晨　南京军区南京总医院　南京大学医学院
Sun Haichen　急救医学科主任、主任医师、教授

一、伤员分拣简史

分拣(triage)一词源于法语的 tier,意思是进行分类。分拣是一个以伤员的救治需要或从迅速的医疗中最大获益的可能性作为依据,对伤员进行检伤分类的过程。

现代分拣的历史可以追溯到拿破仑时代。拿破仑军队中的一名军医 Baron Dominique Jean Larrey 创立了根据伤员需要医疗处理的紧急程度决定救护次序的系统,他还开创了战场紧急救护。1846 年 John Wilson 进一步完善了战伤分拣的理论,他认为救命技术应优先用于最需要的伤员。到了 20 世纪,这种实践在一些国家的部队中进一步得到了运用和发展,避免了治疗的延误和病情的进一步发展,使许多伤员得到了及时的治疗,挽救了生命。第一次世界大战的战伤救护中已经建立了战伤分拣站。第二次世界大战进一步完善了战伤救护体系,实现了战场上的紧急救护与分级救护和后送,恰当的分拣明显改善了战伤救治效果,被认为是急救早期重要的医疗救护方法。朝鲜战争和越南战争中,空中救护和转运得以普及,伤员死亡率从二战时的 4.7% 降到越战时的 1%。

战时的分拣是一个对伤员检伤的过程,目的是确定伤员治疗上的优先顺序。受伤的士兵被按照伤情的严重程度加以分类,严重受伤的士兵被优先治疗,其次是受伤较轻的士兵,再次是能够等待治疗的士兵。

二、分拣在灾害紧急医疗救援中的意义

分拣的目的是在短时间内熟练地对伤员进行初步的评估,确定伤员需要哪种类型的救护,以缩短急救时间,使最需要紧急救护的伤员得到优先救治和后送。

在灾害现场,特别是大型灾害现场,可能会出现大量伤员。而救援资源永远是有限的,如医护人员数量、救护设备数量、运送工具、医疗机构容量等。正确地进行伤员分拣,使医疗救援的资源得到合理分配,有利于最大限度地发挥救援资源的能力,实现救援效果的最优化。

在灾难较小、伤员数量有限时,伤员分拣的目的是尽最大努力为每一位伤员提供最恰当的医疗服务。在大型灾难发生时,伤员数量多、伤情复杂,医疗需求与可利用的医疗资源间存在巨大的不平衡,这时,伤员分拣的目的是尽最大可能抢救最多的伤员(图 2-13-1)。

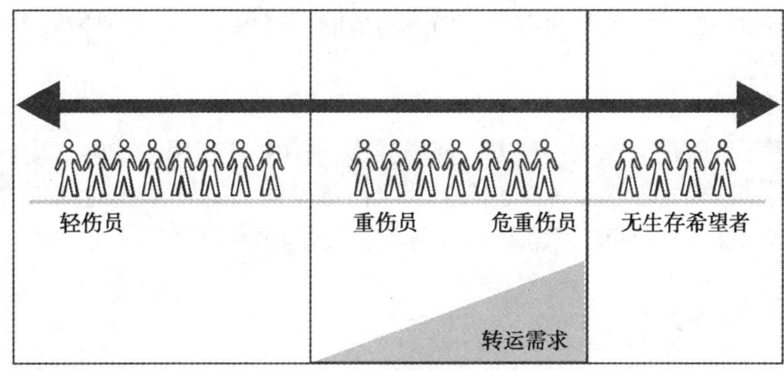

图 2-13-1　分拣的意义

三、分拣的原则和方法

（一）分拣的原则

（1）现场分拣的原则是经验性的，这方面难以进行符合现代科研原则的研究。

（2）对一个个体伤员来说，分拣往往由一名分拣官（triage officer）作出决定。有时分拣官在一名助手协助下工作。分拣官需具有解剖、生理和临床治疗的知识和经验。灾难的现场分拣与日常工作有很大的不同，分拣官也往往缺乏实践经验。临床经验丰富的分拣官具有较高的分拣准确性。

（3）灾难环境使救援人员处于身体和精神上的应激状态，这常会导致分拣准确性下降。

（4）灾难分拣时无法进行全面的病史采集和体检，只能根据简要的病史和体检作出判断。分拣是一个程序化的过程，应对每个伤员都采取相同的规范化的步骤进行分拣。

（5）分拣级别的确定不仅取决于伤情，还受制于灾害性质、救援环境、伤员的数量和救援资源。分拣时不但要考虑已经到达的伤员的数量，还要考虑将要到来的伤员数量。

（6）灾难现场分拣一般不包括伤员的治疗，除非伤情紧急且用简单的手法就能解除病人的紧急状态。

（7）分拣是一个动态的过程。伤情、环境、救援力量、运送能力的变化都可使分拣级别发生改变。重复分拣是必要的和重要的。

（8）分拣后伤员应根据分拣结果安置于不同的区域等待治疗和后送。有些伤员如得不到及时处理，伤情就会发生剧烈变化，而伤情稳定的伤员等待较长时间并不会对其预后产生不良影响。

（9）分拣时伤员伤后的生理学改变比解剖性损伤更应受到重视。

（10）对无存活希望的伤员，分拣时可根据救援资源的可能性给予姑息性治疗。

（二）常用分拣模式

1982 年，Thompson 和 Dains 提出了 3 种最常用的分拣分类方法。

1. 交通警察模式

这种模式是指由非临床工作人员迎接伤员，并像交通警察一样，指导伤员到一个治疗区域或到候诊室，使伤员很快得到就诊。这种分类模式伤员流动快，能很快地把伤员送往适合的诊治区域或部门。但该模式中分拣人员缺乏医疗专业知识，仅有最简单和基本的评价能力，因此有可能发生误判，延误救治时间。

2. 简单检查模式

护士或医师完成基本检查后将伤员进行分类，一般不做诊断，然后将伤员送往相应诊疗部门。

需要利用分拣评估指标在短暂的时间内判断伤员病情的严重程度。灾害现场有大量伤员时可采用此模式。

3. 综合检查模式

这种模式适用于医院内分拣或小型灾害现场分拣，现在被广泛用于美国急救系统，并且得到急救学术团体的支持。该模式要求分拣医护人员获取伤员完整的病史、检查生命体征并完成特定内容的筛检。这种方法在 2～5 min 内完成分拣，是目前较好的分拣模式。

（三）现场分拣的方法

1. 分拣者的基本素质要求

（1）具有扎实的临床医学知识和相关的急救管理知识。

（2）具有丰富的临床经验，熟练掌握常用的伤情评估判断方法。

（3）具有较强的沟通和协调能力。

（4）具有相应的法律知识。

2. 分拣方法

（1）生理学检查：

意识状态：正常、焦虑、意识水平下降（嗜睡、昏睡、浅昏迷、昏迷）。

呼吸：正常、困难、增快。

脉搏：正常、增快、减弱、摸不到。

血压：正常、降低（收缩压 <100 mmHg）。

（2）解剖学检查：

头部、胸部、腹部、四肢。

3. 分拣技巧

（1）分拣人员不应停止分拣而去抢救伤员，即便是危重伤员。

（2）挽救生命重于保存肢体。

（3）分拣完成前不要移动伤员，除非出现下列情况：存在继续损伤的风险；遇到天黑或下雨等恶劣天气；战术要求必须转移。

四、分拣类别

虽然有不同的分拣系统，但不同的分拣系统大同小异，且形成了共识。绝大多数分拣系统将伤员分为 4 类，并标以醒目的颜色：

（一）第一优先（immediate）伤员

这类伤员带有红色标志，表示伤情危重需立即进行医疗处理。能够用简单的方法、较短的时间和较少的资源进行救护，且经过救护能够导致较好的预后。例如：四肢动脉大出血能够用简单的外科技术控制，张力性气胸能够用穿刺和置管处理的伤员。

（二）第二优先（delayed）伤员

这类伤员带有黄色标志，表示有较重的损伤但伤情相对稳定，允许在一定时间内延缓处理和后送。例如：单纯的股骨或肱骨骨折的伤员。

（三）第三优先（minimal 或 nonurgent）伤员

这类伤员带有绿色标志，表示是轻伤员，可以等待治疗。这类伤员又称为可自己行走的伤员（walking wounded）。这组伤员可以等待重伤员处理结束后再接受治疗，或在救援人员指导下自己救护。例如：体表擦伤、挫伤，创口出血较少，关节扭伤等伤员。

（四）第四优先（black）伤员

这类伤员带有黑色标志，表示是伤情过于危重、即便给予强力救治也少有存活希望者。对这类伤员可给予姑息性治疗，当救援力量足够时也可给予积极治疗。例如：重型颅脑损伤、95%体表面积烧伤的 III 度烧伤伤员。

现场分拣时对无反应、无呼吸、无脉搏者直接标记为死亡，不要企图进行复苏。应尽快将其移至远离分拣现场的尸体处理场所。

伤员分拣是一个动态过程。一方面，伤员伤情会发生变化，如内脏损伤会随时间延续而出血增多。另一方面，救援力量也会变化，一般来讲，随着到达的救援人员和物资的增多，医疗资源也会逐渐增多。原来分入延缓治疗的伤员可能被重新分拣并得到立即治疗。

五、简明分拣与快速急救系统

简明分拣与快速急救系统（simple triage and rapid treatment triage，START）是加利福尼亚 Newport Beach 消防局和 Hoag 医院于 1983 年建立的用于较大灾害发生时的医疗救援的快速分拣系统。该系统通过评估伤员的行走能力、呼吸、循环和意识四个方面进行分拣（图 2-13-2）。

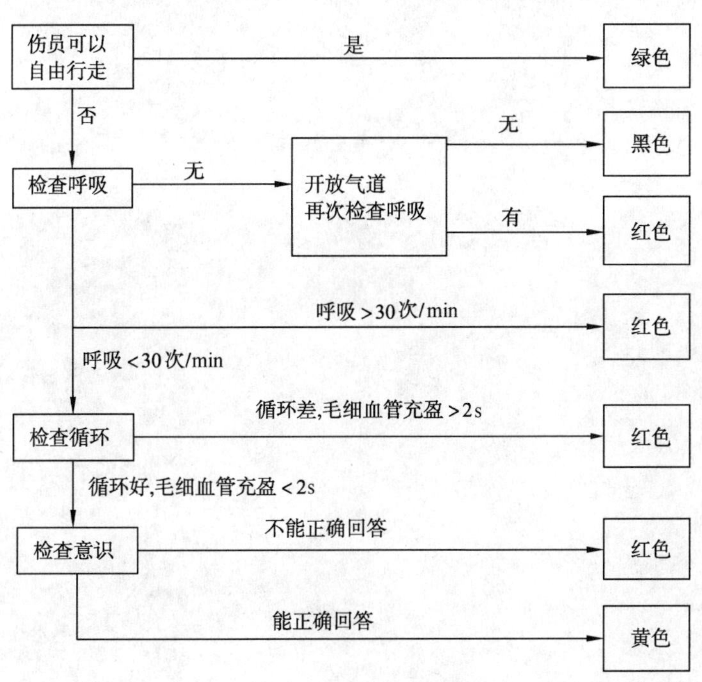

图 2-13-2　START 分拣系统

参考文献

[1] Hogan DE, Lairet JR. Triage// Hogan DE, Burstein JL. Disaster medicine. 2nd ed. Lippincott Williams & Wilkins, 2007.

[2] Roccaforte JD, Cushman JG. Disaster preparedness, triage, and surge capacity for hospital definitive care areas: optimizing outcomes when demands exceed resources. Anesthesiology Clin, 2007 (25):161-177.

[3] 李春玉.灾害急救与管理.北京:中国协和医科大学出版社,2004.

[4] Iserson KV, Moskop JC. Triage in medicine, part I: concept, history, and types. Ann Emerg Med, 2007(49):275-281.

[5] Moskop JC, Iserson KV. Triage in medicine, part II: underlying values and principles. Ann Emerg Med, 2007(49):282-287.

第十四章　初步急救基本技术

Chapter 14　Basic Skills for the Primary Emergency Treatment

唐文杰　南京军区南京总医院　南京大学医学院
Tang Wenjie　急救医学科副主任医师、教授

创伤救治必须在创伤现场尽快实施，正确的现场处理和救治进行得越早、后送越快，对提高救治成功率、减少伤残就越有利。现场初步急救基本技术包括现场心肺复苏、解救、通气、止血、包扎、骨折固定、搬运后送以及开放外周静脉通道等内容，是抢救伤员生命和进一步治疗所必需的基本内容，各级医务人员必须熟练掌握。现场心肺复苏和解救等技术将在其他章节中单独叙述，本章主要讨论其余五项技术，这些基本技术同时也是普及全民急救知识、提高公众自救与互救能力的必修技能。

第一节　通　　气

在灾难救护中，保持呼吸道通畅、进行呼吸道管理是一项重要措施，也是医护人员必须掌握的基本技能。由各种原因引起昏迷的患者，呼吸道可因舌根后坠、异物（如血液或呕吐物）、分泌物、黏膜水肿、喉或支气管痉挛而阻塞。

畅通呼吸道的方法有手法、咽插管、气管插管、环甲膜穿刺或切开和气管造口术等，临床上可根据病情和条件选择应用。

一、手法清理气道

一手用拇指、食指拉出舌头，另一手食指伸入口腔和咽部，迅速将血块等异物抠出；若伤员牙关闭合，则可将两食指从伤员口角处插入口腔内顶住下牙齿，两拇指与食指交叉用力打开口腔，清理气道；也可将一食指从伤员口角处插入，使食指经颊部与牙齿间进入口腔，并一直伸至上下臼齿之间，将口张开。

若患者出现呕吐反应，在无禁忌证的情况下，应将其头部偏向一侧以防止呕吐物误吸入肺，引起窒息和并发症。

二、手法开通气道

对昏迷和呼吸心搏骤停的患者而言，最常见的气道阻塞部位是咽下部，以舌根后坠为多见。因

为头位居中或屈曲时，松弛的舌和颈部肌肉难以将舌根抬举离开咽后壁，因而舌根会阻塞气道。采用开放气道的“三步手法”，即头后仰、开口和托下颌，能有效地使阻塞的气道开放。

（一）手法开通气道的操作方法

（1）首先将患者置于无枕水平仰卧位，术者一手置于患者前额使其头部后仰，另一手的食指与中指置于患者下颌骨近下颌角处，托起患者下颌，这样可使其前颈部结构伸展，从而抬举舌根并使之离开咽后壁。头后仰可使约25%的患者气道开放。若再使下颌前移，并使伤员张口，则可进一步畅通气道。

（2）如气道梗阻仍未解除，则应用上提下颌的手法，即施救者立于患者头侧，以双手的2～5指自耳垂前将患者下颌骨的升支用力向前向上托起，使下颌的牙齿移至上颌牙齿的前方，并以拇指使下唇回缩。这样能有效地抬举舌根组织，解除气道的机械性梗阻。

（3）若患者有自主呼吸，应使气流通畅，鼾声消失；对呼吸停止的患者，在下颌托起后，就能有效地施行口对口或面罩加压人工呼吸。

（二）手法开通气道的注意事项

（1）在实施上述三步手法时，术者2～4指应着力于患者下颌角的升支，不要握住下颌骨的水平支，否则反会使口关闭，影响气道开放。

（2）托下颌的正确操作必须是先使下颌前移，然后向上抬举。

（3）对疑有颈椎损伤的患者，绝对禁忌头部前屈或旋转，过度头后仰也会加重脊髓损伤。急救时，托下颌并使头略微后仰是控制颈椎损伤患者气道的良好手法。

（4）托起下颌时也应防止用力过度，以免并发下颌关节脱位。

（5）当使患者头后仰、张口并托起患者下颌仍不能解除气道梗阻时，应检查上呼吸道是否有异物存在。此时需及时使患者张口，如果呼吸道有异物存在，应先用手法或吸引器清除异物，然后再施行三步手法，开放气道。

三、稳定侧卧位法

当出现批量伤员、缺乏人手时，对昏迷而有呼吸者，可采用稳定侧卧位法（continuous lateral recumbent position）来保持通气。先使伤员仰卧，然后把伤员靠近抢救者一侧的腿弯曲，使其同侧手臂置于其臀部下方，轻柔缓慢地将伤员转向抢救者，使伤员头后仰，保持脸面向下，位于其上方的手置于脸颊下方以维持头部后仰及防止脸朝下，下方的手臂置于背后以防止伤员向后翻转（见图2-14-1）。

对于急性气道堵塞或其他原因引起窒息，使用上述方法失败者，可使用海姆立克手法（Heimlich Maneuver）或其他较复杂的方法，如环甲膜穿刺和气管内插管等。此外，在开放气道时若发现有开放性气胸，严重影响呼吸及循环，应立即用敷料或其他一切尽量清洁的可用物品堵塞胸壁伤口，使开放性气胸转为闭合性气胸，防止纵隔扑动，影响血流动力学的稳定。

特别需要提醒的是，在进行各种开放气道操作时，须严格颈椎制动以保护颈椎，必要时应数人协作。

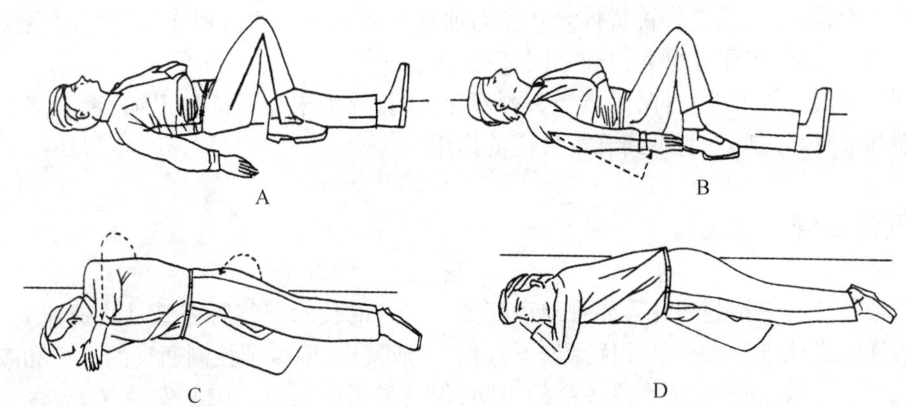

A. 靠近抢救者一侧腿弯曲　　B. 同侧手臂置于臀部下方

C. 轻柔缓慢地将患者转向抢救者　　D. 位置上方的手置于脸颊下方,下方手臂置于背后

图 2-14-1　稳定侧卧位的操作法

四、咽插管

施行三步手法虽能有效地开放气道,但急救者常难以坚持长时间的操作。为此,临床上常借助于口咽或鼻咽通气导管进行咽插管,以抵住舌根、舌体,使其前移并离开咽后壁,从而解除梗阻。

(一) 咽插管开通气道的工具

(1) 鼻咽导管。这是柔软的橡胶或塑料制品,通常也可用质地柔软、粗细合适的短气管导管代替。临用前在导管表面涂以润滑剂,取与腭板平行的方向插入,直至感到越过鼻咽腔的转角处,再向前推进至气流最通畅处,并用胶布固定。

(2) 口咽导管。口咽导管有橡胶、塑料或金属制品。按其大小,口咽导管分几种规格,供不同患者(成人、儿童和婴幼儿)选用。插口咽导管时先迫使患者张口,然后将湿润的导管送入口内,沿舌上方反向(导管的凸面朝向患者下颌)下插。当导管插入到全长的 1/2 时,将导管旋转 180°,并向前继续推进至合适位置。也可先选取一压舌板下压舌体,再将导管沿其上方滑入咽腔。确认口咽导管位置适宜、气流通畅后,用胶布将其妥善固定。

(3) 急救口咽吹气管("S"形导管)。这是一种口对口通气导管。这种导管两端开口相反,安置方法如同放普通口咽导管:将导管的一端插入咽腔,畅通气道。操作者可以一手捏鼻,另一手捏闭口唇周围,以防漏气;或以双手拇指的鱼际隆起部夹闭鼻孔,以双手拇指指尖及食指封闭口周,以其余各指托下颌骨的上行支,向导管的另一端吹气,进行口对口人工呼吸。

(二) 咽插管开通气道的注意事项

(1) 咽插管仅可用于昏迷患者。

(2) 对气道反射完好者强行插入鼻咽或口咽通气导管,容易诱发喉痉挛或恶心、呕吐。

(3) 鼻咽导管的优点:可以在患者牙关紧闭或下颌强硬时插入咽腔;患者在临界昏迷状态时也易于耐受。但鼻咽导管常可引起鼻咽组织损伤和鼻衄,应注意导管的选择和充分润滑,插管操作要正确、轻柔,切忌粗暴。必要时,可先用麻黄素液滴鼻收缩鼻黏膜血管,以减少鼻衄。

(4) 口咽通气导管容易插入,并能提供较为宽阔的气道,因此被临床上广为选用。但若导管选择不当或操作有误，导管头可将舌背推至咽腔而加重气道阻塞。插口咽通气导管时也应注意避免损坏牙齿；不要将两唇夹于导管和门齿之间，以免损伤出血。

(5) 咽插管时也需使头后仰，否则当头颈部松弛时，导管末端可部分退缩，舌根部组织仍能后移压于管端和喉开口之间而起不到开放气道的作用。

五、气管插管

气管内插管是将一特制的气管导管经声门置入气管的技术。气管插管是快速建立人工气道、进行有效通气的最佳方法之一。其优点如下：(1) 开放气道，确保了控制通气的进行和潮气量的给入，即完成了气管开放和通气两个最关键的步骤，保证了氧的供应。(2) 保护气管，减少了气管误吸的可能。(3) 提供了气管内给药的途径。(4) 有利于直接进行气管内吸引。因此每个从事急诊救护工作的医护人员均应熟练掌握气管插管技术，而每个担负急救任务的单位和场所（如救护站、急诊室、ICU 等）均应备好急诊插管的设备，以供急用。

（一）适应证

(1) 患者自主呼吸突然停止，需紧急建立人工气道进行机械通气和治疗。

(2) 患者严重呼吸衰竭，不能满足机体通气和氧供的需要，而需机械通气。

(3) 患者不能自主清除上呼吸道分泌物，或出现胃内容物反流，或气道出血，随时有误吸可能。

(4) 患者存在上呼吸道损伤、狭窄、阻塞，气管食管瘘等影响正常通气的症状。

(5) 患者麻醉手术需要。

（二）操作要点

1. 气管插管的设备

开放气道和气管内插管基本的工具，包括咽喉镜、气管导管、导管芯、牙垫、开口器、胶布、吸引器、简易呼吸器、注射器、插管弯钳、局麻药、喷雾器及吸氧设备。

咽喉镜供窥视咽喉区、显露声门和明视插管用。其镜片一般有直、弯两种。后者对咽喉组织刺激小、操作方便、易于显露声门和便于气管插管，因此在临床上广为应用；但对婴幼儿及会厌长而大或会厌过于宽而短的成人来说，使用直喉镜片则便于直接挑起会厌而显露声门，少数用弯喉镜片难以显露声门的病例常可显示其优点。在急诊插管盒内，应备齐各种号码的直、弯喉镜片以及异型光纤喉镜，以供不同病例选用。

2. 气管导管的选择

插管常用的气管导管有塑料制品和橡胶制品两种，应备齐各种号码的专用气管导管，供婴幼儿、儿童和成年人选用。实践证明，橡胶导管虽耐用，但对喉、气管刺激大，易产生局部组织损伤和近、远期并发症，故已逐渐被淘汰；聚氯乙烯导管则显著优于橡胶制品，已在临床推广使用。一般 8 岁以下儿童选用无套囊气管导管，以免导管内径过小而增加通气阻力。大龄儿童和成年患者均宜使用带套囊的导管，因套囊充气后不仅能有效地防止漏气和口咽腔分泌物流至下呼吸道，而且可减少导管对气管黏膜的直接摩擦损伤。气管导管套囊以低压、大容量型为好，因高压型套囊更易对气管黏膜的血液循环造成障碍，导致局部缺血和坏死等并发症。对成人或儿童患者施行气管插管前，除选择预计号码导管外，还要备好相近号码的大、小导管各一支，以便临时换用。管芯可使软质气管导管弯成所期望的弧度。对某些少见病例，例如短颈、声门的解剖位置偏前或张口受限而无法明视声门的患者，恰当使用管芯可将导管前段弯成鱼钩状,有利于经试探后将导管送入声门。正确使用插管钳或导管钩可提高鼻插管成功率。此外,在已置入气管导管的患者需插鼻胃管时,也常借助于插管钳和咽喉镜操作。

3. 气管插管的方法

(1) 经口气管插管。对于心搏呼吸骤停或深度昏迷的急诊患者,只要条件具备应立即进行气管插管,通常于直视下使用喉镜进行经口气管插管。

① 插管前的准备:准备和检查插管所需的设备。选择合适的气管内导管并准备相邻规格的导管各一根,对套囊做充气和放气实验。如估计声门显露有困难,可在导管内插入导管芯,并将导管前端弯成鱼钩状。插管前对患者用带密封面罩的简易呼吸器,加压给氧2分钟。

② 患者取仰卧位,头后仰,口、咽、喉轴线尽量呈一直线。

③ 以右手拇指、食指和中指提起患者下颌,并使患者张口,以左手持喉镜沿口角右侧置入口腔,将舌体推向左侧,沿正中线缓慢轻柔通过悬雍垂,至舌根见会厌。如用弯喉镜片,则推进镜片使其顶端抵达会厌谷处,然后上提喉镜,间接提起会厌显露声门。如用直喉镜片,则直接用喉镜片挑起会厌显露声门。

④ 施行喉及气管黏膜表面麻醉。

⑤ 右手持气管导管,使气管导管斜口端对准声门裂。沿喉镜走向插入导管,使导管通过声门进入气管。看到充气套囊通过声带,即可退出喉镜,再将导管插深1 cm或更多一些。注意在门齿上的导管标记的数字,可帮助术者了解导管插入的深度,防止插入过深进入气管分支。

⑥ 导管插入后立即塞入牙垫。用注射器向气管导管套囊充气约5 mL。立即检查气管导管的位置,确定是否在气管内。方法如下:气管导管内持续有凝集的水蒸气;按压胸廓,有气体自导管逸出;接简易呼吸器人工通气,可见胸廓抬起;两肺部听诊有对称的呼吸音;上腹部听诊则无气过水声。将导管与牙垫用胶布固定,并与患者面部固定。

(2) 经鼻气管插管(NTI)。通常在行紧急气管内插管时,经口插管是首选方法。但针对张口困难、下颌活动受限、颈部损伤、头不能后仰或口腔内有损伤,难以经口插管等情况,应选用经鼻气管插管。此外,由于经鼻气管插管的患者对导管的耐受性强,所以经鼻气管插管法也适用于需长时间保留导管的患者。

经鼻气管插管分为盲探插管、明视插管或纤维支气管镜辅助插管3种方式。危重患者有呼吸时应选用盲探NTI,在插管过程中可通过探听导管的呼吸音来判断导管是否进入气管。

表2-14-1 使用于不同年龄的气管导管平均数据

年龄	导管内径(mm)	F编号	气管导管从唇至气管中段的距离*(cm)
早产儿	2.5~3.0	10~12	10
足月儿	3.0~3.5	12~14	11
1~6个月	3.5~4.0	16	11
6~12个月	4.0	18	12
2岁	4.5	20	13
4岁	5.0	22	14
6岁	5.5	24	15~16
8岁	6.0	26	16~17
10岁	6.5	28	17~18
12岁	7.0	30	18~20
14岁以上	7.5~10.0	32~42	20~26

* 如为经鼻插管者,则加2~3 cm。气管导管内径较经口插管小0.5~1 mm。

插管前先检查并选择一畅通的鼻孔，最好是右鼻孔，向患者（尤其是清醒者）的鼻孔内滴或喷少量血管收缩药（如麻黄素、苯肾上腺素），以扩大鼻腔气道，减少插管出血；对清醒患者，应再滴入适量局部麻醉药（如1%丁卡因）以减轻不适。施行咽、喉及气管表面麻醉后，选一大小和曲度合适、质地柔软的导管，充分润滑后从外鼻孔插入鼻腔。取与腭板平行，最好是导管的斜面对向鼻中隔，在枕部稍抬高、头中度后仰的体位下轻推导管越过鼻咽角。如患者可张口，则可借助于喉镜在明视下用插管钳或插管钩将导管头部引至正确部位后插入声门。在盲目经鼻插管时，捻转导管使其尖端左右转向，或伸曲头部使导管头前后移位，或将头适当左右侧偏改变导管前进方向，趁吸气时将导管向前推进。若听到气流或咳嗽，则表明导管已进入声门。确认导管位于气管内后再用胶布固定导管，连接呼吸器进行呼吸支持。

一般认为有头部损伤特别是颅底骨折的患者，不能采用此方法，因为此方法有可能使导管通过颅底骨折处进入颅内。此外，经鼻插管的难度较大、费时，对鼻黏膜损伤大，不作为首选。

（三）注意事项

（1）操作前一定要做好准备工作。

（2）每次操作时，中断呼吸时间不应超过30～45秒。如果一次操作未成功，应立即给予面罩纯氧通气，然后重复上述步骤。

（3）避免并发症。

① 损伤：常见有口腔、舌、咽喉部的损伤、出血、牙齿脱落以及喉水肿。其中初学插管者最常见的失误是用喉镜冲撞上门齿，并以此为杠杆，从而导致牙齿的缺损。

② 误吸：上呼吸道的插管和手法操作多能引起呕吐与胃内容物误吸，这时可采用Sellick手法（即后压环状软骨，从而压塞食管），避免胃内容物反流和误吸。

③ 缺氧：通常每次插管操作时间不应超过30秒，45秒是极限。超过45秒将导致机体缺氧，因此应熟练掌握操作技术。尽量缩短插管时间并注意给氧，是改善缺氧的主要手段。

④ 插管位置不当：由于操作不当，将导管误插入食管内，又不能及时发现，将导致严重后果。这是气管插管最严重的并发症。

⑤ 喉痉挛：这是插管严重并发症，可导致缺氧加重，甚至心搏骤停。此时应使用肌松剂或镇静剂缓解此反应，必要时应立即行环甲膜穿刺或气管切开。

⑥ 插管过深：进入一侧主支气管，导致单肺通气，产生低氧血症。

（4）预防并发症。为避免上述并发症的出现，建议：① 操作者应具备熟练的插管技术；② 对心搏骤停者应立即行气管插管，避免胃扩张误吸；③ 如喉镜无法使用或30秒内插管未成功，应立即给予100%纯氧，并采用其他通气方式，随后再试；④ 在会厌处按压环状软骨，减少胃扩张和反流误吸；⑤ 采用高容量低压气管导管套囊，使套囊内压保持在25～35 mmH_2O，小于25 mmH_2O不足以防止误吸，大于45 mmH_2O则会导致管壁黏膜缺血。

六、喉罩通气

喉罩是介于气管内插管和面罩之间的一种新型通气工具，操作简便省时，不易损伤咽喉组织，对循环功能影响轻微，比面罩通气效果确切，管理方便，广为临床采用。喉罩插入咽喉部，充气后在喉的周围形成一个密封圈，既可以让患者自主呼吸，也可以施行正压通气。

（一）喉罩的选择和准备

喉罩由通气导管和通气罩两部分组成。按其大小，喉罩分为7种型号，供不同年龄、体重和形体的患者选用。喉罩通气罩内的空气抽尽后可进行高压蒸汽消毒（最高温度不得超过134 ℃），但不能用戊二醛、甲醛或氧化乙烯消毒。临用前，应在喉罩管的下端涂上少许润滑油，以减少其对咽喉的局部刺激。

（二）喉罩通气的实施方法

按气管插管的要求进行麻醉前准备和用药。插入喉罩时不需使用肌松药，但应给予适量静脉麻醉药和（或）吸入麻醉药，也可采用咽喉部表面麻醉和神经阻滞，以消除咽喉反射，避免引起咳嗽或喉痉挛。插入喉罩时可用盲探法，也可借助于喉镜明视插入。将喉罩插入到喉部后，手放开喉罩，试行向气囊注气。此时随着充气，喉罩会自动退出少许，以适应咽喉的解剖位置。然后施行加压通气或让患者自发呼吸。当喉罩置放合适时，气道通畅，可闻胸部清晰呼吸音，喉罩两侧为清晰管状呼吸音，无异常气流声，亦无漏气感。如果发现有呼吸道阻塞，则应立即拔出喉罩，重新试插。喉罩置放到位后，加牙垫并用胶布固定。向喉罩充气不宜过多，一般1号喉罩充气量为2～4 mL，2号充气量为10 mL，3号充气量为20 mL，4号充气量为30 mL。

（三）喉罩通气的注意事项

（1）喉罩对上消化道反流、呕吐所致的误吸无防止效果，且加压通气常可导致气体入胃进而增加呕吐误吸的危险，故应禁用于已插胃管的患者，严重肥胖或肺顺应性低的患者亦应忌用。呼吸道分泌物多的患者也不宜用喉罩，因为不易经喉罩吸除过多的分泌物。第三代喉罩分为气管通道与食管通道，易于排除胃内积气、积液，减少了反流误吸的危险。

（2）喉罩不宜过多地重复使用，一般以10次左右为宜。每次应用前均应作常规充气试验，以确保喉罩不漏气，无“疝气”形成。

（3）置放喉罩的操作应轻柔、准确；自始至终使用牙垫阻咬；导管只能向下固定在下颌部，不可改变方向以防止喉罩移位；置入喉罩后，不得做托下颌等操作，以防将罩压向喉头而致喉痉挛或移位导致喉梗阻。

（4）正压通气的压力不宜超过15 mmHg，以防喉罩漏气或大量气体入胃。

（5）喉罩通气期应密切观察其通气效果和气道通畅情况，宜作$P_{ET}CO_2$和SpO_2等监测，确保通气良好。

（6）在患者咽喉保护性反射恢复之前不宜移动喉罩或将气囊放气，最好待患者能按指令张口后再拔出喉罩。

七、环甲膜穿刺和造口术

环甲膜穿刺和造口吹氧通气是气道梗阻时开放气道的急救措施之一，可为正规气管造口术赢得时间。

环甲膜在环状软骨与甲状软骨之间。环甲膜穿刺和造口的具体操作如下：先用手指在两软骨之间做好定位，然后作一皮肤切口，在明视下刺透环甲膜并插入导管。该技术用于自主呼吸空气、氧气，人工通气和气管内吸引。必须选用不致损伤喉部的粗套管，一般情况下，成人选用外径为

6 mm 的粗套管，儿童选用外径为 3 mm 的粗套管。紧急时，成人可选用 14 号静脉导管针穿刺环甲膜。若从导管针回抽出气体可确定为进入气管。针芯撤出后，将外套管固定并与喷射呼吸机相连接。临床上也常用喷射呼吸机配备的穿刺喷射针直接穿刺环甲膜进行喷射通气。喷射通气时可能会有部分口腔漏气，但不致影响肺膨胀，因为加大送气压力即可补偿。此法在数秒钟内即可开始通气，肺通气不受压胸的影响；且口腔漏气还有吹出口咽分泌物，进而减少肺误吸的作用。然而，由于呼出气仍需经上呼吸道排出，故上呼吸道完全梗阻的患者不适用这种技术。在这种情况下，只有插入另一大口径的气管导管针或进行间隙吸引，才能为喷射通气时的呼气建立出路。

在用普通刀片割开环甲间隙尚不能确立畅通的气道时，必须将切口撑开，保持开口通畅，这样才有通气效果。例如，用手术刀先作短于 1 cm 的皮肤横切口，用刀尖穿通环甲膜并旋转 90°，以保持环甲膜确实敞开。一般还需插入小号（内径 4 mm）气管导管或金属管，连接呼吸器通气。环甲膜穿刺和造口术均可并发出血、假道形成、皮下或纵隔气肿甚至食管穿孔等，应注意预防。

第二节　止　　血

血液从血管或心脏内流出至组织间隙或体腔内，称为内出血；血液流向体表，称为外出血。本节主要讨论外出血。院前急救止血法有多种，可根据具体情况选择。

一、直接按压止血法

这是最直接、最常用、最简单的止血方法。若是四肢出血，则应抬高患肢。

（一）出血点直接压迫止血

紧急时可先在出血的大血管处或稍近端用手指加压止血，然后再更换其他方法。

（二）动脉行径按压法

在出血点无法按压或按压效果不佳时，可在动脉行径中将中等或较大的动脉压在骨的浅面以止血。需要说明的是，此法仅能减少出血量，难以完全止血，而且需要救护人员熟悉身体各部位血管的解剖位置和出血的压迫点，故只能用于短时间控制大出血。

（1）头顶、额部和颞部出血：用拇指或食指在伤侧耳前对着下颌关节，用力压迫颞浅动脉，即可止血。

（2）面部出血：用拇指、食指或中指压迫双侧下颌角前约 3 cm 的凹陷处，在此处压迫明显搏动的面动脉即可止血。由于面动脉在面部有很多小分枝相互吻合，即使一侧面部出血也要压迫双侧面动脉。

（3）一侧耳后出血：用拇指压迫同侧耳后动脉，即可止血。

（4）头后部出血：用两只手的拇指压迫耳后与枕骨粗隆之间的枕动脉搏动处，即可止血。

（5）颈部出血：用大拇指压迫同侧气管外侧与胸锁乳突肌前缘中点强烈搏动的颈总动脉向后、向内第 5 颈椎横突处，即可止血。此法仅用于非常紧急情况，压迫时间不宜过长，更不能同时压迫两侧颈动脉，否则有可能引起脉搏减慢、血压下降甚至心搏骤停。

（6）腋窝和肩部出血：用拇指用力向下、向后压迫同侧锁骨上窝中部的锁骨下动脉搏动点，即可止血。

(7) 上肢出血:用四指压迫腋窝部搏动强烈的腋动脉,将它压向肱骨以止血。

(8) 前臂出血:用手指压迫上臂肱二头肌内侧的肱动脉处,即可止血。

(9) 手掌、手背出血:用两手拇指分别压迫手腕的尺动脉和桡动脉搏动处止血。

(10) 手指或脚趾出血:用拇指、食指分别压迫手指或脚趾两侧的动脉。

(11) 下肢出血:用拇指、单或双手掌根向后、向下压住跳动的股动脉,即可止血。

(12) 小腿出血:一手固定膝关节正面,另一手拇指摸到腘窝处跳动的腘动脉,用力向前压迫即可止血。

二、压迫包扎法

压迫包扎法指在出血位置的裹伤包上加一纱布卷、大块敷料或三角巾等,然后再适当加压包扎,并注意松紧适度。这种方法常用于一般伤口出血的止血。

三、填塞法

对于深部伤口出血,如肌肉、骨端等处伤口出血,一定要用大块纱布条、绷带等敷料填充伤口,外面再加压包扎,以防止血液沿组织间隙渗漏。注意不要将伤裂的皮肤组织、脏物一起塞进去,所用的填塞物一定要尽量无菌或干净,并且应使用大块的敷料,以便既能保障止血效果,又尽可能避免在随后的进一步处理时将填塞物遗漏在伤口内。此法的缺点是止血不甚彻底且增加感染机会。

四、加垫屈肢止血法

此法适用于单纯加压包扎止血无效和无骨折的四肢出血。前臂出血时,在肘窝部加垫,屈肘;上臂出血时,在腋窝内加垫,上臂紧靠胸壁;小腿出血时,在腘窝加垫,屈膝;膝或大腿出血时,在大腿根部加垫,屈髋,然后用三角巾或绷带将位置固定。由于此法会给伤员带来较大痛苦,不宜首选。疑有骨折时忌用此法。

五、钳夹法

钳夹法指用止血钳直接钳夹出血点。此法最有效、最彻底、损伤最小,建议尽量采用。此法需要一定的器械与技术。同时,盲目钳夹有可能损伤并行的血管、神经或其他重要组织,转运搬动时有可能松脱或撕裂大血管;因此,此法必须在直视下准确施行,同时作好有效的固定。

六、止血带止血法

止血带能有效地控制四肢出血,但损伤最大,可致肢体坏死、急性肾功能不全等严重并发症,故应尽量少用。止血带止血法主要用于暂不能用其他方法控制的四肢大血管损伤性出血。

使用止血带时应注意:

(1) 扎止血带时间越短越好,一般不应超过 1 小时,如必须延长,则应每隔 1 小时左右放松

1～2 分钟且总时间最长不宜超过 3 小时,在放松止血带期间需用指压法临时止血。

(2) 必须作出显著标志,注明上止血带的时间原因等,并优先后送进行进一步处置。

(3) 避免勒伤皮肤,用橡皮管(带)时应先在缚扎处垫上数层纱布。

(4) 缚扎部位原则上应尽量靠近伤口以减少缺血范围,但上臂止血带不能缚在中下 1/3 处,而应在中上 1/3 处,以免损伤桡神经。

(5) 缚扎止血带松紧度要适宜,以出血停止、远端摸不到动脉搏动为准。过松达不到止血目的,且会增加出血量;过紧易造成肢体肿胀和坏死。

(6) 前臂和小腿一般不适用止血带,因有两根长骨,使血流阻断不全。所以,应用止血带的部位实际上只能是大腿(股骨干)和上臂(肱骨)中上 1/3 处。

(7) 绝不可使用非弹性的绳索、电线、铁丝等。

(8) 需要施行断肢(指)再植者不应用止血带,如果伤患者有动脉硬化症、糖尿病、慢性肾病等,其伤肢也须慎用止血带。

(9) 在松止血带时,应缓慢松开,并观察是否还有出血,切忌突然完全松开。

第三节　包　　扎

包扎的目的是保护伤口、减少污染、固定敷料和帮助止血。常用绷带和三角巾进行包扎。无论采用何种包扎法,均要求达到包好后固定不移动和松紧适度的目的,并尽量注意无菌操作。

一、绷带包扎法

绷带包扎法具体分为环形包扎法、螺旋及螺旋反折包扎法、"8"字形包扎法和头顶双绷带包扎法等。包扎时要掌握好"三点一走行",即绷带的起点、止血点、着力点(多在伤处)和走向的顺序,以达到既牢固又不太紧的效果。先在创口覆盖无菌纱布,然后从伤口低处向上,左右缠绕。包扎伤臂或伤腿时,要尽量设法暴露手指尖或脚趾尖,以便观察血液循环。由于绷带用于胸、腹、臀、会阴等部位效果不好,容易滑脱,所以绷带包扎一般用于四肢和头部伤。

(一) 环形包扎法

绷带卷放在需要包扎位置稍上方,第一圈作稍斜缠绕,第二、三圈作环行缠绕,并将第一圈斜出的绷带角压于环行圈内,然后重复缠绕,最后在绷带尾端撕开打结固定或用别针、胶布将尾部固定。

(二) 螺旋形包扎法

先环行包扎数圈,然后将绷带渐渐地斜旋上升缠绕,每圈盖过前圈 1/3 至 2/3 成螺旋状。

(三) 螺旋反折包扎法

先作两圈环行固定,再作螺旋形包扎,待到渐粗处一手拇指按住绷带上面,另一手将绷带自此点反折向下,此时绷带上缘变成下缘。后圈覆盖前圈 1/3 至 2/3。此法主要用于包扎粗细不等的四肢如前臂、小腿或大腿等。

（四）头顶双绷带包扎法

将两条绷带连在一起，打结处包在头后部，分别经耳上向前于额部中央交叉。然后，第一条绷带经头顶到枕部，第二条绷带反折绕回到枕部，并压住第一条绷带。第一条绷带再从枕部经头顶到额部，第二条则从枕部绕到额部，又将第一条压住。如此来回缠绕，形成帽状。

（五）"8"字形包扎法

在关节上下将绷带一圈向上、一圈向下作"8"字形来回缠绕。此法适用于四肢各关节处的包扎，例如锁骨骨折的包扎。目前已有专门的锁骨固定带可直接应用。

二、三角巾包扎法

三角巾制作简单、方便，分为普通三角巾和带形、燕尾式三角巾，包扎时操作简捷，且几乎能适应全身各个部位。目前军用的急救包体积小（仅一块普通肥皂大小）、能防水，其内包括一块无菌普通三角巾和加厚的无菌敷料，使用十分方便，建议推广配用。

（一）三角巾的头面部包扎法

该法包括以下几种。

（1）三角巾风帽式包扎法：适用于包扎头顶部和两侧面、枕部的外伤。先将消毒纱布覆盖在伤口上，将三角巾顶角打结放在前额正中，在底边的中点打结放在枕部，然后两手拉住两底角向下颌包住并交叉，再绕到颈后的枕部打结。

（2）三角巾帽式包扎法：先用无菌纱布覆盖伤口，然后把三角巾底边的正中点放在伤员眉间上部，顶角经头顶拉到脑后枕部，再将两底角在枕部交叉返回到额部中央打结，最后拉紧顶角并反折塞在枕部交叉处。

（3）三角巾面具式包扎法：适用于颜面部较大范围的伤口，如面部烧伤或较广泛的软组织伤。把三角巾一折为二，顶角打结放在头顶正中，两手拉住底角罩住面部，然后两底角拉向枕部交叉，最后在前额部打结；在眼、鼻和口处提起三角巾剪成小孔。

（4）单眼三角巾包扎法：将三角巾折成带状，其上 1/3 处盖住伤眼，下 2/3 从耳下端绕经枕部向健侧耳上额部并压上上端带巾，再绕经伤侧耳上，枕部至健侧耳上与带巾另一端在健耳上打结固定。

（5）双眼三角巾包扎法：将无菌纱布覆盖在伤眼上，用带形三角巾从头后部拉向前从眼部交叉，再绕向枕下部打结固定。

（6）下颌、耳部、前额或颞部小范围伤口三角巾包扎法：先将无菌纱布覆盖在伤部，将带形三角巾放在下颌处，两手持带巾两底角经双耳分别向上提，长的一端绕头顶与短的一端在颞部交叉，然后将短端经枕部、对侧耳上至颞侧与长端打结固定。

（二）胸背部三角巾包扎法

三角巾底边向下，绕过胸部以后在背后打结，其顶角放在伤侧肩上，系穿过三角巾底边并打结固定。如为背部受伤，包扎方向相同，只要在前后面交换位置即可。若为锁骨骨折，则用两条带形三角巾分别包绕两个肩关节，在后背打结固定，再将三角巾的底角向背后拉紧，在两肩过度后张的情况下，在背部打结。

（三）上肢三角巾包扎法

先将三角巾平铺于伤员胸前，顶角对着肘关节稍外侧，与肘部平行，屈曲伤肢，并压住三角巾，然后将三角巾下端提起，两端绕到颈后打结，顶角反折用别针扣住。

（四）肩部三角巾包扎法

先将三角巾放在伤侧肩上，顶角朝下，两底角拉至对侧腋下打结，然后急救者一手持三角巾底边中点，另一手持顶角，将三角巾提起拉紧，再将三角巾底边中点由前向下、向肩后包绕，最后顶角与三角巾底边中点于腋窝处打结固定。

（五）腋窝三角巾包扎法

先在伤侧腋窝下垫上消毒纱布，带巾中间压住敷料，并将带巾两端向上提，于肩部交叉，并经胸背部斜向对侧腋下打结。

（六）下腹及会阴部三角巾包扎法

将三角巾底边包绕腰部打结，顶角兜住会阴部在臀部打结固定；或将两条三角巾顶角打结，连接结放在患者腰部正中，上面两端围腰打结，下面两端分别缠绕两大腿根部并与相对底边打结。

（七）残肢三角巾包扎法

残肢先用无菌纱布包裹，将三角巾铺平，残肢放在三角巾上，使其对着顶角，并将顶角反折覆盖残肢，再将三角巾底角交叉，绕肢打结。

三、几种特殊伤的包扎法

（一）开放性颅脑伤的包扎法

颅脑伤有脑组织膨出时，不要随意还纳，应采用浸湿了等渗盐水的大块无菌敷料覆盖，再扣以无菌换药碗，以阻止脑组织进一步脱出，然后再进行包扎固定。同时将伤员取侧卧位，并清除其口腔内的分泌物、黏液或血块，保持其呼吸道通畅。

（二）开放性气胸的包扎法

对胸部贯通伤、开放性气胸，应立即以大块无菌敷料堵塞封闭伤口，这样不仅可帮助止血，而且可将开放性气胸变为闭合性气胸，防止纵隔扑动和血流动力学的严重改变。在转送医院的途中，伤员最好取半卧位。

气胸紧急减压装置，即在胸腔穿刺针的尾部扎上一个尖端剪一小洞的橡皮指套，这样穿刺针刺入胸腔后，吸气时手指套萎陷，空气不能进入胸膜腔，呼气时，则空气从指套的小洞开口处排出，起到减压的作用。

（三）腹部内脏脱出的包扎法

面对腹部外伤有内脏脱出时，不要还纳，应采用浸湿了等渗盐水的大块无菌敷料覆盖，再扣以无菌换药碗或无菌的盛物盆等,以阻止肠管等内脏的进一步脱出,然后再进行包扎固定。如果脱出的肠管已破裂,则直接用肠钳将穿孔破裂处钳夹后一起包裹在敷料内。注意一定要将直接覆盖在内脏上的敷料以等渗盐水浸透,以免粘连,造成肠浆膜或其他内脏损伤而发生肠梗阻或其他远期并发症。

(四) 异物插入眼球的包扎法

严禁将异物从眼球拔出,最好用一只纸杯先固定异物,然后将无菌的敷料卷围住,再用绷带包扎。

(五) 异物插入体内的包扎法

刺入体内的刀或其他异物,不能立即拔除,以免引起大出血。应先用大块敷料支撑异物,然后用绷带固定敷料以控制出血。在转运途中需小心保护,并避免移动。

第四节　固　　定

骨关节损伤时均必须固定制动,目的是减轻疼痛、避免骨折片损伤血管和神经等,并帮助防治休克。软组织损伤较重时也宜将局部固定。

固定前应尽可能先牵引伤肢和矫正畸形,然后将伤肢放在适当位置,固定于夹板或其他支架上。固定时不要求过分强调姿势和功能位置,以担抬和坐车均较方便为宜,此种固定称为输送固定或后送固定(进一步处理后的固定则要求尽量满足肢体功能和治疗的长期需要,因而又被称为治疗固定)。

固定的夹板或支架等要便于透视、摄片和检查观察伤部。固定范围一般应超过骨折处远近两个关节,所有关节、骨隆突部位均要以棉垫隔离保护,既要牢固不移动,又不可过紧,肢端(趾或指)要露出,以便观察血液循环情况。

目前已经有针对各部位骨折的固定管型,使用更加方便、快捷,伤病员也更感舒适,各级医疗救护机构可以酌情选择配备。

常用骨折固定方法有:

一、锁骨骨折固定法

锁骨骨折多由摔伤或车祸引起,表现为锁骨变形,有血肿,肩部活动时疼痛加重。

(一) 锁骨固定带固定法

伤者坐位,双肩向后,安放锁骨固定带。

(二)“T”形夹板固定法

取木板两块,制作成“T”字形,夹板加垫,用绷带缠好;把夹板放在伤员背部,再用三角巾或绷带固定。

(三) 三角巾固定法

用两条三角巾分别折成5横指宽的条带。固定时腋窝加棉垫垫好,用三角巾条带环绕腋部一周，在腋后打结；然后把左、右打结的三角巾一角拉紧，在背后打结，使左、右肩关节后伸，锁骨骨折则可得到固定。

（四）衣袖固定法

沿衣袖缝剪开，分为上下两片，两片衣袖成带状分别绕肩关节，在肩后打结（对侧也如此）；两侧衣袖带作结后，剩余部分在背后拉紧打结固定；两肘屈曲，两腕交叉于前胸，反折衣襟，两襟角打一单结，角尖穿孔，绕在第一纽扣上。

二、上肢骨折固定法

（一）肱骨干骨折固定法

肱骨干骨折由摔伤、撞伤和击伤所致。骨折后上臂出现肿胀、淤血、疼痛，有移位时出现畸形，上肢活动受限。桡神经紧贴肱骨干，易损伤。固定时，骨折处要加厚垫保护以防止桡神经损伤。

（1）铝芯塑性夹板固定：根据上臂长度将夹板制成 U 型，屈肘位套于上臂，用绷带缠绕固定，前臂用绷带或三角巾悬吊于胸前，指端露出，以便检查甲床血液循环。

（2）夹板固定：准备两块木板，一块木板放于上臂外侧（从肘部到肩部），另一块放于上臂内侧（从肘部到腋下），放衬垫，用绷带或三角巾固定上下端，屈肘位悬吊前臂，指端露出，以便检查甲床血液循环。

（3）纸板固定：现场如无小夹板和木板，可用纸板或杂志本代替。将纸板或杂志本的上边剪成弧形，将弧形边放于肩部包住上臂，用布带捆绑固定，可起到暂时固定作用，固定后同样屈肘位悬吊前臂，指端露出，以便检查甲床血液循环。

（4）躯干固定：现场无夹板或其他可利用物时，则用三角巾或宽布带将上臂固定于胸廓。三角巾折叠成宽带或用宽布带通过上臂骨折部绕过胸廓在对侧打结固定，屈肘 90°前臂悬吊于胸前。

（二）肱骨髁上骨折固定法

肱骨髁上骨折位置低，接近肘关节，局部有肱动脉和正中神经，容易损伤。骨折后局部肿胀、畸形，肘关节半屈位。肱骨髁上骨折现场不宜用夹板固定，以减少血管神经损伤的机会。直接用三角巾或围巾等固定于胸廓，前臂悬吊于半屈位。

（三）前臂骨折固定法

前臂骨折可为桡骨骨折、尺骨骨折或桡尺骨双骨折。前臂骨折相对稳定，血管神经损伤机会较小。

（1）充气夹板固定：将充气夹板套于前臂，通过充气孔充气固定。

（2）夹板固定：准备两块木板，加垫，分别置于前臂的外侧、内侧，用三角巾或绷带捆绑固定，屈肘位大悬臂吊于胸前，指端露出，便于检查甲床血液循环。

（3）三角巾固定法：先用三角巾将伤臂悬吊，再用一条三角巾条带或一条绷带将伤臂固定于胸前。

（4）杂志、书等固定：可用书本垫于前臂下方，超肘关节和腕关节，用布带捆绑固定，屈肘位大悬臂吊于胸前，指端露出以便检查甲床血液循环。

(5) 衣襟躯干固定法:将伤肢的衣襟反折兜起伤臂,衣襟角剪洞,挂在上衣第一个扣上;再用腰带或三角巾经肘关节上方绕一周,拴紧腰带或三角巾打结固定。

三、下肢骨折固定法

(一) 股骨干骨折固定法

股骨干粗大,骨折常由巨大外力(如车祸、高空坠落及重物砸伤)所致,损伤严重,出血多,易出现休克。骨折后大腿肿胀、疼痛、变形或缩短。

(1) 夹板固定:准备两块木板,一块从伤侧腋窝到外踝的长木板,一块从大腿根内侧到内踝的短木板。在腋下、膝关节、踝关节骨突部放棉垫保护,空隙处放柔软物品填实。用7条宽固定带固定。先固定骨折上下两端,然后固定膝、踝、腋下和腰部。如有一块夹板则放于伤腿外侧(从腋下到外踝),固定方法同上。用"8"字法固定足踝。将宽带置于足底,环绕足背两端交叉,再环绕踝部回反打结固定。趾端露出,以便检查甲床血液循环。

(2) 三角巾健肢固定法:将两下肢并拢,在两腿间的骨突出部(如膝、踝关节部)和空隙部位加垫;然后用5~6条三角巾条带(或用绷带、布袋和腰带等用品)将伤肢固定在对侧健肢上,踝关节和足作"8"字固定。

(二) 小腿骨折固定法

小腿骨折时骨折端易刺破小腿前方皮肤,造成骨外露,因此,在骨折处要加厚垫保护。出血、肿胀严重时会导致骨筋膜室综合征,造成小腿缺血、坏死。小腿骨折固定时切忌固定过紧。

(1) 铝芯塑性夹板固定:根据小腿长度将夹板制成U型,置于小腿,用绷带或三角巾固定,趾端露出,以便检查甲床血液循环。

(2) 充气夹板固定:将充气夹板套于小腿,通过充气孔充气固定,趾端露出,以便检查甲床血液循环。

(3) 夹板固定法:将两块相当于大腿中部到足跟长的木板,分别放在小腿的内、外侧(如只有一块木板,则放在小腿外侧)。在骨突出部加垫,用三角巾分别在骨折的上下端、大腿中部、膝下和踝关节部打结固定。足部最好用三角巾条带作"8"字形固定,使足尖与小腿成直角。

(4) 三角巾固定法:在骨折上下端、膝关节、踝关节和足部,用三角巾条带将伤肢与健肢固定在一起。

四、脊柱骨折固定法

在现代创伤特别是城市交通事故伤和倒塌、坠落事故伤中,脊椎损伤已越来越常见。而现场的错误处置和不当的搬运则可引起十分严重且不可逆转的后果,应引起重视。颈托是院前急救的必备器材。对以下几类伤者,应常规进行颈托固定和腰椎的保护,在其头或腰的两侧均垫上枕头或沙袋,并用绷带适当固定,以免晃动移位:(1) 伤情一时不明者;(2) 有多发性损伤者;(3) 有意识改变,不能述说和定位者;(4) 明确述说有颈部和腰部的疼痛、活动受限者;(5) 四肢、躯干未见明显外伤,却有感觉和活动障碍者;(6) 在锁骨上水平有钝器伤者;(7) 其他怀疑有脊椎损伤者。

现场无颈托时,可就地自制简单护托:找一适当厚度的书本或杂志,从中打开,将其上下端略微修剪成弧状，在封面、封底以胶带固定数片木片或竹片，在伤员颈部适当护以棉垫后，将书本打开包绕伤员颈部、固定，即成一简单护托。它可暂时固定颈部、防止颈椎错位及截瘫的发生。

脊柱骨折可发生在颈椎和胸腰椎。骨折部移位压迫脊髓能造成瘫痪。

（一）颈椎骨折固定法

头部朝下摔伤或高速行车时突然刹车，易导致颈椎骨析，颈椎骨折时，要立即固定。

（1）脊柱板固定：双手牵引头部恢复颈椎轴线位，上颈托或自制颈套固定，保持伤员身体长轴一致位侧翻，放置脊柱固定板后改为平卧位。将头部固定，将双肩、骨盆、双下肢及足部用宽固定带固定在脊柱板上，以免运输途中颠簸、晃动。

（2）夹板固定：用一长、宽与伤员身高、肩宽相仿的木板做固定物，并作为搬运工具。动作要轻柔，并保持伤病员身体长轴一致后侧卧，放置木板。让伤员平卧于板上，保持身体平直。头颈部、足踝部及腰后空虚处要垫实。将伤员的双肩、骨盆、双下肢及足部用宽带固定于木板上，以免运输途中颠簸、晃动。将伤员的双手用绷带固定放于腹部。

（二）胸腰椎骨折固定法

坠落伤、砸伤、交通伤等严重创伤后腰背疼痛甚至双下肢瘫痪时，就可能是发生了胸腰椎骨折。疑有胸腰椎骨折时，禁止坐起或站立，以免加重损伤。胸腰椎骨折固定方法同颈椎骨折固定。

五、骨盆骨折固定法

骨盆受到强大的外力碰撞、挤压会发生骨折。骨盆骨折固定法是让伤员采用仰卧位，在其两膝下放置软垫，使其膝部屈曲以减轻骨盆骨折的疼痛。用宽布带从臀后向前绕骨盆，捆扎紧。在两腿间或一侧打结固定，两膝之间加放衬垫，用宽绷带捆扎固定，两踝间加放衬垫，用宽绷带“8”字捆扎固定。

六、开放性骨折固定法

敷料覆盖外露骨及伤口，在伤口周围放置环行衬垫，用绷带包扎固定，用夹板固定骨折，如出血多，需要上止血带。不要将外露的骨折端还纳，以免污染伤口深部，造成血管、神经的再损伤。

第五节　开放外周静脉通道

静脉输液治疗最常用的区域是手部和臂部，其中手背、腕部和肘窝处最为常用。腿部隐静脉也是静脉输液常选择的部位之一。心肺复苏期间进行药物治疗，选用肘静脉最为理想。

上肢最大的浅静脉位于肘窝，对循环衰竭或心搏停止的患者进行静脉输液时宜先选此处，但对病情稳定的患者进行静脉输液时，则应先选择上肢远端部位的静脉。同样，内踝处的大隐静脉亦可选择，在其走向上的任何一点均可进入。通常在两支静脉连接点之间选择穿刺点，因为此处静脉较稳定且较易穿刺成功。

一、上、下肢静脉穿刺步骤

(1) 近端绑扎止血带。

(2) 确定所穿刺静脉并以乙醇或碘伏进行局部皮肤消毒。如果要在清醒患者上、下肢置入大内径导管,应在穿刺部位作局麻。

(3) 在穿刺点远端绷紧皮肤,固定静脉。

(4) 针头斜面向上,距离静脉 0.5～1.0 cm 处穿入皮肤,从静脉侧面或上面进入静脉。

(5) 有回血后将导管顺穿刺针向前送入静脉,去除止血带。

(6) 拔除穿刺针并连接输液装置。

(7) 将碘伏油膏涂于穿刺部位并敷以无菌纱布,固定敷料。

二、颈外静脉穿刺步骤

(1) 将患者置于平卧头低位(Trendelenburg 体位)以充盈颈外静脉,将患者头转向对侧。

(2) 清洁穿刺部位皮肤并予麻醉,如前述。

(3) 穿刺针沿静脉走向对准同侧肩膀。

(4) 用一手指在锁骨上轻压以充盈静脉,于下颌角和锁骨中点连线中段进行静脉穿刺 。

(5) 其余步骤与上、下肢静脉穿刺相同。

颈外静脉穿刺优点:技术易于掌握。心搏停止时肘部静脉置管常可提供有效的静脉通道,因此,不需要中心静脉置管。如正在进行基础生命支持,肘部静脉置管并不干扰人工呼吸和胸外心脏按压。

颈外静脉穿刺缺点:(1) 循环衰竭时不可能或很难通过外周建立静脉通道。(2) 通过外周静脉给药,其峰值浓度较低,到达中心循环的时间较长。(3) 高张或刺激性液体经外周静脉给药会引起疼痛和静脉炎。

三、经骨髓腔穿刺快速建立静脉通道

灾害发生时,有时在现场建立静脉通道难度较大,如果因此延误时间,将影响患者的及时运送和治疗。考虑到人体内有数以千计的小静脉将骨髓腔和中心静脉循环连通起来,此时经骨内血管通路(intraosseous access,IA)建立输液通道可作为应急的选择。

(一) 经骨内血管通路建立静脉通道的适应证

(1) 心跳骤停,心肺复苏;

(2) 呼吸衰竭,需要快速持续的人工呼吸;

(3) 休克,大量伤员聚集,创伤复苏;

(4) 静脉穿刺难以实施;

(5) 作为建立中心静脉通路的过渡方法。

(二) 经骨髓腔穿刺快速建立静脉通道的部位选择

胫骨近端、胫骨远端、胸骨柄以及肱骨近端均可选用。

（三）经骨髓腔穿刺快速建立静脉通道的方法

（1）清洁穿刺部位皮肤并予麻醉，如前述。

（2）胫骨使用18号针头，肱骨使用16号针头，或采用Vidacare公司生产的EZ-IO骨髓腔内注射系统，该系统具有成人和儿童两种针头。

（3）穿刺针头垂直于骨皮质进针，有明显突破感即表明已进入骨髓腔。

（4）打开输液器，检查顺利输液无误后常规保护，固定穿刺点和穿刺针头。

（四）骨内穿刺的禁忌证

骨折，穿刺点感染，假肢，最近24小时内已经做过骨髓穿刺的部位以及缺乏明显的解剖标志部位（软组织过多）。

任何可以安全输入中心静脉导管的药物均可经骨髓腔输入，骨内通路和静脉通路的药物剂量相同。实验数据也证实，肱骨骨内血管通路输注肾上腺素改善动脉压力的效果与使用中心静脉插管相同，肱骨血管通路与胸骨血管通路的输注速度相同，与中心静脉插管的输注速度也无差异。

参考文献

[1] 王一镗. 王一镗急诊医学. 北京：清华大学出版社，2008.

[2] 王一镗，茅志成. 现场急救常用技术. 2版. 北京：中国医药科技出版社，2006.

[3] 茅志成. 医疗救护员. 北京：中国协和医科大学出版社，2007.

[4] 唐文杰. 一种无需悬挂的输液器具. 医学研究生学报，2004，17(6)：516-518.

[5] Davidoff J, Fowler R, Gordon D, et al. Clinical evaluation of a novel intraosseous device for adults: prospective, 250-patient, multi-center trial. JEMS, 2005, 30(10): S20-23.

第十五章　心肺复苏术

Chapter 15　Cardiopulmonary Resuscitation

王一镗
Wang Yitang
国际急诊医学联合会理事
国际人道救援医学学会理事
南京医科大学第一附属医院终身教授
南京医科大学康达学院急诊医学系主任

心搏呼吸骤停和意识丧失是临床最紧急的危险情况，心肺复苏术（cardiopulmonary resuscitation，CPR）就是针对此种危急状况所采用的急救措施。心搏呼吸骤停患者复苏要成功，不仅需要恢复心搏和呼吸，而且必须恢复智能和工作能力，故其效果在很大程度上取决于脑和神经系统功能的恢复，故 CPR 的全程称之为心肺脑复苏（cardiopulmonary cerebral resuscitation，CPCR）。

心搏、呼吸突然停止后，循环终止。由于脑细胞对缺氧十分敏感，一般在循环停止后 4 ~6 分钟大脑即发生严重的甚至不能恢复的损害，因此必须争分夺秒，积极抢救。

在常温情况下，心跳停止 3 秒钟时病人感到头晕；10 ~20 秒钟后病人即可发生昏厥或抽搐；60 秒后病人瞳孔散大，呼吸同时停止，甚至 30 秒后就可出现呼吸停止的情况；4 ~6 分钟后大脑细胞就可能发生不可逆损害。

因此，要使病人得救、避免脑细胞死亡，以便心跳呼吸恢复后，意识也能恢复，必须在心跳停止后立即进行有效的心肺复苏。复苏开始越早，存活率越高。大量实践表明，4 分钟内复苏者，存活率可能达 50%；4 ~6 分钟开始进行复苏者，存活率可能达 10%；超过 6 分钟开始复苏者，存活率仅 4%；10 分钟以上开始复苏者，存活率更低。

因此，时间就是生命，心肺复苏术必须在现场施行。

第一节　现场心肺复苏术

心搏、呼吸突然停止时的表现：(1) 意识突然丧失，病人昏倒于各种场合；(2) 面色苍白或转为紫绀；(3) 瞳孔散大；(4) 部分病人可能出现短暂抽搐，伴头眼偏斜，随即全身肌肉松软。

心搏、呼吸停止与否，应作综合性判断，但因时间宝贵，可先判断意识，此后再作进一步判断。

一、判断意识和畅通呼吸道(assessment + airway)

(一) 判定病人有无意识

【方法】

(1) 轻轻摇动病人肩部,高声喊叫"喂！你怎么啦?"

(2) 如认识病人,可直接呼喊其姓名;

(3) 若无反应,立即用手指甲掐压人中穴、合谷穴约5秒钟。

【注意点】

掐压时间应在10秒钟以内,不可太长。如病人出现眼球活动、四肢活动或疼痛感,应立即停止掐压穴位。摇动肩部时不可用力过重,以防加重骨折等损伤。

(二) 呼救

一旦初步确定病人陷入昏迷状态,应立即招呼周围的人前来协助抢救。

【方法】

大叫"来人啊！救命啊！"

【注意点】

一定要呼叫其他人来帮忙,因为一个人作心肺复苏术不可能坚持较长时间,而且劳累后动作不准确,会影响复苏效果。叫来的人除协助作心肺复苏术外,还应立即打电话给救护站或呼叫更多人前来帮助。

(三) 将病人放置于适当体位

正确的抢救体位是仰卧位。抢救时,使病人头、颈、躯干平直无扭曲,双手放于躯干两侧。

【方法】

如病人摔倒时面部向下,应在呼救同时小心转动病人,使病人全身各部成一个整体转动。尤其要注意保护颈部,可以一手托住颈部,另一手扶着肩部,使病员平稳地转动至仰卧位(如图2-15-1所示)。

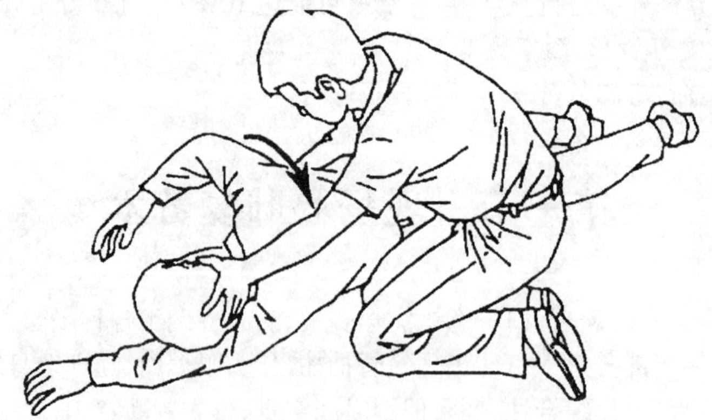

图 2-15-1　将患者放置仰卧体位

【注意点】

抢救者跪于病人肩颈侧,将病人手臂举过头,拉直病人双腿,注意保护病人颈部。最好能解开病人上衣，显露胸部，或仅留内衣。

（四）畅通呼吸道

【方法】

仰头举颏法（或仰头举颌法）：一手置于前额使头部后仰，另一手的食指与中指置于下颌骨近下颏或下颌角处，抬起下颏（颌）（见图 2-15-2）。

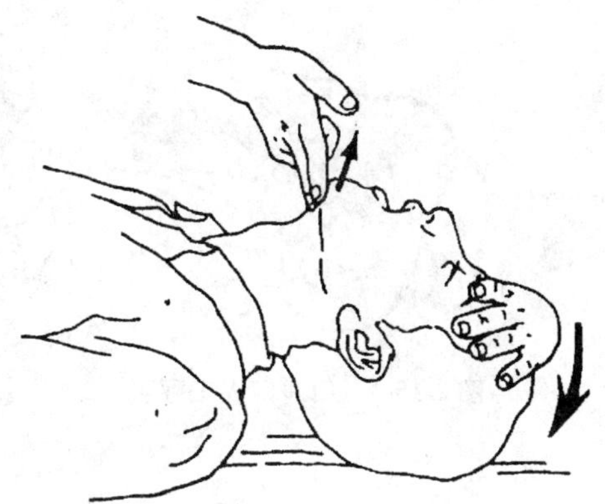

图 2-15-2　畅通呼吸道仰头举颏法

【注意点】

手指不要压迫病人颈前部、颏下软组积，以防压迫气道；不要使颈部过度伸展。

（五）判断呼吸

在畅通呼吸道之后，可以明确判断呼吸是否存在。

【方法】

维持气道开放位置，用耳贴近病人口鼻倾听呼吸道有无气流通过的声音，头部侧向病人胸部，眼睛观察病人胸部有无起伏，面部感觉病人呼吸道有无气体排出。

【注意点】

（1）保持气道开放位置；

（2）观察 5 秒钟左右；

（3）有呼吸者，注意气道是否通畅；

（4）无呼吸者，立即做人工呼吸；

（5）在呼吸道畅通后，随着气流冲出，患者呼吸恢复，进而心跳恢复。但有部分病人因呼吸道不通畅而发生窒息，以致心跳停止。

二、人工呼吸（breathing）

（一）口对口人工呼吸

畅通呼吸道后，如病人仍无呼吸，即应作口对口人工呼吸。

【方法】

（1）在保持呼吸道畅通和病人口部处于张开的位置时进行；

（2）用按于前额一手的拇指与食指，捏闭病人的鼻孔（捏紧鼻翼下端）；

(3) 抢救者深吸一口气后,张开口贴紧病人的嘴(要把病人的口部完全包住);

(4) 用力向病人口内吹气(吹气要求快而深),直至病人胸部上抬;

(5) 一次吹气完毕后,应即与病人口部脱离,轻轻抬起头部,眼视病人胸部,吸入新鲜空气,以便作下一次人工呼吸,同时放松捏鼻的手,以便病人从鼻孔呼气,此时病人胸部向下塌陷,有气流从口鼻排出(如图 2-15-3 所示);

(6) 每次吹入气量约为 700 ~ 1 000 mL。

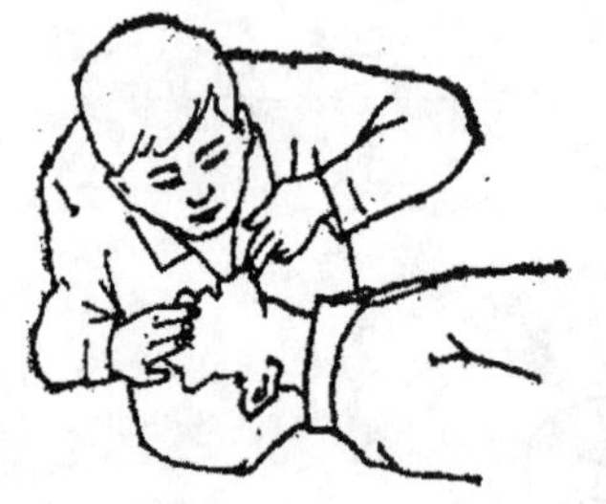
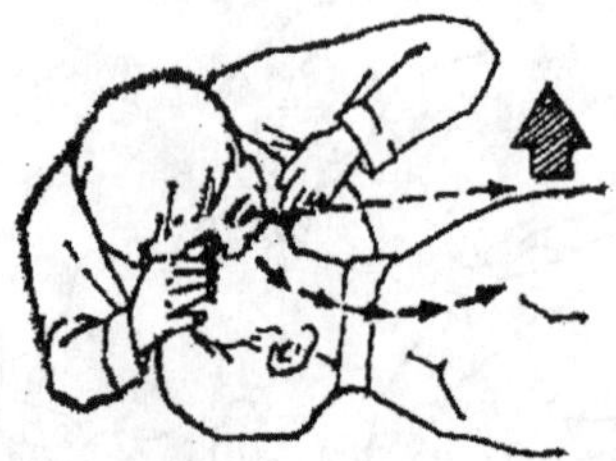
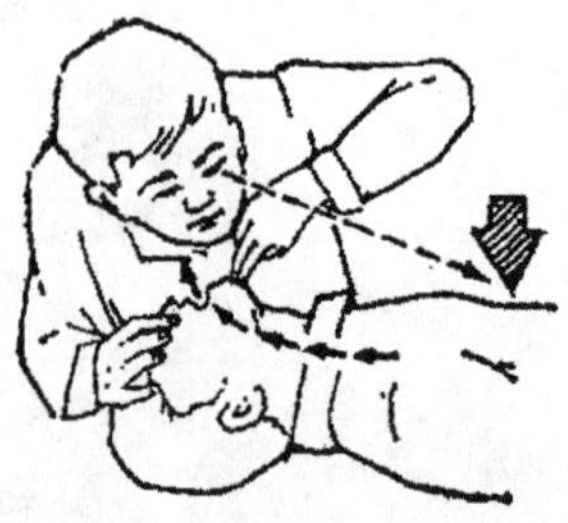

图 2-15-3　口对口人工呼吸

【注意点】

(1) 每次吹气量不要过大,大于 1 000 mL 可造成胃内大量充气;

(2) 吹气时暂停按压胸部;

(3) 对儿童患者的吹气量需视年龄不同而异,以胸廓上抬为准;

(4) 抢救开始后首先全力吹气两口,以扩张萎陷肺脏;

(5) CPR 时,每按压胸部 30 次后,吹气两口,即 30 : 2;

(6) 亦可用简易呼吸器代替口对口呼吸。

(二) 口对鼻及口对口鼻人工呼吸

当病人牙关紧闭不能张口、口腔有严重损伤时,可改用口对鼻人工呼吸。抢救婴幼儿时,因婴幼儿口鼻开口均较小,位置又很靠近,抢救者可用口贴住婴幼儿口与鼻的开口处,施行口对口鼻呼吸。

【方法】

(1) 口对鼻人工呼吸法:

① 开放病人气道;

② 使病人口部紧闭;

③ 深吸气后,用力向病人鼻孔吹气;

④ 呼气时,使病人口部张开,以利气体排出;

⑤ 观察及其他注意点同口对口呼吸(见图 2-15-4)。

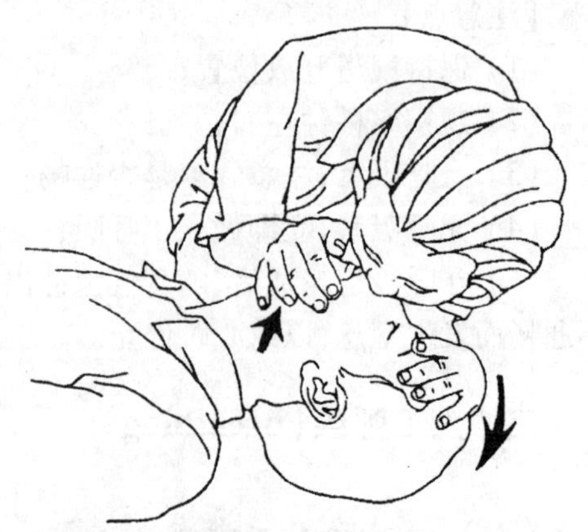

图 2-15-4　口对鼻人工呼吸

(2) 口对口鼻人工呼吸法:

① 将婴幼儿头后仰,下颌部向上轻轻抬起,或以一手轻托后颈部;

② 使婴幼儿口及鼻孔均开放;

③ 深吸气后,用口包住婴幼儿口鼻,用力吹气,同时观察胸部有无抬起;

④ 其余注意点同口对口呼吸。

三、人工循环（circulation）

建立人工循环是指用人工的方法促使血液在血管内流动，并使人工呼吸后带有新鲜空气的血液从肺部血管流向心脏，再流经动脉，供给全身主要脏器，以维持患者生命。

（一）判断病人有无脉搏

病人心跳停止后，脉搏即消失。颈动脉位置靠近心脏，容易反映心跳的情况。此外，颈部暴露，便于迅速触摸。

【方法】

（1）在开放气道的位置下进行（首次人工呼吸后）；

（2）一手置于病人前额，使头部保持后仰，另一手在靠近抢救者一侧触摸颈动脉；

（3）可用食指及中指指尖先触及气管正中部位，男性可先触及喉结，然后向旁滑移2～3 cm，在气管旁软组织处轻轻触摸颈动脉搏动（见图2-15-5）。

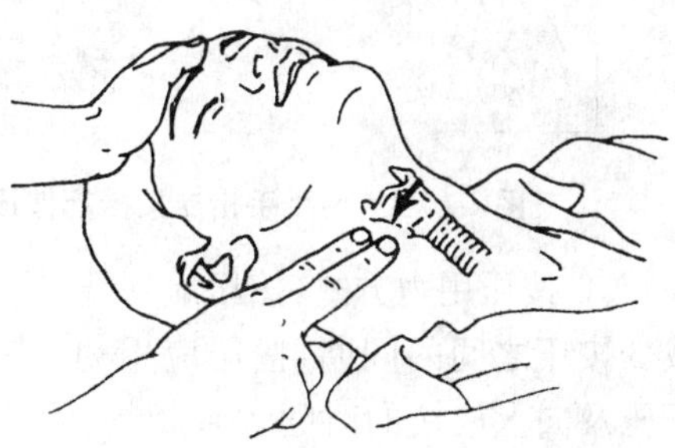

图2-15-5　触摸颈动脉搏动，判断患者有无脉搏

【注意点】

（1）触摸颈动脉不能用力过大，以免颈动脉受压，妨碍头部血供，绝不能同时触摸两侧颈动脉，且不应利用正常人体练习触摸颈动脉；

（2）检查时间不要超过10秒钟；

（3）未触及搏动表明心跳已停止，触摸脉搏时应注意避免触摸感觉错误（可能将自己手指的搏动感觉为病人脉搏）；

（4）应综合审定判断，如无意识，又触不到脉搏，即可判定心跳已经停止。

（二）胸外按压术

人工建立循环的方法有两种：（1）胸外按压；（2）开胸心脏按压。在现场急救中，主要应用前一种方法。

【方法】

（1）患者应仰卧于硬板床上或地上。如为弹簧床，则应在患者背部垫一硬板。硬板长度及宽度应足够大，以保证按压胸骨时，病人身体不会移动。不可因寻找垫板而延误开始按压的时间。

（2）按压部位：胸骨正中两乳头连线水平，即胸骨中下1/3交界处（见图2-15-6）。

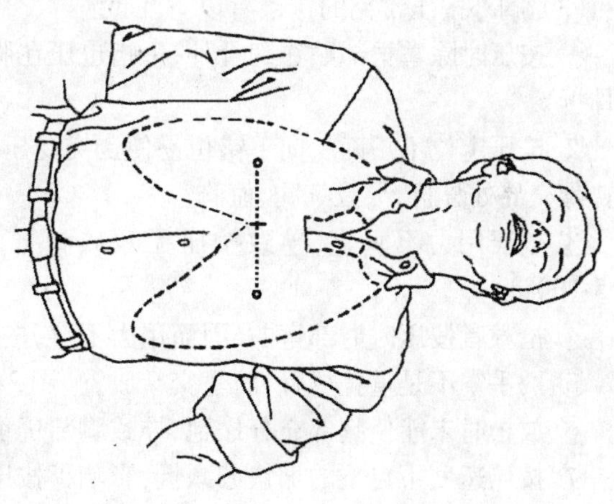

图2-15-6　胸外按压部位

（3）按压方法：

① 可采用两手手指交叉抬起法，即将一手掌根重叠放于另一手背上，使手指脱离胸壁（图2-15-7）。

② 抢救者双臂应绷直,双肩在患者胸骨上方正中,垂直向下用力按压,按压时充分利用上半身体重和肩、臂部肌肉力量(图2-15-8)。

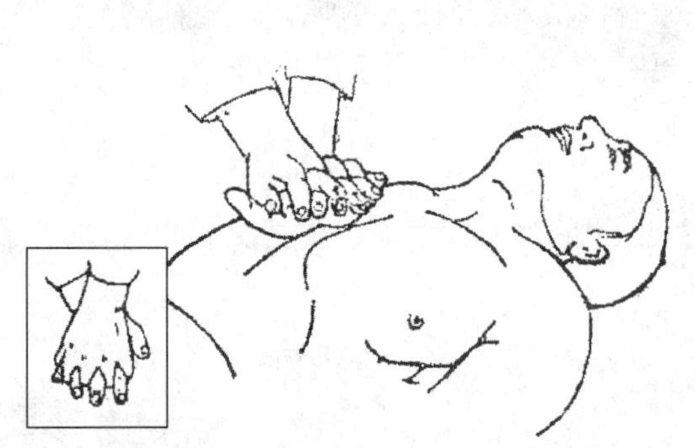

图2-15-7　两手手指交叉抬起按压胸部

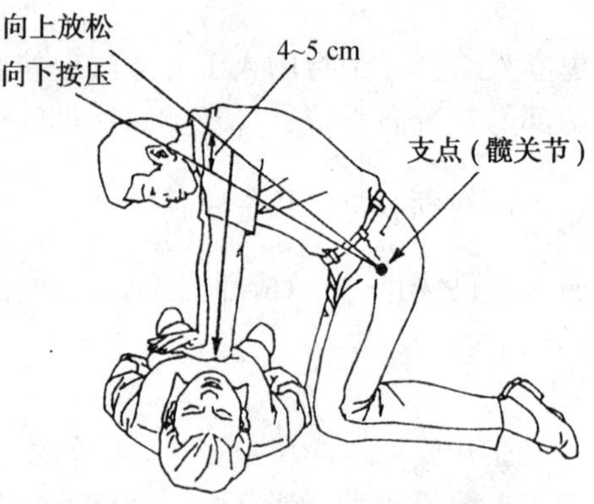

图2-15-8　抢救者双臂绷直向下按压

③ 按压用力方式:按压应平稳、有规律地进行,尽量减少按压之间的间断,按压应用力、快速(100次/min),下压及向上放松的时间大致相等,两次按压之间胸廓应能完全弹回(图2-15-9)。

(4) 按压频率100次/min。

(5) 按压深度:成人病员的按压深度为4~5 cm;5~13岁病员的按压深度为3 cm;婴幼儿的按压深度为2 cm。

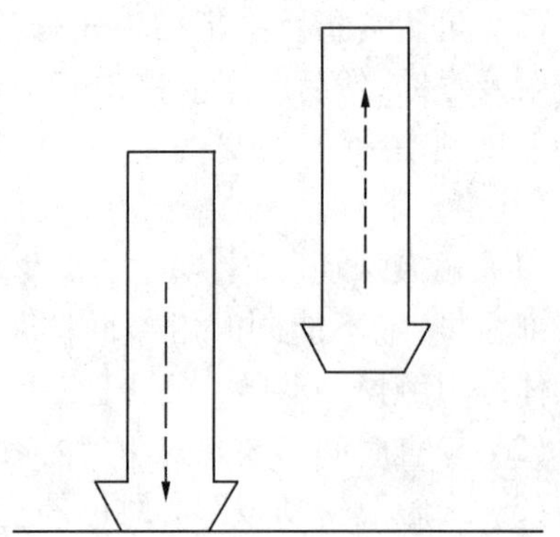

图2-15-9　胸外按压下压和向上放松的时间大致相等

【注意点】

(1) 开始两分钟后检查一次脉搏、呼吸、瞳孔,以后每4~5分钟检查一次,检查时间不应超过5秒钟且最好由协助抢救者负责。

(2) 如用担架搬运病人,应该持续作心肺复苏,中断时间不得超过5秒钟。

(3) 胸外按压常见的错误有以下几点:

① 按压时除掌根部贴在胸骨外,手指也压在胸壁上,这容易引起骨折(肋骨或肋、肋软骨交界处骨折)。

② 按压定位不正确。向下错位易使剑突受压折断进而致肝破裂。向两侧错位易致肋骨或肋、肋软骨交界处骨折,导致气胸、血胸。

③ 按压用力不垂直,导致按压无效或骨折,特别是摇摆式按压更易出现严重并发症(图2-15-10)。

④ 抢救者按压时肘部弯曲,因而用力不够,按压深度达不到4~5 cm(图2-15-11)。

⑤ 两手掌不是重叠放置,而呈交叉放置(图2-15-12)。

⑥ 放松时未能使胸部充分松弛,导致胸部仍承受压力,血液难以回到心脏。

⑦ 按压速度不自主的加快或减慢,影响了按压效果。

⑧ 冲击式按压、猛压,其效果差且易导致骨折。

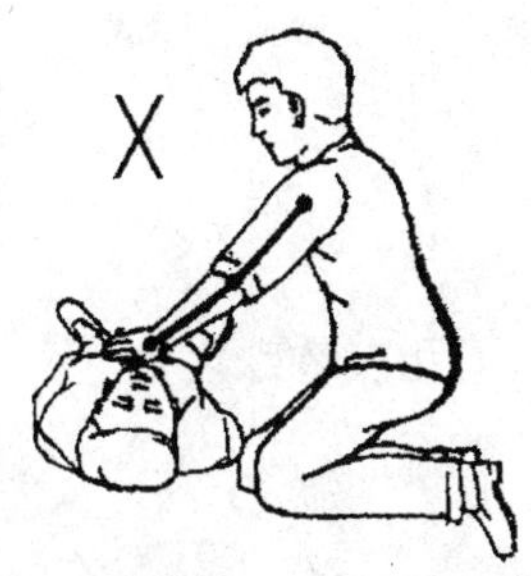

图 2-15-10 按压用力不垂直的错误

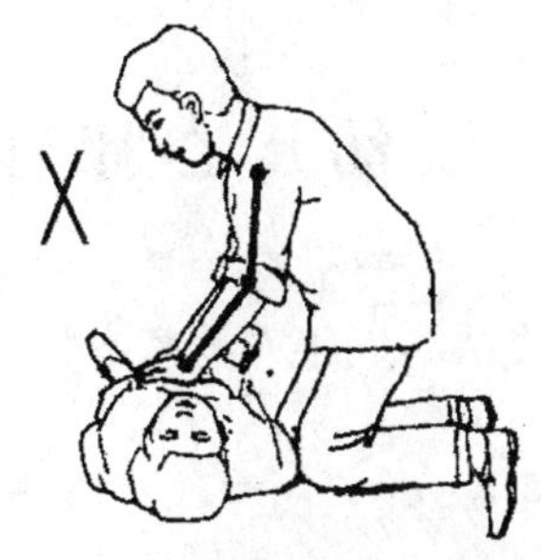

图 2-15-11 按压时肘部弯曲的错误

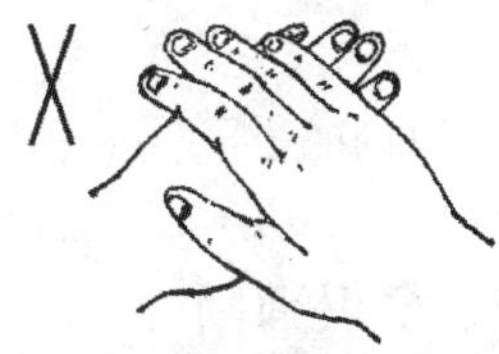

图 2-15-12 两手掌错误的交叉放置

四、心搏呼吸骤停抢救常规流程(图 2-15-13)

1. 实施 ABCD 方案复苏
2. 持续 CPR，直至接妥除颤器
3. 除颤器显示 VF/VT

↓

除颤一次
(双向波除颤器 150~200 J)

↓

除颤后作 5 个轮回 CPR(约 2 min)

↓

检查心律

↓

持续或复发 VF/VT

↓

1. 持续 CPR
2. 立即气管内插管
3. 建立静脉通道

↓

肾上腺素 1 mg 静脉内
推注，1次 / 3~5 min

↓

1. 持续 CPR
2. 约 2 min 后除颤 150~200 J

↓

除颤后再作 5 个轮回
的 CPR（约 2 min）

↓

检查心律

VF:心室纤颤　　VT:无脉搏室速

图 2-15-13 成人心搏呼吸骤停抢救流程

第二节　婴幼儿心肺复苏要点

3 岁以内的婴幼儿心肺复苏处理方法与成年人的基本相同,但有以下几点特殊之处。

一、意识判断

如婴幼儿对言语不能反应,可以用手拍击其足跟部,或捏掐合谷穴,如能哭泣,则可判断为有意识。

二、人工呼吸

以仰头举颏法畅通呼吸道,然后实施以口对口鼻为主的人工呼吸。因婴幼儿韧带、肌肉松弛,故头不可过度后仰,以免气管受压,影响气道通畅,可用一手托颈,以保持气道平直(见图 2-15-14)。

三、检查肱动脉

因婴幼儿颈部肥胖,颈动脉不易触及,心肺复苏时可检查肱动脉。

肱动脉位于上臂内侧、肘和肩之间。抢救者大拇指放在上臂外侧,食指和中指轻轻压在内侧即可感觉到脉搏(见图 2-15-15)。非专业医护人员可免除这一步骤。

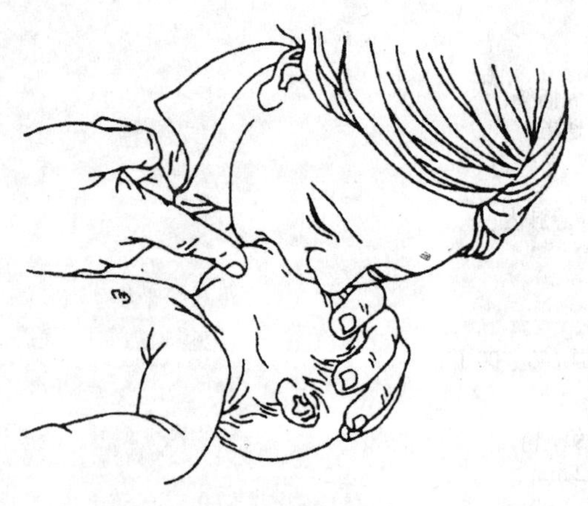

图 2-15-14　婴幼儿口对口鼻人工呼吸

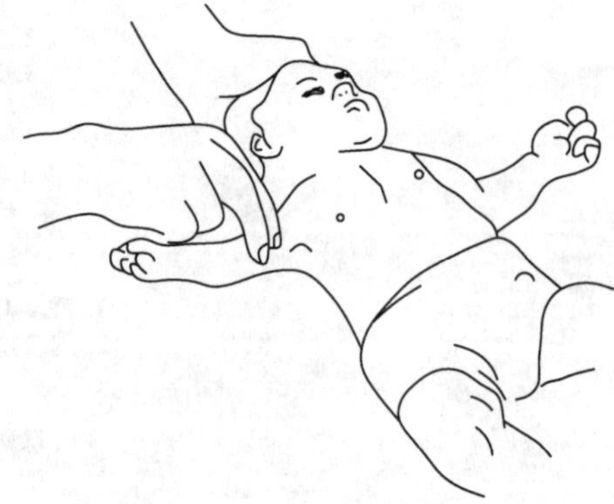

图 2-15-15　婴幼儿肱动脉的检查

四、胸外按压部位及方法

婴儿按压部位是两乳头连线与胸骨正中线交界点下一横指处(如图 2-15-16 所示)。按压多采用环抱法(又称后托法),双拇指重叠下压(如图 2-15-17 所示)。

对新生儿也可用单手法进行胸外按压(见图 2-15-18)。

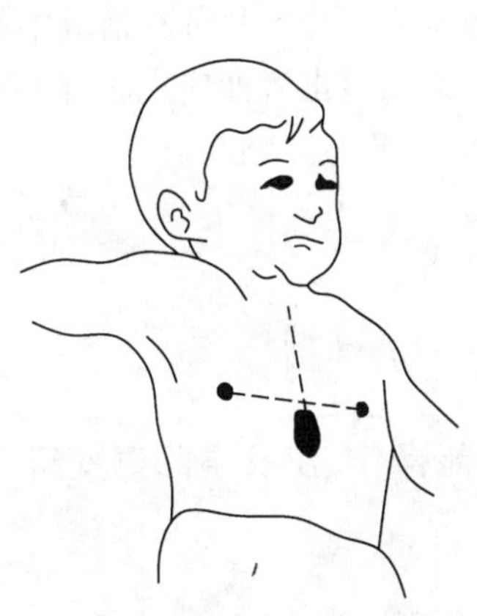
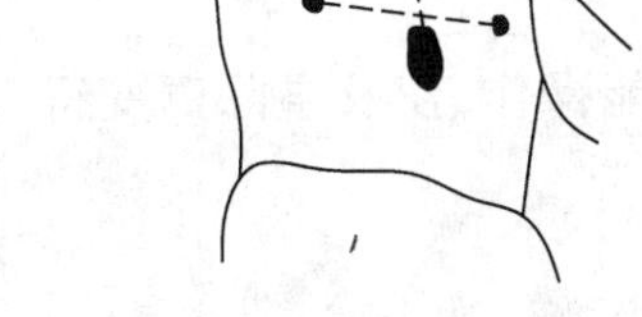
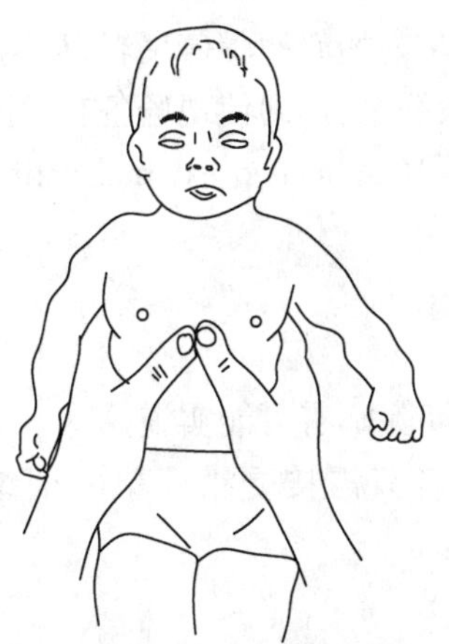
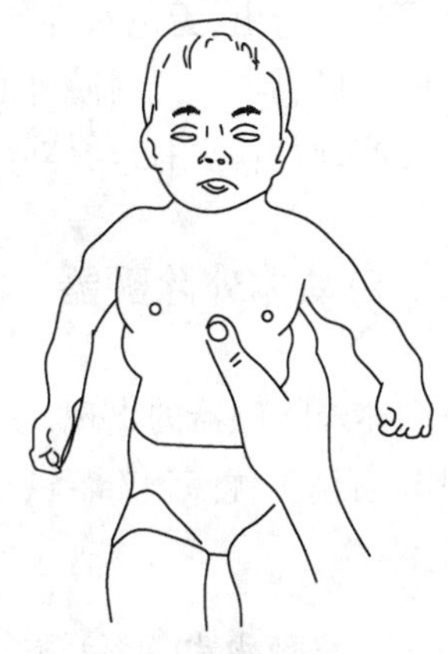

图 2-15-16　婴儿胸外按压部位　图 2-15-17　婴儿环抱法按压　图 2-15-18　新生儿单手胸外按压

五、胸外按压频率与人工呼吸比例

婴儿胸外按压频率应大于 100 次/min。按压频率与人工呼吸的比例亦为 30∶2。

第三节　除颤和自动体外除颤器

一、除颤

除颤技术近数十年来有了很大进展，除颤技术的地位也有了明显变化，即过去这是加强生命支持(ACLS)的技术目前已成为基础生命支持(BLS)的技术。

早期除颤在心搏呼吸骤停患者的复苏中占有重要地位。这类患者能存活的要素包括：(1) 有医护人员及早到达现场；(2) 及早心肺复苏；(3) 及早除颤；(4) 及早加强治疗(如图 2-15-19 所示)。

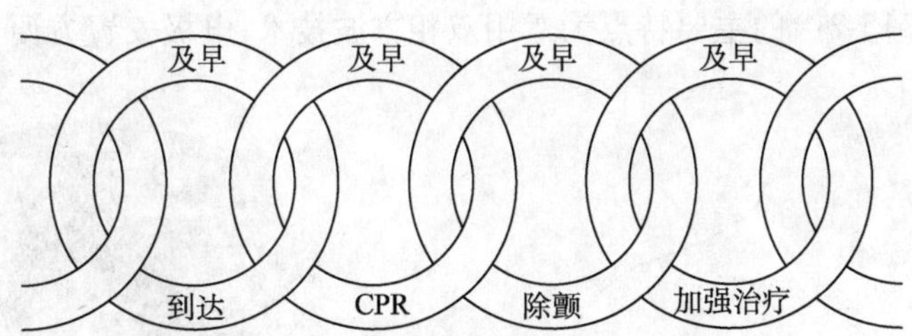

图 2-15-19　早期除颤在复苏存活链中的重要地位

除颤必须尽早进行，这是因为：

(1) 大部分(80%～90%)成人突然、非创伤性心搏骤停表现出的最初心律失常为室颤，而儿童心搏骤停呈室颤者的比例低于 10%；老年人心搏骤停呈室颤者亦比年轻人少，且多见无脉搏心电活动。

(2) 除颤是对室颤最有效的治疗。

(3) 随着时间的推移，除颤成功的几率迅速下降，每过 1 分钟约下降 7%～8%。

(4) 室颤常在数分钟内转变为心停搏，而心脏停搏后复苏成功的希望很小。

必须强调指出，无论对院外还是院内的心搏骤停患者，早期除颤都必须作为复苏存活链中的一部分才能获得成功。凡对院外心搏骤停患者，即使现场备有除颤器，最初目击者亦应先施行 120 秒的心肺复苏，而后应用自动体外除颤器(automated external defibrillator，AED)除颤。

二、自动体外除颤器

自动体外除颤器的出现，使得早期除颤有可能实施。

AED 有诸多优点，仪器轻巧，术者只需接受很简单的训练便能操作，使及早除颤变得现实可行。

(一) 除颤电极的位置

将一次性使用的 2 个除颤电极分别贴在患者胸廓的前、侧位，即将前电极安放在右上胸锁骨下方，将侧电极安放在躯干的左下胸乳头左侧，电极的中心位于腋中线上。对心搏骤停患者而言，将电极安放在前、侧位最为方便(图 2-15-20)。

(二) AED 的操作

AED 的仪器面板一般仅有 3 个按钮:(1) 绿色:开关(ON/OFF)。(2) 黄色:分析(analysis)。(3) 红色:电击(shock)。操作时有声音和文字提示，其步骤为连接电极，启动仪器，按压分析按钮，仪器迅即提示正在分析，并显示分析结果，如建议电击除颤，则要求大家离开患者身体，按压电击键即电击除颤。AED 现多为双向波，故除颤可用较小的能量。对持续室颤和(或)室速患者，可作 1 次150～200 J电击，继续作 2 分钟 CPR，再次检查脉搏，如无脉搏，再次除颤。因 AED 释放的电能量太高，故不适用于 8 岁以下的儿童。

(三) Zoll AED

目前市场上的 AED 产品有多种，现以 Zoll 公司出品的 AED(AED Plus)举例说明。

AED Plus(见图 2-15-21)的主要特点为运用双相方波技术、电极安置方便。

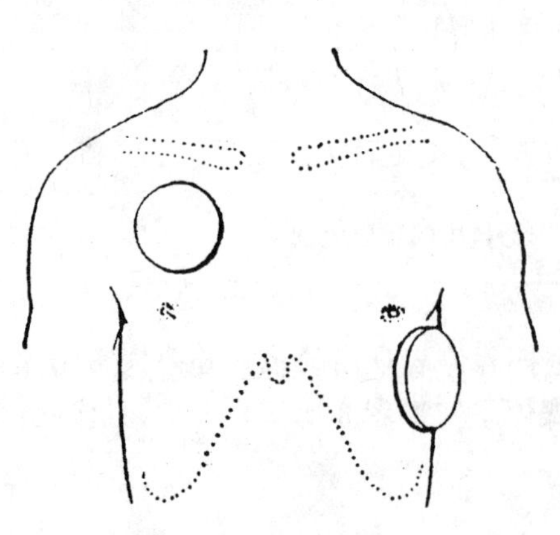

图 2-15-20　除颤电极位置

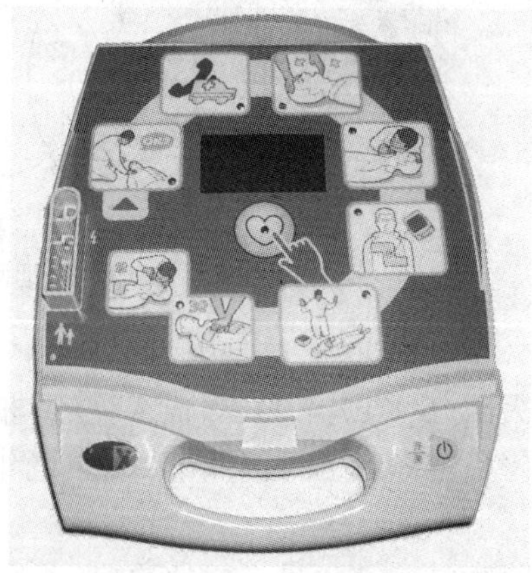

图 2-15-21　AED Plus 的外形及面板

(1) 双相方波(rectilinear biphasic wavefrom):Zoll 的双相方波是唯一得到 FDA 认可的，能更有

效地转复高阻抗室颤(阻抗 >90 Ω)的技术,可降低通过病人心肌的峰值电流,在不同阻抗的病人可保持不变的波形,于提高除颤成功率的同时可减小对心肌的损伤(图 2-15-22、图 2-15-23)。

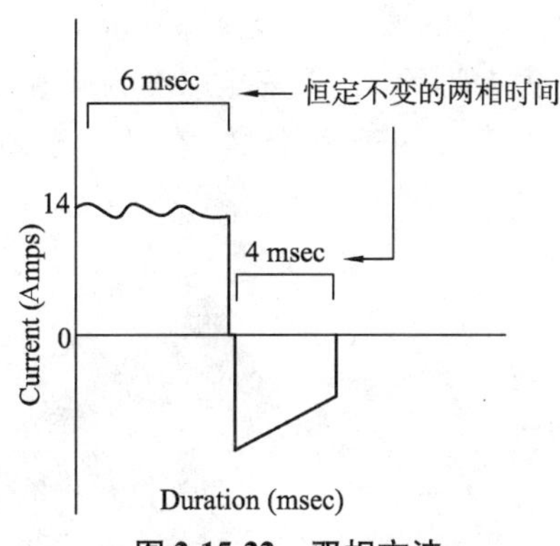

图 2-15-22　双相方波

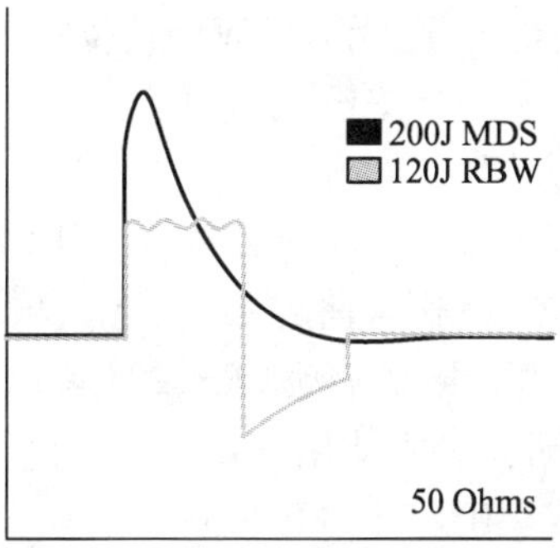

图 2-15-23　双相方波与单相波的电流

(2) 集成化电极片:Zoll 公司专门设计了集成化的 CPR-D padz,只需把电极片上的“十字标”放于乳头之间的胸骨上,这样电极片便处于最为理想的位置,避免出现紧张的急救环境下将电极片安放错误的情况。显然,这样的整体设计优于分离的电极片(图 2-15-24)。

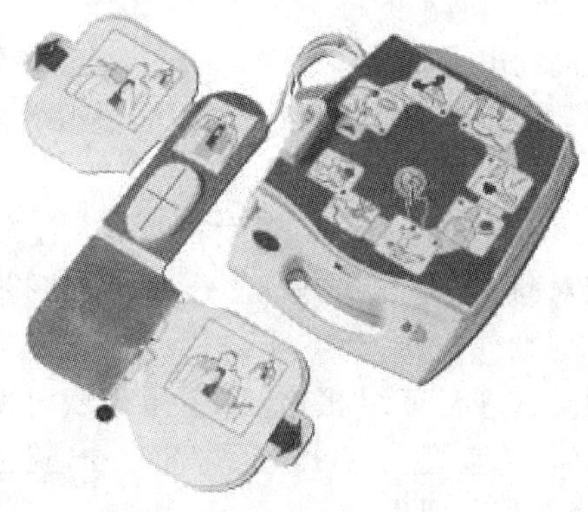

图 2-15-24　AED Plus 的集成化电极片

(3) 胸外按压质量反馈:Zoll AED Plus 还有一个特点是可为急救人员提供现场 CPR 指导,其按压深度及速率传感器能准确地感应、反馈按压的深度和速率,并立即用语言提示“请再用力按压”及“按压良好”,以确保急救人员的按压力度正确,声音提示还能引导急救人员正确施行每分钟 100 次的按压频率。

第四节　自动胸外按压器的应用

2005 年 AHA 的 CPR 指南更加强调连续、有效的胸外按压的重要性。有效的胸外按压,才可能产生适当的血流。然而,胸外按压很容易使急救人员体力疲劳,并影响到按压的正确性和质量,因此,要求急救人员每 5 分钟左右相互轮换。

近 10 年来,美国 Arigona 大学的学者强力推荐仅为胸外按压的 CPR,他们通过动物研究证实,对于目击的心搏骤停,单纯进行胸外按压的 CPR 可以显著改善血流动力学和生存率。AHA 心血管急救委员会近年来还提出了一项科学建议,推荐将单纯进行胸外按压的 CPR 作为非专业人员目击成人心搏骤停时的一种复苏方法。

近些年来已有多种自动化的胸外按压器问世,一方面,这些自动化的胸外按压器各有其优缺点,另一方面,必须强调最重要的并可以在第一时间立即实施的还应该是最初目击者先作的徒手胸外按压。

20 世纪 90 年代初曾有人描述过一种称为背心 CPR(VestCPR)的方法,动物和人体试验均显示其可以显著提高血压,包括冠脉灌注压。由这一概念衍生出来的产品最近已由美国 Zoll 公司研发成功，并已在美国和其他一些国家投入临床使用，此装置称为胸围式自动胸外复苏器（图2-15-25），已经陆续进入我国各地。

胸围式胸外心肺复苏器的特点是工作时对胸廓进行立体的按压，能达到25 mmHg以上的动脉灌注压，安装使用方便，无需任何调整步骤，能自动识别病人胸廓大小，按压深度为胸廓的20%，为连续按压模式（不中断按压）。该复苏器应用电池动力系统，无需压缩气体，在救护车内的狭窄空间内使用非常方便。

2000年美国Hollstrom等发布了应用AutoPulse的一项大规模临床研究报告，在这项研究中，共有499名患者接受手动CPR，284名患者使用AutoPulse。研究表明使用AutoPulse的患者总体复苏效果比使用手动CPR好：使用AutoPulse的患者具有较高的自主循环恢复率（34.5%∶20.2%）、较高的存活入院率（20.9%∶11.1%）、较高的出院存活率（9.7%∶2.9%）。该研究还表明救护车配备AutoPulse可以明显改善院外非创伤性心搏骤停患者的预后。

另一项由Ornato等发布的研究报告指出，研究对象为783例心搏骤停病例，其中499例采用常规胸外按压，284例采用AutoPulse，AutoPulse组与常规复苏组相比，自主循环恢复率提高了71%，入院生存率提高了88%，出院生存率从2.5%提高到9.7%。

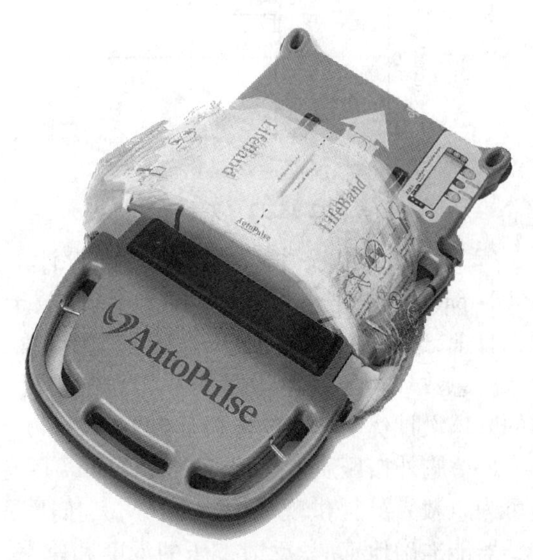

图2-15-25 胸围式自动胸外复苏器（AutoPulse）

因此，无论在“120”救护车内，还是在城市医院的急诊科，均应争取条件逐步配备AutoPulse，以期提高CPR的最终抢救成功率。

第五节 心肺复苏有效指标和终止抢救的指征

一、心肺复苏有效的指标

心肺复苏术操作是否正确，主要依赖于平时的严格训练。而要在急救中判断复苏是否有效，可以根据以下5个方面综合考虑：

（一）瞳孔

复苏有效时，可见瞳孔由大变小；如瞳孔由小变大、固定，则说明复苏无效。

（二）面色（口唇）

复苏有效，可见面色由紫绀转为红润；如若面色变为灰白，则说明复苏无效。

（三）颈动脉搏动

按压有效时，每一次按压可以摸到一次搏动；如停止按压，搏动亦消失，此时应继续进行胸外按压；如停止按压后仍可摸到脉搏，则说明病人心跳已恢复（按压有效时可测到血压在60/40 mmHg左右）。

（四）神志

复苏有效，可见病人有眼球活动，出现睫脊反射与对光反射，甚至手脚开始活动。

（五）自主呼吸

自主呼吸出现，并不意味着可以停止人工呼吸；如果自主呼吸微弱，仍应坚持口对口呼吸。

二、终止心肺复苏的指征

现场心肺复苏应坚持连续进行，在现场抢救中不可武断地作出停止复苏的决定。有条件确定下列指征时，可考虑终止心肺复苏：

（一）脑死亡

表现为：(1) 深度昏迷，对任何刺激无反应；(2) 自主呼吸持续停止；(3) 脑干反射全部或大部分消失，包括瞳孔对光反射、角膜反射、吞咽反射、睫脊反射（脊髓反射除外）。

（二）无心跳及脉搏

如果已作心肺复苏30分钟以上，病人仍然出现脑死亡表现且无心跳及脉搏，就可以判定病人真正死亡，可终止复苏。

现场抢救人员停止心肺复苏的条件为：(1) 自主呼吸及心跳已恢复良好；(2) 有其他人接替抢救，或有医师到场承担了复苏工作；(3) 有医师到场，确定病人已死亡。

【附】 白金10分钟理念指导现场成功抢救第29届奥运会外籍教练1例

奥运医疗保障工作是关注人数最多、保障规模最大、理念技术要求最高、医疗事件传播最快、影响范围最广的医疗保障工作。何忠杰教授等所在的老山医疗志愿者团队由来自北京14家医疗单位的96名队员组成。他们从工作的时效性要求出发，制定了场地自行车、小轮车、山地自行车医疗救护的“白金10分钟救护流程”指导场馆开展救护工作。在医疗保障期间，对1例南非猝死教练进行了现场抢救，使患者恢复自主循环和呼吸功能，平稳转至奥运定点医院。经后续治疗，抢救24小时内脱呼吸机、拔管，未留下后遗症。这1例成功的抢救是在奥运保障模式下发生的场馆内抢救，有其特殊的价值。

【临床资料及抢救过程】　2008年8月19日11:47，老山山地自行车运动员2号楼一楼服务志愿者接到三楼南非运动员需要医师的呼叫后，急速报告了二楼运动员医疗站的医疗志愿者。医疗队员在0.5分钟内急速跑步到达现场，于11:50开始抢救。

患者，男性，50岁，仰卧在地板上，意识丧失，无呼吸，嘴边溢出呕吐物，满地粉红色呕吐物，呕吐物中可见西瓜，口腔内有大量胃内容物。患者颜面及全身严重发绀。一名女运动员正在进行抢救:作胸外按压,未开放气道。诊断:猝死。

【抢救措施】 由志愿者采用跪于患者左侧位进行徒手胸外用力按压,频率为100次/min。另一名抢救者同时采用单腿跪姿,徒手用压额提颌法开放气道,并用手清理口腔内呕吐物,保障良好的气道开放状态。组织者指挥其他志愿者搬运抢救物品到现场展开高级生命支持;确定主任医师志愿者为现场抢救指挥;报告医疗经理,协调其他运动员站点的医护力量支援;报告场馆经理,启动意外事件报告流程,使抢救过程的组织指挥与奥组委医疗高层指挥同步。

【抢救2分钟后】 进一步检查患者脉搏,未触及脉搏;0.5分钟内未见到呼吸动作;压眶无反应;双侧瞳孔等大,直径3 mm,无光反射。颜面及全身严重发绀状况有改善。随后采用喉镜引导,插入7.5号硅胶气管插管,开始口—气管插管通气,6次/min,再用简易呼吸器(气囊)通气,12次/min,通气时,按压不中断。

【抢救4分钟后】 查患者的瞳孔未散大,偶有呼气运动,头面部皮肤颜色明显改善。建立静脉输液通路,给予肾上腺素1 mg推注。自主心跳仍无恢复。再次给予1 mg肾上腺素加上0.25 mg阿托品。呼吸支持改由便携式呼吸机提供,吸入氧浓度100%,f 18次/min、V 600 mL。

确保胸外按压的效果,及时吸除气管内分泌物。

【抢救8分钟后】 患者有呼吸运动,自动吸气动作幅度增加;发绀状况已消失。心电波仍显示为一条直线。采用颈外静脉穿刺给予1 mg肾上腺素加上20 mg地塞米松。生理盐水中加入20 mg多巴胺输注,250 mL 5%碳酸氢钠静脉滴注。再按压3分钟,心电出现室颤,及时采用150 J非同步电击除颤,心电转为不齐的窦性心律。

【至12:02后】 桡动脉可以触及,停止胸外按压,血压为140/80 mmHg。冰敷头部,继续补充血容量使用多巴胺;触外周动脉搏动有力,心音清晰,心率120~130次/min,为较整齐的窦性心律;血压120~140/70~80 mmHg。在呼吸机支持下,患者面色转红润,自主呼吸出现,呼吸频率为4~8次/min,瞳孔光反射有迟钝反应。

准备转运至奥运定点医院进一步救治。

采用脊柱板牢固固定患者后,把患者由三层楼平稳抬至一层,放入抢救车。对患者一路提供呼吸支持。经过9分钟的途中转运,于12:29将患者安全平稳转运到解放军总医院。交接后,其血压为120/70 mmHg,心率为122次/min,血氧饱和度为99%。患者当晚出现疼痛刺激,肢体开始活动。随访,患者在发病24小时内脱机拔管,无脑功能损害。

第29届奥运会是中西方文化交融的盛会,中国医师在场馆志愿者培训中把急救理念传递给其他部门的志愿者,在完成医疗保障的过程中把"白金10分钟"急救理念带入奥运,这一理念指导了本病例的成功抢救,很有价值。

参考文献

[1] 王一镗,沈洪.心肺脑复苏.2版.上海:上海科学技术出版社,2007.

[2] 唐万春,孙士杰.心肺脑复苏及心脑血管急诊.北京:北京科学技术出版社,2008.

[3] 何忠杰.论急救的时效性.中国急救医学,2008,28(7):659-661.

第十六章　创面处理和清创术

Chapter 16　Wound Treatment and Debridement

王永刚　解放军总医院第一附属医院急危重症中心
Wang Yonggang　急救部副主任医师

第一节　创面处理和清创术概述

一、清创的概念和目的

灾害创伤导致人体体表完整性受到破坏,形成创面。清创的目的就是清除创面上的污染物和失活组织,降低创面感染的可能性,促进创伤愈合。创伤伤口是否会发生感染,取决于伤口内细菌的毒力、数量以及患者全身或局部的状况。具体地说,清创术对于创伤创口愈合的影响包括:(1) 通过清创术可以了解创口的一般情况(如大小、深度、组织活力),评估感染发生的可能性。(2) 去除坏死和污染的组织,降低创口感染的风险。有研究证明,每克组织中所含的细菌数达到10^5个时就会引起创口感染。(3) 后期的目的是去除无活力的成纤维细胞和创缘不具爬行能力的上皮细胞,造成组织的新鲜创面,激活组织细胞的再生活力。

二、创伤处理与清创术在创伤早期处理中的地位

严重创伤可以导致复杂的创面和内脏损伤,危及生命的往往是内脏损伤。但是,创面在合并四肢大血管损伤或后期引发严重感染的同时,也可以成为危及生命、导致死亡的因素。创面处理是灾害创伤处置很重要的内容。通常,四肢伤在采用止血、包扎技术进行处置后一般不会成为致命因素。在伤情没有完全诊断清楚,尤其没有排除其他脏器致死性损伤时,不要立即进行清创。这是重要的原则。

清创术不同于早期的急救处理,它贯穿于创伤救治的全过程。随着学科发展,清创术已成为急诊工作的一部分和必备的处置技术。清创术由专科处理转变为急诊处理,可以摆脱传统专业划分的羁绊,更及时全面地对创伤患者进行清创。这个问题已经得到急诊专业的高度重视。灾害救援的复杂性远甚于平时救援,特别是在野外环境下,很难有理想或标准的清创术条件。从历次灾害急救工作的情况看,每一个急诊医生都应该熟练掌握清创术,且对技术的定位要高,才能应对各种复杂条件下的急救工作。

三、创面感染的危险因素

人体皮肤黏膜表面存在的许多定植细菌和沾染细菌,在发生创伤时就有可能成为机会性致病菌。

人体皮肤黏膜完整性的破坏、细菌沾染、异物存留是感染的基础。

外伤后感染的原因主要为:清创不彻底,可辨认的异物(如小石块和木屑片)遗留,手术物品遗留,不健康组织残留,骨折固定不牢固,皮肤坏死遗留,创面致骨外露,引起继发感染;止血不充分,缺乏有效引流,导致积血,为细菌繁殖提供了有利的条件;肿胀,变粗,切口渗血,经压迫止血无效导致失血性休克;输液、输血抢救,未按无菌原则手术;受伤后就诊较晚,抗生素选择不当等。有学者对四肢感染进行细菌学检查,结果显示感染处局部包含有金黄色葡萄球菌、绿脓杆菌、聚团肠杆菌、表皮葡萄球菌、不动杆菌、大肠埃希菌、肺炎克雷伯菌。据此,可以在发生创伤时根据伤情决定经验性治疗方案。

外伤性感染大部分是由多种细菌引起的。即使一部分外伤性感染开始时由单种细菌引起,在病程发展过程中也常演变为多种细菌的混合感染。

特殊感染:包括低毒性感染和真菌感染等。海洋生物刺伤后局部红肿,有时会蔓延到邻近组织,但少有疼痛症状。

免疫功能低下的疾病可以使创伤患者易受感染,如糖尿病、肿瘤、放疗、营养不良等。老年患者因机体抵抗力下降,易患各种慢性疾病,器官功能逐渐衰竭。老年患者如果长期卧床,使局部组织长期受压,就会持续缺血缺氧,进而因营养代谢障碍而发生褥疮。老年 COPD 患者免疫功能较低,容易合并感染且不易控制。

四、清创术的有限性原则

环境、机会、医术、客观条件决定清创术具体可以做什么。

彻底清创很重要,如因环境条件所限暂时不能进行彻底清创,则不必勉强,不可强行切除可能存活的重要组织,可以留待二次清创或后期多次清创。技术力量不足时更要强调清创的有限性,要及时后送患者。为保障患者生命所进行的清创急救要与将来的功能重建和美观相结合。

目前微创技术已广泛应用于临床,特别是神经外科、骨科、整形与口腔颌面和耳鼻咽喉等专科。在有条件的情况下,采用微创技术进行创伤的有限清创修复将会取得更好的效果。

五、抗生素的应用

抗生素在清创术中的应用一直是个有争议的话题。总的来说,严格无菌操作是预防感染发生的主要措施,虽然清创术后有一定的感染率,但不是所有的创口清创术后都需要应用抗生素。如果创口污染不严重,处理比较及时,清创及冲洗充分,则术后可以不用抗生素。如果创面污染较重,环境条件不允许做到彻底清创,后送距离较远,强烈提示有发生感染可能,那么早期足量合理使用抗生素可以减少和预防感染。一旦发生创面感染,建议根据药敏试验选择抗生素。慢性创面发生感染主要表现为愈合延迟、分泌物增多、气味发臭、创面颜色灰暗等。慢性感染以局部处理为主,是否使用抗生素要视具体情况而定。

有免疫功能低下基础病的人群，有发生恶性感染的可能。该类人群当有危险的诱因存在时，如阑尾切除术后、结肠术后、肛门部位术后或小创伤及蚊虫叮咬后、臀部肌肉注射后，有皮肤和皮下组织感染临床表现、全身中毒症状明显时，要做病理穿刺及细菌培养以指导临床诊断和治疗，并及早足量使用抗生素。

第二节　新鲜创面的处理

根据愈合能力分类，创口有3种类型：可愈合创口、静止创口、不可愈合创口。可愈合创口有充分的血供，有自行愈合的可能；不可愈合创口的组织没有活力，没有再生能力，不能自行愈合；静止创口虽有血供和愈合能力，但存在影响创口愈合的因素（如患者营养状态差、血糖控制不稳定、贫血等），暂时处于"休眠状态"。

灾害创伤会造成各部位的新鲜创面。绝大多数创面可以采用清创术来处置，还有一些更复杂的创面要采用骨科专业的带血管蒂皮瓣修补、转移皮瓣修补甚至分期处理等方法来处置。本节重点介绍清创术，其他技术可参考专科书籍。

清创术是早期创面处理的基本技术。清创术的目的在于除去异物、清洁创面、防止感染、减轻疼痛，避免创面渗出物积聚，为预防并发症和促进创面愈合打好基础。

一、清创术的时效

尽量争取在伤后6～8小时内进行清创，但应考虑患者全身情况，对存在休克、合并伤者须选择适当时机进行清创。对中、小面积烧伤者，只要全身情况良好，入院后即可进行清创；中、小面积烧伤患者如果伴有休克或伴有合并伤（如骨折、脑外伤等），应先积极抗休克或处理合并伤，待情况平稳后再进行清创。对大面积烧伤患者，不论其有无休克发生，均应先积极进行抗休克治疗，一般需2～4小时待生命体征基本平稳后再行清创。

受伤至开始清创时间越短，感染的可能性越小。细菌作用于伤口致伤口发生感染有一个潜伏期，一般为伤后6～8小时，但严重污染的伤口发生感染的潜伏期为伤后4～6小时，此前伤口细菌的菌株种类及繁殖尚未达到一定的程度，易被清除。所以，在伤后6小时内处理急性创面，则创面发生感染的机会将大幅下降。

二、清创术的适应证和禁忌证

适应证：各种原因所造成的中、小面积创伤；大面积烧伤患者经积极治疗后，生命体征平稳。

禁忌证：生命体征波动不稳定。

三、清创术的方法及程序

（1）剃除创面及其附近的毛发（头发、胡须、腋毛、阴毛等），剪短指（趾）甲。

（2）用肥皂水、清水将创面周围皮肤洗净，创面污染较重时，在肥皂水中加入适量过氧化氢，以利于去污，必要时再用0.1%苯扎溴铵灭或0.5%～1%碘伏等溶液涂擦、洗涤局部。

(3) 铺无菌单及消毒的防水布。以大量生理盐水冲洗创面,并以纱布轻轻擦拭,去除浮于创面的污垢、泥沙、异物等。若创面污染较重且一时难以获得生理盐水,也可以用大量清水来替代冲洗。冲洗干净之后,用无菌纱布将创面轻轻吸干。

(4) 去除创面上的污染物和失活组织。如条件许可,则部分或全部闭合创口。

(5) 根据伤情决定暴露或包扎创面。

清创术包括机械清创(如用手术刀去除失活组织)、化学清创(利用各种蛋白酶去除坏死组织)、生物清创(利用蛆清除坏死组织)和自然清创(自身组织酶分离清除坏死组织)等。各种清创术作用各不相同,各自有优缺点,临床上应该根据患者具体情况选择合适的方法。利器清创由于能加速创口愈合并降低并发症,被认为是清创的基本方法。机械清创在去除坏死组织的同时也必将去除一些有活力的组织,临床医生要根据患者伤口出血和感染的可能性,当时医疗条件和可利用的资源,创口的大小、深度、渗出情况、组织特点等灵活选用。对静止创口和不可愈合创口,积极的手术利器清创相对而言是一种禁忌。

四、清创术的注意事项

(1) 清创时可应用镇痛、镇静药物,一般可用哌替啶或吗啡(小儿、老年、颅脑伤或呼吸道烧伤者忌用),或加用非那根(异丙嗪);必要时可进行麻醉。

(2) 为了减少搬动对患者尤其是大面积烧伤患者的刺激,清创的环境要求清洁即可,不一定要在手术室内进行,但应严格无菌技术,对接触创面后的器械、物品均应灭菌。特别是成批收容患者时,应注意防止交叉感染,床垫与消毒床单之间必须隔一层消毒的防水布,如油布、橡皮布、塑料布等,否则清创时易将床单及不易彻底灭菌的床垫浸湿,成为交叉感染的重要来源。清创人员须戴口罩、帽子和无菌橡皮手套。

(3) 注意保暖,室温宜保持在28~30 ℃左右。操作应迅速、轻柔,以减少对伤员的刺激。清创前应做好准备工作,缩短清创时间。

(4) 陷入创面的污染物如砂屑、煤渣等(矿井瓦斯爆炸伤)不易去除时,可不必勉强移除,否则易增加创面损伤。存在于面部的皮内异物应在清创时尽量除去,以免将来在面部留下难以清除的痕迹。

(5) 对化学物质烧伤创面,应立即用大量清水冲洗,将水疱完全剔除。

(6) 禁止在创面上涂抹有色的外用药物(例如甲紫等),以免对辨认创面深度造成困难。

第三节　特殊创面的处理

特殊创面在本节指烧伤和动物伤。在灾区对这类伤口进行处理对非本专科的医务人员来说都是挑战,需要根据当地情况给予处理。

一、烧伤焦痂及筋膜切开减压术

焦痂为深度烧伤坏死组织,无弹性,可限制局部水肿向外扩展而产生压迫作用。对环形焦痂须及早施行焦痂切开减压术,以解除焦痂对肢体血循环的压迫及对人体呼吸的影响。

（一）适应证和禁忌证

适应证：发生在肢体上可阻碍血液循环的焦痂（导致组织供血不足或回流障碍，表现为肢体发绀、脉搏减弱、知觉减退，严重者肌肉或肢体发生坏死）；发生在颈、胸部的环形焦痂（可严重影响呼吸，导致呼吸困难）。

禁忌证：浅度烧伤；非环行烧伤，但不会导致循环障碍或压迫症状者。

（二）操作方法

1. 麻醉

Ⅲ度烧伤焦痂已无神经感觉，无须麻醉。

2. 清创与消毒

烧伤创面按常规进行清创，除去异物，以减轻细菌污染。减张切口采用碘伏或碘酒、酒精消毒，铺无菌单巾。

3. 各部位环状焦痂切开方法

（1）颈部环状焦痂：沿胸锁乳突肌后缘切开，深达颈阔肌。如肿胀严重，可以连同颈阔肌切开，以彻底松解环形焦痂的压迫。

（2）胸部环状焦痂：

切口沿双侧腋前线，自锁骨下 2 cm 处切开至第 10 肋，如为胸腹焦痂，须沿肋缘下再切开，切口两端与双侧腋前线切口相会，切口深度均达深筋膜。

（3）上肢环状焦痂：

应在肢体长轴内、外侧正中线切开，前臂尺侧切口应从内上髁前方直达尺骨茎突，桡侧切口应从外上髁前方直达桡骨茎突，切口均深达深筋膜，注意勿使尺、桡神经裸露或损伤。

（4）下肢环状焦痂：

在下肢体的长轴内、外侧作纵向切开，贯穿焦痂全长，深达皮下，甚至切开深筋膜。小腿Ⅲ度烧伤，因胫前间隙的两侧为胫、腓骨，后侧为骨间膜，前侧为深筋膜，毫无肿胀扩张之余地，未能及时接受焦痂切开减压的患者，易发生胫前肌群的坏死及腓总神经的压迫损伤，在切开焦痂时，须沿胫前肌外侧缘切开胫前筋膜，对筋膜间隙进行减压。

4. 减张切口的处理

减张切开后伤口用碘伏纱布、异体/种皮或人工皮覆盖，其上再覆盖较厚的纱布，然后在切口两侧用粗丝线进行缝合固定。注意事项：（1）焦痂切开减压，应视为急诊手术，绝不能拖延，如等到体征完全出现，则可能已发生不可逆的肢体损害或呼吸衰竭；（2）减张切开时应注意勿损伤皮神经，尽可能不损伤皮下的血管。

二、烧伤创面坏死组织的清除方法

（一）适应证和禁忌证

适应证：躯干、四肢的Ⅲ度或深Ⅱ度烧伤创面；深度烧伤创面严重感染危及生命者。

禁忌证：全身状况差；烧伤休克未纠正；头、面、会阴、手掌、足底、臀部的Ⅲ度烧伤创面已成为严重的感染源。一般情况下，不赞成早期手术切痂。术前要认真讨论操作方法，正确评估病情，确定手术部位、范围,让患者或家属知情并同意,同时认真准备手术中用血及创面覆盖物。

（二）清创方法

麻醉方式根据烧伤面积和部位来做选择。

具体方法主要视患者情况、血源及医院技术条件决定,可以分期手术,有条件也可以一次完成手术。手术一般在伤后病情平稳时即可进行,小面积烧伤可急诊处理。以滚轴式取皮刀将烧伤坏死组织削除,保留有生机的真皮或正常脂肪组织,以促进深Ⅱ度创面愈合(削痂术)。Ⅲ度烧伤创面经削痂后以自体皮片移植修复。

三、毒蛇咬伤

(1) 被毒蛇咬伤后要立即用大量清水冲洗伤口,去除伤口周围残留的蛇毒,去除可能残留的毒牙,防止人体继续吸收蛇毒。有条件时用生理盐水或消毒液冲洗。

(2) 在肢体近心端捆扎,防止毒素回流。

(3) 必要时立即切开咬伤处皮肤以利排毒。

(4) 尽快后送到有医疗条件的医院。

(5) 尽早使用抗蛇毒血清。

(6) 开展其他的支持治疗。

四、狗咬伤

(1) 用肥皂水清洗伤口,并用消毒液进行消毒。清洗时间要够长。原则上不作伤口缝合处理。

(2) 根据病情使用抗狂犬病血清。

(3) 按免疫治疗方案使用抗狂犬病疫苗。

(4) 使用破伤风抗毒素和抗生素。

第四节　陈旧创面的处理

在意外灾害中,由于当时环境条件有限和医务力量不足,不能在早期处理所有伤员的创伤,所以在医疗救援中,经常要面临陈旧性创面的处理问题。

一、创面引流不充分时的处理

受压、药物应用不当、换药不及时、换药间隔时间过长会导致创面分泌物较多不能充分引流。对此类创面避免用软膏类、粉剂及强刺激或毒性药物,应每天换药 1 次或 2 次,通过换药去除创面上的污染物和失活组织。可间隔应用湿敷、浸浴等治疗方法。

二、创面严重感染或复合感染时的处理

创面感染是创面愈合的最大障碍,并贯穿创面治疗的全过程。由于临床上耐药菌株日渐增多,

必须及时准确进行创面分泌物、血培养及药敏试验，根据药敏试验全身使用敏感抗生素。

三、创面老化的处理

创面及基底组织老化，采用多种办法换药仍无效时，应及时进行手术植皮。

四、发生癌性溃疡及放射性溃疡时的处理

面对癌性溃疡及放射性溃疡，应进行手术或换药加手术治疗。

五、创区神经营养不良时的处理

偏、截瘫患者的溃疡、压疮及慢性窦道属这类创面，对这类创面而言，换药往往不见效果，手术也难以达到一期愈合，应采取积极的皮瓣转移等手术方法。

六、创面窦道或异物、死骨存在时的处理

电烧伤或皮瓣修复后的创面由于深部组织坏死、感染等形成窦道，长期不愈，可根据情况去除异物、死骨或对窦道分泌物进行培养，根据药敏结果应用抗生素冲洗，必要时打开窦道，再次清创。

七、存在基础病时的处理

对贫血及低蛋白血症患者，应同时纠正低蛋白及贫血；糖尿病溃疡患者，应首先控制其饮食及应用药物稳定血糖；对下肢静脉曲张者，嘱其卧床休息并抬高患肢，无效者可进行大、小隐静脉高位结扎。

参考文献

[1] 孙永华，孙迎放. 创面处理的基本技术规范. 中华损伤与修复杂志，2007，2(6)：398-411.
[2] 陈宝元，卢青军，胡安军. 创面迁延不愈原因分析及处理. 华北国防医药，2005，17(4)：286-287.
[3] 张茂合. 清创粘合术在皮肤裂伤患者中的应用. 中华急诊医学杂志，2007，16(1)：83-86.
[4] 张敬良，裴国献，张洪涛，等. 湿热环境火器伤有限清创术疗效观察的初步实验研究. 中华创伤骨科杂志，2003，5(4)：288-291.
[5] 朱平，孙灿林，谢国柱，等. 头面颈重度烧伤早期清创的麻醉处理. 实用临床医学杂志，2005，9(5)：113-114.
[6] 于甫，尹少甫，赵进昌. 急诊新鲜小伤口细菌学分析及临床意义的研究. 兰州医学院学报，2002，28(4)：42-46.
[7] 梁廷波. 清创术的正确实施. 中国实用外科杂志，2008，28(1)：35-37.

第十七章　道路交通事故

Chapter 17　Road Traffic Accidents

周继红
Zhou Jihong
第三军医大学交通医学研究所所长、教授

Holliman C. J.(美)
Professor, Center for Disaster and Humanitarian Assistance Medicine

第一节　道路交通事故医疗救援

一、道路交通事故

(一) 概述

道路交通事故指车辆在公用道路上行驶过程中,因违章行为或过失而造成人身伤害或经济损失的事故。最初人们将道路交通事故定义为"Road Traffic Accident",即是认为它是意外的、不可避免的事件。随着对道路交通事故研究和认识的深入,人们认识到道路交通事故是在一定条件下发生的、完全可能通过采用一定的方法和措施预防与减少的事件,所以很多专家倾向于将之定义为"Road Traffic Crash"。道路交通事故伤,简称交通伤(traffic injury),是指道路交通事故所导致的人员伤害。

交通事故作为现代人类文明社会的"孪生兄弟",伴随着全球性城市化过程的加速和现代交通工具的高速发展而日益增多。自1889年9月纽约发生第一起致死性车祸,因道路交通事故致死的人数已超过3 000万,相当于发生了一次世界大战。由于交通事故不分时间、地点,不分敌友,比战争显得更残酷、更有毁灭性,已成为严重威胁人类生命安全的"世界第一公害",被称为"发达社会疾病"。

如今,全球每年因交通事故死亡人数超过120万人,伤3 000万人以上,数百万人住院数天至数月,约500万人致残。也就是说,当今地球上每1秒钟就有1人因交通事故而受伤,每6秒钟就有1人因交通事故而致残,每25秒钟就有1人因交通事故而死亡。事情并非到此而止,预计全球道路交通事故将会进一步增多,特别在经济欠发达的发展中国家,这种增长的势头将会更为迅猛。根据世界卫生组织(WHO)预测,至2020年,交通伤每年死亡和致残人数将增加60%以上,在全球疾病负担排序中,交通伤将由1990年的第9位上升到第3位。WHO明确指出:道路交通安全是一个严重的人类健康问题。

据我国公安部公布的数据显示，在2002年我国道路交通事故致56.2万人受伤，10.9万人死亡；虽然经各有关部门的努力，近年交通事故伤亡人数有所下降，2007年受伤人数降到38.0万人，死亡人数降到8.2万人，但这些数据仍是触目惊心的！

（二）道路交通事故伤的分类

交通伤的发生过程和损伤类型复杂多变，根据不同的分类标准，可将其划分为不同的类别，同时不同的分类也反映了交通伤的不同特点。

1. 按造成伤害的原因分类

在交通事故致人员伤害过程中，其导致人体伤害的具体原因很复杂，根据其主要原因可将交通伤分为以下几种。

（1）撞击伤：指车辆或其他钝性物体与人体相撞而导致的损伤，多为钝性损伤和闭合性损伤。

（2）跌落伤：指因交通事故导致人体从高处向下跌落而造成的人体损伤。

（3）碾轧（压）伤：指车辆轮胎碾轧、挤压人体所致的损伤。轻者可致皮下软组织损伤，重者可导致严重的组织撕脱、骨折、离断等损伤。

（4）切割/刺入伤：指交通事故中，锐利的物体切割人体组织、刺入人体所造成的损伤。

（5）挤压伤：指在机体肌肉丰富部位受重物挤压一段时间后，筋膜间隙内的肌肉缺血、变性、坏死，组织间隙出血、水肿，筋膜腔内压力升高而造成的以肌肉为主的软组织损伤。

（6）鞭梢伤：指车内人员在撞车或紧急刹车时，因颈部过度后伸或过度前曲产生的损伤。

（7）安全带伤：指在交通事故中，司机和乘员使用安全带时产生的损伤。

（8）烧伤：指交通事故中，由热力所引起的皮肤和组织损伤，也包括其他一些物理因素（如电流）或化学因素（如酸、碱等）引起的损伤。

（9）爆炸伤：指在交通事故中，因发生爆炸而引起人员的相应损伤，主要是冲击波和继发投射物所致的损伤。

（10）溺水。

（11）中毒。

其中，当人员同时或相继受到两种或两种以上不同性质的致伤因素的作用而发生的损伤称为复合伤。例如，同一交通伤伤员可同时遭受多种损伤，既有与车辆撞击所致撞击伤，又有与锐利物接触所致切割伤、被车轮碾压所致的碾轧伤、被车辆等长时间压轧导致的挤压伤等。

2. 按损伤部位分类

交通伤几乎可涉及全身各个部位，从诊断和治疗的角度考虑，常按解剖部位将交通伤分为9个不同区域的损伤：头部伤、面部伤、颈部伤、胸部伤、腹部及骨盆伤、脊柱伤、上肢伤、下肢伤、皮肤软组织伤。如果机体同时或相继发生两个或两个以上解剖部位的损伤，则称为多发伤；机体同一解剖部位内发生两处或两处以上的损伤，称为多处伤。

3. 按组织损伤特点分类

按组织损伤特点的不同，交通伤可分为擦伤、挫伤、撕裂伤、撕脱伤、脱位、骨折、肢体离断、穿通伤、非机械性损伤等。

（1）擦伤：指致伤物与体表发生摩擦所造成的以表皮剥脱为主要改变的损伤。

（2）挫伤：指钝性暴力作用下，未能造成皮肤破损，但引起皮下软组织、肌肉和小血管等的闭合性损伤。

（3）撕裂伤：指暴力牵拉或扭转造成的皮肤或软组织撕破或裂开。

(4) 撕脱伤:指暴力牵拉或扭转造成的皮肤和软组织与其附着组织脱离。

(5) 脱位:指交通伤致正常关节关系遭到破坏。

(6) 骨折:指骨的连续性或完整性中断。

(7) 肢体离断:指肢体因遭受外力的严重破坏而发生断离。

(8) 穿通伤:指致伤物穿透体腔(颅腔、胸腔、腹腔等)而造成的损伤。

(9) 非机械性损伤:指非机械性原因所致人体的损害,如溺水、中毒等。

4. 按损伤程度分类

由于分类目的不同,不同部门、不同国家对交通伤损伤程度的判定标准存在一定的差异。如在交通伤简明损伤定级标准(AIS)中,将损伤定为6个等级:轻度、中度、较严重、严重、危重和特重;《中华人民共和国道路交通事故受伤人员伤残评定标准》则将交通伤分为轻微伤、轻伤、重伤和死亡。

(1) 轻微伤:指造成人体局部组织器官结构的轻微损伤或短暂的功能障碍。

(2) 轻伤:指造成组织、器官结构一定程度的损害或者部分功能障碍,尚未构成重伤又不属轻微伤害的损伤。

(3) 重伤:指使人肢体残废、毁貌、丧失听觉、丧失视觉、丧失其他器官功能或者其他对于人身健康有重大伤害的损伤。

(4) 死亡:指发生交通事故后当场死亡或伤后7天内抢救无效死亡者。

不同国家对交通伤损伤程度和死亡的定义有所差异。如对死亡的定义,维也纳道路交通协定(英国等)将死亡定义为发生交通事故后30天内死亡,法国定义为6天内,希腊和奥地利等定义为3天内,西班牙和日本等定义为1天内,而比利时和葡萄牙等国家则定义为现场死亡。

5. 按道路使用者分类

按照道路使用者的不同,可将道路交通伤分为行人交通伤、骑自行车人交通伤、乘客交通伤、驾驶员交通伤等。不同的道路使用者在交通事故中所受的伤害程度和特点各不相同,其防护与急救治疗都会有不同的特点。

(三) 交通伤伤情特点

在交通事故发生过程中,其致人员损伤的因素多,致伤过程复杂多变,伤员个体情况参差不齐。伤员的伤情变化差异大,使得交通伤临床诊断与救治难度大。总的来说,严重交通伤具有以下一些特点:

1. 交通伤致伤因素多、致伤机制复杂,多发伤和复合伤发生率高

由于交通伤的致伤因素多、致伤方式复杂,在损伤过程中可发生撞击、碾压、挤压、跌落、爆炸、燃烧和鞭梢作用等,同时还可能因安全带、气囊、中毒等导致人员伤害。因此,同一交通伤伤员可能同时遭受多种损伤,而同一类损伤可能出现在多部位和多系统,致使多发伤和复合伤发生率高,住院伤员中多发伤伤员可高达50%以上。

2. 严重交通伤者的休克发生率高、伤势严重、死亡率高

多发伤的伤情复杂、严重,多伴随一系列复杂的全身应激反应,且相互影响。严重多发伤损伤涉及器官组织多,常常伴有大量失血,休克发生率高,一般报告为50%左右;低血容量休克与心源性休克重叠存在;严重多发伤早期的低氧血症发生率可高达90%。因此,严重多发伤常使伤员处于极其严重的生理功能紊乱及病理生理变化之中,其早期的死亡率高。主要致死原因为严重的颅脑伤、胸部伤和腹部伤。一般来说,受伤部位越多,死亡率越高。

3. 多发伤的确诊难度大、漏诊率高

交通伤所致多发伤的损伤部位多，通常为闭合伤与开放伤、多部位与多系统的创伤同时存在，很多伤情症状和体征相互掩盖。病情通常很危急，需要紧急救治，时间紧迫，同时伤员常无法自诉伤情；因此，对多发伤进行及时、准确、完整的诊断难度很大，早期漏诊率高。

4. 救治中矛盾多

由于多器官、多系统受累，在交通事故所致多发伤和复合伤的救治过程中可能发生很多的矛盾与冲突。如在急救过程中，保持呼吸道通畅、维持良好的呼吸功能是减小死亡率的重要措施，而及时抗休克、维护心脏功能也是必需的手段，因而维护呼吸功能与心脏功能常需同时进行，实践中急救人员往往容易顾此失彼，难以把握两者间相互关系；同样在很多情况下，交通伤严重累及多个器官与部位，可能几处部位的损伤都非常严重，在处理顺序上就可能发生矛盾。

5. 感染率高、并发症多

交通伤所致严重多发伤由于损伤范围广，伤情复杂，休克时间长，机体免疫机能降低，广泛的软组织损伤、坏死、污染，内脏破裂，以及监护和治疗采用导管多等原因，均导致了其伤后严重感染的高发生率。而严重的生理功能紊乱、休克和感染，以及处理和治疗不当等因素，常导致较高的并发症发生率。

二、道路交通事故伤的院前医疗救援

（一）道路交通事故现场紧急救援的原则

道路交通事故现场紧急救援就是利用有效的技术、手段和器材给予交通伤员最快速和最有效帮助。在当今社会越来越重视生命的情况下，道路交通事故急救的原则便是“以人为中心”。道路交通事故紧急救援应该努力做到：(1) 生命第一：为了抢救和挽救生命，应做出一切可能的努力；(2) 减轻伤员的伤痛；(3) 给予伤员迅速有效的医疗急救帮助，减轻或避免加重原有损伤，增加痊愈的机会，降低伤残率。

因此，组织道路交通事故现场急救的人员，应该是具有一定的现场急救知识和能力并愿意对伤病员进行紧急救援的人员。在现场急救的过程中应做到：

1. 提供最为及时有效的医疗急救

伤后1小时内医疗急救处理是否及时及质量好坏，将影响到整个救治过程的成败，很大程度上决定了能否挽救生命，能否保存更多重要的生命功能以及获得最佳康复水平与程度。如果在伤后1小时的“黄金小时”内得到及时、合理、有效的医疗急救帮助，可避免35%以上的交通伤死亡发生。

在这“黄金小时”的1小时内，专业医学急救处理的主要目的在于：

(1) 减少碰撞对人体的影响。

(2) 维持伤员生命。

(3) 增加伤员全面康复的机会。

2. 重视保护自身和其他人员的安全

因为救援人员的受伤对急救本身就是一个负担，救援人员必须知道如何采取措施来避免自身和其他人受到伤害，应有良好自我保护意识，将救援过程中受伤或受感染的危险降到最低。

在交通事故中，运行中的其他交通流或车辆，碰撞现场可能存在的火灾、触电、有害物质（化学物质和石油制品),车辆本身(尖锐物体、裂开的金属材料、锋利的刃口和破碎玻璃、电解液、汽油、被挤压保险杠突然释放、气囊爆开等),伤员可能患上的传染性疾病等都是潜在的危险。因此,救护人员应该能够正确评估自己面临的潜在的或正在发生中的危险、他人所面临的和随后可能发生的危险,同时能够为伤员提供有效的急救服务。救护人员应采取的自我防护措施:

(1) 当可能接触到伤病员的血液、体液、开放性伤口或患处时,应戴塑料或乳胶手套。

(2) 小心触摸尖锐物体。

(3) 小心处理使用过的手套并避免重复使用。

(4) 使用防止疾病传染的口罩或面罩,将人工呼吸时的口对口接触降到最低程度。

(5) 在与伤病员发生接触后用肥皂和水洗手。

(二) 交通事故现场紧急医疗救援

现场医疗急救过程需要遵循一定的规则,以确保急救过程的安全、有效。医疗救援可能因环境和条件的不同而有所不同,但一般都包括以下两个方面:

1. 迅速了解事故现场情况

在急救过程中,急救人员主要应注意以下几方面的问题:

(1) 确保救护人员不受伤害:最常用和简单有效的方法是设置提醒标志、使用灯光和反光背心等,防止其他来往车辆的伤害。同时还要注意车辆是否会燃烧或爆炸,是否有落石、坍塌等危险。戴手套以防被沾上血液而致病。

(2) 不要随意搬动伤员:在对伤员的伤情进行专业检查评估前,不要随意搬动伤员,否则有可能会加重伤者的伤情,特别是在可能有脊柱、颅脑等损伤时。

(3) 尽快准确了解伤亡情况:尽快确定伤员的准确数目及损伤程度,以决定是否需要进一步的医疗急救支援,并通知后方医疗单位做好相应的救治准备。

(4) 与伤员进行交流,获得伤员的许可:对清醒的伤员,急救人员可以问“我是急救医生(或我在医疗救助方面受过训练),你需要我帮助你吗?”等,以征得被救助者的同意,同时对伤者也有心理安慰作用。

2. 现场急救处理

现场急救的主要内容包括三部分:判断伤情危重程度、现场心肺复苏(cardiopulmonary resuscitation,CPR)和创伤的现场处理。

(1) 判断伤情危重程度:首先要确认并立即处理危及生命的情况,重点检查伤员的意识、气道、呼吸、循环体征等。如伤员情况允许,应同时迅速进行身体检查,了解主要症状和病史。

① 意识:伤员出现意识障碍、面色苍白、口唇发绀、对外界刺激无反应,则提示意识丧失,伤情严重。

② 气道:检查伤员口及咽喉部是否有阻塞、口腔及气管内是否有异物或呕吐物等。

③ 呼吸:检查呼吸是否正常,如果呼吸停止或极弱,伤员严重发绀,则需要立即进行人工呼吸,必要时要进行气管插管和辅助呼吸。

④ 循环:如心跳脉搏停止或极弱,要考虑是否实施心脏按压。检查是否有严重出血特别是喷射状出血,如果有,应立即进行止血,根据情况采用压迫止血法或上止血带等;检查皮肤的温度和状况,如果四肢冰冷潮湿,则提示有休克存在。

⑤ 迅速地检查伤员的身体,并对一些紧急情况进行必要的处置。怀疑有脊柱骨折时不可随意搬动伤员。

⑥ 了解主要症状和病史：询问主要症状，如有无头痛、胸痛、腹痛等；事故发生时形态，如果驾驶员未系安全带与方向盘相撞，则首先要考虑其胸部的损伤；了解过敏史、服用药物情况（如降压药、镇静剂等）、既往病史（如糖尿病等）、进餐史等。

（2）现场心肺复苏：若能得到及时有效的现场心肺复苏救治，大约30%的交通伤伤员的生命就可能得到挽救。复苏的目的是使重要器官得到有效的再灌注，恢复有效循环。在心跳呼吸骤停4分钟内进行心肺复苏，有50%的伤员可能被救活；而在4～6分钟开始心肺复苏，则仅有10%的生命可能被挽救。因此，及时、正确有效的复苏是心肺复苏成功的关键。

（3）现场医疗处理：交通伤现场的早期正确处理是救治成功的关键和基础。其核心是维护循环和呼吸功能、止血、保护伤口、减少污染、挽救生命、减少残废。其主要内容包括：

① 保持呼吸道通畅：危重伤员呼吸困难时，可先插入口咽通气管或做环甲膜切开、气管插管，紧急情况下可用一粗针头经皮下做环甲膜穿刺。

② 止血、包扎：肢体大血管破裂时，用止血带止血。外出血时对伤口进行加压包扎止血，如果伤口有碎骨片、玻璃碎片或插入异物、腹腔脏器脱出等情况，则包扎时不加压。有内出血的伤员，应在迅速建立静脉通道后，立即就近送医院手术止血。对开放性气胸，用厚敷料在伤员呼气末将伤口暂时封闭，并做加压包扎。

③ 骨折固定：骨折固定是减轻疼痛、减少出血、控制休克等的重要手段之一，也是防止搬动伤员过程中进一步加重伤情的必要手段。可采用夹板固定，也可利用躯干或健肢作支架进行固定。对开放性骨折，固定前必须以消毒敷料对伤口进行止血包扎，减少伤口污染。

④ 纠正休克：迅速用粗针头建立静脉通道，快速输入平衡液、低分子右旋糖酐、代血浆等。同时，对外出血伤员进行包扎止血，对内出血伤员尽快进行手术止血。

（三）伤员分类转送

在发生多名人员受伤的事故特别是大型交通事故时，大量伤员突然同时出现，而且伤情复杂、污染较重，现场救治和转送条件往往有限，给伤员的救治和转送带来极大的困难。因此，迅速确定伤员伤情的严重程度和需要医疗处理的缓急程度，对伤员进行迅速合理的分类，显得尤为重要。

例如，能大声尖叫、明显地能够呼吸的伤员，至少还可能存活一段时间；而无声无息的完全窒息者、有明显大动脉出血者，如未得到立即救治，将很快死亡。因此，应根据检查结果以及现场的救护力量，来确定是否首先救护那些最可能死亡的人员，并将现场的医疗器材优先用于他们。

通常，在存在大批伤员的情况下，急救和后送的优先顺序如下。

第一优先：气道阻塞；胸部穿透性损伤；严重的出血性休克。

第二优先：连枷胸；头部、颈部、腹部或腹股沟的穿透性损伤；两处或两处以上骨折；脊髓损伤；严重烧伤；严重的头部损伤；四肢截断。

第三优先：中度烧伤；脊椎受伤但脊髓未受伤；开放性骨折；眼部受伤；轻微脑部受伤。

第四优先：软组织轻伤；扭伤；闭合性骨折；其他局部伤。

在将伤员转送前，还应做好以下的护理工作：安慰鼓励伤员，使伤员充满对生命的渴望，对生存、康复的希望和信心；解开绷紧的衣服，有助于呼吸和血液循环；加强保护措施，如加强骨折固定等，避免后送过程中颠簸对机体产生的损伤；保护好伤员的个人物品，这会减轻伤员的紧张心情；重新进行一次ABC（气道、呼吸和循环）检查；为后续治疗的医疗人员提供准确的伤员信息，主要包括伤员的一般情况、伤员所接受的医疗帮助、事故的基本形态、伤员既往健康状态等。

（四）各部位伤院前急救处理

1. 头面部损伤

在交通伤伤员中70%以上有头面部损伤。头面部损伤既可单独发生，也可是多发伤的一部分。其中，颅脑伤是交通伤致死的首要原因。

（1）现场检查。

① 伤员的意识情况：多采用Glasgow昏迷指数表示伤员意识状态，小于3分表示深昏迷，5～4分表示昏迷，8～6分表示浅昏迷，正常者得分为15分。② 生命体征：脉搏、呼吸和血压。颅内压增高时，血压增高，脉压增大，心率和呼吸变慢；心率和呼吸加快、血压下降，多为临终期表现。③ 损伤出血情况。④ 肢体运动情况、有无麻痹或感觉异常。⑤ 有无颅骨骨折、裂伤、Battle征（颅底骨折时球结膜或耳后出现淤血斑）、鼓室积血、脑脊液耳漏或鼻漏等。

（2）现场处理。

① 注意伤员的意识状态：出现进行性昏迷加重，要立即送往有能力处理颅内伤的医院进行治疗，不得在现场延迟。

② 保持呼吸道通畅：在现场及运输途中应密切观察呼吸道是否通畅。呼吸道有阻塞时，无颈椎伤的伤员可采取侧卧位，头放低并转向一侧，清除口腔内和咽喉部的凝血块、假牙和呕吐物等。昏迷或颌被破坏致舌根后缩者，可用舌钳将舌向外牵拉，或用别针或粗线在距舌尖2 cm处穿过，固定于胸部衣服上。必要时，根据情况分别采用导气管、气管内插管或环甲膜穿刺等措施，以保持呼吸道通畅。抬担架时头端略高，以利于脑部的静脉回流。

③ 注意颈椎损伤：严重颅脑损伤的伤员均有颈椎损伤的可能性，如伤员不清醒，难以排除颈椎损伤，则应按颈椎损伤处理。不正确的搬动可导致颈椎伤员的永久性瘫痪。

④ 伤口的止血、包扎：如有开放性颅脑损伤，先用消毒敷料或干净布料加压包扎止血；如有脑组织膨出，先用干净敷料做成圈形以保护脑组织，然后再盖上敷料加以包扎。治疗伤员面部创伤时，应尽量保护容貌、视力及咀嚼功能。面部血供丰富，伤后出血较多，应先将移位组织复位，再做加压包扎。

⑤ 头颅外伤后有些伤员可能会发生抽搐，此时可将毛巾或布类折叠成带状，横置于其后部上、下臼齿之间，以防舌咬伤，并有助于保持呼吸道通畅。对头颈四肢加以固定和保护。颈部受伤后，先将伤口处理干净，敷料垫塞，再以对侧上肢做支架进行加压包扎。

⑥ 由于脑外伤后易发生水肿，故勿输液过多，应限制液体入量至维持水平。

2. 胸部损伤

胸部损伤是交通伤中常见的损伤之一，包括开放性胸壁、心、肺及大血管损伤和胸廓挤压及挫伤。

（1）现场检查。

任何类型的呼吸改变都是很重要的胸部损伤体征：伤处疼痛，如在肋骨骨折处或挫伤处疼痛，表示有胸壁或肺损伤，可使呼吸受到抑制，胸部疼痛可因呼吸运动而加重；胸部扩张受限、失去正常的神经支配、呼吸道梗阻、血胸或血气胸等，可导致呼吸困难；呼吸肌功能障碍致胸廓不能扩张，血胸、气胸及肺不张等导致呼吸时胸廓运动异常；咯血表示可能有肺撕裂伤或气道其他损伤；血氧合不足、失血过多，则表现为脉搏快而弱、血压下降等休克现象；出现口唇及指端青紫等，提示氧合不足，应高度怀疑有胸部损伤。

在胸部交通伤中，有几种损伤危及生命：

① 心脏压塞:心壁或心包膜血管损伤导致心包腔内积血增多,进而导致心脏受压。对胸部撞击转向盘的伤员,应考虑到心脏压塞的可能。其典型表现为血压下降、心音遥远、脉压变小、脉搏细速、颈静脉怒张、心界扩大等。

② 连枷胸:连枷胸为相邻数肋双骨折或多发性肋骨骨折合并胸骨骨折所形成的胸廓软化,表现为该部分胸壁吸气时内陷、呼气时外突的反常呼吸运动,常伴有肺挫伤。连枷胸常可导致严重的呼吸、循环功能紊乱,伤员迅速处于严重缺氧的危险状态。

③ 开放性气胸:多由锐物刺穿胸壁所致,在胸壁上可见到一个开放伤口,伴随着伤员的呼吸运动,可看到气体进出伤口的活动或听到气体进出伤口的声音,诊断不困难。伴有气胸或血胸者,应注意有无心脏或大血管损伤。单纯开放性气胸如未得到及时处理,由于肺被压缩及纵隔摆动,亦可危及生命。

④ 张力性气胸:由于肺或胸壁损伤而形成一个单向活瓣组织,空气只进入胸腔而难以排出,胸膜腔的气体逐渐增多,压力不断升高,不仅使伤侧肺萎陷,纵隔向对侧移位,对侧肺也因纵隔移位而受压萎陷,心脏移位及上、下腔静脉受压使血液回流受阻,导致严重的呼吸循环功能障碍。临床上主要表现为:呼吸窘迫、一侧胸廓运动消失、叩诊鼓音、呼吸音降低、皮下气肿、气管移向健侧及颈静脉怒张等。

⑤ 血胸:由胸壁血管或胸腔内血管破裂导致的胸膜腔内积血,并常伴有气胸。出血较多时,可使肺压缩而导致缺氧,甚至发生失血性休克。胸壁叩诊为浊音,呼吸音消失、呼吸困难。

(2) 现场处理。

一般处理原则:不同类型胸部损伤的现场处理原则大致相同,可简述为:① 保持呼吸道通畅;② 给氧,使用机械辅助呼吸或口对口人工呼吸;③ 严密观察并记录生命体征的变化;④ 控制明显的外出血,包扎和覆盖伤口;⑤ 尽快做好转运准备,尽可能事先通知欲转往的医院。

不同损伤的现场处理原则:① 心脏压塞:有条件可做心包腔穿刺以明确诊断、缓解心包腔内压力,并尽快转至医院进行急诊剖胸。对濒于死亡的伤员,有条件也可行急诊剖胸,清除心包内积血。② 连枷胸:固定胸廓,减少反常呼吸。可用布类折叠、沙袋或小枕头等压在伤处,再用绷带或宽胶布固定在胸廓上;如有发绀,则立即给氧,并尽快转送。③ 开放性气胸:立即用消毒敷料或用干净的布类堵塞和封闭伤口,并尽快转送医院治疗。④ 张力性气胸:伤员有明显缺氧及呼吸窘迫者立即用粗针头在伤侧锁骨中线第二、三肋间穿刺放气,或放置活瓣针,以缓解胸腔内的高压,并尽快转送至医院。⑤ 血胸:在现场一般不做处理。

3. 腹部损伤

(1) 现场检查。

一般而言,腹部伤最突出的症状是腹部疼痛,钝性伤的伤员如在腹部有擦伤痕迹或轮胎印,将为判断损伤性质提供线索;另外,伤员常有恶心反应,因腹膜受刺激,伤员为减少疼痛,常静卧不动。

腹部压痛是最重要的体征,由于疼痛而移动困难是另一重要体征。腹部有擦伤、轮胎或安全带痕迹以及出现伤口、裂伤或刺伤者易于诊断。通常腹部损伤伤员有血压下降、脉搏快、呼吸浅快、皮肤黏膜颜色苍白、腹部局限性或弥漫性压痛、反跳痛、腹胀等症状。

(2) 现场处理。

对开放性腹部交通伤,立即用消毒敷料将伤口覆盖、加压包扎;如有腹腔内脏器脱出,应让伤员平卧、双膝屈曲、放松腹肌,用消毒巾将腹腔内脏覆盖,再用小盆或碗等容器将腹腔脏器盖住,容器边缘不能压住脏器,否则会导致组织缺血坏死。如无大小合适的容器,可用毛巾做保护圈,套住内脏,再用三角巾或宽布料包扎,不要加压。不要将脏器还纳入腹腔,以免加重腹腔内感染。但如有大量脏器脱出，则应将这些脏器送回腹腔，以免暴露过久导致休克。同时，要密切注意伤员的生命体征，积极处理休克。

4. 脊椎损伤

(1) 现场检查。

脊椎损伤的伤员多有颈或腰背部疼痛、麻木、刺痛或无力主诉，有时该部位的感觉异常也可能被其他更严重的疼痛所掩盖，伤员试图活动受伤的脊柱时疼痛明显加重。现场检查可以有以下表现：① 脊柱畸形：外观畸形只是在极严重的损伤时才偶然出现，但无畸形不能排除脊柱损伤。对道路交通事故引起的昏迷伤员，无论其有无体征，都应按有脊髓损伤处理。② 压痛：沿脊柱任何部位有压痛，都应按脊柱骨折进行处理。③ 裂伤及挫伤：几乎所有的颈椎骨折脱位均伴有头或面部裂伤或挫伤，这是一个很重要的诊断依据。因为发生道路交通事故时，头或面部可能撞击在挡风玻璃或其他物体上，使颈椎发生过伸损伤。④ 麻痹或麻木：出现肌力弱或感觉消失均应视为脊髓损伤的表现。应触摸伤员的手指、足趾、上肢和下肢，测试感觉的变化，试验握力和足的活动以判断肌肉功能。

(2) 现场处理。

现场急救中首先应注意有无休克、截瘫及开放性损伤。如有休克，首先要纠正休克；如有开放性损伤，要用消毒敷料包扎后再搬运，以防感染。

对脊柱损伤伤员在固定前的正确搬运非常重要，不能随意搬运，以免导致或加重脊柱损伤伤员的脊髓损伤。脊柱骨折伤员一定要躺在硬板上。胸腰椎骨折伤员可采用仰卧姿势，腰部加垫，再用布带分别在胸部、髋部及小腿部将伤员和木板捆在一起加以固定，以防途中震动。

对怀疑有颈椎伤者，在保持气道通畅过程中应托起下颌，对不清醒者可将舌拉出、放置导气管；必须矫正颈椎轴线才能保持呼吸道通畅时，一人用双手把住头部，沿身体轴线轻轻牵引，矫正颈椎畸形，另一人将下颌托起，以保持呼吸道通畅。在牵引过程中，应避免过伸或过屈颈椎。在搬动前对颈部进行颈托固定，然后平移或翻滚伤员使之仰卧在硬板上，将沙袋分别置于头两侧以固定头部，将胸、骨盆及双下肢均用宽布带固定在硬板上，注意防止任何颈部旋转、侧弯、过伸或过屈活动。

在转运过程中注意观察呼吸障碍、神经源性休克等可能的脊髓损伤合并症。

5. 肢体损伤

(1) 现场检查。

肢体损伤者多诉说局部疼痛和活动障碍。对肢体损伤的详细检查应在伤员全身情况稳定后进行。检查时重点观察有无开放骨折或脱位、畸形、肿胀和淤血斑；观察伤员活动时有无疼痛，对颈或腰背痛的伤员严禁活动；轻轻找出压痛点，压痛点下往往有骨折、脱位或软组织伤；观察肢体远端脉搏、毛细血管充盈及皮肤颜色，检查是否存在感觉障碍或运动功能丧失，评估伤肢的神经血管功能。

(2) 现场处理。

伤肢的处理一般应在伤员生命体征稳定之后进行。应用消毒敷料将所有开放伤口覆盖，然后用夹板固定肢体。裸露的骨折端勿还纳入伤口内。除有即刻生命威胁者外，在搬运前均应先对骨折脱位的肢体进行固定。

现场肢体固定应遵循以下的规则：① 应脱掉或剪开受伤部位的衣服；② 检查并记录受伤肢体的血液循环及神经功能状况；③ 固定范围应包括骨折处的上、下两个关节；④ 在固定过程中应尽量减少肢体的活动；⑤ 对畸形严重的肢体，应用手持续而轻柔地牵引拉直，使之适应夹板固定；⑥ 如牵引时伤员剧痛，或试图恢复肢体轴线时有阻力，则不应强行牵拉，而应将之固定在畸形位置上；⑦ 用软垫保护骨突起处，以防夹板压迫；⑧ 在夹板固定前先用敷料覆盖伤口；⑨ 对怀疑有骨折者皆应固定。

三、道路交通事故伤的急诊室救治

道路交通事故伤伤员的伤情常常复杂而严重,尤其是发生重特大事故时,常常会在短时间内出现大批各种各样的交通伤伤员。急诊室的救治工作重点是分出需要抗休克、紧急手术和处理的伤员,特别是要分出对伤员生命威胁最大的交通伤(如呼吸道梗阻和心肺功能障碍等)伤员,确定多发伤伤员的损伤程度和需要救治的缓急,确定救治处理顺序,并转送专科救治。

急诊室对交通伤伤员的救治任务主要有两个方面:(1) 在院前急救的基础上,对危重患者实施高级创伤生命支持(advanced trauma life support,ATLS);(2) 面对严重多发伤伤员尤其是大批量严重多发伤伤员时,对伤员进行迅速检诊,并采用各种评分法对伤情进行初步评估,筛选出需要紧急手术的伤员,确定威胁生命的损伤部位,及时制定出正确抢救程序,并决定是否需要立即剖胸、剖腹、开颅或施行其他手术。情况紧急时可在急诊室手术。

(一) 急诊室救治步骤

一般性交通事故虽然较为频繁,但其每次伤亡人数少,急诊室的救治组织较为容易。但在发生特大道路交通事故时,往往很短的时间内出现大量伤情严重而复杂的交通伤伤员,给急诊室救治带来极大的压力。因此,急诊室要有清晰的救治程序、能够有条不紊组织救治,以保证所有交通伤伤员均获得及时有效的救治。

在交通伤伤员到达急诊室后,首先要迅速对其进行检诊分类,对其伤情和救治方案迅速做出初步判断。分清轻重缓急、先后主次,按先急后缓、先重后轻的原则,并根据医疗资源的情况将伤员分别送至各相应的救治单元或救治科室进行抢救。

急诊室的救治工作程序可简述为:

(1) 对心跳呼吸停止者进行心肺复苏。

(2) 对有大出血的伤员在抢救复苏的同时,进行手术止血。

(3) 对有脏器伤的伤员,在急诊室复苏后转入手术室,交由专科处理。

(4) 对经上述处理后伤情仍很危重,但又无法进一步进行确定性手术治疗的少数危重伤员,转入ICU进行监护治疗,或实施损伤控制性手术后转入ICU监护治疗。

(5) 对轻伤员进行清创或观察治疗。

(二) 严重多发伤的救治

道路交通事故伤中,严重多发伤的发生率较高,而且通常伤情复杂。其救治成功与否很大程度上取决于急救工作是否及时、针对性是否强,而不是仅依靠某一专科。无论哪些部位受伤,也无论是什么样的伤情,伤后立即威胁生命的主要还是以下两种情况:呼吸道阻塞或呼吸功能紊乱,导致呼吸功能衰竭和心跳、呼吸骤停;大出血和休克造成循环功能衰竭。

因此,严重多发伤伤员到达急诊室时,医护人员要立即开始抢救工作。此时急救的重点是清理呼吸道、复苏、给氧、补液、输血、止住活动性出血、闭合开放性胸部伤、固定多发性肋骨骨折等。

与此同时,逐步对伤员进行重点检查与系统检查。

(1) 首先检查伤员的神志、面色、呼吸、体位姿态、出血、污染程度等,以确定应实施哪些紧急抢救措施。

（2）在急救开始或伤情稳定后，在对明显外伤有了初步诊断和优先处理的基础上，进一步进行迅速的重点检查，以免漏诊和误诊。检查时应特别重视对可疑创伤部位和复杂合并伤的检查。此阶段的各种辅助检查应快速有效，要避免在伤情未稳定之前为了检查而过多搬运伤员。

（3）当伤情稳定后，应再进行一次详细的全面检查。

对各部位的损伤进行处理时，优先处理对伤员生命威胁最大的创伤，妥善安排各部位创伤的处理顺序，保护心、肺、脑等重要器官的功能。在多部位伤的处理顺序上，通常采用以下的原则：

（1）颅脑伤合并其他部位的明显损伤，伤员有休克、昏迷反应时，处理应以颅脑伤为主，骨科处理应在颅脑伤稳定之后。

（2）颅脑伤合并腹腔脏器伤，伤员颅脑伤较稳定时，由于伤员昏迷使腹部体征不明显，会因腹腔内出血致严重休克，因此应以处理腹部伤为主，但应同时密切观察颅脑损伤变化。

（3）胸部伤发生呼吸功能紊乱，且合并其他部位伤时，处理应以胸部伤为主，其他治疗应在呼吸功能稳定之后进行。

（4）腹部脏器损伤合并其他部位伤时，应以处理腹部损伤为主。

（5）有四肢为主的多发伤，无严重胸腹腔脏器的损伤时，以处理骨科问题为主。

（三）交通伤急诊室手术

在急诊手术室，施行抢救手术是一种救命措施，它是整个交通伤救治工作的重要组成部分。但它需要手术人员具有良好的技术水平和较高的专业素质，还要有一定的医疗设备和条件。由于各地区、各单位医疗条件与水平不同，急诊手术并无完全一致的适应范围和限定。尽管很多情况下急诊手术是积极有效的手段之一，但急诊手术常受到条件与环境的限制，故通常情况下，凡伤员当时条件或经复苏扩容后允许送手术室，或手术室距急诊室很近，不宜轻率决定在急诊室手术。

1. 手术指征

在急诊急救手术室基本条件许可的情况下，对以下一些伤员可实施急诊室手术。

（1）心搏骤停经胸外按压数分钟无效，须立即行开胸心脏按压者。

（2）需要紧急气管切开者。

（3）伴或不伴心搏骤停的心脏大血管损伤，血压已不可测及，或心脏搏动微弱且已有减慢，或短时间内胸腔引流出血液超过 2 000 mL 并仍不断引出，伴血压急剧下降者。

（4）有明显心脏压塞征，或严重纵隔血肿、气肿引起的纵隔高压表现，极度烦躁、呼吸窘迫，濒临死亡者。

（5）严重张力性气胸，迅速安放胸腔引流后仍有进行性呼吸窘迫，极度烦躁，可能在后送手术室途中死亡者。

（6）腹内大血管损伤，出血凶猛（腹腔穿刺阳性且腹渐膨隆），极度烦躁，血压急剧下降者。

（7）腹腔实质脏器严重破裂，到达急诊室时血压已不可测，不可能靠扩容提升血压后再送手术室者。

（8）严重骨盆粉碎性骨折（尤其是开放性碾压骨折）大失血，血压极低，且搬动可能加重出血促成死亡者。

（9）颅脑损伤，意识和瞳孔改变迅速，颅内高压表现急剧进展，脑疝随时可能发生或已有发生的证据，须立即迅速钻颅减压者。

（10）半骨盆离断伤等 1/4 肢体高位毁损，止血带或加压包扎不能控制其凶猛出血，亟须手术止血者。

2. 几种主要急诊室手术

(1) 开胸术:主要用于紧急处理心脏穿入伤所致心脏压塞、胸部大血管损伤、低血容量性心搏骤停以及胸部穿透伤所致空气栓塞等。

如是处理心脏损伤或进行心脏按压,宜作左第四肋间前外侧切口,切断肋软骨前端,必要时横断胸骨;如处理前上纵隔大血管损伤,宜选用"活板门切口";如处理降主动脉损伤或肺门损伤、主支气管断裂等,则可选用后外侧切口。开胸后如为心脏压塞,应在做好控制猛烈出血的准备后切开心包减压,指压心脏破口先做控制性缝合;如为心房破裂,可用心耳钳控制,对心跳已停者立即按压,待心脏复跳后再进行确定性修补;如为胸主动脉、上腔静脉等大血管伤,可先用手指按压或以无损伤血管钳从侧方夹闭破口再行修补;缺损较大无法简单修补时,钳夹控制出血后,送手术室进一步处理;如为肺门伤或严重肺挫裂伤大出血,即先钳闭肺门控制出血,再送手术室进一步手术;主支气管断裂时立即钳闭近侧断端,改善通气,送手术室后再做支气管吻合术。

(2) 剖腹术:一般用于腹内大中血管或实质性脏器损伤出血、休克或心跳骤停者;骨盆粉碎性骨折,腹膜后血肿进行性增大伴重度休克,需紧急手术止血者;腹腔实质性脏器伤,同时伴有股骨粉碎性骨折及重度休克等,搬动会加重休克者。

一般采用腹正中切口,根据需要延长。如腹腔内大量积血,无法判断出血部位,可先用手或海绵钳夹持纱布块,在膈下将腹主动脉向脊柱压迫,吸尽积血,探查出血部位(可短暂放松压迫帮助查找)。如为肝、脾或肾等实质脏器粉碎性破裂大出血,可根据具体情况采用血管钳夹闭脾、肾蒂,用橡皮带阻断肝十二指肠韧带等方法阻断血管近端止血,或用大纱垫填塞止血;然后经扩容,待患者血压稍回升后,再在手术室做进一步手术治疗。如属严重骨盆骨折大出血,则结扎双侧髂内动脉,止血不满意时加用纱垫填塞。

(3) 清创止血术:通常肢体创伤均可采取加压包扎法或止血带止血法暂时止血,然后送手术室彻底处理。若高位血管开放性损伤或肢体离断伤无法用上述方法止血,又必须在急诊室手术控制出血,则应扩大显露伤口,找出损伤血管,采用压迫止血或用血管钳钳夹控制。

3. 不适宜在急诊室进行抢救的情况

急诊室抢救手术虽无禁忌证,但由于场地条件、物质、器材、设备和人员编制等多方面的限制,不应扩大急诊室的工作范围,增加急诊室工作量,打乱其正常秩序,所以通常对下列伤员不适宜在急诊室进行抢救性手术。

(1) 虽有严重内脏伤,但到急诊室经积极抗休克后,血压上升到 90 mmHg 以上,估计由急诊室到住院部手术室途中伤情不至加重者。

(2) 事故现场或运送途中呼吸心跳停止,到急诊前无生命体征达 10 分钟以上,估计抢救无效者。

(3) 严重脑干损伤合并胸、腹内脏伤者。此类多发伤伤员,虽然可以通过手术止住腹腔内出血,但由于脑干伤过重难以救活。对这类伤员,应多科共同会诊以决定是否在急诊室进行抢救性手术。

第二节　高速公路交通事故伤

在高速公路上发生的交通事故,有别于在其他道路上发生的交通事故。因其严重性和复杂性,高速公路上的汽车交通事故所致的创伤,需要另一种系统方法来进行处理。对从事急诊医学的医务工作者来说,了解和正确评估高速公路交通事故的现场救治至关重要。

一、出诊和接诊

高速公路有如下一些特点:

(1) 有严格控制的入口(一般来说,高速公路以栏杆封闭,汽车只能在每隔几公里设置的一个交叉路口进入,在同一平面上无交叉路口)。

(2) 允许汽车高速行驶(一般为每小时 100 km 或更快)。

(3) 允许汽车连续行驶(无红绿灯或停车标志)。

(4) 允许重型卡车和客车行驶,通常交通繁忙。

这些特点使得高速公路交通事故与我们常见的其他道路或城市拥挤塞车的道路上的交通事故完全不同。高速公路交通事故一般发生在汽车的高速行驶过程中,并造成汽车的严重毁坏,也通常会累及、毁坏多辆汽车和导致严重的堵车。由于是多辆高速行驶的汽车相撞,伤者可能众多,每一伤者也可能在任一意外事件中严重受伤。高速公路交通事故伤中除了钝伤和穿通伤以外,还可能有烧伤和汽车起火所产生的浓烟引起的吸入损伤。

由于高速公路交通事故创伤的复杂性和受伤的群体性,我们应该建立一个针对这些事故的地区性的应急预案。首先应该建立一个通信联络系统,以便一旦有任何高速公路的交通事故发生,即可迅速通知有关急诊救护人员。

在美国,如果是在偏远的乡村,沿高速公路旁每隔数公里就有一部急救电话。在事故现场,如果人手足够,则最好每隔数公里安排一人,以指引救护人员准确抵达并提醒其他司机注意。

理想的状态是,每个地区有个通信联络中心,以随时接听急救电话或接收有关交通事故的信息。该中心可直接与警察、消防、急诊中心和救护站联络。如果是多辆汽车受损的重大车祸,则中心可立即派遣多个有关的部门直接参与救治。

中心除了能派遣各相关部门到现场外,还能向现场的目击者提供救护人员到达前的救治指导。如果他们能与现场的目击者保持电话联络,则可向他们提供包括简单的急救处理、现场的安全评估等到达前的救治指导。中心还能告知现场的目击者怎样帮助即将到来的救援人员准确到达现场,告诉目击者关掉发动机引擎以尽量减少随后火灾发生的可能性,指导他们使用灭火器或向已经冒烟的引擎泼水灭火并避免电线落下导致触电;还能告诉他们将未受伤者带离高速公路离开现场。目击者还需要被告知,对一些活动性出血部位用弹力绷带加压包扎,对可疑的气道阻塞伤者进行简单的气道开放,如果救援人员一时不能到达,在寒冷季节应对伤者进行保暖。中心还要指导目击者清除障碍、保持道路畅通,目击者应将汽车从右侧道路挪开,以便急救车可以从高速公路的路肩直接到达事故现场。

假如救援者发现现场有裸露的电线,应立即通知电力部门切断电源。如现场交通堵塞十分严重,不能开辟急救通道,现场目击者应告知救护车辆必要时从高速公路的对侧进入事故现场。另外,如有直升机,当事故现场因堵塞不能开辟急救通道时,可以在现场附近开辟医用直升机停机坪进行空中救护。

对于救援中心来说还有一点十分重要,那就是要确定事故现场是否有毒物污染或泄漏。一旦确定有,一定要通知经过特殊培训的有关消毒防疫人员共同参与现场救援。

二、事故现场部门之间的协调

在高速公路交通事故现场,参与救援的各个部门人员,包括警察、消防、医务和救援人员,一定要明确各自的职责,各施其责,互相协调。因此,事先建立一个地区性的应急预案至关重要。在有些国家,这被称为"事故指挥系统",在这个系统之中,事先要确定一人(一般为警察或消防部门的主要领导)为总指挥,由他全权负责事故现场的统一指挥、协调。

所有参与救援的人员都得听从总指挥的统一指挥,而总指挥也需具备对现场发生的重大事情做出决策的能力。总指挥最好身穿醒目颜色的外套或背心,或使用特殊的旗帜,以便到达现场的其他人员很容易就知道谁是总指挥以及他在哪里。各个部门人员到达现场后,应直接向总指挥报到并听从总指挥分派任务。

第一个到达现场的往往是警察。警察应受过简单的初级救护(譬如活动性出血的止血包扎、简单的气道管理、颈椎的固定)培训。医务人员到达后,如受伤人数较多,警察应继续帮助进行医疗救护。事故现场警察的重要职责还包括疏通交通,控制现场或现场周围的混乱、拥挤,确定警戒范围,保护现场以备调查。驱散或逮捕干扰现场救援、不听指挥的人员,命令有可能阻塞救援通道的车辆离开现场等。事故现场的警察在不干扰初级医疗救护工作的前提下协助:书写事故的原因和损失的报告,确认和保护死者遗体,收检和保护各类财产,通知地方当局和家属有关死亡的情况,调查失踪人员,控制现场入口防止抢劫、拍照和随意调查现场情况,最后决定处理损毁的车辆。严重的高速公路交通事故发生时,消防部门一定要到达事故现场。一线消防人员也应受过初级救护(包括外出血的止血、包扎以及简单的气道管理)培训。

另外,一线消防人员还应备有氧气瓶,到达现场后可以立即对严重受伤的伤员给予面罩吸氧。当然,一线消防人员在现场的主要职责包括汽车的灭火,用水或泡沫隔离溢出的燃料。一线消防人员还应控制任何泄漏的毒物,直接从烟雾之中救援伤者,固定倾斜的汽车(使用气囊或木托),保护其他人员或伤者避免被挂落的电线触电。现场消防部门的领导应确保即将进入火场或浓烟区域的人员有合适的个人防护装备。

假如消防人员也受过救援技术的培训,那么他们也应该进行解脱救援活动,将伤者从损毁的汽车中解救出来。当然,这要在到达事故现场的医务人员的帮助协同下进行。现场救援人员的职责是按照需要将汽车拆开,以便医务人员能进去抢救或将伤者从汽车中解脱出来。另外,救援人员还可能需要安装一些特殊装置来救援坠落到高速公路旁边斜坡或悬崖峭壁下的伤者。救援人员还有可能需要翻转、滚动或移动汽车残骸并搬走现场任何可能造成人员伤害的物品,譬如锋利的或有可能坍塌的物品。救援人员还需要在现场建立起照明和电力供应,以向各类设备供电和帮助医务人员寻找救治伤者。

对于消防或救援人员来说,需要牢记的一条重要原则就是在现场解救伤员时,应使用最为简单和最为快速的方法,并在医务人员的帮助协同下进行。一般来讲,救援汽车内的伤员并不都需要大功率的工具或将汽车完全拆开,通常只需要简单地将汽车门锁打开,以合适的方法将伤者救出即可。如果能将一块长的脊柱固定板放入汽车,就只需将伤者固定在脊柱固定板上(首先要将颈椎以颈托固定),然后从打开的车门或挡风玻璃处抬出。

现场医务人员应该坚持使用最为快速的方法来救护伤者,能够接近并救护伤者即可,并不需要过多地去拆开汽车。当伤者众多而医务人员不足时,应该让部分消防和救援人员陪同医务人员随救护车将伤者送回医院。

假如事故现场被有毒物质(如杀虫剂或有毒化学物品)污染,则现场必须要有经过专门培训的洗(涤)消(毒)人员负责处理。进入现场的人员也要严格限制为穿戴有专门防护服的洗消人员。对伤者也必须进行现场的野外洗涤消毒祛除污染(包括在进入救护车之前进行彻底洗消处理)。在这些有毒物品污染的情况下,救援人员的安全应置于头等重要的位置。

高速公路交通事故现场救治中最为重要同时也是最为困难的工作之一就是对伤者的分拣。分拣是决定哪些伤者得到优先治疗的方法和过程,分拣应该由现场年资最高、经验最丰富的医生来负责。

医务人员到达事故现场后,首先要确定伤员数量以及严重程度。必要时可指导专业人员(如消防人员和警察等)对整个现场进行仔细搜寻,寻找任何可能的失踪伤者。假如只有一组医务人员到达现场,而受伤人数又众多,则必须马上通知后方增加医务人员和救护车。

首先到达的医务人员要立即对当时的状况进行一个整体的评估,即现场的伤者人数是否超过了医疗卫生资源所能承受的伤者人数。如果现场的医疗卫生资源严重不足,则医务人员的主要精力要集中在那些最有存活希望的伤员身上。

这也许就意味着首先要忽略或不治疗那些被认为是已经受到致命创伤的和看起来没有明显生命危险的伤员(通常是那些已经能走动的伤员)。然而,如果当时医疗卫生资源比较充足,那么,救治的优先重点应该直接集中在那些创伤最严重的伤员(通常他们已经处于昏迷或休克状态)。

伤员人数众多时,现场医务人员要尽早地通知后方医院即将后送的伤员人数和到达时间,以便医院能尽早做好接收大量伤员的准备。假如医务人员在现场忙于抢救伤员,这项工作也可由警察或消防人员代为完成。

三、高速公路交通事故的现场医疗救治

假如医务人员要面临汽车起火或爆炸的危险抢救伤员,则必须以最快的速度将伤员从汽车中解救出来。这种情况通常的做法是,将一块长的脊背固定板插入汽车中,把伤员颈椎用颈托固定好,然后将伤员固定在脊背固定板上,整体将伤员搬出,最后尽快离开汽车到达安全地方。在某些情况下,放置脊背固定板和颈托甚至要冒极大的危险(譬如汽车已经起火),此时只能简单地徒手固定颈椎和脊柱,快速将伤员从汽车中拽出,迅速离开。

假如伤员被困汽车内,医务人员和救援人员要充分协作,救援人员首先要将汽车用木托或气囊固定住,以便医务人员进入汽车施救时,汽车不会倾斜或滚动。然后救援人员要根据需要将汽车拆开,使医务人员能够接近伤者。

此时,医务人员首先要评估伤员的气道情况和呼吸状况,对伤员进行初级气道开放,必要时将其颈椎固定,然后评估伤员的呼吸、循环状况(检查伤员的脉搏和血压)。假如事先预见到需要花费一定的时间才能将伤员从汽车中解脱出来(因为救援人员需要时间将汽车拆开),最好在伤员被解脱出来之前就开放静脉通道,开始治疗。开放的静脉通道一般应建立在上肢上(假如该肢体未怀疑有骨折),选择的液体应是等渗盐水或乳酸林格液。如伤员已被确定处于低血压或休克状态,则首先要尽量快速输液。

在进行初级评估的同时,医务人员应该观察是否有外出血,并对外出血进行加压包扎,控制出血。早期应该对伤员进行意识状态评估,任何意识状态的改变都应怀疑是伤员颅脑损伤导致的,而不应仅仅认为是继发于喝酒或其他的毒品所致。

一旦从损毁的汽车中救出伤员,就应立即送入已准备好的救护车,伤员太多而救护车不够时,

则应将伤员移至一个安全的分拣区。可能的话，该分拣区应有临时搭建的帐篷或其他方式以躲避恶劣天气。在救护车或分拣区内，医务人员应仔细检查伤员的创伤类型和创伤程度，这也包括检查伤员的生命体征（脉搏、呼吸和血压），并从头到脚地快速检查以确定是否存在任何的躯干或肢体的损伤。

如果伤员伤势较重，则要立即建立静脉通道开始治疗，对任何怀疑有骨折的肢体长骨都应该以夹板进行固定。在初级评估时或在分拣区域内，应该注意对伤员进行防寒保护或防止伤员受到恶劣天气的伤害。

医务人员在现场要做的第二个决策就是决定将伤员从事故现场往医院转送的先后次序（假如有群体创伤的话）。当然，一般来讲，最严重的伤者应该首先被转运。另外，医务人员也要确定，选择转送的医院要有能力接收和治疗创伤患者。假如就近的医院无此能力，那么，应将伤者送往远一点但有能力进行创伤救治的医院。

以下是美国转运患者至创伤中心的推荐标准。

第一类　生命体征有改变（符合下列任一项或多项）：

（1）格拉斯哥评分（GCS）低于 14 分（表 2-17-1）。

（2）呼吸频率小于 10 次或大于 29 次。

（3）儿童创伤评分（PTS）低于 9 分（表 2-17-2）。

（4）收缩压低于 90 mmHg。

（5）改良创伤评分（RTS）低于 11 分（表 2-17-3）。

表 2-17-1　颅脑损伤格拉斯哥评分（GCS）

睁眼反应（E 评分）	言语反应（V 评分）	运动反应（M 评分）
自动睁眼　4	回答正确　5	遵嘱运动　6
呼唤睁眼　3	回答错误　4	刺疼定位　5
刺疼睁眼　2	语无伦次　3	刺疼躲避　4
不能睁眼　1	只能发声　2	刺疼屈肢　3
	不能发声　1	刺疼伸肢　2
		不能运动　1

注：将 E，M 和 V 评分相加就是总的 GCS 评分值；刺疼屈肢是去皮质状态；刺疼伸肢是去大脑状态。

表 2-17-2　儿童创伤评分（PTS）

评分	+2	+1	-1
体重（kg）	>20	10～20	<10
气道	正常	经口或鼻通气	插管通气
收缩压（mmHg）	>90	50～90	<50
意识状态	完全清醒	迟钝或意识不清	昏迷
开放损伤	无	轻微	严重或穿通伤
骨折	无	轻度	开放性或多发性骨折

注：总评分 <8 提示需将患儿送往儿童创伤中心。

表 2-17-3　改良创伤评分(RTS)

呼吸频率/(次/min)	收缩压/mmHg	GCS	评分
10～24	>89	13～15	4
25～35	70～89	9～12	3
>36	50～69	6～8	2
1～9	1～49	4～5	1
0	0	<4	0

注：三项评分相加即为 RTS 评分(0～12 分)。

第二类　创伤部位：

(1) 连枷胸。

(2) 骨盆骨折。

(3) 两根或多根近端长骨骨折。

(4) 烧伤面积大于 10% 体表面积，伴吸入性损伤或其他的创伤。

(5) 头、颈、背或近端肢体的穿透伤。

(6) 肢体瘫痪。

(7) 近端肢体离断。

第三类　创伤机制(提示有高能量的撞击)：

(1) 从车内抛出。

(2) 有同车乘客死亡。

(3) 有行人被撞飞或被车碾过。

(4) 汽车前轴移位大于 50 cm。

(5) 汽车侧壁突入乘员室大于 30 cm。

(6) 坠落高度大于 6 m。

(7) 汽车翻滚。

(8) 摩托车以超过 32 km/h 的速度相撞并且出现人车分离。

第四类　怀疑有严重创伤以及有基础疾病：

(1) 年龄小于 5 岁或大于 55 岁。

(2) 有基础的心脏疾患。

(3) 有基础的呼吸系统疾患。

(4) 胰岛素依赖的糖尿病。

(5) 肝硬化。

(6) 恶性肿瘤。

(7) 肥胖。

(8) 有凝血障碍病史。

假如存在上述任何一项，建议将伤者用救护车直接送往创伤中心。

对于有些在现场神志改变的伤者，最好可以作手指血的快速血糖检测以排除因低血糖引起的昏迷。假如存在低血糖，立即给予静脉葡萄糖液输注治疗(一般使用 50 mL 50% 葡萄糖液)。明确吸入烟雾的伤者，有可能会一氧化碳中毒，可能时应给予高流量氧气。

对任何严重创伤、多发伤或休克的伤者，都应该在转运途中给予面罩高流量吸氧。对几乎所有的机动车辆事故中的严重受伤者，都应该以牢固的颈托进行颈椎固定，并用长的脊背固定板将胸、腰椎固定(因为他们可能存在胸、腰椎的损伤)。

四、院前救护与急诊科救治的协作

现场的医务人员要用电台、电话将高速公路交通事故的有关情况及时通知即将接收伤员的医院,以使其尽快做好接收准备,这一点十分重要。

院前医务人员通知后方医院的内容包括:伤员人数、年龄、性别、乘坐的救护车标识、创伤的原因、已明确或怀疑的严重创伤、生命体征,已经开始的治疗,预计救护车到达医院的时间,需要特别提醒急诊科注意的事项(如可能存在有毒物品的污染,伤员是否有暴力倾向等)。这种通知应尽可能快地完成。

接收医院急诊科的医务人员要立即做好接收批量伤员的准备,必要时要通知和动员相关人员(如放射科、呼吸支持、ICU、手术室等的相关人员)到急诊科待命。

急诊科最好事先准备好可能需要的物品,包括气道开放设备等、气管插管、喉镜、气管内插管所需的镇静和肌松剂、静脉输液及输液器、血液分析试管、胸腔引流管、水封瓶、O 型血以及急诊科所有人员都有可能使用的防护服、口罩等。

救护车一旦到达医院急诊科,救护车上人员要立即与急诊科的接诊医生沟通,将伤员的受伤原因、怀疑的创伤以及伤员的生命体征和在转运途中伤情变化直接报告给急诊科的接诊医生。救护车转运人员一定要等急诊科医生将伤员接收完毕、开始救治时才能离开。伤员一旦到达急诊科,后续的救治就有赖于急诊科医生、外科医生、放射科医生和手术室工作人员的通力合作。

假如有批量的创伤患者在短时间内到达医院急诊科,救治的优先次序应由急诊科的负责人(通常是急诊科的主任)决定。

总之,对高速公路交通事故伤员的救治,事先建立一个抢救预案至关重要。现场救治应由警察、救援人员以及医务人员通力协作、共同完成。现场应有一个唯一的总指挥,并有足够的权威来指挥、协调所有的救援单位和人员。

医务人员应该对伤员进行分拣,将伤员最合理地转送到后方创伤中心。

院前救护人员与后方的创伤中心应该建立有效的通信联络。

发生高速公路交通事故时,只有事先建立周密计划、各方面良好协调,才可能使伤员得到充分、及时的救治。

参考文献

[1] 王正国. 灾难和事故的创伤救治. 北京:人民卫生出版社,2005.
[2] David VF, Kenneth LM, Ernest EM. Trauma. 6th ed. McGraw-Hill Professional,2007.
[3] 王正国. 外科学与野战外科学. 北京:人民军医出版社,2007.
[4] 王正国. 临床诊疗指南:创伤学分册. 北京:人民卫生出版社,2007.
[5] 王一镗. 严重创伤救治的策略——损伤控制性手术. 中华创伤杂志, 2005,21(1): 32-35.
[6] 金鸿宾. 多发伤与多发骨关节损伤的诊治进展. 中华创伤杂志, 2005,21(1): 67-70.
[7] 侯树勋. 四肢脊柱交通伤的救治. 中华创伤骨科杂志, 2004,6(1):12-15.
[8] 陈德昌. 多发伤救治面临的挑战. 中华创伤杂志, 2004, 20(1):4-6.

[9] 王正国. 多发伤的救治. 中华创伤杂志, 2004, 20(1):1-3.
[10] 贾连顺. 颈椎脊髓损伤的治疗现状与进展. 中华创伤骨科杂志, 2004,6(1):34-37.
[11] Ozanne-Smith J. Road traffic injury— a global public health scourge: a review for World Health Day 2004(April 7). Aust N Z J Public Health, 2004, 28(2):109-112.
[12] Zhou JH, Qiu J, Zhao XC, et al. Road crash in China from 2003 to 2005. Chin J Trauma, 2008, 11(1):3-7.
[13] Holliman CJ. Prehospital trauma management: decisions by physicians//Emergency Trauma Care. A course on the early management of victims of trauma. 2nd ed. 2003.

第十八章 地震伤员的救治

Chapter 18 Rescue of the Wounded in Earthquakes

何 庆 四川大学华西医院急诊医学科主任、主任医师、教授
He Qing 四川省急诊医学专业委员会主任委员

第一节 地震伤员的伤情特点

地震是严重威胁人类生命和财产安全的自然灾害之一。1976 年唐山大地震造成超过 240 000 人死亡和 165 000 人受伤;1985 年墨西哥城大地震中死亡人数超过 7 000 人;1990 年伊朗地震中死亡人数达50 000 人;2008 年汶川大地震造成 69 225 人死亡、374 640 人受伤、17 939 人失踪。地震在极短的时间内可产生数量巨大的创伤伤员,这对医疗机构的救治能力而言是个严峻的考验。充分了解地震所致创伤的特点,对于地震伤员的正确处理尤为重要。

一、地震创伤类型

据国内外统计,地震所致创伤类型大致相同,可以分为以下几种:(1) 机械性损伤。机械性损伤主要是指建筑物倒塌引起的砸伤、挤压伤和土埋窒息。(2) 高坠伤。高坠伤主要是受困人员在地震发生时跳楼所致。(3) 完全性饥饿。完全性饥饿是由于被困于倒塌的楼房中或塌方的矿井下,长时间断水断食,体力消耗过大,全身极度衰竭,濒于死亡所致。(4) 精神障碍。有的人在地震中受伤或失去亲人,目睹地震后的惨状等,受到强烈的心理刺激,因而出现精神应激反应,如疲劳、反应迟钝、焦虑不安等症状。(5) 交通意外。交通意外主要是由灾区人员在转移出灾区时发生的交通事故引起。(6) 烧、烫伤。(7) 其他。主要是指因地震引发的大量次生灾害而造成的其他伤害,包括各种新发、复发疾病,蛇、狗咬伤,虫咬性皮炎等皮肤疾病,中毒等。

二、地震伤员受伤部位

在地震伤员中,创伤是最常见的受伤情况。据相关文献统计,在地震创伤中,四肢远端骨折及软组织伤最常见,约占 60% ~70%,其次是脊柱损伤,胸廓、腹部损伤也较常见,骨盆及头颅损伤较少但是伤情多较严重。在日本阪神地震中,骨折伤员占 54.8%,其中 37.2% 为四肢远端骨折伤员。

在1994年北岭地震中四肢远端骨折伤员占伤员总数的72.4%，脊柱损伤伤员占13%。同样在1999年马尔马拉地震中，四肢远端骨折伤员占伤员总数的66.6%，脊柱损伤伤员占9.5%。2008年汶川大地震发生后，从华西医院急诊科接诊的2 630名伤员情况分析，创伤伤员占83.26%，四肢远端骨折伤员最多，颅脑外伤伤员所占比例极少。

三、地震伤的常见并发症

地震伤最常见的并发症是休克及挤压综合征。发生休克的主要原因的是大量失血、脱水、疼痛和感染。地震中，挤压综合征的发生率估计为3%～20%。在被解救出来的幸存者中，挤压综合征的发生率可高达40%。

第二节　救灾指挥系统的建立

地震发生后，大量救援人员赶往灾区进行救援工作，救援人员包括不同职业的人员，如军人、警察及医护人员等。迅速建立高效的指挥系统，可以充分发挥各种救援人员的作用，使之配合默契，提高救援效率。目前国际上通常采用事件现场指挥系统（incident command system，ICS）。这是一个简单而基本的组织架构，它让各种人员从事灾害应变中的最基本的工作，并且指定特定的人员成为联络或指挥人员，并将每个人所指挥或管辖的人数最佳化，以减少现场的混乱，并大大减少通信需求。

一、事件现场指挥系统的构成要素及原则

为确保有效的资源管理，ICS包括以下9项构成要素及原则：

（一）共用术语（common terminology）

确保所有反应者使用标准一致的语言。

（二）组合式的组织结构（a modular organization）

使ICS可以根据事件的大小扩大或缩小。

（三）整合通信（integrated communications）

确立共同的联系计划、标准的作业程序、明确的文字、共同的频率和共同的词汇。

（四）统一的指挥（unity of command）

一个组织内部的人只向一个指定的人报告。

（五）统一的指挥结构（a unified command structure）

允许所有对事件负责的机构（无论是地理上的还是职能上的）为了共同的目标和战略而管理该事件。

（六）协调的行动计划(consolidated incident action plans)

计划应说明反应的目标、业务目标、支持的活动。

（七）可管理的控制范围(a manageable span of control)

对管理者管理资源的数量进行限制，每个管理者可以控制3~7个资源，控制5个资源是最佳状态。

（八）指定的救灾设施(designated incident facilities)

包括一个ICP并可能包括分拣区域。其他设施根据事件的需要指定。

（九）全面的资源管理(comprehensive resource management)

最大限度地提高资源利用率，整合控制单一资源，降低通信负载，提供问责制，减少自由工作，并确保人员的安全。

从地震发生开始，到不需要进行相关管理与救灾为止，ICS可根据地震灾害大小的变化而进行扩展与收缩。

二、指挥系统中各种人员的配备

（一）现场总指挥

现场总指挥是整个救灾过程中的最高指挥官，负责执行指挥活动、控制与协调人力及设备资源的使用、保障灾区公共安全、建立及维持与外在机构之间的有效联络。

（二）救护指挥官

救护指挥官是整个救护工作的总指挥，负责指挥医疗及救护相关人员的救援行动，受现场总指挥的管理。其主要任务为：

(1) 向总指挥汇报现场情况及反应等级；
(2) 联系其他救援单位；
(3) 建立通信系统；
(4) 决定现场部署，并通知指挥中心及其他救援单位；
(5) 分配救护人力，并监督各个部门的工作；
(6) 必要时请求支援；
(7) 根据现场情况的变化，提升或降低反应等级并通知指挥中心；
(8) 直接对现场救护工作的成败及效率负责。

（三）通信及情报官

协助现场指挥官处理现场通信及资料收集的问题，合理分配无线电设备的使用，可根据灾情大小建立除无线电外的其他通信方式。

第三节　受困伤员的救治
——封闭空间的医疗

一、搜救与现场紧急救援

从最近世界各国发生的地震来看,在72小时后被救出的受困伤员存活率大大降低,所以必须尽快开始搜救可能幸存的伤员。近年来,随着科技的发展,各种震波与声音的侦测仪器、光纤内视镜、远距照相机等逐渐被用于协助伤员的定位与发现,加上强有力的剪断、钻孔及提起工具,绳索使用技巧的运用,使得受困伤员的存活率大大提高。但是,现代机械的使用,有时会造成伤员的进一步伤害或死亡,因此使用时必须有医疗人员进行协助。

现场紧急救援应使伤员得到最快最适当的处理,以最大限度地提升伤员预后及存活率,同时兼顾到降低医疗成本。应把救护作为救灾的主要目的,正确的救护目的在于赢得更多的生还者。在灾害现场,民众通常为第一发现者,所以应强化民众自救及救人的初步急救能力。

二、封闭空间的医疗

封闭空间的医疗十分重要,但常常为救助者所忽视。在局限的空间中,伤员的评估、呼吸道的处理、静脉注射等都和平常情况不同,必须有不同的方法。

(一)被困伤员现场的控制

1. 评估伤员所处的中空地带

救援人员在进入中空地带前,应先根据现场情况对中空地带进行评估,然后决定进入中空地带的方式。进入中空地带的方式有两种:侧面进入与垂直进入。侧面进入是指从支持的墙面或倾倒的墙面进入;垂直进入则是指直接从密闭空间的上层或下层进入。

2. 救援人员安全设备准备

为保证自身的安全,救援人员在进入中空地带前应充分准备所需的安全设备。救援人员的安全设备包括口罩、护耳罩、护目镜、头盔、加皮面的手套、铁头鞋、头灯、护膝及护肘等。

3. 进入中空地带

救援人员进入中空地带后,应根据具体情况利用能利用的所有物品稳定中空地带,防止其进一步坍塌。

4. 改善封闭空间的空气质量

由于地震后房屋坍塌的具体情况不同,对于某些有幸存者的封闭空间,救援人员不能立即进入。在封闭空间中,氧浓度将减少,二氧化碳浓度将增加。氧浓度低于17%时,受困者将心悸;氧浓度低于15%时,受困者则会出现头晕、头痛反应;氧浓度低于9%时,受困者将出现意识不清反应。此种情况下,救援人员应尽可能利用金属管道沟通密闭空间与外界的联系,改善封闭空间的空气质量。

（二）封闭空间中受困者的常见问题

地震时，伤员被坍塌的物体困于封闭空间中，可能受到多种伤害，常见的伤害有身体软组织的挫伤及裂伤、四肢骨折、头部外伤、低体温、脱水、挤压综合征、呼吸道吸入性损伤、疼痛等。

（三）封闭空间的医疗

1. 评估受困者生命情况

首先评估受困者呼吸情况，保证其呼吸道通畅；其次，评估其循环系统，对可见的出血处进行止血处理。

2. 各种情况的处理

（1）呼吸道伤害的处理：首先保证伤员呼吸道通畅，同时防止持续性污染物的吸入，有条件的可以给予吸氧。

（2）骨折的处理：应使用夹板或其他可利用的物品对骨折部位进行固定，固定前后均应确定神经血管的状况，如骨折部位有明显变形或神经血管丧失功能，则应尽可能先复原骨折及脱位部位。对开放性骨折伤员，有条件时应预防性使用抗生素。

（3）脱水的处理：长时间缺少热量和液体的摄入，加之出血、出汗等都可以引起伤员脱水。通过评估伤员微血管的充盈时间、黏膜及皮肤色泽和弹性、脉搏、尿量，可判断伤员是否脱水。对于脱水的伤员应尽快建立静脉通道，先大量输入，后持续给予。

（4）低体温的处理：外伤、低血糖、环境寒冷、皮肤潮湿及感染等情况都可能导致伤员出现低体温。复温时应从身体中央开始，如果由皮肤外周开始快速复温，则可能造成外周血管扩张，进而导致复温性休克。可用毛毯盖住头部，避免热量散失，输入加热后的液体，有条件的可用温水灌洗内脏。

第四节　脱困伤员的现场救治及转送

一、建立伤员集结区

地震后，应在离受灾地尽可能近的开放地建立伤员集结区。伤员集结区应由三部分组成：拣伤分类区、伤员治疗区及转送区。

（一）拣伤分类区

拣伤分类区应标示清楚，以方便搜救人员把伤员放置于此处；路线需通畅，以方便伤员转送。

用START（simple triage and rapid treatment）方法快速对所有送到伤员进行拣伤分类，将不同病情的伤员分到不同的地方，以方便其他人处理。对每个伤员都应在一分钟内做好分类，除非遇到需要通畅呼吸道、固定颈椎、控制大出血的情况，不要为其他事所耽误。伤员拣伤完成后，还应重复拣伤，注意伤员伤情有无恶化。

（二）伤员治疗区

地震后伤员较多，因此应将治疗区分为轻、中、重伤区，以更加有效地利用人力资源，且避免互相干扰。

伤员的处理顺序应根据拣伤分类的结果来确定,先处理有生命危险者,其次处理重伤患者,再处理轻伤患者,无抢救希望者应留在最后处理。轻伤患者在得到适当处理后可以帮助救援人员进行一些搬运工作。

医疗用品及设备最好集中于伤员治疗区附近,以方便取用,并且应保证该区有足够的照明。

应在较为隐蔽处设立临时太平间,并派专人看守,以免尸体被任意翻动;还要做好临时太平间周围的消毒工作。

(三) 转送区

转送区应设置在能方便伤员上救护车或直升机的地方,并且标示清楚,可以邻近医疗区,也可远离一段距离,视现场情况而定。应在转送区安排医护人员观察、照顾等待转送的伤员,注意其生命体征的变化。

二、伤员的转送

(一) 由灾害现场转运至后方医院

运送的要点,是将已经评估过且伤情稳定的伤员送到较近、恰当的医院。相关研究发现,伤员转送的最常见错误是未将伤员恰当地分布到邻近医院,导致一些医院伤员太多,其他医院伤员又太少。导致这一错误的原因通常是缺乏适当的通信联络与管理。因此,可以指派专人负责转运相关事宜,以确保转送伤员的恰当分布及后方医院的充分准备。

应合理安排伤员转运的顺序及送达的医院。一般而言,将轻伤员送到较远的医院,将重伤员送到较近的医院。如果伤员数量与医疗资源严重矛盾,应本着挽救更多伤员的目的采用检伤分类方法,首先转运带红色标志的伤员,其次转运带黄色标志的伤员,最后转运带绿色标志的伤员,已经死亡者不予转运。

由于地震后陆地交通多被破坏,且不能在短期内被修复,因此地震伤员的转运多为直升机空中转运。

直升机转运要点:

(1) 对能从转运中获益的伤员(尤其是危重伤员)采用直升机转运,对并无生命危险的伤员不主张使用直升机转运。

(2) 直接转运至医院或附近机场。如果转运直升机较少,应将伤员直接转运至急救中心停机坪或定点医院,转运至一级创伤中心比转运至其他非专科医院更能降低伤员死亡率;如果同时转运直升机较多,急救中心或医院又不能同时容纳多架直升机降落,则可使直升机全部降落于离医院最近的机场,再由多辆救护车将伤员转运至医院,以免造成时间的浪费和直升机利用效率的降低。

(3) 合理配置机载呼吸机和其他转运医疗器械。在直升机转运过程中,直升机舱内应配备相应的急救设备,如氧气瓶、心电监护仪(可无创测血压)、便携式气动呼吸机(具备吸痰功能)、脉搏氧饱和度仪、铲式担架、真空担架、输液及急救药品等。由于机舱内空间有限,为便于观察病情,转运中应采取伤员头朝机尾位。如果伤员数量巨大,机舱内配备上述各种设备,将大大减少机舱空间,减少伤员转运数量,此时,应把尽量转运更多伤员放在第一位,视当时机上伤员情况,只配备必需的急救设备,以释放更多的机舱空间。

(4) 合理安排随机医务人员。通常情况下，随机医生应具备丰富的急救经验，能对转运途中伤员可能出现的各种突发情况作出快速而准确的处理，以保证转运途中伤员的安全。但国外也有学者认为，在直升机转运时急救医生给予积极的高级生命支持并不能使伤员获益。在重大灾害造成众多伤员的情况下，直升机随机医生的安排应依照当时的具体情况而定。

(5) 从直升机机舱转运伤员的方法：救护人员从地面进入直升机机舱，在将伤员由机舱转运至地面时应掌握一定的方法以保证转运的顺利进行及自身的安全。

① 在直升机着陆前不要直接冲向直升机，应在救护车中或离着陆点足够远的地方等待，防止被螺旋桨及其扇动的风伤害。

② 当发动机正在运行时，千万不要靠近尾部螺旋桨。

③ 应明确直升机的着陆是冷着陆还是热着陆，如果是冷着陆，要等待发动机及螺旋桨完全停止后再进行伤员的转运；如果是热着陆，则可在发动机及螺旋桨开启的情况下对伤员进行转运。冷着陆或热着陆由机师与急救小组商量后决定。但无论是冷着陆还是热着陆，急救人员都应在获得机组人员的指示后靠近直升机。

④ 应去掉转运用平板车或担架上的所有床垫或布类物品。

⑤ 确保自身服装及佩戴的各种物品都被牢固固定，若有不能固定的物品应取下，若穿开放性鞋类(如无鞋带的皮鞋)，应将鞋子固定在脚上。

⑥ 若有松动的物品被螺旋桨吹走，千万不要追赶。

⑦ 若发动机及螺旋桨开启，进入直升机机舱时不能垂直于机身长轴进入，而应从侧方呈锐角方向进入，进入时应尽量弯腰，保护头面部不受风力吹起物品(如衣角)的伤害，快速进入机舱。

⑧ 所有设备不应举过肩，搬运伤员应缓慢而稳定，远离正在着陆的其他直升机。

(二) 由后方医院转运至全国其他医院

经过后方医院治疗后，大部分术后伤员病情相对稳定(多以骨科伤员为主)，可转运至全国其他医院作进一步的治疗。此时转运要点如下：

(1) 严格掌握转运指征：转运前全面了解病情并亲自检查。飞行过程中外界大气压的下降可导致胃肠道胀气，如果气压急剧变化甚至会引起航空性中耳炎、鼻窦炎、肺损伤。随着高度的上升，吸入气氧分压下降，使血液在肺内氧合不足，故合并贫血、肺部损伤的伤员容易出现呼吸困难等缺氧相关症状。

(2) 结合伤情制订保障预案：转运前尽可能全面掌握伤员的病史资料，包括诊断、手术情况及基础疾病情况，对特殊病例(如高龄、年幼、有较多基础疾病或无家属陪同的伤员)做重点标志，以便途中实施针对性救治。

(3) 密切观察途中伤情变化，加强心理安抚：转运前应与伤员及家属进行充分交流和沟通，在确定伤员完全理解并自愿的前提下才决定转运；登机前再次和每个伤员进行交流，告知其飞行中可能遇到的不适以及机上能够提供的帮助，增强伤员的安全感。飞行过程中应密切关注伤员的情况，对伤员的各种负性情绪及时进行疏导和安抚。

第五节　地震伤的特殊问题

基地医院应在统一指挥下，为接待地震伤病员做好充分的人员准备及医疗设备准备。医院应首先在急诊科对接收的地震伤员进行再次分拣，将不同病情的伤员送至相关科室，进行进一步的诊治。

一、挤压综合征

"5·12"汶川大地震中累计伤亡人数至今已达数十万人，四川大学华西医院急诊医学科是所有地震伤员进入华西医院的唯一入口，共收治2 600余名地震伤员，急诊死亡仅3例，其中1例是长时间埋压后暂时获救，考虑为挤压伤。

该死亡病例给医护人员和救援人员带来一些困惑和思考：为什么伤员获救后很快死亡，是伤情过重还是在救援和急救过程中忽略了什么？挤压伤是地震等自然灾害中常见的创伤，最终可导致以肌红蛋白尿、高血钾、低血钙、高血磷、酸中毒和氮质血症、急性肾功能衰竭等为特点的挤压综合征。地震时重要脏器的损伤可能导致即刻死亡，而相当部分迟发性的死亡可能与横纹肌溶解所致挤压综合征有关，有报道称挤压综合征为创伤以外最常见的地震后致死原因，故积极防治挤压综合征对于改善地震伤员的最终预后至关重要。

最先接触伤员的现场急救医务人员，应注意以下急救要点：

（一）尽早补充液体

发现被埋压的幸存者后，应初步判断其意识状态、受伤部位和严重程度。注意在解除挤压前应尽快进行积极补液治疗，因为解除挤压后，大量血液流入先前被挤压的部位并渗入到受损的肌肉组织中，可导致低血容量性休克。早期大量补液已被证实是预防与挤压综合征相关的急性肾功能衰竭（acute renal failure，ARF）的最有效方法，如果补液不充分或延迟到受压6小时以后才开始补液，急性肾功能衰竭的发生几乎不可避免。

如果不能马上建立静脉通道，可以让伤员口服含碳酸氢钠的液体。Ramin等研究发现，对于因各种原因暂时无法进行静脉补液的挤压伤伤员，在第一个12小时内每小时口服碱性溶液（OAS，每升含葡萄糖120 mmol、碳酸氢钠25 mmol、氯化物55 mmol及钠80 mmol）500～750 mL，可同样达到碱化尿液并利尿的目的。口服补液的前提是伤员神志清楚。应注意最好让伤员通过吸管饮用，避免引起误吸。

在救灾人员施救的同时尽快在伤员（特别是受压4小时以上的伤员）未受压部位用大口径留置针或钢针建立1～2个静脉补液通道。首选液体为等渗生理盐水，补液速度为每小时1 000～1 500 mL[（10～15）$mL \cdot kg^{-1} \cdot h^{-1}$]，补充1 000 mL生理盐水后可改用1 000 mL 5%葡萄糖液，同时加入约50～100 mL 5%碳酸氢钠，维持尿pH值在6.5以上，以防止肌红蛋白和尿酸在肾小管内沉积。一旦全身循环稳定，应尽快给予强迫性甘露醇和碱性药利尿治疗以预防高钾血症和急性肾功能衰竭。推荐的方案为静脉滴注低张盐水、碳酸氢钠、甘露醇溶液（每L含钠110 mmol、氯70 mmol、碳酸氢钠40 mmol，20%甘露醇50 mL加在5%葡萄糖液中），保证每小时尿量不少于30 mL。如尿量大于20 mL/h，给20%甘露醇50 mL（1～2 g/kg·d）可增加肾血流灌注，并有助于减小受压局部的张力。对于怀疑存在挤压伤的伤员，应避免使用含钾或含乳酸的液体（如乳酸林格液等）。补液过程中监测血压和尿量，根据伤员实际情况调整补液速度，一般第一个24小时至少补3 000～6 000 mL，保证监测的条件下补液达到10 L。

如患者已存在高钾血症，应给予呋塞米（如果血压稳定）、葡萄糖酸钙、葡萄糖液按一定比例的胰岛素及碳酸氢钠等对症处理。低钙血症一般仅当有症状时才需要处理，因为早期肌肉内钙的蓄积可能导致病程后期的高钙血症。

对于未能解救的伤者,如果其神志清醒,应该询问是否有小便、小便次数以及估计量,帮助指导补液。对于意识不清者,解救后可通过检查衣物上的尿迹和气味,判断尿量。解救后若有条件可以进行导尿,即使无法导尿者也要注意记录尿量。

如果伤员受挤压时间较长,存在有效血容量不足等问题,早期补液不足以及补液的种类不当就可能对其最终预后产生不利影响。

在汶川大地震伤员救治过程中,发现大量挤压伤和挤压综合征伤员,但现场无法获得电解质的数据,这提醒我们在以后的类似救灾中,医疗队应尽可能配备便携式生化检测仪,以便及时获得伤员的电解质和肾功能等相关检验指标,以指导下一步抢救。

(二) 局部用止血带结扎

2008 年 5 月 18 日美国疾病控制中心发表的挤压伤处理建议中推荐:对于不能进行静脉补液的患者应进行止血带短期结扎直至给予静脉补液。对于肢体长时间受压的患者,在送往医院前最好将肢体结扎,以防止坏死肌肉的分解物突然进入血液循环。但结扎超过 1.5 小时会引起肌肉坏死,如果送达医院的时间较长,就不要结扎。局部结扎不宜过紧,以免造成肢体坏死,可参考被蛇咬伤伤员的结扎方法,即仅阻断静脉和淋巴回流,而不影响动脉血流,这样可能会减少肢体的坏死。如果受压肢体出血明显,应适当加强止血带结扎力度以控制体表出血。

(三) 处理患肢

对于患肢受压程度可以使用“6Ps”评估法,即:疼痛(pain),苍白(pallor),无脉搏(pulselessness),麻痹(paralysis),感觉异常(paresthesia),肢体冰凉(poikilothermia-cool to touch)。

对于受压的患肢,禁止按摩和热敷,在不影响肢体血运的前提下可做高渗盐水或硫酸镁冷敷。避免抬高伤肢,防止动脉血供不足,有开放性伤口时应止血,但避免加压包扎。挤压伤及挤压综合征的发生与肌肉缺血及筋膜腔内压力升高有关,故对伤情较轻者可先制动患肢,密切观察。如肢体迅速肿胀、出现远端血液循环障碍,应及早切开筋膜腔充分减压,以改善肢体循环、减少有害物质吸收。伤肢无保留意义或影响生命时可考虑截肢。

周玉波等报道,“5·12”汶川大地震后四川省人民医院收治的 325 例地震伤员中,35 例(10.77%)并发挤压综合征。这 35 例中,前臂受伤 7 例,小腿受伤 25 例,手掌受伤 3 例,其中合并急性肾功能衰竭 3 例。伤后至入院时间为 6~92 小时,平均为 49.3 小时。就诊时间晚(48 小时后)者挤压综合征发生率为 31%,而早期就诊(48 小时内)者挤压综合征发生率仅为 3.5%。对这 35 例均进行彻底切开减压处理,其中 6 例治愈,2 例后遗肢体功能受限,27 例术后发生肌群广泛坏死并发感染,最后不得不行截肢处理。35 例中无 1 例死亡。伤员年龄、获救时间、诊治是否有延误均是影响挤压综合征发生的高危因素。从本组 35 例挤压综合征伤员来看,行截肢者 27 例,高达 77%,因此,对地震伤后挤压综合征的伤情应高度重视和准确判断,对患者应早期诊断,及时充分减压,争取降低截肢率。

(四) 稳定伤员情绪

救援受压伤员可能需要较长时间,要注意使用适当的语言激励伤者的求生意志和稳定伤员的情绪,但一定要避免与伤者过多交谈,在无禁忌证情况下,可给予伤员适量的镇痛剂、镇静剂。

在中国的电视上常有抢救挤压伤伤员的情况转播。现场救助人员因担心伤员睡着便不断与之说话,是一种需要改正的错误方法。在救援受压伤员时,伤员入睡可以避免无端的消耗、保持体力、缓解紧张情绪,因此不宜要求伤员刻意保持清醒。

(五)转送伤员

救出受压伤员后,应该立即将其放置在平板担架上,搬运时注意防止二次损伤;立即紧急评估检查伤员神志、气道、呼吸和循环情况,保持气道开放;在现场进行快速次级评估和分拣,以确定对伤员是在就近医疗点先处理再后送,还是直接后送。切忌不在现场对伤员做任何分拣和处理就立即后送。高钾血症等如果得不到及时纠正,就可能导致伤员在转运途中死亡。对严重挤压伤造成的高钾血症和急性肾功能衰竭,应该尽早进行肾脏替代治疗,接诊医院应该做好急诊床旁透析的准备。

通过文献回顾和病例分析,地震中挤压伤的院前处理应该注意以下几点:首先是重视早期补液的重要性,特别是液体的类型、量和补碱利尿时机;其次是要做好局部患肢结扎、肢体处理工作,稳定伤员的情绪;最后救出伤员后切忌盲目转运,需要现场评估和急救后再转运。

各种紧急救助者要加强对挤压伤以及挤压综合征的重视,尤其要强调现场急救过程中的规范化处理,以期最终改善这类伤员的预后,减少急性肾衰和脓毒血症的发生,降低病残率和死亡率。

二、高钾血症

血清钾超过5.5 mmol/L时称为高钾血症。地震灾害易导致严重组织挤压伤,使大量细胞被破坏,进而导致高钾血症。

(一)临床表现

高钾血症的临床表现主要是细胞外液钾对心肌、骨骼肌的影响。

(1)心血管系统的表现:患者常出现心跳缓慢或不同类型的心律失常,甚至心搏骤停。高钾血症出现时(特别是血钾超过7 mmol/L时),几乎都伴有心电图的改变。典型的心电图改变为早期T波高而尖,QT间期延长,随后出现QRS增宽,PR间期延长(图2-18-1)。

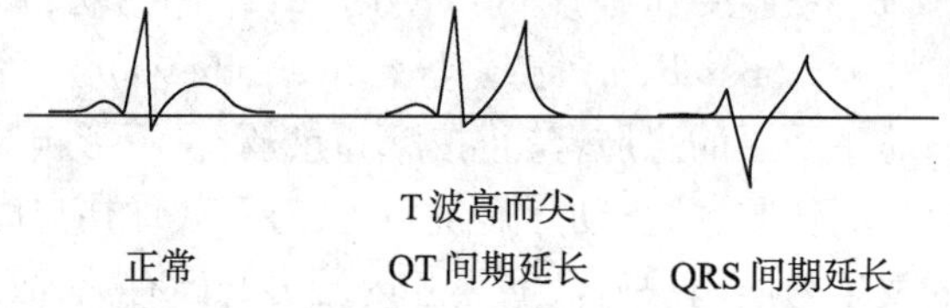

图2-18-1 高钾血症的心电图变化

(2)神经肌肉系统的表现:患者感乏力、虚弱、肌肉酸痛,亦可有肌痉挛;有时有轻度神志模糊或淡漠,感觉减退或异常,腱反射迟钝或消失。严重时患者肢体自下而上出现麻痹、四肢弛缓性瘫痪甚至出现言语费力、声音嘶哑、吞咽和呼吸困难。

(3)微循环系统的表现:高血钾严重时可有微循环障碍的表现,如皮肤苍白、发冷、青紫,出现低血压等。

(4)消化系统的表现:患者可能出现恶心、呕吐、腹痛和肠麻痹反应。

(二)诊断

由于高钾血症一般无特异性症状,当有引起高钾血症原因的患者出现一些不能用原发病来解释的临床表现时,即应考虑有高钾血症的可能。灾害时受严重挤压的伤员,要警惕有存在高钾血症的可能。

(1)血清钾测定升高(>5.5 mmol/L);

(2) 心电图变化:这是重要的参考,但不是唯一依据,尤其是当合并有低血钠、低血钙、高血镁和酸中毒时会加大钾中毒的发生率,也更易引起心电图的改变。

(三) 急救治疗

血钾高于6 mmol/L时,患者可能发生严重并发症,必须进行快速有效的治疗。

治疗原则和顺序如下:防止钾继续进入体内;逆转高钾对心肌的直接毒性作用;驱使钾由细胞外进入细胞内;清除体内过量的钾离子;处理原发疾病和改善肾功能。

(1) 防止钾继续进入体内:停止一切含有钾的液体的输入。

(2) 逆转高钾对心肌的直接毒性作用:血钾 >6 mmol/L时,需应用钙剂迅速对抗高钾对心肌的毒性作用。首选钙剂为10%葡萄糖酸钙,首次10 mL静注,1 ~2 min推毕,必要时重复给药,但以后每次静注时需5 ~6 min,最多用药总量可达50 mL。钙剂给药应在数分钟内静脉注入,该药持续作用时间少于1 h。

(3) 驱使钾由细胞外进入细胞内:能达到此目的的最快方法是使细胞外液碱化,有酸化倾向的患者更是这种方法的适应证。常用方法是用50 ~100 mL 5%碳酸氢钠或20 mL 11.2%乳酸钠静滴,注射后数分钟即起效,作用持续约2 h,必要时可重复给药。葡萄糖可刺激胰岛素分泌,达到使细胞外钾转入细胞内的目的,一般用100 mL 50%葡萄糖液加胰岛素15 ~20U缓慢静滴(30 ~60 min内滴完),输后30 min可起效,作用可持续数小时。

(4) 血钾 >6.5 mmol/L时,应尽早开始肾脏替代治疗。

三、急性肾功能衰竭

(一) 病因

急性肾功能衰竭的病因有肾前性、肾性和肾后性三种。在重大灾害发生时,引起急性肾功能衰竭的原因主要有:有效循环血容量下降导致的肾小球滤过率降低、存在内源性肾毒素(如挤压伤产生的肌红蛋白)等。

(二) 肾脏替代治疗

肾脏替代治疗是指模拟肾脏的功能,将循环中的电解质、水、代谢产物、药物及其他水溶性溶质中的毒物、代谢废物及过重的容量负荷通过滤器的半透膜排出,维持内环境的稳定。目前常见的肾脏替代治疗主要包括以下几种:(1) 间歇性血液透析(intermittent hemodialysis, IHD);(2) 腹膜透析(peritoneal dialysis, PD);(3) 连续性血液滤过(continuous hemofiltration, CHF)以及由此衍生的连续性血液透析滤过(continuous hemodiafiltration, CHDF)、连续性动-静脉血液滤过(continuous arterio-venous hemofiltration, CAVH)、连续性静脉-静脉血液滤过(continuous veno-venous hemofiltration, CVVH)、连续性静脉-静脉血液滤过透析(continuous veno-venous hemodiafiltration, CVVHD)、缓慢连续性超滤(slow continuous ultrafiltration, SCUF)等,统称为连续性肾脏替代治疗(continuous renal replacement therapy, CRRT)。近年来,随着肾脏替代治疗范围的不断拓宽,它不仅被应用于肾功能衰竭的治疗,在急性胰腺炎、多脏器功能衰竭和其他危重病患者抢救中也起到了十分重要的作用。连续性肾脏替代治疗可以连续进行,床边实施,设备简单,操作灵活,并可以清除体内的中分子物质和炎性介质,因此在危重患者的临床治疗中应用更加广泛。对严重挤压伤造成的高钾血症和

ARF,应该尽早进行肾脏替代治疗,接诊医院应该做好急诊床旁透析的准备。

参考文献

[1] Bulut M, Fedakar R, Akkose S, et al. Medical experience of a university hospital in Turkey after the 1999 Marmara earthquake. Emergency Medicine Journal, 2005,22(7):494-498.

[2] Gonzalez D. Crush syndrome. Criti Care Med, 2005,33(1 Suppl.):S34-41.

[3] Bledsoe BE, Wesley AK, Eckstein M, et al. Helicopter scene transport of trauma patients with nonlife-threatening injuries: a meta-analysis. J Trauma, 2006,60(6):1257-1265.

[4] 姚蓉,杨旻,何庆. "5·12"汶川地震伤员的大规模空中转运. 中华急诊医学杂志,2008,17(8):794-796.

[5] 周玉波,曾俊,胡卫健. 地震伤并发挤压综合征的救治分析. 中华急诊医学杂志,2008,17(10):1016-1018.

第十九章 矿难创伤

Chapter 19 Trauma in Mineral Disasters

邢士濂
Xing Shilian
河南矿务局总医院主任医师

煤炭是极其重要的矿物,与社会发展和人民生活有着极为密切的关系。我国煤炭的产量占世界首位,但是,我国煤矿的各类事故多发,往往造成许多矿工的伤亡。事故频发的原因包括部分乡镇小煤矿设备简陋、生产管理落后甚至违法经营生产,地方政府的监管不得力等。而美国煤矿工人死亡人数仅为0.03人/百万吨煤。

2004年至今,我国煤矿瓦斯爆炸伤害事故频发,其发生率之高、分布之广、事故总量之大、死亡人数之多,均超过新中国成立后的其他任何时期。据国家安监总局统计:

(1) 2004年全国共发生各类安全事故803 517起,死亡136 755人。煤矿发生安全事故3 639起,死亡6 027人,其中死亡百人以上特大型事故2起,300名矿工遇难。(2) 2005年全国煤矿发生死亡百人以上特大型事故2起,385名矿工遇难。(3) 2006年,因瓦斯爆炸伤害造成一次死亡30人以上的煤矿安全事故17起,一次死亡10人以上的煤矿安全事故30余起。煤矿工人平均每天死亡17人。(4) 2007年,山西新窑煤矿瓦斯爆炸导致105名矿工遇难。(5) 2008年,山东出现淹井事故,导致181名矿工遇难,截至2008年8月,一次死亡10~36人的矿难共12起,遇难矿工达180人。

2008年9月8日8时许,山西省临汾市襄汾县新塔矿业有限公司塔儿山铁矿于尾矿库发生了一起极其严重的溃坝事故,泥沙流失量约20万m^3,覆盖面积达30.2公顷,截至9月21日,这次事故已造成265人死亡、34人受伤,这是近些年来造成死亡人数最多的特大矿难。

矿山的生产多是井下作业,常受自然条件的影响。矿井自然条件复杂,工作面狭窄、低矮、分散,井深巷远,底板凹凸不平,井上下交通运输频繁,井下通风、照明、湿度不好,炮声、机械声及其他噪音不断,煤尘、炮烟很多,这些生产和环境方面的不良因素都会影响矿工的精神状态以及视力和听力。在整个生产过程中,还时常存在着不安全因素,如塌方、冒顶、片帮、跑车、礅罐、瓦斯爆炸、电缆失火、透水等。这些因素促成了矿难的发生,严重威胁着矿工的生命安全,也严重影响煤炭生产。矿难创伤具有特殊性和复杂性,矿难创伤研究是灾难医学的重要内容。

第一节 矿难创伤急救

矿难创伤具有发生率高、死亡率高、致残率高、多发伤多、合并症多的"三高两多"的特点。对矿难创伤进行流行病学调查,制定预防办法,消除不安全因素,建立矿难创伤急救系统,制定矿难急救基本工作程序,是提高矿难创伤抢救成功率的关键环节。

一、矿难创伤的流行病学特点

我国煤炭产量已达10亿吨,居世界之首。我国有700多万煤炭职工,亦居世界首位。这么庞大的生产队伍在井下作业,受生产和自然条件的影响,其创伤发生率是很高的。在20世纪80年代初期每年矿难死亡人数约6 000人,伤数万人,仅外伤性截瘫人数就有7 000多人。这些数字表明矿难创伤是很严重的。

对30 668例煤矿创伤病例的调查表明,现阶段煤矿创伤的发生与多因素有关。

(一)与工种的关系

井下工种创伤伤员在受伤矿工中所占比例最高,为74.9%,其中采煤工占43%,掘进工占31.9%;运输工占10.2%,机电工占5.5%,井上工占7%,其他占2.3%。由此可见外伤工种以采煤工、掘进工为主,这部分工人是煤炭战线的主力。

(二)与年龄、工龄的关系

20岁以下的矿工占受伤矿工的4.7%,21~30岁的占49%,31~40岁的占23.7%,41~50岁的占17.2%,从以上数字可以看出,21~30岁矿工创伤发生率最高。21~30岁的创伤矿工多系新入矿的农民轮换工,经验不足,技术不熟练,缺少安全知识。而对40岁以上的矿工来说,创伤多发生在复杂或技术难度较大的工作情况下。

(三)与文化素质的关系

初中以下文化程度的矿工占受伤矿工的比例为80%,这说明矿工同样需要一定的文化知识,文化素质低就不适宜现代化综合开采和机械化大生产。

(四)与受伤时间的关系

就季节而言,1、2、3月份创伤发生率最高,其次为7、8、9月。2、3月为春节期间,8、9月又为农忙季节,农民轮换工盼望回家、不安心工作是创伤发生率高的原因之一。

在一天中,凌晨4~6时为事故高发时间段,这与人体生物钟有关。

(五)与受伤部位的关系

矿难创伤的好发部位依次为四肢(61.3%)、颅脑(14.6%)、脊柱(10.4%)、胸腹(5.28%)、骨盆(1.9%)。

(六)与损伤类型的关系

矿难创伤的损伤类型有骨折(67.3%)、颅脑伤(19%)、软组织伤(11%)、内脏伤(2.7%)。

(七)与受伤程度及创伤评分的关系

矿难创伤按受伤程度分为轻伤(96%)和重伤(4%)。

轻伤者应为治愈或部分有后遗症者；重伤者实系有生命危险或未救活者，其中相当一部分死于现场。朱戌明报告 4 278 例煤矿创伤，其创伤评分：ISS≤16 分，3 108 例，死亡率 2%；ISS≥16 分，1 170例，死亡 292 例，死亡率 25%。

（八）与环境的关系

煤矿工作面窄，井深巷远，作业条件复杂且多变，是造成外伤的环境因素之一；而不佳的照明、煤尘、炮声、炮烟及其他噪音是造成外伤的另一环境因素。

二、矿难创伤特点和致伤原因

（一）矿难创伤特点

矿难创伤的特点，与矿山作业劳动条件复杂、体力劳动强度大、受生产条件和自然条件制约等诸多因素密切相关。

前述调查显示煤矿严重创伤有以下特点：

（1）常以多发伤和复合伤（72%）形式出现。

（2）伤势严重，多伴有创伤失血性休克（100%）。

（3）开放性损伤（33%）较多，伤口污染严重。

（4）合并症（7.48%，合并 ARDS、ARF、MOF 等）严重。

（5）煤矿工业的创伤发生率高于其他行业。

（二）矿难创伤致伤原因

矿难创伤大多是由井下塌方、冒顶、片帮、跑车、瓦斯、煤尘爆炸等因素造成的。这些致伤原因决定了矿难创伤常以多发伤和复合伤的形式出现。井下冒顶、片帮、塌方等暴力作用于身体多个部位，会造成头部、腹部或下肢损伤以及煤车撞挤伤或机器绞伤；伤员身体的邻近部位遭受连续的或反复的外力可同时造成上肢和胸部损伤，胸、腹部联合伤，或下腹部、骨盆和下肢损伤。

瓦斯、煤尘爆炸是矿山最严重、破坏性最强的一类事故。瓦斯是井下有害气体的总称，它是在煤的生成过程中产生、在开采时释放出来的。井下有害气体的 80% 以上是沼气，在煤矿领域通常把沼气称为瓦斯。当瓦斯、煤尘爆炸时可出现高压气流引起的冲击伤、高温所致的灼伤、一氧化碳引起的窒息和中毒以及其他外力所造成的复合性损伤。

对 30 668 例煤矿创伤的调查显示：砸伤占 55%，挤压伤占 21.7%，机械伤占 12.8%，摔伤占 4.3%，其他伤占 5.5%。了解致伤原因、损伤机制、暴力性质、作用部位、损伤面积等有助于对矿难创伤的诊断和治疗。

三、矿难创伤的急救工作

在我国，遍布于全国各地的大小煤矿都属于中国煤炭工业总公司，具有统一指挥、统一调控、统一规划的优势。为了使全国煤矿系统的创伤急救工作逐步达到规范化和标准化的要求，从 20 世纪 80 年代起，我国开始制定《全国煤矿创伤急救工作规范》，并在全国煤矿贯彻执行。

《全国煤矿创伤急救工作规范》有以下 3 个特点：

(1) 煤矿创伤急救工作具有3个环节:① 组织领导与建设;② 解脱、运输与通信;③ 复苏与救治。这3个环节互相关联,但组织领导是首要环节,并且贯串在所有环节及各项工作之中。我国煤炭生产有统一的指挥和调度,创伤救治有煤矿创伤急救领导小组,这是国内的其他行业乃至其他国家所不能比拟的。

(2) 煤矿创伤有完备的三级急救网,即井下和井口保健站、矿医站、矿务局总医院。

(3) 确立先救后送、边救边送的原则。创伤急救工作基本上分为两个阶段,即院前急救(现场、保健站、途中)和院内急救(急诊科、病房或监护室)阶段。必须对解脱伤员、伤情初步诊断、基本救护、边救边送、各级通信联络、高级救治等急救工作加以程序化管理;时间上突出一个“急”字,技术上突出一个“救”字,争取在最短时间内有效地完成急救和安全转送任务。大量有关矿难急救的文献报告:50%的创伤伤员死于伤后30分钟内,30%的创伤伤员死于伤后4小时内,20%的创伤伤员死于伤后数天或数周。这些数字说明:复苏和抢救生命的宝贵时间在院前;院前抢救的重点应是井下和井口保健站。

搞好矿难创伤的院前救治,必须重视以下几个方面:

(1) 强化自救互救意识是院前救护的基础,增强领导和职工的自救互救意识才能使院前急救成为有领导有组织的行动。

(2) 提高救护人员的业务素质是院前急救的质量保证。

(3) 缩短院前急救时间是提高治愈率的保证。

(4) 不断完善和更新抢救设备是增强院前急救能力的保证。

为了能在急救现场对伤员伤情做出较为符合实际的判断,及时处理和拣送,周志道根据煤矿特点,以生理指标为基础提出了煤矿创伤院前评分法(RPM),见表2-19-1。

表2-19-1　煤矿创伤院前评分法(RPM)

分值	R(呼吸频率)	P(脉搏)	M(运动反应)
4	15~24次/min	<100次/min	服从语言指挥,正常反应
3	25~35次/min	100~120次/min	对疼痛刺激有躲闪反应
2	>35次/min,10~14次/min	120~140次/min	对疼痛刺激有屈曲反应
1	10次/min	>140次/min	对疼痛刺激有伸展反应
0	无呼吸	无脉搏	对刺激无反应

注:

1. 凡伤员有以下四项中的任何一项均在RPM得分基础上减1分。

(1) 高能量伤或复合因素伤;

(2) 头、胸或腹部伤;

(3) 头或躯干有穿通伤;

(4) 老年伤或儿童伤。

2. RPM标准最高值为12分,最低值为0分,其分级为:轻度为12分,中度为11~10分,重度为9~8分,严重为7~6分,危重为5~1分,临床死亡为0分。

第二节　矿难多发伤

20世纪80年代以前,我国矿山生产机械化程度低,多系打眼放炮和手工操作,因此死亡率较高,每年矿难创伤死亡人数在万人以上。随着机械化生产程度逐年提高,安全生产意识增强,死亡人数有所减少。但井下生产的特殊性使意外伤害事故仍然不断发生,且此类事故损伤严重、死亡率高、并发症多。矿难多发伤的处理在现代医学中占有重要地位。

一、致伤原因

矿山作业环境复杂、外伤因素各异、伤情多变,因此,了解致伤原因、损伤机理、暴力大小、作用部位、损伤面积等对多发伤的诊断、处理、预后很有意义。只有结合临床表现和系统检查,才能及时做出明确诊断和实施抢救。

(一) 直接暴力

对 1 800 例煤矿创伤伤员所做统计的结果显示,致伤原因主要有以下 5 种。

(1) 砸伤:井下工作面的片帮、冒顶、塌方、煤块、渣块由高处落下等,均可导致多部位的损伤,如四肢骨折、颅脑伤、胸腹及内脏损伤等。此种损伤约占 34.6%。

(2) 挤压伤:矿车挤压伤暴力猛、作用面广或伤员被多次辗转,易导致胸腹部损伤、下肢骨盆损伤、四肢骨折等同时发生。此种损伤约占 19.5%。

(3) 摔伤:多由高处坠落致伤。当人体由高处坠落时,多数为足踝部先着地,地面的反作用力向上传导,会造成典型的足踝—下肢—脊柱—颅脑连锁损伤。坠落点愈高,造成的损伤部位也愈多,伤势也愈严重。此种损伤占 19.5%。

头颅或胸腔直接着地或撞击于突出物上,多会造成严重后果,甚至会造成立即死亡。

(4) 机器伤:矿车轮的压轧、绞车钢丝绳的切割都是强大暴力和比较锐利的损伤,可使四肢形成多发开放伤,甚至造成双下肢自截伤等。此种损伤约占 10.4%。

(5) 爆炸伤:多由开山放炮、井下处理哑炮或违章操作时突然发生爆炸而引起,大多为多处开放性损伤。煤渣块撞击胸腹部穿入体内,可引起内脏损伤及出血。此种损伤约占 3.7%。

(二) 间接暴力

煤矸石、支柱、顶梁砸伤背部,使躯干过度屈曲造成脊椎压缩性骨折,同时使腹压骤然升高导致膈肌破裂;或使胸内压力突然增高,发生创伤性窒息或气胸;头部也可因冲击而发生颅骨骨折、脑挫裂伤等。

二、多发伤的临床特点

(一) 创伤后全身生理紊乱严重,出现严重的全身反应

严重的全身反应包括:组织损害,血容量变化,微循环障碍,组织缺氧,水、电解质紊乱,酸碱平衡失调,内分泌代谢失调,体液因子释放,重要脏器功能紊乱,感染等。这些严重反应使伤员的伤情迅速变化,导致严重后果。机体的反应程度除与损伤严重程度有关外,还与创伤的性质和部位、伤员年龄、受伤的时间、受伤的情况等因素有关。

（二）伤势严重，休克发生率高，死亡率高

伤情是否严重到需要紧急处理，主要取决于创伤的性质、部位和程度。创伤失血性休克的发生率可高达58%。受伤部位多，ISS≥20分以上的伤员死亡率高。

（三）容易发生漏诊

多发伤的伤情特点是损伤部位多，开放伤与闭合伤同时存在，明显外伤与隐蔽伤并存，因此容易发生漏诊。

漏诊的原因很多，最主要的是医生的注意力容易被表面的或易于查出的创伤所左右，而忽略那些隐蔽的严重创伤。此外，也有一定的客观因素会影响诊断。

（1）昏迷、休克患者，不允许进行全面检查或检查不满意。

（2）多发伤出现时，最先表现出的突出症状是骨折或休克，其他损伤症状常被暂时掩盖，而这些隐蔽的损伤往往是需要治疗的主要方面。

（3）截瘫平面以下的损伤，局部症状及体征常因不明显而被忽略。

（4）创伤科医生常以骨科医生为主，骨科医生常注意骨折的诊断而忽略其他系统或脏器的损伤，有的骨科医生也缺乏其他专业的相关知识和经验。

（四）多发伤在处理上常发生矛盾

多发伤的处理还存在着处理程序的问题。处理程序不当，亦可导致死亡。胸部损伤合并上臂断肢时，如果医生只注意断肢再植，忽略血气胸的存在，就易导致死亡。处理胸腹部联合伤时，开腹手术只处理内脏破裂，遗漏胸内出血，也易造成死亡。因此抢救工作常需多科合作。

三、多发伤的诊断要点

在对各种创伤作出诊断之前，必须实施救命的措施。“治疗应先于诊断”，“边治疗边诊断”是非常重要的原则。

（一）判明危及生命的伤情

首先要排除呼吸障碍和心搏呼吸骤停，其次要判明休克的程度。准确的判断和及时的确定性处理对保障伤员的生命起着决定性作用。

（二）强调病史和基本临床检查的重要性

医生应力求详细了解病史，接触伤员之后必须在迅速解除立即威胁生命的伤情的前提下，尽可能详尽地了解伤员受伤时的情况、致伤物的性质、伤后的主要症状等。

（三）力求进行较全面的检查

由于种种原因及条件限制，医生不易获得严重多发伤伤员的准确病史资料，因而全面检查就显得更为重要。要采取全面检查和重点检查相结合的方法，尽可能减少漏诊。文献报告多发伤的漏诊率为12%～15%，不少伤员因漏诊而丧失生命。

（四）进行必要的复查

对严重多发伤伤员要边治疗边诊断，在伤员危及生命的状况稍有好转时，就应进一步全面复查，以便进一步对伤情作出准确的判断，排除漏诊。Freeland 等建议急诊医生应牢记“CRASHPLAN”（C：cardiac，心脏；R：respiratory，呼吸；A：abdomen，腹部；S：spine，脊髓；H：head，头部；P：pelvis，骨盆；L：limb，四肢；A：arteries，动脉；N：nerves，神经）以指导检查，然后按各部位伤情轻重缓急安排抢救顺序。

在伤员伤情允许的情况下，有条件的可进行 X 线、CT、B 超、血气分析、心电图等检查。千万不能因等待影像学检查而贻误抢救时间。应做好手术前的准备工作，以便随时进行手术治疗。

四、多发伤的救治程序

（一）心肺复苏

对心搏呼吸骤停的患者，应立即积极实施心肺复苏术。

（二）止血

止血的重要性仅次于心肺复苏，要根据伤情判断出血的性质，特别要注意隐匿出血的存在，对各部位的出血要予以估计。

（三）胸部创伤的处理

胸部创伤往往妨碍有效呼吸，应及时处理张力性气胸、封闭胸部开放性伤口并作闭式引流。

（四）治疗休克

临床上复苏和抗休克几乎是同时进行的。迅速恢复组织的灌流量是治疗休克的基本原则。同时要做好对休克的判断和监护工作，补充血容量和调节血管紧张度是恢复组织灌流量的两个方面。在早期快速、多通道、足量地补充电解质溶液，临床上可取得明显的成效。

（五）骨折固定

这是控制休克、防止附加损伤的重要因素。

（六）迅速检查患者有无其他损伤，并予以适当治疗

特别要注意检查有无隐匿的损伤。

（七）注意合并症的预防

对 ARDS、ARF、DIC、MODS 等严重合并症，在抗休克的同时，都要给予全面的关注和预防。

（八）补充营养

严重多发伤后，机体内分解代谢旺盛，所以要注意伤员营养的补充，特别是要注意蛋白质的补充，热量供应要维持在 25 kcal/kg。

五、多发伤的早期处理原则

严重多发伤处理的总原则是救命第一,救伤第二。但在早期处理上还应遵循以下原则:

(1) 抢救必须迅速、准确、有效。

(2) 发现有危及生命的器官损伤时,及时行确定性手术。

(3) 注意多发骨折的处理。

(4) 注意合并症的防治及隐蔽伤的漏诊。

(5) 在抗休克的同时或呼吸、循环功能暂时改善之后,就开始行确定性手术。

但要注意:

① 胸部外伤需手术者甚少,只有血胸引流量达 100 mL/h 以上、血压持续下降时,才需要考虑开胸。

② 腹腔内出血、腹腔脏器伤是血压不能回升和循环衰竭的重要原因,如不能确认,应尽早探查。

③ 软组织开放伤虽不致于立即危及生命,但如果清创时间延长,就会增加感染机会,或导致病情恶化,失去手术机会,所以清创应在伤后 8 小时内进行。

④ 颅脑和泌尿系统损伤,一般可短期观察。

⑤ 对盆腔和腹膜后血肿而言,除开放伤需立即清创止血外,只有当血肿迅速扩大、血压不能回升时才考虑手术。

⑥ 严重四肢毁灭伤可危及生命,也应优先处理。对毁灭的肢体急诊截肢对稳定伤情、救命均可起到重要作用。

⑦ 对开放性骨折的急诊处理应以不影响重要脏器的治疗为原则。

⑧ 一切手术都必须遵循手术方法简单、切口能够充分显露损伤脏器、操作细致轻柔、对正常组织损伤少、尽量保留修复损伤脏器或肢体的原则。尽可能缩短手术时间,降低手术危险性。

⑨ 术后强调全面监护,有条件的应把伤员安置在 ICU,继续予以基础生命支持;要防止术后并发症的发生,尤其要防止感染和 MODS 的发生。

六、各部位多发伤的诊治

(一) 腹部伤为主的多发伤的诊治

矿难创伤中以腹部伤为主的多发伤,多由矿车的挤压、撞击、冒顶、塌方砸伤和高处坠落摔伤所致。此种损伤向上可延续到脑部,向下可伤至骨盆,同时可伤及头部或四肢。胸腹联合伤是矿山常见损伤,也是死亡率较高的损伤。这种损伤除肝脾破裂、腹腔内出血外,同时还可能合并肋骨骨折、血气胸、肺挫伤、膈肌破裂、心包挫伤等。

腹部外伤致肝脾破裂及大血管损伤进而导致严重大出血时,需优先进行手术探查。

出现胸腹联合伤、腹腔内出血时,最好同台分组进行开胸及剖腹术,如仅有一组手术力量,而伤情又允许,则应先开胸解除循环障碍,然后行剖腹探查术。

需要提出的是:此类损伤临床表现不典型时,极易漏诊进而造成严重后果。术前、术后预防和控制感染,防止严重并发症的发生,是提高治愈率的关键。

（二）骨盆部伤为主的多发伤的诊治

矿难创伤以下腹部骨盆为主的损伤，常见于矿车挤撞伤、煤石冒顶砸伤。该部位损伤比较复杂，容易漏诊。骨盆部伤为主的多发伤占多发性损伤的第二位。这类创伤中比较常见的有：骨盆粉碎骨折，股骨上段骨折，下腹部、盆腔内的脏器损伤，尿道破裂，膀胱破裂，乙状结肠和回肠破裂。这类创伤中比较少见的有：髂动静脉损伤、腹主动脉损伤。骨盆部伤为主的多发伤创伤大，出血多，多伴有休克。

这类损伤的主要临床症状有：伤后下腹疼痛，下腹部有腹膜刺激症状，骨盆有变形，腹膜后血肿可延续到前下腹壁或自腹股沟向上扩延到季肋部，尿道口溢血或直肠肛门有出血。

对此类损伤临床上应做全面检查，进行导尿、肛诊、腹腔穿刺、骨盆X线摄片及髂血管造影等。

骨盆粉碎骨折所引起的出血有时是很危险的，出血量可多达3 000 mL，往往会造成严重休克或死亡。如果它所导致的腹膜后血肿经抗休克治疗后症状体征仍未改善，则应检查是否有盆腔内血管损伤；若伤员出现一侧下肢血运障碍则多为髂动脉损伤或血栓阻塞引起，出现双侧下肢血运障碍则多为腹主动脉损伤或血栓阻塞引起，应进行血管探查术。对于骨盆骨折所引起的单纯腹膜后血肿，可观察治疗，一般无需手术治疗。

（三）胸部伤为主的多发伤的诊治

矿车撞挤及冒顶砸伤均可引起胸部伤为主的多发伤。当胸部遭受挤压时，可造成创伤性窒息、气胸或张力性气胸，同时造成上肢和胸部多部位骨折，还可造成纵隔和心包的损伤，需要紧急处理。

胸、腹腔内压力差距悬殊，当腹内压力突然升高时可能发生左侧膈肌破裂进而造成膈疝，压迫心肺引起呼吸、循环障碍，挤压肠道导致肠梗阻、肠坏死，均能危及伤员生命。

当井下冒顶砸伤人体时，由于伤员身体高度屈曲，可导致胸腰段脊柱骨折或脱位甚至截瘫。对此类伤员要尽早整复脊柱，解除脊髓受压。

（四）颅脑伤为主的多发伤的诊治

此种多发伤多见于井下冒顶、片帮砸伤及高处坠落伤，常合并颅骨骨折、脑挫伤、腹部四肢损伤。

颅脑损伤后昏迷的伤员，即使出现腹部肝脾破裂内出血，或肠道破裂所致腹膜炎，也常无清醒伤员应有的表现，所以说腹部伤易被掩盖。

对处于清醒状态（中间清醒期）、有颅脑损伤的多发伤伤员，若只注意到腹部伤或四肢骨折、脱位的表现和处理，而未能对已有的颅脑伤加以足够重视，就容易导致颅脑伤加重，伤员出现昏迷甚至死亡。

在这类多发伤的抢救中，颅内血肿的救治很关键，要抓紧时机进行。应确定致命性损伤并果断进行处理。

对骨折、脱位伤员，应临时给予包扎或制动，待伤员病情好转后再处理。

（五）四肢骨关节多发伤的诊治

四肢骨关节多发伤是矿难中最常见的损伤，它虽为多个损伤，但不属于多发伤范畴。这种损伤常由肢体受机器压轧、煤车撞挤、煤矸石砸伤引起。这类损伤的特点是：(1) 肢体多处、多段闭合性骨折和关节损伤，可合并有血管、神经、软组织损伤。(2) 开放性压轧伤，肢体完全毁损。(3) 肢体已离断,上端创面有大量出血。(4) 可导致创伤失血性休克,若休克时间过长可发生急性肾功能不全。(5) 容易引发脂肪栓塞,应引起高度警惕。

对四肢骨关节多发伤的急救措施是:(1) 抗休克治疗。(2) 针对其并发症和合并损伤采取紧急措施。(3) 对出血的肢体给予止血包扎处理。(4) 对骨折实施临时制动和手术。(5) 尽量保存离断肢体,以备再植。(6) 毁损肢体应尽早截肢。(7) 合并血管损伤时,应尽快施行血管吻合修复。

七、诊断和处理多发伤时易犯的错误及有效避免的方法

早期治疗的速度和质量,确实可以决定伤员的生死,也决定着伤员将来是能恢复功能还是会遗留残疾。接诊医生应能认识威胁生命的临床现象,并用一种几乎是反射的方式迅速处理。假若接诊医生在这两个方面都缺乏训练,伤员就处于极大的危险中。急救中把重点集中到生理系统和解剖结构这两个方面,是非常重要的。诊断和治疗经常必须同时进行。尽管如此,在临床上还是会出现一些易犯的错误。

(一) 一般观察期

(1) 当临床治疗非常紧迫或事故发生无人见证时,单追问病史不大可能,这时应从最坏处着想。

(2) 躁动是有价值的临床讯号,有助于指导合理治疗,但有时易被忽略。

(3) 胃内容物吸入肺内,是造成昏迷病员死亡的基本原因之一,但同时也是一种可以避免的并发症。胃内容物吸入肺内时,应尽快插入胃管。

(4) 有相当部分伤员死在放射科,而不是手术室。死亡的原因是肺误吸、呼吸衰竭、未识别的低血容量、不适当的投照体位。因此,在伤员进入放射科时,医师要陪同并做好抢救准备。

(5) 救治穿通伤伤员时,要努力寻找两个伤口,对仅有一个伤孔的伤员,更要仔细加以研究。

(二) 紧急心肺监护期

1. 呼吸管理与支持

对一切伤员来说,建立通畅的通气道和充足的换气都至关重要。

(1) 应当把伤员的躁动看做某一病因所引起的低氧血症的最初征兆。

(2) 清除口腔异物,固定头部,插鼻导管或口咽管(鼻导管较口咽管安全)。插管不成功,常使缺氧伤员面临生命危险。若插管困难,用环甲膜切开术或环甲膜插入 12 号针头,常可救命。

(3) 多发伤伤员出现呼吸急促,就应怀疑其有张力气胸的可能。要求有 X 线片来证明明显气胸征象,是高级人员易犯的错误。

2. 循环管理与支持

(1) 注意避免因肢体使用止血带而造成永久性血管和神经损害或截肢。

(2) 失血是多发伤伤员循环衰竭的常见原因,临床医生常低估了现场和途中的失血。

(3) 适量液体对伤员不起作用时,应检查是否有心脏压塞、心肌挫伤或心内损伤。

(4) 输液尽可能经大口径静脉插管进行。

(5) 应将各种不同的盐溶液或生理盐水输给伤员。第一个 1 000 mL 在 5 min 内输完;第二个 1 000 mL在 10 min 内输完;第三个 1 000 mL 在 20 min 内输完。

(6) 若输血有误,应使用甘露醇保护肾功能、碱化尿液。

(7) 使用抗休克裤,其特殊功效是可提供大约600 mL的自身输血。

(8) 有颈静脉怒张、脉压变小、心音遥远的伤员肯定存在心脏压塞,可先作心包腔穿刺抽吸,然后立即手术。

(三) 稳定期

(1) 生命体征稳定后,应对各体腔进行系统检查,特别要注意检查各个脏器,若有变化,要力图解释其病理意义,解释时优先考虑未发现的出血和呼吸并发症。

(2) 侵袭性导管常可引起局部或全身感染、胃出血、局部血管损伤,甚至会造成死亡,因此每天都要检查各种侵袭性导管。

八、多发伤的术后处理

严重多发伤患者经过抢救性手术处理,并不表明治疗已经结束,这仅仅是全身治疗的开始。应加强监护和继续基础生命支持,包括维持循环稳定、加强呼吸管理、积极治疗脑水肿及肺水肿、纠正酸中毒、维持水电解质平衡、保护肾功能、积极抗感染、预防并发症等,重症患者应收住ICU。

第三节 矿难瓦斯爆炸伤

一、对瓦斯爆炸伤的认识

瓦斯爆炸伤是矿山最严重、破坏性最强的群体伤亡事故。它是和平年代典型的复合型损伤,是由两种以上致伤因素作用于人体引起的多个部位和脏器的损伤。

瓦斯是井下有害气体的总称,在煤的生成过程中产生,在开采时释放出来。井下有害气体的80%以上是沼气(甲烷),它是一种无味、无色、易燃、易爆的气体。井下瓦斯的安全允许浓度<1%,浓度达到5%时遇到火源就会立即发生爆炸,浓度达到8%~10%时爆炸力最强。这种沼气(甲烷)的爆炸,统称为瓦斯爆炸。

(一) 瓦斯爆炸时的压力

瓦斯爆炸时的压力为749.8~1 013.3 kPa。爆炸时的冲击波和反射冲击波压力很大,连续爆炸时的冲击压力更大。这种压力作用于人体,将造成多种损伤,并使机体的内环境紊乱、血流动力学发生改变。瓦斯爆炸伤的特点是多处受伤、外轻内重、很快出现休克且持续时间较长。因此,全面细致的检查、严密的观察与及时的治疗非常重要。

(二) 继发性打击伤(机械性损伤)

高压冲击巷道、装备,导致煤层崩裂、巷道坍塌、装备毁损,致使木棒、煤块等作用于人体,造成全身多部位的损伤和骨折。

（三）瓦斯爆炸时的温度

在井下瓦斯爆炸的瞬间，密闭空间温度可高达 2 850 ℃，自由空间温度也高达 1 850 ℃。冲击波和反射冲击波作用时的风速可达 200 m/s，高温可致皮肤、呼吸道灼伤。由于风速快，灼烧为一过性，多为浅Ⅱ度烧伤。

（四）瓦斯爆炸时产生的有害气体

瓦斯爆炸时，在氧气不足的条件下可产生一氧化碳。现场检测空气中一氧化碳浓度可达 0.6%，为允许浓度的 400 倍，尸检血液一氧化碳 86% 为阳性。因此，一氧化碳中毒是现场死亡的重要因素。

二、瓦斯爆炸伤的院前急救

在创伤救治的全过程中，院前急救是关键，是抢救生命的黄金时机。但如何掌握这个黄金时机却是一个很大的难题。从接到事故报警到医护人员到达现场一般就需要20～40 min。通常，瓦斯爆炸后，由救护队员下井抢救，医护人员则不准下井。伤员被救护人员护送上井后，紧急医疗救援才正式开始。所以，现场医疗急救就变成了井口急救。然而，从瓦斯爆炸发生到救护队员入井这段时间就需要伤员的自救互救和救护队员的抢救，而救护队员的主要任务是对伤员实施现场解脱和迅速转送出井。因此，瓦斯爆炸伤的院前急救包括两个部分：(1) 现场伤员的自救互救和救护队员的初步抢救；(2) 真正的现场急救即井口急救。在出现批量伤员时，井口范围大于井下现场，给伤情评估、伤员分拣提供了充分的环境条件，同时也使急救装备和急救技术能发挥最大的作用。

三、瓦斯爆炸伤急救手段的前移

由于瓦斯爆炸伤的现场急救变成了井口急救，同时急救时间亦推迟了，因此，在伤员到达井口的瞬间，医护人员就必须对危重伤员施行基础生命支持，以便争取时间提高抢救成功率。所谓急救手段前移，就是利用原本属于急诊科的抢救手段尽可能地在井口对危重伤员实施救治。

在郑州、晋州等地的瓦斯爆炸伤抢救中，急救手段的前移都取得了明显的效果，挽救了出井伤员的生命。

四、瓦斯爆炸伤的急救模式

多年的实践表明，瓦斯爆炸伤的急救模式与创伤急救模式是不同的。早在 20 世纪 80 年代，煤炭系统就有了自己的创伤急救模式和规范，在国内率先完成三级急救网络建设（矿务局总医院—矿医院—井口保健站），在煤矿创伤救治中，发挥了不可替代的重大作用。近年来，由于矿难频发，我国成立了国家矿山医疗救护中心，并在全国相继建立了 40 多个分中心，加上企业中心（矿务局总医院），形成了国家—省—企业新的三级急救网络。两个三级急救网络的并存，为矿山创伤救治工作打下了坚实基础。但瓦斯爆炸后，最先到达现场、最早营救伤员的是企业中心（矿务局总医院），它是整个救援体系的支撑力量，因此我们必须重视这个支撑力量的建设。

瓦斯爆炸伤是群体伤、复合伤，因此，既往的办法（由 1 个或几个医师护士随救护车去现场）是不行的，急救模式必须升级，要组建由多学科人员所组成的急救小分队（或梯队），在救命的绿色通道下，迅速完成伤情的初步评估、伤员拣送以及危重伤员的抢救直至重伤员的确定性治疗工作。

五、瓦斯爆炸伤员的伤情评估和急救原则

正确的伤情评估是使伤员得到及时救治的基础。早在20世纪80年代中期，煤炭系统就有了自己的院前创伤评分，即周志道根据煤矿特点以生理指标R（呼吸频率）、P（脉搏）、M（运动反应）为评分标准提出了煤矿创伤院前评分（RPM）方案，这一方案既简单又实用。评估煤矿创伤的另一个重要指标是烧伤，如果将烧伤指标（B）纳入RPM方案中（RPMB），瓦斯爆炸伤院前的伤情评估将会在瓦斯爆炸伤伤员的井口救治过程中起到更重要的作用。目前此方案还在验证之中。

在我国，特别是在煤炭系统，对瓦斯爆炸伤员的急救原则是"先救后送、边救边送"。

第四节　雷管爆炸伤

使用雷管爆破是矿山生产中的一个重要手段，也是造成矿难创伤的一个重要因素。雷管爆炸伤是高能量的复合型损伤，其特点是：受伤部位广泛，以人体显露部分面部为主要受伤部位，受伤部位出血多、创面不整齐、创面内异物较多，处理起来比较复杂且较困难；重要部位的损伤常导致严重后果。

一、雷管爆炸伤的伤因与机制

雷管爆炸伤多数是放炮工不执行安全操作规程、接炮人未能躲开即给电引爆所致，少数是雷管延迟爆炸后处理哑炮时发生爆炸所致。伤员多为放炮工、采煤工、掘进工、火药工。其受伤部位广泛，以手部、面部、颈部为多见，其次是胸、腹部，并伴有颅脑伤。

雷管爆炸后对人体可产生以下几个方面的损害。

（1）雷管炸药爆炸时突然产生强大的冲击波，并以高速冲击受损部位，这种由冲击波引发的压力，足以造成机体的严重损伤。测试资料表明：硝铵炸药瞬间雷管爆炸冲击波压力为2.66×10^9 kPa。

（2）伴随爆炸而起的异物作用于机体各部位造成机械性打击伤。异物多为煤渣、雷管、钢丝、木屑、石块等。

（3）爆炸时产生较高的温度，可引起受伤部位的皮肤烧灼伤。

（4）雷管爆炸时，可产生大量的一氧化氮（NO）和二氧化氮（NO_2），导致人员中毒和窒息。氧化氮为黄褐色、有强烈刺激性的有毒气体。

爆炸损伤的严重程度主要取决于爆炸物产生冲击波压力的大小、爆炸半径及异物的性质。

二、临床表现

（一）休克

雷管爆炸引起的爆震伤、出血及其他的严重损伤，均可导致休克。休克表现为血压下降、脉率快、呼吸急促或困难、不安、惊恐、出汗等。

（二）出血

头面部为显露部分，血管丰富，伤后出血多且不易止血。伤及较大的血管（如颈动脉、颈静脉、颞动脉等）时，如不能及时止血，则可危及生命。

（三）创面

创面极不整齐，污染严重。

（四）异物

创面深层多留有异物，这是爆炸伤的一个重要特点。异物有多种多样，在X线下可不显影，异物过深则不易取出。

（五）伤处的外形改变和功能损害

伤处的外形改变和功能损害均会给伤员带来生理和精神上的创伤。

三、治疗原则

（一）抗休克治疗

参阅有关章节。

（二）彻底清创

要去掉坏死和挫灭组织，修整创面特别是颜面部创面时，要提高无创修复意识。

（三）止血

止血一定要彻底。若止血不彻底则易造成内出血或血肿，增加感染机会。

（四）取出异物

因异物的种类多、大小形状各异、深浅不等、数量多且分布广泛，要完全去除很困难。应在尽可能保护正常组织的前提下，尽最大努力取出异物，对于重要部位要特别慎重。

（五）控制感染

彻底清创是基础，如果缝合后发现感染，应立即拆除缝线开放创口。缝合颜面部创面时，一般不加盖敷料，而是采用暴露疗法。应合理应用抗生素，特别要警惕特殊感染如破伤风、气性坏疽等。

（六）防止畸形和维护功能

一期处理非常重要。清创时要逐层细致缝合、消灭死腔，以避免发生功能障碍或畸形。颜面部处理时要注意整容、整形的原则，必要时可采取各种方法植皮。

四、颌面部爆炸伤

在矿山生产过程中，雷管爆炸可引起眼部、耳鼻喉部及颌面部的爆炸伤。眼部（包括外眼和内眼）、耳鼻喉部的爆炸伤均需请专科医生来专门处理。

（一）口腔、颌面部爆炸伤的特点

口腔、颌面部血运丰富，组织再生、修复与抗感染能力强，创面容易愈合。因此，口腔、颌面部爆炸伤的初期处理非常关键，是治疗成功的基础。面部腔窦（如口腔、眼眶、鼻旁窦、耳道等）多，若创口与这些腔窦相通，易招致感染。因此，应清除异物，尽早关闭与腔窦相通的创口以减少感染机会。口腔、颌面部是呼吸道的开端，受爆炸伤后，可因组织的移位、水肿、舌后坠、凝血块和分泌物的堵塞而影响呼吸甚至造成窒息，必要时应作气管切开。口腔、颌面部有腮腺和面部神经等组织，腮腺受伤可并发涎瘘，面神经受伤可导致面瘫。口腔、颌面部受到爆炸的强力打击时，折断的牙齿和碎片还可成为“二次弹片”穿入周围组织，造成继发性损伤和感染。恢复正常的咬秴关系和牙齿的咀嚼功能，是处理颌面部爆炸伤的一个重要原则。口腔是消化道的门户，损伤后常妨碍正常进食。因此，选取适当方法以保障伤员饮食非常重要。颌面部爆炸伤伤情复杂，爆炸时，以爆炸物为中心向四周放射，由于人的位置、方向、距爆炸物远近不一，致伤物击中人体时造成的伤型也不同。致伤物撞击速度相对快时，容易形成贯通伤；致伤物撞击速度相对慢时，形成盲管伤的几率高。严重的颌面部爆炸伤常同时伴随颅脑损伤，救治伤员时必须给予足够的重视，以避免造成严重后果。

（二）颌面部爆炸伤的救治

（1）颌面部爆炸伤的救治原则：保持呼吸道通畅，防止窒息，充分止血和抗休克治疗，同时处理原发损伤，清理和修整创面，取出异物，控制感染。

（2）颌面部软组织爆炸伤的外科处理原则：由于颌面部血运丰富、侧支循环较多、组织修复和抗感染能力较强、创口容易愈合，对颌面部软组织爆炸伤进行外科处理时清创要彻底，切除的组织要少，争取一期缝合，先缝合口腔黏膜以防止涎液外漏，然后将肌肉和皮肤逐层缝合，以恢复功能和外形，特别要强调黏膜的精细缝合对预后的重要性。

（3）颅脑损伤的救治方法：颅脑损伤是颌面部爆炸伤的严重合并伤，若未及早发现和处理，将会造成严重后果。对颅脑伤合并休克的患者，应积极抗休克，在血压平稳的前提下进行脱水治疗，并且限制入量。采用低温冬眠疗法和激素治疗可减轻脑水肿、降低颅内压，脑保护剂的应用对促进苏醒和改善脑组织的新陈代谢、促进脑功能的恢复有一定的疗效。

参考文献

[1] 邢士濂.30688 例煤矿创伤调查分析.中华创伤杂志,1991,7(4):239.
[2] 邢士濂.矿难创伤//王一镗.急诊外科学.2 版.北京:学苑出版社,2003.
[3] 邢士濂.瓦斯爆炸伤当前急救面临的新挑战.中华创伤杂志,2008,24(7):497-498.

第二十章 恐怖袭击

Chapter 20 Terror Attack

唐文杰 南京军区南京总医院 南京大学医学院
Tang Wenjie 急救医学科副主任医师、教授

恐怖袭击在人类社会已经肆虐了两千余年,"恐怖主义"概念的正式使用也已经有两百余年的历史。针对无辜平民或民用目标的恐怖袭击会造成人员伤亡、财产损失、社会公众极度恐慌,引发社会动荡,是公认的反社会、反人类的罪恶活动。我国同样也面临着这个问题。如何应对恐怖袭击,是现代社会必须解决的重要而紧迫的课题。

常见恐怖袭击手段包括常规手段和非常规手段。

常规手段有:

(1) 爆炸:包括炸弹爆炸、汽车炸弹爆炸、自杀性人体炸弹爆炸等。

(2) 枪击:包括手枪射击、制式步枪或冲锋枪射击等。

(3) 劫持:包括劫持人,劫持车、船、飞机等。

(4) 纵火。

非常规手段有:

(1) 核与辐射恐怖袭击。通过核爆炸或放射性物质的散布造成环境污染或使人员受到辐射照射。

(2) 生物恐怖袭击。利用有害生物或有害生物产品侵害人、农作物、家畜等,如发生在美国"9·11"事件以后的炭疽邮件事件。

(3) 化学恐怖袭击。利用有毒、有害化学物质侵害人、城市重要基础设施、食品与饮用水等,如东京地铁沙林毒气袭击事件。

(4) 网络恐怖袭击活动。利用网络散布恐怖袭击、组织恐怖活动、攻击电脑程序和信息系统等。

本章主要讨论爆炸事件和生物、化学制剂的袭击。

第一节 爆炸事件

制造爆炸事件是恐怖分子进行恐怖活动的最常见方法。近几年来,伊拉克境内的自杀式袭击及汽车炸弹爆炸事件常有发生。在英国、印度、巴基斯坦以及其他的一些国家,恐怖分子制造的爆

炸事件也并不少见。2005 年 7 月 7 日早上,伦敦刚刚获得第 30 届夏季奥运会的主办权还不到 20 个小时,伦敦金融城地下的几个地铁站就相继发生剧烈爆炸,同时一辆双层公共汽车也发生了爆炸。由于当时正是上班的高峰期,爆炸造成了 56 人死亡、700 多人受伤的惨况。两周后的 7 月 21 日,伦敦地铁和公交车再次发生爆炸,造成 1 人受伤。此次爆炸虽然伤亡人数不多,但却让伦敦人早已脆弱的神经再次绷紧,在政府和市民中造成了极大的恐怖效应。

2008 年 10 月 30 日,印度东北部阿萨姆邦发生 13 起连环爆炸事件,造成至少 61 人死亡、300 多人受伤。同年 11 月 26 日,印度最大城市孟买又发生了 10 余起连环恐怖袭击事件,造成近 300 人丧生、数百人受伤。

在我国,爆炸事件也不罕见。2007 年 7 月,辽宁本溪县一家歌厅发生爆炸事件,造成 25 人死亡、33 人受伤。2008 年 7 月,昆明两辆公交车在行驶过程中发生爆炸,造成车上乘客 3 死 13 伤。这 2 起爆炸都是人为所致。

一、爆炸事件对人体的伤害

由于爆炸事件中爆炸物的品种、性能、数量不同,加上人体与爆炸源距离、现场条件不同,爆炸对人体造成的伤害呈现多种多样的特征。

爆炸伤依据形成原因可分为两类:一是爆炸力直接作用伤,指由爆炸产生的高温高压气体和高速飞散的各种碎片引起的损伤,如炸碎伤、炸烧伤等;二是爆炸力间接作用伤,指爆炸时空气冲击波作用于建筑物,引起门窗玻璃和物件破碎、房屋倒塌等造成的损伤,如抛坠伤、压伤,或由于人群拥挤造成的踩踏伤等。

依据性状可将爆炸伤分为炸碎伤、炸裂伤、炸烧伤、超压伤、弹片伤、抛射伤、抛坠伤、摔伤、压伤、踩伤等。通常在一个受伤人体上会出现多种爆炸伤。

二、爆炸事件事故现场的特点

(一)爆炸与燃烧的双重性

如果爆炸事件现场是易燃易爆物品的生产、储存和使用场所,爆炸往往会引起燃烧,或由燃烧引起爆炸。因此,爆炸事件现场的严重性和紊乱性,大于一般事故现场。

(二)物体破坏和人员伤亡的严重性

爆炸事件对物体破坏的严重程度,主要取决于引起爆炸的物品的性质、数量和爆炸场所与周围环境的距离等。在恐怖袭击的爆炸事件中,恐怖分子为了加大对人员的杀伤力度,往往在爆炸物品外再包裹大量铁钉,致使爆炸时铁钉飞溅,人员伤亡更加严重,伤员的伤口处理也更加复杂困难。

(三)爆炸发生的突发性

爆炸发生突然、作用时间短,从发生到作用终止的时间一般只有数秒钟,爆炸事件现场的人基本没有时间反应、疏散、逃跑、自救或互救。

（四）爆炸现场的潜在危险性

爆炸现场可能存在以下几种险情：一是现场仍有尚未爆炸的爆炸物品，这些物品极易因救援、调查人员的移动、撞击等外力作用，引发再次爆炸；二是炸毁的建筑物再次倒塌；三是爆炸后的封闭空间存在毒气；四是电器设备仍然带电。

三、爆炸事件的救援要点

发生爆炸事件后，应在消除继续引发燃烧爆炸危险的可能因素的基础上，迅速将火源附近易燃易爆物品转移到安全地点，切断电源。在迅速控制灾害蔓延的同时，将伤员从危险区转移到安全地点，及时对伤员进行紧急救护。

（一）自救

平时应注意提高公民的反恐防恐意识，加强爆炸自救知识的普及和培训。从事危险岗位作业的人员在日常工作中，更要经常注意周围情况，一旦发生事故，迅速根据涉及范围和冲击波作用、反射及加强作用的方向，确定自救的方式方法和行动路线，以便在事故发生时有勇气和能力自救逃生。

自救分卧倒自救、离开自救、滚动自救、止血自救等。

1. 卧倒自救

发生燃烧爆炸事件时，首先可以看到火光或闪光。此时，在一定距离范围内的人员应立即就地卧倒，卧倒时脚朝向炸点方向，尽量躲在较为坚固的防护屏障之后，一只手枕在额前，另一只手盖住后脑，眼睛注意后方，以防砖块等异物落下击伤头部。

2. 离开自救

爆炸事件发生瞬间，应选择时机迅速离开现场；即使已受重伤，也应全力挣扎尽快离开危险区；离开时应选择难以倒塌的防护屏障的安全防护面行走，以防危害扩大。

3. 滚动自救

猛烈燃烧或高温辐射导致衣物着火时，着火人员应迅速往安全或有施救人员的地方滚动，以远离高温辐射及火焰席卷区域。用湿衣服、麻袋等迅速往身上批盖，或迅速脱掉或撕掉身上燃着的衣物；千万不可惊慌乱跑，以免因风助火势造成燃烧更旺。

4. 止血自救

爆炸造成出血特别是喷射状的动脉出血时，不要坐等他人施救，必须迅速进行止血自救。一般应迅速采取指压法止血，或用弹性好的橡皮带子（止血带）捆压住出血口上方（近心端）进行止血。如不迅速采取止血措施，数分钟内即有生命危险。

（二）烧伤救护

抢救烧伤人员时，必须迅速将伤者与高温环境或高温物品隔离，并进行及时有效的初步处理，以防止伤者在被送入医院前病情进一步恶化。

1. 保护创面

伤者离开现场后，应使用无菌敷料、三角巾、消毒单、尽可能清洁的布或被单对创面进行包裹保护，以免创面被污染或二次受伤。此时对创面进行清洗，移除上皮、水疱，给创面涂抹油脂、药膏，根据一些所谓的偏方秘方进行处理等都是错误的,极可能造成创面感染、加重损伤,给治疗带来困难。

2. 及时护送伤员就近入院治疗

烧伤后4~6小时,伤者会有大量体液渗出,出现休克;烧伤面积在70%以上的严重伤员,伤后2小时或更短时间内即会出现休克。所以应将伤员尽快送入医院进行救治,减少死亡。具体转运原则和方法参见有关章节。

3. 注意呼吸道烧伤患者

呼吸道烧伤患者易出现呼吸道水肿、气道堵塞,而呼吸道水肿、气道堵塞又易造成窒息死亡。对烧伤患者,一定要仔细询问和检查是否有呼吸道的直接、间接损伤或毒气烟雾的损伤,并采取必要措施,保证呼吸道的畅通。

4. 及时补充水分

烧伤患者会有大量的失水,早期即可出现休克。最好现场进行静脉补液、抗休克治疗。如无此条件,则可经口服含盐液补充失水,按每升开水配食盐3 g、小苏打1.5 g的比例给患者补充水分。不可单纯只补充白开水,更不可饮用含气的碳酸饮料。

(三) 创伤救护

对并发创伤的患者,要按照创伤救治原则在现场进行必要的处理,处理完毕后再尽快转送入院。

四、从"9·11"恐怖袭击中得出的经验教训

"9·11"恐怖袭击可以说是有史以来最为严重、影响最为深刻的恐怖袭击事件。从"9·11"恐怖袭击以及世界上其他类似事件中,我们可以得出以下一些经验教训。

(一) 应保护救援人员的安全

"9·11"恐怖袭击事件中,世贸大厦的倒塌速度和方式出乎大家意料。大厦按设计本来是可以抵挡一架波音707撞击的,但在大量航空燃油的烧烤下却瞬间呈粉末状倒塌。数以百计的消防人员、警察进入双塔试图营救塔内人员和救火,但现场救援中对于保护营救人员的安全考虑欠周。数年前我国衡阳大火,也因类似情况而致十几名消防人员牺牲,教训不可谓不深刻。

从中吸取的教训:要避免类似的导致救援人员大量伤亡的悲剧发生,就应该将救护车辆和第二批次的救援队伍安置在一定的安全距离以外并充分考虑到发生各种意外的可能。

(二) 平时需要备份通信联络和指挥中心

纽约市的主要EMSS通信联络和指挥中心就设在世贸大厦内,且在双塔倒塌时被完全摧毁。因此在"9·11"事件的救援初期,未能有一个可以完整运转的指挥中心,加之事发突然且事态严重,初期救援显得混乱无序。

从中吸取的教训:一个城市应该要有至少两个地理位置分开、互为备份的通信联络和指挥中心。

(三) 需要建立一个更好的独立通信联络系统

灾害发生之前,消防与EMSS之间以及与医院急诊科之间并无直接的区域无线电联络。在世

贸大厦内部，这些无线电联络也因种种原因并不是总能正常运转。

从中吸取的教训：事先应该建立一个链接消防、EMSS、医院急诊科的多波段的区域无线电联络系统。在一些特别大的建筑群（比如世贸大厦建筑群、奥运村等等）内部，也应该建立一个特殊的联络用对讲电话系统或低频无线电联络系统并经常检查，保证系统功能完好。

（四）不要过于依赖电话系统

电话系统往往在灾害早期即瘫痪，这样的经验教训也在其他很多灾害事故中得以证实。灾害发生时，无论是有线电话还是手机均容易在很早的时候就瘫痪（缘于超负荷运转和/或发射塔、线路破坏）。

从中吸取的教训：灾害发生时不要过于依赖平时的电话系统，要预备一个无线电通信联络系统，也要尽早告知公众尽量不要使用或减少使用电话。

（五）尽量保持计算机系统的畅通

尽管电话系统遭到破坏和发生瘫痪，但计算机通信可能仍然保持畅通。

在贯穿"9·11"恐怖袭击的整个过程中，尽管世贸大厦的电话系统已经瘫痪，但出乎意料的是世贸大厦与纽约各医院急诊科的计算机网络联络却一直能保持畅通。

从中吸取的教训：在消防、EMSS 指挥中心以及急诊科之间要事先建立计算机网络链接，指定专人负责维护和熟练操作这些计算机联络系统。

（六）需要建立一个更好的监控和记录系统

"9·11"事件发生后，由于缺乏现场的早期控制参数，无法对当时进入世贸大厦的消防人员、警察进行监控和指挥，对后续的救援志愿者也无法有效地确认和跟踪，结果在现场既未能预测和发现危险，在危险发生时也未能及时通知、指挥救援人员撤退，以致造成救援人员的重大伤亡。

从中吸取的教训：事先应该由警察建立一个控制系统，应该由通信和指挥中心对进入危险地带展开救援的所有组织和人员进行全方位的跟踪、记录，既应能指挥他们避开危险，也应能指挥他们更有效地开展救援工作。

（七）要建立一个救援高层建筑顶楼人员的特殊救援体系

在"9·11"恐怖袭击中，双塔内飞机撞击点以上楼层的人员中几乎没有幸存者。当时滚滚浓烟限制了直升机的使用，联邦航空局（FAA）又控制了所有的非军用飞机，以致对撞击点以上人员几乎无法进行救援。

从中吸取的教训：需要制订顶楼救援方案。现在摩天大楼、高层建筑群越来越多，事先一定要建立一个专门针对这些特殊环境的救援体系并普及其内部的自救互救技术。

（八）尽量避免继发损伤

人们对大楼倒塌和类似的灾害发生后缘于灰尘、浓烟的继发伤害往往估计不足。很多的早期救援人员未装备防毒面具。很多继发损伤缘于眼睛刺激和角膜磨损伤害以及呼吸道的吸入性损伤。

从中吸取的教训：尽早向所有人员提供呼吸道和眼保护至关重要，同时也应该为现场的非救援人员和幸存者提供类似的保护。

（九）医院的急诊科应建立灾害应急预案，平时也要经常演练

纽约大学中心医院是离世贸大厦最近(相距4个街区)的二级创伤中心医院，该医院的规模不大，仅170个床位、6个手术间，灾害前平均年急诊量29 000人次左右，但该医院急诊科在撞机发生后仅10分钟就紧急并完全启动了灾害应急预案和医院的事故指挥系统。急诊科的值班主任(Dr. A. Dajer)立即组织和协调了所有的医务人员展开救治工作，派急诊科一名主治医师在门口快速分拣，分派一名住院医师将患者带往特定的抢救复苏室(外科医师在内等候接诊伤员)或其他的“合适”地点(餐厅、诊室等)，在那里患者先接受进一步的全面评估，然后由候诊医师进行治疗。在停气、停水、停电的恶劣情况下，第一个小时内就收治了250名患者，第二个小时内又收治了150名患者，用救护车转运了18名患者到其他医院，同时还庇护了超过500名躲避外面浓烟和浓密灰尘的其他非损伤人群。该医院的迅速反应和卓有成效的工作得到了广泛的赞扬，是其他医院仿效学习的榜样。

（十）恐怖袭击发生后，急诊科收治伤病员有别于其他突发事件

既往灾害的情况通常是：第一波来诊幸存者损伤较轻(自我解救，非EMSS来诊)。第二波来诊幸存者一般损伤较重(大多数通过救护车转来)。随后波次的来诊幸存者为解救出来的幸存者，伤情则有重有轻。而世贸大厦恐怖袭击后急诊救治的情况则是：首先迎来一个即刻的高峰，随后来诊量有所减少，然后在第二天出现第二个高峰。第二个高峰期需要救治的伤员主要为负伤的救援人员和被解救出来的幸存者。根据这个特点，急诊科在应对恐怖袭击时，要有着比应对其他灾害更为迅速的反应和动员能力。

（十一）野战医疗救护所需要配备更好的通信和灾害指挥系统

双塔被撞后不久，美国就建立了3个野战救护分拣医疗所：一个在世贸大厦附近，一个在Staten Island，一个在自由公园。但它们相互之间以及与附近的急诊科之间缺乏直接联系，以致效率未被充分发挥出来。

从中吸取的教训：野战医疗救护所应该配备统一的通信系统并在医疗总指挥的调配下统一行动。

（十二）志愿者的使用要规范有序

一般来讲，灾害发生后不乏大量志愿者，有自发前往的志愿者，也有各级政府和组织、机构组织的志愿者，其中经过培训具有相关医学知识的人员是最合适的志愿者。但灾害现场未被召集的志愿者自发来到现场可能会使他们自己也成为受伤者，可能会使现场更加拥挤混乱，加重资源和供给的负担。

从中吸取的教训：志愿者应该等待权威部门和权威人士召集调配使用。被动员的志愿者均应被直接告知，一旦需要再随时调集，他们要随时与各急诊科保持联系，在到达之前还需要与警察和EMSS取得进一步联系。

（十三）灾害的新闻发布中应该包括志愿者的医疗执业许可问题

使用外地医务人员，政府权威部门应该特别申明或提供特别许可，以避免志愿者可能遇到的法律问题。

（十四）建筑物应耐大火高温

世贸大厦的倒塌很显然是由于飞机燃料燃烧产生的极度高温弱化了钢梁结构的支撑而造成的。将来的建筑物要想能“抗飞机撞击”，就必须能耐大火高温。

（十五）要十分重视处理灾害后的公众心理应激反应

一般来讲，在灾害刚发生时，人们在震惊的同时，都忙于自救互救、抢救生命、治疗伤病员，此时的心理创伤可以暂时得以掩盖，一旦事件逐渐平静，看到满目疮痍、亲人好友的逝去、财产的损失、生活的艰难等，就易出现严重的心理创伤和应激反应。我们在应对恐怖袭击和严重灾害时，一定要充分发挥心理疏导的作用并及时对现场救援人员、医务人员和公众作出相应处理。

第二节 生物、化学制剂的袭击

目前全世界大约有 1 500 个菌种库，大量的研究机构、大专院校、医疗防疫机构等都可以提供微生物或毒素物质。商业化的培养基和发酵罐以及有毒化学制剂很容易买到，自然界中也存在着可以作为生物制剂的病原体或毒素。相比其他恐怖手段来讲，生物、化学制剂的恐怖袭击具有成本低、技术简单易行、使用方便、恐怖效果更好、对恐怖分子自身来讲更加安全等特点，因此，越来越多地为世界各地恐怖分子或其他犯罪分子所采用。

例如，美国在遭受“9・11”恐怖袭击后仅一个月就接连遭到多起炭疽袭击，多人死亡，受感染住院治疗者更是不计其数，引起了巨大的恐慌。2002 年 9 月，在南京汤山发生的毒鼠强中毒事件虽然不是一个恐怖袭击事件，但也具备了化学制剂恐怖袭击的一些特点，造成了数十人死亡、数百人严重中毒，在当地群众中造成了极大的恐慌。

一、生物制剂恐怖袭击

（一）生物武器概述

生物武器（旧称细菌武器）是由生物制剂及其施放装置所组成的一种大规模杀伤性武器。生物制剂是指用来杀伤人员、牲畜和毁坏农作物的致病微生物及其毒素，是生物武器的杀伤部分。施放装置是指炮弹、炸弹、火箭弹、导弹弹头，布洒器和气溶胶发生器等，用以装载生物制剂并将其直接或间接地撒布到目标区的装置。严格来讲，生物制剂恐怖袭击是利用具有生命或生物活性的物质来危害有生命的对象——人员、牲畜以及农作物的恐怖活动。

生物武器总的发展趋势是：(1) 生物高新技术的发展使得生物制剂的研制发生了量变与质变，尤其是“基因武器”正在变为可能；(2) 广泛研究新型传染病病原体，试图以其作为潜在的生物制剂；(3) 深入探索真菌毒素作为新的生物化学制剂的可能性；(4) 保留传统的生物制剂，以便于在特殊情况下（如天花、鼠疫和霍乱被消灭后）再次使用；(5) 加强施放工具与方式的研究，以取得更好的杀伤效果。

1. 生物武器的种类

生物制剂的种类繁多。作为制剂的致病微生物，必须具有高度致病性、易传播流行、对外界抵抗力强、能大量繁殖(生产)、防治较困难等特点。从国外研制出的生物制剂情况看,生物制剂有数十种。历史上曾使用过的生物制剂有十几种。

2. 生物武器的危害性与局限性

生物武器具有独特的杀伤破坏作用,特别是气溶胶攻击方式的研究成功,更使其威力显著增大。但事物总是一分为二的,生物武器既有严重的危害性,又有很大的局限性。

(1) 危害性(危害特点)。

① 致病性和传染性强:用作生物制剂的病原微生物的致病力较强,即感染剂量小、潜伏期短、临床症状重或病死率高。各种制剂的致病作用不同,有致死性和失能性之分,但无绝对的界线。不同制剂引起的疾病,其病程长短和治疗的难易也不同。

生物制剂多数是传染性强的致病微生物,一旦引起发病,容易在人群中互相传播,酿成疾病流行的恶果,也可能经带菌、带病毒的医学节肢动物叮咬野生动物形成自然疫源地。

② 种类和致病途径多样:生物制剂的种类较多,且新的制剂不断涌现,恐怖分子也可能将多种制剂同时施放。生物制剂可以通过多种途径侵入人体:人经呼吸道吸入溶胶,就会感染肺鼠疫、天花;人经消化道食用被生物制剂污染的食物和水,就会感染霍乱、伤寒、肉毒毒素、葡萄球菌肠毒素;生物制剂经皮肤及黏膜破损处侵入人体,可使人感染疾病,如炭疽;生物制剂经虫媒叮咬侵入人体,可使人感染鼠疫、兔热病、黄热病、森林脑炎等疾病。

生物武器的多样性,可以适应各种不同情况和恐怖袭击目的。

③ 面积效应大:生物武器利用气溶胶攻击方式,用小量的生物制剂就能够污染较大的面积。有些生物制剂导致的疾病(如鼠疫、霍乱、天花、拉沙热等)传染性很强,在一定条件下,能使人与人之间或家畜与人之间互相传染,造成疾病流行,危害范围更加广泛。

④ 危害时间长:一般生物制剂气溶胶危害时间可达数小时至数天。有些生物制剂对外界环境有较强的抵抗力,如霍乱弧菌在一定条件的土壤或水中能存活一个月;天花病毒干燥后在有阳光处也可存活一个月以上;能形成芽孢的炭疽菌和形成孢子的真菌,在外界可存活数年到数十年。这些制剂的气溶胶粒子沉降在各种物体表面上,随尘埃扬起形成再生性气溶胶时,可再次造或危害。

⑤ 不易侦察发现:恐怖分子都是在秘密而隐蔽的情况下使用生物武器的,袭击时往往无特殊迹象,尤其是施放的生物制剂气溶胶(云团)无色、无味、无声或噪声很低,且一般多在夜间、拂晓时施放,若无准备和特殊仪器则不易侦察发现。投下的带有生物制剂的昆虫、动物也易与当地原有者混淆,不易区分。

人员感染后,初期无症状,检验和鉴定需要一定时间和专门器材,也有碍于疾病的及时发现。

⑥ 具有生物专一性:生物制剂只能使人、畜或农作物致病或者死亡,对于没有生命的生活资料、生产资料、建筑物以及武器装备等无破坏作用。

⑦ 成本低廉:由于近代发酵技术在工业中应用的发展,微生物可以大量培养,所以生产生物武器的成本较低。据1969年联合国化学、生物武器专家组测算,为杀伤居民进行一次大规模战争袭击,每平方公里所需的成本费分别是:常规武器为2 000美元,核武器为800美元,化学武器为600美元,而生物武器仅需1美元。

(2) 局限性(弱点)。

① 受自然条件的影响:生物制剂绝大多数是一些活的致病微生物,在储存、运输、施放过程中不断死亡。各种自然因素如温度、湿度、日光、风向、风速、降雨、下雪以及地形、地物等对生物制剂气溶胶的存活和扩散都有明显的影响。因此,生物武器的使用在时间和空间方面受到很多限制,并不是在任何时间、任何地点都能应用的。

② 受社会因素的制约:社会制度和卫生防疫措施,对生物武器危害作用的发挥有很大限制力量。被攻击国家的社会制度、军民觉悟、卫生与文化水平以及防护情况等,对生物武器袭击后果有决定性影响。如果卫生状况良好、防护水平较高,就能大大减小生物武器的杀伤破坏作用。

③ 无立即杀伤作用:生物制剂进入人体后,都要经过一定潜伏期,短者数小时,长者十多天。它不像常规武器或核、化学武器那样具有瞬时杀伤作用,作为战术武器使用会受到限制。同时,如能早期发现、诊断并及时采取防治措施,就可以减少发病,防止蔓延。

④ 有反向性:恐怖分子使用生物制剂气溶胶时,若出现风向倒转,则会危及自身。尤其是在使用生物制剂新毒株时,如无自然免疫和疫苗,则对使用者而言也是危险的。

3. 生物武器的使用方法

(1) 施放生物制剂气溶胶。生物制剂气溶胶的施放装置包括下列 3 种类型:① 爆炸生物弹,它利用爆炸时所产生的力量将制剂分散成气溶胶;② 机械发生器,它利用施放时压缩气的膨胀力将发生器内的制剂喷成气溶剂;③ 喷撒箱,它用压力使制剂通过喷头形成气溶胶,可装在飞机或舰艇上使用。

(2) 投撒带生物制剂的昆虫、鼠类或杂物。将大量人工感染某种致病微生物的虫媒(如蚊、蝇、蚤、蜱、蜘蛛、标本虫等)和鼠类,或污染有生物制剂的食物、羽毛、传单等投掷到目标区,使当地人和动物受染。

撒布的容器和方法有:① 四格弹,其大小和形状与 250 kg 重的普通炸弹相似,容积 72 L,分四格,装有定时引信,在离地面约 30 m 高处纵向裂开,昆虫逸出散布在 100 m 直径范围内;② 带降落伞的硬纸筒,投掷后在一定高度筒底盖脱开,昆虫逸出,适用于撒布比较脆弱的蚊虫;③ 石灰质薄壳容器或硬纸包,可装带有鼠疫标菌等的家蝇、蜘蛛、羽毛和人蚤等。

(3) 污染水源、食物或通风系统:污染水源的攻击手段很多,可采用空投的方法,也可采用地面污染的方法,如恐怖分子潜入生产生活基地,投放生物制剂以污染食物、水源或通风系统等。

(二) 生物武器的防护

对恐怖袭击及未来战争中恐怖分子使用生物武器的可能性,我们必须保持高度警惕,采取积极防御的方针,平时要做好反生物战的准备,采取经常性的预防措施。

1. 经常性预防措施

(1) 广泛开展反生物战的宣传教育,提高军民的生物武器防护知识水平。

(2) 搞好以除害灭病为中心的群众性爱国卫生运动,积极开展医学节肢动物防治和灭鼠工作,搞好环境、食堂、水源和个人卫生。

(3) 有计划地利用生物制品进行预防接种,提高人群免疫水平。

(4) 严格执行有关传染病的管理制度。

2. 生物恐怖袭击发生时的表现

(1) 在事件区发现不明粉末或液体,遗弃的容器和面具,大量昆虫;

(2) 微生物恐怖袭击后 48 ~ 72 h 或毒素恐怖袭击后几分钟至几小时,出现规模性的人员伤亡;

(3) 在现场人员中出现大量相同的临床病例,在一个地理区域出现本来没有或极其罕见的疾病;

(4) 在非流行区域发生异常流行病;

(5) 患者沿着风向分布,同时出现大量动物染病。

3. 生物恐怖袭击时的防护措施

(1) 个人防护:穿戴个人防护器材,防止生物制剂经呼吸道、皮肤黏膜、消化道或虫媒叮咬侵入体内。

呼吸道防护:① 防毒面具:它对微生物气溶胶有很好的滤除效果,佩戴得当可完全防止制剂经口、鼻、眼侵入;② 防护口罩:它是用过氯乙烯高效滤材制成的,其内面有塑料支架,边缘有可调节的松紧带,并在鼻梁处加有铝片可调节至与面部完全密合,对微生物气溶胶的阻留率在99.9%以上,呼吸阻力也较小;③ 防疫口罩:在一块100 cm×50 cm的纱布中央铺上1.5 cm厚、25 cm×15 cm见方的脱脂棉垫,将上、下边的纱布折过来包住棉花作为口罩主体,再把纱布从左右两端剪开到棉层边缘作为口罩带即制成,对微生物气溶胶的阻留率在90%左右;④ 毛巾口罩:将毛巾的两条边剪成4根带子,再将毛巾折成5层即成,它对微生物气溶胶的阻留率在70%左右;⑤ 将三角巾、手帕等纺织品折成口罩,进行防护。

皮肤、黏膜的防护:① 专职防疫人员侦察、洗消或在污染区工作时可穿上防毒衣或防疫服;② 扎紧领口、袖口、裤口,将颈部用围巾或毛巾围好,戴手套,如外面再穿雨衣或披塑料布等效果会更好;③ 戴风镜可防止生物制剂经眼结膜侵入,但预先应将风镜的通气孔封贴好;④ 在皮肤暴露部位涂擦驱避剂(二乙基间甲苯酰胺,其对蚊、蠓、蚋、蜱、螨等驱避效果可持续4~7小时),涂药时注意不要涂在黏膜上。

(2) 集体防护:有条件时可利用密闭的有过滤通风装置的掩蔽部、坑道、地下室以及密闭性能较好的车辆进行防护。具体要求如下:① 迅速将人员带到生物制剂气雾团或污染区的上风处或者气雾团飘移路线的一侧;② 在黄昏、夜晚、黎明、阴天或雪后,生物制剂气雾团多贴地面移动,此时人员宜到高处;③ 在晴朗的白天,生物制剂气雾团多随气流上升扩散,此时人员宜到低平处;④ 树林或建筑物可阻留部分生物制剂,但生物制剂气雾团在林内或建筑物间不易扩散,滞留较久,因此,人员宜到其下风处,但不要在林内或建筑物间停留。

(3) 粮食、食物、水源和其他物资的防护:

① 大批的粮食与食物应贮藏于密闭的仓库或地窖内,必要时还需用生物制剂气溶胶不易透过的材料(如塑料布、篷布或毡布等)覆盖。少量的粮食与食品可存放在密闭的箱、盒、塑料袋、厚纸袋或其他密闭容器中。

② 尽可能使用机井。普通水井、贮水池或贮水器皿加盖,必要时加锁。

③ 在受到生物武器袭击后,应先对盛装粮食、食物、水的容器表面和覆盖物以及井盖表面进行消毒,然后再开启使用。

④ 技术兵器、运输工具等大型装备,可用帆布套、篷布等严密覆盖。

4. 采集标本送检

根据侦察线索,采集各种敌投物、被污染的物体、患者、尸体或动物等标本,送检验机构进行微生物学检验,以确定恐怖分子使用生物制剂的情况,采取针对性防护措施。

(1) 采样注意事项。

① 采集前,应穿防护服、靴、手套,戴防毒面具或口罩;采样时,不得用手直接接触标本;采样后,应对所用服装和工具等进行消毒处理,并进行个人卫生处理和接受医学观察。

② 采样应及时、准确。采集外界标本时要遵循先动后静(先采气溶胶云团、昆虫等,后采容器、杂物等物品)、先近后远(就距袭击点的远近而言)和先密后疏的原则。空气标本应在4小时以内采集;地面标本应在污染区消毒、杀虫及灭鼠之前采集;患者标本应在使用抗菌药物之前采集;尸体标本应在病死后10小时以内采集。

③ 盛标本的容器应经过蒸煮并保持干燥清洁，注明采集地点、采集时间、标本数量、采集人姓名和单位等。

④ 为防止标本变质，应立即送检。送检标本应低温冷藏或放在阴凉处；有些标本应加保存液，如疑似霍乱患者的吐泻物，可用碱性蛋白胨水保存；病毒、立克次体标本可用50%中性甘油生理盐水保存；病理标本应浸泡在10%甲醛溶液中。

⑤ 应将标本严密包装，专人后送，以防止扩大传染。

（2）采样方法。

① 空气采样：可用各种空气采样器在气溶胶中心下风向、空气流动不畅的位置采集。

② 弹片或其可疑容器，可直接采样。

③ 可疑污染的植物，可采取树叶、草叶10余片。

④ 污染物体表面，可用棉签蘸生理盐水、3%明胶盐水或肉汤培养基擦拭，然后将棉签装在盛有3～5 mL生理盐水或肉汤培养基的试管内送检。

⑤ 水样应取表面水100～150 mL。怀疑自来水受污染时，先用酒精擦拭水龙头，然后在放水10分钟后采样。

⑥ 泥土、雪、冰，可采集表层5～10 g，装在小瓶或塑料袋内。

⑦ 昆虫、动物标本采样：蚊、蝇，可先用吸蚊管和捕虫网捕捉；蜱、螨，可用布旗或毛巾在地面上拖动，使其黏附于布面上，而后用镊子夹取；蚤类，可先用涂有黏性物的纸或湿毛巾粘捕，再用湿棉签或毛笔蘸取。昆虫标本应采集20～50只，尽量采集活的，后送时装入通气的容器内，防止逃跑和死亡。

应将捕捉的鼠类的毛打湿，防止体表寄生虫逃跑。活鼠可先装入通气的铁盒中或留于捕鼠器内，再用布口袋罩上，扎好；死鼠可装入纸盒、瓦罐、塑料袋或者布袋内封闭或扎好。

⑧ 患者与尸体标本采样：应根据临床诊断，采集患者的血、痰、呕吐物、粪便等，采集尸体的脏器。

5. 污染区与疫区处理

遭受恐怖分子生物恐怖袭击时，生物制剂所涉及的范围，称为污染区。生物制剂所引起的传染病患者及其密切接触者居住和活动的房间、庭院、街道或村庄等，称为疫区。

（1）划定污染区范围，实行管制和封锁。污染区的范围与恐怖分子使用生物制剂的种类、数量，施放方式、气象条件、地形地物以及危害时间等多种因素有关。污染区的划定及其封锁，需由领导机关决定；决定封锁后，在通往污染区的道口设武装警戒和检疫哨卡，限制人员出入和物资外运。在污染区内进行杀虫、灭鼠和消毒，对恐怖分子投掷的杂物及僵死动物应集中焚烧掩埋。

（2）对受污染人员进行紧急处理，如进行医学观察或留验、预防接种或服药预防、卫生整顿等。

（3）发现传染病患者应立即隔离和治疗，并检疫接触者。经上级批准后，实行疫区封锁。

二、化学制剂恐怖袭击

（一）化学武器概述

化学武器是利用军用毒剂的毒性作用，杀伤、牵制对方有生力量以及毁坏植物的武器，是由毒剂弹药及其施放器材组成的。毒剂弹药包括装填毒剂的炮弹、炸弹、地雷、毒烟罐、火箭弹、导弹、飞机播撒器等；施放器材是指多种类型的火炮发射架、火箭发射架、导弹发射装置及飞机等。

化学武器总的发展趋势是:(1) 开展新的毒素毒剂、新作用机制毒剂、能破坏三防装置的毒剂及具有双重作用的失能剂等的研究,以增加难防、难侦、难治的毒剂品种;(2) 加强毒剂配伍、胶粘化、调节挥发度的添加剂和增加稳定剂、助渗剂及生化增效剂的研究,以增强军用毒剂的使用效果;(3) 加强二元化技术及远程、多管、面积效应大的重型武器的研究,以提高化学武器的安全性和毁伤威力。

1. 军用毒剂的分类

(1) 按毒害作用分类:

① 神经性毒剂:它是一类毒性很强的有机磷化合物,有沙林、梭曼、塔崩、维埃克斯等,能引起神经系统机能严重障碍。

② 糜烂性毒剂:有芥子气、路易氏剂等,能引起皮肤、黏膜的糜烂和坏死。

③ 失能性毒剂:如毕兹等,能引起思维和运动机能障碍,使人暂时失去战斗能力。

④ 全身中毒性毒剂:有氢氰酸、氯化氰等,能破坏细胞呼吸造成组织缺氧,引起全身机能障碍。

⑤ 窒息性毒剂:有光气、双光气等,主要伤害呼吸器官,引起中毒性肺水肿。

⑥ 刺激性毒剂:有亚当氏气、苯氯乙酮、西埃斯、西阿尔等,主要对眼睛和呼吸道有强烈的刺激作用。

(2) 按毒剂杀伤作用持续时间分类:常温条件下,作用持续时间在 1 小时以内的为暂时性毒剂,如沙林、氢氰酸、光气、毕兹等;作用持续时间在 1 小时以上的为持久性毒剂,如维埃克斯、芥子气等。

2. 化学武器的特点

(1) 化学武器通过毒性作用使人(畜)中毒,进而起到杀伤、失能、牵制和扰乱作用。

(2) 中毒途径多。毒剂可以直接由呼吸道、眼睛、消化道、皮肤黏膜、伤口进入人体,引起中毒;也可以污染地面、植物、服装、武器装备、粮库及水源,使人员接触或食用后间接中毒。

(3) 作用时间长。常规武器只在爆炸瞬时产生杀伤作用,而化学武器造成的伤害可以持续数小时、几天甚至数十天。

(4) 杀伤范围广。毒剂施放后,毒剂云团可以随气流扩散,对处于无防护的工事、坑道、掩体内的有生力量,均有杀伤作用。

(5) 使用时的局限性:① 在敌我双方近战时,若使用不当不但不能伤害对方,反而会伤害自己;② 施用于防化训练有素并装备有防护器材的部队,则难以达到杀伤目的;③ 使用化学武器受自然条件的限制,如在大雪、大雨、大风、气温过高或过低等气象条件下均不宜使用。

应当指出:恐怖分子施放毒剂的时机,一般是在早晨、傍晚、夜间或阴天的时候;山岳丛林可使毒剂云团扩散减慢、杀伤面积减少,但毒剂滞留时间较长,需加以注意。

(二) 化学武器的防护

1. 恐怖分子施放毒剂的迹象

(1) 一般毒剂弹内装填炸药较少,故爆炸时声音低沉、弹坑浅、弹片大;弹坑及周围有油状液滴;出现白色烟雾气团或其他颜色毒气团,如沙林弹爆炸时,出现青灰烟云。

(2) 放毒后有时可嗅到气味,如烂苹果(光气、双光气)、大蒜(芥子气)、荷花香(苯氯乙酮)、天竺葵叶汁(路易氏气)、苦杏仁(氢氰酸)、芳香水果(沙林、塔崩)等味道。

(3) 发现恐怖分子施放毒剂的器具及其残片,或附近地面、树叶、杂草上有油状液滴和油斑,或突然出现树叶、草丛枯黄,小虫、鸟、鱼类、青蛙大批死亡,蚂蟥蜷缩等现象。

(4) 有飞机低飞,机尾或经过的航线出现灰白色的带状烟雾,烟雾迅速扩散,随后降到地面或物体上,形成液滴。

2. 人员防护

(1) 个人防护:当听到防化信号或发现恐怖分子施放毒剂的征象时,应迅速穿戴好防护用具,如防毒面具,防毒衣、靴、手套等。如无防护用具,应积极采取下列简易方法进行防护。

① 呼吸道防护:

用事先缝上布带的毛巾、手帕,倒上米粒大小的干燥土粒或木炭粒约 1 ~ 1.5 口杯,按纱布口罩式样折叠包好,制成简易防毒口罩,用以紧密捂住口鼻。这种口罩防护神经毒剂(沙林)效果较好,对烟态毒剂的防护特别有效。

利用浸渍口罩。将普通口罩、毛巾或其他布类叠成多层口罩,用 10% 小苏打水、肥皂水、碱水、石灰水、清水或尿液等浸渍,稍拧干后紧密捂住口鼻,这种口罩对烟态毒剂防护效果较好。

在装土防护筒、硬纸筒或罐头筒的底部钻上许多小孔,然后倒入 5 cm 厚的干燥土粒或木炭粒,上口按个人口鼻形状做成椭圆形,并垫上棉花、泡沫塑料等,使之与面部密合,此法对沙林和芥子气都有防护作用。

② 眼睛的防护:将普通风镜的通气孔也用胶布封好,戴在眼睛上,或用胶水或胶布将透明的塑料薄膜(或玻璃纸)沾在眼眶周围,均可防护毒剂对眼睛的损害。

③ 皮肤的防护:凡能遮盖身体的物品,都可用作皮肤防护器材,如雨衣、塑料布、蓑衣等。此外,用高筒鞋(靴)、茅草、破旧衣服等包裹下肢,或用泥巴糊于下肢,都可起到不同程度的防护作用。

(2) 集体防护:防空洞、山洞、地道、掩蔽部及永备工事等都可在集体防护时使用。为防止毒气侵入,应增设密闭门。条件许可时,应安装滤毒通风装置或构筑滤毒坑。

3. 毒剂的洗消

(1) 染毒人员的洗消:迅速用棉花、布块、纸片等将可见毒剂液滴轻轻擦去,再用 71 型皮肤消毒剂(无消毒剂时可用 20% 漂白粉溶液或 30% 洗衣粉溶液或 30% 肥皂水,亦可用清洁水或尿代替)擦拭皮肤染毒部位。擦拭时尽量勿使染毒面积扩大,避免消毒液进入眼、口、鼻及伤口,擦拭后立即用清洁水冲洗已消毒部位。眼染毒后若有发红、怕光、流泪反应,可用 2% 小苏打溶液或清洁水冲洗。为彻底除去皮肤上剩余的毒剂、消毒液等,必要时可用水及肥皂水洗涤全身,洗消后要更换服装。

(2) 染毒地面的消毒:可用 20% 漂白粉溶液喷洒、铲除表面土层(约 10 cm),也可使用火烧(1.5 kg 干草/m^2)或掩埋等方式对表面土层进行处理。

(3) 染毒服装及医疗卫生器材的消毒:服装、敷料或绷带染毒后,可用 2% 小苏打水或其他碱性水溶液煮沸 30 ~ 60 min,并用清洁水洗净晾干。金属器材染毒时可用汽油、酒精等有机溶剂擦洗,除去可见毒剂,然后用 2% 小苏打水煮沸 5 ~ 10 min,再用清洁水洗净擦干。染有神经性毒剂(VX)的器械,也可用 10% 氨水或 71 型消毒剂擦洗后用清水洗净,然后使用。染有糜烂性毒剂的器械,可用 20% ~ 25% 氯胺溶液或 71 型消毒剂擦洗后用清水洗净,然后使用。对染毒的玻璃、瓷质、塑料器材,除按金属器材的消毒方法处理外,因其不怕强碱和漂白粉的破坏,故还可用 10% 氢氧化钠溶液浸泡 1 ~ 2 h,或用漂白粉浆(1 : 5)浸泡 1 ~ 2 d,浸泡后用清水冲洗。

(4) 染毒水的消毒:在汲取染毒水时,应取中层水,并尽量避免使水搅动。染毒的水可用煮沸消毒法,使毒剂蒸发和水解而失去毒性。煮沸后的水,经鉴定无害方可饮用。

① 神经性毒剂、芥子气染毒水,需敞开煮沸 20 ~ 30 min(从沸腾时计)。

② 路易氏剂染毒水，先加碱性物质（氢氧化钠、碳酸钠）使水成碱性，再向水中加入三氯化铁（0.4 g/L），煮沸 1 h，取上清液使用。

③ 氰类毒剂染毒的水，每升中先加入醋酸 3 ~ 4 mL 或浓盐酸 3 ~ 4 滴，然后煮沸数分钟。

(5) 染毒食物的消毒：粮食、肉类、蔬菜被蒸气态毒剂染毒后，可经通风或温水洗涤，在毒剂气味消失后，煮熟食用。在食物被液滴态毒剂染毒后，可除去其染毒层（约 4 ~ 6 cm），对剩余部分进行通风处理。粮食消毒后，必须经鉴定无毒方可食用。主要军用毒剂的性能及消毒方法，参见表 2-20-1。

表 2-20-1　主要军用毒剂的性能及消毒方法

类别	名称	美军代号	状态和颜色	气味	持久性	消毒方法
神经性毒剂	沙林	GB	无色液体	几乎无味，或稍有芳香水果味	液滴：夏天 1 ~ 1.5 h，冬天增数倍 蒸气：数分钟至数十分钟	可用 10% 氢氧化钠溶液对地面及器材消毒，亦可用漂白粉、次氯酸钙液消毒。对皮肤可用 10% 氨水消毒。
	维埃克斯	VX	无色液体	硫醇味	液滴：冬天可持续 1 周以上	可用 71 型消毒剂对皮肤消毒。
糜烂性毒剂	芥子气	HHD	无色油状液体，工业品为黑褐色液体	纯品稍有大蒜气味，工业品有强烈的大蒜气味	夏天：开阔地 5 ~ 24 h，森林 3 ~ 5 d 冬天：2 ~ 3 d	根据不同对象用漂白粉、次氯酸钙、氯胺溶液、71 型消毒剂等消毒。
	路易氏剂	L	无色液体，工业品为暗褐色液体	有天竺葵气味	夏天：数小时 冬天：2 ~ 3 d	同芥子气。尚可用 10% 氢氧化钠溶液消毒，对皮肤可使用 5% 碘酒、二巯基丙醇软膏消毒。
窒息性毒剂	光气	GG	无色气体	有烂苹果气味	夏天：开阔地 15 ~ 20 min，森林 2 ~ 3 h 冬天：延长数倍	通风，煮沸消毒，掩蔽部内喷洒氨水或 5% 碳酸钠溶液消毒。
	双光气	DP	无色液体，工业品为黄褐色液体	有烂苹果气味	夏天：开阔地 0.5 ~ 1 h，森林 12 d 冬天：延长数倍	
全身中毒性毒剂	氢氰酸	AC	无色易挥发液体	稍有苦杏仁气味	开阔地 10 ~ 15 min，森林约 1 h	通风，日晒，煮沸消毒。
	氯化氰	CK	无色气体	有刺激味	15 ~ 20 min	
刺激性毒剂	亚当氏气	DM	黄色结晶，工业品为暗绿色粉末	几乎无气味	10 min 左右	机械消毒法消毒，通风。
	苯氯乙酮	CN	无色结晶，工业品为黄绿色粉末	有荷花香气味	10 min 左右	
	西埃斯	CS	白色或淡黄色结晶	无气味	10 min 左右	

（三）各种毒剂损伤的症状及急救

1. 神经性毒剂损伤的症状及急救

神经性毒剂都含有磷，故称含磷毒剂或有机磷毒剂。目前恐怖分子装备的毒剂有沙林、梭曼、维埃克斯，其中又以沙林、维埃克斯为主。农业用的有机磷杀虫剂（1605、1059、敌敌畏等）和神经性毒剂的性质相似，只是毒性较低。

此类毒剂为无色透明液体，施放时可造成蒸气态、液滴态，还可有气溶胶态。神经毒剂中毒后的急救原则和方法可参照有机磷农药中毒的急救原则和方法。

2. 皮肤糜烂性毒剂损伤的症状及急救

主要有芥子气和路易氏剂，均为油状液体，在常温下挥发慢，难溶于水；都有很强的穿透力，能透过皮肤和黏膜；都易被氧化剂、氯化剂（如漂白粉、氯胺等）所破坏。

施放时液滴态、气溶胶和蒸气态同时存在，能通过各种途径引起人体中毒。

（1）中毒症状：这类毒剂沾染人体，经一定潜伏期后，可在染毒的部位引起刺激症状；被人体吸收后，则引起全身中毒症状。芥子气和路易氏剂中毒的共同症状如下：

① 皮肤损伤：皮肤接触液滴态毒剂后，经 30 min 至 6 h 的潜伏期，先是局部起红斑、水肿，伴有灼痛，而后水肿边缘出现水疱，水疱破后形成糜烂或溃疡。皮肤接触芥子气蒸气态后，经 6 ~ 12 h 的潜伏期（路易氏剂潜伏期短，一般为 10 ~ 30 min），一般只出现红斑，很少形成水疱或糜烂。

② 眼损伤：皮肤糜烂性毒剂可引起不同程度的结膜炎、角膜炎，使眼部产生灼热感、异物感，出现疼痛、流泪、羞明、结膜充血、水肿等症状，甚至引起角膜混浊和溃疡。

③ 呼吸道中毒症状：蒸气态或气溶胶态毒剂侵入人体，经一定潜伏期后，引起感冒样症状，有鼻喉部灼热、流涕、咳嗽、喉痛、声嘶、胸骨后痛等症状；严重者可导致呼吸困难、气管内形成伪膜，伪膜脱落堵塞气管或喉头水肿时可造成窒息。

④ 胃肠道中毒症状：误食毒剂后，可引起恶心、呕吐、腹痛、腹泻，严重者可有便血；舌和口腔黏膜有充血、水肿、溃疡。

⑤ 全身吸收中毒症状：人体吸收毒剂后可出现头痛、头晕、乏力、发热、烦躁不安等症状，严重者可发生抽搐及昏迷。

（2）急救：

① 防止继续中毒：迅速给伤员穿戴防护外套。

② 皮肤染毒：先拭去毒剂液滴，再用皮肤消毒剂进行消毒（方法见神经性毒剂中毒的急救）。无消毒剂时亦可用水冲洗，路易氏剂染毒时，可用 5% 二巯基丙醇软膏或 3% 碘酒消毒。

③ 眼睛染毒：用 0.2% 氯胺溶液或 2% 碳酸氢钠溶液、大量清水冲洗。路易氏剂染毒时，用 3% 二巯基丙醇软膏涂眼，轻揉 1 min，然后用净水冲洗。

④ 胃肠道染毒：先刺激咽部催吐，再用 2% 碳酸氢钠溶液或 1 : 5 000 高锰酸钾溶液漱口、洗胃。然后将 10 ~ 20 g 活性炭末加入一杯水中口服。路易氏剂染毒时，可先催吐或洗胃，然后口服解砷灵（二巯基丙磺酸钠）20 mL。

⑤ 使用抗毒剂：芥子气中毒应尽早静脉注射 50 mL 25% 硫代硫酸钠（中毒后 1 h 内）。路易氏剂中毒应早期静脉注射 1 ~ 2 g 二巯基丁二酸钠，或肌注 5 mL 5% 解砷灵，以后可根据情况继续治疗。

3. 失能性毒剂损伤的症状及急救

失能性毒剂（毕兹）为白色粉末固体。恐怖分子施放的失能性毒剂为烟态，主要经呼吸道侵入人体引起中毒。中毒后 2～4 d 逐渐恢复正常。

（1）中毒症状：毕兹的失能作用主要是使中枢和周围神经系统功能紊乱，其症状发生缓慢，中毒后 0.5～1h 出现症状。

① 中枢症状：思维活动减慢，判断力、注意力、记忆力减退，反应迟钝，嗜睡，眩晕，无力，行动不稳，有时又会兴奋、激动、出现妄想和幻觉等。

② 周围症状：一般有口干、皮肤潮红、瞳孔散大、眼花、心跳加快、体温升高、尿潴留和便秘等症状。

（2）急救：

① 及时使用防毒面具或简易呼吸道防护器材，防止毒剂继续吸入。

② 发生中毒时，可肌注解毕灵 10～20 mg 或肌注毒扁豆碱 3～4 mg。

4. 全身中毒性毒剂损伤的症状及急救

全身中毒性毒剂主要有氢氰酸和氯化氰，为无色液体，施放时为气态，侵入人体引起中毒后，可破坏细胞对氧的利用并引起神经系统的严重障碍。

（1）中毒症状：

① 前驱期：中毒当时可闻到苦杏仁味，舌头麻木，眼刺痛、流泪，上呼吸道有灼热感，呼吸加快，头昏、恶心，心前区疼痛。严重中毒时，前驱期极短。

② 呼吸困难期：胸部有压迫感，呼吸困难，心慌，脉快，恶心，呕吐，步态不稳，意识紊乱，皮肤黏膜呈鲜红色。

③ 惊厥期：出现阵发性强直性惊厥，甚至出现角弓反张、瞳孔散大、意识丧失症状，呼吸可能会暂时停止。

④ 麻痹期：全身肌肉弛缓，反射消失，大小便失禁，呈潮式呼吸，最后呼吸停止。

（2）急救：

① 立即吸入亚硝酸异戊酯。将亚硝酸异戊酯安瓿用纱布包好，捏破，置鼻前吸入 30 s，间隔 2 min 可再吸 1 安瓿，必要时可连续吸入 5～6 安瓿。在染毒区内可将安瓿捏破，置于防毒面具内使伤员吸入。伤员呼吸微弱或停止时，应进行人工呼吸帮助吸入。

② 及时使用抗毒剂。在吸入亚硝酸异戊酯后，应尽早先给 10 mL 3% 亚硝酸钠溶液静脉注射，随后给 50 mL 25% 硫代硫酸钠溶液静脉注射，注射速度都要缓慢。

4－二甲氨基苯酚(4-DMAP)抗毒效价高，形成高铁血红蛋白作用速度快，毒性低，稳定性好，持续时间长而不引起血压下降，肌内、静脉注射均可，用量为 0.2～0.25 g/人，可重复给药，还能与硫代硫酸钠交替使用。

5. 窒息性毒剂损伤的症状及急救

窒息性毒剂主要有光气、双光气。光气是无色气体，双光气是无色或稍带褐色的液体。其战术使用状态为蒸气态，只能通过呼吸道侵入人体引起中毒。

（1）中毒症状：光气、双光气重度中毒后，刺激呼吸道发生肺水肿，症状大致可分为下列 4 期：

① 刺激期：人体吸入毒剂后，即有咳嗽、胸闷、呼吸浅表而快、头晕、咽干等反应。此期一般不超过 1 小时。

② 潜伏期：约 2～8 h，有时可长达 24 h，此阶段刺激症状会减轻，伤员自觉良好，但肺水肿病变却开始发生并继续发展，如不注意休息，可加重病情。

③ 肺水肿期：约在中毒后 24～48 h 出现，此阶段伤员会逐渐或突然出现急性肺水肿症状，如呼吸困难、咳嗽、口鼻溢出大量淡红色泡沫状液体，血液开始浓缩，缺氧症状逐渐加剧。常可分为青紫

期和休克期。在青紫期,伤员脉搏快而充实,血压正常或稍高,皮肤黏膜因缺氧而呈现紫绀。在休克期,伤员循环衰竭,脉搏微弱、快而不规则,血压下降,皮肤苍白,出冷汗。

④ 恢复期:经过抗肺水肿治疗后,症状消失,逐渐恢复健康。

(2) 急救:

① 给中毒伤员戴防毒面具或浸湿的纱布口罩,并迅速撤离染毒区。

② 保持伤员绝对安静,尽量减少行动。即使中毒伤员自己能行走,也必须用担架或车辆搬运后送。

③ 必要时,使用镇静剂和激素(泼尼松 5 ~ 10 mg,每日 3 ~ 4 次)。

④ 伤员呼吸停止时,应进行人工呼吸。有条件时,应尽早开始间歇给氧。

6. 刺激性毒剂损伤的症状及急救

刺激性毒剂主要有西埃斯、亚当氏剂、苯氯乙酮,均为固体状毒剂,使用状态为烟态。一般在开阔地,刺激性毒剂能维持有效刺激浓度约 10 min 左右,主要对眼、鼻、咽及上呼吸道有强烈刺激作用,其可使战斗力暂时减弱或丧失,但恢复较快,防护比较容易。

(1) 中毒症状:

① 西埃斯对眼、上呼吸道均有强烈的刺激作用,可引起眼及咽喉烧灼刺痛、流泪、咳嗽,对潮湿皮肤也产生刺激作用并引起刺痛感。

② 亚当氏剂主要对上呼吸道有强烈的刺激作用,可引起剧烈的打喷嚏、咳嗽、流涕、胸骨后疼痛。

③ 苯氯乙酮主要对眼有强烈的刺激作用,可引起眼灼热、刺痛、大量流泪、怕光、不能睁开等;严重时,可引起头痛。这些症状在数分钟内即会加剧。

以上 3 种毒剂的中毒者,在离开染毒区后症状迅速好转或消失。

(2) 急救:

① 遭到此类毒剂袭击时,应立即暂停呼吸并闭眼,迅速戴上防毒面具,拭去身上的毒剂。

② 呼吸道症状剧烈或有胸骨后剧痛时,可吸入抗烟剂,每次可吸入 1 ~ 2 安瓿,必要时可将抗烟剂置于面具内吸入。抗烟剂处方为氯仿 40 mL、乙醇 40 mL、乙醚 20 mL、氨水 5 ~ 10 滴,把抗烟剂分装成 100 支,每支 1 mL。

③ 剧痛时,可皮下注射 1 mL 1% 盐酸吗啡。

④ 有条件时,可用 2% 碳酸氢钠溶液洗眼、鼻和漱口。皮肤染毒时,可用水或肥皂水洗净。

参考文献

[1] Born CT, Briggs SM, Ciraulo DL, et al. Disasters and mass casualties: II. explosive, biologic, chemical, and nuclear agents. Am Acad Orthop Surg,2007,15(8):461-473.

[2] 肖振忠. 突发灾害应急医学救援. 上海:上海科学技术出版社,2007.

[3] 茅志成. 医疗救护员. 北京:中国协和医科大学出版社,2007.

[4] 冯丽洁,沈洪,李银平. 第 37 例——"9·11"恐怖袭击事件后美国的灾害救援及急救反应(Internet网上讨论). 中国危重病急救医学,2001,13(11):703-704.

[5] 祁国明,齐小秋,吴明江,等. 灾害事故医疗卫生救援指南. 北京:华夏出版社,2003.

第二十一章　战伤救治

Chapter 21　Rescue of the Battle-field Injury

钟正江
Zhong Zhengjiang　解放军八一医院急诊科主任、主任医师
申　红
Shen Hong　解放军八一医院 ICU 副主任医师

战伤是特殊环境下的损伤，战伤救治是战争卫勤保障中的重大课题之一，战伤救治工作应遵循分级救治、时效救治、整体救治、精确高效的基本原则。在1979年中越边境自卫反击战中，中国军队伤死率与抗美援朝战争时的相比有明显降低，手术率、抗休克成功率及治愈归队率之高也是前所未有的，气性坏疽发生率很低，破伤风未见报告。这些都得益于在战伤的整体分级救治过程中，各级救治机构采取的快抢快救、先抢后救、急者急救、危重先救、全面检查、科学分类、后送中连续监测与治疗等一系列行之有效的综合性救治措施。军事医学与灾难医学原属同宗学科，它们的救治理论与技术极为相似。但战伤比灾害损伤的种类更多，伤情更复杂，伤势更凶险。因此，战伤救治模式可在灾难医学中得到广泛的应用。了解战伤，学会处理，对灾害伤病的救治很有借鉴作用。

第一节　战伤的特殊性

战争贯穿着整个人类的发展史，战争给人类带来灾难，每一场战争都会造成巨大的伤亡。16世纪以后火药武器在战争中逐步取代了冷兵器，战争的破坏性、残酷性及创伤性随着火药武器的发展而加剧。就现代来说，二战以后共发生约200场局部战争，1 000余万人死于战火，近百个国家卷入战争的漩涡。随着局部战争连年不断发生，局部战争的战场变成了现代高技术武器的试验场，现代高技术武器杀伤性能正由单因素、单途径、单处杀伤向多因素、多途径、多处杀伤方向发展，战伤出现了新的特征。

一、战争局部环境对战伤的影响

战争爆发，战场的地域与时空的选择都在极端恶劣的自然地理、气象环境下进行，如山岳丛林、水网沼泽、高原沙漠、严冬寒天、高温酷暑等。同样的战伤，因战争局部环境的不同，其机体病理生理反应及愈后也会截然不同。在寒冷的气候条件下，伤后会被冻伤甚至冻僵。据不完全统计，两次世界大战中，发生冻伤人数达100多万。我军在抗美援朝、中印边境反击战和珍宝岛自卫反击战

中,皆遇到过战伤伴冻伤的情况。亚热带山岳丛林地区,山高坡陡,坡度在30°～70°,最高气温可达42 ℃以上,相对湿度可高达60%以上。气温高于31 ℃,就可给伤员带来新的热射病——中暑,第一次世界大战期间就有作战双方的热亡(中暑)决定了战斗胜负的战例。在高原缺氧环境中,伤后伴随着强烈的高原缺氧反应,易引发肺水肿与脑水肿。空战中,航空性战伤易伴高空低压环境的失重减压病与高空缺氧;海战、潜水中,航海性战伤易伴深水高压环境的潜水气压伤及水下爆震伤。据报道:气象武器的战术技术将在今后30年内逐渐成熟,届时,在战场上将通过实施气象战,制造洪水、泥石流,制造干旱,制造飓风,制造雷电。在这种特殊的环境中战伤救治的能动性与主动性将受到极大的限制,甚至无法开展救治。战伤救治与平时外科工作相比,一个最明显的差别是医疗工作环境极不稳定、医治条件简陋、医疗用品匮乏;野战救治机构经常随战斗部队转移,限制了一些医疗设备的携带和使用,药械以及其他医疗用品消耗得不到有效的补充。大的战役中,24小时内会有成百上千的伤员抵达野战医院,其中有相当一部分得不到及时有效的处置。野战医院或救护所的布点,通常要选择有合适的水源、电源、房舍,能隐蔽、防空、御寒、防暑等的场所,如无这些基本条件,医疗救治就无法有效展开。现代战争为立体战争,后方与前线概念模糊,救治机构常会遭受敌方空袭、炮袭与地面偷袭的严重威胁。在这种情况下,既要完成伤员的救治,又要时刻保持高度的警惕,保护伤员与自身的安全,医疗救治的人力、精力、物力会受到严重的干扰。另外,野战医疗一切的救治工作,都要高度服从于军事行动,很难按部就班地进行。这些都是战争局部环境创伤及创伤救治的特殊性表现。

二、战争杀伤武器及创伤的特点

(一) 常规杀伤武器及致伤特点

常规杀伤武器主要是枪、炮、地雷、手榴弹、集束炸弹及燃烧性武器等。常规杀伤武器品种不断翻新,并不断向高技术化方向发展,其杀伤性能已大幅度提高,杀伤威力更强。它们的致伤特点:(1) 常规高速轻武器致伤,组织损伤严重,伤道入口小、出口大,盲管伤和多脏器伤多。(2) 高速小弹片(钢珠)致伤,伤口小,伤口多,盲管伤多,损伤重。(3) 小型爆炸武器和气浪弹,会产生高速小弹片、冲击波及高热效应,引起火器伤、冲击伤、烧伤,伤情复杂。(4) 燃料空气炸弹可造成烧伤、弹片伤、间接伤或窒息。(5) 致伤因素多样、伤情错综复杂,突出的表现常是多发伤,伴有心肺和肝脾破裂、骨折、颅脑伤和胃肠道伤等,容易漏诊、误诊。(6) 伤道类型中的盲管伤的数量要大于贯通伤,二者的比例约为4∶1。(7) 不同密度的机体组织,造成伤道的腔间隙是不一致的。例如肺富有弹性且含气体,伤道无腔间隙;脑组织含水量高,伤道的腔间隙要大于伤道;实质性肝脏伤道的腔间隙与伤道一致。(8) 伤道污染严重,感染率高,可达44%左右。

(二) 高技术杀伤武器及杀伤特点

现代信息化高技术战争的作战方式主要表现为陆、海、空、天、电一体化的联合作战。科索沃战争、伊拉克战争表明高技术局部战争形式进入了一个新的发展阶段。各种新式高技术武器层出不穷,如导弹、石墨炸弹、油气炸弹、贫铀炸弹、燃料空气炸弹、联合攻击弹药(JDAM)等。巨型钻地弹,主要用于轰炸地表以下深层的目标,或者用于摧毁地下建筑物中的坑道或堡垒,还可以用于炸毁高层建筑物。该型炸弹可穿透厚度达60 m的钢筋混凝土建筑物。激光武器、微波武器、次声武器、气象武器、磁脉冲武器、粒子束武器、新型核生化武器、二元毒剂弹、中子弹等现代新概念武器不断涌现。高技术杀伤武器的杀伤特点:(1) 具备智能化、超远距离发射、自动导航、精确打击等性能,杀伤半径和杀伤力与过去的常规武器相比均有大幅度增加,武器杀伤功能从机械能向化学能与电磁能方向发展,可使人体无伤而亡、无伤而残、无伤失能。(2) 杀伤因素在两种或两种以上,致伤因素已向多因素、多途径、多处杀伤发展(如燃料空气炸弹爆炸时,有冲击波、热效应、弹片伤和窒息4种杀伤因素),综合杀伤效果成倍地放大。并发症早期出现,晚期并发症增多,组织损毁更重,感染控制更难,表面的损伤与内部损伤严重程度很不一致,更易误诊、漏诊。(3) 陆、海、空、天、电一体化联合作战,伤员呈全方位立体分布的群体伤,陆战伤员、海战伤员、空战伤员交错在一起,产生大量伤员,重伤比例增大,一次战役可以发生几千名甚至几万名伤员,使战伤救治受到严重的影响。(4) 新概念武器运用到战争中的一个重要后果是多发伤和复合伤并存,内伤和外伤并存,战伤从组织的直观损伤向细胞分子微观损伤转化,导致全身细胞衰竭。高能炸弹可以造成肌体内环境极度紊乱、功能障碍;强辐射效应的中子弹可以直接破坏细胞分子,使DNA断裂难以修复。次声波是一种人耳听不到(通常频率低于20 Hz)并对人体有极大杀伤作用的声波,目前,次声波的一种杀伤作用是刺激大脑,使人肌肉痉挛、头痛、呕吐,继而产生恐惧、癫狂、神经错乱或神志不清,以至于在毫无准备的情况下痛苦地死亡。另一种次声炮弹专门破坏人体的内脏器官,将次声波调至与人体各器官固有频率相接近的范围内,引起人的内脏器官的强烈共振,最终导致器官受损甚至破裂。(5) 多种武器多种杀伤因素叠加、伤类复杂、伤情凶险,新型生物化学毒剂引起中毒及严重腐蚀伤;激光武器最常见的作用是使人的视网膜出血,甚至致盲;热能武器可造成大批伤员灼伤;带有微小颗粒的"烟雾弹"可导致大批人员的呼吸道及黏膜的损伤。(6) 血管、神经损伤特殊,主干大血管离断损伤是致命性的,可立刻造成死亡,血管非离断性损伤以内膜破裂、内膜下出血、内弹力膜断裂和平滑肌撕裂为多;主干神经损伤表现为鞘膜下出血、水肿和脱鞘等。(7) 现代战争非战伤性创伤增多。战场环境紧张艰苦,军事劳动强度加大,人员抵抗力、耐受力、心理健康水平降低等因素,均可造成非战伤性创伤,称为战伤内科,如战争精神病、战时传染病、维生素缺乏症、皮肤病、消化系统疾病、化学战毒剂中毒、中暑、高山病等,这些野战内科的软伤明显增多。

第二节 战伤的阶梯治疗和伤员后送

一、阶梯治疗

阶梯治疗又称分级救治。由于战争时,战地医疗机构经常随军事行动转移,机动性强,伤员救治就不能像平时那样自始至终由一个救治机构完成;另外,由于野战环境条件的制约,大量伤员无法较长时间留在火线附近地区医疗救治机构内接受治疗,而上级医疗救治机构又不能靠近前沿配置。为此,必须把一个伤员的全部治疗过程,从时间、距离上分成几个阶段、几个步骤,由多元的救治机构分工实施,共同完成,最后结束整个治疗过程。分级救治是战时环境与伤员救治之间矛盾的产物,是伤员整体救治工作的重要组成部分。

(一)"梯级治疗"(分级救治)的原则

(1) 战时伤员的救治和后送,必须紧密结合成为一个统筹的系统工程。

(2) 要有一个有序的后送路线图,伤员后送线可以分为前方、中间、后方三个地域,越级后送线分前方与后方。

(3) 必须对伤员实行分类。可以考虑把伤员分为:① 有生命危险的危重伤员;② 立即手术可以挽救生命的伤员;③ 手术治疗可以推迟数小时的中等伤员;④ 包扎后可以归队服役的轻伤员。

(4) 及时进行早期外科处理。一切火器伤都有原发的细菌污染,对大多数火器伤口都必须行早期清创术。

(5) 对伤员分类、救治和后送,必须实行一元化组织领导和科学的技术指导。

(6) 尽可能对伤员实施早期专科治疗,根据战况和后送条件,尽可能建立机动的专科治疗机构,前伸到早期治疗的地区,对伤员实施早期专科治疗。

(二) 分级救治机构的设置

医疗救治机构设置模式:"三级救治体系,五个基本环节"。三级救治体系,设立为火线抢救、紧急医疗救治和早期医疗救治。按照现代战伤的分级救治原则,将战伤救治划分为五个基本环节,即现场急救、紧急救治、早期治疗、专科救治和康复治疗。但这种模式的核心依然为"三级救治体系"。为了保证分级救治的质量,必须使伤员救治工作合理地分级分类,前后配合,互相衔接,保持救治的连贯性、畅通性和完整性。这就要求卫生机构人员统一按照战伤救治原则,保证救治工作步调一致。

(三) 分级救治机构的职能

现代战伤的特点,要求救治机构对伤员实行先抢后救或快抢快救,采取急救和紧急救治结合、定点救治与机动救治结合的原则,充分发挥各级救治机构的职能。在加强火线抢救力量的同时,配备现代救护工具,将救治机构前伸配置,尽量减少中途转运次数,以便尽早对伤员实施有效的救治。伊拉克战场上的美军,开辟了信息化战场救护网络系统,形成系统联网、伴随救护、跟进救护"三位一体"的救护模式。现代战争卫勤保障能力有了很大的提高,但三级救治体系的基本职能并未改变。

1. 火线抢救组织

火线抢救的地点是战斗的阵地,火线抢救是战伤分级救治的起点,火线抢救可自救、互救、卫救,但一般以组织救护形式施行。火线抢救组织的数目可根据参战人员的多少而定。一个连可设一抢救组,人数以10人左右为宜;设军民联勤的战地救护组织,广大农村以村为单位,城镇则以街道为单位,组织乡村医生、城市街道医护人员若干人为一组,军民协作,共同完成战地急救的卫勤保障任务。

火线抢救的主要职能:(1) 迅速寻找、隐蔽伤员,设好标志。(2) 进行止血、包扎、固定、搬运、通气、基础生命支持急救,视情况应用止痛、强心剂,注意保暖或防暑;对化学中毒伤员及时注射解毒急救药品并进行局部消毒。(3) 迅速将伤员运出战斗阵地。(4) 积极组织后送。火线抢救的具体要求为快抢、快救、快送。

2. 紧急医疗救治机构

在部队紧急医疗救治工作由相当于团一级卫生机构负责;若平战结合,军民共组的紧急医疗救治机构则由卫生院、工矿医院、城镇街道医院来充当。其主要职能:(1) 派出分类哨,组织运输力量支援前线和继续后送伤员。(2) 进行分类、安置、护理,填写伤票。(3) 迅速实施救治,其范围包括:对危重伤员进行抢救,如对活动性出血行控制性止血、气管切开、导尿或膀胱穿刺、开放性气胸封闭(包扎或手术封闭)、胸腔穿刺或闭式引流等;进行单纯软组织伤的初期外科处理。(4) 采取综合救治措施,包括输血、输液、积极防治休克、纠正不正确的包扎固定、应用止血带、更换敷料;对烧伤伤员应用药物治疗(全身和局部)并进行创面保护;对化学中毒伤员进行解毒急救和消毒;让伤员口服或注射抗生素,并据情调整使用抗菌药物等。(5) 在野战条件下据情留治1周左右能治愈归队的轻伤员、暂时不宜后送(包括手术)和临时隔离治疗的高度传染性感染伤员。(6) 参加核武器、化学武器杀伤区的抢救工作。(7) 做好后送分类及准备工作。

3. 早期医疗救治机构

早期医疗救治一般由相当于师一级医疗机构、野战外科医院或设在兵站的战地医院(配备有一定的专科设备)负责;军地结合的早期医疗救治机构,在农村与城镇可由县人民医院、城镇区人民医院、厂矿医院等充任。早期医疗救治机构是战时分级救治中的重要环节,其主要任务是:根据伤员伤势严重程度与需要复苏和手术的紧急程度,将伤员救治顺序区分为紧急处置、优先处置、常规处置和期待处置。具体的职能:(1) 派出分类哨,组织运输力量前接伤员(必要时后送)。(2) 检伤分类、安置、护理和补填伤票;书写暂时留治的危重伤员的野战病历。(3) 施行早期救治,其范围是:对危重伤员及时施行急救手术,如大血管的吻合修补、结扎止血、剖腹止血、开放性气胸的手术封闭;条件允许时行剖腹探查术。(4) 对火器伤伤员施行初期清创术。(5) 对烧伤、休克伤员和化学中毒伤员进行综合治疗;对冲击伤、放射病和复合伤伤员进行早期诊断和早期治疗;普遍进行破伤风预防注射;对重伤员应用抗生素或其他抗感染药物;纠正不正确的包扎固定,更换敷料等。(6) 留治2周左右可以归队的轻伤员、暂时不宜后送的危重(包括手术后)伤员和暂时隔离治疗的高度传染性感染伤员。

二、伤员后送

伤员后送是指将伤员由初级救治机构运送到高级救治机构。前方医疗救治机构机动性大、伤员数量大、战况多变、野战环境限制,决定了必须组织分级救治。通常,一个伤员要通过救治一后送一救治几次反复,才能得到较完整的治疗,最终完成治疗。伤员后送时,要认真做好伤员的分类工作,综合运用陆地、海上、空中运输工具。伤员后送工作应遵循前接与后转相结合,逐级后送与越级后送相结合,专用运力与辅助运力相结合,安全、按时、准确到达目的地的原则。

(一) 三军联合的后送体系及组织指挥

未来战争中,将实施陆、海、空三军联动后送卫勤保障体系。后送伤员时根据运送量、接收量、地理位置以及实施后送的运输工具的运载能力等信息,制订一个安全高效的后送计划,是卫勤保障指挥机构必须解决的关键问题。战时,伤员后送将会遇到三种环境:全部医疗后送体系都在陆地;医疗后送体系部分在陆地,部分在海(水)上;医疗后送体系先陆地,后海上,再到陆地。

1. 全部医疗后送体系都在陆地

这和以往战争情况基本一致。快速伤员后送工具的使用,可以适当减少救治阶梯;具体先以连、营为单位,由专人负责指挥火线伤员抢救和后送,后送至团以上救治机构;师、团单位和前线医院应设有专门负责前接与后送伤员的组织(后送组或分类后送组),负责安排分配人力,办理后送手续,指派护送人员,组织伤员登车、登机(直升机)等。严格掌握后送指征,落实后送复查制度,各救治科、组、室主要协助后送组共同做好伤员后送准备。从整体上三军联勤的卫生领导部门要设伤员后送组织指挥机构,做好后送的组织计划,制定伤员后送的规则,确定伤员后送指征,明确伤员后送方式及方向,从多方面筹划足够的运输力量,合理配置机械化运具与运力,及时派出卫生汽车和卫生列车医疗队,指定专职人员负责督促伤员后送组织并协调工作,及时了解伤员后送情况,与运输部门保持密切联系，沟通伤员的前接后转情况，并积极争取军内外有关部门和人民群众的支援。

2. 医疗后送体系部分在海(水)上，部分在陆地

现代化的立体战争中，海战是一个重要组成部分。海上作战与登陆作战的伤员，就需通过部分在海(水)上、部分在陆地的医疗后送体系来完成后送。我军目前已将海域航船伤员后送纳入卫勤医疗保障的重要工作，设立了作战海区伤员的医疗后送组织三级保障机构，即舰艇救护所、舰艇医院、岛岸救治机构，对伤员实施由低级向高级的按级后送。目前我国已有现代化的海上医院船，设200～300张床位，用救护艇、卫生运输船、舰载救护直升机等接运及后转伤员，实施早期治疗，早期开展手术。美军在伊拉克战争的紧急救护中，专门设置了1 000张床位的海上医院船，海上医院船的一切设施都与陆上的现代化医院一样，它不但执行海上作战的伤员救治任务，还接收陆上作战伤员。

3. 先陆地、后海上、再到陆地的医疗后送体系

当绝大部分伤员在陆地或海上负伤，伤员后送错综复杂时，除综合利用陆上、海上医疗后送体系外，还要着重运用空中后送体系，形成医疗后送的立体网络，这是现代战伤救治体系发展的新标志。从“5·12”汶川大地震灾害中可以看出，航空转运救护具有其他运送体系无法替代的作用。由于空中伤员运送具有特殊性，所以要周密组织，精心计划，制订伤员从前一级救治机构到后一级救治机构的逐级或越级后送预案。空运伤员将分为紧急空运、优先空运、常规空运3类。战时伤员空运后送的组织形式按使用的地域范围通常可以分为战术、战役和战略3种形式。战术后方空运后送，一般由集团军卫勤部门协调陆航部门统一指挥作战部队组织实施，由陆军航空兵直升机和集团军建制内的卫生人员执行；战役后方伤员空运后送由战区空军组织实施；战略后方伤员空运后送通常在大批伤员向战略后方转移时实施，总参作战部统一组织协调军队和地方运力，空军组织飞行实施，总后卫生部负责提供伤员的具体情况。

(1) 担架：有制式担架、特种担架和简易担架3类。担架最适于火线、杀伤区、连营间和各级救治机构内部搬运伤员使用，也适合近距离搬运使用，包括从病房搬至后送载体。(2) 汽车：包括救护车和普通汽车。汽车是我军使用最广泛的后送工具，它速度快、载量多、机动性强、受气候影响小，前方后方、长途短途搬运均可使用。(3) 火车：包括制式卫生列车和临时编组(普通客车，改装的货车)的卫生列车。火车适于远距离后送大批伤员使用，它随车编有医疗队和包乘组，可随时对伤员实施急救和治疗。一般只用于战役后方和战略后方地域转运伤员。(4) 船只：后送海上或江河、湖泊的水网地带作战的伤员就需依靠船只。小的木质船及铁质船，用作救生与运送工具；内河卫生运输船在伤员后送中可提供救治和生活保障；海战中则需大、小救护运输舰艇，施行海战伤员急救、转运、后送；大型舰艇上应建成海上流动战地医院，收治远离海岸的海战伤员。(5) 飞机：包括直升机、客机和运输机。飞机是伤员快速后送的现代化运输载体，运输机与客机能适用于远距离转运或向战略后方转运，直升机可直接用于前方作战地区，它能进行快速高效的前接后送，减少后送阶梯。(6) 装甲救护车：有轮式和履带式两种，车厢密闭，便于通过化学剂染毒、生物战剂污染和放射性沾染地区，专供火线抢救和战区特殊地带运送伤员时使用。

(二) 伤员后送形式

伤员后送形式分为前接式和后转式两种。后送采取何种形式，由上一级卫生机构决定。后送由上一级卫生机构统一进行调度。随着伤员后送信息化和后送工具现代化的发展，我军伤员后送通常采取“以逐级前接为主，前接与后转相结合”的原则。但根据需要，也可越级前接或越级后转，

特殊情况下还可向友邻部队或地方转送伤员。

1. 前接式后送

前接式后送是指由上级救治机构派出运力,接回下级救治机构的伤员。前接式后送伤员的前提是:下级医疗机构运力不够充分,伤病员较多,早期治疗任务繁重,上下级联络畅通,上级救治机构运力强并掌握全局和伤员后送的主动性,更能合理地使用运力,避免忙闲不均,以提高运输工具的使用效率,便于应付意外情况。前接又分逐级前接和越级前接:(1) 逐级前接通常采用前接的方式,即按建制由上一级救治机构到下一级接回伤病员;(2) 越级前接是指越过下一级或两级救治机构接回伤病员。一般空运后送常在下级救治机构无力后送与前接,或即将准备转移时采用越级前接。

2. 后转式后送

后转式指下一级救治机构派出运力,将伤病员送至上级救治机构。后转运送的优点是下一级救治机构完全掌握伤员病情,转移时机较为主动。后转在战况不稳定、部队机动性大、伤病员数量较少时采用。后转也分为逐级后转和越级后转:(1) 逐级后转指将伤病员逐级送到上一级救治机构;(2) 越级后转指将伤员越过上一级或两级送达后方医疗体系救治机构,通常在上一级救治机构无力收容、准备转移或后送道路被封锁破坏等情况下采用。

(三) 伤员后送步骤与要求

伤员后送是分级救治的一个重要环节,伤员后送需要完整的计划、周密的步骤、严格的规章制度、安全的转运措施、得力的护送力量、齐全的后送医疗文件,并需要遵守安全、快速的原则。

1. 制订周密的后送计划

制订一个通讯畅通,信息了然,行进路线、转运距离便捷,运送时间短速,车况路况良好,气象条件适宜,防备措施完备,医疗机构间伤员的交接地点、交接方式明确,配合默契,使上级医疗机构在伤员未到前胸中有数的缜密、高效、安全的后送实施方案。

2. 根据伤员后送指征,详细拟定后送伤员的数量以及途中处理各种复杂问题的预案

休克、ARDS 等危重伤员,若路途中无生命支持系统支持,原则上暂停后送,如必须后送,应建议陆航运送,防止意外发生。

3. 备齐后送医疗文件

我军战时使用的医疗文书有伤票、野战病历、后送袋和战时伤病员登记簿、手术记录、麻醉记录、监护记录等。

(1) 伤票。我军制式的伤票有统一的规格、式样与内容(现主张改革成电子伤票)。伤票分门别类地记载伤员的 ID 号、姓名、性别、年龄、部职别、负伤时间、负伤地点,以及负伤时自救、互救、卫救的急救形式;伤票内有伤部、伤类、伤型、伤情(并发症)、伤势、诊断、救治措施、后送的时间、送往的地点、运送工具等内容。伤员后送时要认真、正确填写伤票,字迹要清楚;填好后装入后送医疗文件袋,随伤员后送。伤票首次填写由急救军医执行;团(或相当于团)救护所开始填写,并留有伤票存根。核武器、化学武器伤员由早期救治机构(师)开始填写,以后的救治机构补填伤票或补充其他新的内容,最后的救治机构应将伤票妥善保管。在战争结束后,由团及后送救治机构对伤票作出统计分析,对有关数据逐级汇总上报,再将伤票逐级上交至军区(海军、空军)卫生部。伤票是伤员转运与后送中不可缺少的医疗后送文件资料,置于医疗后送文件袋内,若无医疗后送文件袋,应将其置入伤员衬衣左侧口袋内,并随伤员携带转送。

(2) 野战病历。野战病历由团及兵种旅级单位救护所开始填写,师(或相当于师)救护所开始

使用,师以后各级救治机构补填或充实其内容。野战病历由病历首页、体温脉搏记录、伤病情变化及其处理记录、手术和麻醉记录、监护记录及其存根组成。野战病历也是随伤员转送的医疗文书之一,置于医疗后送文件袋内,随伤病员一起后送。战时的病历书写要求简明扼要,记录字迹清楚,记载伤病情况和救治经过,军医每次记录后均需签名。对每个住院伤病员(包括暂时不能后送的重伤员及留治的轻伤病员),均要建立野战病历。对只作后送通过的伤病员,不填写野战病历,将所进行的处置填入伤票背面"团以后各中转医疗救护单位处置记录栏"内即可。伤病员后送时需在末次记录后写上所在医院的医院番号,并在下边划一横线,以便以后救治机构接着填写。野战病历由最终救治机构保存。战后,应对野战病历加以整理装订,然后将之逐级上交军区(海军、空军)卫生部保存。

(3) 伤标及分类牌。伤标与分类牌是救治机构救治伤病员时供识别伤员伤势、伤情的分类标志;伤标自战场急救开始标记,在转运伤员时识别使用,在伤员得到确定性治疗后摘除;分类牌则是在救治机构内部自用。伤标是警示几种特殊战伤以便各级救治、后送人员注意,给予这些伤病员以优先的救治、后送,或采取相应措施的标志。伤标是用特定颜色的布条或塑料条制作的,规定为15~35 cm,红色伤标表示出血,白色伤标表示骨折,黑色伤标表示传染病,蓝色伤标表示放射损伤,黄色伤标表示毒剂中毒。分类牌是由救治机构根据本级救治范围内部的科、组、室的编设和实际需要自行制定并在救治机构内部使用的,表示伤病员分类结果的标志。分类牌要求能醒目辨认,能在黑暗中触知,佩带方便。通常用不同颜色、形状、孔洞和文字注记表示收容去向、救治措施、后送次序和处置的缓急等。一般在分类场根据收容分类的结果,就地将分类牌挂在伤员左胸前,待各科、室、组完成分类牌指示的处置后,予以取消或根据需要另换分类牌,伤员离开救治机构时回收分类牌。正确使用分类牌可避免分类重复和遗漏,减少反复查问,充分提高救治效率。

(4) 医疗后送文件袋。医疗后送文件袋是盛装伤票和野战病历的纸袋,其正面有伤员的ID号、姓名、部职别、军衔、诊断、后送方式、送往何处、特殊注意事项、填写单位、填写人及填写日期等。医疗后送文件袋从团、兵种旅及相当救治机构开始使用,随伤员后送。

4. 伤员后送前检查及处置

对确定后送的伤员要做好后送前的医疗处置:做好途中给氧的准备、输液的配制,保证伤员各种治疗导管的在位、通畅、固定牢固,严防滑脱;要把骨折伤员的担架固定牢靠;颈椎、脊柱创伤必须固定牵引;胸部创伤的伤员要采取相应的有利于治疗的体位等。做好伤员后送的思想工作,消除伤员的顾虑,使伤员主动配合。

5. 派员监护

后送途中的监测与护理的重点对象是危重伤员,应指派专门的医护人员携带急救的药材和器械予以特护。后送途中,要随时观察伤员生命体征,特别注意有无休克、窒息和大出血等危及生命的伤情发生,如果有,要及时给予急救;途中要防止次生伤害的发生。

6. 强化后送职责,避免后送事故的发生

各级救治机构战时都要严格细化转运过程的每个环节,把责任落实到监护人员身上,在伤员后送前、后都应进行检查,严格把好后送关。

7. 有序搬运和稳妥安置

预先做好伤员后送准备工作,要求救治机构停车场地能满足车辆停放的需求,并要构筑上(下)车台阶,或制作车梯,在运载车上设防震装置,车辆一到,迅速组织伤员有序上(下)车,缩短车辆停留时间,科学安排搬运人力,熟练掌握搬运和安置伤员的程序、方法;使用空运后送时,要事先选好飞机降落场地,规定联络信号。

8. 优化运输结构与条件

合理调配陆、海、空运输力量,缩短运送时间与距离,改善运送工具内的急救条件,对重点伤员以及核武器、化学武器杀伤区的大批伤员可施行越级后送,提高运输效率。

(四)后送伤员的分类

在战时大量伤员到达医疗救治机构之后,检伤组或分类组必须按伤员伤情的轻、重、缓、急有序地进行分类。伤员分类大体有3种基本分类形式:收容分类、医疗分类、后送分类。

1. 分类的基本类型

(1)收容分类。伤员到达救治机构时,由负责分类人员(分类组)在分类场进行分类。分类人员主要通过询问伤员或护送人员,查阅伤票、伤标,观察伤员表情、姿势,触摸伤员皮肤、脉搏和伤部,用探测仪器探测伤员服装、体表有无放射性沾染及沾染程度等方法,确定伤员由救治机构的哪个职能组、室接收和处置以及处置的先后顺序,一般不打开绷带。收容分类应注意"先重后轻、先急后缓"的原则,尽快把危重伤员直接分出来,以便尽快抢救,必要时可在分类现场临时采取简单的救命措施。

(2)救治分类。救治分类是收容分类(也就是初步分类)的继续和补充。救治分类由收容伤病员的组(室)或病房的医务人员分散进行,他们通过对伤员进行较详细的检查,进一步明确伤员的伤部、伤类、伤情,判断伤势预后,确定初步诊断,采取相应的救治措施。救治分类的及时、准确关系到伤病员的救治质量和预后,为后送分类打下基础。

(3)后送分类。后送分类由后送组(或检伤分类组)的分类人员在医疗组医生的密切配合下进行。分类人员主要根据对伤员的诊断、下一步救治的需要和预后的判断,确定伤员后送的先后次序、地点;根据伤员情况和当时现实运输条件,确定合适的后送工具和伤员后送姿势;并根据需要派出护送人员,做好伤员后送前的各项准备工作。

2. 伤员分类方法及依据

伤员分类时通过对伤者的临床检查及辅助检查,即问、闻、视、叩、听、触、检对致伤因素、武器类型、杀伤性能、受伤部位、伤口形态、伤员的病情及临床表现进行评估,认真细致地分析与归纳,得出结论。

(1)伤类:致伤武器的类型及因素。按致伤武器区分的战伤种类有常规武器伤、核武器伤、化学武器伤、生物武器伤4大类;按致伤因素分,战伤可分为弹片伤、地雷伤、枪弹伤、刃器伤、烧伤、挤压伤、冲击伤、毒剂伤、核放射伤、冻伤等。多种因素致伤称为复合伤。随着武器类型的增多和性能的发展,现代战争中伤类不断发生变化,其变化趋势是:炸伤(弹片伤、地雷伤)、烧伤、复合伤增多,枪伤相对减少。

(2)伤部:负伤部位。按照解剖生理部位,自上而下、由表及里划分,伤部可分为颅脑、颌面、颈、胸(背)、腹(腰)、骨盆(会阴)、脊柱、上肢、下肢、内脏10个部位,各国军队划分方法不一。两个以上部位受伤称为多部位伤(例如胸部、腹部、大腿部都有伤),在一个部位多处受伤称为多处伤(如下肢的小腿、大腿有伤)。

(3)伤型:武器或杀伤因素作用于机体形成伤口与伤道的形态称为伤型。伤型的确定对全面诊断和治疗有很大的帮助。我军伤票中提出的伤型有:① 贯通伤:指伤道既有入口又有出口的创伤;② 盲管伤:指伤道只有入口而无出口的创伤;③ 开放伤:指弹丸、弹片等投射物沿体表切线方向擦过所致的沟槽创伤;④ 闭合伤:指体表无明显伤口的创伤;⑤ 其他。

(4)伤情(并发症):指战伤严重危及生命的特殊临床表现,以及由战伤直接引起的伤后并发症的情况。我军2006年版的伤票把伤情列为并发症:大出血、窒息、休克、昏迷、骨折、气胸、截瘫、抽搐和其他。正确地列出并发症,对提高救治效果有重要指导意义。

(5) 伤势:简而言之是指伤情严重程度的等级。伤势也被既往野战外科称为伤情。伤势和伤情广义来理解似乎并无差别,现根据伤员病情的发展趋势来分析,命名为伤势。伤势分轻、中、重、危重4类:① 轻伤:组织器官结构受到轻度的损害或部分功能障碍,无生命危险;预后对人体健康无明显影响,估计伤员在师野战医院经1~4周的留治,愈后可归队;战伤计分参考值为12分。② 中度伤:组织器官结构受到较重的损害或有较重的功能障碍,带来一定的生命危险;预后对人体健康有一定的伤害,伤员可能丧失作战能力和生活能力;治愈时间较长(两个月内),愈后可能留有功能障碍,影响归队服役;战伤计分参考值为10~11分。③ 重伤:组织器官结构受到严重的损害致肢体残废、听觉失聪、视觉失明及其他功能障碍,造成明显的内环境紊乱,带来生命危险;预后对人体健康有很大的伤害;治愈时间需要两个月以上,治愈后可能有严重残废,不能归队;战伤计分参考值为6~9分。如严重多发伤、复合伤均为重伤。④ 危重伤:组织器官结构受到严重的损害,造成多器官功能障碍及内环境极度紊乱,且严重危及生命;抢救效果不佳,预后不良;战伤计分参考值为5分以下。如严重脑干伤、大血管破裂伴重度休克、大面积烧伤、大剂量辐射伤等均为危重伤。(注:伤员伤势评估有专门条款:轻伤条款8条,中度伤条款13条,重伤条款15条,危重伤条款8条。)

(五) 后续分类

伤员转运中后续性分类,就是指伤员的分类要贯穿医疗后送工作的全过程。首先,伤员在医疗后送线上要经过各级救治机构反复进行分类;其次,伤员从进入救治机构到离开救治机构的全过程要进行多次分类。两种分类是紧密联系、互相渗透、有机结合进行的。如收容分类有时可分出直接后送的伤员及时进行后送,救治分类包含纠正收容分类的错误或确定轻、重、缓、急的治疗方案。伤员在医疗后送线上由前线到后方,通过各级救治机构层层分类,分类也由简单到复杂,再由复杂到简单。

第三节　野战医院伤员的救治

按照战伤救治技术体系的要求,野战医院的院前火线急救,应在人员负伤后10 min内实施;紧急救治,宜在人员负伤后3 h内实施;早期治疗,宜在人员负伤后6 h内实施;专科治疗,宜在人员负伤后12 h内实施。

一、野战医院的院前火线急救

目前的院前火线急救技术,在以往四项急救技术的基础上增加了两项,称为六项急救技术,即通气、包扎、止血、固定、搬运、通气、基本生命支持。

(一) 通气

通过手抠、吸引等方法把咽喉部的堵塞物去除,并把后堕的舌头用舌钳拖出,放入通气管,将气道开放。

（二）包扎

包扎有止血、保护伤口、防止感染、扶托伤肢以及固定敷料、夹板的作用。包扎材料既可用消毒急救包内的三角巾、四头带、绷带，也可用衣布代替物。应包扎全身的各个受伤部位（包扎法操作见有关章节）。要求：暴露伤口要快，包扎部位应准确，包扎应牢固、松紧适宜，打结时要避开伤口部位。颅脑开放及腹部内脏脱出时不必还纳，用碗或钢盔等扣住脱出组织或内脏再进行包扎。对开放性气胸，先填充伤口再进行封闭包扎。

（三）止血

据以往战争资料统计，战伤中因出血致死人数占死亡总人数的30%～40%。迅速、准确、有效地进行止血十分重要。止血方法有指压法、压迫包扎法、止血带止血法、绞棒止血法、加压充气止血带止血法、血管结扎止血法及填塞止血法（止血法操作见有关章节）。使用止血带止血或绞棒止血须注意：扎止血带部位应加衬垫，先扎止血带后包扎，扎止血带要松紧适度，止血带必须扎在伤处的近心端，而不强求标准部位；必须注明扎止血带的时间；必须在扎止血带的伤员身上挂红色伤标；采用止血带止血宜6小时松解1次，期间不要随意松解。

（四）固定

固定是为了防止骨折断端移动损伤神经、血管以及其他组织而采取的临时制动措施。固定的器材有制式夹板及就地取材的临时夹板，用来固定人体各部位长骨骨折（固定法操作见有关章节）。但需要注意：应就地及时固定，不必强求复位，避免大幅度地移动伤肢，固定必须牢固。开放性骨折，不必将露骨纳入伤口内，以免增加感染；有出血伤口，应先止血，后包扎，再固定。先固定上端，后固定下端，同时要固定上、下两个关节；绑扎要稳固，松紧适度；四肢骨折固定时，要露出指（趾）端，以观察末梢血液循环。

（五）搬运

搬运目的是迅速地将伤员搬至隐蔽安全地，随即将伤员后送到上级救护机构。一般情况下，搬运前首先要完成战伤的火线急救（如止血、包扎、固定等），搬运过程中，应根据火线的具体战况、敌情、地形及伤员的伤情，在保证安全的前提下，选择不同的搬运方法和搬运工具。搬运中若发现伤员的病情有特殊变化，应给予相应的急救处理。火线上的伤员搬运可用背、夹、拖、抬、架等方法：(1) 背，背伤员匍匐前进，或者用背带加短木使伤员骑坐其上，然后背走；(2) 夹，夹持伤员，侧身前进；(3) 拖，用大衣、雨衣、布单等包裹伤员，拴绳索或皮带于其腋下，然后拖拉运走；(4) 抬，双人徒手抬送伤员；(5) 架，就地取材制成临时担架搬运。搬运伤员时应注意：搬运骨折伤员特别是颈椎、脊柱损伤的伤员时，必须保持伤处稳定，切勿弯曲或扭动（搬运方法见有关章节）。火线搬运时应注意防避敌人火力。

二、野战医院伤员的救治

野战医院是实施早期治疗的医疗机构，它对伤员实施的医治主要有以下几种。

（一）急救紧急技术

包括：(1) 在野战医院（救治机构）需要掌握的不是一般的通气技术，而是特殊的呼吸管理操作技术，如气管插管、气管切开、紧急环甲膜切开，以及战地简易呼吸机等机械通气技术；(2) 遇到难以控制的血管断离性出血，则要施行血管出血控制性手术，或在不影响功能情况下行血管结扎术；(3) 抗休克时如浅静脉通路开放受限，则要施行深静脉置管术，或骨髓内穿刺输液技术，骨髓内穿刺部位有胫骨、胸骨、跟骨或髂骨等；(4) 其他各种穿刺引流术如胸腔穿刺引流术、腹腔穿刺引流术、膀胱穿刺引流术等。

（二）清创术

清创术是野战医院开展的一项主要医疗救治工作。清创术的基本概念是扩大伤口、切开深筋膜、切除失活组织、取出异物、引流和制动等。清创手术一般应在伤后 6 小时内进行，最晚不宜超过 72 小时。具体方法如下：

(1) 伤口及清创区的皮肤准备。战伤伤口及伤口四周皮肤污染严重，泥沙、草屑、木屑、碎布屑、血汁、血痂、污垢等混染在一起，因此皮肤准备的范围要足够大，首先要清洁皮肤，擦拭去除上述的污染物，用无毒洗涤剂洗涤，并用生理盐水冲洗。现代外科主张只剃去切口皮肤粗毛，细汗毛可以免剃，剃毛时保护皮肤免受损伤。浅表伤口若见明显异物，可用镊子或血管钳取出，然后用消毒钳夹着蘸有肥皂液的棉球擦拭创面，再用大量等渗盐水（也可用冷却的温开水）和 0.25% 苯扎溴铵液或过氧化氢交替反复冲洗伤口；冲洗的压力不可过大，冲洗速度不可过快，防止细小污染颗粒及细菌进入深层组织（清洗创口可用许多新的仪器，如压力式冲洗器、脉冲式冲洗器等，但普通伤口清创一般用人工方法即可）。清理伤口后，将无菌纱布疏松地填入，用碘伏对伤口四周皮肤进行消毒。伤口需要延长的，消毒范围随之扩大；对皮肤进行消毒后，常规铺上无菌手术巾；如伤口在四肢，则应对全周皮肤进行消毒。现在使用的皆是一次性消毒用品，使用时便捷、安全、高效。战争时，消毒用品用量大，有时也会消耗殆尽，但清创的无菌原则不能改变。

(2) 切口的设计和伤道处置。① 清创切口设计要科学合理，尽可能考虑能一次性达到清创的目的，要求充分暴露伤道，显露深部组织，减轻筋膜腔的张力，去除坏死组织。入口小而弯曲型伤道的盲管伤，伤道四周肿胀及组织挤压明显，扩创时，要注意伤道周边有否存在重要组织与器官（尤其是血管与神经）。主切口显露伤道不能很好地达到清创目的时，可另选一个合理附加切口。四肢可选纵形切口，腹股沟有皱褶纹理处切口常规按纹理条纹延长；关节、颌面、会阴、手脚重要区域，要充分考虑功能，在关节部位可设计 S 形、Z 形或弧形切口；胫骨处几乎紧贴骨骼的皮肤部位不作延长扩大切口，肌筋膜减张可选择十字形或梭形切口；伤口皮肤缺损过大，可修正为菱形切口，修剪伤口皮肤范围一般在 2 ~ 3 cm，不宜过大。(2) 伤道处置的原则是尽可能切除伤道四周的失活组织，循序渐进地深入伤道深处；切除失去生机组织时，要避免过多地切除健康组织或损伤重要组织；伤道过深时，切勿用血管钳盲目探查，严防损伤血管、神经；必要时可用手指轻轻伸入伤道，探查伤道深处是否残留异物及是否存在其他情况。贯通伤，应在入口和出口两处分别进行清创。

(3) 组织处理。对头、面、颈、手和外阴部的损伤的皮缘稍作修理，可不切除；对其他的皮肤，在清创时也不要过多地切除皮肤；伤口皮缘极不规则、损毁明显时，切除 2 ~ 3 cm 即可；创伤后皮下脂肪明显向外翻开（尤其肥胖者），已无生机，均应切除，否则容易液化；对坏死筋膜应予切除；创伤肌肉呈暗紫色,无弹力,无韧性,失去张力,或刺激后不收缩,或切开时不出血等,都是肌肉组织失活的表现,对这类创伤肌肉应予切除;肌腱血液循环差,断离的肌腱缺血更加明显、容易坏死,应在清创修整后将其置于原位,不做缝合,以后择期重建;对手与面部的神经应争取初期吻合,怀疑其他部位有神经损伤但又看不清时,不必刻意解剖探查,如直视下的神经已损伤,应在清创记录中详尽记载其位置,供今后神经再建时参考,一般不行初期吻合术;凡是游离的小骨片,应在清创时取出;较大的游离骨片,应在清洗后放回原处,可以起骨折再生的支架作用,防止骨缺损;与肌组织或骨膜相连的碎骨片,都应尽量保留;对长骨骨折进行手术时,应将骨折端复位,一般采用外固定法,在战时不做任何内固定术;四肢大血管(如股动脉、腘动脉、腋动脉、肱动脉)损伤时,主张行动脉早期吻合术;若动脉缺损过多,可用静脉移植术;若与重要动脉伴行的静脉断裂,也应争取修复;对非主干不影响功能的离断动脉,可予结扎;对伴有骨折的血管损伤施行血管吻合术后,如需作骨折牵引,则牵引力不可过大。在野战条件下动脉血管缝合要具备一定的条件才可进行,须重视清创前后充分抗休克综合救治,血管缝合操作时间不可过长(要求操作技术娴熟),血管缝合一定要采用专科性器械与针线,血管内膜保护要妥善,术后要使用适当的抗凝剂等。

(4) 伤口感染的处理及引流。伤口及周围组织出现红、肿、热、痛甚至明显炎症性肿胀,表明早期彻底清创的时机已丧失。但此时仍需对伤口作出处理,对伤口中的炎性或脓性渗出物、污染物、伤道内的糜烂组织,尽量作柔性清除,不用刀剪锐性剪切;伤口下的组织因肿胀压力过高,有挤压综合征征象时,也应酌情扩大伤口,切开深筋膜,取出异物及坏死组织,然后用长纱布条疏松地填入处理过的伤口内;填塞不可过紧,保证引流通畅,引流条要从伤口底部引向外方,不要留置过多以免在伤口内弯曲,应紧松适宜,使引流液通畅;若采用导管、乳胶片引流,应予固定,若采用纱条引流,在伤口外要用厚吸水纱布垫覆盖,并用胶布贴附固定,或用纱布绷带包扎;引流条一般在手术后 2 ~ 3 天拔除,若病情需要可适当延长;应细致观察引流液的性质,以了解伤情的变化,避免渗液或脓液积聚,影响伤口顺利愈合。

(5) 金属异物的处理。对残存火器伤金属异物进行处理时,不可因强求摘除金属异物而延长清创时间,耽误其他伤员的紧急处置。在野战条件下,不可能对清创的伤员都进行 X 线摄片和详细的异物定位,因此只能做到在清创过程中将可见的异物取出。部位较浅可以触及的金属异物,直径大于 1 cm 的金属异物,引起化脓感染、致使伤口不愈合的金属异物,位于关节腔内引起炎症或功能障碍的金属异物,位于大血管及神经干附近、重要脏器内或邻近处,估计会引起继发性损伤或不良后果的金属异物,引起明显症状如局部疼痛或影响肢体功能的金属异物,明确可见又容易找着的均应予以手术取出。对远离伤道的金属异物定位不确定时,不宜勉强而盲目地探查和摘取,应等待后续治疗中酌情处理。

(三) 损伤控制性手术

损伤控制性手术(DCO)是创伤外科近 20 多年发展起来的极具实用性的治疗原则,它是指采用简单、损伤小、行之有效的"应急救命手术"来处理致命性损伤,然后再以分期手术处理非致命性损伤。现在损伤控制性手术的理念已被应用到战伤的野战外科救治之中。美国在 2003 年第二次伊拉克战争中的野战外科的指导原则就是"控制损伤",即在最短的时间内施行救命手术而非确定性修复,然后将伤员迅速后送至上一级救治机构。对伤员施行损伤控制性手术的主要步骤:(1) 控制出血;(2) 控制污染;(3) 简易关闭胸、腹腔;(4) 重视术后处理,危重症集中收治监测与救治。

缝扎法是最有效的控制出血方法,对不影响主要功能的大血管可予以结扎,对不能结扎的大血管可行修补或缝合;填塞法控制出血,适用于肝、脾、肺等内脏器官出血,各种止血药物涂敷的敷料

(如纤维蛋白、海藻酸钙敷料)柔软、可吸收,具有抑菌、促进创面愈合等多项功能。沸石是一种新的快速止血散剂,在伤口处撒上沸石后,沸石可以吸收血液中的水分,从而加速血液凝固。对肠壁破裂应予以修补或外置造口;对污染伤口应进行冲洗等等。这里需要强调的是,野战医院施行损伤控制性手术有一定时间限制,一般要在短时间内完成手术。美国规定,战地外科手术医生将损伤控制性手术的时间限制在 2 h 以内,手术后将伤员后送至上一级救治机构。损伤控制性手术需预先作出判断,对战伤危及生命者(收缩压 <90 mmHg,中心体温 <35 ℃,凝血障碍,APTT >60 s,酸中毒,pH <7.12,BE > -8)应尽早施行,而不是等到伤员处于极端状态下再决定行损伤控制性手术。进行损伤控制性手术应遵循时间短、损伤小、能达到救命目的这一原则,严防医源性损伤(详见有关章节)。

(四) 损伤控制性液体复苏

休克是战伤重要并发症。统计资料显示,战伤休克发生率为 10% ~20%,未来信息化高技术局部战争中,休克发生率可能会超过以往,达 25% ~30%。休克治疗在野战医院医疗中是一项主要的救治任务。新近主张对出血未控制的创伤性休克进行复苏时,采用损伤控制性液体复苏法,其原则:(1) 限制性输液(低压复苏);(2) 延迟复苏;(3) 早期积极处理凝血机制异常、代谢性酸中毒和低体温。战伤未控制出血性休克复苏时,采用损伤控制性复苏理念, 借鉴美军复苏的原则,具体为:给予限制性补液,第一次复苏液采用 7.5% NaCl 和 6% 右旋糖酐(HSD)250 mL(输入时间在 15 min 以上,速度要缓慢),如输入后,血压未达到低压复苏的目标(平均动脉压 65 mmHg),再给 250 mL,总量不超过 500 mL,其后根据情况给予一定的晶体液,保持一个低容量状态,收缩压维持在 80 ~90 mmHg,以保证重要脏器的基本灌注,使神志得到改善(注:这种方法并不是唯一方法)。未控制出血性休克的延迟复苏的概念是:对活动性出血未彻底控制之前的休克,限制补液量与速度,仅维持机体的基本需要,尿量控制在 20 ~40 mL/h;不主张过早地使用血管活性药物或快速大量地运用传统输液扩容方法来提升血压,应尽快尽早采取控制性止血方法。这里需要探讨的是,延迟复苏在彻底控制出血之前,限制多少液体? 选择哪些液体? 延迟复苏多长时间? 延迟与限制性复苏如何界定? 这些问题目前尚无明确的结论,研究也不够充分。实际中如何运用控制性液体复苏理论? 应从客观出发,因人而异,救命第一,稳定病情,不能死搬教条。有学者根据出血性休克病理生理的特点,采取三阶段的序贯治疗法。创伤后急性失血/失液期约在伤后 8 h 内,在这一阶段主张用平衡盐溶液加浓缩红细胞(比例为 2.5 ∶1)复苏,使血红蛋白达 100 g/L,血细胞比容达 0.30。早期不主张使用全血与过多的胶体溶液。创伤后 8 ~72 h 是全身毛细血管渗漏期,在这一阶段原则上要维持足够的有效循环血量,保证尿量控制在 20 ~40 mL/h,也不提倡使用过多的胶体溶液特别是白蛋白。创伤 72 h 后是组织间液回收期,在这一阶段应控制输液速度,减少输液量,适量使用利尿剂。复苏的标准为桡动脉搏动能明显触觉,收缩压在 80 ~90 mmHg,意识恢复,复苏后应积极准备后送。复苏同时需认真处理凝血机制异常、酸碱失衡和低体温等问题。对战伤出血已控制住的休克伤员来说,若病情趋稳定,生命体征尚平稳,提倡口服复苏液。以下是 1979 年野战医疗一例自体血回收抗休克的病案:伤员胸、肺创伤,开胸后见胸腔大量积血,处于严重休克状态,急需大量输血,在血源枯竭情况下,紧急中医生们将伤员胸腔中约2 000 mL自体血通过吸引器回收到清洁的水封瓶中,再用十几层纱布多次过滤,向血液中加入抗生素,将自体血液输入伤者体内,顺利结束手术,术后伤员竟奇迹般地恢复了。可见采用自体血液回收复苏,应予提倡。现在自体血液回收机在各大医院都较普遍应用,现代野战医疗装备中应配置这种设备,以备急用。

参考文献

[1] 肖振忠. 现代创伤、战伤、突发事件的处置. 上海:上海科学技术出版社,2007.

[2] 王一镗. 王一镗急诊医学. 北京:清华大学出版社,2008.

[3] 王建,葛宝丰,刘兴炎,等. 战伤止血方法及材料研究进展. 人民军医,2008,51(1):5-6.

[4] 任建安,黎介寿. 损伤控制性体液复苏. 中国实用外科杂志,2007,27(8):593-594.

[5] 中国人民解放军总后勤部卫生部. 战伤救治规则. 2006.

第二十二章　洪灾、台风、海难、冰雪灾害、饥馑、荒漠化

Chapter 22　Flood, Typhoon, Shipwreck, Ice and Snow Disaster, Famine, Desertification

邵旦兵　南京军区南京总医院　南京大学医学院
Shao Danbing　急救医学科主治医师

第一节　洪　灾

世界范围内洪涝灾害占所有自然灾害的一半以上,其造成的死亡人数占自然灾害死亡人数的3/4。我国地理气候条件特殊,降水在时空上分布明显不均,人口众多,对平原等地的开发利用过度,因此洪灾频发。1950—2006 年,我国平均每年因洪灾死亡 4 797 人,洪灾导致的年平均直接经济损失达1 136.68亿元,其中因洪涝年死亡万人以上的有 4 年。2006 年受灾人口13 881.92万人,房屋倒塌死亡 605 人,滑坡、泥石流死亡 1 027 人,其他原因死亡 644 人。2008 年洪灾导致死亡 436 人,失踪 113 人,直接经济损失 721 亿元。

如果通过教育做好平原管理并完善洪涝预报系统,就能明显降低洪涝死亡率和大多数与洪涝相关的疾病的发病率。洪涝往往造成很多人淹溺,软组织及肌肉骨骼系统损伤、电击伤、烧伤、虫咬伤及广泛肌肉骨骼不适在洪灾中也较常见。洪涝后有毒物质泄露使得人们很容易接触到甚至摄入有毒物质。公共卫生设施、净化水设施遭到破坏,使得人们很容易患感染性疾病,高效的公共卫生措施在预防这些疾病上最有效,并最具高性价比。由于道路在洪涝中受阻,非传统方法如直升机、橡皮艇等现在也越来越多地在抗洪救灾中得到使用。要重新布局,医疗卫生机构要整合进社会救援系统,并要能接近受灾人员。有效的突发事件应对方案能最大限度减少公众健康损害。

一、洪涝灾害概念

洪涝灾害包括洪水灾害和涝灾。洪水灾害是指水流超出河道的天然或人工限制,泛滥淹没田地和城乡,从而危及人民生命财产安全的现象;涝灾是指长期大雨或暴雨产生的积水和径流,淹没低洼土地所造成的灾害。

洪水等级:一般洪水是指重现期小于 10 年的洪水;较大洪水是指重现期为 10 ~ 20 年的洪水;

大洪水是指重现期为20~50年的洪水;特大洪水是指重现期超过50年的洪水。

(一)洪灾的形成

很多原因都可造成洪灾,特别是当地地形及短时间内的大量降水是引起洪灾的常见原因。冰川快速融化、海啸、全球变暖、热带气旋增加、台风增加等也使得洪涝频发。人口增加,城市化建设逐步加快,建筑物密度增加,水泥地面的增加导致地表水下渗困难,一些地方的地形和水文特征也发生了变化,这些因素都促进了洪涝形成。山区及峡谷地带岩石地面不容易吸收水分、信息相对闭塞、疏散撤离困难等均使得当地洪涝灾害严重,死亡率高。

另外,地震形成的堰塞湖及遭受损坏的水坝、水库等,如处理不当,均可导致严重的洪涝灾害。

(二)洪水预报警报系统

有效的预报警报系统至少能减少50%的死亡率。应根据历史河面水位记录,判断目前状况。降水估算及先进的卫星数据等为中远期洪灾预报提供了可能。

(三)洪水分期

洪水有着典型的循环周期,大致分为:

1. 静止期

此时人们在平原上以较少的代价就能换取很好的收成。在静止期积极做好减灾规划干预特别是植树造林能明显减少洪水发生的频率和等级。

2. 洪水前驱期

雨、雪及冰雪融化等使得降水增加、湖河水位上涨,此时应启动警告系统及减灾预案。

3. 洪水期

在洪水期应积极疏散,动员水灾救援小组,建立避难所及临时医疗所,经常性评估并告知公众在洪灾中的注意事项,提醒公众避免涉水驾驶。

4. 灾后阶段

灾后阶段一般在洪水退去前就开始了,并且要持续几周甚至数年。在此阶段,应开始进行公众教育、基础设施的修复、垃圾清理、各项建筑的重新布局及重建。为避免传染病的蔓延,要搞好公共卫生,同时也要处理洪水期造成的各种损伤,注意各种毒物的暴露。

二、损伤类型和机制

(一)淹溺

快速暴涨的洪水是引起淹溺死亡的主要原因。快速上涨的洪水往往流速较快,并且携带大量的石头、树木及其他大块物体,很容易造成水中的人员受伤。如人们低估这种损伤或试图救人及捡物,都可能发生意外。救灾人员行动时要穿救生衣,并且不能单独行动。机动车在流水中很容易熄火,或者侧滑导致车祸,致人死亡。

(二)寒冷相关损伤

只要浸泡的水温低于人体正常温度,均可导致低温,水温过低(春秋冬季降水或冰山过快融化)、饮酒、大风、饥饿、长时间浸泡等情况会加剧体温下降。不在水中的灾民也可因风雨天、气温低、无避难所、少衣、缺乏食物而出现体温下降。严重低温甚至会诱发凝血障碍及心律失常，导致死亡。

（三）中暑

在炎热夏季发生的洪灾也可能导致中暑。

（四）爆炸及烧伤

洪水造成天然气运输管道或储气罐、电源线、化工厂原料罐等被破坏时，很容易发生爆炸及烧伤。另燃油料漂浮水面，可使火势蔓延。消防部门由于道路受阻往往很难及时赶到现场施救。所以在洪灾全过程均要做好这些部位的重点防护工作。

（五）肌肉骨骼损伤

肌肉骨骼损伤在洪灾中很常见。建筑物倒塌或其他大件物品坠落，使人受到很大的撞击并受压，出现严重的挤压伤、肢体毁损以及多发伤，甚至死亡；在灾中忙碌，易导致背部、膝盖和肩部损伤；修理房屋从梯子上摔下可造成关节扭伤；清理树木时使用锯子不熟练，会导致损伤；皮肤挫裂伤也较常见。

（六）叮咬伤

洪水上涨时，家畜、老鼠、昆虫、爬行动物等均开始迁徙，从而使得叮咬伤增多，此时人还可能感染狂犬病或者其他动物源性传染病。

（七）公共卫生问题及相关疾病

上涨的水位、快速的水流及风力等动能会导致工业区、自来水厂、食品厂被破坏，粪便、垃圾、化工原料等进入洪水，可严重污染水源。洪灾发生时，可能出现呼吸道感染、胃肠炎、菌痢、霍乱、伤寒、副伤寒、甲型肝炎、戊型肝炎、麻疹、钩端螺旋体病及虫媒疾病等，氯及碘并不能灭活所有的病原体，预防接种代价大，收益小；如有放射性物质、化学有毒物质泄露，还可出现放射性疾病及多种中毒症状；在通风差的环境中生火、做饭会导致一氧化碳中毒；所以要有清洁的饮用水，如瓶装、灌装水，条件差时也要将相对洁净的水煮沸 5 分钟以上才能饮用，要控制污染源，加快污水处理，强调避难所人员个人卫生。

（八）精神障碍

失去亲人、失去财产、疲劳、受到损伤等使得人们很容易情绪不稳，甚至会使用暴力、滥用药物、出现抑郁及创伤后精神紧张性障碍（在 15% ~20% 的自然灾害幸存者中存在）。

三、院前处理

应急医疗救援人员往往因洪水及洪水导致的道路毁损而无法到达现场，同时，受困人员被洪水分隔在不同的地方，加大了救援的难度。灾前要充分考虑到道路受阻后救援如何展开的问题，所幸的是我国军队及武警部队多次参加抢险救灾，能熟练架桥，操控橡皮艇、冲锋舟等参加救援。直升机救援在美国运用得越来越多，在我国才开始运用。搜救人员要提供最基本的院前急救，所以平时要经常性地接受相关急救知识训练。搜救小组要有良好的通信工具和设施,能及时和搜救指挥部及医院取得联系。搜救人员自身的安全也很重要。

四、急诊科准备

0.2%~2.0%的幸存者需要急诊医疗干预,其中大部分是软组织伤(挫裂伤、刺伤)、皮疹、溃疡患者。预计受灾地区的急诊科要配备平时不常用的设备,如拖把、桶、手电筒及电池、通信设施(如对讲机)。要做好抽调医护人员到受灾地巡诊的准备,做好接收淹溺、寒冷相关损伤、挤压伤、多发伤患者的准备,也要做好接收特殊患者(如精神障碍、药物滥用、酒精中毒患者)的准备(寒冷相关损伤救治见本章第四节)。

五、淹溺的急救

淹溺是指被液体介质淹没、原发性呼吸功能受损的过程。气道内存在液体/空气界面,导致患者无法呼吸或存活,如在淹溺过程中及时施救,可无需任何干预或仅需适当的复苏措施。缺氧的持续时间和程度决定了淹溺预后,患者的生存率不同,而神经系统完全恢复只是偶尔发生在冰水淹溺患者身上的事。

淹溺所引起的死亡是可以避免的。淹溺所引起缺氧的时间和严重程度是其转归最重要的决定因素,必须尽快恢复通气、氧和和灌注,这就要求目击者尽快行CPR,尽快启动应急医疗救助系统。

现场进行高质量的CPR和早期进行基本生命支持可提高生存率。人工呼吸可在水中进行;不必常规固定头颈部;溺水者外周血管收缩,心排血量降低,很难触及脉搏。除非确认伤员已经死亡、无脉搏,否则应立即胸外按压,到医院路上CPR不能中断,到急诊科后立即进行进一步救治。

如果淹溺者到达医院时有自主呼吸和循环,其预后大多良好。淹溺者会发生原发性或继发性低体温,如水温低于5℃,很快发生的低体温会起到保护作用以抵抗缺氧。因为缺氧引起的损伤会使肺毛细血管通透性增强,引起迟发性肺部并发症,所以凡是接受过某种形式复苏术的(包括只接受过人工呼吸的)淹溺者,均应转送至医院进行评估和监护。

(一)现场急救——基础生命支持

坚持常规心肺复苏,对淹溺应特别注意以下几点:

1. 自水中救起

必须立即将淹溺者从水中救起,可用一些运输工具如救生艇或其他漂浮装置。施救者必须注意自身安全,一旦出现溺水者环抱,最好的办法就是自沉。不必常规固定颈部,除非引起淹溺的外部环境有导致颈部受伤的可能性。徒手或用器械固定颈部不但会妨碍气道的充分开放,还会耽搁人工呼吸的实施。

2. 人工呼吸

对淹溺者,首先要改善通气,这样可增加生存机会。在水中,对面部已脱离水而无反应的患者应立即进行人工呼吸,如无法闭合鼻腔,就支起头部,开放气道,口对鼻呼吸。如救助者未接受过专门培训,不必在水中实施复苏措施。到达陆上后对溺水者实施的开放气道、人工呼吸操作与心跳骤停复苏类似。大多数溺水者有少量水吸入气道就可闻及水泡音,不会造成气道阻塞,有些则因喉部痉挛或呼吸停止未吸入液体。如欲排除气道内的液体,推荐倾斜俯卧位(将俯卧位患者扛在肩上,或将患者腹部放在施救者膝盖上）及采用吸引的方法；其他方法如腹部冲击法或 Heimlich 法则具有潜在危险，故不推荐使用。

3. 胸外按压

一将溺水者自水中救出，就应立即开放气道，检查呼吸；如无呼吸，则给予人工呼吸，吹气要使得胸部抬起；胸外按压和人工呼吸交替。专业人员施救时须检查颈动脉搏动。溺水者（尤其是冷水淹溺者）的动脉搏动一般难以触及，如在 10 秒钟内未触及动脉搏动，必须按比例进行胸外按压和通气。只有经过专门培训者，方可在水中实施胸外按压。一旦离开水，在给予 2 次人工呼吸后，溺水者仍无反应、无呼吸，专业人员触及不到动脉搏动，施救者就应取自动体外除颤仪（AED），如有除颤节律，行电击除颤（如存在低体温，参见冰雪灾害一节）。

4. 处理复苏中的呕吐

在人工呼吸或胸外按压时，溺水者会出现呕吐。澳大利亚为期 10 年的研究发现，2/3 接受人工呼吸者、86% 的胸外按压和通气者会出现呕吐。如呕吐，则将其头部偏向一侧，用手指、手帕或吸引的方法去除呕吐物。如可能存在脊髓损伤，搬动时应固定头、颈和躯干。

（二）急诊科救治——高级生命支持

溺水者心跳停止时需接受高级生命支持，包括尽早接受气管插管。尽管仅需最低限度的复苏术即可恢复心跳，溺水者还是应被送往医院进行监护。心跳停止可表现为心跳静止、无脉电活动或无脉性室速/室颤。采用肺泡表面活性物质治疗溺水诱发的呼吸窘迫，疗效有待进一步评价；严重低温的溺水儿童采用体外膜肺治疗仅见于个案报告；淹溺后，常规应用苯巴比妥、肾上腺糖皮质激素、一氧化氮、血管加压素以及恢复自主循环后的低温疗法的证据不足。

六、洪涝中的外伤处理

洪涝中的外伤大部分是软组织伤，受伤的机制和平时无太大区别。水灾中外伤特别是开放性伤口，往往有创口污染，容易并发感染。要仔细清创，用碘伏及大量生理盐水冲洗创口，局麻后彻底清创，去除异物。一般污染的创口，经清创后可一期缝合，并给予 5 天的广谱抗生素，同时要考虑创口继发感染的可能性，告知患者可能出现的症状，并及时复诊。虽然目前并无洪涝灾害中发生破伤风感染的证据，但仍要常规预进行防免疫。对严重污染的创口要延迟缝合，行二期缝合。

七、传染性疾病

加强公共卫生建设，如清理垃圾及有毒物质，管束家畜，避免再次污染水源，保证洁净的饮用水及安全的食品，配给蚊帐等。出现病员，早隔离早治疗。及时处理各类尸体。

第二节　台　　风

公众指的“台风”，专业的称法应为“热带气旋”，是指发生在热带地区急速旋转的低压涡旋。我国居全球 8 个台风发生区之首。对我国影响严重，并经常酿成灾害的台风每年有近 20 个，登陆我国的台风平均每年有 7 个。

台风登陆后一般可深入陆地500余公里,有时达1 000多公里,台风经过的沿途会出现暴雨洪水,引发滑坡、泥石流等地质灾害。一次台风往往就可造成数十亿元乃至上百亿元的经济损失。据1931—1977年的统计,我国发生的26次强暴雨洪水中,56%是由台风登陆造成的。由于我国70%以上的大城市、一半以上的人口以及55%的国民经济集中于东部经济地带和沿海地区,这些源于海洋的严重的自然灾害对我国造成的经济损失和人员伤亡,已经接近或超过全国最严重的自然灾害总损失的一半。

一、台风的概念

台风(在大西洋和印度洋称为飓风)是形成于热带海洋上的热带气旋。热带气旋按其中心附近的2分钟平均最大风力等级区分为不同的强度,由弱到强依次为热带低压、热带风暴、强热带风暴和台风。

(一)台风的结构

台风的范围很大,它的直径为几百公里到上千公里,垂直厚度为十余公里,垂直与水平范围之比约为1∶50。

台风在水平方向上一般可分为台风外围、台风本体和台风中心三部分。台风外围是螺旋云带,直径通常为400~600 km,有时可达800~1 000 km;台风本体是涡旋区,也叫云墙区,由一些高大的对流云组成,其直径一般为200 km,有时可达400 km;台风中心到台风眼区,其直径一般为10~60 km,大的可超过100 km,小的不到10 km,绝大多数呈圆形,也有呈椭圆形或不规则形的。

台风在垂直方向上分为流入层、中间层和流出层三部分。从海面到3 km高度为流入层,3~8 km高度为中间层,从8 km高度到台风顶是流出层。在流入层,四周的空气沿逆时针(在北半球)方向向内流入,愈近中心风速愈大,把大量水汽自台风外输入台风内部;中间层气流主要是围绕中心运动,底层流入现象到达云墙区基本停止,而后气流环绕眼壁作螺旋式上升运动;中间层上升气流到达流出层时便向外扩散,流出的空气一部分在与四周空气混合后下沉到底层,一部分在眼区下沉,组成了台风的垂直环流区。越到中心,气温越高,气压越低。图2-22-1为台风的结构图。

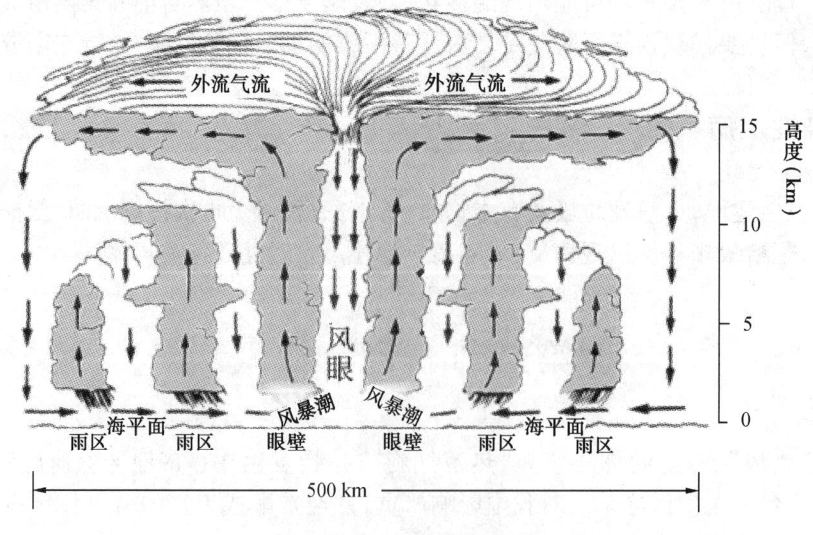

图2-22-1　台风的结构图

（二）台风的形成机制

热带海面受太阳直射，海水温度升高并蒸发成水汽升空，而周围的较冷空气流入补充，然后再上升，如此循环，必使整个气流不断扩大而形成台风。地球由西向东高速自转，致使气流柱和地球表面产生摩擦，越接近赤道摩擦力越强，这就引导气流柱逆时针旋转（南半球系顺时针旋转）。由于地球自转的速度快，气流柱跟不上地球自转的速度而形成感觉上的西行，这就形成我们现在说的台风和台风路径。当近地面最大风速达到或超过 17.2 m/s 时，我们就称它为台风。台风的产生必须具备以下特有的条件：

1. 要有广阔的高温、高湿的大气

热带洋面上的底层大气的温度和湿度主要决定于海面水温，海面 60 m 深度内水温高于 26～27 ℃，才能形成台风。

2. 要有不断加强的低层扰动

要有低层大气向中心辐合、高层大气向外扩散的初始扰动且高层辐散必须超过低层辐散，才能维持足够的上升气流，低层扰动才能不断加强。

3. 垂直方向风速不能相差太大

上下层空气相对运动很小才能使初始扰动中水汽凝结所释放的潜热能集中保存在台风眼区的空气柱中，形成并加强台风暖中心结构。

4. 要有足够大的地转偏向力作用

地球自转作用有利于气旋性涡旋的生成。地转偏向力在赤道附近接近于零，越接近南北两极越大，台风基本发生在离赤道 5 个纬度以上的洋面上。

（三）判断台风远离

台风侵袭期间，风狂雨骤突然变为风歇雨止，应该是台风眼经过的结果，一般而言 20～30 分钟之后，狂风暴雨会再次来临，所以千万不可认为台风已经远离，因为台风离开时，风雨通常是渐渐减小的，不会突然停止。如果台风眼并未经过当地，但风逐渐从偏北风变成偏南风，且风雨渐小，气压逐渐上升，云也逐渐消散，天气好转，就表明台风正在远离。

（四）台风的利弊

1. 台风的好处

台风的好处表现在风、水、热三方面：大风能刮落植被上的许多害虫，并能吹散高污染地区的污染物，减轻高污染地区的污染程度；提供充足的降水，保障农业收成；由于台风的活动，热带地区的热量被驱散到高纬度地区，从而使寒带地区的热量得到补偿，调剂地球热量，维持热平衡。

2. 台风的危害

成熟的热带气旋释放的功率可达 6×10^{14} W，相当于每秒 6 颗原子弹的能量。热带气旋会在海上引起巨浪，使船只沉没，航运受到影响。热带气旋登陆后破坏力最大。

（1）直接危害。

① 强风的直接危害：台风级的风力足以摧毁陆地上的建筑物、桥梁、车辆等，特别是在建筑物未被加固的地区，造成的破坏更大。大风亦可以把杂物吹到半空中，使户外环境变得非常危险。

② 暴雨的直接危害：台风是非常强的降雨系统，一天降水 100～300 mm，甚至可达 500～800 mm。台风暴雨造成的洪涝灾害，是最具危险性的灾害之一，在山区可能引起泥石流。

③ 风暴潮的直接危害:当台风移向陆地时,台风的强风和低气压的作用造成水面上升,水浪排山倒海般向海岸压去。强台风的风暴潮能使沿海水位上升 5 ~6 m。风暴潮与天文大潮高潮位相遇,产生高频率的潮位,导致海水漫溢、海堤溃决、房屋和各类建筑设施被冲毁、城镇和农田被淹没,造成大量人员伤亡和财产损失。

(2) 间接破坏。

① 引发疾病: 破坏积水及其下水道,导致流行病传播;

② 破坏基建系统:可能破坏道路、输电设施等,阻碍救援工作;

③ 破坏农业:风雨可能破坏农产物,导致粮食短缺;

④ 导致农作物枯萎、电缆漏电:海水的盐分被巨浪带至陆地,可导致农作物枯萎、电缆漏电;

⑤ 加强季风寒流或大陆反气旋强度:当热带气旋遇到相当强烈的大陆寒流时,两者之间的气压梯度会增加,后者会吸收热带气旋的能量,使寒流增强。

二、台风相关的死亡

台风相关死亡包括台风引起的相关事故导致的死亡,这些事故包括淹溺、电击、火灾、交通事故、特殊环境的暴露(如工厂有毒、放射物质泄露)、坠落、跌倒等。内陆地区台风相关的死亡大部分由淹溺或者泥石流导致,风暴潮有时在内陆的水区也可发生。我国因台风死亡、失踪人数:1988—2004 年平均每年死亡 440 人;2005 年死亡 386 人;2006 年台风灾害特别严重,共导致 1 266 人死亡、384 人失踪(数据来源:国家气候中心)。我国大陆地区风暴潮(含近岸台风浪,不包括海浪)导致的死亡及失踪人数:1999 年 75 人,2000 年 15 人,2001 年 136 人,2002 年 30 人,2003 年 25 人,2004 年 49 人,2005 年 137 人,2006 年 327 人,2007 年 18 人(数据来源:国家海洋局)。1928 年美国佛罗里达州 Okeechobee 湖发生的风暴潮导致了 1 836 人死亡。在 17 及 18 世纪,海面上的人员是台风主要的受害者,在 17 世纪,西班牙因飓风失去商船超过 1 000 艘。现在由于天气预报、通信、航海及船舶工业的发展,海洋中的死亡相对于内陆明显减少了。

三、台风相关的损伤

目前还不能有效统计台风中的损伤类型,因为尚无合适的台风相关损伤的分类方法。作为疾病管理流程的一部分,台风相关损伤的分类方法必不可少。只有通过系统的方法,才能实施台风相关损伤的预防。

台风相关损伤伤员中 80% 以上存在皮肤挫裂伤,并且大部分皮肤挫裂伤发生在灾后的清理过程中。18.2% ~36.5% 的受伤者存在钝性损伤,多由挤压、飞掷物品击中、坠落或摔倒造成;14.5% ~31.8% 的受伤者存在穿刺伤,多数是在灾后清理时发生的。由于地面上到处是碎片及残骸,大多数损伤(80%)发生在手足。

澳大利亚的达尔文医院(Darwin Hospital)在飓风中处理伤口的经验显示:因灾后大部分人无家可归,常规的伤口护理可行性差,大部分患者在 12 h 内就诊;缝合伤口能控制出血,所以建议行一期缝合;注射破伤风抗毒素,并推荐预防性应用抗生素。对大批量伤员中有肌腱或外周神经离断者,清创做好标志后,也可先行一期缝合,二期再行肌腱及神经的修复。

灾后的避难所或临时搭建的救援医院需要建立特殊医疗服务单元,特别是要提供氧及呼吸机支持,以应对那些需家庭护理患者、需家庭吸氧者、糖尿病患者、脊柱伤者或需呼吸机支持的患者。

四、住院情况

由于各个地区遭受灾情不同及当地建筑物标准不同，住院情况会有差异。1975 年澳大利亚达尔文市遭受 4 级飓风（飓风共分为 5 级，最高为 5 级），有 145 人（占当地人口的 0.3%）住院，其中 41.3% 是严重挫裂伤伤员，34.5% 是头、胸及四肢钝性损伤伤员，闭合性腹部外伤伤员占住院人数的 2%。虽然我国台风较多，但目前国内并无确切的统计数据。

五、疏散和应急医疗救援

台风到来前的疏散方案及疏散非常重要，及时的疏散能明显减少人员伤亡。但大规模的疏散及灾后返回，势必造成很大的交通压力，往往会造成堵塞，影响救护车的行驶。同时，灾后道路漫水、阻塞、冲毁及电线坠落等也会明显限制地面救援特别是救护车的行驶。由于救护人员处在超负荷工作状态，容易出错，建议在平时培训更多的救援人员及司机，并给救护车配备清障人员和设备。直升机救援是更好的选择，但目前在我国才刚开始；要注意的是，直升机严禁在台风中起飞，要等台风过后，才能使用。

六、医院和卫生行政部门要考虑的情况

台风灾害的预防不是一朝一夕的事。各项基础建设都要经过深思熟虑，长远规划；在准备工作中要强调危机管理及全社区参与的观念，形成危机指挥系统链；要保障台风来临时的电、水供应。灾后医院内部发电供电至少要能维持 3 天，供水至少要能坚持 4 天。

七、医院应急反应能力

医院应急反应能力是指医院应对突发事件和持续危机的医疗救护扩展能力，是医院应对台风灾害的关键。应急反应能力要能经受住灾害发生早期第一波伤病员高峰，并能在灾害持久时持续救护，这有赖于医护人员、医疗空间、有效病床数、有效医疗技术、药品储备及卫生系统基础建设抗灾害的能力。卫生系统基础建设是决定医院能否保障持续有效医疗的关键，因此医院及卫生部门在平时就要有所准备。

医院突发事件指挥系统人员要包括医疗、护理、医院行政、后勤等部门的代表，要能在灾害发生的全过程中保持快速反应并随机应变的能力，以协调医院各个部门的应急反应。

（一）医院指挥中心

医院指挥中心要成立专门办公室，医院突发事件指挥系统人员主要在此办公，从灾前到灾后自始至终地指挥协调医院的运转。指挥中心要有良好的有线及无线通信，能联系省级应急中心、手术室、血库及急诊部；还要有互联网、当地及中央广播电视接收系统，以便及时了解天气情况。考虑到指挥中心可能在灾中遭到损坏，一般要求有备用办公室，并在办公室附近设立能覆盖全院的广播中心，以便及时了解社区情况，更好地整合协调医院各科室运转。

值得注意的是，医院的工作人员是医院最大的财富，应发放学习手册，并每年进行专题教育，以

增强工作人员应对台风的能力。

（二）水电资源

医院在台风来临前要彻底评估应急电力线路情况、线路上的各部门及设备情况、燃油储备情况、发电机状况。发电机房的位置要能避免受灾；应急电力线路采用平行线路，以便能控制各部门供电；要在电力负荷时完整测试线路；要储备足够安全的燃料。医院的发电机往往并未经过长时间运转的测试，长时间工作会过热甚至发生故障，而持续的电力供应在灾中至关重要。灾难过程中，大多数医院的应急电力无法保证所有设备同时运转，但要保证关键部门（如指挥中心、信息中心、检验室、影像科、手术麻醉室、急诊科）的正常运转。

应急水的供应也是应急能源供应的关键之一。要有储水的地方及应急水管系统，以便顺利供水。台风灾时及灾后一段时间，水净化系统往往容易出现问题，所以医院要能蓄水并维持水压，蓄水可用大游泳池、独立的储水囊、罐、大的水罐车、井。节约用水也很重要，用桶装水饮用及做饭，采用无水洁手，减少抽水马桶的使用，设立流动厕所，检验限于常规项目，影像也限于常规项目，减少化疗及放疗，直到供水恢复正常。

血液透析患者透析的时间是固定的，各个医疗机构可以合作，对这类病人进行集中管理或将其送至就近的灾区外医院，以减少水电使用。

（三）医疗物资准备及后勤保障

由于储备物资有限，许多医院在台风后较难实行有效的医疗救护。医院应该储备血液制品、缝合器材、破伤风抗毒素及类毒素、抗蛇毒血清（依当地蛇种类及往年蛇咬伤情况而定）、广谱抗生素、创伤救护辅料等。

医院内充足的工作人员对应急保障也很重要。医院应尽可能地搭建临时避难所，用于工作人员家属、病员家属的安置。灾后由于社区水电仍未恢复，医院成了理想的避难所，大批人员会随之到来，食物储备在灾后初期显得尤为重要。

（四）急诊科的准备

台风过后，会有大量的伤病员涌入，伤员潮大概会持续 1 周左右，所以急诊科要做好相应准备。医院急诊科人员，包括医生（特别是外科医生）、护理人员、护工，要熟练、快速地对伤员进行分诊。绝大部分伤员有肢端皮肤挫裂伤，所以要有充足的清创缝合包、破伤风抗毒素、广谱抗生素。

医院也要加强伤病员的心理疏导，特别是要成立以精神科医生为主要成员的心理危机干预小组。

八、公共卫生需求评估

台风过后公共卫生需求的快速评估是指导台风过后减灾的第一步。采用整体抽样法来获取客观早期数据，在评估公共卫生需求时很有用。评估小组在台风的避难所及临时生活设施处用专用的流行病学调查方法调查，所得数据能客观及时地反映台风后的整体卫生情况，如卫生需求、发病率，从而使得有限的医疗、物资、货币资源得到优化应用。评估时聘用受过训练的评估工作人员骨干来收集数据，利用统一的评估工具和方法，采用精细的人群大小估计统计方法，并且准确判断疾病和损伤是否与台风灾害有关。

九、公共避难所

公共避难所的医疗状况也很重要。公共避难所的成员通常由红十字会会员及志愿者组成,但我国红十字会的力量相对薄弱,公共避难所工作仍需医务人员参与。另外要考虑避难所的位置结构及抗台风的能力。避难所要提供足够的饮用水、食物。

公共避难所只留相对健康的受灾人员,有条件时,急性病患者及患有慢性疾病、身体极其虚弱者均应送至医院,或送至有医疗设备的特殊避难所。

避难所开放时,要张贴经当地卫生部门认可的常规医疗问题的注意事项公告。

在特定的避难所要预先准备常规医疗和初步急救器材,初步急救器材对疾病救治来说存在时间依赖性,更要保持常规管理维护。

另外,应保证避难所的医疗救护电话能及时连通医疗机构或专业医师,这有利于评估避难所人群的卫生需求。

十、特殊医疗需求的处理

特殊医疗需求是指在48 h内的应急阶段,患者的身体、心理、医疗状况超出其所能承受程度时所需的医疗援助。一般避难所提供的初步救治显得力不从心,要有能满足特殊医疗需求的避难所。这类避难所可以是独立的,也可以是大的避难所的一部分,如医院的一部分、康复中心、社区医院、疗养院等。

总之,台风是大的自然气象灾害,台风发生前几个月甚至数年就要做好预防准备工作。现在,沿海地区人口不断增加,如无有效的减灾计划及基础建设,那么人们就将处于危险状态,甚至出现大灾害。最后要提醒的是,台风灾害的救援要等台风过后才能大规模展开。

第三节　海　　难

海难是指船舶发生事故、沉没、搁浅、碰撞、失火、爆炸、遭受恐怖袭击或货物、船员及旅客出现事故,也就是人、船及船上的物品在海上出现事故。

海难原因:操作错误,即人为因素,包括业务不熟、判断错误、沟通不良及值班疏忽等;船舶故障,船保养不善、结构不良及出现机械故障;环境因素,包括气象(台风、巨浪、海冰等)、潮流、海啸等。其中气象因素是导致海难的主要原因。

一、海难原因及致病机制

(一)碰撞

在恶劣的天气条件下,船只容易与冰山、暗礁或其他船只发生碰撞。这种碰撞大部分事发突然,很难及时发出警告,碰撞瞬间的动能较大,使得船只的驾驶系统出现故障,也可导致船体外壳受损甚至沉船。在碰撞瞬间,人员可能摔倒、碰撞,船上的物品也会出现移位,伤及人员。

（二）天气

在热带地区遇到恶劣的天气（如台风），容易发生灾害。这时装备齐全的船也不一定能幸免，小船及出发前未检修、仓促出海的船就更容易在巨浪及大风中受损。沉船的原因通常是船体结构失去完整性，出现裂缝，在短时间内无修复可能。因此，应牢固树立防灾意识，出海前认真准备、认真检修船只，避免人为出错。

（三）火灾

虽然现在的船舶电机设备越来越好，但大部分仍以大量的燃油作为动能来源。有统计显示48.9%的船舶火灾来源于机房。起火时通常无警报，火灾可损坏机房的电机，从而使船失去动力。当火警拉响后，人员容易骚乱发生碰撞。火通常在烧毁船只前就能被扑灭。如不幸烧毁医疗舱，会使得原本就不够的医疗设备更加紧缺，使在火灾中受伤的人员得不到及时救治。火灾中人员容易出现烧伤、一氧化碳中毒、呼吸道损伤（吸入热烟尘）及其他创伤。

（四）传染病

在狭小空间及医疗条件简单的情况下，传染病（如上呼吸道感染、急性支气管炎、急性胃肠炎）很容易在客船上传播，有时客船不得不就近停靠港口。

（五）救生艇上缺水、食物

即使人员弃船登上了救生艇，如果最终救援时间长，艇上人多，物质相对少，天气恶劣，他们也将和无救生艇及设备的人员一样面临被海水浸泡、缺水、缺食物的困境。在热带地区，白天阳光暴晒，夜间低温，在寒区，始终低温；人员容易出现低容量性休克、寒冷相关损伤、海洋生物伤害，存活希望较小。

二、自救

及时有效地发出求救信号。

注意自我保卫。避开船起火、爆炸及海面油污起火，正确使用救生筏；尽量避免恶劣环境对自身的影响，在海面上注意避免裸身。

尽量判明自己的方位，设计获取营救的最佳途径。留心过往的船舶、飞机；注意陆地可能不远的迹象：积云、浮木、椰子果和别的漂流植物、连续的鸟类鸣叫等。

估计饮水状况，立即制订计划，实行定量供应。雨水、鱼的眼及髓、海带、海冰都是水源。海水含[Na^+]420 mmol/L与[Cl^-]470 mmol/L，肾脏不能浓缩这么高浓度的液体，所以海水不能直接饮用。

除非有足够的饮水，否则不可进食。定量使用食物，在海面尽可能获取能获取的食物。

三、海难中应急医学救援

建设和加强医疗救援船只，船只平时在海上巡航，特别是离岸远的地方。

所有船只都应有突发事件应对预案，这个预案要和国际海洋组织的安全管理规定及海员保健医疗公约相衔接。通过无线及非无线方式发出求救信号。

（一）船上自救

利用船上的常备医疗设备进行自救，特别要做好大出血止血、创面包扎、骨折固定、安全搬运、担架准备工作，以及用凉水冲洗非Ⅲ度烧伤创面、止痛，保持呼吸道畅通。

（二）救援船

在附近海域巡航的救援船到达后，立即开始救援，清创，更好地开放气道，输血、输液，对传染病病人实行隔离。救援船平时要经常维护和训练，包括医务人员技能培训。配备独立无线电频道、救生艇、担架队、医疗护理组、消防组。设置两个医务室，其中一个近甲板，配备急救器材和药品，另一个为备用医务室，配备应急电源和照明，应具备较大的空间，能供伤员拣伤分类时使用。

（三）人员的疏散后送

海难后的疏散和后送，无论是通过船-船、船-直升机还是船-陆地，难度都远远大于陆上。所有的行动都要视情况缓急、船的状况、天气状况、灾害的严重程度等而定。如有部分伤员不能行走，那么在有浪的环境下使用救生艇就要考虑利弊。船对船的救援，要求有娴熟的驾船技术，否则会造成二次灾害。在天气很好的时候，直升机也存在中度的危险，在已经受灾的船上起降面临着很多不可知的风险，所以平时要严格训练，并严格按操作规范操作。

如灾害事故发生地近海，特别是靠近码头等地，救援会相对容易，否则难度较大。发生灾害后一定要发出求救信号，幸运的话，可遇到航道附近的其他船只。军舰救援能力强，设备好，医疗技术高，但空间狭小，能容纳的人员少。救援船和商货船的相对空间大。

在无其他救援又不得不弃船时，救生艇就成了唯一的希望，如无救生艇，尽量待在不沉没的船上。法律规定所有的船都必须有足够的救生艇，并且配备食物、饮用水和医疗设备。平时要经常性训练救生艇的使用，否则临时使用往往会造成二次伤害。

（四）常用医疗救生设备

静脉留置针及输液通道，常用有创操作设备及牢固固定，气管插管套管及设备，干电池驱动的呼气末二氧化碳及脉氧仪，担架，对空运的伤员所使用的导尿管及气管套管球囊建议用生理盐水而非空气填充，直升机因为其飞行高度低，可用空气填充。

（五）详细填写后送伤员病历卡

后送的伤员要填写病历卡，包括全名、日期、时间、年龄、性别、过敏情况、既往史、可联系的亲属通信信息、重要症状体征、存在问题、问题开始时间、治疗措施等。

四、海难时可能出现的疾病类型

海难时可能出现的一般疾病类型有海水浸渍、皮肤伤口感染、轻微软组织伤、肌肉骨骼伤、水电解质及酸碱失衡、休克、海洋生物伤、睡眠剥夺、过度体力消耗、寒冷相关损伤、中暑、烧伤、爆震伤、创伤性窒息、应激性精神障碍等；可能出现的较特殊的疾病类型有海洋生物伤、寒冷相关损伤（见本章第四节冰雪灾害的相关内容）。

五、海洋生物伤

（一）鲨鱼、海鳗及其他不明鱼类伤

对被鲨鱼、海鳗及其他不明鱼类咬伤的幸存者，应尽快止血，及时清创，使用抗生素预防感染，对症处理；对不明鱼类伤者，根据症状体征判断是否为有毒鱼类伤者，并作相应处理。

（二）有毒腔肠动物伤

有毒腔肠动物包括水螅、水母、海葵和珊瑚的一些属种。以水母为代表，其伞盖下的触须上有很多刺丝囊，囊内贮有毒液。毒素主要是非溶性毒蛋白，含多肽、酶类、组胺等，对心血管系统影响大，可引起肺水肿，同时容易引起过敏反应甚至造成过敏性休克。

1. 症状

被刺局部开始有轻的触电样灼热刺痛感，然后局部出现线状排列的红肿（排列方向与触丝刺入方向一致），并且有刺痒感，其后红肿部位可转变为红斑、风团、水疱、淤斑，甚至会坏死。全身中毒症状与品种的毒力及个体敏感性有一定关系。伤员一般于刺伤后数小时出现头昏、头痛、恶心、呕吐、恶寒、腹背痛症状，可因中毒性心肌病而有心悸、心动过速或心律失常反应，血压常先升高后降低；有胸闷、呼吸困难及濒死恐惧感，有的出现急性肺水肿（尤以儿童为多）。有毒腔肠动物伤伤员的死因常为急性肺水肿、严重心律失常及心源性猝死。

2. 治疗

（1）局部处理。

① 用剃刀、镊子、干净毛巾或戴上手套的手除去皮肤上任何可见的触手，切忌空手处理伤处，另外还要避免因处理不当而将刺细胞进一步压入皮肤。除去触手后用大量清水或盐水反复冲洗伤处，眼部受伤至少冲洗 15 min，以确保附着的刺细胞完全脱离。

② 碱性液对毒素有一定灭活作用，故局部应用 3% 氨水或 5% ~10% 碳酸氢钠液作冷湿敷。

③ 外用含皮质醇激素的药膏，如 1% 氢化可的松药膏 4 次/d。

（2）抗毒治疗。用 2 万 U 抗毒素加生理盐水，配成 1∶10 溶液作静脉注射或静脉滴注，能有效地缓解局部疼痛和减轻全身中毒症状。

（3）抗过敏。可静脉缓慢注射 10 mL 10% 葡萄糖酸钙及服用抗组胺药物，必要时加用糖皮质醇激素，拮抗由毒素组胺成分所致的损害。

（4）对中毒性心肌病患者各类心律失常进行早期处理，加强监护。发生急性肺水肿时，应用正性肌力药物、快速洋地黄类及利尿剂。

（5）对症处理。用酚妥拉明 5 ~10 mg 稀释后缓慢静脉滴注可解除收缩压升高、心动过速、汗毛竖立等儿茶酚胺释放症状。

（三）刺毒鱼类伤

全世界共有 500 余种刺毒鱼，中国有 100 余种。中国海洋刺毒鱼类有两个类群：以魟类为代表的软骨鱼类和以毒鲉类为代表的硬骨鱼类。

1. 毒鲉类刺伤中毒

毒鲉类分泌的毒素能麻痹骨骼肌、平滑肌和心肌，对热很敏感，很容易在高温条件下被破坏。

(1) 临床表现:遭刺部位多为四肢,局部剧烈疼痛、红肿及(或)出血,范围迅速扩展,有时周围还可见出血点,可使整个肢体肿胀,日久局部组织可变为紫黑色;刺后不久患者即可有恶寒、发热、全身不适、恶心、呕吐等反应,有时还会持续数天高热。毒素吸收后会引起心悸、心率改变、心律失常、心肌缺血性损害及血压降低等心血管损害,造成休克、惊厥、谵妄、呼吸困难甚至呼吸停止,严重者甚至会在3~24 h内死亡。

(2) 治疗基本同毒蛇咬伤的处理。

① 迅速于伤口近心端缚扎,以避免毒素吸收扩散至全身。

② 用生理盐水冲洗创面,对伤势严重者应扩创切开,负压吸引排毒。

③ 将患肢创口在45~55 ℃热水中浸泡30~90 min,以使毒素灭活。

④ 预防性注射破伤风抗毒素,用抗生素防治继发感染。

⑤ 对症处理:对中毒性心血管损害进行处理;创口周围用普鲁卡因局部封闭,以缓解疼痛。

2. 魟类刺伤中毒

魟类具有含毒腺组织的尾刺,毒素主要作用于中枢神经和心血管系统。在美国每年约有1 800个遭赤魟刺伤的事例,死亡率估计为1%。毒素进入伤口使人疼痛难忍,一些伤者会有数分钟的昏迷,甚至会因剧烈痉挛而死。

(1) 临床表现:刺伤后局部表现与鬼毒鲉刺伤表现大致相同。伤员剧痛可长达6~48 h,伤后很快出现全身中毒症状,有恶心、呕吐、胸闷、心悸、头昏、出冷汗等反应,严重者会血压下降、心音微弱、呼吸困难,甚至抽搐、昏迷、大小便失禁。由于刺的两侧有锯齿状倒钩,造成的伤口特别大,可长达15厘米。直接刺伤胸腹部者常很快死亡。约14%的伤员必须接受手术治疗。

(2) 治疗。

① 清创:创口宜切开,用1∶2 000高锰酸钾液冲洗;残留的毒刺宜于手术同时细心分离取尽,不可断留体内。

② 其余局部治疗和全身急救措施与毒鲉刺伤治疗措施基本相同。

3. 章鱼咬伤中毒

章鱼唾液腺分泌的毒液与混合毒类蛇毒类似,被章鱼咬后可出现类似毒蛇咬伤的症状。目前,尚无章鱼咬伤中毒的特效解毒药。

(1) 临床表现:

局部伤口红肿明显,疼痛剧烈,周围肿胀并向近心端蔓延;很快出现全身性症状,头晕、眼花、恶心、呕吐、明显乏力、步态不稳;严重者很快出现意识障碍、昏迷,甚至会因心搏微弱及呼吸麻痹而死。

(2) 治疗:

① 创口近心端先缚扎,然后切开排毒,用1∶2 000高锰酸钾液冲洗,负压吸引排毒。

② 对中毒性脑病及脏器损害进行对症处理。

4. 海蛇咬伤中毒

海蛇主要有4种毒素:神经毒素、卵磷脂酶、抗凝固酶、透明脂酸酶。毒素对横纹肌有严重破坏作用,可导致全身肌肉酸胀疼痛、肌张力增高、肢体强直和腱反射亢进,并可导致弛缓性瘫痪。横纹肌大量坏死可致肌红蛋白血症、急性肾衰竭、高钾血症,诱致心脏损害。严重中毒者,1~2 d内可死亡。

(1) 症状:

海蛇咬人后不是每次都放出毒液,所以受伤者可能只有被咬伤的症状或根本没有明显的症状。

如果中毒,在半小时至 1 h 内会出现运动功能障碍(上眼睑下垂,眼球运动肌麻痹,牙关紧闭,伸舌困难,全身无力)和轻度呼吸困难,严重时则会出现呼吸衰竭、肾功能衰竭。

(2) 治疗:

治疗原则同陆地毒蛇咬伤治疗,具体为:排出毒液,阻止毒液吸收,注射抗蛇毒血清及对症治疗。

① 院前:立即用海水冲洗伤口,吸吮毒液并吐出,在伤口近心端作环形结扎,结扎以阻断淋巴和静脉回流为度,隔 15 ~ 20 min 放松 2 ~ 3 min。

② 入院后:用清水、盐水、肥皂水或 0.1% 高锰酸钾液冲洗伤口局部消毒后,注射抗海蛇毒血清,切开创口,注意不要切开深筋膜。让患者口服蛇药片并在创口周围涂上蛇药。

③ 对症处理:a. 对呼吸衰竭者可给予氧气及呼吸兴奋剂;对呼吸停止者应及时作气管插管或气管切开等,进行人工辅助呼吸。b. 对循环衰竭广泛出血失血性休克者,早期可选用白药、三七等止血药,可适当补液,使用升压药物及肾上腺皮质激素。c. 急性肾功能衰竭的处理:根据尿量,限制进液量;早期可用利尿剂;出现血尿或肌红蛋白尿时,用 5% 碳酸氢钠液 200 ~ 400 mL/d 静脉滴入,以碱化尿液;尿毒症或高钾血症患者经一般治疗无效时,应及时行血液透析治疗。

第四节 冰雪灾害

根据湖南、贵州和湖北三省的统计资料,2005 年初冰雪灾害造成 1 155 万人受灾,1.1 万间房屋倒塌,6.4 万间房屋损坏,直接经济损失达 14.3 亿元。2008 年初,反圣婴(La Nina,出现在热夏与寒冬,与圣婴 El Nino 相反)事件及大气环流的持续异常导致我国出现大范围的雪灾,灾情涉及 20 个省,超过 1 亿人口受灾,129 人死亡,48.5 万间房屋倒塌,168.6 万间房屋损坏;雪灾造成多处铁路、公路、民航交通中断,大量旅客滞留站场港埠,电力、通信、供水严重受损,取暖明显受影响。

2009 年 3 月初(截至 3 月 6 日),安徽省安庆、六安、池州、宣城、铜陵 5 市共 23 个县(市、区)发生低温雨雪冰冻灾害,受灾人口 320.89 万人,4 014 人转移安置,农作物受灾面积 265.9 万亩,直接经济损失达 12.87 亿元。

一、冰雪灾害介绍

冰雪灾害是由冰雪洪水、冰川泥石流、暴风雪、冰湖溃决、雪崩、风吹雪等造成的灾害。冰雪灾害由冰川引起的灾害和积雪、降雪引起的雪灾两部分组成。

(一) 冰雪洪水

冰雪洪水指冰川和高山积雪融化形成的洪水。

(二) 冰川泥石流

冰川泥石流指冰川消融使洪水挟带泥沙、碎石混合流体而形成的泥石流。

(三) 暴风雪

暴风雪天气是 −5 ℃以下大降水量天气的统称,暴风雪多伴有强烈的冷空气气流。由于积雪深度大，影响面积广，危害更加严重。

（四）雪崩

覆雪通常处于一种“危险”的平衡状态下，如果稍有外力作用（强劲的阵风、雪板的断裂、声音的共振等）就会失去平衡，造成雪块滑动，进而引起更多的覆雪运动，使大量的积雪瞬间倾盆而下。

（五）风吹雪

风吹雪是一种大风携带雪运行的自然现象，风吹雪也参与暴风雪的形成。

二、雪崩时个人防护

平躺，用爬行姿势在雪崩面的底部活动，丢掉包裹、雪橇、手杖或者其他累赘，覆盖住口、鼻部分以免把雪吞下。休息时尽可能在身边造一个大的洞穴。在雪凝固前，试着到达表面。扔掉工具箱，以免在被挖出时不方便抽身。节省力气，当听到有人来时大声呼救。

被雪掩埋时，要保持冷静，让口水流出从而判断上下方位，然后奋力向上挖掘。

三、政府职能

政府应完善“测、报、防、抗、救、援”的防灾减灾体系链。

（一）平时要建立综合减灾管理体系

特别是要评估房屋抗灾能力，重视生态系统的恢复，改变电能结构，加快核电发展，并评估道路交通及电源线的抗灾能力。

（二）灾前做好天气预报

目前我国3～5 d的近期天气预报较准确但不精确，一定程度上导致对可能的灾害危害预计不足；政府应提高天气预报的精准度。

（三）灾时要保证各级政府通信畅通

灾害来临时，政府应统一指挥，保证政令统一，以民生为重。

四、卫生保健

加强公共卫生建设，防止饮水食物中毒等事件的发生，及时发现并处理突发急性传染病疫情、不明原因疾病暴发或食物中毒、非职业性一氧化碳中毒。

急救中心（站）要保证“120”急救电话线路畅通，急救人员和车辆要处于待命状态；医院要重点加强急诊工作，提高对呼吸系统疾病、骨折、冻伤等伤病员的救治能力。

五、灾害损伤机制及损伤类型

低温、风力、厚雪、冰雪化水等可导致电力中断、供水中断、交通中断、交通事故、建筑物倒塌、寒冷相关性损伤、水灾、泥石流、应激性精神障碍等。冰雪灾害中较特殊的损伤是寒冷相关性损伤。

六、寒冷相关损伤

寒冷相关损伤由重到轻依次为体温过低、冻伤、浸泡足、冻疮、亚冻伤。冰雪灾害时如存在饥饿、脱水、滥用药物、酒精、MODS、潮湿环境、与金属物接触、大风等，就容易出现寒冷相关损伤，对老年人及儿童来说更是如此。

（一）体温过低

肛温低于35 ℃称为体温过低。严重的低体温（体温＜30 ℃）伴有明显的脑血流下降、氧需下降、心排量下降、动脉压下降；患者由于脑和血管功能抑制，表现出临床死亡，但完整的神经功能恢复是可能的。不要等待患者体温恢复再开始CPR，应尽快将患者转送至可监测复温程度的医疗中心。普通的体温计不能测量低体温。

1．病理生理

体温在32～35 ℃，可有寒战、心动过速及血压升高；当体温继续下降时，寒战消失，心率及血压下降，思维迟钝，吞咽和咳嗽反射消失，容易出现误吸，外周血管收缩及肾脏浓缩功能损伤导致"冷利尿"，最终导致脱水。随着温度的继续下降，可因血液浓缩及凝血因子活性障碍导致血栓形成及DIC，可出现高血糖及低血糖，出现酸碱失衡，之后出现心律失常、房颤、心率慢直至室颤、心脏停搏，也可出现呼吸抑制、胃扩张、上消化道出血、肝功能受损、肠梗阻，较小的物理刺激就可诱发室颤。

2．治疗

(1) 体温过低患者的一般治疗。

① 除去湿衣物，避免患者继续暴露于环境中，防止进一步的蒸发散热。

② 不要延迟诸如气管插管（可维持供氧通道、防止误吸）、静脉输液等紧急的救治，注意操作轻柔，同时密切监测心律。患者低温时容易发生室颤，要密切注意。

③ 在复温过程中，由于血管舒张使管腔容积扩大，所以低温超过45～60 min的患者需要容量支持。并无证据表明常规给予类固醇、巴比妥类和抗生素能提高存活率，降低复苏后损伤。

④ 溺水后出现低温的患者，成功复苏几率小，因为在严重低温前常伴有其他的机能紊乱（如严重缺氧、药物过量、滥用酒精或外伤），临床医师必须在治疗低温的同时寻找这些根本病因并展开有针对性的治疗。

(2) 复温选择。

轻度低温（＞34 ℃）：被动复温。

中度低温（30～34 ℃）：积极的体外复温。积极体外复温方法包括被动的方法和主动的方法（温暖的毛毯、辐射热、强制性热空气和泡温热水），但不含侵入性方法。采用这些方法时应密切监测血流动力学变化和外部复温装置引发的组织损伤。

重度低温（＜30 ℃）：积极的体内复温；院内拥有的复温技术包括加温加湿给氧（42～46 ℃），

43 ℃的生理盐水静脉滴注,食管复温导管,用温暖液体行胃、肠及膀胱灌洗和腹腔灌洗,通过胸腔置管行热盐水胸膜腔灌洗,通过血液透析、体外循环等体外血液加温。

(3) 有维持灌注的节律时,重点是防止体温继续下降。

(4) 不能维持灌注的节律的患者或心脏停搏的患者:需要改进常用 CPR,改进常规 BLS 和高级生命支持 ACLS,进行积极的体内复温,对严重低体温患者进行直接迅速的核心体温复温。溴苄胺是治疗低温室颤唯一有效的药物。

将核心体温高于 34 ℃的患者置于温暖的环境中和用温暖的毯子包裹起来,可以实现被动复温。但这种形式的复温对心肺功能停止和严重低体温的患者来说是不够的。

中度低温(30 ~ 34 ℃):开始 CPR,尝试除颤,建立静脉通道,静脉给药,延长给药间隔,积极进行体内复温。

重度低温(<30 ℃):开始 CPR,尝试除颤一次,在体温未高于 30 ℃时不给予药物,应用积极体内复温技术是必要的。无论有无自主循环的恢复,患者都能从延长的 CPR 和体内复温中获得益处。

(5) 针对体温过低改进常规 CPR。低温患者可出现假死现象,如果可能,应给予低温患者加温(42 ~ 46 ℃)、加湿、氧气面罩通气。急救者在 30 ~ 40 秒内快速评估呼吸、脉搏,确认有无呼吸骤停、有无脉性心跳停搏、有无需要 CPR 的严重心动过缓。如患者无呼吸,应立即开始复苏呼吸。如果患者无脉搏,无可测到的循环体征,应立即开始胸外按压。即使对有无脉搏存有疑惑,也应开始胸外按压。

即使对严重低温的患者首次进行除颤的温度和进行除颤的次数还未明确确定,只要患者发生室性心动过速(VT)或室颤(VF),就应该给予除颤,对于这类患者可以用自动体外除颤器除颤。如果患者发生室颤,应该给予一次电击,然后立即继续 CPR。如行一次电击后未见起效,应延缓继续除颤,救助者应将重点放在继续 CPR 上,并且在下一次除颤之前将患者体温恢复到 30 ~ 32 ℃。如果核心体温 <30 ℃,要在体温恢复之前成功地将心律转复为窦性心律是不太可能的。

由于低温,心跳停搏的 ACLS 处理更多地以侵入性的主动体内核心复温为主要治疗模式。心脏在低温时对心血管药物、起搏刺激和除颤反应差或无反应。此外,药物的代谢降低,如重复给予作用于心脏的药物,在外周循环中药物可累积至可使患者中毒的程度。因此,如患者核心体温低于 30 ℃,常常禁止静脉给药,如患者核心体温高于 30 ℃,可以静脉给药但要延长给药间隔。

如前所述,如果患者发生室颤或室速,就应该进行除颤。如果对患者进行的药物治疗和除颤未能见效,应推迟下一次除颤和继续给药,直到核心体温高于 30 ℃。

(6) 放弃和终止复苏救治。在下列情况下可以不采取复苏措施:患者在冷水中浸泡时间超过 1 小时;患者合并其他致命伤;患者核心温度低于 15.5 ℃;患者躯体已经冻僵,胸壁坚硬,口鼻被冰堵塞。

当在临床工作中不能确认患者的症状是心跳停搏还是原发低温时,救助者应立即行 CPR 来稳定患者情况,应该着手限制热量丧失和开始复温的基本操作,一旦患者处于院内,医生应根据临床经验的判断来决定何时停止对低温性心跳停搏患者的抢救。

(二) 冻伤(局部冻伤)

当组织温度降至冰点(皮肤冻结温度为 -5 ℃)以下时,就会开始发生冻伤。冰雪灾害中的冻伤一般属于缓冻,细胞外液形成冰晶的时间早于细胞内液,导致细胞外液高渗,细胞内液外渗,细胞大量脱水,细胞受损,另外冰晶也可直接造成细胞受损。在复温时,冰晶融化,患者出现缺血再灌注损伤,并可出现局部水肿、水疱甚至形成血肿、血栓,导致组织坏死。复温的方法对减少组织损伤很有效果。

1. 临床表现

(1) 反应前期:指冻伤后至复温融化前的一个阶段。在此阶段,受冻部位冰凉、苍白、坚硬、感觉麻木或丧失。由于局部处于冻结状态,其损伤范围和程度往往难以判定。

(2) 反应期:包括复温融化和复温融化后的阶段。冻伤损伤范围和程度随复温逐渐变得明显。出现大批伤员时,简化的三度分类法更实用。其临床表现如下:

① Ⅰ度:表皮损伤。局部红肿,刺痛、灼痛,一般能在短期(约1周)内痊愈。与冻疮的损伤机理虽有所不同,但临床表现和治疗基本相同。

② Ⅱ度:深及真皮层的损伤。局部红肿,复温后12~24 h出现透明的浆液性水疱,去疱后呈鲜红色,局部疼痛较剧,但感觉迟钝,对针刺、冷、热的感觉消失。如无并发感染,4~5 d后水肿减轻,水疱逐渐干燥,形成痂皮,2~3周后开始脱痂痊愈。

③ Ⅲ度:皮肤全层、皮下组织、肌肉、骨骼的损伤。有显著的水肿和血性水疱,疱底呈灰白色或污秽色。皮肤为青紫色、灰白色、苍白色甚至紫黑色,指(趾)甲床呈灰黑色。如无继发感染,呈干性坏疽;如继发感染,则呈湿性坏疽。干性坏疽出现分界线的时间,一般需要1~2个月,从坏死组织的完全脱落到健康肉芽出现和上皮形成,往往需要2~3个月以上的时间。

(3) 反应后期:系指Ⅰ、Ⅱ度冻伤愈合后,以及Ⅲ度冻伤坏死组织脱落后,肉芽创面形成的阶段。此阶段可出现:① 损伤皮肤局部发冷,感觉减退或敏感;② 对冷敏感,寒冷季节皮肤呈现苍白色或青紫色;③ 痛觉敏感,肢体不能持重等。这些表现是由交感神经或周围神经损伤后功能紊乱所引起。

2. 急救与治疗

(1) 急救和治疗原则:

① 迅速脱离寒冷环境,防止继续受冻;

② 抓紧时间尽早快速复温;

③ 局部涂敷冻伤膏;

④ 改善局部微循环;

⑤ 抗休克,抗感染和保暖;

⑥ 内服活血化瘀等类药物;

⑦ 对Ⅱ、Ⅲ度冻伤未能分清者,按Ⅲ度冻伤治疗;

⑧ 冻伤的手术处理应尽量减少伤残,最大限度地保留尚有存活能力的肢体功能。

(2) 快速复温:可使临近坏死的冻伤组织存活。将冻肢在42 ℃(不宜过高)温水中浸泡10~20 min,至冻区皮肤转红尤其是指(趾)甲床潮红,组织变软为止,时间不宜过长。对于颜面冻伤,可用42 ℃的温水浸湿毛巾,进行局部热敷。在无温水的条件下,可将冻肢立即置于自身或救护者的温暖体部如腋下、腹部或胸部,以达到复温的目的。

救治时干热空气(如火烤)复温可使受伤组织损伤进一步加重,应加以避免,同时应禁止雪搓、冷水浸泡或猛力捶打患部。

(3) 改善局部微循环:Ⅲ度冻伤初期可用低分子右旋糖酐静脉点滴,逐日给药500~1 000 mL,维持7~10 d,以降低血液黏稠度,改善微循环;必要时也可采用抗凝剂(如低分子肝素)或血管扩张剂(罂粟碱、苄胺唑啉等)。

(4) 局部处理:冰冻伤口早期不可清创,不可使用紧的绷带,解冻后抬高患肢,用辅料分隔受累的各个指、趾，给予口服非甾体类消炎止痛药。

① 局部用药：复温后局部立即涂敷冻伤外用药膏（可适当涂厚些，指间或趾间均需涂敷），并以无菌敷料包扎，每日换药 1～2 次，对面积小的Ⅰ、Ⅱ度冻伤可不包扎，但要注意保暖。

② 水疱的处理：一般不要刺破，如必需刺破，也应在无菌条件下抽出水疱液，如果水疱较大，也可低位切口引流。

③ 感染创面和坏死痂皮的处理：感染创面应及时引流，防止痂下积脓，对坏死痂皮应及时切痂。

④ 及时清除坏死痂皮的处理：肉芽创面新鲜后尽早植皮，消灭创面。早期皮肤坏死形成干痂后，对深部组织生活能力往往不易判断，有时肢端看起来已经坏死，但脱痂后露出肉芽创面（表明深部组织未坏死），经植皮可痊愈。因此，对冻伤后截肢应采取慎重态度，一般任其自行分离脱落，尽量保留有活力的组织，必要时可进行动脉造影，以了解肢端血液循环情况。

⑤ 预防感染：严重冻伤患者应口服或注射抗生素，常规进行破伤风预防注射。

（三）冻疮、浸泡足及战壕足

1. 冻疮

冻疮是指皮肤在冰点以上（多见于 0～10 ℃）的寒冷环境中出现的红肿及疼痛表现等非冻结性局部组织（好发于肢端，如手足、耳郭）损伤。肿胀可导致大小不等的结节、感觉异常、灼痒、胀痛，有时还会导致水疱。水疱破溃后形成表浅溃疡，渗出浆液，并可感染化脓。

2. 浸泡足及战壕足

二者都是足部处于非冻伤温度的低温环境中引起的寒冷损伤。

3. 治疗

抬高患肢，保暖，对损伤部位实施绷带包扎，硝苯地平 20 mg 3 次/d 口服。其余治疗基本同Ⅰ、Ⅱ度冻伤。每日可用 42 ℃温水浸泡，每次持续 20 min，用毛巾擦干；室温保持在 15 ℃以上，并注意局部保暖；亦可应用按摩或透热疗法，一般一周可愈。如有破溃感染，应在局部涂敷冻伤膏。

（四）亚冻伤

亚冻伤是指因暴露于亚冰冻环境而出现的可逆性损伤，不包括组织缺损。亚冻伤的表现为在面部、耳或四肢出现冷、硬、发白的区域，这些区域在 24～72 h 内可发生脱皮或水泡。用未受冻的手或温暖的物品温暖受累的区域可治疗亚冻伤。

第五节　饥　　馑

我国是自然灾害频发的国家之一。由于历史条件限制及人为因素，历史上大的自然灾害发生后往往出现饥馑。1959—1961 年的三年“自然灾害”时期，大批民众因饥馑死亡。现在我国物质文明、精神文明有了很大的提高，全国人民齐心协力，再次出现多地方、大批量饥馑的可能性极小，但在建筑物或自然物体快速坍塌时，受灾人员可能会因很快与外界失去联系而无法获取水及食物。

一、政府职能

（一）平时的职能

建立救灾减灾体系，平时加强建设规划，对全民进行防灾减灾教育，加强各级监督，增强灾前预报能力。

（二）灾时的职能

多途径调运粮食，控制粮价，安置、转移灾民，维持治安，动员社会力量，强调公共卫生。

（三）任何时候都要严防贪污

完善相应的法律，加强监督，平时注意避免城市规划的盲目性，防止出现豆腐渣工程，灾时用好救济钱粮及物品。

二、自救

如果自己的居住地历史上经常发生自然灾害，家中应储备常规食品和水。受灾时如有可能，迅速带上储备的食品和水。

被困时一般要减少活动并控制呼吸，注意自我放松心情，以降低基础代谢率，减少能量消耗，从而减少机体组织的分解。

在无外援时尽量自己收集食物，并要注意营养均衡，其中必须包括的营养成分有蛋白质、碳水化合物、脂肪、矿物质和其他微量元素以及维生素等。在寻找植物性食物和动物性食物时，要首先辨别其是否可以食用。死亡时间长及不能知晓死因的动物不能食用；颜色鲜艳的昆虫通常有毒，不能食用；气味刺鼻难闻的食物、手捡时刺激皮肤有不适反应的一切幼虫都不能食用。

三、现场救援

政府应通过各种途径发放食物。对位于毁塌的建筑物或其他大物件下暂时无法救出的受困者，可设法通过软水管等途径提供食物和水。要供给营养均衡的食物、多样性食品，避免受困者营养不良和缺乏微量元素。

应该根据人群的营养健康状况（应该给营养不良的人以额外的营养补充）、计划摄取的营养量、环境温度等因素为灾民制定灵活的营养配额。1 900 kcal 的热量一般被认为是平均的摄入量。

在受紧急情况影响的人群中，初生的婴儿是个特殊群体。对他们，应在出生后一小时之内开始采用母乳喂养，且在长至6个月大之前尽可能采用母乳喂养。未采用母乳喂养的婴儿很容易受到感染和患上腹泻。由于患儿能量储备少，任何腹泻患儿在补水的同时都应该进食，避免严重营养不良，如果必要的话可以通过鼻饲管喂流食。

四、饥馑时的代谢变化

饥饿时机体所有的代谢变化(包括减少能量消耗、减少机体组织分解),都是为了机体能存活。

饥饿是下丘脑产生的感受,主要原因是肝糖原水平下降到一个阈值。胃部的填充只能对消除饥饿感起到一小部分的作用。早期饥饿时大量进食泥、木屑、沙等非营养物质并不一定能够产生饱的感觉,只能等到血糖水平升高时,饥饿感才会消除。在禁食约 3 d 后,饥饿感会减少甚至消失。一个正常人完全饥饿 7 d 以上就有危险,饥饿 8 ~ 12 周可致死。

饥饿机体要存活,需要稳定的血糖。体内糖原储备是有限的,10 多个小时肝糖原即会耗尽,在饥饿早期血糖下降,体内唯一的降糖激素(胰岛素)分泌减少,其他激素(胰高血糖素、生长激素、儿茶酚胺等)升高,以加速糖原分解,保证血糖稳定。随着饥饿持续,这些升糖激素开始动员肌肉蛋白质分解(在一周内明显,后减少)成氨基酸,促进糖异生;与此同时,脂肪动员增加(禁食 1 ~ 3 d,脂肪供能占 85%)并逐渐成为机体的主要能源,从而减少蛋白分解。

饥饿早期,患者会丢失大量的水分和电解质;长期饥饿时,构成机体肌肉及器官的蛋白分解,使得器官功能下降,如肾浓缩功能下降,肝代谢、解毒功能下降,胃肠排空延迟,消化酶分泌减少,肠上皮细胞萎缩,肺通气及换气功能减弱,心脏萎缩、功能减退。

五、医院营养支持

(一) 评估患者状况

患者入院后称重,测量三头肌皮皱厚度、上臂周径,查心电图,行抽血化验,检查血生化:白蛋白、转铁蛋白、前白蛋白、总胆红素、直接间接胆红素、谷丙转氨酶、谷草转氨酶、肌酐、尿素氮、钾、钠、氯、钙、镁、磷;血常规(了解淋巴细胞计数)、血气分析、尿氮。

(二) 救援时的营养支持

(1) 首先纠正水电解质、酸碱失衡;注意补充维生素及微量元素。

(2) 给予短时间内饥饿的受灾人员正常膳食。

(3) 在长期饥饿或严重饥饿人员的胃肠功能恢复以前,必须限制其食物摄入量。对成年人来说,食物应清淡,开始时喂食液体应限制在 100 mL 左右,以防发生腹泻。推荐的喂食液体配方为 42% 脱脂奶粉,32% 食用油,25% 蔗糖,外加电解质、矿物质和维生素。如果无微量营养素特别缺乏的体征,这些物质就应该分别按大约每日需要量的两倍供应(现在有现成的商品,如金施尔康等)。食物摄入量要逐渐增加,直至每日摄入能量约 5 000 kcal、体重每周增加 1.5 ~ 2.0 kg 为止。必要时还应加用促胃肠蠕动及消化酶制剂。

(4) 婴儿早期能量摄入 120 kcal/(kg · d),如无不良反应,渐增至 200 kcal/(kg · d);如体重增加状况良好,临床恢复满意,就应将食物热量改成生理需要量。

(5) 无感染而有持续腹泻,可能是暂时性乳糖不耐受症的表现。酸奶中的乳糖水解为葡萄糖和半乳糖,人体能很好耐受。当患者逐渐恢复时,可以接受半固体食物。患者摄入盐分过多可能导致水肿,因此要限制盐的摄取。身体虚弱的患者甚至需要采用鼻胃管饲食。

(6) 如患者出现严重吸收障碍(如腹泻),则需要进行胃肠外营养。注意刚开始时补液量要小，速度要慢，避免出现急性左心衰及肺水肿，开始予允许性低热卡 20～25 kcal/(kg·d)，葡萄糖：脂肪保持在 60：40～50：50。脂肪乳提供必需脂肪酸并携带脂溶性维生素，建议选中长链脂肪乳，以减少肝脏负担，热氮比可降至 150～100 kcal：1 gN，或蛋白 0.8 g/(kg·d)。根据患者肝、肾、血气情况调整营养补充，如患者情况好转，逐渐加大营养，联合肠内营养，并逐步改成肠内营养。

(7) 若发生腹泻与低血压，且 1～2 周后无好转，则说明身体已有不可逆的变化，预后不好。

第六节　荒　漠　化

一、荒漠化的概念

荒漠化(desertification)最初是由法国植物学家、生态学家 A. Aubreville 提出的。他在 1949 年出版的小册子《热带非洲的气候、森林和荒漠化》中将荒漠化定义为：在人为造成土壤侵蚀而破坏土地的情况下，使中产性土地最终变成荒漠的过程。法国植物学家、草场学家 H. N. Le Houerou (1969)认为，荒漠化是典型的荒漠景观和荒漠地貌向干旱区四周的扩展。1977 年在肯尼亚召开了联合国荒漠化大会，大会在总结前人思想的基础上，对荒漠化作了定义：荒漠化是土地生产潜力的降低或破坏，是生态系统的退化过程。

世界荒漠化问题在引起各国科学家重视的同时，也逐渐引起各国政府的关注。20 世纪 90 年代联合国几次召开会议讨论荒漠化问题。1990 年 2 月内罗毕会议给荒漠化下的定义是："荒漠化系指干旱区、半干旱区和干旱亚湿润区由于人类不合理的活动造成的土地退化过程。"1992 年，里约热内卢联合国环境与发展大会将荒漠化列为《21 世纪议程》的第 12 章。1994 年 10 月，世界各国政府代表在巴黎签署了《联合国防治荒漠化公约》，《公约》将 6 月 17 日定为"世界防治荒漠化和干旱日"，并将荒漠化定义修改为"由于气候变异和人类不合理活动等种种因素造成的干旱、半干旱和具有干旱特征的亚湿润地区的土地退化"。干旱、半干旱和亚湿润干旱地区是指年降水量与潜在蒸发量之比在 0.05～0.65 之间的地区，但不包括极区和副极区。土地是指具有陆地生物生产力的系统，由土壤、植被、其他生物区系和该系统中发挥作用的生态及水文过程组成。土地退化是指由于使用土地或由于一种营力或数种营力结合致使干旱、半干旱和亚湿润干旱地区的雨养地、水浇地或草原、牧场、森林和林地的生物或经济生产力和复杂性下降或丧失，其中包括：风蚀和水蚀致使土壤物质流失；土壤的物理、化学和生物特性或经济性退化；自然植被长期丧失。

这一定义有 3 层内容：(1) 荒漠化的原因包括气候变化和人类活动在内的种种因素，即自然因素和人为活动因素；(2) 荒漠化的区域是特定的区域——干旱、半干旱和干旱亚湿润地区，这一区域根据湿润指数确定；(3) 荒漠化的实质是指土地退化。

我国学者朱震达认为，土地荒漠化是在脆弱生态条件下由于人为强度活动，经济开发、资源利用与环境不协调时出现的类似荒漠景观的土地生产力下降的环境退化过程。

荒漠化可划分为风蚀荒漠化(沙漠化)、水蚀荒漠化(水土流失)、冰融荒漠化和土壤盐渍化 4 种主要类型。沙漠化是指沙漠的形成和扩张过程。在干旱、半干旱和部分半湿润地区，自然因素或人为活动的影响，破坏了自然生态系统的脆弱平衡，使原非沙漠地区出现了以风沙活动为主要标志的类似沙漠景观的环境变化过程，以及在沙漠地区发生了沙漠环境条件的强化与扩张过程。

根据联合国环境规划署的估计，旱地占全球土地面积的 41%，居住着 20 多亿人口，约 10%～20% 的旱地已经退化。根据这种粗略的估计，荒漠化地区居住着约 1%～6% 的旱地人口，超过

2.05 亿的世界人口遭受着荒漠化的直接影响,而有更多的人正受到荒漠化加剧的威胁。由于耕地和牧场变得贫瘠,100 多个国家超过 10 亿人口的生计问题处于危险境地(《联合国防治荒漠化公约》,2005)。我国是一个土地荒漠化和沙化非常严重的国家,目前从各个省市区的情况来看,有明显荒漠化现象的有 18 个省、491 个县,有近 2 亿人口受到荒漠化的影响。根据 2004 年全国荒漠化、沙化土地的监测结果,截止到 2004 年,全国荒漠化土地总面积为 2.636 亿公顷,占国土面积的 27.46%,占荒漠化可能发生区域总面积的 79.47%,高于 69% 的世界平均水平。其中,风蚀荒漠化土地面积为 1.839 亿公顷,分别占国土面积和荒漠化土地面积的 19.16% 和 69.77%,主要分布在西北、华北和东北地区的 13 个省,形成了一条西起塔里木盆地、东至松嫩平原西部,东西长约 4 500 公里、南北宽约 600 公里的风沙带;水蚀荒漠化土地面积为 2 593 万公顷,主要分布在黄河中上游的黄土高原地区;冻融荒漠化土地面积为 3 636 万公顷,主要分布在青藏高原的高寒地带;盐渍化土地为 1 737 万公顷,比较集中连片地分布于塔里木盆地周边绿洲、天山北麓的山前冲积平原地带,以及河套平原、华北平原(中国履行《联合国防治荒漠化公约》,2005)。我国每年荒漠化造成的直接经济损失达 540 亿元,平均每天损失近 1.5 亿元。荒漠化已成为严重制约我国经济社会可持续发展的重大环境问题,也严重影响着包括健康在内的民生问题。

二、荒漠化的原因

干旱可以引发荒漠化,但是人类自身的活动通常是主要的诱因,如过度耕种、过度放牧、毁林、灌溉不力等。

过度放牧,牧畜数量超过土地的负荷量,植被渐渐被破坏,水土流失加剧,最终会令土地变得贫瘠,寸草不生。过度种植与过度放牧的影响相似。不恰当的灌溉方法,会令地下水位上升至地表及被蒸发,矿物盐积聚于表层,进而造成盐碱化。过量开发地下水资源,令地下水源枯竭。滥伐植物,令土壤失去保护,水土流失加剧。上述情况的出现,主要是因为人口增加和工业、农业、林业、牧业的发展不合理。

三、荒漠化对健康的影响

荒漠化加剧了生态环境的恶化,沙漠面积不断扩大,粮食生产日渐减少,水源枯竭,会破坏人类的生存条件,对人类的健康构成威胁。潜在影响包括:(1) 因食品和水供应减少而造成较多的营养不良;(2) 因个人卫生差和缺少清洁水而造成更多的水源性和食源性疾病;(3) 因风蚀带来的大气降尘和其他空气污染物造成呼吸道疾病;(4) 传染病随着人口迁徙而传播。

荒漠化造成的沙源在有足够大的风力时可导致沙尘暴,近年频发的沙尘暴给人们的身体健康带来很大影响:沙尘暴可诱发过敏性疾病、流行性疾病;沙尘暴带来的细微粉尘过多过密,易使患有呼吸道过敏性疾病的人旧病复发或病情加重;身体健康的人如果长时间吸入粉尘,也会出现咳嗽、气喘等多种不适症状;另外,跨越几千公里的大风,将沿途的病原物(包括一些传染病菌)吹到风下游地区,也会导致流行病发作。

四、荒漠化的治理

《联合国防治荒漠化公约》旨在应对荒漠化问题。《公约》注重土地生产力的提高、土地的改造以及土地资源和水资源的养护及管理。同样，世界银行也组织拟订有关援助计划，并提供资助，旨在保护脆弱的干地，提高农业生产力，确保土地的可持续发展。粮农组织则通过向有关国家的政府提供实际援助的方式积极推动农业的可持续发展。我国也制定了相应的法律法规，并设立了专门的政府网站中国荒漠化防治网（http://www.desertification.gov.cn/）及相关网站（http://www.gefop12.cn/）。

（1）政府重视，调整职责，机构重组，健全法制，依法防治，完善生态效益补偿制度；界定自然资源产权、明确责任与权利是解决自然资源有效合理利用和环境保护之间关系的根本措施。

（2）加强统一规划，重点突出，整体推进，环境政策由事后补救转向事前预防。

（3）以生物防治措施为主：畜牧养殖与农作物种植均应考虑环境负荷能力；改善耕种方法，减少水土流失；恢复原来植被；种植防风林，挡风沙，抓流沙，并提高空气和土壤湿度；控制人口增长，减小对土地的压力；固定流沙，阻止流沙到达农地及各类设施。

（4）调整工农商业结构，推进生态经济发展；将资源开发的外部成本转化为内在成本，增加税收、加征污染和环境破坏税，提高自然资源使用成本；用劳动力或者资本替代自然资源，实现环境保护与可持续发展目标。

（5）科学技术是环境治理的物质基础，为保护和合理利用自然资源提供技术基础。

参考文献

[1] Hogan DE. Disaster medicine. 2nd ed. Lippincott Williams & Wilkins: Wolers Kluwer Health, 2007.
[2] 陈灏珠. 实用内科学. 12版. 北京：人民出版社, 2005.
[3] 王一镗. 王一镗急诊医学. 北京：清华大学出版社, 2008.
[4] Ma OJ, Cline DM. 急诊医学手册. 6版. 北京：人民卫生出版社, 2007.
[5] 肖振忠. 突发灾害应急医学救援. 上海：上海科学技术出版社, 2007.
[6] 国家防汛抗旱总指挥部. 中国水旱灾害公报. 北京：中国水利水电出版社, 2007.
[7] 李文莲, 王粲. 沙尘暴与荒漠化制度经济学分析. 科学管理研究, 2005, 23(5): 31-33.
[8] 潘伯荣. 荒漠与荒漠化. 生物学通报, 2005, 40(4): 3-5.
[9] 李昊, 王学全, 吴波, 等. 中国防治荒漠化的机构环境与制度安排. 科学管理研究, 2007, 25(4): 13-16.

第二十三章　火　　灾

Chapter 23　Fire Disaster

刘晓华
Liu Xiaohua　江苏省武警消防医院院长、副主任医师、副教授

第一节　火灾的成因和现场救援

火灾是不受时间、空间限制，发生频率最高，危害最持久、最剧烈的灾害。2005 年 1 月至 11 月，我国共发生火灾 22.2 万起，共造成 2 048 人死亡、2 080 人受伤；同年 1 月至 12 月 10 日，全国发生重特大火灾 239 起，共造成 395 人死亡、154 人受伤，直接经济损失达 1.48 亿元。要想避免人员在火灾中受害，掌握现场自救互救的医疗救护常识就显得尤为重要。

一、火灾的成因

在时间、空间上失去控制并对财产和生命造成危害的燃烧，称为火灾。由于人为因素或客观自然环境造成可燃物、温度、氧化剂三个必要条件具备，达到能够引起燃烧形式的化学反应，在时间、空间上失去控制并对财产和生命造成危害，就是火灾。

二、火灾的原生灾害和次生灾害

（一）原生灾害

（1）火焰烧伤：火灾不仅会造成物质财产的巨大损失，而且会给人的生命带来严重的伤亡危险。火焰表面温度可达 800 ℃以上（不同燃烧物的温度不尽一致，这里取一般值）。人体所能承受的温度仅为 65 ℃，超过这个温度值，就会被烧伤。深度烧伤，必然损伤内脏，造成严重的并发症进而危及生命。

（2）热烟灼伤：火灾中通常伴有烟雾流动，烟雾中的微粒携带着高温热值，通过热对流传播到流经的物体，不仅能引燃其他物质，还能伤害人体；高温的烟气一旦吸入人体，就会灼伤呼吸道，造成组织肿胀、呼吸道阻塞，使人窒息死亡。

（二）次生灾害

由火灾而引起的次生灾害非常多，如烟气爆炸、坍塌、中毒等，这些次生灾害往往会给人体造成始料不及的伤害。这里仅对常见的次生灾害加以表述。

（1）浓烟窒息：火灾过程中，伴随燃烧会生成大量的烟气。烟气的浓度由单位烟气中所含固体微粒和液滴的多少决定。烟气的温度依据火源的距离而变化。距火源越近，温度越高，烟气浓度越大。人体吸入高浓度烟气后，大量的烟尘微粒会产生附着作用，使气管和支气管严重阻塞，并会损伤肺泡壁，导致呼吸衰竭、血液不能正常循环，造成严重缺氧甚至窒息死亡。

（2）中毒：现代建筑物内的合成材料在火灾中燃烧释放的烟雾均含有毒气体，如 CO_2，CO，NO，SO_2，H_2S 等。装修材料中的一些高分子化合物在火灾高温燃烧条件下可以热解出剧毒悬浮微粒烟气，如氰化氢（HCN）、二氧化氮（NO_2）等。上述有毒物质的麻醉作用能致人迅速昏迷，并强烈地刺激人的呼吸中枢和肺部，引起中毒性死亡。统计资料表明，火灾中80%的死亡是吸入有毒性气体而导致的。

（3）砸伤、埋压：火灾区域的温度根据不同的燃烧物质而有所变化，通常在1 000 ℃上下。在这样的温度下，一般的建筑物在超过耐火极限时间时就会坍塌。坍塌一般会造成砸伤、摔伤、埋压等伤害。这类伤害主要表现为体外伤或内脏创伤引起的失血性休克。

（4）刺伤割伤：火灾造成建筑物、构筑物坍塌，许多物质经各种理化性质的爆裂都会形成各种形式的利刃物，随时可能刺伤皮肤、肌肉，甚至可能直接刺（割）破血管和内脏，使人因脏器损坏或失血过多而死亡。

三、火灾的现场特点

火灾的现场往往是人、车、物集聚的场地。火灾现场往往同时出现火光、烟尘、水渍、油污等。火灾现场的主要特点为：

（一）火灾、烟气蔓延迅速

火灾发生后，在热传导、热对流和热辐射作用下，火势极易蔓延扩大。扩大的火势又会生成大量的高温热烟，在风火压的推动下，高温热烟气以约0.3～6 m/s的速率水平或垂直扩散，给人的逃生、灭火救助带来极大威胁和困难。

（二）空气污染，通气不畅，视线不良

火灾情况下通常发生断电或需要断电。断电后，建筑物内光线极弱，加上烟气的阻隔，基本处于黑暗状态。如果火灾发生在室外，即使是在白天，人的视线也会因烟雾、水汽的综合作用而受到很大程度的影响，不利于侦察情况和灭火救人。污染的空气中夹带着有毒物质，可能对一定范围内的人体造成污染性伤害。

（三）人、物集聚，杂乱拥挤

火灾的突发性强，救灾的形势紧迫，因此，在火灾现场经常会发生人员、车辆、交通、指挥方面的混乱。车辆拥挤，马达轰鸣，交通堵塞，各级通信指挥的口令、人员的呼喊声混为一片，给施救造成了人为阻滞，降低了灭火救人的效率。

（四）心理紧张，行为错乱

火灾中，人们处于极度的紧张状态，逃生和救生者同样面临着生死的考验，在巨大的心理压力下，面临烈火浓烟，紧张的心理最终有可能导致判断和行为的错乱（如盲目聚集的行为、重返行为、跳楼行为等），造成不应有的悲剧。求救人员由于心理压力过大，可能出现轻信、失信、胆怯、“热疲劳”性失调等，做出失去理智的不自觉行为。这些都对逃生的救助产生不利影响。

四、火场的现场救援

（一）医疗救护

火场医疗救援，是指发生火灾后对被救伤员进行的转送医院前的现场医疗救治。其首要任务是维持生命，减少伤残，遏制病情恶化。应遵循“先重后轻、先急后缓、先救命、酌情处理创伤”的原则，积极采取有效救治手段，防止伤员伤情扩大。火场医疗救援通常分为以下几个方面：

1. 烧伤急救

烧伤是火灾中常见的创伤之一，主要是由于火焰、辐射高温、热烟气流、灼热物质作用于人体而引起的。烧伤不仅会引起皮肤损伤，还可深达肌肉骨骼，严重时能引起一系列的全身变化，如休克、感染等。烧伤急救总的原则是迅速灭火，制止烧伤面积继续扩大和创面逐渐加深，防止休克和感染。其具体措施概括为“一灭”、“二防”、“三不”、“四包”、“五送”。

（1）“一灭”：即采取有效措施尽快地灭火或者使身体脱离灼热物质。火焰烧着衣服时，伤员应立即卧倒在地，就地翻滚灭火，并迅速脱去着火衣物；切勿站立喊叫，以防呼吸道吸入性损伤；不可奔跑；不应用手拍打火焰，以防手部被深度烧伤。

对中小面积的浅度烧伤患者，可实行立即浸入冷水的方法，因为冷水有明显的镇痛作用。冷水同时又会使血管收缩、组织缺氧，故不适用于大面积烧伤患者。

（2）“二防”：即防止休克及感染。在现场可口服止痛片（有颅脑损伤或重度呼吸道烧伤时，禁用吗啡），同时口服抗生素与淡盐水。一般以少量多次饮水为宜。注意不应让伤员单纯喝白开水或糖水，以免引起脑水肿等并发症。应保持患者气道通畅，有条件者，争取输氧。

（3）“三不”：即在现场，对烧伤创面一般不作特殊处理，尽量不要弄破水疱，不要随意涂药。

（4）“四包”：即包扎创面，防止再次污染。可用三角巾、清洁衣服、被单等包裹创面。冬季注意创面保暖，夏季注意创面防晒。

（5）“五送”：即在现场，如发现患者心跳、呼吸停止，应立即行心肺复苏术。在转送途中，继续实施心肺复苏术，同时要严密观察其他变化。搬运患者时动作要轻柔、平稳，以减少患者的痛苦。

2. 中毒急救

火场上，任何一种有毒物质进入人体后，均可对人体产生一定的毒性作用，引发中毒，严重者可导致死亡。有毒物质可通过呼吸道吸入、皮肤接触、消化道误食等使人直接中毒，其中呼吸道吸入中毒对人的危害最大。

（1）一氧化碳中毒急救：凡是含碳的物质在不完全燃烧时都可产生一氧化碳（CO）。中毒后，伤员有头痛、心悸、恶心、呕吐、全身乏力、晕厥等症状。严重者会昏迷、抽搐，甚至死亡。其现场急救措施如下：

① 将伤员迅速移至通风处，让其呼吸新鲜空气，有条件的应给予吸氧治疗，并注意保暖。

② 对清醒者,应询问有无晕厥史,有条件的均应送到医院接受检查及治疗。

③ 对昏迷不醒者,应立即手掐人中穴,同时呼救并转送至有高压氧舱或光量子治疗设备的医院。

④ 不要轻易放弃抢救,严重中毒及曾经昏迷但已清醒者都要送医院接受高压氧或光量子治疗,以免留下后遗症,防止出现迟发性脑功能障碍。

(2) 强酸类中毒急救:强酸类如硫酸、盐酸、硝酸等,具有强烈刺激和腐蚀作用,可使蛋白质与角质溶解或凝固;强酸类烟雾可引起呼吸道黏膜损害,进而导致中毒。其主要急救措施如下:

① 皮肤灼伤时,应迅速脱去衣裤、鞋袜等,用大量自来水冲洗创面 15 ~ 30 min,或用4% 碳酸氢钠冲洗,注意不要在创面上涂油膏或红(紫)药水。

② 眼部烧伤时,可用自来水冲洗不少于 15 min,冲洗时眼皮一定要掰开,如无冲洗条件,可把头部埋入一盆清水中,把眼皮掰开,眼球来回转动洗涤。

③ 对吸入中毒者,给予牛奶、豆浆、鸡蛋清水溶液(4 只蛋清加水 200 mL) 口服。严禁催吐、洗胃和服碳酸氢钠,以免引起胃穿孔。

④ 中毒引起呼吸、心跳停止时,应立即进行口对鼻人工呼吸或施行气管切开术和胸外按压术。

(3) 强碱类中毒急救:强碱类如氢氧化钾、氢氧化铵等,可迅速吸收组织中的水分,并与组织蛋白结合成胶冻状的碱性蛋白盐,与脂肪组织结合成肥皂,造成严重的组织坏死,进而导致中毒。其主要急救措施如下:

① 皮肤烧伤时,应立即用大量自来水冲洗,若遇有干石灰颗粒,一定要先把颗粒清除掉,再行冲洗,直至皂样物质消失为止;冲洗后用2% 硼酸或2% 醋酸湿敷。

② 眼部烧伤时,用大量自来水冲洗,如有干石灰等,先要清除。无冲洗条件者,可把头埋入一盆清水中,把眼皮掰开,眼球来回转动洗涤。

③ 对吸入中毒者,给予牛奶、蛋清水(200 mL) 口服。严禁催吐和洗胃,以免引起胃穿孔。

④ 中毒引起呼吸、心脏停止时,应立即进行口对鼻人工呼吸和施行胸外按压术。

(4) 其他有害物质中毒急救(见表 2-23-1):

表 2-23-1 火灾中常见中毒类型及其现场急救

毒物名称	特性、接触机会、场所	主要进入途径	急性中毒症状	现场急救
硫化氢	腐蛋臭味;脱毛、染料、化学、制药、石油、冶金等工作	呼吸道	头晕、心悸不安、惊厥、昏迷、呼吸麻痹、猝倒、电击样死亡	移至空气新鲜处,吸氧,行心肺复苏术,10% 硫代硫酸钠 20 ~ 40 mL 静注等
氰化物	照相、电镀、熏蒸、仓库、杀鼠、杀虫	呼吸道、消化道、皮肤	呼吸中枢麻痹	脱离有毒区域、人工呼吸、亚硝酸异戊酯吸入、吸氧等
氨	特臭味;冷冻剂和肥料制造厂	呼吸道、消化道、皮肤	呼吸道症状、呼吸抑制、休克、昏迷	移至空气新鲜处,及时清洗皮肤、眼等部位,吸氧等
氨氧化	制造硝酸或硝酸浸洗金属	呼吸道	对支气管、肺泡黏膜有刺激作用,肺水肿	移至通风处吸氧,抗感染等
氯	化学工业、液氯罐贮存场所	呼吸道	呼吸道症状、肺水肿、昏迷、休克、窒息	移至通风处,眼睛受刺激、皮肤接触可用水冲洗,吸氧

续表

毒物名称	特性、接触机会、场所	主要进入途径	急性中毒症状	现场急救
有机磷	蒜样臭味；杀虫剂生产厂	消化道、呼吸道、皮肤	呼吸中枢麻痹、呕吐物有蒜臭味、多汗、瞳孔缩小、出现意识障碍、大小便失禁、昏迷	移至新鲜空气处，吸氧、洗胃、催吐、导泻，注射阿托品、解磷定等
溴甲烷	无色无臭；用作粮食熏蒸杀虫剂	呼吸道、皮肤	眼及上呼吸道症状、言语不清、站立不稳、呕吐、惊厥	脱离现场，吸氧，使用脑细胞代谢剂等
苯	芳香剂，各种工业应用	呼吸道	呼吸困难、抽搐	吸氧，行心肺复苏术，使用呼吸兴奋剂及脑细胞代谢剂

3. 摔伤急救

火场上人从高处跳下或坠落，受到高速冲击力，使组织和器官遭到一定程度的破坏而引起的损伤，称为摔伤。摔伤往往伴随多个系统或多个器官的损伤，损伤严重者会当场死亡。其急救措施如下：

(1) 伤员身上的装具和口袋中的硬物都应去掉。

(2) 如有钢筋等硬物插入体内，在现场不要把硬物拔出，只能在离身体最近处把硬物锯断，然后送医院处理。

(3) 在搬运和转送过程中，不可使颈部与躯干前屈和扭转，应使脊柱伸直。绝对禁止一人抬肩一人抬腿的搬运法，以免发生或加重截瘫。

(4) 对创伤局部进行妥善包扎，但对疑有颅底骨折和脑脊液漏的患者切忌作填塞，以免引起颅内压增高和感染。

(5) 复合伤伤员要采取仰卧位，保持呼吸道畅通，解开领口纽扣。

(6) 周围血管伤，将血管伤口部位以上动脉压向骨骼，直接在伤口上放厚敷料，绷带加压包扎，以不出血和不影响肢体血液循环为度。当上述方法无效时，可用止血带止血，但要慎用，原则上尽量缩短使用止血带的时间，以不超过 1 h 为宜。要做好标记，注明上止血带时间。

4. 挤压综合征的急救

挤压综合征又称筋膜间隙综合征，多见于肢体被倒塌的房屋或重物压砸、掩埋和挤压等以后，伤员可成批出现。这类伤也可由固定体位的自压或上止血带时间过久(5 h 以上)而引起，局部和全身症状都是在解除挤压后才逐渐表现出来的。最初只是受压部位迅速肿胀，以后由于有效循环血量突然减少，出现休克症状(如皮肤湿冷、苍白，烦躁不安，脉速减弱，血压下降等)，此时患者有生命危险，应立即后送。挤压综合征是渐进性的，在伤情不明显时，常被列入轻伤，因此容易延误治疗时机。在抢救挤压过久的伤员时，必须高度注意预防和严密观察挤压综合征的发生。其急救措施如下：

(1) 抓紧时间尽早解除伤员受压状况，并立刻将伤肢固定，禁止不必要的活动，以免组织分解产物迅速大量进入血液循环。

(2) 向尚能活动的伤员说明不能活动的原因，并用担架将其送往医院。

(3) 挤压伤的伤肢不应抬高，不应加压包扎，尽可能不用止血带，适当降温(冬季须防冻伤)，以降低组织代谢和推迟感染发展。

(4) 如伤肢已有开放伤口,仍可妥善包扎,但不要加压,必要时提供止痛、抗感染等药物。

(5) 给神志清楚的伤员提供含盐饮料,同时迅速将其送往医院医治。

5. 常见意外伤的急救

火场上由于爆炸、建筑倒塌、物从空中坠落、车辆机械碰撞等,往往会出现意外伤害事故,常见的意外伤主要有切割伤、刺伤、头皮损伤、手外伤、断肢、眼部外伤、胸部损伤、骨折和脱位。

(二) 卫生救援

卫生救援,是指重大火灾发生后的卫生防疫及防范灾害事故对公共卫生产生危害的措施。重大火灾发生后,燃烧,爆炸,建筑物的倒塌,房屋的焚毁,易燃可燃液体、气体和化学危险品的泄漏,不仅可能造成大量的人员死亡和伤害,而且会使环境、空气、水源受到严重污染,使环境卫生和生态平衡遭到破坏;若灾害发生在酷热、严寒的季节,还会引发诸如疟疾、斑疹伤寒、菌痢、病毒性肝炎等疫病的流行。因此,必须采取有效的卫生救援措施。

1. 卫生防疫

火场卫生防疫工作,一般由火场指挥部下属的医疗救护或卫生防疫部门主持实施。它的主要任务是掌握灾区疫情,制订卫生防疫计划,随时掌握灾区卫生防疫动态,动员和部署卫生防疫力量,组建卫生防疫队伍和派遣赴现场的卫生防疫分队,实施现场防疫、卫生消毒、人畜尸体卫生处理等工作。其工作重点应为:

(1) 做好尸体挖掘、搬运、掩埋和火葬的卫生防疫工作。

(2) 寻找水源,检验水质,对饮用水进行消毒。

(3) 大力组织杀灭蚊蝇、老鼠。

(4) 搞好饮食卫生,防止食物中毒。

(5) 防寒、防暑,搞好临时环境卫生。

(6) 制定疫情报告制度,发现传染病,及时进行隔离治疗。

2. 防范灾害事故对公共卫生产生危害

防范灾害事故对公共卫生产生危害的工作,一般由火场指挥部下属的消防部门主持实施,由医疗卫生、交通、工程抢险单位和受灾单位紧密配合。它的主要任务是掌握火场灾情,制订防范计划,随时掌握防范动态,动员和部署防范力量,组建防范分队,实施现场防范,采取有效措施消除火灾事故对公共卫生的危害。其工作重点应为:

(1) 迅速扑灭火灾,控制爆炸,制止泄漏,从根本上消除污染源。

(2) 清理残火,实施监控,防止死灰复燃。

(3) 对散落在地面的化学危险品进行回收,妥善存放。

(4) 对溢流在地面、水面上的易燃、可燃或危害性液体进行筑坝拦截、回收和掩埋。

(5) 对毒害性、放射性物质的污染区进行侦检和洗消。

(6) 消除废墟、垃圾,改善环境卫生条件。

第二节　烧伤和吸入性损伤的急救

烧伤是生活中常见的意外,可由火焰、电流、激光、放射线、酸、碱、磷、热水、蒸气等各种因素引起。在重大火灾发生时,更可因烧伤而出现人员伤亡。

根据统计资料,无论平时还是战时,烧伤均以热力烧伤为主(占85%~90%),以男性患者居多,中小面积烧伤患者占大多数。烧伤不仅是皮肤损伤的局部反应,而且可能引起全身性反应,常引发休克和感染,危及生命。同时,不应忽视火灾时的吸入性损伤。

一、临床表现

(一)烧伤的种类

1. 热力烧伤

热力烧伤包括火焰、赤热金属等造成的烧伤和热液引起的烫伤。

2. 化学烧伤

化学烧伤包括强酸、强碱、磷、军用毒剂等造成的烧伤。

3. 电烧伤

电烧伤指电接触造成的烧伤。

4. 放射烧伤

放射烧伤包括各种放射所致的损伤和战时的核辐射所造成的损伤。

(二)烧伤严重程度的估计

1. 烧伤面积的估计

烧伤面积以烧伤区体表面积的百分比表示,常用的有中国新九分法和手掌法。

(1)中国新九分法:将人体全身表面积分为11个9%,如头、面、颈部为9%,双上肢为2×9%,躯干前后包括会阴部为3×9%,双下肢包括臀部为[5×9+1]%。因儿童头部较大而下肢较小,应稍加修改,其头颈部为[9+(12-年龄)]%,双下肢为[9×5+1-(12-年龄)]%(见表2-23-2、图2-23-1)。

(2)手掌法:以伤者本人的一个手掌(指并拢)占体表面积1%计算。

表2-23-2　中国新九分法

部　位	占成人体表%			占儿童体表%
头　颈	发部	3	9	9+(12-年龄)
	面部	3		
	颈部	3		
双上肢	双上臂(每侧3.5%)	7	9×2	9×2
	双前臂(每侧3.0%)	6		
	双　手(每侧2.5%)	5		
躯　干	躯干前	13	9×3	9×3
	躯干后	13		
	会　阴	1		

续表

部　　位	占成人体表%	占儿童体表%
双下肢	双　臀(每侧2.5%) 5* 双大腿(每侧10.5%) 21 双小腿(每侧6.5%) 13 双　足(每侧3.5%) 7* } 9×5+1	9×5+1(12－年龄)

*成年女性的臀部和双足各占6%。

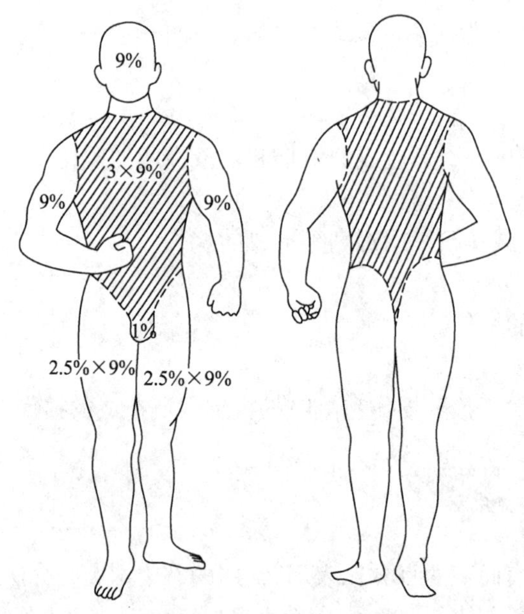

图2-23-1　烧伤面积估计法(中国新九分法)

2. 烧伤深度的识别

识别烧伤深度一般采用三度四分法，即Ⅰ度、Ⅱ度(包括浅Ⅱ度、深Ⅱ度)、Ⅲ度。各种烧伤因损伤程度和愈合过程而有所不同(见图2-23-2)。

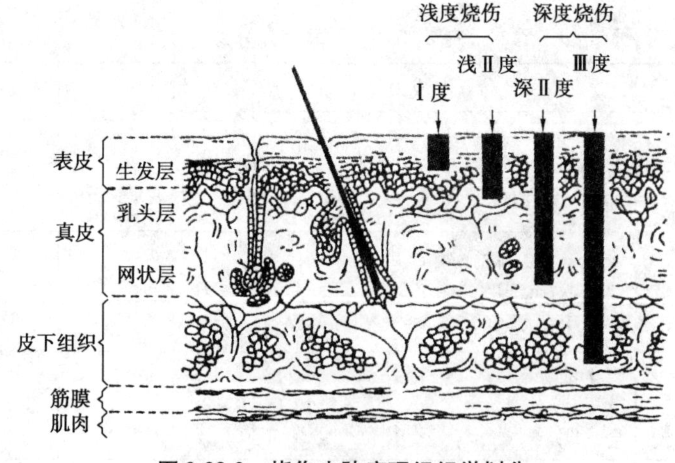

图2-23-2　烧伤皮肤病理组织学划分

Ⅰ度烧伤：仅伤及表皮，局部红肿，有疼痛和烧灼感，皮温稍增高。

Ⅱ度烧伤：(1) 浅Ⅱ度烧伤：伤及真皮浅层，生发层仅部分损伤，渗出较多，水泡明显，破裂后渗液多,创底肿胀发红,有剧痛和感觉过敏,皮温增高;(2) 深Ⅱ度烧伤:伤及真皮深层,尚残留皮肤附件,水泡较小或较扁薄,感觉稍迟钝,皮温可稍低,去表皮后创面呈浅红或红白相间,水肿明显。

Ⅲ度烧伤:伤及皮肤全层甚至更深,皮肤坏死、脱水后可形成焦痂,创面苍白或焦黄、无水泡,触之如皮革,痛觉消失,皮温低。

Ⅰ度烧伤容易识别。浅Ⅱ度与深Ⅱ度、Ⅲ度的烧伤有时不易在伤后即刻识别。如作用于伤处的热力不均匀,不同深度的烧伤区之间可有移行部,表皮覆盖下的创面变化一时较难看清。创面发生感染或者伤员并发休克,可增加皮肤损害深度,致使浅Ⅱ度烧伤后损害如同Ⅲ度烧伤。

3. 烧伤严重程度的分类

为了设计治疗方案,特别是处理成批伤员、筹组人力、组织抢救,需要对烧伤严重程度进行分类。我国常用下列分类法:

(1) 轻度烧伤:Ⅱ度烧伤面积10%以下。

(2) 中度烧伤:Ⅱ度烧伤面积11%~30%,或Ⅲ度烧伤面积不足10%。

(3) 重度烧伤:总烧伤面积31%~50%,或Ⅲ度烧伤面积11%~20%,或Ⅱ度、Ⅲ度烧伤面积虽达不到上述百分比,但有下列情况之一:① 全身症状较重或已有休克;② 有复合伤或已中毒;③ 有中、重度吸入性损伤;④ 婴儿头部烧伤面积超过5%。

(4) 特重烧伤:总烧伤面积50%以上,或Ⅲ度烧伤面积21%以上,或已有严重并发症。

4. 全身性反应和并发症

(1) 中度以上烧伤的严重性实际包含其全身反应和并发症,并发症甚至可使轻度烧伤病人发生危险。预防或减轻并发症,则可促使烧伤病人顺利或较好地治愈。为此,必须重视烧伤的全身性反应和并发症的早期表现。

(2) 低血容量的表现,主要有口渴、唇干、尿少、脉率增快、血压偏低、红细胞比容增高等。如发生休克,可有烦躁不安或表情淡漠、反应迟钝、出冷汗或肢端湿凉、脉搏细弱或触摸不清、血压明显降低或测不到、尿量甚少或导尿始能观测尿量、中心静脉压降低等反应。

二、处理方法

(一) 现场救护

1. 脱离热源

脱去燃烧的衣服,就地滚翻,用水喷洒着火衣服;切勿奔跑,以防风助火势、越烧越旺;不宜用手扑打以防手部烧伤;不得呼叫,以防吸入高热气流或烟雾造成吸入性损伤。

2. 冷水湿敷

对Ⅰ度至Ⅱ度中小面积烧烫伤,可用冷清水局部冲洗肢体、浸泡伤处,头面部等特殊部位用冰水或冷水湿敷,以降低皮肤表面温度。现场对Ⅲ度烧伤和大面积烧伤进行处理时则无此必要。寒冷季节进行冷疗时,需注意伤员保暖和防冻。

3. 包扎、止血、固定

(1) 对Ⅱ度烧烫伤,不要刺破表皮水泡,不要在创面上涂任何油脂或膏药,应用干净清洁的敷料或干净的毛巾、床单简单包扎。

(2) 伤处的衣着如需脱下,应先剪开或撕破,不应剥脱,以免再次造成损伤。

(3) 对暴露的烧伤创面可用三角巾,消毒敷料或清洁的被单、毛巾、衣服等覆盖并进行简单包扎,以减少创面的污染和再损伤。

(4)对伴有外伤大出血者应予止血;对骨折者应作临时骨折固定。

4. 口服补液

严重口渴者可口服少量盐水或淡盐茶。条件许可时,可服用烧伤饮料。

5. 镇痛

对烧伤后创面疼痛难以忍受者,要安慰和鼓励,使其情绪稳定、勿惊恐、勿烦躁。在医师指导下可酌情使用地西泮或哌替啶肌注。

6. 心肺复苏

对窒息者应施行人工呼吸,如发生气道梗阻,须及时作气管切开;对呼吸心跳停止者应立即施行心肺复苏术。

7. 抗休克

遇有大面积烧伤伤员或成批严重烧伤性休克者时,如现场条件许可,应立即施行氧气吸入,尽快建立静脉通道,快速有效地进行补液,以及早纠正休克,同时应尽快将伤员转送到有救治条件的医院接受治疗。

(二)现场创面处理

1. 局部处理

现场清创环境一定要清洁,有条件的可设一间简易清创室,应对所用器械物品进行消毒灭菌,清创人员应按手术要求穿戴。

(1)清创顺序:头部→四肢→前胸腹→背部→会阴部。

(2)清创方法:① 用纱布蘸清水或消毒肥皂水,将创面周围正常皮肤洗净,皮肤污染严重的可加适量过氧化氢去污。② 创面污染较轻的,只需用纱布蘸无菌生理盐水轻轻擦洗除去污染物;创面上布满尘土、布屑、泥沙等时,现场应用生理盐水冲洗,然后用纱布擦洗。③ 创面污染较深的小碎石(燃烧爆炸后嵌入创面),可待入院后清除。④ 创面染有油污和难以清除的物质如沥青、汽油、机油等,可用0.5%碘伏纱布擦洗;对污染较重的创面,应尽量清除污染物。⑤ 表皮上如有大小、形态不同的水泡,未破溃的小水泡不需处理,大水泡可低位剪开引流。水泡破溃后,应尽量保留贴敷在创面上的泡皮,早期表皮对创面有保护作用,可防止创面加深。⑥ 化学烧伤后的水泡内含有化学物质,会继续损伤组织,必须尽早去掉。

2. 包扎疗法

用无菌敷料包扎,纱布厚6~10层,对局部创面起保护、防干燥、免污染、促进引流、保暖和有益于上皮细胞生长的作用,也便于伤员的搬运与转送。包扎疗法主要适用于躯干和四肢烧伤。具体要求是:沙垫和棉垫应平铺,超越创围5 cm;绷带自肢体远端起用,略施压力,不可过紧,应均匀包扎;关节处理应注意保护功能位,并能抬高患肢,手指间还应放置纱布条。

3. 暴露疗法

将烧伤创面暴露于空气中,使之在干热条件下干燥结痂。对凡不宜在现场包扎的部位如头、颈和外阴,在按清创顺序和清创方法处理完毕后,可在创面涂布成痂药、SD-Ag混悬液、烧伤用贝复剂、湿润烧伤膏等。

(三)全身治疗

防止低血容量休克,是中度以上烧伤早期治疗的重点之一。主要方法是根据Ⅱ度、Ⅲ度烧伤面积补液,以保持有效循环血量。

1. 以烧伤面积补液的常用方案

第一个24小时内补液量=体重(kg)×面积(%)×1.5(mL)+2 000(mL,基础需水量)。应注意两点:① 依据伤情,晶胶比例为2∶1或1∶1,前8小时补入总量的1/2,后16小时补入其余1/2量,输液种类以晶体、胶体、水分交替进行。伤后第二个24小时补液总量为第一个24小时额外丢失量的1/2加上基础需水量。② 神志清醒,呼吸均匀,无烦躁,末梢循环良好,尿量维持在50~80 mL/h,心率120次/min以下,收缩压维持在90 mmHg以上,均反映补液适宜。

举例如下:某伤员体重60 kg,Ⅱ度、Ⅲ度烧伤面积总计达60%,烧伤第一个24 h补液总量计算为:60(kg)×60(%)×1.5(mL)+2 000(mL)=7 400(mL)。其中:晶体液3 600 mL(平衡盐溶液),胶体液1 800 mL(全血、血浆、代血浆),基础水分2 000 mL(5%~10%葡萄糖水等)。

伤后第二个24 h补液的计划为:晶体液1 800 mL,胶体液900 mL,基础水分2 000 mL。

2. 烧伤早期补液的原则

(1) 总量控制:原则上缺什么补什么,缺多少补多少。公式计算量适用于一般烧伤伤员补液。

(2) 补液速度:烧伤后6~8 h为渗出高峰,故应在8 h内输入一半。实际上渗出速度最快的时间是伤后0.5~2 h,因此,现场快速输液,伤后3~4 h内输入总量的30%,伤后8 h输入总量的60%~65%,更符合实际需要。

(3) 液体种类:一般按晶体—胶体—水分的顺序进行。现场可"先盐后糖",林格液应为首选,必要时可使用右旋糖酐或羟乙基淀粉注射液等血浆代用品。

三、火焰、热力引起吸入性损伤的急救

火灾现场的被困人员受火焰及高热空气和烟雾影响出现吸入性损伤,即刻就可发生缺氧。这时由于物质燃烧后产生大量的一氧化碳和其他毒性物质,燃烧过程又消耗空气中的大量氧气,伤员吸入氧浓度必然降低,造成早期缺氧。火焰及高热空气和烟雾造成的吸入性损伤还可能使受困人员很快并发肺水肿,导致死亡。

现场发现伤员时,应对其有无吸入性损伤进行快速判定。

1. 吸入性损伤的程度

(1) 轻度吸入性损伤:指声门以上包括鼻、咽和声门的损伤,表现为黏膜充血、肿胀或形成水泡,黏膜糜烂,尤以声门以上区域肿胀最为明显。现场伤员常出现喘息、声音嘶哑、吞咽困难、口鼻渗液多等呼吸道阻塞症状,小儿的这些症状会更明显,甚至可引起窒息死亡。

(2) 中度吸入性损伤:指气管隆突水平以上包括喉和气管的损伤,临床出现喘息、支气管痉挛。

(3) 重度吸入性损伤:指支气管和肺泡单位水平以上的损伤。伤后立即或短期内出现严重的呼吸困难,并很快出现呼吸衰竭并进一步导致死亡。

2. 现场判断

在密闭空间如建筑物内及汽车内、飞机上发生火灾时,若有面部烧伤尤其是鼻周围面颈部烧伤者,检查可发现鼻毛烧焦或咽部黏膜烧伤。在火灾现场意识不清、昏迷或在火灾现场停留时间过长和大喊大叫及奔跑的伤员,损伤表现为刺激性咳嗽,唇部水肿和发音嘶哑同时出现,听诊检查有喘鸣音。重度吸入损伤伤员常烦躁不安,出现意识障碍甚至昏迷;伤后不久胸部可闻及干、湿啰音,多为胸部双侧,严重时遍及全胸。

3. 现场急救

(1) 观察伤员生命体征。

(2) 若伤员呼吸、心跳停止,须现场进行心肺复苏。

(3) 脱去燃烧后和被污染的外衣,松解腰带,尽量脱离现场,吸入新鲜空气,鼓励咳嗽及深呼吸,翻身拍背。

(4) 立即给予氧气吸入。

(5) 地塞米松 20 mg 静脉推入。

(6) 对有支气管痉挛者,常将 0.25 g 氨茶碱加入 20 mL 10% 生理盐水中静脉滴注。

(7) 采用雾化吸入。0.9% 生理盐水 20 mL + 地塞米松 10 mg + 沐舒坦 4 mL + 庆大霉素 8 万 U,进行雾化,利于气道湿化,有助于分泌物的排出等。

(8) 在现场救护人员技术条件允许的情况下,施行气管内插管。

(9) 迅速转入就近医院治疗,必要时尽快施行气管切开术。

第三节　加强火灾的预防

《中华人民共和国消防法》第一章第二条明确规定:"消防工作贯彻预防为主、防消结合的方针,坚持专门机关与群众相结合的原则,实行防火安全责任制。"

根据我国消防工作"预防为主、防消结合"的方针,火灾预防是消防工作的重点,也是基础。火灾预防涉及全社会每个单位、每个公民,具有广泛的社会性。《消防法》关于火灾预防的规定,包括对城市消防规划、消防装备的要求,建筑工程的消防监督管理制度,公众聚集场所和举办群众性活动的消防安全要求,易燃易爆危险物品的消防安全要求,政府、政府有关部门及机关、团体、企业、事业单位应当履行的消防安全职责,消防产品、电器产品、燃气用具的质量要求,重点季节防火要求,公安消防机构的监督管理职责等。这些规定对加强消防安全管理,落实防火安全责任制,预防火灾事故,保护公民人身、财产安全和公共财产安全是十分必要的。

根据我国《消防法》的规定,消防工作由国务院领导,由地方各级人民政府负责。各级人民政府应当将消防工作纳入国民经济和社会发展计划,保证消防工作与经济建设和社会发展相适应。为做好火灾预防工作,城市人民政府应当将包括消防安全布局、消防站、消防供水、消防通信、消防车通道、消防装备等内容的消防规划纳入城市总体规划,并负责组织有关主管部门落实实施。公共消防设施、消防装备不足或者不适应实际需要的,应当增建、改建、配置或者进行技术改造。应当加强对消防工作的科学研究,推广、使用先进消防技术和消防装备。

根据我国《消防法》的规定,国务院公安部门对全国的消防工作实施监督管理,县级以上地方各级人民政府公安机关对本行政区域内的消防工作实施监督管理,并由本级人民政府公安机关消防机构负责实施。为做好火灾预防工作,按照国家工程建筑消防技术标准需要进行消防设计的建筑工程的建设单位,应当将建筑工程的消防设计图纸及有关资料报送公安消防机构审核。经公安消防机构审核的建筑工程消防设计如需要再次变更的,应当报经原审核的公安消防机构核准;未经核准的,任何单位、个人不得变更。按照国家工程建筑消防技术标准进行消防设计的建筑工程竣工时,必须经公安消防机构进行消防验收;未经验收或者经验收不合格的,不得投入使用。歌舞厅、影剧院、宾馆、饭店、商场、集贸市场等公众聚集的场所,在使用或者营业前,应当向当地公安消防机构申报,经消防安全检查合格后,方可使用或者营业。举办大型集会、焰火晚会、灯会等群众性活动,具有火灾危险的，主办单位应当制订灭火和应急疏散预案，落实消防安全措施，并向公安消防机构申报，经公安消防机构对活动现场进行消防安全检查合格后，方可举办。县级以上地方各级人民政府公安机关消防机构应当将发生火灾可能性较大以及一旦发生火灾可能造成重大人身伤亡或者财产重大损失的单位，确定为本行政区域内的消防安全重点单位，报本级人民政府备案。公安消防机构应当对机关、团体、企业、事业单位遵守消防法律、法规的情况依法进行监督检查。对消防安全重点单位应当定期监督检查。公安消防机构发现火灾隐患，应当及时通知有关单位或者个人采取措施，限期消除隐患。

根据我国《消防法》的规定，为做好火灾预防工作，机关、团体、企业、事业单位应当履行下列消防安全职责：

(1) 制定消防安全制度、消防安全操作规程。

(2) 实行防火安全责任制，确定本单位和所属各部门、岗位的消防安全责任人。

(3) 针对本单位的特点对职工进行消防宣传教育。

(4) 组织防火检查，及时消除火灾隐患。

(5) 按照国家有关规定配置消防设施和器材，设置消防安全标志，并定期组织检验、维修，确保消防设施和器材完好、有效。

(6) 保障疏散通道、安全出口畅通，并设置符合国家规定的消防安全疏散标志；居民住宅区的管理单位，应当依照有关规定，履行消防安全职责，做好住宅区的消防安全工作。

消防安全重点单位除应当履行上述规定的职责外，还应当履行下列消防安全职责：

(1) 建立防火档案，确定消防安全重点部位，设置防火标志，实行严格管理。

(2) 实行每日防火巡查，并建立巡查记录。

(3) 对职工进行消防安全培训。

(4) 制订灭火和应急疏散预案，定期组织消防演练。

一、灭火的基本方法

灭火的基本方法有4种，应依据燃烧物质的性质、燃烧特点及火场的具体情况确定采用哪种方法。在有些火场，往往需要同时使用几种灭火方法。

(一) 冷却灭火法

将灭火剂直接喷洒在燃烧着的物体上，使燃烧物质的温度降低到燃点以下，停止燃烧。用水进行冷却，是扑救火灾最常用的方法。

(二) 隔离灭火法

将燃烧的物体与附近的可燃物质隔离或者疏散开，使燃烧停止。

(三) 窒息灭火法

阻止空气流入燃烧区，或用不燃物质冲淡空气中氧的含量，使燃烧物质由于断绝氧气的助燃而熄灭。如将湿的衣服、被褥、麻袋等覆盖在燃烧物上，使燃烧物因与空气隔绝而中止燃烧。

(四) 化学抑制灭火法

将足量的化学灭火剂喷射在燃烧物上,用灭火剂抑制和中断燃烧反应。如用干粉、1211 灭火剂灭火。

二、灭火器材的使用

比较常见的灭火器有泡沫灭火器、二氧化碳灭火器、干粉灭火器和 1211 灭火器,各种灭火器有不同的特点和使用方法。

(一) 泡沫灭火器

适合扑灭一般火灾及油类引起的火灾,但不能用于扑救带电设备引起的火灾。使用该类灭火器时,将其倒过来稍加摇动,药剂即可喷出。

(二) 二氧化碳灭火器

适合扑灭一般火灾及电气设备火灾,但不能扑救金属钾、钠、镁、铝等物质引起的火灾。这种灭火器的开关有两种形式:一种是旋转式的,使用时像拧水龙头开关一样;另一种是压握式的,使用时要先拔掉保险插销,一手拿好喷射气体的喇叭筒,另一手压握手把(像骑自行车刹车一样)。

(三) 干粉灭火器

适合扑灭一般火灾及油类、有机溶剂和电器火灾。使用这种灭火器时要先拔掉保险插销,然后压握手把,有喇叭状喷射筒的应将喷射筒对准燃烧物。

(四) 1211 灭火器

1211 灭火器是高效灭火器材,适用于扑灭一般火灾及液体、气体、电气设备、精密仪器、计算机等引起的火灾。它具有绝缘性强、对金属腐蚀性小、久存不变质、灭火后不留痕迹等优点,但由于其化学成分是二氟氯溴甲烷,会破坏大气臭氧层,现在被列为限制使用产品,并将逐步被淘汰。它的使用方法与干粉灭火器的使用方法相同。

在使用灭火器灭火时,在确保自身安全的前提下,应尽可能靠近燃烧物,并且要将灭火器对准火焰根部扫射推进,这样才能取得好的灭火效果。此外,灭火时应尽量使自己处于上风位置。

三、发生火灾时的处理与自救

发生火灾时,应当报警与救火同时进行。如果火灾处于初起阶段,燃烧面积很小,自己有把握将火扑灭,就应立即采用最快速有效的方法将火扑灭。因为这时如果不去灭火而去报警,就会由于耽误时间使小火变大火,形成难以扑救的大火灾。如果发现火灾时,火势已很大,自己难扑救,就应当立即报警。公安消防部门的报警电话号码是“119”,打报警电话时应沉着镇定,清楚、扼要地说明起火地点(区街、单位、楼栋名称等)、燃烧的物质、火势情况等,同时应将自己的姓名及联系电话告诉报警台,以便随时联系。报警完毕,应派人在附近交通要道口等候,引导消防车迅速到达火灾现场灭火。

灭火时应注意切断通向火场的电源、燃气源,同时应尽量转移火场附近的易燃易爆危险物品,无法转移的应设法降温冷却。

发生火灾时，如果被大火围困，不要慌乱，应保持头脑冷静，根据火势选择最佳自救方案，以便争取时间尽快脱离危险区。自救的方法有以下几种：

(1) 发生火灾以后不要为穿衣、找钱财而耽误宝贵的逃生时间。应迅速选择与火源相反的通道脱离险境。逃离火场时若遇浓烟，应尽量放低身体或是爬行，千万不要直立行走，以免因吸入浓烟而窒息。衣服被烧着时不要惊慌失措，应赶快在地上翻滚使火熄灭。

(2) 楼梯虽已起火，但火势不是很猛烈时，可披上用水浸湿的衣裤或者被单由楼上快速冲下。如楼梯火势相当猛烈，可准备绳子或把床单撕成条状连接起来，一端挂在牢固的门窗或其他重物上，然后顺着绳子或布条滑下。逃离火场时不要乘电梯，防止因电梯电路等被火烧坏而被困在电梯内无法逃生。

(3) 如各种逃生之路均被切断，应退居室内，采取防烟堵火措施。应关闭门窗，并向门窗上浇水，以延缓火势的蔓延。用多层湿毛巾捂住口鼻，搞好个人防护。同时可向室外扔小东西，在夜晚则可向外打手电，发出求救信号。如果烟火威胁严重，有生命危险且楼层只有二三层，可考虑跳楼逃生。被迫跳楼时，可先向地面抛下一些棉被等软性物品，然后用手扶住窗台往下滑，尽量减小跳落高度并保证双脚先落地，以减少颅脑损伤以及对内脏的伤害。

参考文献

[1] 盛志勇，郭振荣. 严重烧伤治疗与康复学. 北京：科学出版社，2000.
[1] 黎鳌. 烧伤学. 上海：上海科学技术出版社，2001.
[3] 孙永华，孙迎放. 现代烧伤治疗与手术图谱. 北京：人民军医出版社，2002.
[4] 裘法祖. 外科学. 3 版. 北京：人民卫生出版社，1998.

第二十四章　群体烧伤的处置

Chapter 24　Management of Mass Fire Disaster

Michele Masellis(意)　世界卫生组织合作中心地中海烧伤和火灾委员会主席
国际人道救援医学学会—Brock Chisholm 主席

WHO 执行委员会将灾害定义为:灾害是对公众健康有无法预料的严重和即刻威胁的情形。

《耿氏多语种灾害词典》将灾害定义为:灾害是人类和其所处的环境之间发生巨大生态性破坏的结果,是一种严重的突发事件(也可以是慢性的,如干旱),它的规模很大以至于受打击的民众需要格外的努力来应付,通常需要外界的帮助或国际援助。

所有的灾害,将不可避免地在所发生的地区引发物质和社会、经济等方面的大变动。如果一种灾害很大,如地震或洪水,其可能涉及整个地区或广阔的国家领土,这就意味着需要紧急的外界帮助或国际援助。

灾害学和灾难医学是两门关于如何建立防灾规划和灾害应对措施的学科。灾害学首先研究和分析引起一种灾害的因素,描绘灾害进展特性、灾害对人群和自然环境的效应、能够缓和此效应的手段,重新建立相关人群和公众的最佳生活条件的各种方法。

灾难医学考虑的是灾害下的健康卫生方面,特别是不同的相关健康卫生学科的研究和合作应用,即从儿科学、流行病学、传染病、营养学、公共卫生、急诊外科、社会医学、社区护理、人道主义援助和国际健康卫生到由于灾害出现健康问题时的预防、紧急应对和机能恢复,这需要与灾害处理相关的其他学科共同合作。

在 1990 年,我们提出精确区分热灾难和烧伤灾难两个概念,从而在教学和操作实践层次上确定两者的不同定义,并提供了与此急症相关问题的准备计划、警报和处理的更加特异的适应证。

热灾难是由于产生大量的热,导致人的生命和财物遭受严重损失的一种灾难。此定义表达了大量热产生事件与人类、财物之间的关系。它是引起损害的专一性数学表达式,即死亡和受伤人数与财物损失程度的数学表达式。

烧伤灾难可被定义为已知热的巨大作用对生物的总体效应。烧伤灾难以较高的死亡率、较多可能死亡或致残的严重烧伤患者为特征。如果适当的营救工作被耽搁,它的程度可能会加重。与此相关的一些决定性因素包括引起伤害的类型、引起的病理类型、热伤害作用的总体特性、与急诊救护相关的现场严重性评价以及援救的方式等。

第一节　火灾救援方案

如今专家更加直接关注灾害的应对,而非灾害的预防。事实上人们普遍认为,尽管我们希望能减少灾害的发生,但考虑到人类自身和技术误差的无法预知性,目前尚不能减少灾害发生的风险和比例。

《耿氏多语种灾害词典》在总体和具体方面对术语“灾害处理”给出了如下的定义:灾害处理指重大紧急事件或灾害各期的预防、规划、准备、应急训练、救援、机能恢复和重建。

由此定义我们可以得出如下两个观点:

第一,灾害处理不可能忽视对灾害后果的总体评价,不论是对推测的灾害后果作出评价,还是对实际的灾害后果作出评价,都必须尽可能精确。

第二,灾害处理规划目的在于减轻灾害对人的效应,根据其对生命的损害、伤残和危险,必须作出对损伤更加特异的评价,即引起的损伤病理类型。

烧伤灾害的特殊性质决定了明确的几个连续而性质不同的运作期。一个带有气道烧伤和复合伤的患者需要紧急处理,其紧急处理类型不同于地震、洪水或飓风受害者。对预后特别重要的是,在有组织的救援到来之前,根据损伤的类型在很短时间内给予一些医疗和(或)外科急救。

医疗援助必须考虑下列几点:紧急处理、3 小时内的医疗救护、得到特殊医疗设备的支持。因此,当地的介入因素也起决定性的作用,主要依赖于灾害现场人员的行为、到达现场的救援队的速度和作用。

救援工作的适时性与有效性依赖于决定灾害进展的一般因素和局部因素:

(1) 灾害发生的不可预知性;

(2) 灾害发生的时间(白天、晚上、节日等);

(3) 灾害的特性(伴有爆炸、建筑物倒塌、有毒气体和烟尘的产生,如森林大火等);

(4) 灾害发生的区域(城市、非市区,可靠近性,存在适合救援的物质材料等);

(5) 相关建筑物的类型(住处、宾馆、办公室、医院等);

(6) 受伤的人数和创伤类型;

(7) 人们处理灾害情形的准备程度。

在烧伤灾害事件中,任何健康治疗预案的基本要点都必须包括:快速评估灾害的程度;现场特殊的和快速的健康援助;当地专业机构接收烧伤受害者的能力评估;从灾区选择性地转运伤员等。

一、灾害程度的快速评估

在安排相关救援力量(现场救援队、派遣至现场的救援队伍、现场急救小组、地区性的/地区间的/国际的救援小组等)对伤者进行健康援助之前,需要对烧伤灾害程度作出快速评估。25 ~ 30 人的死亡提示火灾很严重,尤其是考虑到可能存在的大量额外的烧伤患者。火灾当然也需要当地的救援力量,但有些当地救援力量通常不能够处理最初伤员的救援问题,并且条件也不能胜任。考虑到在城市的火灾事件中,可得的资源可能要多于农村或相对独立的地区,但不应该忘记的是,当面对大量烧伤受害者时,即使是最高级的烧伤中心,其救援力量也可能是不够的。死亡和受伤的人数、相关损伤的病理类型、现场物质材料和能够提供援助的人员的可得性、当地环境条件是否容易靠近灾区等信息,对评估灾害的最初严重性都是必需的。提供紧急援助的现场人员必须能够快速提供有关当地条件和灾害程度的信息,以供当地负责的权威机构如消防队和警察等部门使用。一般应依次向当地医院、专科中心、救护车设施、援助直升机等发出警报。即使只能大约评估,也必须评估大规模的急救支援到达的必需时间。当第一批专家和消防队到达现场时,应该进行更加精确的二次评估,随后就可以将灾害的真实程度报告给控制中心。

二、现场的快速援助

医疗援助必须沿着3条线展开:紧急处理、急救、有组织的救援。

(一) 紧急处理

一般来说,在灾害现场的人员包括亲戚、朋友、过路人即所有目击灾害的人员和立即赶到的人员,都可以向受害者提供紧急援助。然而,在火灾事件中,重要的是第一现场的人员不仅要提供援助还要提供紧急处理。提供援助的人员应该完全意识到自己必须做什么。例如,他们必须知道如何接近大火,如何进入可能充满烟雾和(或)有毒烟尘的正在燃烧的建筑物,如何营救衣服正在着火的受害者,如何立即处理烧伤创面和相关的损伤,以及如何提供救命的医疗援助。

下面是10条对援助和紧急处理很重要的指导方针:

1. 自我控制

火灾事件中应遵循的首要原则是不要恐慌。救援者必须有理性的行为,避免任何不谨慎的行动。

2. 自我防护

为了帮助其他人,一个人首先必须能够保护自己。营救人员必须知道如何使自己躲避火焰、烟尘、气体、堕落的石木及其他对个人安全有危害的物质。

3. 减轻火灾的危害

在消防队到达前救援人员必须做到以下几点:

(1) 疏散并撤出所有处在危险中的人员;

(2) 从火区移除所有可燃的物质材料、贮气筒等;

(3) 切断通风和空调系统;

(4) 打开任何固定的灭火装备如喷水器和洒水设备;

(5) 正确使用可得的手提式灭火器;

(6) 避免使用水来熄灭电火花。

4. 救出受害者并将其转移至户外

在进入一间燃烧的房间之前,一个人必须做到以下几点:

(1) 捂一块湿布于嘴上,或戴防毒面具;

(2) 四肢爬行进入房间或者以此姿势匍匐前行,因为烟雾一般向上扩散;

(3) 如果房间里有火焰,用一毛毯裹住自己并四肢爬行向前;

(4) 为了避免绊倒,沿楼梯向下倒着爬行;

(5) 在打开关闭的门前触摸把手或门本身,提防门、窗的玻璃,因为火的热或压力引起爆炸;

(6) 小心接近通风井或没有任何通风的小房间,避免乘坐载人电梯或货梯;

(7) 如果困于房间内,最好从窗户大叫求助;

(8) 除非必须待在房间,否则不要逗留,不要太自信,换句话说就是不要鲁莽地做任何事。

5. 衣服着火时的正确处理

(1) 为了熄灭自己衣服上的火焰,必须紧握胳膊于胸前,并在地板上滚动;

(2) 为了熄灭他人衣服上的火焰,最好他们让平卧在地板上,用毛毯、地毯或任何其他较重的能滚起来的材料裹住他们;

(3) 一个人的衣服正在燃烧时,不应该用喷水器直接对着人灭火,因为这可能增加疼痛感和导致休克。

6. 去除正在燃烧的衣服

适当的措施是:

(1) 非常小心地去除腰带、袖子和紧身衣;

(2) 去除耳环、手镯以及其他的类似物;不要猛烈地撕下正燃烧着的衣服和鞋袜,这样做也将撕下可能对自愈过程有用的皮肤;

(3) 为了立即去除,首先使沸水浸透的衣服冷却下来。

7. 紧急处理烧伤区域

为了防止烧伤恶化,必须做到以下几点:

(1) 不要使任何水泡破裂或去掉表皮。

(2) 用水或湿布使烧伤部分冷却下来,以阻止热的作用,并且最大限度地减少疼痛。

(3) 对烧伤范围非常广泛的患者,必须在室温下用水浸没烧伤部分或用湿布覆盖烧伤部分。冷却操作总的来说不要超过20分钟。如果患者开始寒战,必须停止冷却,因为继续冷却可能导致低体温。对儿童、老年人和处于休克状态的患者,必须更加小心地处理:要求他们少动,冷却的时间应更短。对非广泛的烧伤患者,可用冰袋冷却或将烧伤部分置于水龙头下,用流动的水冷却。

(4) 如有可能,使用干净的塑料袋包裹烧伤的手脚,或者用黏着的片状物展开覆盖在胸部、四肢等烧伤表面。

(5) 用熨洗过的干床单、毛巾、棉织品或亚麻布品包裹烧伤部分或整个身体,不要用敷料,否则会导致烧伤水肿的收缩。

(6) 不要用软膏剂或其他药物治疗烧伤部分,因为这样会掩盖烧伤情况。

8. 实施更加完整的救援

(1) 检查其他复合创伤,如出血、骨折、颅脑损伤和呼吸性窘迫;

(2) 如果需要的话,上止血带止血;

(3) 如有可能,用纱垫包扎伤口;

(4) 让受伤者平躺,并用夹板固定骨折;

(5) 通过伸展受伤者的头部以清洁气道,必要时开始口对口的人工呼吸;

(6) 仅给咖啡、茶或少量水,不要超过100~150 mL,如果患者呕吐禁止给予液体,禁止饮酒;

(7) 用毛毯覆盖受伤者,注意保暖;

(8) 使受伤者平静。

9. 正确处理化学灼伤

下面3条原则对正确处理化学灼伤很有帮助:

(1) 用大量水冲洗已经接触化学药品的体表(特别需注意眼睛和面部),去除浸透的衣服,并冲洗已被覆盖的任何部分。

(2) 通过下列任何一种简单试验迅速确定化学品的pH值:

舌尖试验:手指接触烧伤皮肤后用舌尖舔舔,如果化学品是酸性的,将有一点苦味;如果是碱性的,将没有特别的味道,但有刺激性的干燥感。此试验是安全可靠的。

唾液试验:用手指将少许唾液涂布于烧伤皮肤,如果化学品是碱性的,在手指间将形成肥皂似的乳状液;如果是酸性的,将没有反应。

重碳酸盐试验:喷洒一些重碳酸盐于烧伤皮肤表面,如果化学品是酸性的,将产生泡腾现象;如果是碱性的,将不会产生泡腾现象。

(3) 如果可能,轻轻地将适当物质用于冲洗过的灼伤表面:碱性灼伤表面用50%的水稀释食用醋;酸性灼伤表面用家用小苏打(1 L水加两茶匙)。眼睛只能用水冲洗。更重要的是,获得所有关于化学品特性的信息并将其传至受伤者所住的医院,这样便于医院应用合适的解毒剂。

10. 正确处理电灼伤

当面对电灼伤时,必须做到:

(1) 如果受害者仍然与电导体接触,关掉电流。如果这不可能,并且电压小于500 V,可将身体接触部分用杆子、扫帚柄、厚木板、绝缘手套、胶鞋等绝缘材料分隔开;

(2) 将受害者平放于地面上;

(3) 如果受伤者出现晕厥但有呼吸,将其侧放于地面;

(4) 如果受伤者没有意识和呼吸,将其一只手置于其颈背下,并将其头向后伸展,这将保证气体通过已被舌根或落下的下巴阻塞的上呼吸道;

(5) 如果受伤者仍然没有呼吸,立即开始口对口人工呼吸;

(6) 如果受伤者没有意识、没有呼吸、没有颈动脉搏动、瞳孔散大,开始人工呼吸和体外心脏按压,直到医疗救援人员到达,这绝对优先于转院。

必须强调的是,援救人员必须执行的医疗救援和总体行为的特定程序是非常重要的,它就是特定准备的预案。此预案可通过信息宣传活动、进修课程和培训宣传,目的在于让始于学龄期的每一个公民了解。

(二) 初步急救

初步急救指的是现场或邻近的营救人员所作出的行动,这些人员已经接受过营救工作的相关培训并且能够在很短时间内(一般不超过2～3 h)有组织地采取行动,他们一般是内科医师、护士和一些志愿机构的人员,由医院、伤亡应急机构、诊所、消防队、警察局等当地的公共和个人机构支持并由当地政府协调。当地政府部门根据以下情形采取行动:最便利地区具体可流动物资的库存量、救护车等设施的安排、交通管制、当地或地区性大众传媒以及运输手段的应用等。第一批到达的救护者所实施的救助对于预知伤亡情况是至关重要的。因为他们必须对该紧急事故造成的伤亡人员进行分类,重点考虑精神上可能受到创伤的人员。如果烧伤病理有特别的进展(出现低血容量性休克或更加严重的情况),必须启动所有的医疗和外科应急程序,其对最初的复苏治疗和烧伤的现场处置而言是必需的。这组人员可以得到由医生、护士和专业技术人员组成的其他队伍的支持,他们应当配备适当的装备供对烧伤患者进行特殊处理时使用。这些通过空运到达的队伍代表了有组织救援的前哨部队。

受训练队伍急救烧伤的10条指导原则:

1. 对严重受害者进行即刻分拣

火灾的受害者也可以有头部、胸部、脊柱或腹部创伤,这些创伤可能被广泛的外部烧伤所掩盖。急救者必须确定治疗的优先权以及受害者生命是否处于危险中,首要关注的症状是出血和呼吸困难。

2. 检查上呼吸道

受害者有面部和颈部烧伤时要检查其上呼吸道有无受累。必须检查鼻毛是否被烧掉，口腔黏膜是否有烧伤，痰里是否有碳粒，是否有喘鸣、干咳、呼吸困难、排出分泌物困难或声音嘶哑等症状。热对上呼吸道损伤越严重，声门水肿出现越快、越严重，并且随后会导致气道阻塞。呼吸道受损严重时，必须进行气管插管。气管插管必须由专业的医务人员进行，因为水肿常常遮掩了声带，且气管插管时可刺激声门引起急性痉挛反射。在急性气道阻塞时，唯一可能的操作法是施行气管造口术。热气体的吸入可引起下端支气管的烧伤。沸腾蒸汽的吸入可致肺泡损伤。烟雾的吸入可通过燃烧产物如盐酸和碳酰胺的作用等，引起腐蚀性肺损伤。燃烧的聚氨基甲酸酯泡沫胶可释放黑色浓烟，黑烟中含有能够引起意识快速丧失和死亡的氰化物。在这种情况下，应对患者实施呼吸支持，有条件时可行机械通气(急救型)，应让患者保持机械通气直到医疗救援人员到达。如果有氧气瓶，应该用高压面罩给氧(100%)。

3. 对烧伤进行定性评估

当然这个评估只是近似的。

必须区分下列烧伤：带有红肿的浅度烧伤(Ⅰ度和Ⅱ度)区域夹杂有健康皮肤区域，或剥离表皮的区域带有潜在的红而湿的健康真皮，当接触到空气时患者非常痛苦，将分泌大量的液体，可促进休克的发生。深度烧伤(Ⅲ度)在一层很容易去除的薄碳化层下面有坏死的白色组织，或可见黑色、干燥、黏稠的区域。深度烧伤不会引起疼痛感。

4. 对烧伤进行定量评估

这必须在去除患者衣服后进行。

常用九分法：对成年人来说，每侧上肢和头部面积各为9%，每个下肢和前胸后背为18%。手掌表面为1%。红斑不被计算。对儿童来说，头部占整个身体体表面积(TBSA)的20%。

中度烧伤：20%~40% BSA的Ⅱ度烧伤和20%的Ⅲ度烧伤；

重度烧伤：Ⅱ度或Ⅲ度烧伤均在40% BSA以上；

极重度烧伤：Ⅱ度或Ⅲ度烧伤在60% BSA以上。

5. 进行静脉液体复苏治疗

如果成年人烧伤表面超过15%~20%或儿童超过10%~15%，必须给予输液治疗。如果不可能给予输液治疗，患者应该饮淡盐水(1 L水加5 g盐)加一匙小苏打。如果烧伤的表面积超过25%~30%，必须紧急进行输液复苏治疗。如果静脉穿刺部位没有烧伤，选择穿刺静脉的部位最好为上肢(前臂或肘部)。如果静脉不可见，可切开，切口甚至也可通过烧伤区域。静脉导管应该有合适的口径，并且不要太长。在切穿烧伤表面过程中，不必止痛，也不必进行精确的外科伤口缝合。在连接静脉输液器前，抽取血液样本供实验室检验。如果不能从导管获得血液，不要坚持。应给予含130~150 mmol NaCl的液体，或给予正常生理溶液。如果条件许可，也可以使用蛋白胶体溶液、血浆、乳酸林格液。如果事故发生已超过1 h，也可以使用低分子胶体溶液(Hemalgel, Macrodex)，这些可增强肾小球滤液中溶血性色素的肾脏渗透性外排。最初4 h液体需要量可按如下公式计算：0.5~0.65 mL×体质量×烧伤面积百分比。如果在最初4 h内的液体需要量超过2 000 mL，则输注速度应该为500 mL/h。如果输液治疗在烧伤30 min后才开始，输液速度必须适当加大。

6. 进行止痛治疗

良好的止痛治疗必须包括：

(1) 减轻临床休克症状；

(2) 维持甚至升高血压；

（3）在减少患者痛苦时保证呼吸不被削弱；

（4）使用最简单的方法减轻疼痛；

（5）避免使用可成瘾的药物；

（6）仅仅使用安全范围内的药物；

（7）Ⅲ度烧伤伤处无疼痛感，而很浅度的烧伤并不总是需要止痛治疗。

下面的药物较为适宜：

盐酸替利定（Valoron）滴剂：舌下给药。剂量：儿童1滴/周岁，一般来说，在开始时给5滴，5小时后可重复一次；成人20滴/次。该药物不会导致遗忘症，但给哭闹的儿童给药可能会有一定的难度。

盐酸氯胺酮（Ketalar）：最好肌注给药，因为在烧伤情形下有时很难找到穿刺静脉，且肌注给药还可延长药效。此药几乎可满足所有止痛需求，但作为一种全身麻醉剂，具有一定的危险性。必须由临床医师在亚麻醉剂量下给药，一般为0.3 mg/kg。

如果没有这些药物，或者使用了冰袋后疼痛并没有减轻，就可由静脉给予小剂量的稀释吗啡（10 mg吗啡加入10 mL注射用水），剂量为0.1～0.2 mg/kg。注意不要采用肌内或皮下注射方式，因为循环改善后累积的药物可以被重吸收，可导致突然和不可预料的呼吸窘迫。

7. 导尿

必须要求做到以下几点：

（1）插入一根留置导尿管；

（2）将其与引流袋连接；

（3）测定总的和每小时的尿量。

8. 施行减压切开术

如果自事件发生已过去2 h以上，为了消除深度烧伤区对下层组织的压迫，必须切开烧伤区域直至健康筋膜层。由于皮肤失去弹性以及水肿加重，涉及颈部、胸部、四肢和手的深部环形烧伤可以阻止胸部伸展和使动静脉收缩，从而阻塞循环。

9. 对患者进行二次检查

在紧急抢救后不久，为安全和可靠起见，要做到如下几点：

（1）再次检查呼吸功能；

（2）再次检查烧伤面积；

（3）再次评估和调整基于预计量和实际给予量的液体疗法。

10. 将患者转运至医院

评估是否有可能通过救护车、直升机或飞机将患者转运至医院是很重要的。如果有可能应立即转送，转送时间如果可以控制在15～20 min以内，烧伤受害者即可立即送往医院（甚至不需要最初的治疗）。必须提前了解患者将被送往哪个医院并计算路上所需时间，并要考虑到交通阻塞和其他可能耽误的时间。救护车或其他运输队的工作人员必须被告知治疗过程，他们必须观察患者以保证已经被启动的输液治疗的连续性。骨折固定的四肢必须在无压体位下运输。如果患者有呼吸困难，则必须有人陪伴。

（三）烧伤患者救援的特殊装备和手段

急救医疗队必须对紧急患者和许多多发伤的患者进行初步分拣，必须启动基本复苏治疗必需的所有医疗和外科程序，以及最初的烧伤现场治疗。急救箱的可得性一直是所有参与救援工作人员关注的问题,它使给烧伤患者进行正确的急救治疗成为可能。

此急救箱一般有以下特性:80 cm×50 cm 大小的手提式盒子,有一个厚的塑料壁,重约 4～5 kg,由一次性非针织物构成,使用后可快速降解。急救箱打开后,所包括的一系列材料应触手可及。急救箱里有各种各样的袋子,含有急救必需的药品、清洁用品和器械,如纱布、手套、手术器械、缝合线、外科被单、其他外科注射器、氧疗和吸引管、中心静脉压导管、静脉导管、一些药物和药用设备。为了启动输液治疗,急救箱应备有乳酸林格液、葡萄糖和蛋白溶液瓶、不同类型的静脉导管和尿比重计。急救箱一旦打开,放在地板上或悬挂在房间或帐篷的壁上就可使用。

另外,医疗队还应该配备一些高级的医疗设备,如呼吸囊-活瓣-面罩系统、气管插管、喉通气面罩、氧气面罩等。

(四) 有组织的救援

有组织的救援是指动用所有准备应急灾害事件的军队和民防力量的行动。这些力量应尽可能快地到达现场,但不一定是在最初 3 h 内,他们配备必要的工具和物品以便进行早期救援,在灾后 48～72 h 内到达直到所有伤员被转运。然而,必须指出的是,这些力量总的来说经常接受的是处理一般灾害而非专门烧伤灾害的训练。因此,他们必须与专门处理烧伤灾害的人员协作。专业人员接受过严重烧伤患者的紧急救护培训,并且配备特殊的工具和物品。他们将负责伤员的最初分拣,即评估伤员的总体情况,启动和监测复苏治疗,并在烧伤专家到达以前准备最初的转运计划、选择运输工具、组织急救站和清理死亡者。

由于增加了快速的空中运输,这些力量现在已较少使用。空中运输也是有一定规则的,它用于发生较大的紧急事件时或灾害发生在离市区较远的地方时,以及有大量伤员必须接受广泛的分拣且有复杂的转运问题时。

(五) 伤员分拣

专科分拣可以拯救人的生命,促进伤员更加有效地转运,并且使专科床位得到更加合理的使用。伤员分拣必须考虑到预后。不治疗就会死亡的伤员绝对优先。即使不加治疗也将存活的轻伤员,以及即使积极抢救治疗也将死亡的极重伤员,优先权稍次。灾害中伤员选择的优先权完全不同于正常救护条件下的优先权,正常救护条件下不论预后如何最严重的伤员都被给予优先权。烧伤伤员分拣会受到伤员数、伤重程度、伤员年龄、是否存在呼吸系统并发症以及床位数量等的限制。在烧伤灾害中,根据伤重程度区分患者的活动度是有用的。

轻度烧伤/非关键部位浅表伤(儿童:<10% TBSA,成人:<20% TBSA):包扎烧伤部位,注射破伤风抗毒素,门诊治疗;

轻度烧伤/关键部位(手、面部、会阴部)烧伤:收住院,及早手术,专科治疗,短期住院;

20%～60% TBSA:住烧伤病房,由受专门训练的专科人员救治,需要静脉输液和重症监护治疗;

广泛烧伤(>60% TBSA):死亡率较高;

轻度烧伤/吸入性损伤/合并其他损伤:给氧,测定碳氧血红蛋白和(或)插管,机械通气,创伤救治。

一些中心提议通过使用某些简易的公式来简化伤员分拣。例如,烧伤严重性可以通过烧伤程度和年龄来表示:年龄加烧伤程度数值超过 90,则估算存活率为 50%。根据总体情形,此数可上下少许变动,从而增加或限制应该首先转运的烧伤伤员数。伤员分拣是一个连续和动态的过程。它起始于烧伤现场,并延续至伤员被转运的地方。次级伤员分拣可在一个分散的安全区域(如医院外面)进行,此时伤员已被组合。三级伤员分拣是医院本身将伤员分配至专科治疗区所必需的。

一旦伤员按严重性被分类,就应该用卡片或其他可清楚识别的标志进行标记,标志上表示处理优先权。烧伤患者不应该用可见符号标记在皮肤上或粘贴在额头上。广泛采用的方法是贴上不同颜色的标签,表示处理优先权和严重状态。

红色:十分严重的危及生命的损伤,需立即治疗;

绿色:虽紧急但很稳定的外伤,次级优先权;

黄色:非紧急的损伤;

黑色:已故的或致死的损伤。

彩色标签的使用有一些不一致。有些人为了避免二、三期的问题使用了更细的分类,其他一些人认为此标识系统在城市救援条件下可很好地起作用,但在农村地区的灾害中不一定仍能发挥很好的作用。语言和文化的差异也使它们在国际水平上应用变得复杂起来。

WHO 泛美卫生组织使用的彩色标签系统为:

红色:一级优先转运权;烧伤并发气道损伤。

绿色:二级优先转运权;Ⅱ度烧伤 >30% TBSA,Ⅲ度烧伤 >10% TBSA,并发较多软组织损伤或轻度骨折,Ⅲ度烧伤涉及手、脚或面部关键区域,但不存在呼吸问题。

黄色:三级优先转运权;轻度烧伤,Ⅱ度烧伤 <15% TBSA,Ⅲ度烧伤 <2% TBSA,Ⅰ度烧伤 <20% TBSA,排除手、脚和面部烧伤。

黑色:死亡。

三、专科和非专科机构治疗烧伤患者能力的评估

烧伤灾害处理的规划必须包括下列几方面:

(1) 统计整个地区的医院设施、私人诊所以及复苏和急诊中心。

(2) 列出整个地区内有烧伤中心的大型医院,包括其床位容量。

(3) 列出较小的具有烧伤病房的区级医院,包括其床位容量。

(4) 提供地区性资料库供省和地区性紧急卫生服务中心使用,并对资料库进行周期性更新。这将给出不同部门的床位可得性和急诊类型。在一些国家这方面已经开始运行,如法国的 INFOBRUL、美国的 NDMS 以及意大利的 Argo。

(5) 专科和非专科医疗机构(地区性、国家和国际)在灾害应急中伤员转移和运输组织的指导原则。

(6) 在灾害事件包括火灾中医院设施的内部组织指导原则。

每个医院必须着手建立一个紧急协作运行中心,具体负责:

(1) 基于对大量受伤和烧伤患者到达的预测,准备足够的专科和非专科床位,并组织患者转移和安置。

(2) 制定医护人员紧急事件值班系统。

(3) 为了次级伤员分拣,建立一个针对新到达伤员的收留中心。

(4) 准备好手术室和床位(特别是呼吸支持)、门诊观察室、非严重患者需要进行现场烧伤治疗的区域以及内部运输工具。

(5) 通知检验科、放射科和血库处于待命状态。

(6) 通知药房和供应室保证医疗和外科材料的供给。

(7) 安排其他科室(神经外科、眼科、整形外科、呼吸科、儿科等)进行会诊。

(8) 成立一个办公室负责接待与联系伤员的亲戚朋友。

(9) 成立一个办公室负责处理有语言沟通障碍的外宾需求以及与伤员和死亡者归国相关的外交事务。

(10) 为了提供最新的灾害进展和患者状况的可靠信息,成立一个新闻办公室,间断发布新闻公告。

(11) 成立一个联络办公室,负责与民防中心、消防队、警察、省和地区性紧急卫生服务中心、直升机救援中心以及其他医疗机构联系。

(12) 为了最佳分配和派遣不同的烧伤患者,与烧伤中心或烧伤病房的主管合作,使现场医护人员协同作战。如果需要,可派遣更多的人员到达灾害现场。

四、从灾区选择性转运伤员

现场最为复杂的毫无疑问是在组织和运作这两个方面。

选择性转运伤员依据3个因素:现场已经分拣和继续分拣的质量、灾区的通讯工具、伤员运输的有效性。由于专科烧伤护理中心极少而且相距较远并且床位几乎总是被占满了,因此,初期的伤员分拣对有序转运伤员和合理使用床位十分关键。特别是烧伤灾害发生后的伤员分拣必须尽可能地专业化,将需要稳定的、需要输液治疗的和生命体征不平稳的患者优先转移至医院,这很明显关系到大多数患者,对接受中心医生的工作也会很有帮助。

伤员分拣不是固定不变的,当遇到大量烧伤患者时、伤者的病情有所改变或现场缺乏有经验的专科人员时则需要进行二次分拣,因为上述情况将明显导致伤员风险增加和分拣的准确性降低。特别是在烧伤灾害中,"装和运"的转运系统多半从未被使用过,结果出现伤员大量滞留、专科床位使用混乱以及由于时间的拖延导致患者复苏治疗的风险显著增加等情况。

烧伤灾害中通信系统的有效性十分重要。如果消防队和警察在灾害发生后未立即进入战时状态,整个营救工作将被拖延,危害将加大。在灾害区域(特别是市区外的灾害区域),如何组织消防队、警察、紧急事件卫生服务中心、医院和民防开展立即的和连续的工作,灾害规划必须给出具体的指示。

为了跟踪灾害的发生发展情况,必须具备有效的通信,这需要各方面的协调和快速应对。除了正常通信服务(电话、传真)外,还必须配备与EMS(急救医疗服务处)、地方和国家警察、消防队、志愿组织、当地紧急服务中心、军队、直升机援救中心等进行联系的无线通讯联系设备。灾区和当地专门机构之间的有效通信,可以在专业医疗队到达前,使启动紧急复苏治疗的远程医疗会诊系统的使用成为可能。

以往灾害和民防训练的经验高度提示,保证灾区与应急运作中心以及医院之间道路的通畅非常困难。这可以通过隔离受影响区域、建立救护车和救援队到达与转运的直接通道而避免。必须采取特别措施控制家庭成员和旁观者的进入。如果主要的进入道路不保持通畅,将发生交通阻塞和其他耽搁。烧伤受害者的合理转运与伤员状况、伤员数量、可得的运输工具类型、数量和覆盖的距离,以及当地设施的可得性等密切相关。如果患者的状况稳定并且仅需要维持治疗,陆地运输优先,在保持道路通畅情况下,使用适当装备的救护车就可以了。规划必须包括所有救护车、当地公共和私人紧急卫生服务中心,以及他们能提供的运输设施的类型的统计资料。烧伤不严重和轻度创伤能步行的患者可以乘公共汽车、私家车、有顶货车或轨道货车(这些必须被强制使用)离开现场。如果转运距离较远、时间也有限,则必须使用空中运输。最实用的工具是直升机,尽管其使用依赖适当的天气和能见度,以及当地起落场地的存在。带有复苏系统的航空设施可用于转运有生命危险的、处于严重中毒状态和需要在60分钟内转运成功的烧伤患者。航空设施也应该用于需要飞行中持续进行复苏治疗的处于稳定状态的患者,以及必须历经较长距离才能到达专科中心的患者。在海上,快速救护船对实施救援很有帮助。其他的工具也可以用于数量较少的严重烧伤患者的转运、专业医疗队的转移以及急救材料的运输。

第二节　火灾救援准备和国际救援

《耿氏多语种灾害医学和国际救援词典》将灾害准备定义为:采取一切措施来应对灾害,包括制订使人员伤亡和损失降至最小、组织和促进有效救援及灾后重建的规划与运行程序。灾害准备需要必要的法规和处理灾害或类似的紧急事件的手段。它包括预测和通告,公众、组织、管理机构的教育和培训,该培训包括人员的规划和训练,辅助材料的贮存和必需资金的保证。为了保证其有效性,灾害准备必须认真计划。准备得越适当和越符合实际,预防和降低危险、减少灾害的有害效应的联合作用就越强。

最近几年灾害准备在技术上和管理上获得的进展是不可否认的,先进的方法和仪器设备、经验和研究已使灾害学有可能成为一门学科,而且已经证明灾害准备在自然和人为灾害中很有用。如今灾害准备更有可能降低和减轻灾害的影响,甚至可以预防灾害。达到这个目的的方法之一是培训,包括一般人员的培训和专业人员的培训。在过去,对灾害的传统应对更多的是靠机会和运气而非知识。当个人、国家或国际社会团结一致应对灾害时,通常会给受打击的人们带来安慰,然而,缺乏高水平的受训练人员使得灾害救援的效果受到限制。民众必须被培训以了解什么时候该做什么、如何做。由现场第一个营救者或事件发生后不久就到达的有组织的援救力量启动帮助烧伤患者的程序非常重要。在火灾中,对暴露者或有广泛烧伤者的所有援助都必须特效、精确和及时。同时,援救者在救助烧伤受害者时必须做好自身的保护,并且能完全意识到自己所面临的困难。因此,卫生健康教育和培训项目就显得特别重要。

救援人员必须处理灾害的3个方面:(1)技术方面,关注大火引起的损伤特性和程度,以及直接相关人员的当时行为表现;(2)临床方面,评估受害者的创伤程度,烧伤不同期的进展以及救助治疗的类型;(3)运作方面,关注协调和有效的援救(从自身救助到紧急援助和特殊急救)。

为了很好地实现这些规划,必须遵循从小学就开始接受的灾害教育程序,包括教育性的民防课程,医生、护士、志愿者、消防队员、警察等的定期进修课程,以及模拟火灾的定期演练,这与当地居民和当地的救援服务中心都有关。必须特别关注的是教学方法的有效性,要能适合不同年龄、社会阶层的人群。除了有图解的小册子、粘贴画、彩色画报、海报及布告等外,各种各样的视听材料特别是录像带、卡通等都可用来模拟救援受害者的场景以及展示合理的规划所能起到的有效作用。

基于网络多媒体技术建立起来的新一代人机互动教育培训系统,将对灾害的预防和正确处置发挥积极作用,该系统相对于传统的培训方法(一般的视听课程、基于打印材料和照片材料的课程)有明显的优点,这是因为使用者与学习仪器之间可以互动,并且学习材料以多媒体形式呈现。事实上,最近对学习能力的研究已显示培训过程中的人机互动很重要。在同时听和看某些材料的时候,大多数人都能接受50%的材料内容,而如果他们自己愿意反复听和看材料,他们就可以接受90%的内容。带有视、听、书写文字和图片的多媒体教学更加能引起学习者的注意,与使用单一媒体信息相比学习效率更高。很明显,这样的系统不仅对预防和教学都是很有必要的,可以成为进修课程的主要工具。

因此,在不同国家的一些大学和教育研究院已经设立了灾害的有效培训课程。圣马力诺的欧洲灾害医学中心,已经设立了关于灾害卫生的课程;亚的斯亚贝巴的亚洲灾害防备中心、华盛顿的泛美卫生组织和其他一些组织已经设立了关于灾害处理的课程。地中海烧伤与火灾委员会(MBC)——WHO 烧伤与火灾预防和治疗合作中心,每年都在地中海地区的不同国家组织关于烧伤和火灾课程的专业培训。去年的 MBC 与中等收入国家的当地医疗机构合作设立了关于烧伤预防、护理、复苏和烧伤灾害处理的进修课程。

科学研究产生了其自己的语言和文献著作。如今,一些正规的专业期刊已经开始出版,如国际灾害和急诊医学协会出版的《院前和灾难医学》(季刊)、美国科罗拉多大学出版的《自然灾害观察》以及 MBC 出版的《烧伤和火灾年鉴》。关于灾害准备与协调的综合性、专业性图书有:Erik Aufder Heide 编著、Robert Kelly 出版的《工业紧急事件准备》,工业紧急事件服务协会出版的《紧急事件规划指南》,以及 Masellis 和 Gunn 出版的《大量烧伤人员的处理与烧伤和火灾的处理——展望 2000》。许多国际性的烧伤学会如 ISBI、EBA、MBC 和各国烧伤学会都应该对这样的培训规划感兴趣。2005 年,MBC 实现了 BURNET 项目:欧洲—地中海地区的 17 个烧伤中心密切合作,共同分析和讨论了烧伤的病理学问题——有许多关于烧伤急救、烧伤患者的处理以及预防等的免费在线课程。为了保证灾害国际课程安排的连续性,不同国际组织的灾害委员会之间应该建立联系,这将有助于消除语言上的、概念上的和运作上的障碍,从而使国际上对紧急事件特别是重大紧急事件的应对协调一致。

尽管并不是所有的火灾都会造成悲惨的后果,但当火灾引起严重的人员伤亡和物质损失时,国际援助可能是必需的。当烧伤灾害引起数百人伤亡时,不仅必须紧急求助地区性和地区间的卫生系统力量,而且求助国家和国际组织也是必要的。与国际组织的联系、获得这种特殊类型援救工作的经验都必须包括在灾害处理规划中。特别是如果烧伤发生在贫穷国家,就需要展开国际合作,因为当地往往缺乏基础设施,不能应对大量烧伤患者的需要,因此需要现场受训的专业人员、辅助材料和装备来运输和长距离转移烧伤患者。这已见于许多灾害中:在 2002 年的巴里,澳大利亚提供了专业救援队并协作转运了许多危急的烧伤患者。在 1989 年前苏联的 UFA 火车事故中,前苏联与美国医生之间的相互合作很有成效。在此事件中,来自美国、法国、以色列和古巴的烧伤医疗护理队到达现场,相互合作,共同研究烧伤患者的医疗救助。从不同国家专家之间的相互合作交流我们可以知道,他们完全有可能相互交流经验和新技术。BURNET 项目则是信息技术和烧伤灾害处理的另一个例子。

参考文献

[1] Arturson G. Analysis of severe fire disasters//Masellis M, Gunn SWA. The management of burn casualties and fire disasters: proceedings of the First International Conference on Burns and Fire Disasters. Dordrecht: Kluwer Academic, 1992: 24-33.

[2] Amico M, Geraci A, Mosca A, Masellis M. Psychological reactions in fire disaster emergencies: hypotheses and operational guidelines//Masellis M, Gunn SWA. The management of burn casualties and fire disasters: proceedings of the First International Conference on Burns and Fire Disasters. Dordrecht: Kluwer Academic, 1992: 278-281.

[3] Masellis M, Ferrara MM, Gunn SWA. Fire Disaster and Burn Disaster: Planning and Management. Annals of Burns and Fire Disasters-vol. Ⅻ-n. 2-June 1999.

[4] Gunn SWA. The scientific basis of disaster medicine//Masellis M, Gunn SWA. The management of burn casualties and fire disasters: proceedings of the First International Conference on Burns and Fire Disasters. Dordrecht: Kluwer Academic, 1992: 13-18.

[5] Masellis M. Thermal agent disaster and fire disaster: definition, damage, assessment and relief operations. Ann. Medit. Burns Club, 1991(4): 215-218. and In: Masellis M, Gunn SWA. The management of burn casualties and fire disasters: proceedings of the First International Conference on Burns and Fire Disasters. Dordrecht: Kluwer Academic, 1992: 7-12.

[6] Masellis M, Ferrara MM, Gunn SWA. Immediate assistance and first aid on the spot in fire disaster-education of the public and self-sufficiency training. Ann. Medit. Burns Club, 1992(5): 200-206, and In: Masellis M, Gunn SWA. The management of burn casualties and fire disasters: proceedings of the First International Conference on Burns and Fire Disasters. Dordrecht: Kluwer Academic, 1992: 121-132.

[7] Magliacani G. Mass burn rescue operations: Organization and medico - surgical therapy. Ann. Medit. Burns Club, 1989(2): 199-204.

[8] Barclay TL. Planning for mass burns casualties// Wood C. Accident and Emergency Burns: Lesson from the Bradford Disaster, Proceedings of extended panel discussion held in Bradford 1985.

[9] Masellis M, laia A, Sferrazza Papa G, Pirillo E, D'Arpa N, Cucchiara R, Sucameli M, Napoli B, Alessandro G, Giami S. Fire disaster in a motor-way tunnel. Ann. Burns and Fire Disasters, 1997 (10): 233-240.

[10] Gunn SWA, Masellis M. The World Organization Centre for Prevention and Treatment of Burn and Fire Disasters: The Mediterranean Club for Burns and Fire Disasters. Ann. Burns and Fire Disasters, 1998(11): 3-6.

[11] Santos Heredero FX. Physiopathology of burn disease during air evacuation// Masellis M, Gunn SWA. The Management of Mass Burn Casualties and Fire Disasters, Kluwer Academic Publishers, Dordrecht/Boston/ London, 1992:243-245.

[12] Costagliola M, Laguerre J, Rouge D. Infobrul-The value of a telematic databank for burns and burns centres in the event of a disaster//Masellis M, Gunn SWA. The Management of Mass Burn Casualties and Fire Disasters, Kluwer Academic Publishers, Dordrecht/Boston/London, 1992: 190-194.

[13] Hadjiiski O, Dimitrov D. Organization and transport in mass burn disasters. Ann. Burns and Fire Disasters, 1998(11): 45-46.

[14] Iliopoulou E, Lochaitis A, Komninakis E, Poulikakos L, Asfour S, Chalkitis S, Tzortzis C. Mass disasters in Greece. Ann. Medit. Burns Club, 1994(7): 36-39.

[15] Masellis M. The action of MBC in Low-and Middle-Income Countries. Ann. Burns and Fire Disasters, 2008(21):115-119.

[16] Masellis M, Gunn SWA. The Management of Mass Burns Casualties and Fire Disaster. Kluwer Academic Publishers, Dordrecht/Boston/London, 1992.

[17] Masellis M, Gunn SWA. BURNET Project: telemedicine in burns centres in the euro-mediterranean area-European Union initiative-pilot project. Ann. Burns and Fire Disasters, 2003 (25):58-68.

第二十五章　踩踏事件

Chapter 25　Trample Accident

唐文杰　　南京军区南京总医院　南京大学医学院
Tang Wenjie　　急救医学科副主任医师、教授

每年在世界各地均会发生不同程度的踩踏事件，在每次踩踏事件中死亡者少则数人、数十人，多则上千人，而受伤者更是不计其数。在印度、巴基斯坦以及麦加等中东地区，每年均要举行各类大规模的宗教活动，参加者甚至可达数百万之众，这些地区也是踩踏事件发生最频繁、严重踩踏事件发生最多的地区。

2005 年 8 月 31 日，伊拉克首都巴格达发生灾难性踩踏事件，造成 1 000 多人死亡，800 多人受伤。这是自伊拉克战争爆发以来该国发生的伤亡最惨重的事件。当时，前往参加纪念活动的两股人流在一座桥上相遇，拥挤不堪，突然有人谎称有自杀式炸弹袭击，场面顿时一片混乱，失去了控制，桥上桥下数千人争相推挤践踏，最终酿成了灾难性恶果。

2006 年 1 月 12 日，来自世界各地的 250 多万穆斯林参加了当年的沙特阿拉伯麦加朝觐活动。13 日凌晨，数万名穆斯林参加投石驱魔仪式，结果发生大规模踩踏事件。在这次踩踏事件中，共有 362 人死亡，近 300 人受伤。

2008 年 7 月 4 日，印度东部的奥里萨邦举行宗教活动时，人员拥挤和道路湿滑导致踩踏事故发生，造成 6 人死亡。同年 8 月 3 日，印度北部一座庙宇又发生严重踩踏事故，造成 145 人死亡、数百人受伤。同年 9 月 30 日，印度西北部拉贾斯坦邦焦特布尔市一座印度教庙宇发生踩踏事故，至少造成了 179 人死亡、多人受伤。

在我国国内，同样不乏踩踏事件，最严重的当属 2004 年 2 月 5 日晚发生的北京密云元宵灯会的踩踏事故。当时适逢元宵佳节，观灯人数由平时的 3 000 多人骤增至 3 万多人，造成人员拥挤，最终因一游人在举行灯展的密虹公园一座桥上跌倒，引起身后游人拥挤，酿成 37 人死亡、24 人受伤的特大踩死挤伤游人事件。2002 年 9 月 23 日晚，内蒙古丰镇市第二中学发生教学楼楼道护栏坍塌事故，事故造成 21 名学生遇难、47 名学生受伤。2005 年 10 月，四川省通江县广纳镇中心小学发生踩踏事故，事故造成 8 名学生死亡、27 名学生受伤。2006 年 11 月，江西省都昌县土塘中学发生一起学生拥挤踩踏伤亡事件，事故造成 6 名学生身亡、39 名学生受伤，其中伤势较重的有 11 人。2007 年 11 月，因顾客抢购低价促销食用油，重庆家乐福超市发生踩踏事件，导致 3 人死亡、31 人受伤。

一、踩踏事件的成因及预防

（一）踩踏事件的成因

重大活动或聚会场所，学生下课时的学校突发意外情况时，人们会惊恐慌张，容易发生严重踩踏事件。踩踏事件中的死亡者大多数为妇女、儿童及老年人。

（二）踩踏事件的预防

大型活动前周密的部署、场地设施的完善是预防踩踏事件发生的关键。凡是人群拥挤、稠密的场所，其设施一定要符合安全、牢固、科学的要求，不允许出丝毫差错。大型集会的现场组织者，要制订科学的管理措施及突发事件预案，确保现场秩序井然，避免骚动。一旦出现突发意外情况，组织人群按预案进行快速疏散，采取果断有力的措施，有效控制事态扩大和发展。意外伤害发生的原因是多方面的，应针对不同原因采取不同对策，积极主动地进行人为干预，尽量防止意外发生。

学校是踩踏事件易发地点。老师平时就要注意培养学生处事冷静的态度和秩序意识，经常给学生灌输相关知识，并组织人员疏散演习。学校要改善各场地的照明设备，保障逃生通道的畅通。在集体活动时，人员活动更要有组织，尽量抑制学生的兴奋度或防止恐慌事件的发生。

只要组织得当，踩踏事件人员伤亡的概率就会降到最低。2008 年 7 月 22 日上午，国家体育场“鸟巢”就模拟了群体性踩踏伤亡事件应急演练，“鸟巢”E 看台三层通往一层的楼梯上，突发“踩踏事件”，大约 200 名“受伤”观众聚堵在楼梯处。指挥中心接到报警，迅速通知场馆内急救车就位并调配场馆外的急救车紧急进场。现场急救人员井然有序，有的开始疏散观众，有的按分拣原则对伤员进行分拣，在现场分区进行救治，还有的联系救护车、负责转运，很快，9 名“死亡人员”、20 多名“失去意识或者休克的危重伤员”、50 余名”不能行动的重伤者”和大量的“轻伤人员”都得到了妥善的处置。从事故发生到第一位“伤者”乘急救车离开，用时仅 6 分钟，整个过程历时半个小时，现场 200 名“伤亡者”得到妥善救治、处理。良好的组织显示出了强大的应对能力。

二、踩踏事件现场及伤情特点

（一）现场特点

踩踏事故多数发生在重大活动或集会场所，现场人数众多，秩序极度混乱，人群失去控制。混乱中最早受伤者遭受反复踩踏，伤情不断加重；得不到及时救助同时新的受伤者不断增加。

（二）踩踏事故致伤因素

踩踏事故中，主要有撞击、挤压、碾锉以及烧伤、烫伤等致伤因素，这些因素可单独作用于某个伤员身上，也可能同时作用于一个伤者，造成身体多处受伤。

（三）踩踏伤伤情特点

机体在强大暴力作用下，一般伤情比较严重；很多伤者多见多脏器损伤，如颅脑损伤、血气胸、肝脾破裂、肢体及肋骨骨折、脊柱损伤等；伤者的致残率及死亡率均很高。

三、踩踏事件现场救援

踩踏事件现场伤员可能是一个或多个，同一个伤员可能多处受伤。现场救护要分清主次、轻重、缓急，以先救命、后治伤为原则。

（一）维持秩序

当发生踩踏意外伤害时，不要惊慌失措，要保持镇静，设法维护好现场秩序，为伤员及时救治创造一个合适的环境。

（二）在人群聚集场所加强自我保护

身处人群相对集中的场所，首先要加强自我保护意识，同时遇见意外切忌惊慌。当发现前方有人突然摔倒后，旁边的人一定要大声呼喊，尽快让后面的人知道前方发生了什么事，否则后面的人群继续向前拥挤，就非常容易发生拥挤踩踏事故。如果身边有孩子，要尽快把孩子抱起来。

在拥挤的人群中，双手交叉抱于胸前，保留安全间隙，避免胸肺受到挤压，保持呼吸顺畅并尽量保持身体平衡，随人流而动。如果身材矮小，还应踮起脚尖，看清前面情况，避免被盲目挤来挤去摔倒。一旦被挤倒，应立即采取自我保护措施，不要惊慌，立即侧卧，身体缩成虾状，双手紧抱头部，这样可以减少可能被踩踏的面积，并有效保护人体最柔软的部位：颈部、胸部和腹部。等人群过后，要迅速爬起离开。

如果已经被挤倒且无法成侧卧状，那也要尽量呈俯卧位，双手抱头，双肘尽量支撑身体，腰向上呈弓形，以尽量保护头、颈、胸、腹部等重要部位。

（三）紧急呼救

现场无人时，应向周围大声呼救，请求来人帮助联系有关部门，不要单独留下伤员不管。利用各种通讯联络手段，紧急呼救，并及时反馈现场的方位、伤员数量、伤情程度、处理情况等信息。

（四）判断伤情

踩踏事件中伤员的伤情与交通事故伤或地震坍塌伤等基本类似。需要特别注意的是在踩踏事件中，伤员有可能多处或反复遭受严重踩踏、挤压，有可能并发烧伤、烟雾致气道损伤等，形成复合伤。伤情可能较为复杂，需要更加仔细地考虑和检查。

1. 判断生命体征变化

（1）休克：常为大失血所致的临床表现，有神志淡漠、烦躁不安、皮肤湿冷、心率加快、血压下降、尿量减少。在无严重外出血可见时必须考虑是否存在胸、腹内脏的损伤，骨盆骨折，四肢长骨骨折等。

（2）呼吸困难：头、面、颈部的损伤，多发肋骨骨折，连枷胸，血气胸均有可能引起呼吸困难。

（3）意识障碍：常由于颅脑外伤所致，可有：① 脑震荡：意识丧失数秒至半小时，继而清醒，有头疼头晕、恶心、反应迟钝等症状；② 脑挫裂伤：昏迷时间长，昏迷程度深浅不一，可有肢体偏瘫、失语症状出现病理反射和生命体征的改变；③ 脑疝：昏迷加重，呼吸、心率变慢，血压增高。

意识障碍伴有休克时，首先应考虑是否存在颅脑外伤合并其他部位的出血，单纯的颅脑外伤一般很少出现休克。

2. 判断重要脏器损伤

(1) 颅脑损伤:头部出血或血肿,意识不清,瞳孔改变;

(2) 胸部损伤:胸部有伤口或擦伤,胸廓变形,呼吸困难;

(3) 腹部损伤:腹痛,压痛,肝区、脾区叩击痛,休克;

(4) 脊柱骨折:脊柱畸形,四肢瘫痪(颈椎骨折)或双下肢瘫痪(胸腰椎骨折);

(5) 四肢骨折:肢体肿胀、畸形,活动受限。

(五) 心肺复苏

对呼吸困难、窒息和心跳停止的伤员,迅速置头于后仰位,托起下颌,使呼吸道畅通,同时施行人工呼吸、胸外心脏按压等复苏操作,就地抢救(详见本书第二篇第十五章)。

(六) 运送伤员

1. 运送时机

在周围环境不危及伤病员生命时,一般不要轻易随便搬动伤病员,必须先抢救,妥善处理后才能搬动。

2. 搬运方法

运送时尽可能不摇动伤病员的身体。若遇脊椎受伤者,应用硬木板担架搬运,并应将其身体固定在担架上。切忌一人抱胸、一人搬腿的双人搬抬法,这样搬动易加重脊椎损伤。

3. 观察注意事项

运送伤病员时,特别要注意保持伤病员的呼吸道通畅,防止窒息,随时观察呼吸、体位、出血、面色变化等情况,注意伤病员姿势,寒冷季节注意给伤病员保暖,而高温季节则注意避暑降温(详细可参考本书第二篇第十二章)。

参考文献

[1] 祁国明,齐小秋,吴明江,等.灾害事故医疗卫生救援指南.北京:华夏出版社,2003.

[2] 茅志成.医疗救护员.北京:中国协和医科大学出版社,2007.

第二十六章　中　　暑

Chapter 26　Heat Stroke

茅志成
Mao Zhicheng
南京医科大学康达学院教授

中暑是指在高温环境中发生以体温调节中枢功能障碍、汗腺功能衰竭和(或)水及电解质丢失过量等为主要表现的急性热损伤性疾病,分为热痉挛、热衰竭、热(日)射病3种类型。中暑又是我国南方地区夏季内科急诊中的常见病,多见于老年人,死亡率甚高。随着人们物质、文化生活水平的提高及劳动保护措施的逐年改善,职业(生产)性中暑明显减少;但是,那些高温期间习惯于在人工恒温下生活、工作的人群机体热耐受能力普遍下降,导致局部地区夏季高温期间出现批量的居民(生活)性中暑病例。

一、流行病学

(一)高温气候与高温灾害

一般说来,城市市区气温比外围郊区气温高,形成"城市热岛效应"。高大的楼房建筑,众多的仪器设备,均增加了太阳辐射热的积蓄;空调的广泛使用,拥挤的人口,繁忙的交通,工厂生产以及能源的大量消耗,均增加了产热;平均风速较低,减慢了热的散失;道路扩宽及各项市政规划加剧了城市绿地面积的缩小,这都是造成城市气温上升的原因。一个世纪以来,"温室效应"导致全球气温呈现不断上升趋势。预计到2030年,大气中CO_2浓度将增加1倍,地表平均温度将相应地升高1.5~3.5 ℃。

近几十年来,由于人类活动及自然因素等综合影响,大范围气候异常现象不断出现,尤其是极端高温事件频繁发生,给社会、经济和人民生活造成了严重的影响和损失。极端高温事件的定义可以采用相对阈值法和绝对阈值法进行。在我国气象业务应用与服务中,通常把日最高温度在35 ℃以上的日数称为极端高温日数,温度超过35 ℃将对人类的生产、生活和生态系统产生不良影响。

全球气候变暖、大气环流异常、过度城市化导致极端高温天气频发。全球气候变暖是北半球及我国夏季高温热浪事件频繁出现的大背景。近百年来,地球气候正经历一次以全球变暖为主要特征的显著变化,而这一变化在北半球中高纬度地区尤其明显。环流异常是极端高温事件发生的直接原因。全球变暖是长时间跨度的大背景,但控制每年极端高温热浪事件爆发频次和强度的直接因素则是大气环流异常。城市化造成的热岛效应加重了极端高温事件的影响程度。工业生产、家庭炉灶、内燃机燃烧、机动车行驶等,都会产生一定的热量排放。同时,城市建设造成植被减少,由此引起的热岛效应也加剧了极端高温的酷热程度。

2003 年夏季高温热浪天气影响着欧洲许多国家,尤其是在 7 ~8 月间温度更是打破了纪录。世界气象组织(WMO) 根据各国提供的观测数据得出,2003 年出现在法国、德国、瑞典、西班牙、意大利北部以及英国的最高气温绝对值超过了 20 世纪 40 年代以来的纪录。据世界卫生组织(WHO)估计,此次高温热浪事件在欧洲至少造成了 1 500 人死亡。2006 年 4 ~5 月,南亚遭遇热浪袭击,巴基斯坦中部地区极端最高气温高达 49.5 ℃,造成至少 137 人丧生。2006 年 7 月,美国和欧洲持续遭受热浪袭击,美国加州的一些地方连续多日日最高气温超过 46 ℃,创加州有气象资料以来的最高纪录,造成 160 余人死亡。据统计,在美国极端天气气候灾害引起的死亡人数中,极端高温引起的死亡人数位居首位。1992 年至 2001 年的 10 年间,全美因高温死亡人数达 2 190 人,超过同期因洪涝灾害、龙卷风、飓风死亡的人数。

我国气候增暖始于 20 世纪 80 年代后期,90 年代增暖加速。从 1999 年至今,我国华北、长江流域及其以南地区和西北地区东部几乎每年都会出现持续 10 天以上的强度大、范围广的极端高温天气。2003 年夏季,浙江出现了近两个月的极端高温天气。

(二) 发病与气温

高温气候是引起中暑的主要原因,多发生于热带及亚热带地区,然而在温带地区,如遇严重的热浪袭击也可使大量不适应人群受累。多数资料表明,人在静止状态下的体温调节极限温度为 31 ℃(相对湿度 85%)、38 ℃(相对湿度 50%)和 40 ℃(相对湿度 30%),若超出极限温度,人体机能将受损,引发中暑或其他一些并发症。

(三) 发病与年龄、性别

中暑女性多于男性。中暑年龄明显后移,中暑年龄组从 30 ~39 岁移至 70 ~79 岁呈逐渐高发趋势。但是,近几年中暑发生又有年轻化趋势。

(四) 病死率

热浪袭击期间,大量城市居民由于未能适应高温环境而中暑死亡的国内外例子很多,据报道,病死率可达 20% 以上。

(五) 人群分布

劳动者在炎热气候下从事繁重的体力劳动时,常常因环境的附加热和产热剧增而发生中暑。大型体育竞赛、军事训练、长途旅行、防洪抢险等易发生重症中暑病例。由于防暑降温措施的积极实施,目前生产性中暑病例已明显减少,相反城市居民中暑或生活性中暑病例急剧上升。武汉及南京资料显示,武汉、南京生活性中暑人数分别占中暑总人数的 59.7% 和 84.0%。

(六) 病因及诱因

高温气候是引起中暑的主要原因,有资料表明,连续 3 天平均气温超过 30 ℃和相对湿度超过 73% 时最易发生中暑;高温、干热环境和湿热环境均易发生中暑。凡可致机体热负荷增加或散热机能发生障碍的因素,均可诱发中暑。主要有:(1) 产热增加:在高温或高湿、烈日或通风不良环境中长时间从事繁重体力劳动或体育运动,以及发热、甲状腺功能亢进等代谢增加;(2) 热适应差:高血压、冠心病、肺心病、糖尿病、精神病等慢性疾病及肥胖、营养不良、年老体弱、孕产妇、过度疲劳、缺少体育锻炼、睡眠不足、饮酒、饥饿等，突然进入高温地区旅游或工作，恒温下生活及作业的人群突然进入高温环境；(3) 散热障碍：湿度较大、过度肥胖、穿紧身或透气不良衣裤，先天性汗腺缺乏症、硬皮症、痱子、大面积皮肤烧伤后瘢痕形成，应用抗胆碱能药、抗组胺药、抗抑郁药、β-肾上腺素能受体阻滞剂、利尿剂、酚噻嗪类等药物，以及脱水、休克、心力衰竭等循环功能不全。

二、发病机制

中暑的发病机制有以下 3 类：

（一）热痉挛

过度出汗，水、盐过量损失，致使细胞外液渗透压降低，水转移入细胞内，肌肉细胞过度稀释发生水肿，肌球蛋白溶解度减小，使肌肉产生疼痛性痉挛。

（二）热衰竭

高热引起外周血管床扩张，但不伴有内脏血管收缩，使流经皮肤、肌肉的血流量大大增加；大量出汗，水、盐大量丢失，引起血液浓缩及黏稠度增加；肌糖原代谢增强使肌细胞内形成高渗状态，使水分进入细胞内。这些均使有效循环血量明显减少，致发生低血容量性休克。机体为了促进散热，心输出量大大增加，使心血管系统的负荷加重，导致心血管功能不全或周围循环衰竭，致脑部出现暂时性供血不足。

（三）热射病

人体受外界环境中热源作用，体内热量不能通过正常的生理性散热以达到热平衡，导致体内热蓄积、温度升高。起初，可通过下丘脑体温调节中枢以加快心输出量和呼吸频率，通过皮肤血管扩张、出汗等提高散热效应。然后，体内热量进一步蓄积，体温调节中枢失控，心功能减退，心输出量减少，中心静脉压升高，汗腺功能衰竭，使体温骤增。体温达 42 ℃以上可使蛋白质变性，超过 50 ℃数分钟可致细胞死亡。

三、临床表现

（一）前驱症状

高温环境中，出现大量出汗、口渴、头昏、耳鸣、胸闷、心悸、恶心、全身疲乏、注意力不集中等症状，体温正常或略有升高，尚能坚持正常工作、生活。

（二）典型症状

中暑是一个统称，按发病机制和临床表现的不同可分为 3 种类型，即热痉挛、热衰竭和热射病。中暑一般以单一形式出现，亦可几种症状同时伴存，临床上各种症状往往很难截然分开。临床上热痉挛、热衰竭症状如未能及时得到有效控制，最终会发展为热射病。

1. 热痉挛

中暑的主要表现有严重的肌痉挛伴有收缩痛,故称热痉挛。肌痉挛常发生于四肢、咀嚼肌及腹肌等经常活动的肌肉。痉挛呈对称性,时发时愈,轻者不影响工作,重者疼痛甚剧,体温多正常。热痉挛常发生于炎热季节刚开始时,因为此时汗液中所含氯化钠量比热适应后高。此外,热痉挛多见于在高温环境从事体力劳动而有大量出汗的年轻人,年老体弱者因不能从事剧烈劳动而不致大量出汗,因而发生热痉挛者反而较少。

2. 热衰竭

热衰竭常发生在老年人及未能热适应者身上。起病较急,患者先有眩晕、头痛、突然昏倒等症状,平卧并离开高温场所即清醒。患者面色苍白,出冷汗,脉弱或缓,血压偏低但脉压正常。其临床表现与典型的血管迷走性发作相似,亦可说明其发病机制与血管舒缩的调节有关。病况持续时间较长又得不到及时处理时,以脱水为主的患者有口渴、虚弱、烦躁、判断力不佳、手足抽搐、肌肉共济失调等症状,失盐为主的患者有软弱无力、头痛、恶心、呕吐、腹泻及肌肉痛性痉挛等症状。热衰竭患者体温会轻度升高,无明显中枢神经系统损害表现。

3. 热射病

热射病的典型临床表现为高热、无汗和意识障碍。中暑高热患者常在高温环境下工作数小时后出现,老人、体弱者和慢性疾病患者常在夏季持续高温数天后出现热射病。前驱症状有全身软弱、乏力、头晕、头痛、恶心、出汗减少。继而体温迅速增高达 41 ℃以上,出现嗜睡、谵忘和昏迷;皮肤干热、无汗、呈现潮红或苍白,周围循环衰竭时出现紫绀;脉搏加快,脉压增宽,休克时血压下降,可有心律失常;呼吸快而浅,后期呈潮式呼吸;四肢和全身肌肉可有抽搐,瞳孔缩小、后期散大、对光反应迟钝或消失。严重者出现休克、心力衰竭、心律失常、肺水肿、脑水肿、肝肾功能衰竭、ARDS、消化道出血及 DIC。

在头部未戴帽或无遮阳的情况下,头部直接受太阳辐射或强烈的热辐射,患者初感头痛、头晕、目眩、耳鸣、恶心,继而头痛剧烈、呕吐、淡漠、昏迷,头部温度常比体温高,此称日射病,属热射病的特殊类型。

四、实验室检查

热痉挛常见实验室异常为血钠、血氯降低,尿肌酸增高。热衰竭实验室检查有血细胞比容增高、低钠、低钾、轻度氮质血症或肝功能异常。热射病实验室检查可发现高钾、高钙,血液浓缩,白细胞增多,血小板减少,肌酐、尿素氮、天门冬酸氨基转移酶(AST)、丙氨酸氨基转移酶(ALT)、乳酸脱氢酶(LDH)、肌酸磷酸激酶(CPK)增高,蛋白尿、管型尿及肌红蛋白尿,酸中毒,心电图可呈现各种心律失常和 S-T 段压低、T 波改变等不同程度心肌损害。

五、诊断和鉴别诊断

凡有高温接触史,大量出汗,伴有肌痉挛、体位性昏厥及短暂血压下降者,结合实验室检查,不难诊断热痉挛或热衰竭;热痉挛伴腹痛应与各种急腹症相区别,热衰竭应与消化道出血、宫外孕、低血糖等相区别。热射病有 3 大特征,即过高热、干热皮肤和严重的中枢神经系统症状,再加上在高温环境中突然发病、有散热机制障碍或热负荷增加等诱因,一般不难确诊;鉴别诊断时主要应与其他引起高热伴有昏迷的疾病相区别,如脑型疟疾、乙型脑炎、脑膜炎、急性脑血管病、有机磷农药中毒、肝昏迷、尿毒症昏迷、糖尿病酮症酸中毒昏迷、中毒性肺炎、中毒性菌痢、抗胆碱能药物中毒、产褥热及其他急性感染。

六、处理方法

（一）现场救护

出现中暑前驱症状时，应立即撤离高温环境，在阴凉处安静休息并补充清凉含盐饮料。

热痉挛和热衰竭的治疗相似，应及时将患者抬到阴凉处或空调供冷的房间平卧休息，解松或脱去其衣服，降温时不要引起寒战，以患者感到凉爽舒适为宜；给患者口服凉盐水及其他清凉饮料，对有循环衰竭的患者由静脉补给生理盐水并加入葡萄糖或氯化钾。肌肉痛性痉挛时不能按摩，否则会加剧疼痛，此时除了尽快补充钠、氯离子外，尚需注意适当补充其他电解质如钙、镁等。一般治疗数小时可恢复。

热射病是中暑最严重的一种类型，死亡者中80%在50岁以上，但亦有相当数量的年轻人，尤其是剧烈运动者、孕产妇，所以必须予以重视。

（二）降温治疗

降温是治疗的根本，必须争取时间尽快降温。

1. 环境降温

抢救现场必须阴凉，应及时将患者搬入室温低于20 ℃的空调房间内或在室内放置冰块、井水等。单纯置于空调室内而不配合使用其他降温措施，则效果不理想。

2. 体表降温

蒸发降温是一种简单易行的办法，应用井水、自来水或温水浸透的毛巾擦拭全身，不断摩擦四肢及躯干皮肤以保持皮肤血管扩张、促进散热，同时使用电扇吹风。头部、颈两侧、腋窝及腹股沟等大动脉处可置冰袋。患者如有寒战，则必须以药物控制，防止产热增加及乳酸堆积。

3. 体内中心降温

可用4～10 ℃5%葡萄糖盐水1 000～2 000 mL静脉滴注，或用4～10 ℃10%葡萄糖盐水1 000 mL灌肠，也可采用胃管内灌注冷生理盐水的方法降温。条件许可可用冷生理盐水腹膜内灌洗降温或自体血液体外冷却后回输体内降温。

4. 药物降温

（1）将25～50 mg氯丙嗪加入250～500 mL生理盐水内，静滴1～2 h，同时严密监测血压，一般在2～3 h内降温。如滴完后体温仍无下降趋势，可用等剂量重复一次。氯丙嗪有抑制体温调节中枢、扩张外周血管、松弛肌肉及减低新陈代谢等作用；为了争取时间，一般以物理降温配合药物降温同时进行为好。但在静脉滴注氯丙嗪时，应严密观察血压，一旦收缩压低于90 mmHg，应立即停止滴入。出现低血压时，应肌肉注射间羟胺、新福林及其他α受体兴奋剂。

（2）每次应用纳洛酮（Naloxone）0.8～1.2 mg，0.5～1 h重复应用一次，有明显降温、促醒、升压等效果。纳洛酮为阿片受体纯拮抗剂，重症中暑患者应用纳洛酮后可使高于正常的血浆β-内啡肽含量明显下降，治疗组的收缩压增值以及体温、神志、头痛缓解时间与对照组相比均有明显差异。

体温降至38 ℃（肛温）左右即可考虑终止降温，但不能让体温再度回升。降温时，应将收缩压维持在90 mmHg以上，并密切注视心电监测，看患者有无心律失常出现，必要时做及时处理。

（三）对症治疗

1. 维持呼吸功能

保持呼吸道通畅，充分供氧，缺氧严重时可予面罩吸氧。对昏迷者应行气管内插管，必要时进行人工机械通气治疗。

2. 维持循环功能

对心力衰竭者应考虑快速洋地黄化，低血压或休克时静脉滴注复方氯化钠溶液恢复血容量、提升血压。退热前一般不宜用缩血管药物。如容量补充后血压仍不升，则提示有心肌或毛细血管损害，此时可静滴多巴胺或多巴酚丁胺。此外，还应及时处理各种严重心律失常。

3. 防治脑水肿

除降温外还应迅速降低颅内压，静滴 20% 甘露醇、糖皮质激素、人体白蛋白和静注呋噻米，患者抽搐时，使用氯丙嗪或地西泮。

4. 防治肾脏损害

少尿、无尿时经补液、应用呋噻米无效者，如中心静脉压不超过 20 cmH_2O，可用甘露醇。一旦确认出现急性肾功能衰竭，应尽早进行血液透析。应按常规检查尿肌红蛋白，应用甘露醇应慎重。

5. 防治肝功能损害

除降温外，还应给予保肝药物，早期应用糖皮质激素、极化液（GIK）等。

6. 防治 DIC

除应用小剂量肝素外，还应补充新鲜全血（内含抗凝血酶Ⅲ）、血浆、血浆凝血酶原复合物（PPSB）、纤维蛋白原和浓缩血小板。

7. 维持水、电解质及酸碱平衡

患者出现单纯热痉挛、热衰竭时，应尽快补充液体和盐分。重症中暑者多数有高渗性脱水，可静滴 5% 葡萄糖盐液或复方氯化钠溶液。严重酸中毒时可用 5% 碳酸氢钠液，患高钾血症时可用 5% 葡萄糖液 60 ~ 100 mL 加正规胰岛素 8 单位静脉注射，每小时 1 次，并静脉注射 10% 葡萄糖酸钙，必要时可用持续肾脏替代治疗（CRRT）。

8. 加强护理

昏迷患者容易发生肺部感染和褥疮，须加强护理；应向其提供必需的热量和营养物，如 B 族维生素、维生素 C 及钙等。

（四）防治 MODS

防止重症中暑 MODS 的首要目标是切断过高热引起的恶性循环，要达到这一目标，必须尽早降低中心体温，降低代谢，早期治疗各种严重并发症，包括休克、颅压升高、循环及呼吸衰竭，以及水、电解质和酸碱失衡等。

七、预后及预防

（一）预后

中暑病死率达 20% 以上，热射病是 3 种中暑类型中最严重的一种。中暑死亡病例中 80% 为 50 岁以上者，但亦有一定数量的年轻人，尤其是剧烈运动者、孕产妇。有些中暑患者可遗留有轻度神经功能紊乱，严重肌肉损伤者可持续数周肌无力，重症热射病患者往往留有永久性脑损伤。

（二）预防

1. 对中暑高危人群加强预防保护

（1）老年人：首次热浪袭击时的重点保护对象是老年人。老年人特别是有心血管疾病等易中暑的老年人，在夏季应少外出活动，应穿薄而宽大的衣服，经常淋浴或冷水盆浴，避免利尿剂的过度使用。特别要提出的是应用阿托品和其他抗胆碱药物时要慎重，防止过度抑制出汗。

（2）孕产妇：在高温期间尽力对每位孕产妇进行一次防暑知识教育，彻底破除产褥期不通风、不洗脸、不刷牙等旧的习俗；一旦孕产妇出现中暑的前驱症状（如四肢乏力、口渴、头昏、胸闷、大汗、恶心等），应即将其放在阴凉通风处，用凉水擦身，然后急送医院救治。

（3）室外作业、剧烈运动者：要适当调整作业时间，要有遮阳设备，补充足量水、盐，尤其要避免由空调状态快速进入高温环境，以防发生意外。

2. 夏季坚持耐热锻炼，提高热耐力

就目前研究水平而言，获得热耐受能力的最佳方法是努力开展耐热锻炼，即在逐渐升高的气温条件下进行体育锻炼，以达到逐渐适应高温环境的目的。尤其是那些长期生活在恒温条件下的人们，更应该有意识地进行耐热锻炼，提高机体热应激能力，从而有效地防止或减轻热浪袭击时机体遭受的损害。

3. 发布中暑气象条件指数预报

夏日，气象部门应每天发布中暑指数预报，这样公众得知第二天的中暑指数预报后，就可以根据指数的上升或下降，及时采取预防措施，医疗部门亦可有针对性地采取应急措施。

4. 加强急诊抢救医疗系统功能

每当高温气候到来之前，各级医疗机构应充分准备好抢救中暑患者所必需的药品、器材，健全急诊抢救系统，做到抢救及时、准确，以减少死亡。

参考文献

[1] 王亚伟，翟盘茂，田华. 近40年南方高温变化特征与2003年的高温事件. 气象，2006，32(10)：27-33.
[2] WMO. The Global Climate System Review 2003. Gennva：WMO，2005：41-43.
[3] 王一镗. 急诊医学. 2版. 北京：学苑出版社，2003.
[4] 茅志成. 急诊鉴别诊断学. 北京：人民军医出版社，2004.
[5] 茅志成. 热应激蛋白与中暑. 中华新医学，2003，3(6)：552-555.
[6] 焦艾彩，朱定真，茅志成，等. 南京地区中暑天气条件指数研究预报. 气象科学，2001，21(2)：246-252.
[7] 潘勤，肖成峰，茅志成，等. 中暑患者几种热应激蛋白抗体分析. 中华劳动卫生职业病杂志，2000，18(6)：330-332.
[8] 茅志成，邬堂春. 现代中暑诊断治疗学. 北京：人民军医出版社，2000.

第二十七章　电　击　伤

Chapter 27　Electricity Stroke

茅志成
Mao Zhicheng　南京医科大学康达学院教授

电击,俗称触电,是指电流与伤员直接接触进入人体,或在高电压、超高电压的电场下,电流击穿空气或其他介质进入人体而引起全身或局部的组织损伤和功能障碍,甚至引发心搏呼吸骤停。闪电(雷击)伤属于电击伤的一种,我国每年因雷电伤亡者达1万人以上。在美国,每年因意外触电而死亡的几率为每10万人中有0.54人,电击伤中半数是因接触低压电而受伤,此种意外常发生于家中或工作场所。

一、雷电灾害

雷电灾害是"国际减灾十年"公布的最严重的10种自然灾害之一。我国是雷电灾害频发的国家。在雷电活动最剧烈的海南岛和雷州半岛地区,年平均雷暴日达130天,全国每年因雷击造成的人员伤亡、财产损失不计其数。

1998—2004年全国每年每百万人因雷击死亡的发生率为0.30,这与美国80年代的统计数字0.34接近。我国华南沿海地区雷灾事故频繁,占全国雷灾事故的42%,而其中又以广东和福建事故最多,这与该地雷电活动频繁和经济发达有关。另外乡村雷击伤人事故发生率明显高于城镇。近年来,我国雷电灾害事故逐年增多的主要原因是雷电防护措施和基层防雷意识未能随着电气化程度的提高而增强。虽然美国在城市化进程中也出现过类似现象,但最终随着科教文化的进步得到了很好的解决,伤亡人数逐渐减少,1998—2001年因雷击死亡仅1人,受伤232人。因此加强执法监督,完善防雷装置,普及防雷知识和提升民众的防雷意识,对于减少雷击的人员伤亡和财产损失有着重要意义。

二、病因

不论是电流还是静电的电能量,均可引起电击伤。引起电击伤的主要原因:(1) 缺乏安全用电知识,安装和维修电器、电线不按规程操作,电线上挂吊衣物;(2) 高温、高湿和出汗使皮肤表面电阻降低;(3) 意外事故(如暴风雨、大风雪、火灾、地震等)导致电线折断落下;(4) 雷雨时大树下躲雨或使用铁柄伞而被闪电击中;(5) 医源性,如使用起搏器、心导管监护、内镜检查治疗时,如果仪器漏电,微电流直接流过心脏可致电击伤;(6) 跨步电压。

三、发病机制

(一) 影响电击伤损伤程度的因素

电流的流动必须有一条闭合的通路或环路,以及环路中两点之间的电位或电位差。电流与电压成正比,与电阻成反比(欧姆定律:$I = U/R$)。

电击伤的损伤程度取决于以下因素:电流强度、种类、频率,电压,触电部位的电阻,触电时间,电流在体内的路径,所处环境的气象条件等。一般而言,交流电比直流电危险,低频率电比高频率电危险,电流强度越大、电压越高、接触时间越长,就越危险。

1. 电流

一般接触 2 mA 以下的电流仅产生麻刺感,接触电流的不断增大,可进一步引起患者接触部位肌肉持续痉挛收缩以致不能松开电极,呼吸困难,甚至导致患者因呼吸麻痹和心室纤颤而死亡。电流具有使肌细胞膜去极化作用,引起肌肉强烈收缩。交流电有使接触者持续抽搐作用,能“牵引住”接触者,使其脱离不开电流,故交流电的危害性比直流电的大,其中以低频(15 ~ 150 Hz)的危险最大。低频中又以 50 ~ 60 Hz 的交流电危险性最大,主要原因:(1) 这种频率的交流电易落在心脏应激期,从而引起心室纤颤;(2) 这种频率的交流电能引起肌肉强力收缩而致屈曲性抓握,使触电部位不能脱离电源,延长触电时间。中枢神经系统所接触的电流小于 100 mA 时,已可引起神经传导阻断;如累及脑干,可导致呼吸迅速停止。

2. 电压

低电压和高电压都可引起器官的生物电节律改变。电压愈高,损伤愈重。低电压强电流造成局部烧伤。电压在 220 V 可以造成心室纤颤而致死;1 000 V 以上电压,可使呼吸中枢麻痹而致死;电压在 220 ~ 1 000 V 之间既可造成心室纤颤,也可使呼吸中枢麻痹。

3. 电阻

在一定电压下,皮肤电阻越低,通过的电流越大,造成的损害就越大。潮湿的皮肤电阻低,即使电压很低的电流作用也可致死;在冬季皮肤干燥,电阻可达 500 000 ~ 1 000 000 Ω,通过电流较小,损伤的程度相对较轻。电流接触人体后迅速向体内邻近组织扩散,选择由电阻小的组织前进。

4. 电流在体内的路径

电流由一侧上肢至另一侧上肢或下肢传导时,恰好通过胸部,这比电流通过一侧下肢至另一侧下肢的危险性大;同样,电流通过左侧躯干比通过右侧躯干危险性大。

5. 接触时间

电流接触时间越长,损伤越严重。闪电为一种静电放电,能在极短时间内产生 100 亿 V 的静电压和 200 万 mA 电流放电,可击毙在电路中的任何生物体,可致电击性休克、心室纤颤、呼吸中枢麻痹,也可由于高热和机械暴力,使被击中者炭化、组织撕裂,并立即死亡。

(二) 电损伤的病理改变

电流对人体主要有两方面的作用:一是分裂和电解作用,电流通过使神经和肌细胞产生动作电流,通过离子运动引起肌肉收缩、神经传导异常等效应;一是热效应,即电流在人体内传导时,电能可转变为热能而引起组织烧伤。血管、淋巴管、肌腱、肌肉、神经、脂肪、皮肤、骨骼的电阻依次逐步增大，其电传导性能依次逐步降低，组织越致密，电阻越大，如手掌、足跟、头皮等致密组织电阻较大。不同电阻的组织通过一定电流后，造成的损伤也不同。人体肌肉、脂肪和肌腱等深部软组织的电阻比皮肤和骨骼的电阻小，极易被电热灼伤，且常伴有小营养血管闭塞，引起组织缺血。肢体肌肉和肌腱受电灼伤后，局部水肿，压迫血管，使远端组织缺血、坏死。电流出入口部位可产生局部重度烧伤或炭化，电流通过血管，可造成内膜剥脱、中膜弹力纤维板撕裂、血管破裂；电流通过肌肉，可造成肌肉痉挛甚至全身抽搐，肌肉变性坏死，损伤肌肉大量释放肌红蛋白而致肌红蛋白性肾功能衰竭；电流通过骨骼系统，由于骨端和骨干的阻力大，骨关节处易骨折；电流通过大脑，可引起点状出血、水肿软化等；电流通过内脏，可造成气胸、空腔脏器穿孔等；电流通过眼部，可造成白内障。

对触电后当场死亡者进行尸检仅见烧伤和广泛的淤点状出血，如果患者能生存数天或更长时间，死后尸检可发现骨骼、大血管、肌肉、脊髓、脑组织有灶性坏死，其中因大量组织破坏后发生肾衰竭者，可发现肾小管坏死。

许多研究表明，电损伤不完全是热力的损伤，电场对细胞膜有一种微孔作用，使细胞膜产生四烯酸代谢产物释放，造成组织进一步损伤。电场本身也有细胞损伤作用，可使钠泵失效、能量产生发生障碍等，引起组织继发性改变。

四、临床表现

（一）全身表现

1. 轻型

患者出现头晕、心悸、皮肤脸色苍白、口唇发绀、惊恐、四肢无力、接触部位肌肉抽搐、疼痛、呼吸及心搏加快，敏感者可出现晕厥、短暂意识丧失，一般都能恢复。连续听诊 3 ~ 5 分钟可听到期前收缩。

2. 重型

患者出现持续抽搐甚至可发生致肢体骨折、休克或昏迷。低电压电流可引起室颤，患者开始时尚有呼吸，继而发生呼吸停止，进入既无心搏、也无呼吸的“假死”状态。高电压电流引起呼吸中枢麻痹，导致患者昏迷，呼吸停止，血压下降，皮肤发紫，若不及时抢救，患者 10 分钟内即可死亡。若患者是被高电压、强电流电击，患者的呼吸循环中枢会同时受累，患者多立刻死亡。

幸存者，可能会出现定向力丧失和癫痫发作。部分病例有心肌和传导系统损害，心电图出现心房纤颤、心肌梗死表现和非特异性 ST 段降低。组织损伤区或体表烧伤处丢失大量液体时可出现低血容量性休克。发生急性肾衰竭患者，主要是肾脏直接损伤和坏死肌肉组织产生肌红蛋白尿、溶血后血红蛋白尿损伤肾小管所致，脱水和血容量不足能加速急性肾衰竭发生。

（二）局部表现

1. 低电压所致的烧伤

常见于电流进入点与流出点，伤面小，直径 0.5 ~ 2 cm，呈椭圆形或圆形，焦黄或灰白色，干燥，边缘整齐，与健康皮肤分界清楚。一般不损伤内脏，致残率低。

2. 高电压所致的烧伤

电流通过人体有“入口”和“出口”，入口处较出口处伤重。入口处常炭化，形成裂口或洞穴，烧伤常深达肌肉、肌腱、骨周，损伤范围常外小内大；浅层组织尚可，但深部组织可夹心坏死，无明显的坏死层面;局部渗出较一般烧伤重,包括筋膜腔内水肿;由于邻近血管的损害,经常出现进行性坏死,伤后坏死范围可扩大数倍。在电流通过的途径中,肘、腋或膝、股等层面可出现"跳跃式"伤口。随着病情发展,可在一周或数周后出现坏死、感染、出血等;血管内膜受损,可有血栓形成,继发组织坏死、出血甚至肢体广泛坏死,后果严重,致残率高达35%~60%。

3. 骨折或脱位

触电后大肌群强直性收缩,可引发脊椎压缩性骨折或骨关节脱位。

(三) 并发症

电击伤可引起短期精神异常、严重室性心律失常、神经源性肺水肿、肢体瘫痪、继发性出血或血供障碍、DIC、局部组织坏死继发感染、高钾血症、酸中毒、急性肾功能衰竭、内脏破裂或穿孔等。大约半数电击受伤者有单侧或双侧鼓膜破裂。被电击后数天到数月可出现神经系统病变(如上升性或横断性脊髓炎、多发性神经炎),视力障碍,单侧或双侧白内障。孕妇被电击后常发生死胎或流产。

五、实验室检查

(一) 红细胞比容升高

严重电击伤后因液体进入受伤组织内以致血浆容量减少,红细胞比容升高。

(二) 肌红蛋白尿

尿肌红蛋白含量增高,尿液呈红褐色,提示大量肌肉损伤的存在。

(三) 血清酶

早期可出现肌酸磷酸激酶及其同工酶、乳酸脱氢酶、丙氨酸转氨酶的活性增高。

(四) 其他

(1) 动脉血气分析显示代谢性酸中毒;(2) 脑水肿时脑脊液压力可增高,颅内出血时穿刺可见血性脑脊液;(3) 不明原因的低血钾。

六、心电图表现

心室纤颤是低压电触电后最常见的表现,是伤者死亡的主因。心律失常时可出现传导阻滞或房性、室性期前收缩。室性期前收缩如频繁发作或呈多源性,则易转化为室速或室颤。

七、处理方法

(一) 脱离电源

立即切断电源或用木棒、竹竿等绝缘物使患者脱离电源,以避免电流对患者产生持续性伤害并确保救援者的安全。但绝缘物不是绝对可靠的,救援者应多加小心,注意保护自己。

(二) 现场救护

当电击伤者脱离电源后,如果呼吸不规则或停止、脉搏摸不到,应立即进行现场心肺复苏,即口对口人工呼吸和胸外心脏按压。有条件时予气囊面罩或行气管插管,应用高浓度正压给氧,尽早施行胸外心脏电除颤,并在伤者头部放置冰袋降温。在早期复苏之后,有可能再发生或持续存在心律失常,应转入医院进行重症监护治疗。

对轻型触电,神志仍清醒,仅感心慌乏力、四肢麻木者,应让患者就地休息,严密观察1~2 h,以减轻患者心脏负担,促使患者恢复至正常状态。对此类患者也应转院,在心电监护下观察1~2 d。

(三) 急诊抢救

1. 心肺脑复苏

对心脏停搏或呼吸停止者进行胸外心脏按压,尽早建立人工气道和人工呼吸;对已发生心室纤颤者可先用肾上腺素1 mg,必要时可每3~5 min重复静脉注射一次,使细颤转为粗颤,再用电除颤,有利于恢复窦性节律。如患者触电后心搏存在,或仅有轻度心律失常(房性或室性期前收缩等)而尚未发生心室纤颤,则忌用肾上腺素,以免诱发室颤。头部及全身大血管经过处置放冰袋,静脉注射盐酸纳洛酮,静脉滴注20%甘露醇及糖皮质激素,均利于脑复苏,有条件者可转入高压氧舱治疗。

2. 抗休克

电击伤中电休克、烧伤休克、创伤休克3种因素往往同时存在。为此,电击伤早期补液量应高于一般烧伤;补充碳酸氢钠以碱化尿液;出现电击伤时还可用甘露醇利尿,每小时尿量应高于一般烧伤的标准。

3. 控制感染

早期全身应用较大剂量的抗生素。对有较大烧伤创面患者,应注意创面保护,彻底清除坏死组织,防止污染和进一步损伤,局部应暴露,用过氧化氢溶液冲洗、湿敷,预防和控制电击伤损害深部组织后所造成的厌氧菌感染。注射破伤风抗毒素是绝对指征。

4. 防治急性肾衰竭

一旦发现有血红蛋白尿者,应及时应用20%甘露醇及利尿剂,使尿色变清。对严重酸中毒者可应用5%碳酸氢钠溶液静滴。对已发生急性肾衰竭者,可采用血透或腹膜透析治疗。

5. 施行筋膜松解术和截肢

应按实际情况及时施行筋膜松解术以减轻周围组织的压力,改善远端血液循环,挽救部分受压但未坏死的肌肉和神经。高压电击伤患者,有45%~60%最终需要截肢。

八、预防

1. 安全教育

大力宣传安全用电,加强公众自我保护与相互保护意识,使公众熟知预防措施和抢救方法。

2. 严格执行电业安全工作规程

重视安全生产的组织措施与技术措施。电器的安装和使用必须符合标准,对电器进行定期检查、维修。推广使用触电保安器。严禁私拉电线和在电线旁晒衣被。遇火警时先切断电源。

3. 防止跨步电压电击伤

当电线落地时,人与电线落地点必须保持室内 4 m 以上、室外 8 m 以上的安全距离,如小于上述距离,应单脚跳跃或双脚并小步迅速离开不安全区域。进入不安全区域工作应穿绝缘鞋。

4. 防止雷电击伤

雷雨时不能在高压电线上作业,不能靠近避雷器,不能在树下避雨,不能撑铁柄伞,避免停留在高地,应平躺,切断家中外接天线。

5. 防止医源性电击伤

使用心导管、心电监护、起搏器时,注意防止心脏的微电击伤。

参考文献

[1] 梅贞,陈水明,顾勤炜,等. 1998~2004 年全国雷电灾害事故统计. 高压电技术,2007,33(12):173-176.

[2] 张飙,杨奕,田阳,等. 血清心型肌酸激酶对判断电损伤后心脏损害的临床价值. 中华外科杂志,1998,36(8):507.

[3] 沈洪,班雨. 特殊情况下的心肺复苏. 中国危重病急救医学,2002,14(5):317.

[4] 王一镗. 急诊医学. 2 版. 北京:学苑出版社,2003.

第二十八章　群体性急性中毒

Chapter 28　Mass Intoxication

吴建中
Wu Jianzhong　南京大学附属鼓楼医院主任医师

第一节　概　　论

急性中毒事件经常发生，但能够成为灾害性中毒事件的必定是群体性急性中毒事件，因其具有事发突然、伤亡巨大、损失惨重、救援困难、波及面广、社会危害大等灾害性事件最显著的特征，需要立即采取应急处置措施加以应对。

群体性急性中毒事件可见于以下突发公共事件中：(1) 事故灾害，如各类化学事故造成化学危险品的大量泄漏和扩散，引发大量人员伤亡以及环境污染和生态破坏；(2) 公共卫生事件，如重大群体性食物和职业中毒事件；(3) 社会安全事件，如刑事犯罪分子或恐怖分子投放毒物、破坏化学品生产与储存设施或施放化学毒剂袭击民众的群体中毒事件，还有日本遗留化学武器意外泄毒伤人和污染事件；(4) 自然灾害，如地震、海啸、火灾、洪水、龙卷风、台风、山体滑坡、泥石流等自然灾害对化学品生产、储存设施造成破坏后发生次生的群体中毒事件。

目前，群体性急性中毒事件作为突发公共事件，根据人员伤亡和健康危害等情况，按《中华人民共和国突发事件应对法》及《国家突发公共事件总体应急预案》可分为特别重大（Ⅰ级）、重大（Ⅱ级）、较大（Ⅲ级）和一般（Ⅳ级）4 级；按照群体性急性中毒事件的严重程度及造成经济损失的大小，我国学者提出了 10 级的分类方法。两种分类方法虽不相对应，但可互相借鉴和参考。依前一种分级方法Ⅱ级以上，或依后一种分级方法 8 级以上的急性中毒事件符合真正意义上的灾害性事件，因为一次群体性急性中毒事件成为灾害性急性中毒事件，还可能是由于短期内事发当地医疗资源不足导致救援困难，正如 WHO 官员解释灾害定义时说的，“当一个自然事件或人类引发的事件攻击社区/国家时，该社区/国家的能力是有限的，而需要外部援助时，该事件成为灾害”。

灾难医学研究群体性急性中毒事件的医学救援，重点是研究群体的医学处置，强调的是组织和指挥、分工和配合、预案的制订和启用、具体的决策和方案、救治的程序和原则等。群体性急性中毒医学救援要求既要熟悉医疗救治，又要了解工程救援；既要掌握临床知识，又要熟悉常见毒物品种的理化性质及毒理，还要了解事件的发生及其影响因素；既要有迅速高效的现场急救，又要有序贯完整的院内医疗。

一、灾害性急性中毒的分类

毒物可按来源、作用性质、作用的靶器官分类，还可结合毒物的来源和用途分类。通常，群体性急性中毒可分为生产性（职业性）中毒、生活性中毒、环境污染中毒及化武毒剂中毒等。为体现中毒事件的灾害性及叙述方便，本章以毒物的侵入途径为界标，将灾害性急性中毒分为“突发群体急性食物中毒”与“突发群体急性化学危险品中毒”两大类。无论毒物的来源、作用性质、作用的靶器官如何，主要从消化道摄入中毒的归入前者，而主要经呼吸道和皮肤吸收中毒的则归入后者；主要以散发形式出现的、不易构成灾害性的中毒事件（如药物中毒等）不归入此两类中。此避繁就简的分类方法虽不尽全面，但有利于对中毒事件的直观认识，有利于预案制订、指挥决策和救援实施。

突发群体急性食物中毒是根据食物中毒的概念而来的，不存在歧义。其灾害性主要以伤亡的规模来体现。

突发群体化学危险品中毒指意外或人为等原因，引起化学危险品在生产、运输、储存、使用和废弃过程中，从其包装容器、运送管道、生产、使用和保存环节中突然大量泄漏，造成空气、水源和土壤等的大规模污染，并严重危害或影响公众健康，造成大量人员伤亡的恶性事件。如此定义的目的是将化学事故和化学恐怖事件（包括刑事案件）都包含在突发群体化学危险品中毒事件中，因为化学毒剂的成品或生产原料大多属于化学危险品，而且大部分又可为民用。这两类事件的灾害性是显而易见的，即具有突发性强、进展快、影响范围大、对周围群众健康危害大等特点。

危险化学品是指本身具有某种危险特性，在生产、储存、装卸、运输等过程中受到摩擦、撞击、振动、接触热源或火源、曝晒、受潮和遇性能相抵触物品等外界条件的作用，导致燃烧、爆炸、中毒、灼伤及污染环境事故发生的化学品。当危险化学品具备储量多、毒性大、易于扩散、周围人口密集 4 个主要条件时就成为化学危险源。目前，世界上存在大约 3 万种化学危险品。这些化学危险品在一定的外界条件下是安全的，但一旦受到某些因素的触发，就可能发生中毒、燃烧、爆炸等严重情况，造成灾害。

二、灾害性急性中毒事件的发生及其影响因素

灾害性急性中毒事件的发生必须要具备存在大量毒物、有毒物播散的条件和动因、有多人接触毒物的可能等因素，这些因素既是工程应急救援需要研究的，也是医疗应急救援需要了解的。

（一）突发群体急性食物中毒事件

1. 发生原因

主要有：(1) 食品被某些病原微生物污染，病原微生物在适宜条件下急剧繁殖或产生毒素；(2) 食品被已达中毒剂量的有毒化学物质污染，如高毒农药残留、剧毒鼠药、化学毒物对食品源头的污染；(3) 外形与食物本身相似、含有有毒成分的物质，被当做食物误食；(4) 食品本身含有有毒物质，有毒物质在加工、烹调中未能除去；(5) 因食物发生了生物性或物理化学变化而产生或增加了有毒物质；(6) 食物、水源被投毒。

2. 影响因素

主要有：(1) 含毒食物感官性状一般无明显异常，不易被食者觉察；(2) 含毒食物量多及流通范围广；(3) 疏于防范；(4) 大量人群同时食用。

（二）突发群体急性化学危险品中毒事件

1. 发生原因

主要有：(1) 化学危险品存在且储量多；(2) 化学危险品毒性大并易于扩散；(3) 化学危险品的生产、使用和运送装置在事故或人为因素作用下发生突发性泄漏；(4) 周边有大量的人群来不及反应和撤离；(5) 触发因素主要有化学事故、火灾事件、刑事或恐怖事件。

2. 影响因素

主要有：(1) 化学危险品的易燃易爆性既是造成大量泄漏和扩散的动力，又是产生有毒气体的原因；(2) 化学危险品的挥发性和扩散性具有产生灾害性中毒事件的可能；(3) 进入体内的化学品的毒性和剂量对化学事故危害程度的影响；(4) 气象条件如风速、风向、大气垂直稳定度、气温等对化学事故危害程度的影响；(5) 地形、地物对毒气云团传播的影响。

三、灾害性中毒事件与医疗应急救援

（一）中毒事件应急救援的组织和指挥

根据《中华人民共和国突发事件应对法》统一领导、综合协调、分类管理、分级负责、属地管理为主的应急管理体制，由政府主导突发事件的预防与应急准备、监测与预警、应急处置与救援、事后恢复与重建等应对活动。灾害性急性中毒事件的应急处置是一项复杂的系统工程，涉及政府的多个行政和业务部门，必须在各级政府及其指挥机构“突发公共事件应急处置指挥部”的统一领导、统一指挥、统一调度下，动员包括防化部队在内的全社会的力量，综合应用多学科技术来完成；卫生部门相应的指挥机构是“突发公共卫生事件应急处置指挥部”，它在同级人民政府或其应急指挥机构的有效组织、指挥和统一调配下，与有关部门密切配合、协调一致，共同应对灾害性中毒事件，使有限的医疗资源发挥最大作用。

灾害性中毒事件处置的基本任务：(1) 及时控制化学危险源，是防止事件继续扩展，并及时、有效地进行救援的基本保证；(2) 及时、有序、有效地实施现场急救，安全转送与院内救治伤员是降低伤亡率、减少损失的关键；(3) 组织和指导群众迅速撤离危险区域，自救互救脱离与毒物的接触，采取各种自身防护措施；(4) 对事故外的有毒有害物质与可能对人和环境继续造成危害的物质，及时予以清除，防止对人的继续危害和对环境的污染。卫生部门在其中具体承担的主要职责是对泄漏化学毒物的健康危害进行监测、评价、预防以及对伤员进行医疗救援。前者由疾病预防控制中心和卫生监督机构具体实施；后者由急救中心、综合性医院和职防医院具体实施。

（二）医疗应急救援的分工和实施

灾害性群体性急性中毒事件常在瞬间造成大量人员伤亡。伤病员可能处在爆炸燃烧、毒物弥漫的险恶环境中，可能倒在贮罐内甚至被埋在废墟里，实施救援不仅非常困难，而且非常危险。应按照“先控制、后处置”和“救人第一”的原则，在救援指挥部的领导下，首先由消防、公安、安监、环保、疾控、卫生监督及防化部队等救援组织，开展灭火排爆、消除毒源、通风排毒、搜救伤员、皮肤清洗以及环境消杀等工程救援，同时，由医疗应急救援队伍完成伤员救治的任务。本章主要讨论的是综合性医院（主要为被指定的医院）在事件中进行的医疗救援，如分类检伤、现场救治、伤员后送、安排留观等；也包括后续治疗，如院内急诊和ICU、专科治疗及后期康复；涉及诊断、治疗、康复、伤残鉴定及特殊解毒药物的应用等。

（三）灾害性中毒的分级救治

发生Ⅳ～Ⅲ级群体性急性中毒事件时，若当地医疗资源及卫生机构未遭到破坏，可采用二级救援。第一级为现场抢救，由各医疗救援队完成检伤分类、初步急救，填好伤票后送；第二级为专科治疗，由指挥部指定本地的医院负责，收容现场转送来的伤病员，进行确定性治疗，直到伤病员痊愈出院。Ⅱ～Ⅰ级群体性急性中毒事件，或本身为严重自然灾害如地震、火灾引发的次生灾害，或引发其他严重灾害如火灾、环境污染等。Ⅱ～Ⅰ级群体性急性中毒事件发生时，灾区医疗资源或卫生机构及设施可能遭到破坏，失去全部或部分的医学救援能力，这时可采用三级救援。即由外援医疗队与灾区保存的医疗机构组建临时医疗站成为第二级，接纳从现场后送的伤病员，展开医学留观和早期治疗，抢救危重伤员，决定伤病员的留治和继续后送。第三级则为被指定的安全地带的地方或军队医院。

四、灾害性急性中毒事件医学处置的要点

（一）灾害性急性中毒事件中的诊断

与其他灾害的医学处置有所不同，灾害性中毒事件中患者的诊断并不仅仅取决于临床表现与救治医院，还取决于患者的接触史以及现场的毒物浓度测定、卫生学评估和流行病调查等，涉及疾病预防控制机构、安全生产监督管理机构、卫生监督机构、环境保护机构、公安法医中心等介入后获取的资料和评估，这就需要用特殊的方法和程序来完成，既要保证诊断及时、方便救治，又要防止容易出现的诊断扩大化的问题。

（1）各医院收治患者的病因诊断，原则上由参与事件处置的疾病预防控制、卫生监督和临床医疗等机构的专家组根据现场调查、毒物检测及患者的接触史和临床表现来完成，诊断出的病因由指挥部统一转达给各收治医院。

（2）在事件突然发生，尚缺乏统一病因诊断的情况下，先行收治的医院可根据患者和陪护者或当地送诊的医护人员对现场的描述、患者的临床表现、临床检验，对从中毒现场紧急后送入院的患者作出“接触×××待诊”的诊断；在指挥部诊断指导意见下达后，再结合患者的具体情况作出初步诊断。

（3）原则上，确定诊断应当由指挥部抽调专家组中的部分成员组成“诊断组”，通过对每位待诊者资料的全面分析，对照事件中相关化学物中毒的诊断标准，用集体讨论的方式来决定。

（4）诊断程序详见本章第二节“突发群体急性食物中毒”和第三节“突发群体急性化学危险品中毒”。

（5）收治医院如果不确定是否发生急性中毒事件，先期收治大批不明原因的类似中毒的患者，或中毒事件中转入患者的临床表现或病情变化与指明毒物的毒理效应不符，怀疑现场判断毒物的种类有误或伴有未知毒物，应立即报告指挥部，请求会诊以解决诊断问题。

（6）收治医院对突发群体急性中毒事件发生后陆续自发来院的就诊者，应注意鉴别诊断，不能单凭主诉或具有类似的临床表现就做出中毒的诊断。经观察和调查，不能证明就诊者有接触史的，无论有无临床表现都不能给予诊断。要始终注意防范诈病、伪中毒及群体性癔症的发生以及其对医学处置的影响。

(二) 灾害性急性中毒事件中的医学留观

(1) 曾暴露于中毒事件现场,有可能接触(摄入)某些特定或可疑毒物,但未发病或症状轻微的人,可能处于中毒的潜伏期或诱导期中,对他们应该按指挥部的统一部署安排医学留观;被指定收治医院应在急诊观察室或病房辟出专门场所收容转入或自行就诊的留观人员,同时,配备适当医护人员和必要设施。

(2) 收治医院应按专家组统一制订的留观期限、观察项目及预防性诊治方案的要求执行,密切观察留观人员的病情变化,予以必要的检查及对症处理,做好记录,对有刺激性气体吸入史者,应留观不少于24小时。

(3) 原则:① 如果患者有接触史,入院时有轻微的临床症状和体征,经过规定期限的医学观察和预防性处置或对症处理后,症状和体征趋于缓解或消失,应给予"×××吸入反应"或"×××刺激反应"的诊断;② 如果患者有接触史,经过严密的医学观察和预防性处置后,症状和体征趋于明显,出现病情加重的变化,则应按"中毒"收入病房救治。

(4) 收治医院对经过最长留观期且符合指挥部和专家组规定的离院标准的留观者,应及时安排离院。

(三) 灾害性急性中毒事件中特殊解毒药的应用

使用特殊解毒药往往是急性中毒救治最先予以考虑的措施。由于突发群体急性中毒事件中接触者的情况复杂,有中毒与非中毒的区别,即使中毒,中毒程度也不一致;临床症状严重的不一定是中毒程度严重的,故特殊解毒药的群体应用具有"双刃剑"作用,也是事件处置中最容易出问题的环节。

(1) 指定医院应按应急救援指挥部的要求储备一定种类和一定数量的特殊解毒药物。在突发群体急性中毒应急救治中,针对某些特定毒物中毒患者的治疗应积极争取和寻求特殊解毒药的应用;应执行指挥部和上级专家组关于特殊解毒药应用的决定。有特殊解毒药物需求而本院暂缺的,应及时向指挥部求援。

(2) 对事件中接触(摄入)史肯定,具有特征性的临床表现(如苯的氨基或硝基化合物、亚硝酸盐中毒出现"高铁血红蛋白血症"和有机磷农药中毒出现"毒蕈碱和烟碱样"症状),符合其对应的特殊解毒药的应用指征的患者,应在早期适量地使用特殊解毒药,并根据疗效作出诊断和调整。

(3) 对接触史不肯定,不具有特征性的临床表现,又缺乏毒物检测,临床检查也不支持的疑似中毒者,是否使用特殊解毒药应通过进一步观察、检查和会诊并请示专家组后决定。

(4) 曾暴露于事发现场的人大量进入医院,即使他们所接触的特定化学物有相应的特殊解毒药,也应区别他们的接触程度、吸收剂量、临床表现和损害结果,严格掌握特殊解毒药的使用标准,正确把握应用指征、应用时机和应用剂量;禁止将特殊解毒药作预防性治疗药使用;防止大面积滥用特殊解毒药导致比中毒本身更为严重的负面效应甚至灾害性的后果。

(5) 无论导致急性中毒的化学物有无特殊解毒药,对中毒患者的抢救都应强调综合治疗,加强支持和对症处理;不得因寻找和等待特殊解毒药而延误或放松综合抢救。

第二节　突发群体急性食物中毒

近3年卫生部公布的分析报告显示了食物中毒的现状和趋势。2005年微生物性食物中毒的人数最多;化学性和有毒动植物性食物中毒的死亡人数最多,以剧毒鼠药、农药、亚硝酸盐中毒为主;中毒的主要原因包括投毒、误食、有毒化学物质管理不严格,食用有毒动植物而发生的中毒人数、死亡人数均高于2004年。2006年报告中毒起数和中毒人数最多的是微生物性食物中毒;有毒动植物食物中毒是死亡人数最多的食物性中毒,中毒原因以四季豆、扁豆、菜豆等加热温度、时间不够和误食毒蘑菇、河豚鱼等有毒动植物为主。2007年有毒动植物引起的食物中毒的报告起数和死亡人数最多,共发生88起,有526人中毒、113人死亡,导致食物中毒的有毒植物以毒蘑菇为主。

一、突发群体急性食物中毒事件的医学救援

(一) 事件的确定和患者的诊断

1. 事件确定

一般食物中毒事件由食品卫生监督检验机构确定;重大食物中毒事件,由当地卫生行政主管部门或突发公共卫生事件应急救援指挥部组织各相关处置机构的专家组对突发事件进行综合评估后确定。

2. 诊断标准

《食物中毒诊断标准及技术处理总则》(GB 14938—1994)及《食源性急性亚硝酸盐中毒诊断标准及处理原则》(WS/T 86—1996)等是急性食物中毒的诊断标准;对于已确定致病因子但尚未颁布诊断标准的食物中毒也可参照《职业性急性化学物中毒诊断标准》中相关靶器官损害的诊断标准,如肝损性毒物参照《职业性急性中毒性肝病诊断标准》(GBZ 59—2002)进行分级诊断和处置;致病物质不明性食物中毒的诊断,应由3名副主任医师以上的食品卫生专家进行评定。

3. 诊断要点

在食品卫生医师和收治医院的临床医师共同参与下,主要以流行病学调查资料及患者的潜伏期和中毒的特有表现为依据。(1) 分析细菌性和真菌性食物中毒的原因时,应有对中毒食品或与中毒食品有关的物品或者患者的标本进行检验的实验室资料;(2) 分析动物性和植物性食物中毒的原因时,应有对中毒食品进行形态学鉴定的资料和实验室检验的资料,最好有简易动物毒性试验或急性毒性试验资料;(3) 分析化学性食物中毒的原因时,应有患者的临床检验或辅助、特殊检查的资料,有对中毒食品或与中毒食品有关的物品或者患者的标本进行检验的实验室诊断资料。

(二) 中毒现场医疗救援的要点

1. 装备齐全,迅速出击

发生重大以上等级食物中毒事件时,各指定医院应在当地突发公共卫生事件应急救援指挥部的指挥下,立即按预案要求召集急性食物中毒现场救援医疗队,携带中毒现场处置必需的装备、药

品器材等以及通用性保障装备和物品，特别是要携带指定配置的中毒特效解毒药品、有关诊断试剂和器械，迅速赶往指定区域。

2. 初步判断，分类处置

在现场指挥部的领导下，医疗队应向已在现场进行调查的疾病预防控制机构和食品卫生监督机构的专家了解事件的情况；根据患者的进食史及发病表现初步识别和判断是生物性食物中毒还是化学性食物中毒，立即按现场医疗救援的原则分类分级处置；针对轻、重患者分别予以一般对症处理和就地抢救；有序地安排危重和轻症患者的后送；决定有可疑中毒食物摄入史但目前无发病者是否集中留观。

3. 及时清除摄入毒物

对急性细菌性食物中毒已经发生频繁吐泻者，无须催吐，直接后送；对急性化学性食物中毒，距口服时间较短，估计进食量多且出现相应症状，神志尚清楚者，可立即予以催吐；若是口服了腐蚀性较强的毒物，应先立即用蛋清、牛奶、豆浆、米汤等流质食物保护食管及胃黏膜，然后谨慎决定是否催吐；对已发生抽搐者，则不宜催吐，以防诱发再次抽搐；对昏迷及其他生命体征不稳者禁止催吐。

4. 维持呼吸循环功能

对重危患者应立即展开现场抢救，原则上待患者生命体征稳定再行后送；密切观察患者意识、瞳孔、血压、呼吸、脉搏等生命体征；置昏迷者于侧卧位，清除其口腔内异物和呼吸道堵塞，保持呼吸畅通，预防呕吐引起窒息；开通静脉通道输液及给药；对呼吸心跳骤停者立即给予心肺复苏。

5. 注意收集相关证据

配合疾病预防控制机构和食品卫生监督机构的现场调查，注意采集患者现场的吐泻物、尿液等，以备毒物检测时使用。

6. 应用特殊解毒剂

针对已知毒物和患者已出现的特殊体征，在有条件的情况下，应在早期现场应用相应的特殊解毒剂，如针对有机磷污染食物导致中毒出现的毒蕈碱样症状可注射阿托品，针对亚硝酸盐引起的化学性青紫可注射亚甲蓝等。

（三）中毒患者的救治原则

1. 留观

见本章第一节中的“灾害性急性中毒事件中的医学留观”。

2. 清除胃肠道毒物

应根据摄入毒物的种类、数量和患者的状态来选择清除的方法。除非毒物性质和患者的情况不许可或中毒者已发生严重吐泻（如急性细菌性食物中毒等时），否则应对所有口服摄入毒物者采取积极的清除措施。

（1）催吐：催吐法有机械刺激法和药物催吐法，应酌情及早选用；胃内有食物或服用固体毒物时使用催吐法更为适宜；催吐法既可现场使用，亦可洗胃前使用。此方法只能用于神志清醒者，使用时还要注意预防窒息；昏迷状态、呼吸抑制、抽搐或惊厥未得到控制以及已发生剧烈呕吐者禁忌催吐；老人、小儿、孕妇应慎用。

（2）洗胃：① 洗胃应尽早进行，不受胃生理排空时间的限制；② 大多数情况下给成人洗胃选用清水，给儿童洗胃可用生理盐水，在有条件的情况下，可根据毒物的性质选用或配制不同的洗胃液；③ 某些毒物的清除需要保留胃管来进行反复多次彻底清洗；④ 洗胃时可注入某些中和剂、沉淀剂、吸附剂等。

(3) 导泻:常用的泻药有硫酸钠、硫酸镁、甘露醇、山梨醇和油类泻剂等,常用硫酸钠或硫酸镁 20~30 g、20% 甘露醇 500 mL 加入 5% 等渗糖盐水 500 mL,口服或洗胃后由胃管注入,迅速排出进入肠道的毒物。注意避免硫酸镁在某些中毒中抑制神经系统及呼吸系统;防止多次或大剂量使用泻药引起低血容量休克。

(4) 清肠:清肠法常用于进入肠道的毒物亟待清除,而催吐法或洗胃法又有所限制的情况;可采用使用肥皂水等清肠的普通灌肠法以及使用非吸收性化合物(如聚乙二醇)清肠的全肠灌洗法。

3. 减少胃肠道毒物吸收

按照毒物的理化特点,分别选用下列方法,减小毒物在胃肠道中的毒性和防止继续吸收。

(1) 吸附剂:常用的有效吸附剂是活性炭粉,活性炭粉能与毒物结合为复合物,使毒物不被吸收。使用活性炭粉安全、可靠。在毒物量不明时,成人用 50~100 g 加水 300~400 mL,儿童按 1 g/kg的标准加水 100~200 mL,既可口服或通过胃管注入其混悬液(可根据毒物的特性在胃中适当保留一定时间再抽吸),也可和泻药或山梨醇一起服用,前者使活性炭加速通过肠道,后者使患者易于接受。

(2) 中和剂:对进入胃肠道的毒物或其分解产物进行中和,以减小其毒性。其原则是强碱用弱酸液中和,强酸用弱碱液中和,避免产气。如摄入强酸者可给予氢氧化铝胶或镁乳口服中和,但忌用碳酸氢钠;摄入强碱者可用淡醋或橘子汁等中和,但碳酸盐类摄入者忌用。

(3) 沉淀剂:采用相应药物口服或洗胃,使一些可溶性毒物形成不溶性沉淀,延缓其吸收和减少其毒性,然后使毒物排出体外。如摄入可溶性钡化物,可用 30~60 g 硫酸钠或硫酸镁口服,形成不溶性无毒的硫酸钡;如摄入砷化物,可用新配制的氢氧化铁溶液,与砷形成不溶性的络合物砷酸铁,使砷化物不易被吸收。

(4) 氧化剂:对部分毒物可使用氧化剂氧化以减小毒性。常将 0.02%~0.05% 高锰酸钾溶液或0.3% 过氧化氢溶液,用于尼古丁、奎宁、士的宁、吗啡、氰化物及磷中毒等的减毒,一般配为洗胃液用;浓度不能过高,不宜反复用,以免腐蚀胃黏膜。

(5) 保护剂:牛奶、蛋清、豆浆、植物油等能减轻腐蚀性毒物的腐蚀作用,保护和润滑黏膜,适用于强酸、强碱及重金属盐类中毒。如牛奶适用于减轻除磷以外的多种口服毒物的腐蚀作用,而且有稀释毒物和缓冲作用,可在洗胃前后应用;氢氧化铝凝胶等也可用作保护剂在洗胃后使用。

4. 促排已吸收的毒物

促进已吸收的毒物或其代谢产物排出,可减轻中毒症状,改变临床过程,减小病死率。促排已吸收毒物的方法包括输液利尿、血液净化、金属络合剂的使用等,详见本章第三节中"急性化学危险品中毒的救治原则"。

5. 进行特殊治疗

见本章第一节中"灾害性急性中毒事件中特殊解毒药的应用"。

6. 对症、支持、预防治疗

见本章第三节中"急性化学危险品中毒的救治原则"。

二、常见的突发群体急性食物中毒

(一) 化学性食物中毒

1. 灭鼠剂中毒

灭鼠剂包括多种有毒化学品。灭鼠剂按其化学结构分为无机类和有机类;按其作用方式分为胃肠毒剂和熏蒸毒剂;按其毒性特点可分为速效灭鼠剂(单剂量灭鼠剂)和缓效灭鼠剂(多剂量灭鼠剂);自2002年9月14日南京汤山发生特大毒鼠强投毒案及2003年7月18日国家九部委联合发布《关于清查收缴毒鼠强等禁用剧毒杀鼠剂的通告》后,按其管理要求又可分为禁止使用的杀鼠剂和允许使用的杀鼠剂。目前,国家严禁制造、买卖、运输、储存、使用、持有毒鼠强、毒鼠硅、氟乙酰胺、氟乙酸钠、甘氟等国家禁用剧毒杀鼠剂,清查收缴毒鼠强等剧毒杀鼠剂,严禁违法生产、加工、销售国家不允许使用的杀鼠剂;但调查资料显示,禁用灭鼠剂仍占了灭鼠剂市场很大份额。

所有化学灭鼠剂都可引起急性中毒,但禁用剧毒杀鼠剂具有获取容易、投放容易、感官不易察觉、致死率高、中毒后难以抢救的特点,极易导致灾害性急性中毒事件。在允许使用的杀鼠剂中,磷化锌和安妥毒性也很强,但前者有较强大蒜气味,后者味苦,一旦污染食物则易被察觉;而大部分化学灭鼠剂则属于对鼠类高毒、对人类低毒、安全性能较高、中毒后有较成熟的救治方法因而相对安全的化学灭鼠剂,如抗凝血类、灭鼠优和灭鼠安等,散发案例多见,灾害性中毒事件少见。

(1) 历史回放:1999年10月下旬,重庆云阳县千丘乡10人癫痫样发作,死亡3人,事后在水缸内检出毒鼠强;2002年9月14日,南京汤山发生"9·14"特大毒鼠强投毒案,死亡48人,中毒178人(甄别前498人);2003年3月20日云南新平县某乡,一同就餐的16人中喝酒的7人发生毒鼠强中毒。

(2) 事发原因:中毒事件发生的原因主要有误食毒饵和投毒,灾害性中毒事件发生的原因主要是后者。从各地灭鼠剂市场调查和中毒汇总资料来看,毒鼠硅和甘氟已无生产和流通,其危害已得到控制,常见的是毒鼠强、氟乙酰胺和氟乙酸钠中毒事件。毒鼠强包装上多标有"四二四"、"三步倒"、"原子能灭鼠王"、"气体灭鼠剂"等;有机氟成品包装上多标有"灭鼠王"、"邱氏鼠药"、"灭鼠灵"等。

(3) 毒性毒理:

① 毒鼠强:四亚甲基二砜四胺,剧毒,白色粉末或结晶,无臭、无味,微溶于水,商品制剂为0.5%粉剂。通过口腔和咽部黏膜迅速吸收,进入体内后作用于神经细胞,阻断中枢抑制性递质γ-氨基丁酸(GABA)的受体,导致中毒性脑病,引起癫痫性放电、惊厥、抽搐甚至死亡。

② 氟乙酰胺:高毒,白色粉状固体,无臭、无味,易溶于水,在碱性溶液中水解。

③ 氟乙酸钠:精细的白色粉末,有淡的醋酸味,易溶于水,因性质不稳定,占市场销售的禁用灭鼠剂的比重较小,但毒性较氟乙酰胺高数倍。有机氟进入体内转化为氟乙酸,后者与线粒体的辅酶A结合,阻断三羧酸循环,主要引起神经系统的损害,还引起能量代谢障碍。

3种灭鼠剂除均可引起消化及循环系统症状外,还特别容易导致神经系统的损害,容易导致不同程度的意识障碍及全身性阵发性抽搐。毒鼠强还可引起明显的精神症状。氟乙酸钠症状多较严重,可表现为速发型的MOF。

(4) 中毒表现:毒鼠强,潜伏期甚短,摄入后短则数分钟、长则半小时即发病,表现为头痛、头昏、恶心、呕吐、呼吸急促、惊恐不安、动作失调、痉挛甚至角弓反张,突出的表现是反复癫痫大发作样抽搐，甚至呈癫痫持续状态，数十分钟内死于呼吸麻痹。大量摄入者可迅速死亡。

摄入有机氟者，一般0.5～2 h发病，也有延长到15 h后发病的。中毒轻者出现恶心、呕吐、上腹痛及产生烧灼感，伴头痛、无力、烦躁不安、心动过速等症状；中毒重者出现昏迷、阵发性抽搐、呼吸抑制、紫绀、血压下降、大小便失禁、心律失常等症状，常由于抽搐导致呼吸衰竭而死亡。

（5）救援要点：

① 初步判断：如果出现以神经系统症状为主要症状的群体性食物中毒事件，现场救援应按禁用灭鼠剂中毒的救援来考虑；如果难以仅从临床表现上对二类灭鼠剂进行准确鉴别，可以用流行病学方法调查患者的发病情况，进而作出判断。毒鼠强吸收后直接发生作用，而有机氟经代谢后发生作用，故后者的潜伏期相对较长，据此可作出初步临床判断。

② 尽快毒检：中毒事件中可能被发现的禁用灭鼠剂的包装千奇百怪，不能仅从包装标志来区分灭鼠剂的种类，确切的诊断需依赖参与事件处置的疾控机构或公安法检实验室毒物分析结果。

③ 试验治疗：现场对不能排除有机氟中毒的典型发病者可在严密观察的前提下用乙酰胺（解氟灵）进行试验治疗，若患者症状缓解，则其有机氟中毒的可能性大，若治疗无效果，则排除有机氟中毒的可能性。

④ 清除毒物：对已出现明显症状者慎催吐，以免引发抽搐。在发病后24小时内应多次彻底洗胃，持续累计洗胃量不低于10 L。留置胃管，每次洗胃后经胃管灌入50 g（儿童20 g）活性炭混悬液，留置适当时间后再抽出，24小时后拔出胃管。对有机氟中毒者，可以0.2%～0.5%氯化钙溶液保留灌胃。

⑤ 镇惊止痉：缓慢静脉注射安定，成人10～20 mg/次，婴幼儿2～10 mg/次（0.25～0.5 mg/kg或每岁用1～2 mg），必要时重复应用；或以2 mg/min速度静脉点滴，直到抽搐得到控制。24 h总量一般不超过100 mg；或用氯硝西泮缓慢静脉注射，1～4 mg/次，仍不能控制时可在20 min后重复注射原剂量；也可用苯巴比妥钠0.1～0.2 g肌注，间隔4～6 h后可重复一次。如经上述处理抽搐仍不停止，可考虑在有人工呼吸设备准备的情况下应用硫喷妥钠。

⑥ 血液净化：对服毒量较大或症状难以控制的患者，可给予血液灌注治疗。

⑦ 特效解毒剂：毒鼠强中毒无特效解毒剂。有机氟中毒特效解毒剂为乙酰胺：成人2.5～5.0 g/次，每日2～4次肌注，或每日0.1～0.3 g/kg，分2～4次肌注，持续用药5 d。

⑧ 积极对症及支持治疗：心肌损害者用1,6-二磷酸果糖或能量合剂；对有精神症状者可给予相应的治疗。

2. 亚硝酸盐中毒

（1）历史回放：1989—1994年，河南省发生亚硝酸酸盐中毒174起，3 037人中毒，44人死亡；2004年3月20日浙江嘉兴南湖56人亚硝酸盐中毒，1人死亡；2004年3月31日，天津某自行车齿轮厂23名工人中毒；2004年7月，山西省晋中市168人中毒，陕西省乾县115人中毒，吉林省长春市117人中毒，北咸宁市3人中毒；2004年10月31日，江苏泰州市75人中毒；2005年5月，湖南省68人急性亚硝酸盐中毒，河北省石家庄市某厂37名职工中毒，邯郸市某中学48人中毒。

（2）事发原因：亚硝酸钠为无臭、具有咸味的白色结晶，极似食盐，所以常被误为食盐加于食品中或作为肉类加工的添加剂超量使用，也可见于投毒。中毒例数及患者数列我国化学性食物中毒之首。因其在建筑业上用作钢筋的防锈剂，故特别多见于建筑工地民工群体性中毒。

（3）毒性毒理：亚硝酸盐在胃中转变为亚硝酸，分解出一氧化氮，刺激胃肠道；形成高铁血红蛋白血症，阻止正常氧合血红蛋白释放氧，致使器官和组织缺氧；可直接松弛血管平滑肌，导致周围循环衰竭。

（4）中毒表现：经口摄入后，潜伏期一般为0.5～3 h，最短为10 min；患者有恶心、呕吐、腹胀、腹痛和腹泻等消化道刺激症状，同时有头昏、头痛、周身乏力、嗜睡、出汗等神经系统症状；特征性表现为患者全身青紫，口唇、指甲、耳垂及面部尤为明显，呈紫黑或蓝褐色，同时患者烦躁不安、呼吸困难，伴有胸闷、胸部紧迫感；严重病例出现血压下降、脉细速、昏迷、抽搐症状，甚至因呼吸循环衰竭而死亡。

（5）救援要点：

① 在可疑亚硝酸钠中毒突发事件中，若发病者出现特征性的紫绀，不待高铁血红蛋白定性检查或毒物测定结果出来即可应用特殊解毒剂亚甲蓝进行试验治疗，其效果也可辅助诊断。安排同食但未发病者医学留观。

② 清除毒物：催吐；用温水或1∶5 000高锰酸钾溶液及早洗胃，再用硫酸镁导泻。

③ 特殊解毒剂应用：1%亚甲蓝按0.5～1 mg/kg的剂量加于20～40 mL 25%～50%葡萄糖液中，缓慢静脉注射。用药后未好转，0.5～2 h后重复给药一次，直至紫绀消失、症状缓解。高渗糖和维生素C也有还原作用，静脉滴注可加强亚甲蓝的疗效，也可大剂量单独用于轻症病例。

④ 对症支持治疗：吸氧，卧床休息，注意保暖，鼓励多饮水；及时治疗休克、抽搐及呼吸循环衰竭等症状。

3. 甲醇中毒

（1）历史回放：2003年12月7日，云南玉溪市元江发生工业酒精中毒事件，导致79人中毒，5人死亡，27人失明；2004年5月11日至13日，广州白云区发生白酒中毒事件，查出问题白酒近20吨，导致40人住院，11人死亡，多人失明，卫生部为此发布食品安全预警公告；2006年8月，俄罗斯中东部各州发生假酒中毒事件，中毒总人数累计达2 900人，其中118人死亡。

（2）事发原因：工业甲醇酷似酒精，工业乙醇中也含有多量甲醇，工业甲醇和工业乙醇都价廉易得，故不法分子将其勾兑成“假酒”牟利。这种“假酒”若流通于市必造成灾害性中毒事件。

（3）毒性毒理：甲醇为无色透明、易燃、易挥发、略带酒精气味的液体，能经消化道和呼吸道吸收，也能被皮肤部分吸收；在体内氧化后形成的甲醛和甲酸盐，与细胞内的蛋白质结合，对中枢神经系统有明显的麻醉作用；在眼玻璃体及视神经内含量较高，对视神经和视网膜有特殊的选择性毒作用，导致中毒性视网膜和视神经病变；也可导致乳酸及其他有机酸在体内蓄积，引起代谢性酸中毒。

（4）中毒表现：潜伏期通常为8～36 h。除消化道刺激症状外，还有头晕、头痛、乏力、眩晕、表情淡漠、失眠等症状，中毒严重者出现中枢抑制和中毒性脑病表现，如共济失调、意识蒙眬、谵妄、代谢性酸中毒、中枢麻醉和昏迷。死亡多由中枢性呼吸循环衰竭所致。眼损害有畏光刺痛、视力减退，严重者可致双侧永久性失明。

（5）救援要点：

① 测定毒物：事件的确定及患者的诊断应有实验室依据，如剩余食品毒物测定检出超标甲醇，血液中甲醇、甲酸含量测定应增高。

② 清除毒物：以1%碳酸氢钠洗胃、硫酸镁导泻。对病情严重者应及早进行血液透析，其指征为：a. 血液甲醇>15.6 mmol/L或甲酸>4.34 mmol/L；b. 严重代谢性酸中毒；c. 视力严重障碍或视乳头视网膜水肿。

③ 进行特殊治疗：叶酸50 mg静脉注射，每4 h一次，连用6次。国外应用乙醇脱氢酶抑制剂4-甲基吡唑（4-MP）阻止甲醇代谢为甲酸的疗法，可按15 mg/kg口服，也可静脉注射，直至血液中测不出甲醇。此法在国内尚未普及。

④ 保护双眼：避光线刺激，用纱布覆盖双眼；给予地巴唑、烟酸、维生素B1、维生素B12等血管

扩张剂和神经营养药口服治疗；必要时配用糖皮质激素。

⑤ 支持和对症治疗：防治脑水肿，降低颅内压，改善眼底血循环，防止视神经病变；维持呼吸和循环功能、电解质平衡，纠正酸中毒。

4. 砷的无机化合物中毒

（1）历史回放：1972 年日本森永奶粉公司含砷中和剂污染奶粉，引起 12 100 多人中毒、130 人死亡。在英国曼彻斯特，因啤酒中添加含砷的糖，造成 6 000 人中毒和 71 人死亡。

1960 年 2 月 2 日，山西省平陆县的民工工地食堂被人以砒霜投毒，造成 61 位民工中毒，这就是著名的《为了六十一个阶级弟兄》电影报道的真实事件；20 世纪 70 年代我国某地冶炼企业大量超标排放废水，导致 3 次大规模居民急性砷中毒事件，中毒总人数超过 1 万。1991 年河南财专某学生将 350 g 砒霜投入食堂面粉中，造成近 800 名学生中毒；2001 年 5 月 18 日，贵州省独山县城关镇 4 个村民组 334 人因饮用了被砷污染的水而发生砷中毒。

2002 年 12 月 11 日，广西金秀瑶族自治县一辆满载 100 桶砒霜的大货车坠入三渡河中，7 吨砒霜污染了水源；2005 年 11 月 16 日，广东英德市横石塘镇水中砷含量超标，引发集体砷中毒事件，34 名村民住院观察治疗，29 人被确认为砷中毒患者，其中 2 人病危，另有 5 人疑似中毒；2008 年 1 月，湖南省怀化市辰溪县孝坪金利化工有限公司大量含有砷元素的矿原料污染地下水，导致附近居民近千人住院治疗，3 人死亡，73 人有不同程度砷中毒症状；2008 年 6 月，云南省阳宗海水体受砷污染，云南阳宗海全面实施“三禁” 3 年；2008 年 9 月 25 日，广西河池市金海冶金化工公司含砷废水污染水塘和地下水，致该市 200 余人可疑砷中毒。

（2）事发原因：主要见于土法炼砷或砷的无机化合物，如因三氧化二砷（砒霜）意外污染水源或食物造成群体中毒；砒霜为最古老的毒药之一，无臭，又与面粉、淀粉、小苏打很相似，易得，所以常被用于投毒而造成灾害性事件。

（3）毒性毒理：砒霜（As_2O_3）又称白砒、红砒、红矾或信石，为白色粉末，无臭，微溶于水，中毒量为 5 ~ 10 mg，致死量为 100 ~ 200 mg，对个别敏感者而言 1 mg 即可中毒，20 mg 即可致死。砒霜经消化道吸收后，由于砷酸盐与体内的磷酸盐间的拮抗作用，可抑制呼吸链的氧化磷酸化，破坏某些细胞呼吸酶，使组织细胞因不能获得氧气而死亡。无机砷化物能与蛋白质的巯基（-SH）结合，使蛋白质变性失去活性；可以阻断细胞内氧化供能的途径，使细胞因缺少 ATP 供能而死亡；能强烈刺激胃肠黏膜，使黏膜溃烂、出血；可破坏血管，直接损害毛细血管，发生出血；可麻痹血管舒缩中枢致毛细血管扩张，通透性增加，脏器严重充血，损害心、肝、肾等实质脏器；严重的会使患者因呼吸和循环衰竭而死亡。

（4）中毒表现：经口摄入后一般 30 ~ 60 min 后发病，口中有金属味，咽喉及食管有烧灼感，出现恶心、呕吐、腹痛、腹泻等胃肠刺激症状；腹泻频繁且持续时间长，大便呈米汤水样，有时出血伴里急后重；严重时可呕血性液体，可致脱水、电解质紊乱、休克、心肝肾损害、抽搐与昏迷，可因呼吸麻痹而致死。有的中毒者会短时间内突然死于中毒性心肌损害所致的心源性脑缺血。

（5）救援要点：

① 毒物测定：事件的确定及患者的诊断应有实验室依据。在突发事件中剩余食品（包括水源）毒物测定检出超标砷化物，发病者及接触者呕吐物、血、尿中砷含量测定应显著增高。

② 在污染食源的事件中，可能既有急性中毒者，也有慢性中毒者，还有无症状者，故应按流行病学调查结果安排接触者作毒物测定，以决定是否进行驱砷治疗。

③ 对投毒案中急性发病者，以温水或 1% 碳酸氢钠溶液洗胃，随后由胃管注入 50 g 活性炭及 20 ~ 40 g 氧化镁或蛋白水（4 个鸡蛋加水 1 杯拌匀），以驱除胃内剩余的砒霜；或以 25% 硫酸亚铁溶

液、20 份氧化镁加 100 份水组成氢氧化铁解毒液,用前等量混匀,口服或胃管注入,每 5 ~ 10 min 一次,至呕吐停止;给予 20 ~ 30 g 硫酸钠导泻。污染水体事件发生后,不一定需要洗胃。

④ 驱砷治疗:准备5% 二巯基丙磺酸钠,5 mg/kg 肌肉注射,最初 2 日每日注射 3 ~ 4 次,以后减至每日 1 ~ 2 次,7 日为一疗程;或准备 1 g 二巯基丁二酸钠,溶于 10 mL 生理盐水中静脉注射,每日 1 ~ 3 次,3 ~ 5 日后停药。视尿砷水平决定疗程数。

⑤ 对症治疗:患者出现肌肉痛性痉挛时,可以 10 mL 10% 葡萄糖酸钙加于 20 mL 25% 或 50% 葡萄糖液中缓慢静推;防治中毒性心、肝、肾损害,早期使用大量皮质激素;纠正水、电解质和酸碱平衡失调;使用大量 B 族维生素加用能量合剂防治中毒性周围神经病;对急性中毒后期发生剥脱性皮炎者,应采用皮质激素为主的综合治疗。

5. 氰化物中毒

(1) 历史回放:1967 年南京市某军工厂因电镀车间氰化钠液污染食堂用水,引起数百人中毒;1978 年,苏州南浔一化工厂氰化钠液泄入水源河流中,造成大面积水污染和人员中毒的特大事故;2000 年 10 月 24 日,福建省上杭县一辆装有氰化钠液体的槽灌车途中遭遇车祸,导致氰化钠泄漏污染水源,引起附近 90 位居民相继中毒。

2000 年 9 月 29 日凌晨,湖北省金牛化工厂拉运 10.28 吨浓度为 33 % 氰化钠剧毒溶液,至陕西省丹凤县境内时翻入铁峪河,5.1 吨氰化钠泄漏于河道;2001 年 11 月 1 日,河南洛宁县一辆载有 11.67 吨氰化钠的大卡车坠入洛河上游洛宁县兴华涧,造成窑子头河、兴华涧、洛河部分水域水质严重污染,并威胁其下游的洛河、黄河两岸数百万人民的安全;2006 年 2 月 10 日 16 时,山东省淄博齐泰石油化工有限公司一辆载重 20 吨液态氰化钠的罐装车途中突然发生泄漏。

2001 年 9 月 9 日,广西玉林市富丽化工店经营者误将 2.5 kg 的氰化钠作为氯化钙出售;2002 年 1 月 2 日凌晨,南京电镀材料设备经营部 8 桶共 400 kg 氰化钠遭盗抢;2003 年 8 月 16 日广州惠州寿华科技园某厂 4.5 kg 氰化钾失窃;2004 年 3 月,江苏省泗阳县供电局拆迁工地上发现三桶半氰化钠,共有 350 kg,且这些氰化钠竟然无主;2007 年 7 月 11 日,湖北襄樊市襄城区尹集乡青龙村一民宅藏 100 kg 氰化钠,被警方查封。

(2) 事发原因:氰化钠和氰化钾都是剧毒物,广泛用于电镀、炼金银、热处理等生产中,量多易取,所以始终是一巨大危险源。尽管氰化物的生产、运输、使用有较严格的管理规定,意外事件仍经常发生,如生产、运输等过程中的意外泄漏对水源造成污染等;一旦大量人群通过污染的水源和食物经口摄入,必定发生灾害性中毒事件。

(3) 毒性毒理:经口中毒引发灾害性事件的主要是氰化钠和氰化钾。氰化钠和氰化钾都是白色或灰色粉末状结晶,外观与糖相似,有杏仁味,易溶于水(水溶液呈强碱性)并很快分解,微溶于醇,在湿空气中潮解或与酸接触能分解放出剧毒的氰化氢气体,均属剧毒类,口服 50 ~ 100 mg 即可引起猝死。

氰化物可以通过消化道吸收,也可以通过呼吸道和皮肤吸收。氰化物进入人体后析出氰离子,与细胞线粒体内氧化型细胞色素氧化酶的三价铁结合,形成氰化高铁型细胞色素氧化酶,阻止氧化酶中的三价铁还原,阻断生物氧化过程中的电子传递,妨碍细胞正常呼吸,造成组织细胞不能利用氧、组织缺氧,导致机体陷入内窒息状态。游离氰基在体内主要在硫氰化酶的催化作用下,与硫发生加成反应,转变成毒性很弱的硫氰酸盐由尿等排出体外。

(4) 中毒表现:口服无机氰化物纯品几乎可立即停止呼吸,发生闪电式骤死。非骤死一般经短暂的前驱期,前驱期时口中有金属味或苦味,舌尖、口腔和咽喉发麻流涎,恶心,呕吐伴头昏、头痛、乏力、胸闷等;很快进入呼吸困难期,表现为胸部有紧缩受压感、呼吸急促、心跳加速、瞳孔缩小、血压升高、步态不稳、烦躁不安、神志异常、皮肤黏膜呈鲜红色；其后进入惊厥期，表现为意识不清、昏迷、牙关紧闭、四肢强直或阵发性抽搐、瞳孔散大、血压下降、发生肺水肿、呼衰时可有紫绀；最后转入麻痹期，表现为全身肌肉松弛、深浅反射消失、呼吸心跳由浅慢不规则而至停止。

（5）救援要点：

① 迅速判断：医学救援时若发现发病者口中呼出苦杏仁味的气味、皮肤黏膜呈鲜红色，基本可作出诊断并及早应用特殊解毒剂，以降低死亡率；疾控或安监机构应迅速针对现场作应急监测，对污染食源、呕吐物作氰化物检测，对患者的血、尿作氰化血红蛋白与硫氰酸盐检测。

② 清除毒物：对经口摄入毒物者立即予以催吐；洗胃液选用5%硫代硫酸钠或0.02%高锰酸钾液，使胃内氰化物变为无活性的氰酸盐。

③ 应用特殊解毒剂：应于排毒前或排毒同时选用高铁血红蛋白形成剂——供硫剂：a. 首选4-二甲氨基苯酚(4-DMAP)，对严重中毒者可于现场即肌注10% 4-DMAP 2 mL，然后再静脉缓慢注射25%硫代硫酸钠25 mL，注射速度为2.5～5 mL/min。如症状有反复，可于1 h后重复使用半量；b. 将亚硝酸异戊酯1～2支置于手帕中捏碎，给患者口鼻吸入，每次半分钟，每2 min吸1次，此药高铁血红蛋白形成较少，仅作为使用亚硝酸钠之前的应急治疗药物；c. 用3%亚硝酸钠溶液6 mg/kg作静脉注射，以每分钟2～4 mL的速度缓慢推注，然后用同一针头静注硫代硫酸钠12.5～25 g（配成25%溶液），必要时于1 h后再重复半量。

④ 应用其他解毒剂：依地酸二钴300 mg溶于20 mL高渗葡萄糖液中，缓慢静脉注射，必要时根据病情重复应用1～2次，但依地酸二钴毒性较大；羟钴胺是维生素B12的一种，毒性小，作用强，被认为是一种有效、安全和给药容易的抗氰剂，但尚未正式作为临床用药使用。

⑤ 应用辅助解毒药物：a. 葡萄糖能与CN-结合，生成无毒稳定的氰醇化物，可对氰化物中毒起到一定的解毒作用；b. 细胞色素C 15～30 mg作静脉注射或加于葡萄糖液中静脉滴注，30～60 mg/d可能有助于中毒酶功能的恢复。

⑥ 对症治疗：给予吸氧，有条件者可进高压氧治疗；对昏迷时间长、脑缺氧严重者，应注意防治脑水肿；注意防治水、电解质平衡失调；忌用吗啡和对呼吸中枢抑制作用较大的镇静剂，可以γ-氨基丁酸(GABA)止痉。

⑦ 留观者处置：氰化物是非蓄积性毒物，人体对CN-有较强的解毒机能，少量外源性CN-进入机体后，可被迅速转化为无毒或低毒物质排出体外，故经最长潜伏期未发病者可宣布离院。

（二）细菌性和真菌性食物中毒

1. 细菌性食物中毒

（1）历史回放：在我国细菌性食物中毒无论是发生的总起数还是中毒总人数都占食物中毒第一位，但除肉毒梭菌引起的食物中毒外，其社会影响虽然大，但很少造成灾害性后果。肉毒梭菌引起的食物中毒的总起数和中毒总人数远远低于其他细菌性食物中毒，但引起的死亡数却往往大于其他细菌性食物中毒死亡数的总和。

2003年青海省发生4起肉毒梭菌食物中毒事件，致19人死亡；2007年9月14日针对河北省和山西省发生肉毒梭菌食物中毒事件，5家食品公司的火腿肠中检测出肉毒毒素的情况，卫生部发出“警惕肉毒梭菌食物中毒事件”的紧急通知。2007年9月10日新疆食品安全协调领导小组办公室针对2007年1～8月全新疆共发生肉毒中毒事件5起，中毒人数达17人，死亡2人的情况，向全新疆发布紧急食品安全风险预警。

（2）事发原因：常见的细菌性食物中毒病原菌有沙门氏菌属、副溶血性弧菌、葡萄球菌、变形杆菌、致病性大肠埃希菌、蜡样芽孢杆菌等;媒介食品主要为动物性食物如肉、鱼、奶、蛋等及其制品,植物性食品如剩饭、糯米冰糕、豆制品、面类发酵食品等。细菌性食物中毒主要以急性胃肠炎表现为特征。肉毒梭菌毒素引起食物中毒的媒介食品主要为火腿、香肠、罐头食品和豆类发酵食品;肉毒梭菌毒素引起的食物中毒主要以神经麻痹为特征。

(3) 毒性毒理:

① 胃肠型:大量增殖的活菌随食物进入人体,侵犯肠黏膜上皮细胞,引起黏膜充血、水肿,上皮细胞变性、坏死、脱落并形成溃疡;细菌在食品上繁殖,产生肠毒素,摄入后刺激肠壁上皮细胞,促进液体及氯离子的分泌,抑制肠壁上皮细胞对钠和水分的吸收,导致腹泻。

② 神经型:肉毒毒素为厌氧的肉毒梭菌产生的毒性极强的嗜神经毒,人的致死量为 1 μg 左右。肉毒毒素进入小肠和结肠后,均不能被胃酸及消化酶破坏,主要作用于颅神经核、外周神经和肌肉接头处、植物神经末梢,阻断胆碱能神经纤维的传导,导致肌肉麻痹和神经功能不全。

(4) 中毒表现:

① 胃肠型:潜伏期短,一般为 2 ~24 h。主要表现为恶心、呕吐、腹痛、腹泻等,但不同种类的细菌引起的食物中毒表现各不相同。有的以呕吐为主,呕吐较频繁,呕吐物可含胆汁和血性黏液。有的以腹痛为主,可呈阵发性绞痛。有的以腹泻为主,一天几次到几十次不等,多为黄色稀便和水样便,伴有发热、头晕、全身无力等。腹泻严重者可能出现脱水、酸中毒甚至休克。胃肠型中毒者一般预后良好。

② 神经型:潜伏期一般为 1 ~7 d,潜伏期短则病情重。无胃肠症状或只有轻微胃肠症状。先有全身乏力、头痛、晕眩、食欲不振症状,然后逐渐出现视力模糊、眼睑下垂、复视、瞳孔散大等神经麻痹症状。重者吞咽困难、咀嚼无力、语言不清、抬头费力、呼吸困难,严重者可因心力衰竭及呼吸肌麻痹而死亡。神经型中毒病死率高。

(5) 救援要点:

① 分类处置:胃肠型群体细菌性食物中毒事件频发,但可控且预后相对较好,多数患者在 2 ~3 天内自愈,重症患者治疗效果也较好,真正能构成灾害性事件的很少,故较少需要外派医疗救援队进行现场救援。肉毒毒素食物群体中毒事件虽然罕见,但病死率高,一旦发生很可能就是灾害性的。故发生此类事件后,要将所有有症状者及时送往医院,尽早使用多价抗毒血清等治疗;对其余无发病同食者也必须医学留观,进行预防性治疗。

② 胃肠型:a. 轻者可留原地处理,重者送医院。b. 对已经多次呕吐者不需要催吐。c. 对频繁腹泻者适当应用止泻药。d. 鼓励多饮水并补充盐分。e. 注意休息,控制饮食,给予流食或半流食。f. 感染型中毒可选用适当抗生素。g. 解痉,输液,及时纠正水与电解质紊乱及酸中毒,防治循环衰竭及其他并发症。

③ 神经型:a. 对发病早的可用5%碳酸氢钠或1∶4 000 高锰酸钾溶液洗胃及灌肠,以破坏胃肠内尚未吸收的毒素。b. 为防其在肠道内继续产生毒素,可给予大剂量青霉素。c. 严格卧床休息,吸氧,对咽肌麻痹者宜用鼻饲及输液;对呼吸困难、麻痹者,及早进行气管切开,应用机械呼吸器。d. 尽早使用多价抗毒血清(A,B,E 型),在起病后 24 h 内或瘫痪发生前注射最为有效;在病菌型别确定后,应注射同型抗毒素;病程已过 2 日者,使用抗毒素效果较差,但应继续注射,以中和血中残存毒素。e. 对症支持。

2. 真菌性食物中毒

(1) 粮食霉变中毒:粮食在晾晒、储存过程中由于方法不当发生霉变,产生大量真菌毒素。真菌毒素种类较多,毒性也各不相同,用一般烹调方法加热不能被破坏,具有不同的毒理作用,可分别对肝、肾、神经、血液等系统产生损害；一种真菌可有几种毒素，而不同种真菌又可有相同毒素，所以真菌性食物中毒往往出现相似的症状。真菌性食物中毒主要有：① 黄曲霉毒素中毒。黄曲霉毒素主要在花生、玉米、大米、小麦等谷物及油料中产生，急性中毒主要产生肝、肾损害，甚至导致死亡。② 青霉菌毒素中毒。青霉菌毒素产生于小麦和玉米中，急性中毒表现为神经麻痹、呼吸障碍、惊厥等症状，患者可因呼吸麻痹死亡。③ 半裸镰刀霉菌毒素中毒。半裸镰刀霉菌毒素主要产生于大米中，中毒的主要表现为胃肠道症状。④ 赤霉毒素中毒。赤霉毒素主要产生于小麦中，中毒的主要表现为胃肠道症状。⑤ 镰刀霉菌毒素中毒（臭米面中毒），中毒表现为急性胃肠炎和肝、肾功能损害等。⑥ 霉变红薯的甘薯酮和甘薯醇引起的中毒。红薯表面形成黑褐色斑块，称为黑斑病。中毒轻者出现胃肠炎症状，重者则出现痉挛、昏迷甚至死亡。近年来，由于人民生活水平的提高，对食品安全的重视，粮食贮存方法的改善，真菌毒素引发的群体急性食物中毒事件已很少见。一旦发生真菌性急性食物中毒事件，患者的最初表现基本都是急性胃肠炎症状，故救援方法与细菌性食物中毒的救援方法基本相同，重症入院后主要予以对症处理，并等待疾控与食品监督机构通过流行病学调查和实验室检查明确病因。

（2）霉变甘蔗中毒：常发生于我国北方地区的初春季节，多见于儿童和老人。2004 年 3 月 22 日，邢台市宁晋县发生一起食用霉变甘蔗中毒事件，5 人中毒，1 人死亡。甘蔗经一个冬天的储存，甘蔗节菱孢霉的污染率可达 34%～56%，产生大量 3-硝基丙酸毒素，可刺激胃肠道黏膜，主要损害中枢神经系统。潜伏期大多为 2～8 h，进食量越大潜伏期越短，症状越重，预后也越差。发病初出现恶心、呕吐、腹痛、腹泻症状；随后出现出汗、流涎、头痛、复视和昏睡症状；严重者会狂躁、惊厥、谵妄、阵发性抽搐、大小便失禁、昏迷甚至死于呼吸衰竭或癫痫持续状态；患者可遗留难以恢复的椎外系统后遗症。此前，霉变甘蔗中毒事件多为散发，我国卫生行政主管部门已多次发出预警。一旦大量霉变甘蔗被榨成甘蔗汁作为饮料售出被公众饮用，则存在发生灾害性中毒事件的可能性。医学救援要点：目前无特效解毒治疗；对早期诊治者，可应用活性炭悬液或高锰酸钾液彻底洗胃；补液利尿，促进毒物排泄；对症支持治疗，治疗重点放在抗中枢性呼吸衰竭、控制抽搐及其持续状态方面。

（三）动物性和植物性食物中毒

1. 动物性食物中毒

（1）河豚鱼中毒：我国有 40 余种河豚鱼，它们每年 3～4 月入淡水域产卵，故以长江下游出产较多。河豚鱼肉质虽鲜美，但十几种河豚鱼体内含有剧毒，若宰杀及烹调不当会导致食者中毒，而且常常是群体性食物中毒。

① 历史回放：古往今来，每年都有因食河豚鱼而中毒和死亡者。

② 事发原因：我国《水产品卫生管理办法》等法律法规明确规定，河豚鱼有剧毒，不得流入市场和随意销售。但近年来人工养殖河豚鱼越来越多，解禁之声沸沸扬扬；利益驱使商家违规销售；更多的人“拼死吃河豚”，心存侥幸；加之监管无力，食用河豚鱼已逐渐公开化、合法化，故群体中毒事件难免发生。

③ 毒性毒理：河豚鱼所含毒素主要聚集在内脏、血液、皮肤、鳃等处，以生殖器官所含毒素和肝脏所含毒素最多，除个别品种外，肌肉一般无毒。河豚鱼所含的主要河豚毒素是自然界发现的最毒非蛋白毒之一，是一种氨基全氢喹唑啉化合物，其毒力相当于氰化钠的 1 250 倍，相当稳定，盐腌、日晒和一般烧煮方法均不能解毒。河豚毒素为神经毒，它首先直接刺激胃肠道，然后迅速作用于神经末梢和神经细胞，初期麻痹感觉神经，继之波及运动神经，并使周围血管扩张、血压下降。河豚鱼中毒严重者会出现脑干麻痹，呼吸衰竭。河豚鱼中毒病死率为 40%～60%。

④ 中毒表现:潜伏期多为0.5~2 h,出现恶心、呕吐、口渴反应;先有知觉异常如口唇、舌尖、肢端麻木,很快发展为全身麻木,感觉逐渐消失;然后出现运动障碍如上下肢无力,运动不协调,身体摇摆,直立、端坐困难甚至瘫痪,重者下咽困难、张口结舌、言语不清、眼睑下垂、眼球运动迟缓;严重者昏迷,呼吸急促、变浅而不规则,紫绀,休克,可因呼吸麻痹而死亡。

⑤ 救援要点:

a. 清除毒物:立即催吐(可口服1%硫酸铜溶液100 mL催吐),接着用5%碳酸氢钠液、0.5%活性炭悬液或1∶5 000高锰酸钾液洗胃,洗毕由胃管注入硫酸钠导泻。

b. 促进毒物排泄:输液利尿,加速毒物排泄,同时注意维持水、电解质平衡和酸碱平衡。

c. 抗毒治疗:糖皮质激素可减轻组织对毒素的反应和改善机体的周身状况,应在中毒早期尽早使用;L-半胱氨酸有可能改变河豚毒素的分子结构,帮助解毒,一般剂量0.2 g肌注,每日2次;大量莨菪类药可提高机体对河豚毒素的耐受性并能拮抗毒素对心脏的毒性作用,用东莨菪碱0.3~0.6 mg及阿托品0.5~2 mg交替作静脉推注,30~60 min 1次,病情好转后逐步减药,维持1~2 d;维生素B12肌肉注射。

d. 保障呼吸:对呼吸困难者,给予氧疗和呼吸兴奋剂;对重症病例、会出现呼吸肌麻痹及呼吸停止者,应随时准备气管插管,及时采用人工机械通气,并加强人工通气的管理。

e. 对症治疗:对血压下降者酌情使用血管活性药物。

f. 同食未发病者医学留观,清除毒物。

(2) 织纹螺中毒:织纹螺,俗称麦螺、海狮螺,属软体动物肉食螺类,广泛分布在我国东南沿海地区,一般生活在近海的礁石附近和泥沙底。由于其味道鲜美,浙江、福建、广东沿海居民普遍有食用该螺的习惯。

① 历史回放:1967年至1979年,浙江省有423人织纹螺中毒,23人死亡;1994年6月,浙江省有51人织纹螺中毒;2004年6月,福建省有15人织纹螺中毒;2004年7月13日,银川市55人织纹螺中毒,1人死亡。浙江、福建、北京等地区已发布预警或下发规范性文件,禁止在本地购进和销售织纹螺等有毒有害食品。

② 事发原因:我国沿海省份由于历史上多有织纹螺中毒事件发生,因此防范意识较强,而内陆各省对此缺乏防范。近年来,由于食品的大流通,所谓的生猛海鲜能在短时间内从沿海滩涂跃上内陆的酒楼餐桌,在夏秋旺季,仅福建莆田的涵江水产批发市场每天都有数吨的织纹螺销往各地。织纹螺中毒事件出现往内地蔓延的趋势。

③ 毒性毒理:在相当长的时间内,人们认为织纹螺身体带毒是其通过食物链将周围环境的毒素、重金属等加以蓄积的结果,特别认为其与摄食了有毒的藻类有关,与赤潮有关。直到2005年,国家食物与营养咨询委员会组织相关部门对织纹螺进行了毒素定性、毒力测定等方面的研究,才得出了织纹螺毒素的主要成分就是河豚毒素的结论。

④ 中毒表现:轻度中毒表现为恶心、呕吐、腹痛、腹泻等消化道症状,伴有轻度的神经系统症状如头昏、头痛、疲乏等;中度中毒除了前述症状外,还有明显的口中发麻、四肢无力等症状;重度中毒主要表现为昏迷、呼吸抑制、抽搐甚至死亡。

⑤ 救援要点:见河豚鱼中毒的救援要点。

(3) 雪卡毒素中毒:目前发现在南纬35°至北纬35°之间海域,聚居于珊瑚礁周围觅食的400多种所谓珊瑚鱼含有雪卡毒素。

① 历史回放:2004年8月24日台山市有16人进食红曹鱼后中毒;2004年11月26日,汕头市50多人食用虎斑鱼中毒;2004年一季度,香港发生16起食用石斑鱼中毒个案,77人中毒。

② 事发原因：近年来，珊瑚鱼成了高档酒楼的海鲜美食，使原本多发生于渔船上的热带、亚热带珊瑚鱼雪卡中毒事件也不时发生于内地的海鲜餐厅。在市场和餐馆里常见的含有雪卡毒素的深海珊瑚鱼有红曹、老虎斑、苏眉、老鼠斑、东星斑、红斑、竹星斑和深海石斑鱼等。

③ 毒性毒理：雪卡毒素为脂溶性多聚醚类化合物，不易被胃酸破坏，加热、冰冻、干燥、盐化都无法破坏其毒性。雪卡毒素主要来自于一种海洋微生物涡鞭藻——冈比尔盘藻（随食物链向上传递），主要存在于鱼肉和内脏尤其是生殖腺中，鱼体重越大，体内积聚的毒素量越多。雪卡毒素属神经毒，具有抑制钙离子作用，能增强神经末梢和骨骼肌细胞膜上的 Na^+ 通透性和延长 Na^+ 通道的开放时程，导致周围感觉神经元重复的神经冲动而引发神经系统的中毒症状；低浓度雪卡毒素有强烈的和不可逆的胆碱酶抑制作用，使神经肌肉突触间乙酰胆碱蓄积，出现烟碱样中毒症状。

④ 中毒表现：潜伏期最短为 1.5 h，最长为 11 h；进食含雪卡毒素的珊瑚鱼数小时后，几乎均出现口腔麻木、咽喉不适、恶心、呕吐、腹痛、腹泻症状；部分患者出现冷热感觉颠倒（或称逆转），四肢刺痛、麻木或麻痹，全身无力，关节酸痛症状；严重者出现血压下降、肌肉痉挛渐至麻痹、心率减慢、昏迷等症状；神经症状可持续数天至数星期不等，甚至可使患者因呼吸麻痹而死亡。死亡率为 7% 左右。

⑤ 救援要点：

a. 目前治疗上无特异性抗毒素疗法，主要为对症处理：Ⅰ. 用催吐、洗胃、导泻、使用活性炭等方法清除尚未吸收的毒物；Ⅱ. 维持生命体征，实施心电监护，补充水、电解质，实行抗休克治疗；Ⅲ. 给予心血管及神经营养药物，处理心律失常；Ⅳ. 镇痛、解痉，纠正水、电解质失衡等；Ⅴ. 对感觉异常、皮肤瘙痒、有蚁爬感的患者，选用氯苯那敏、葡萄糖酸钙、地塞米松、镇静药及维生素类药。

b. 雪卡毒素吸收后，排出缓慢，若再次摄入雪卡毒素，即使量很少，累加超过临界值时也会中毒，故曾经中毒者应忌饮酒等，并 6 个月内不进食海鲜。

2. 植物性食物中毒

(1) 毒蕈中毒：某些毒蕈的生长外貌形态酷似可食蘑菇，故常被误采食用而致中毒。毒蕈中毒多见于夏秋季节，是常见的食物中毒之一。毒蕈中毒理应属真菌类食物中毒，但习惯归于植物中毒。

① 历史回放：我国每年都有多起毒蕈中毒事件发生，其导致的死亡人数占食物中毒导致死亡人数的很大一部分，多见于散发，主要因居住在森林区边的居民误采野生毒蕈食用而发生。

② 事发原因：近年来人们的饮食观念发生改变，追求“土菜”和“野菜”，一些餐厅为吸引食客打出“天然蕈”、“野生蕈”的招牌，不按正规途径采购食用蘑菇，私自采摘或收购“野生蘑菇”，使大量毒蕈混于其中，加之缺乏鉴别和监管不严，易发生灾害性中毒事件。

③ 毒性毒理：毒蕈所含毒素随毒蕈品种而异，同一种毒蕈可含多种毒素，不同种类毒蕈所含毒素也可能基本相同。各种毒素的毒性与毒理作用互不相同，主要的毒素有：a. 毒蕈碱，其毒理效应与乙酰胆碱类似，刺激兴奋节后胆碱能神经；b. 类阿托品样毒素，与毒蕈碱相反，表现类似阿托品中毒；c. 溶血毒素，如红蕈溶血素、马鞍蕈酸等，可使红细胞溶解，导致急性溶血；d. 肝毒素，如毒肽和毒伞肽等，可侵害肝、心、肾、脑等重要脏器，尤其对肝脏损害最大；e. 神经毒素，如异恶唑类衍生物、幻觉原、蟾蜍素和光盖伞肽等，主要侵害神经系统，可致神经精神症状和中毒性脑病。

④ 中毒表现：

a. 胃肠型：因误食毒红菇、红网牛肝菌及墨汁鬼伞等而中毒。主要表现为恶心、呕吐、腹痛、腹泻、流涎等，严重者出现吐泻频繁、腹痛剧烈、黏液水便伴电解质紊乱、脱水、休克和昏迷等症状。

b. 溶血型：因误食鹿花蕈等而中毒。除有胃肠炎表现外，还有突然寒战、发热、明显腰痛、尿呈深茶色、黄疸、血红蛋白尿、肝脾肿大与溶血性贫血等症状，可因大量溶血而并发急性肾功能衰竭。

c. 神经-精神型：由含毒蕈碱的毒蕈如毒蝇伞、豹斑毒伞等引起的中毒。可产生流涎、多汗、瞳孔缩小、支气管痉挛、呼吸急促、急性肺水肿等症状，可导致患者因呼吸抑制而死亡；类似阿托品毒素的中毒可引发头痛、心动过速、瞳孔散大、兴奋、狂躁、谵妄、惊厥、昏迷及呼吸衰竭等中枢损害；误食角鳞次伞菌及臭黄菇等可引起头晕、精神错乱、躁狂或痴呆、抽搐、昏睡等症状；误食发红毛绣伞、红网牛肝蕈、光盖伞等可引起幻觉、幻听、狂躁、谵妄等症状，可导致部分患者有迫害妄想等类似精神分裂症的表现。

d. 肝损型：主要是由误食毒伞、白毒伞、鳞柄白毒伞和褐鳞小伞等引起的中毒。以中毒性急性肝损害为最突出表现，迅速出现纳呆食减，皮肤、巩膜黄染，疲乏无力，肝功异常伴全身出血倾向，可并发 DIC，同时伴有不同程度的意识障碍，甚者出现急性肝坏死继发肝昏迷而死亡。

⑤ 救援要点：a. 清除毒物，以高锰酸钾液或含碘液洗胃；b. 安排同食者医学留观；c. 由疾控机构参与调查，保留剩余毒蕈样品请专业人员辨认毒蕈品种；d. 积极实施对症及综合治疗；e. 防治肝、肾及其他重要脏器的损害，早期适量应用激素治疗。

（2）其他有毒的植物：四季豆、面豆、土豆、豆浆、鲜黄花菜及木薯等常因未加热煮透，残留毒素导致群体性食物中毒。

① 历史回放：2003 年 3 月 19 日，辽宁省海城市 8 所小学的学生及教师饮用鞍山宝润乳业有限公司生产的"高乳营养学生豆奶"突发中毒事件，2 556 名小学生及数十名教师入院，数百名中毒学生在家长带领下往北京等大城市求救。

② 事发原因：a. 烹调加工方法不当，如面豆未经去皮煮熟后浸泡数昼夜，鲜黄花菜烹煮前未先用开水焯，再浸泡数小时；b. 良莠混杂，如发芽马铃薯与未发芽马铃薯混杂烹煮；c. 未加热煮透，如豆浆。

③ 毒性毒理：四季豆含有红细胞凝集素和皂素，对胃肠道有刺激性，可以使人体红细胞发生凝集和溶血；面豆中含甙类生物毒素，主要抑制胆碱酯酶，会产生类似有机磷农药中毒的表现；新鲜的黄花菜里含有少量秋水仙碱，经胃肠吸收之后，在代谢过程中可被氧化为二秋水仙碱，毒性增加；发芽的马铃薯含较多的龙葵碱毒素；未煮熟的豆浆含有胰蛋白酶抑制素和豆皂素；生食的木薯含氰配糖体，能产生一定量的氢氰酸。

④ 中毒表现：以上这些植物所含毒素虽种类不一，但均能刺激胃肠道黏膜，经数十分钟至数小时的潜伏期发病，产生消化系统症状，然后可分别影响神经、血液等系统，产生相应症状，其严重程度与进食量及进食者本身的体质有关。

⑤ 救援要点：

a. 此类食物中毒事件较常见，有时涉及人数达成百上千，但其所引起的疾病多为自愈性疾病。轻者不需治疗，吐、泻之后症状可自行消失；症状重者可送医院进行对症处理，一般一两天后就会恢复健康。

b. 应向公众宣传和普及医学常识，防止发生此类食物中毒事件后处置不当造成"群体性癔病"，形成另一种意义上的灾害，就如同前述"高乳营养学生豆奶中毒事件"那样。

第三节　突发群体急性化学危险品中毒

灾害性化学危险品中毒事件当以印度博帕尔事件为最。1984 年 12 月 2 日晚，在印度博帕尔市北郊的美国联合碳化物公司印度公司博帕尔农药厂,30 吨液态异氰酸甲酯在短短几分钟内以气态形式从地下不锈钢储藏罐出现漏缝的保安阀中溢出,形成的浓烟以 5 km/h 的速度迅速四处弥漫,笼罩了 25 平方公里的地区,造成该地区 20 万人中毒,2 万多人死亡,附近的 3 000 头牲畜也未能幸免于难;在侥幸逃生的受害者中,孕妇大多流产或产下死婴,约有 5 万人永久失明或落下终生残疾。

造成灾害性危险化学品中毒事件的主要原因是化学事故和化学恐怖事件。2008 年 8 月 31 日,国家安监总局负责人介绍:截至 2007 年 10 月底,全国危险化学品生产企业已达 29 716 家;总体上我国化学工业整体技术水平不高,基础较差,给我国化工行业安全工作带来压力和挑战;危险化学品生产企业规模较小,90% 以上是中小企业,工艺落后,设备简陋,自动控制水平低,安全投入不足;化工企业布局不合理,产地远离市场,大量危险化学品长距离运输,造成运输事故频发;生产企业"三违"现象十分严重,是化工和危险化学品中毒事件发生的重要原因。

一、突发群体急性化学危险品中毒事件的医学救援

(一) 急性化学危险品中毒的诊断

1. 诊断标准

目前,以《职业性急性化学物中毒诊断总则》(GBZ 71—2002)为代表的 10 部国家诊断标准最适合急性化学危险品中毒的诊断。每一部标准里都分别界定了适用自身的"常见致病毒物品种"的范围,这几乎涵盖了所有能引发灾害性中毒事件的化学危险品,以此可保证职业性或非职业性急性化学物中毒的诊断体系的统一。若某化学物已有单独颁布的中毒诊断标准及处理原则,如《职业性急性一氧化碳中毒诊断标准》(GBZ 23—2002),则采用该单项标准。

2. 诊断原则

灾害性化学危险品中毒事件波及面广、影响巨大,诊断必须严肃、科学、谨慎,诊断依据要充分;对个体进行诊断时,先判断该个体是否有确切的本次事件中泄漏的化学危险品的接触史,包括接触的品种、接触方式、接触时间以及导致短期内大量吸收的原因等,然后看该个体是否出现相应的急性中毒临床表现,最后在排除其他原因所引起的类似疾病后作出诊断。

3. 诊断要点

(1) 病因资料:由安全监督管理机构和疾病预防控制机构的专业队伍进入中毒现场,开展现场调查和勘查,快速检测或采样及时送检,明确毒物品种、现场条件以及侵入途径;对接触人群进行接触史调查、生物材料检测等;估计不同位置、不同时间的人群吸收的剂量,向诊断组提供待诊者的病因诊断资料。

(2) 疾病资料:收治医院根据本次事件入院患者的临床表现、临床辅助检查等,明确该患者疾病的性质及严重程度,向诊断组提供待诊者的疾病诊断资料。

(3) 联合诊断:指挥部组织疾病预防控制机构的专家和医疗机构的专家成立"诊断组",用集体讨论的方式,根据本次事件毒物品种的毒作用性质、剂量—效应关系,结合每个待诊者的接触史和发病情况等主要指标,综合分析,参照诊断标准统一诊断。

(4) 鉴别诊断:群体急性化学物中毒事件中,各暴露个体之间吸收剂量和接触时间差距较大,中毒程度相差很大,他们中既有重危者,也有轻症者,还有仅存轻微反应者,故做好鉴别诊断非常重要。鉴别诊断的重点是:① 吸收毒物的时间与发病时间及反应是否符合该毒物急性中毒的发病规

律;② 毒物的毒作用与患者的临床表现是否相符合;③ 估计的吸收剂量与疾病严重程度是否基本一致;④ 是否有影响临床表现的其他因素,如患者性别、年龄、健康状态、过敏体质等。

(5) 分期诊断:灾害性急性中毒事件中,个体情况差别较大,易发生误诊或漏诊,还可能出现"冒诊"和"滥诊",这些都会使整个事件的处置更加复杂和困难,故应采用分期诊断的方法,减少失误。① 初步诊断在应急救援的最初阶段进行,可根据病因、患者的临床表现综合分析,然后得出初步诊断意见,便于紧急处理。② 确定诊断应在患者医疗告一段落、出院时或死亡后才评定。

(6) 分级诊断:诊断可分为三级(轻、中、重)或二级(轻、重),也可以不分级。同时,诊断的命名应包括中毒性质、类型、严重程度、致病化学物品种等。

轻度中毒:出现毒物所致相应靶器官(系统)的轻度损害。

中度中毒:严重程度介于轻、重度中毒之间。

重度中毒:出现下列情况之一:① 毒物所致相应靶器官(系统)功能衰竭;② 毒物所致多器官(系统)功能损害;③ 留有较严重的后遗症。

(7) 诊断以外的两种情况:

观察对象:曾处于事发现场某区域,有毒物接触史,入院时无明显临床表现或仅有轻度症状,须作进一步医学监护者。

化学物反应:观察对象经过规定的留观期后,其临床表现仍达不到诊断起点,可根据情况诊断为吸入反应、刺激反应等,如"×××吸入反应"或"×××刺激反应"。

(二) 突发群体急性化学危险品中毒的现场救援要点

1. 安全救治分类处理

对于气态、液态毒物持续泄漏或爆炸、燃烧的中毒现场,医疗救援队伍到达后,应在冷区内划定急救区、治疗区、观察区等,接收从中毒现场移送而来的患者;立即按现场医疗救援的原则开展检伤和分类分级处置;有针对性地处理染毒、外伤及化学性烧伤,分别予以就地抢救和一般对症处理;有序地安排危重和轻症患者的后送,决定可能染毒或处在潜伏期目前无症状者的集中留观。洗消区一般设立在温区边缘,检伤区设立在洗消区附近。必须在有安全保证的条件下进行医学救援。

2. 维持呼吸循环功能

密切观察患者特别是重危患者的意识、瞳孔、血压、呼吸、脉搏等生命体征;置昏迷者于侧卧位,清除口腔内异物和解除呼吸道堵塞,保持呼吸畅通,预防呕吐引起窒息;除对吸入刺激性气体者应控制吸氧浓度外,现场可使用鼻导管、鼻塞、氧气面罩或简易呼吸器等予以较大流量供氧;防止休克;一旦患者发生心搏呼吸骤停,应立即进行心肺复苏。

3. 清除毒物,减少损伤

接触气态或液态毒物者,要尽快脱除被污染的衣物,用适当温度的流动清水及时冲洗皮肤,时间一般不少于20分钟;毒物性质明确且条件具备时,可选择适当中和剂中和处理;对眼睛灼伤或染毒者要优先迅速彻底冲洗;对化学烧伤患者,应尽快清洁创面,用大量流动清水和足够时间进行冷却与冲洗,用消毒纱布保护好创面后,再进一步处置;禁止在创面上涂敷消炎粉、油膏类;对伴有各类外伤者,在采取止血、包扎和固定等急救措施后再行后送。

4. 应用特殊解毒剂

发生某些特殊化学事故时,针对已知毒物和患者已出现的特殊体征,在有条件的情况下应早期现场应用相应的特殊解毒剂,如对氰化氢中毒者应用4-二甲基氨基苯酚,对苯的氨基硝基化合物中毒者应用亚甲蓝等。

5. 军民联合处置

若化学武器泄漏或化学毒剂施放引起中毒，应由指挥部通知防化部队参与处置。

（三）急性化学危险品中毒的救治原则

1. 病因治疗

（1）防止毒物继续吸收：化学危险品急性中毒事件多由气态或液态化合物大量持续外泄所致，往往还伴有爆炸和燃烧，这些化学危险品既可经呼吸道、皮肤进入体内，也可从伤口进入体内，应及早、尽快、彻底地清除停留于体表而未被吸收的毒物；若患者在中毒现场已经经过初步清洗，在其入院后可根据现场清洗的效果及病情的发展等情况决定是否再次进行清洗，同时也可根据毒物的性质配制适当浓度的中和剂、氧化剂及拮抗剂等配合体表清洗；若伤口染毒，则应彻底清创，清除毒物颗粒；遇患者眼内污染，则请眼科会诊，指导淋洗和适当的处置。

（2）促排已吸收的毒物：

① 输液利尿：输液利尿包括酸化利尿和碱化利尿，适当利尿可使进入体内的毒物或其代谢产物被肾脏加速清除后经尿排出。但是，有些与蛋白紧密结合的、分布容积大的、高脂溶性的毒物的清除主要通过肝脏或组织代谢，并不适用此方法，要注意防止大量快速输液引发水及电解质紊乱、肺水肿和脑水肿。

② 施行血液净化疗法：血液净化疗法包括血液透析、血液灌流、血液灌流串联透析等方法。净化效果与毒物的分子量大小、分布容积及脂溶性有很大关系，且净化对毒物已经发生的损害无改善作用。故可根据毒物品种及特性，选择合适方法和适应证，早期应用。

③ 应用金属络合剂：金属络合剂主要用于金属、类金属化合物中毒的治疗。它能与多种金属或类金属离子在体液 pH 条件下配位结合成环状络合物，从而使被络合的金属变为无毒或低毒的化合物，然后随尿排出体外。大部分络合剂口服无效，应根据毒物的品种选择效果良好的络合剂，掌握合理剂量、疗程及给药方法，一般来说短程间歇治疗效果较好，应避免剂量过大、疗程过长。

（3）应用特效解毒药：特效解毒药特异性较强，解毒效能较高，但解毒谱窄。对诊断明确的某些毒物中毒，有使用指征者，应选择相应特效解毒剂，应尽可能早期、适当地使用。

2. 对症治疗

（1）消除或减轻毒物对靶器官的损害：不同的毒物有各自特定的攻击目标。要重点防范靶器官损害，主要针对昏迷、中枢抑制、抽搐、脑水肿、肺水肿、呼吸衰竭、休克、心律失常、消化道出血、急性肝肾损害和过高热等进行紧急处理。其治疗原则与内科急性病相似，但对不同种类的中毒和不同的个体在处理上应有所区别，有所侧重；重危患者应收入重症监护病房。

（2）应用非特异性拮抗药物：非特异性拮抗药物是指糖皮质激素、含巯基药物及抗自由基药物等。这类药物对很多毒物所致的损害都有一定的拮抗作用，但不具有特异性，可根据具体情况合理使用。特别是糖皮质激素有增强机体应激能力、改善毛细血管通透性、减少液体渗出、抑制垂体后叶分泌抗利尿激素、增加肾血流量和肾小球滤过率、稳定细胞膜及溶酶体、减少细胞损害等作用，广泛用于治疗中毒性脑病、肺水肿、ARDS、肝损、肾损及溶血等。应根据毒物的性质、中毒的严重程度以及当时的具体情况决定激素应用的种类、剂量、用法及时机，应用过程中应严密观察，防止副作用。

（3）维护机体内环境平衡：维护水、电解质及酸碱平衡，预防和及时纠正缺氧状态。

（4）积极治疗合并症：中毒伴有烧伤或外伤者若以中毒为主，则收入内科病房，相应外科协助治疗；若以烧伤或外伤为主，则收入相应外科病房，内科协助治疗。

(5) 减轻患者痛苦:中毒伴有化学烧伤者,可予以镇静止痛。轻者可口服止痛片或肌肉注射哌替啶,重者用芬太尼持续静脉泵入;但对年老体弱者、婴幼儿、合并吸入性损伤或颅脑损伤者应慎用或尽量不用哌替啶或吗啡,以免抑制呼吸,可改用苯巴比妥或异丙嗪。

3. 支持治疗

(1) 提高机体对疾病的抵抗力:急性期应卧床休息,保证营养、易消化的饮食或静脉输液补充能量和维生素。

(2) 进行心理治疗:急性中毒事件中,恐惧、焦虑等往往使患者精神上受到刺激、心理上受到创伤,也可能使患者产生种种思想压力,给治疗带来不利影响。收治医院一方面应在指挥部的统一安排和协调下,调配本院相关专科医师或接受指挥部派往的医师,配合医疗措施,做好患者心理治疗工作,以减轻其精神压力,增强战胜疾病的信心;另一方面要做好重危、昏迷患者家属的思想工作,使他们配合、协助医疗救治。

(3) 进行康复治疗:毒物本身对靶器官的损害、毒物导致缺氧后引发的一系列重要脏器的损害、伴发外伤或烧伤引起的功能性损害,其治疗措施由医院相应专科实施或由指挥部统一安排相关医疗机构实施。

二、常见化学事故致突发群体急性中毒

(一) 刺激性气体中毒

刺激性气体主要是指那些由于本身的理化特性而对呼吸道及肺泡上皮具有直接刺激作用的气态化合物。刺激性气体中毒为刺激性气体过量吸入后引起的以呼吸道刺激、炎症乃至肺水肿为主要表现的疾病状态。

1. 历史回放

(1) 氯气中毒事件:2004 年 4 月 15 日晚 19 时,重庆天原化工总厂一个储存有 13 吨液态氯气的车间发生氯气泄漏事件,造成 9 人死亡,数十人中毒,附近 15 万群众被紧急疏散;2005 年 3 月 29 日晚,京沪高速公路淮安段一辆载有 35 吨液氯的槽罐车发生事故,液氯大面积泄漏,造成 28 人中毒死亡,285 人送医院抢救;2008 年 9 月 17 日 15 时 35 分,云南昆明市南磷集团寻甸磷电有限公司液氯充装车间发生氯气泄漏事故,导致 71 名工人中毒。

(2) 氨气中毒事件:2005 年 7 月 4 日 12 时 15 分,上海市南汇区惠南镇惠东路一辆 4 吨卡车上的一只液氨钢瓶突然发生爆炸,导致百余人氨气中毒并被送往医院救治,其中 3 人病情危重。2006 年 11 月 1 日 7 时 50 分,湖北省大悟县黄麦岭磷化工公司氮肥厂发生液氨泄漏事故,造成 1 人死亡,108 人被送医院抢救,7 人病情危重,城区 2 万居民被紧急疏散。

(3) 光气中毒事件:1989 年 5 月 6 日 12 时 15 分,上海某农药厂绿麦隆工段发生光气外溢,光气向该厂东南方向散发,造成 3 个毗邻工厂的 88 名职工光气中毒。2004 年 6 月 15 日 9 时,福建省物质结构研究所在实验过程中因为操作不当,发生光气泄漏事故,造成 1 人死亡,200 多人中毒;2008 年 6 月 5 日 13 时 20 分,黑龙江省齐齐哈尔市曙光大街光宇废品收购站在盲目拆割两个钢瓶时造成了光气泄漏事件,造成 18 人中毒,其中 3 人死亡,1 人危重。

(4) 混合气中毒事件:2006 年 5 月 10 日晚,广州大观路某化学品仓库发生爆炸,导致附近地区氮氧化物、二氧化硫等刺激性气体污染,109 人就医,近万人疏散;2008 年 8 月 26 日 6 时 45 分,广西河池市广维化工股份有限公司发生甲醇、乙炔、醋酸乙烯、氨气、甲醛等有毒有害气体扩散事

故,造成20人死亡,周围3公里范围内近2万名群众被紧急疏散。

2. 常见品种

(1) 酸类和成酸化合物:① 酸雾:硫酸、盐酸、硝酸、氢氟酸等;② 成酸氧化物:二氧化硫、三氧化硫、二氧化氮、五氧化二氮、五氧化二磷等;③ 成酸氢化物:硫化氢等。

(2) 氨和胺类化合物:氨、甲胺、二甲胺、乙胺、乙二胺、乙烯胺等。

(3) 卤素及卤素化合物:① 氯及其化合物:氯、氯化氢、二氧化氯、光气、双光气、三氯硝基甲烷、二氯化枫、四氯化硅、三氯氢硅、四氯化钛、三氯化锑、三氯化砷、三氯化磷、三氯氧磷、四氯化碳、五氯化磷、三氯化硼等;② 氟化物:氟化氢、八氟异丁烯、氟光气、六氟丙烯、氟聚合物的解裂解气等;③ 溴化氢。

(4) 金属或类金属化合物:氧化镉、羰基镍、五氧化二钒、硒化氢等。

(5) 酯、醛、酮、醚等有机化合物:硫酸二甲酯、甲酸甲酯、二异氰酸甲苯酯、氯甲酸甲酯、甲醛、乙醛、丙烯醛、三氯乙醛等。

(6) 化学武器毒剂:苯氯乙酮、亚当氏气、西阿尔、芥子气、氮芥气、路易氏气等。

3. 中毒机理

刺激性气体主要在黏膜表面形成具有强烈腐蚀作用的酸性或碱性物质,对呼吸道及肺泡上皮产生刺激及损伤作用,使受损细胞释出各种组织因子,引起局部白细胞、巨噬细胞集聚、激活,从而生成大量氧自由基,导致脂质过氧化反应发生,进一步损伤局部组织。有的刺激性气体本身就是强氧化剂或可直接诱导组织生成氧自由基,刺激及损伤呼吸道及肺泡上皮。这些损伤可引起呼吸道的刺激反应,可导致化学性炎症、水肿、充血、出血甚至黏膜坏死;这些损伤发生在肺泡,则可引起化学性肺水肿。

4. 中毒表现

(1) 化学性呼吸道炎的表现:打喷嚏、流涕、咽干、咽痛、声嘶、咳嗽、咯痰等,伴流泪、羞明、眼痛;严重时出现气急、胸闷、胸痛等症状,可出现头痛、头晕、乏力、心悸、恶心等全身症状;高浓度吸入可因喉头水肿而致明显缺氧、紫绀,有时甚至引起喉头痉挛,导致窒息死亡。

(2) 化学性肺炎的表现:明显的胸闷、胸痛、呼吸急促、剧咳、咯痰甚至咯血;体温多有中度升高,伴有较明显的全身症状。

(3) 化学性肺水肿的表现:在呼吸道刺激反应的基础上,或经一阶段缓解(假愈期)后,突然发生呼吸急促、严重胸闷气憋、剧烈咳嗽、咯大量泡沫痰,呼吸常达30~40次/分,并伴明显紫绀、烦躁不安、大汗淋漓,不能平卧。

5. 救援要点

(1) 预防肺水肿:将呼吸系统症状严重者送往医院救治。对事故接触史肯定者,即使其症状不甚明显也应安排医学留观,以便积极采取措施,尽量防止肺水肿的发生。预防措施包括:① 静卧休息,动态胸片检查,记录液体出入量;② 积极对症处理,缓解呼吸道刺激症状;③ 严格避免任何增加心肺负荷的活动,必要时适当利尿脱水;④ 避免高浓度吸氧;⑤ 使用葡萄糖酸钙、维生素C等减少血管通透性,使用普鲁卡因静脉滴注以舒缓肺血管痉挛。

(2) 皮肤清洗及化学性烧伤处置:见“现场救援要点”。

6. 救治原则

(1) 早期治疗:按规定对急性刺激性气体吸入患者,留观至少24 h;对吸入量大、刺激反应严重、产生肺水肿可能性较大的留观者,每隔4~6 h摄胸片1次,以期早期发现肺水肿;也可不待肺水肿产生,即给予预防肺水肿治疗。

(2) 合理氧疗:纠正缺氧,氧浓度应 <55%;慎用机械正压给氧,以免诱发气道坏死、组织堵塞、纵隔气肿、气胸等;肺水肿治疗必须使用机械通气时,一般推荐使用反比通气或呼气末正压呼吸。

(3) 保持呼吸道通畅:使用消泡剂或痰液稀化剂去除气道中黏稠泡沫和稀化痰液,减少气流阻力,改善通气,如选用1%二甲基硅油(消泡净)作雾化吸入及气管滴入 α-糜蛋白酶等;对痰液过多或昏迷的病人,及早切开气管;黏膜坏死脱落物堵塞气道时,可在气管镜帮助下取出堵塞物。

(4) 雾化吸入中和:对成酸性气体(光气、氯气、氮氧化物)可用2%~2.5%碳酸氢钠作雾化吸入中和;成碱性气体可用稀醋雾化吸入中和。

(5) 激素应用:早期、足量、短期应用糖皮质激素,静脉滴注或注射,如地塞米松每日 20~80 mg,随着病情好转 3~5 d 后停用,可用布地奈德雾化吸入。

(6) 抗胆碱药:东莨菪碱有镇静、舒张支气管、改善微循环和兴奋呼吸中枢等作用,亦对消除烦躁、恐惧感有效,故可作为综合治疗的有效药物之一。

(7) 对症支持治疗:抗感染;使用祛痰、止咳、平喘及镇静剂,避免过快过量输液等;应用6-氨基己酸,减少组织胺释放和降低毛细血管的通透性;积极处理常见合并症,如低血容量休克、水电解质及酸碱平衡失调、纵隔气肿、自发性气胸以及 ARDS 等。

(8) 其他:中毒性肺水肿禁用吗啡。慎用脱水利尿。

(二) 窒息性气体中毒

窒息性气体是指那些可以直接对氧的供给、摄取、运输、利用任一环节造成障碍的气态化合物。窒息性气体中毒为过量吸入窒息性气体造成的机体以缺氧为主要表现的疾病状态。窒息性气体中毒的死亡数占急性气体中毒之首。

1. *历史回放*

(1) 瓦斯突出事故:瓦斯是煤在生成和变质过程中伴生的以甲烷为主构成的煤层气,在煤的开采中,会从煤层非常细微的缝隙中缓慢、均匀而持久地涌出。随着煤矿开采深度的增加,瓦斯释放应力加大。大量瓦斯在一瞬间突然喷出,并伴随有强烈的声响和强大的冲击动力的现象即为瓦斯突出。瓦斯突出是一种地质灾害,大量有害气体瞬间涌入后,不一定会发生爆炸事故,但会给作业面工人造成窒息的灾害。2004 年 10 月 20 日 22 时 47 分,河南新密市郑煤集团大平煤矿发生特大瓦斯突出事故,短短 2 分 33 秒时间内,大量聚积在煤层里的瓦斯瞬间喷出,冲毁通风设施,整个监控系统也因短时超限电力中断,造成风流逆转,瓦斯浓度由 1.49% 飙升至 40% 以上,并迅速波及整个矿井,随后遇火源发生瓦斯爆炸,有 298 人成功逃脱,148 人遇难,大部分遇难者因窒息而死;2004 年 12 月 1 日,陕西铜川陈家山煤矿发生瓦斯突出事故,造成 166 名矿工遇难;2005 年 2 月 14 日,辽宁阜新矿业集团公司孙家湾煤矿发生一起特大瓦斯突出事故,造成 203 名矿工遇难,13 人下落不明;2007 年 4 月 20 日,河北两家国有煤矿相继发生瓦斯突出事故,造成 9 名矿工遇难,19 人下落不明;2008 年 9 月 21 日,河南省登封市新丰煤矿发生瓦斯突出事故,造成 37 人死亡。

(2) 硫化氢中毒事故:2003 年 12 月 23 日,重庆市开县高桥镇的川东北气矿发生天然气"井喷"事故,排出的硫化氢气体造成至少 243 人死亡, 2 142 人中毒;2004 年 6 月 3 日,天津开发区发生硫化氢中毒事件,致 5 人死亡;2004 年 6 月 22 日,辽宁盘锦发生 120 人硫化氢中毒事件;2004 年 7 月,广州市发生硫化氢中毒事件,致 3 人死亡;2004 年 8 月 10 日,山西省一化工厂发生 3 人硫化氢中毒事件,致 2 人死亡;2005 年甘肃兰州西固区发生 4 人硫化氢中毒事件,致 3 人死亡; 2007 年第一季度,北京市发生了 3 起污水井处理事故,致 7 人硫化氢气体中毒,4 人死亡;2008 年 6 月 12 日,云南省昆明市安宁齐天化肥厂发生硫化氢气体泄漏事故,致 34 人中毒,其中 6 人死亡;2008 年

1月1日，山西省太原市华原化工有限公司发生硫化氢中毒事故，造成3人死亡，其中2人为未佩戴安全防护用品的施救人员；2008年1月9日，重庆市重庆特斯拉化学原料有限公司发生硫化氢中毒窒息事故，造成5人死亡，13人中毒(其中3人危重)，除了2名死者是循环水池边关闭反应罐底阀时中毒窒息的工人，其余都是未佩戴安全防护用品的施救者。

(3) 氰化氢中毒事故：2004年4月20日，北京市怀柔区中发黄金有限公司发生氰化氢气体泄漏事故，致18人中毒，其中3人死亡，北京市先后出动5个消防中队、近20辆消防车，其中包括防化车、洗消车和100多名消防官兵；2005年5月29日，福建省诏安县官陂镇下官村一户村民因清理自家废弃6年的青梅腌制池，意外引发氰化氢群体中毒事故，致6人死亡，参与救助者中16人中毒；2007年10月30日，深圳市龙岗坂田街道亚洲工业园因随意向下水道倾倒残留的电镀液，产生大量的氰化氢气体，造成该工业园正在宿舍休息的2名工人中毒死亡。

(4) 一氧化碳中毒事故：2003年7月16日，我国台湾省台北市永和县中正路恒丰大厦发生群体一氧化碳中毒，致10人中毒，3人死亡；2006年2月13日至18日5天内，延边朝鲜族自治州因突至的低气压，导致六县市火炕取暖的居民中一氧化碳中毒事件大量发生，致16人死亡，291人中毒；2007年5月8日，海口市灵山嘉德信食品有限公司发生一氧化碳中毒事件，致现场15名工人中毒，其中3人危重；2007年12月5日，新疆喀什地区巴楚县一林场内发生因野外宿营取暖、帐篷通风不畅而导致的一氧化碳中毒事件，造成14人中毒，其中12人死亡；2008年4月24日，北京市朝阳区光辉南里小区5号楼某室因长时间使用室内燃气热水器，发生一氧化碳中毒事件，造成9人死亡，1人危重。

2. 常见品种

常见的单纯窒息性气体有氮气、甲烷、乙烷、丙烷、乙烯、丙烯、二氧化碳、水蒸气及氩、氖等；常见的血液窒息性气体有一氧化碳、一氧化氮、苯的硝基或氨基化合物蒸气等；常见的细胞窒息性有硫化氢和氰化氢。

3. 中毒机理

(1) 单纯窒息性气体：一般本身为无毒、微毒或惰性气体。在高浓度下使空气氧分压降低，吸入后致使机体动脉血血红蛋白氧饱和度和动脉血氧分压降低，导致因组织供氧不足、缺氧而发生窒息。

(2) 血液窒息性气体：能明显降低血红蛋白对氧气的化学结合能力，并妨碍血红蛋白向组织释放已携带的氧气，从而造成组织供氧障碍。

(3) 细胞窒息性气体：主要作用于细胞内的呼吸酶，使之失活，从而阻碍细胞对氧的利用，造成生物氧化过程中断，形成细胞内窒息。

4. 中毒表现

(1) 缺氧：轻度缺氧主要表现为注意力不集中、定向力障碍、头痛、头晕、乏力；严重缺氧时可有耳鸣、呕吐、嗜睡、烦躁、惊厥或抽搐、昏迷等症状，甚至由于呼吸中枢麻痹和心跳停止而死亡。

(2) 中毒性脑病：早期表现为剧烈头痛、呕吐、血压升高、脉搏缓慢、呼吸深慢，继而表现为血压急剧下降、脉搏细速、呼吸转为浅慢且不规则、昏迷，可出现阵发性或持续性肢体强直或频繁的癫痫样抽搐发作，甚至发生呼吸骤停。

(3) 其他：吸入极高浓度的窒息性气体，可直接刺激颈动脉窦和主动脉区的化学感受器，致反射性呼吸抑制，在未感到不适与难以忍受时，即可突然昏倒，呈“闪电样”死亡；部分窒息性气体如硫化氢气体等兼有刺激性，低浓度接触时，可有黏膜刺激症状；部分窒息性气体中毒时，皮肤黏膜颜色会有异常变化，如一氧化碳、氰化氢中毒时面色呈樱桃红色，苯的硝基或氨基化合物蒸气中毒时面色呈青紫色，硫化氢中毒时面色多呈蓝灰色。

5. 救援要点

(1) 安全救援：窒息性气体大多易燃易爆。对于大范围或较封闭的中毒现场，应先进行人工通风，降低现场窒息性气体浓度；进入高浓度窒息性气体中毒现场前，必须佩戴防毒面具；避免在事故现场或可能存在有毒气体侵害的情况下对伤员进行医学处置。

(2) 皮肤清洗及化学性烧伤处置：见“现场救援要点”。

(3) 现场氧疗：氧疗除改善和纠正脑缺氧外，还有驱毒作用。在现场和转运途中只要有条件应及早给予鼻导管、鼻塞、氧气面罩或简易呼吸器等大流量供氧。一般情况下，轻度中毒者经氧气吸入后可在较短时间内好转。重度中毒者，优先考虑转送至有高压氧舱设备的医院。

(4) 解毒剂的早期应用：针对某些特殊窒息性气体的中毒事故，可根据中毒者的具体情况及预案，使用事先配备的“特殊解毒剂”，如氰化氢中毒应用4-二甲基氨基苯酚(4-DMAP)。

6. 救治原则

(1) 氧疗法：氧疗法作为急性窒息性气体中毒解救的主要措施之一，应在中毒后迅速吸高浓度(>55%)氧，重者可及早使用高压氧治疗。

(2) 改善脑组织灌流：使血压维持于正常或稍高水平，维持充足的脑灌注压；维持 $PaCO_2$ 在 30 mmHg 左右，纠正颅内“盗血”；可使用低分子右旋糖酐来提高血浆胶体渗透压，降低血液黏稠度，预防和消除微血栓，改善微循环状况。

(3) 糖皮质激素：宜尽早投用，轻者使用地塞米松 20～40 mg/d，重者首日使用的冲击剂量应不小于 80 mg，两天后逐日减少 1/4。

(4) 防治中毒性脑病：采用人工亚低温治疗，肛温维持在 34 ℃左右；使用 ATP 或能量合剂以改善脑细胞离子泵功能，减轻细胞内水钠潴留；以呋噻米和 20% 甘露醇交替使用利尿脱水，解决细胞外水肿；尽早投用糖皮质激素解决细胞内水肿；辅之以脑代谢复活剂、纳洛酮、苏醒药的应用改善代谢，促进康复。

(5) 特殊解毒措施：单纯窒息性气体及血液窒息性气体中毒并无特殊解毒剂，但高浓度或高压氧的吸入可被视为“解毒”治疗。细胞窒息性气体中，HCN 中毒应立即用高铁血红蛋白形成剂——供硫剂作特殊解毒治疗(见本节“氰化物中毒”)；H_2S 中毒也可适量应用前法，高铁血红蛋白(MtHb)与游离的硫氢基结合形成硫高铁血红蛋白而解毒，并可夺取与细胞色素氧化酶结合的硫氢基，使酶复能，但 H_2S 在体内转化速率很快，应及早使用，否则延后产生的大量 MtHb 反而加重组织缺氧。苯的硝基或氨基化合物引起紫绀，以小剂量亚甲蓝治疗(见本节“亚硝酸盐中毒”)。

(6) 对症及支持治疗：使用氧自由基清除剂如还原型谷胱甘肽、莨菪类药等，使用钙通道阻滞剂如尼莫地平、尼群地平等。

(三) 有机溶剂中毒

有机溶剂常温常压下呈液态存在，挥发性强，遇热成气态，大部分有机溶剂易燃易爆，在事故中除气态经呼吸道吸入和液态经皮肤吸收外，还易并发外伤和烧伤。

1. 历史回放

近年来，苯、正己烷、三氯乙烯等有机溶剂的中毒事件频繁发生，且多为恶性群体中毒事件，后果严重，其中以苯和正己烷中毒最为多见。实际发生的中毒事件和中毒人数远不止报告的数量。

(1) 苯中毒：2001 年 12 月，浙江温岭市皮鞋厂 28 人苯中毒，死亡 4 人；2002 年 3 月，河北高碑店市箱包厂 25 人苯中毒，北京包装厂 17 人苯中毒，死亡 2 人；2002 年 5 月，山东聊城农用车厂 31

人苯中毒，死亡 2 人；2005 年 5 月，广州南海皮鞋厂 67 人苯中毒，同年 8 月，武汉东湖区钢构厂 14 人苯中毒，一皮鞋厂 56 人苯中毒。

(2) 正己烷中毒：2001 年 3 月，浙江桐乡市皮鞋厂 25 人正己烷中毒，同年 7 月，深圳市福永镇电工厂手机液晶屏清洗 26 人正己烷中毒；2002 年 6 月，广东东莞市皮鞋厂 13 人正己烷中毒。

2. 有机溶剂常见种类

有机溶剂按化学结构大致分为 10 类：(1) 芳香烃：苯、甲苯、二甲苯等；(2) 脂肪烃：戊烷、己烷、汽油及各种石油制品等；(3) 脂环烃：环戊烷、环己烷、环己烯、萘烷等；(4) 卤代烃：氯苯、二氯苯、二氯甲烷、氯仿、四氯化碳等；(5) 醇类：甲醇、乙醇、丙醇、丁醇、苯甲醇等；(6) 醚类：甲醚、乙醚、异丙醚、二氯乙醚；(7) 酯类：甲酸酯、乙酸酯、草酸酯、碳酸酯、磷苯二酸酯等；(8) 酮类：丙酮、丁酮、戊酮、甲基正丙酮、甲基丁酮、双丙酮醇、丙酮基丙酮、三甲基环己烯酮、环己酮等；(9) 二醇类：乙二醇、丙二醇、二噁烷、乙二醇单甲醚、乙二醇单乙醚等；(10) 其他：如二硫化碳、乙腈等。

3. 中毒机理

有机溶剂种类繁多，化学结构各异，理化性质差异很大，具有各自独特气味及一定刺激性，对皮肤、眼及呼吸道黏膜有刺激性；具优良脂溶性，可经皮肤吸收，易透过血脑屏障，使之大量聚集于神经细胞及其纤维的磷脂成分中，干扰神经冲动的产生与传递，并干扰神经细胞的生物氧化过程，产生明显的麻醉作用，但此种干扰一般是可逆性的，脱离接触后恢复较快。

4. 中毒表现

(1) 刺激作用：有机溶剂均具不同程度的皮肤黏膜刺激性；其蒸气吸入后可引起呛咳、流涕，重者如酯类、酮类、卤代烃等可引起支气管炎、肺炎甚至肺水肿。

(2) 麻醉作用：麻醉是有机溶剂中毒最突出的共同表现。吸入浓度不高时或在高浓度吸入的初期，患者可出现头痛、头晕、视物不清、兴奋不安、恶心等症状，继续吸入则可出现精神失常、狂躁、抽搐、惊厥、昏迷症状，可因中枢性呼吸功能衰竭、心律紊乱、心室纤颤或呼吸骤停而死亡。

(3) 特殊毒性：除共同表现外，不同的有机溶剂还有不同的毒性。有的可引起中毒性脑病、中毒性神经病，甚至可导致精神失常；有的可引起中毒性肝病、中毒性肾病、中毒性心肌病等。

5. 救援要点

(1) 心肺复苏：有机溶剂有强烈的麻醉作用，注意心肺复苏措施的及时应用。

(2) 皮肤清洗及化学性烧伤处置：见“现场救援要点”。

6. 救治原则

(1) 救治方法参考“刺激性气体和窒息性气体中毒”部分。

(2) 注意要点：① 某些有机溶剂(如醇类、卤代烃等)摄入可经血液透析或血流灌流清除，重者应及早应用；② 防治中毒性肝肾损害，严密监测肝肾功能指标，禁用具有肝肾毒性的药物；③ 有机溶剂中毒时，心肌对儿茶酚胺类药物很敏感，除非心跳骤停，否则应慎用肾上腺类药物，以免诱发室颤；④ 注意有机溶剂强烈的麻醉作用，注意维持呼吸循环系统功能。

三、化学毒剂(武器)致突发群体急性中毒

日本侵华期间，制造了大约 3 700 吨毒气用作化学武器，其中一半运到了中国，大约还有 200 万件化学武器在战败投降的时候还未来得及使用。为了销毁罪证，日军将这些武器都遗弃在中国，或扔在江中，或埋在土里，或遗弃在荒地里，这些武器不仅数量大，而且分布范围广。经过 60 多年之后，这些化学毒剂由于弹壳、金属容器外壁腐蚀相当严重，自然泄漏的情况也越来越多，容易引发

伤害事件。当今,某些国家仍装备禁止使用的化学武器,并有可能被恐怖分子利用发动恐怖袭击,故不可放松警惕。

1995 年 3 月 20 日,日本“奥姆真理教”在东京地铁施放沙林毒气,使 5 000 多人不同程度地中毒,40 余人病情特别严重,11 人死亡。

2001 年,齐齐哈尔市请有关部门包括军方化武专家对该市的日军军用设施进行了一次考察,发现工人文化宫的地下军事建筑可以延伸到富拉尔基区、昂昂溪区以及大黑包等地,地下已经渗水,水面的黄色漂浮物为芥子毒气。

2003 年 8 月 4 日 4 时,黑龙江齐齐哈尔市北疆花园施工工地地下两米处挖掘出 5 个金属桶,其中 2 个已经破损,桶中的油状物外泄,造成 1 人死亡,50 余人中毒。经查,桶中的油状物是日军遗留的芥子气化学毒剂。

2004 年 7 月 23 日,在吉林郭化市,日军遗留在一条小河中的芥子气和路易氏剂混合毒剂化学弹泄漏,导致 2 名儿童中毒。

(一) 神经性毒剂

有机磷毒剂有以呼吸道中毒为主的沙林、梭曼和塔崩,也有以皮肤中毒为主的维埃克斯,它们均为无色透明或油状液体,毒性大,作用快。

1. 中毒机理

神经性毒剂主要抑制胆碱能神经的突触、末梢处的胆碱酯酶,使其不能催化水解胆碱能神经传递递质乙酰胆碱,致使中枢和外周神经系统内乙酰胆碱蓄积,引起一系列的中毒症状。

2. 中毒表现

神经性毒剂的中毒表现符合有机磷中毒表现。轻度中毒以毒蕈碱症状为主,如瞳孔缩小、胸闷、轻度呼吸困难、流涎、恶心、多汗;中度中毒则出现明显的烟碱样症状,如呼吸困难明显、呕吐、腹痛、大汗、全身肌颤、口语不清、无力、焦虑、恐惧、反应迟钝或抑郁等;重度中毒则中枢神经系统症状突出,如口吐白沫、大汗淋漓、大小便失禁、呼吸抑制、抽搐、昏迷、死亡。

3. 救援要点

(1) 必须在有防毒措施的情况下施救; (2) 在防护的条件下将伤员迅速撤离染毒区,送至安全区域,维持呼吸、循环功能; (3) 现场可快速测定患者血液胆碱酯酶; (4) 立即肌肉注射神经性毒剂中毒急救针 1 支(或解磷注射液 2 mL),严重中毒者注射 2 ~ 3 支(或解磷注射液 4 ~ 6 mL),症状控制不佳或复发可重复注射 1 ~ 2 次,每次 1 支(或解磷注射液 2 mL),间隔 1 ~ 2 h,至中毒者出现“阿托品化”指征。无急救针及解磷注射液时,首次注射阿托品 5 ~ 10 mg,重复注射剂量为 2 ~ 5 mg; (5) 充分消洗后后送; (6) 医院内继续按有机磷农药中毒治疗。

(二) 糜烂性毒剂

糜烂性毒剂主要是芥子气和路易氏剂。芥子气化学名称为 2,2-二氯二乙硫醚,具有大蒜味;路易氏剂是一种含砷的毒剂,化学名称为 2-氯乙烯二氯砷,具有天竺葵叶汁味。两者都是沸点较高、挥发度较小的无色或棕褐色油状液体,亲脂性强,水溶性差,易溶于有机溶剂,对皮肤有较强的渗透性,甚至能穿透橡胶制品,毒效广泛,毒性持久,主要以液态形式使人体、物体和地面染毒。

1. 中毒机理

芥子气与核酸、酶、蛋白质和氨基酸发生烃化反应;路易氏剂和三价砷化合物相似,与体内含巯基蛋白质和酶相结合,使重要的细胞代谢系统丧失活性。两者都能直接损伤组织细胞,引起皮肤、黏膜的局部炎症、坏死，吸收后又能造成神经、造血、消化等多系统的广泛损伤。

2. 中毒表现

经过2～4 h的潜伏期后，中毒表现为：(1) 皮肤损伤，先出现红斑、水疱，然后形成溃疡；(2) 眼睛损伤，眼睑水肿、结膜充血水肿、角膜坏死和穿孔，严重者有全眼球炎，可失明；(3) 呼吸道损伤，发生急性气管炎、支气管炎和肺炎，严重者呼吸道黏膜坏死，形成伪膜，脱落后阻塞呼吸道；(4) 消化道损伤，误食被糜烂性毒剂污染的水或食物可直接损伤消化道黏膜，引起充血、水肿、出血、坏死、糜烂、溃疡甚至穿孔；(5) 全身吸收中毒，主要表现为中毒性休克、中枢神经系统兴奋和抑制、造血功能抑制、肠黏膜出血性坏死性炎症和全身代谢障碍，最后表现为中毒者因全身多系统衰竭而死亡。路易氏剂中毒造成的皮肤损伤和全身中毒症状都比芥子气造成的严重，它还可对血管产生强烈的损伤作用。

3. 救援要点

(1) 必须在佩戴防毒面具、穿防毒衣的条件下才能进入毒区抢救中毒患者，防止施救者发生二次中毒；必要时动用防化部队，使用制式个人消毒粉剂手套进行消毒。

(2) 迅速用清水或肥皂、洗衣粉等碱性水溶液充分冲洗；先寻找吸水物质吸去皮肤上可见毒液再冲洗的效果可能不及前者。

(3) 有条件时以0.5%氯胺或2%碳酸氢钠局部消毒，冲洗伤口和眼睛，漱口，清洗鼻、咽部及洗胃。

(4) 以化学性灼伤原则处理皮肤损伤、眼损伤；以成酸性刺激性气体处理呼吸道损伤。

(5) 特效解毒药：路易氏剂中毒可使用巯基络合剂。皮肤或眼消洗后立即分别涂擦5%与3%的二巯基丙醇油膏及眼膏，数分钟后洗去或擦净；误食染毒食物者经洗胃后，可口服5%二巯基丙磺酸钠20 mL；呼吸道、消化道中毒及液滴态皮肤染毒面积超过1%，怀疑全身吸收中毒时，应及早根据伤情应用二巯基丁二酸钠静脉注射或二巯基丙磺酸钠静脉(肌内)注射。

(6) 对症治疗：选用适当抗生素防治感染，必要时实施保护性隔离措施；防治造血功能抑制。

(三) 失能性毒剂

失能性毒剂毕兹(BZ)，化学名二苯羟乙酸-3-喹咛环酯，为白色结晶性粉末，无特殊气味，属于抗胆碱化合物。它可通过呼吸道吸收引起中毒，还可经皮肤吸收引起中毒，还可污染水或食物后经消化道引起中毒。

1. 中毒机理

失能性毒剂与胆碱受体结合，阻止乙酰胆碱和受体结合，阻断中枢和周围神经系统M胆碱受体的作用，与中枢的胆碱受体结合牢固，其中枢作用比周围作用大，使人暂时丧失意识、思维活动和躯体运动功能。

2. 中毒表现

吸入BZ后经过0.5～1 h的潜伏期，先出现瞳孔散大、视力模糊、口干、心跳加快、皮肤干燥、颜面潮红、体温升高、便秘与尿潴留等外周抗胆碱能症状；然后逐渐出现注意力不集中、记忆力减退、思维活动迟缓、定向力障碍、嗜睡或躁动、语言不清、不自主活动与共济失调等中枢抗胆碱能症状；严重者可出现谵妄、抽搐、昏迷症状。其后症状逐渐减弱，但无力、记忆力减退等可持续数周。

3. 救援要点

(1) 迅速对已脱离染毒区的患者进行充分消洗；(2) 选用可逆性胆碱酯酶抑制剂，如解毕灵(催醒宁)、催醒安、复苏平(复方)、毒扁豆碱等，用法和剂量以控制症状、不产生拟胆碱能的作用为限；(3) 给予利尿、镇静、降温等治疗，维持水、电解质和酸碱平衡，防治脑水肿和吸入性肺炎等。

(四) 全身中毒性毒剂

全身中毒性毒剂主要为氢氰酸和氯化氰，两者均为无色澄清具挥发性的易流动液体，有明显苦仁味，易挥发，既是化工原料，可大量生产和贮存，又是化学战剂且较易获得，因此被列为双用毒剂。作为化学战剂，氢氰酸具有较强的隐蔽性和速杀作用，施放后呈蒸气态(称为氰化氢)。吸入浓度极高的氢氰酸时，可立即出现强直性惊厥、呼吸停止症状，呈"闪电型"死亡；吸入高浓度氢氰酸，其中毒表现与经口氰化物中毒相同。氯化氰中毒可出现眼和上呼吸道刺激症状，晚期出现急性肺水肿的表现。全身中毒性毒剂中毒的救援要点同"失能性毒剂"，抗毒治疗及救治原则同"灾害性急性食物中毒"中的"氰化物中毒"。

(五) 窒息性毒剂

窒息性毒剂主要指光气和双光气。两者都是基本的化工原料，按用途分类属于军用窒息性毒剂，但按毒性作用分类则属于刺激性气体。两者主要损害呼吸器官，引起肺水肿。光气，化学名称为二氯碳酰，常温常压下为无色气体；双光气，化学名称为氯甲酸三氯甲酯，为无色或稍带黄色液体，双光气分解时能生成两个分子的光气。两者同属一类化合物，都有烂苹果味，难溶于水，易溶于有机溶剂，除理化性质有差别外，两者的毒理作用、中毒临床表现和救治方法完全相同。由于两者均难溶于水，往往吸入光气时，呼吸道刺激症状不明显或较轻，易被忽视；但光气却易进入下呼吸道及肺组织，损伤肺毛细血管壁和肺泡壁，待 1 ~ 10 h 的潜伏期后，症状开始逐渐加重，并发展为肺水肿。救援要点：对暴露于中毒现场、吸入窒息性毒剂者应医学留观，采取积极措施，防止肺水肿的发生。救治原则同"刺激性气体中毒"。

(六) 纵火剂(燃烧剂)

1. 凝固汽油

汽油加入一定比例凝油剂后，即成为黏稠的半固体，可用作凝固汽油弹，易被用于恐怖活动。除了烧伤外，呼吸道吸入汽油蒸气后，因其溶解脂质的特性，对神经系统损伤较大，可导致脑充血、脑水肿；表现为头晕、头痛、恶心、呕吐、心慌、嗜睡、胸闷、动作不协调和反应迟钝等；重者出现精神病样症状、昏迷。救治要点同"有机溶剂中毒"。

2. 黄磷

黄磷为有大蒜味的蜡状固体，燃点为 45 ~ 60 ℃，暴露在空气中时，能与氧反应而发烟发热，温度逐渐升高达到燃点自燃，最易被用作纵火材料。熔化的黄磷可溅射在皮肤上通过烧伤而吸收中毒；吸入黄磷蒸气及其燃烧氧化产物五氧化二磷等可引起中毒。黄磷吸收后主要损害肝、肾、心脏等实质器官，破坏细胞内有关酶的功能，使细胞代谢产生障碍，组织变性、坏死，还可损害血管导致出血。中毒表现除皮肤烧伤外，初期表现为不同程度的头痛、头晕、全身乏力，2 ~ 3 d 后进入全身反应期，并可出现肺炎、肺水肿、急性循环和肝功能衰竭。救治要点：(1) 现场严格按皮肤染毒和化学性烧伤进行消洗，有条件时用 2% ~ 3% 硝酸银溶液清洗至无磷火；(2) 按刺激性气体中毒救治；(3) 注意保护肝肾及心脏功能。

(七) 发烟剂及火灾烟雾

恐怖分子常在会场、车厢、地铁等较封闭场所使用发烟剂来产生高浓度烟雾。液体发烟剂有硫酸酐(SO_3)、氯磺酸(HSO_3Cl)和四氯化钛($TiCl_4$),都是比较易于挥发的液化体,遇水变成相应酸。固体发烟剂主要是蒽和萘,呈片状或粉状结晶,可挥发,在燃烧时成为烟雾、蒸气或粉尘。吸入两者高浓度蒸气可刺激呼吸道,导致呼吸道黏膜腐蚀或烧伤,引起支气管炎、肺炎及肺水肿,产生强烈的眼和呼吸道刺激症状。医学救援要点见“刺激性气体中毒”。

火灾中被有毒烟雾熏死者占火灾总死亡人数的40%~50%,最高达65%以上;而被烧死的人当中,多数也是在烟雾中毒窒息后被烧死的。火灾烟雾通常含有窒息性或麻醉性气体如氢化氰(HCN)、一氧化碳(CO)、二氧化碳(CO_2)等,刺激性气体如一氧化氮(NO)、二氧化氮(NO_2)、氯化氢(HCl)等。

1. 历史回放

2008年9月20日23时左右,深圳市龙岗区舞王俱乐部舞台燃放烟花引发火灾,死亡44人,伤88人。

2. 中毒机理

所有的火灾中都有大量的CO产生。许多家饰材料如天然的羊毛和丝绸、人工合成的聚亚胺酯和聚丙烯腈,在热分解时都可产生中毒浓度的HCN,吸入后迅速出现严重的失能,增加了死亡或损伤的可能性。故CO和HCN是火灾中导致中毒死亡的最主要因素,两者在毒性效应上有累加作用并对机体缺氧有协同效应。其他刺激性气体主要是对眼和上呼吸道有刺激作用。

3. 救援要点

单独的CO或HCN中毒都有效价高的急救方案。但火灾一般是CO和HCN复合中毒,此时已有大量血红蛋白与CO结合,再用高铁血红蛋白形成剂抗氰,形成高浓度的高铁血红蛋白血症,将使血液的携氧能力进一步降低,危及中毒者的生命。火灾烟雾中毒应尽量避免使用高铁血红蛋白形成剂类药物。羟钴胺是维生素B_{12}的一种,毒性较小,且与CN-的结合速度快,作用强,适于火灾烟雾吸入中毒患者的现场使用,将来可作为急性中毒应急救援配备药物。

参考文献

[1] 胡建屏.化学事故应急救援的准备与实施.职业卫生与应急救援,2007,25(4):179-181.
[2] 化学事故应急救援基本要求.职业卫生与应急救援,2007,25(5):240-241.
[3] 李奇林,田育红.急性中毒事件应急救援探讨.岭南急诊医学杂志,2007,12(2):159-160.
[4] 朱晓燕,扈长茂.交通运输化学事故中的医学救援特点、措施及建议.职业与健康,2008,24(8):778-780.
[5] 任成山,高全杰,陆海华,等.毒蕈中毒临床类型及特征分析.中国急救医学,2005,25(11):781.
[6] 丁伟,刘斐.细菌性食物中毒流行状况及病原菌分子分型技术.应用预防医学,2007,13(6):381-382.
[7] 葛宪民,王力珩,苏素花,等.毒鼠强急性中毒的诊断与分级研究.中国工业医学杂志,2005,18(4):211-212.
[8] 刘燕婷,雷红涛,钟青萍.河豚毒素的研究进展.食品研究与开发,2008,29(2):156-160.
[9] 李爱峰,于仁成,周名江,等.河豚毒素及其衍生物在织纹螺体内的解剖分布初探.卫生研究,2008,37(4):448-449.

[10] 温宇明,伍国强.雪卡毒素中毒临床分析.中国实用医药杂志,2007,2(13):74-75.
[11] 张寿林,丁茂柏.毒鼠强中毒的诊断与处理.中国工业医学杂志,2001,14(3):163-165.
[12] 施莼,许林军,方晶晶.建立化学恐怖袭击和突发化学事故医疗应急救援系统的设想.海军医学杂志,2005,26(2):111-113.
[13] 赵杰,朱明学,陆一鸣.火灾烟雾中的有毒气体及中毒机制.中华急诊医学杂志,2004,13(7):497.
[14] 高建军,王晓波,孙纲,等.刺激性气体中毒的预防及救治.临床军医杂志,2008,36(2):305-307.

第二十九章　危险化学品事故的特点及防治策略

Chapter 29　The Characters, Preventive and Therapeutic Strategy of Hazardous Chemicals Accidents

陆一鸣
Lu Yiming
上海市医学会急诊医学学会主任委员
上海交通大学医学院附属瑞金医院
急诊科主任、教授

周伟君
Zhou Weijun
上海交通大学医学院附属瑞金医院
急诊科副主任医师、副教授

随着科学技术的迅速发展和人们生活水平的不断提高，进入人类生活和环境的化学品数量及种类与日俱增。据统计，在美国《化学文摘》登记的化学品共有800多万种，其中与人类有接触的化学品大约有10万种，包括农药、涂料、溶剂、重金属、家用化学品、药品等，世界化学品的年产量已超过4亿吨。目前，在我国登记的化学品约有45 000种，每年数以千计的新化学品不断问世。无疑，化学品对世界经济和人类的贡献是巨大的，但是它的负面影响也是不容忽视的。由于危险化学品的特殊属性，在生产、经营、运输、储存及使用过程中均可引发各种意外事故，危及范围大，常常给社会带来不稳定因素，并会对人体健康造成严重危害，引起一系列严重后果和经济损失。因此，危险化学品的安全管理已成为世界各国普遍关注的重大问题之一，系统研究危险化学品事故的特点及防治策略具有重要意义。

一、危险化学品的分类和定义

1990年颁布的《危险货物品名表》(GB 12268—1990)和1992年颁布的《常用危险化学品的分类及标志》(GB 13690—1992)，将常用危险化学品按其主要危险特性分为8类：爆炸品，压缩气体和液化气体，易燃液体，易燃固体，氧化剂和有机过氧化物，毒害品，腐蚀品，放射性物品。

(一) 爆炸品

爆炸品是指在外界作用(如受热、受压、撞击等)下能发生剧烈化学反应、瞬时产生大量的气体和热量，使周围压力急骤上升并发生爆炸，对周围环境造成破坏的物品；也包括无整体爆炸危险，但具有燃烧、抛射及较小爆炸危险的物品。

（二）压缩气体和液化气体

压缩气体和液化气体是指压缩、液化或加压溶解的气体。

（三）易燃液体

易燃液体是指易燃的液体、液体混合物或含有固体物质的液体。

（四）易燃固体

易燃固体是指燃点低，对热、撞击、摩擦敏感，易被外部火焰点燃，燃烧迅速，并可能散发出有毒烟雾或有毒气体的固体。自燃物品是指燃烧点低，在空气中易发生氧化反应，放出热量而自行燃烧的物品。遇湿易燃物品是指遇水或受潮时会发生剧烈化学反应，放出大量的易燃气体和热量的物品。有的易燃固体不需要明火，即能燃烧或爆炸。

（五）氧化剂

氧化剂是指处于高氧化状态，具有强氧化性，易分解并放出氧和热量的物质；也包括含有过氧基的无机物，其本身不一定可燃，但能导致可燃物的燃烧，能与松软的可燃物组成爆炸性混合物，对热、震动或摩擦较敏感。有机过氧化物是指分子组成中含有过氧基的有机物，其本身易燃、易爆，极易分解，对热、震动或摩擦极为敏感。

（六）毒害品

毒害品是指进入人的机体后累积达一定的量时，能与体液和器官组织发生生物化学反应或生物物理学反应，扰乱或破坏机体的正常生理功能，引起某些器官和系统暂时性或持久性的病理改变，甚至危及生命的物品。

（七）腐蚀品

腐蚀品是指能灼伤人体组织并对金属等物品造成损坏的固体或液体；也包括与皮肤接触 4 h 内出现可见坏死现象，或温度在 5 ℃ 时对 20 号钢的表面平均年腐蚀率超过 6. 25 mm 的固体或液体。

（八）放射性物品

放射性物品是指放射性比活度大于 7.4×10^4 Bq/kg 的物品。

二、危险化学品事故的特点

危险化学品由于性质活泼或不稳定，容易受外界条件的影响，若在运输、装卸、储藏作业中受到了光、热、撞击、摩擦等条件的作用，就极易发生爆炸、燃烧、中毒、腐蚀、放射线辐射的严重事故，造成大量人员伤亡、财产损失、环境破坏。

回顾近年来国内外发生过的危险化学品事故，可知其通常具备下述特点。

（一）突发性

危险化学品作用迅速，事故的发生往往是无法预料的。

（二）群体性

危险化学品事故发生后，可能瞬间出现大批需要同时救护的化学中毒、爆炸伤、烧伤伤员，但按常规医疗办法，无法完成任务。事故具有发展成为社会公众事件的普遍趋势，会激化相关矛盾，影响社会稳定。

（三）快速性和高度致命性

危险化学品事故的实际杀伤威力，与危险化学品的种类和事故发生时的气候条件有很大的关系。硫化氢、氮气、二氧化碳浓度较高时均可在数秒钟内使人发生"电击样"死亡。其机制一般认为与急性反应性喉痉挛、反应性延髓中枢麻痹或呼吸中枢麻痹等有关。

（四）危害极大

危险化学品事故事关国家公共安全，在危害程度上远远大于其他一般事故。

（五）治疗困难和矛盾突出

化学物质爆炸致复合伤的致伤因素很多，其损伤复合效应不应理解为各单一致伤因素效应的总和，而应理解为热力、冲击波和毒气等致伤因素相互协同、互相加重的综合效应，因此伤情复杂、严重。治疗中最大的难题是难以处理好致伤因素不同所带来的治疗困难和矛盾。例如：化学品爆炸很容易导致冲烧毒复合伤，而如何处理好治疗烧伤的迅速输液、治疗肺冲击伤的慎重输液与抗中毒的矛盾是治疗冲烧毒复合伤的关键。

（六）后遗症明显

突发事故的强烈刺激使部分人精神难以适应，据统计约有3/4的人出现轻重不同的所谓恐怖综合征。事故给伤员造成的精神创伤是明显的，伤员有时失去常态，表现出恐惧感，很容易轻信谣言等。另外，事故发生后化学毒物的作用时间比较长，消除后果较为困难。例如，化学毒物可引起伤员的肺纤维化，甚至可能引发癌症。化学品会对人体健康造成严重危害，化学品、火灾等事故还会间接破坏病原微生物屏障系统，引起环境污染，破坏生态平衡。

（七）经济损失巨大

事故往往造成严重的生命和财产损失，与国外相比，我国危险品运输安全状况较差，体现在重、特大事故所占比例大，交通事故造成的经济损失和环境破坏较为严重。

三、危险化学品事故的原因

危险化学品突发事故可以是自然因素（如洪水、飓风、火灾、地震等）引起的，也可以是由于人为因素（如爆炸、恐怖袭击、投毒、战争等）造成的。危险化学品事故发生原因大致有以下几类：

(一) 政府职能部门审核与监管体系不健全

虽然我国针对化学品管理制定了一系列法律法规,涉及化学品安全的许多方面,但是,政府职能部门审核与监管体系尚不健全。化学品安全是一个相当宏大、复杂的系统工程,它牵涉到国家石油和化学工业局、卫生部、国家药品监督管理局、农业部、交通部、铁道部、民航总局、公安部、国家经济贸易委员会、商务部、海关总署、国家环保总局、国家质量技术监督局、劳动与社会保障部等几十个部门,多头管理,各自为战,造成管理职能部门职责不明确、化学品监管混乱的局面。

(二) 企业管理存在严重不足

企业领导和安全管理部门不重视安全规章的制定、实施、监督,安全投入不足,忽视设备的质量、保养和维修,忽略对职工的安全教育,或者对职工的违章行为不予及时制止和纠正,导致泄漏、燃爆事故频发。乡镇私营中小化工企业无主管、无秩序、无安全规范和设施,自由发展成为管理死角,存在大量安全隐患。

(三) 厂房设备存在众多隐患和险情

厂房设备存在的问题有:设备装置在设计、制造、安装上不合格和不合理,工艺失误,质量低劣,设备锈蚀、老化甚至使用淘汰设备。由于工作场所狭小、有害有毒气体挥发不通畅而引起中毒事故频繁发生,此外,罐内作业缺乏氧,可引起窒息中毒。

(四) 宣传教育薄弱

职工缺乏知识与技术培训,安全素质低,责任意识不强,存在侥幸心理,盲目操作或违章操作等。

(五) 发生意外事故

撞车、翻车等交通事故引起化学品罐破裂、泄漏甚至燃爆的情况也不容忽视。随着国民经济的飞速发展,公路运输危险化学品的运量也不断攀升,危险化学品的品种越来越多,危险性质越来越复杂,危险货物运输和管理的难度越来越大。在运输过程的各个环节或因素中,稍有不慎就可能诱发事故。因此,有人称此为“流动的危险源”、“炸药桶”、“活炸弹”等。据估算,近几年每年公路运输危险货物约在2亿吨,其中,剧毒的氰化物就达到几十万吨,易燃易爆的油品类等达到1亿多吨。交通事故频繁发生,虽经“专项整治”,但未能从根本上扭转被动局面。

(六) 缺少急救知识或应急预案不完善

我国紧急救援力量非常薄弱,应急体系尚未建立,缺乏专业救援队伍,不能有效控制危险化学品伤害的严重程度。

四、危险化学品事故的处置策略

危险化学品突发事件所造成的巨大损失令人痛心,采取哪些措施才能减少损失?经过多年实践,目前许多国家比较一致的做法是:政府职能部门牵头负责,动用国防、司法、环保、消防、卫生、交通等职能机构,掌握一定的资源,制订高效率的联动方案加以应对。

（一）设立应急救援指挥机构

危险化学品突发事故应急救援工作是一个完整的系统工程，需要一整套合理、高效、科学的管理方法和精干熟练的指挥管理人才，负责应急救援及抢救的指挥，迅速组织强有力的抢救组进行治疗和护理等。同时，还必须充分发挥现场一线救治和应急救援专家组的技术指导作用。

（二）进行应急处置

应急处置的主要内容如下：

（1）创建一条安全有效的绿色抢救通道；

（2）切断（控制）危险化学品事故源；

（3）控制污染区：通过检测确定污染区边界，做出明显标志，制止人员和车辆进入，对周围交通实行管制；

（4）抢救受伤人员：将受伤人员转移至安全区，进行抢救，及时送至医院紧急治疗；

（5）检测确定有毒有害化学物质的性质及危害程度，掌握毒物扩散情况；

（6）组织污染区居民防护或撤离：指导污染区居民进行自我防护，必要时组织群众撤离；

（7）对污染区实施洗消：根据有毒有害化学物质理化性质、受染情况实施清洗和消毒；

（8）寻找并处理各处的动物尸体，防止腐烂危害环境；

（9）做好通信、物资、气象、交通、防护保障；

（10）抢救小组所有人员还应根据毒情佩戴相应的防护器材，并严守防护纪律。

（三）实施医学救援

（1）现场正确施救对降低死亡率最为重要。应按照现场救治原则实施现场抢救，根据伤情及时对伤病员进行鉴别分类，掌握后送指征，使伤员能在最短时间内获得治疗。

（2）危险化学品事故造成的复合伤，在临床上病情发展迅猛，救治极为困难，死亡率极高，所以综合治疗是至关重要的。实施心肺复苏、超声雾化吸入、应用抗泡剂、应用抗过敏或碱性中和剂、消除高铁血红蛋白血症、调整适当的体位、保证组织细胞供氧、纠正水电解质紊乱、避免酸碱失衡等，维护重要脏器功能，积极促进机体的修复和愈合。

（3）突发危险化学品事故给伤员造成的精神创伤是明显的。要特别注意公众的心理危害程度并立即采取正确的应对策略。

五、危险化学品事故的预防

要降低危险化学品突发事故发生率，需要政府部门、企事业单位、医疗卫生机构以及个人的共同参与和努力。

（一）政府部门

（1）加强法制建设。制定和完善相配套的法律法规及标准。近年来，我国政府相继颁布《中华人民共和国职业病防治法》、《中华人民共和国安全生产法》、《化学品安全技术说明书编写规定》、《危险化学品安全管理条例》、《国家突发公共事件总体应急预案》和《国家突发公共卫生事件医疗卫生救援应急预案》等。这些法规和强制性标准的颁布，对加强危险化学品的管理具有重要作用，使化学事故的应急救援和事后调查有法可依，为事故的处理提供了法律上的保障，也为动员社会各方力量防范、应对化学品突发中毒事故提供了法律依据。

(2) 构建化学品安全监管体系，加强机构建设。为了解决化学品监管职责过于分散的状况，进一步明晰权责，除了进一步强化政府各部门职能之外，还需要建立一种有效、权威的协调机制，提高监管效率，打破条块分割的管理模式，把品种管理和划段管理有机地结合起来，形成统一协调的化学品安全监管体系。

(3) 加强重点防范。针对化学事故发生的特点，确定重点目标，对可能造成社会影响广、伤亡重、经济损失大的目标加强防治，同时也要兼顾散发、频发的局限性灾害事故。对人员稠密且流动量大、成分复杂的重点目标（如地铁、车站、码头等），要配合公安、消防、卫生、建筑、运输等相关部门进行综合管理。此外，还要注意和研究化学事故的新动向及特点，以及时采取相对应的防治措施。

(4) 强化执法监督管理和安全技术培训。执法检查职能部门要制定相应的执法制度，使检查经常化、规范化、正规化，防患于未然。重点开展中小化工企业安全生产专项治理，对不合格单位坚决整改并加大“关、并、停、转”力度，创造安全环境。交通安检部门要加强对运输企业的监管，加强对危险化学品道路运输的安全管理，控制“流动危险源”，减少事故发生。

(5) 完善市场规则，强化市场监管，审慎开展资质资格认证，依法保护行业利益。

(6) 加强应急准备。化学事故应急救援的基础是全面到位的应急准备。应拟好预案，准备好必要的设备设施、物资和人员。

(7) 构建化学品安全的网络信息体系。加强宣传教育，提高群众对化学事故预防和救援的认识，使其掌握必要的知识和技能以提高自救互救能力。宣传教育要做到制度化、经常化、社会化。可以社区和人群为单位建立事故预防与救援机构，充分发挥人民群众的积极性和主动性，为化学事故的防治提供双保险。

(二) 企事业单位

(1) 增强安全职能。全面整顿安全职能部门，加强对负责人员的监督，增强其责任意识，对玩忽职守的行为加大处罚力度，使企事业单位的事故管理层发挥切实有效的防治作用。

(2) 完善安全规程。完善适合本单位现状及特点的安全操作和防护规程，使全体职工有章可循、有规可依。

(3) 切实加强危险化学品安全监督管理。经常、定期地检查和监督安全操作与防护规程的落实情况，对违规的部门和个人要严厉地处罚，同时加强教育，决不姑息，做到常抓不懈。

(4) 重视思想工作和职业道德建设，完善考核激励机制。开展经常性的安全知识宣传和健康教育活动，建设一支高觉悟的职工队伍，宣传和教育的内容应包括工业卫生防护、化学物的毒性及其预防、现场救护以及正确使用个人防护设备的方法。

(5) 培养专业人员。企事业单位都应配备专业技术人员，及时发现内部的潜在问题，提出针对性的解决办法；经常性地检查、维修和保养设备，防止设备跑、冒、滴、漏，最大限度地降低泄漏和燃爆事故的发生率。

(三) 医疗卫生机构

医疗卫生机构应当预先了解在化学品突发中毒事件救治过程中需要承担的具体职责和任务。其主要职责是受害者现场救治与分类检伤、受害者住院的系统诊断与治疗、受害者的康复与心理治疗。医疗卫生机构应根据自身工作特点制订相应专业技术预案，完成相应的物质和管理方面的准备，包括防护用品、抢救药品、器材的采购和维护。

（四）个人

（1）明确区分自身的义务和权利。

（2）积极配合政府部门或企事业单位落实政策和工作，在自律的前提下对错误的违章指挥予以纠正。

（3）严格遵守安全操作规程，杜绝盲目的个人行为。

（4）增强个人防护意识，不断充实安全预防和救护知识。

参考文献

[1] Kales SN, Christiani DC. Acute chemical emergencies. N Eng J Med, 2004,350:800-808.

[2] Lang T, Schwoebel V, Diène E, et al; Scientific and Operational Committees. Assessing post-disaster consequences for health at the population level: experience from the AZF factory explosion in Toulouse. J Epidemiol Community Health, 2007,61(2):103-107.

[3] Reniers GL, Pauwels N, Audenaert A, et al. Management of evacuation in case of fire accidents in chemical industrial areas. J Hazard Mater, 2007,147(1-2):478-487.

[4] Bubbico R, Mazzarotta B. Accidental release of toxic chemicals: influence of the main input parameters on consequence calculation. J Hazard Mater. 2008,151(2-3):394-406.

[5] Fink A. Characteristics of mass chemical disasters. Lijec Vjesn, 2007,129 (Suppl 5):92-96.

[6] Saha A, Kumar S, Vasudevan DM. Factors of occupational injury: a survey in a chemical company. Ind Health, 2008,46(2):152-157.

[7] Maghsoudi H, Gabraely N. Epidemiology and outcome of 121 cases of chemical burn in East Azarbaijan province, Iran. Injury, 2008,39(9):1042-1046

[8] 岳茂兴.反化学恐怖医疗手册.北京:清华大学出版社,2004.

[9] 袁庆华.危险化学品安全卫生基础知识.北京:中国工人出版社,2003.

第三十章　地铁和隧道内突发灾害时的医学处置

Chapter 30　The Management of Disaster in Subways and Tunnels

邵旦兵　南京军区南京总医院　南京大学医学院
Shao Danbing　急救医学科主治医师
孙海晨　南京军区南京总医院　南京大学医学院
Sun Haichen　急救医学科主任、主任医师、教授

地铁是指承担城市公共客运的城市轨道交通系统，包括地上和地下两种形式。下面主要讨论地下形式的地铁发生灾害时的医学处置问题。

一、地铁、隧道的特点及污染

地下形式的地铁属于地下建筑，相对密闭，人口密集，缺乏自然通风，不利于空气污染物的稀释，污染物无法扩散，容易产生蓄积。世界卫生组织（WHO）和美国环保局公布的研究文献指出：室内空气污染水平一般比室外要高得多，通常为后者的2～5倍，极端情况下可超过100倍。封闭性更强的地铁及其隧道，空气污染的严重性就更加明显。电力牵引对地铁隧道的污染虽不如内燃、蒸汽牵引严重，但在高电压、高电流工作状态下，集电弓滑板脱线产生强烈放电火花，与空气电离而产生有害气体，使隧道又出现新的环境和卫生问题。

地铁在未发生灾害前就存在物理、声学和生物三类污染源，即从三方面集中于地铁及其隧道内的（包括外环境的）CO、CO_2、SO_2、氮氧化合物和臭氧、电磁辐射等；车站建筑、装修材料和列车装饰材料释放出来的甲醛、二甲苯、挥发性有机化合物和放射性氡等；乘客及工作人员携带的病原微生物，产生的CO_2及挥发性有机物（VOC）。人类的生物源排放CO_2和VOC的资料已经很详细，在普通办公室的工作条件下，CO_2的排放速度为18 L/(h·人)或35.3 g/(h·人)，VOC的排放速度为14.8 g/(h·人)。另外隧道内还有鼠、蚊虫和蟑螂等生物。据英国《新科学家》周刊报道，每一处工作场所平均带有的细菌要比马桶座上的细菌多出400倍。地铁空调系统在特定条件下会成为霉菌和细菌的聚居地。据报道，地铁站空调冷却塔水受军团菌污染率达45.1%。因而地铁隧道中CO、CO_2、可吸入颗粒物（PM_{10}）、甲醛、苯、总挥发性有机物（TVOC）、细菌等含量高于一般地表环境。

平时乘客接触各种危害因素的时间短，但在发生灾害时，接触时间会明显延长，造成程度不同的后果。

当 VOC 的平均浓度达到 1.56 mg/m^{3}时对黏膜有刺激作用。氡是一种放射性惰性气体,可诱发肺癌、白血病、胃癌、皮肤癌;甲醛、NO_2急性中毒时可引发肺水肿。

二、地铁可能发生的重大事故灾害类型

地铁可能发生的重大事故灾害类型主要包括:(1) 地铁发生大面积停电;(2) 地铁遭受火灾、毒气燃烧、爆炸等事故灾害;(3) 地铁站内发生聚众闹事、骚扰、踩踏等突发事件;(4) 地铁遭受台风、水灾、地震等自然灾害;(5) 地铁隧道崩塌。

近 20 年来发生的重大地铁灾害有:

2004 年 2 月 6 日,俄罗斯首都莫斯科地铁一列车发生爆炸,造成至少 300 人丧生,70 人受伤。

2003 年 8 月 28 日,英国伦敦和英格兰东南部部分地区突然发生重大停电,伦敦近 2/3 地铁停运,大约 25 万人被困在地铁中。

2003 年 2 月 18 日,韩国大邱市地铁发生人为纵火事件,导致 198 人死亡,147 人受伤。

2003 年 1 月,英国伦敦因地铁列车撞月台引发大火,造成至少 32 人受伤。

2001 年 8 月,英国伦敦地铁发生爆炸,造成至少 6 人受伤。

2000 年 6 月,美国纽约地铁发生列车出轨事故,致 89 位乘客受伤。

2000 年 3 月,日本日比谷线地铁发生列车出轨事故,造成 3 人死亡,44 人受伤。

1999 年 6 月,俄罗斯圣彼得堡一地铁车站发生爆炸,造成 6 人死亡。

1999 年 5 月,白俄罗斯一地铁车站发生踩踏事故,54 人被踩死。

1998 年元旦,俄罗斯莫斯科地铁发生爆炸,造成 3 人受伤。

1995 年 3 月 20 日,日本东京地铁车站发生沙林毒气事件,造成 12 人死亡,5 000 多人受伤。

1991 年 6 月,德国柏林地铁发生火灾,18 人送医院急救。

1990 年 8 月,法国巴黎地铁发生一起车祸,致 43 人受伤。

三、地铁发生大面积停电

若短时间内未恢复供电,工作人员又未正确地疏散乘客,乘客可能会惊慌失措,擅自扒门、拉门、破窗,跳下列车,进入隧道,盲目乱跑;通风系统可能会出现故障,导致乘客窒息。

停电过程中乘客可能出现的伤情包括:应激性精神障碍、皮肤挫裂伤、摔伤(特别是足踝关节损伤)、踩踏伤、缺氧性脑病,如有基础疾病时可能加重病情。

医学救援人员要准备相应的设备及采取相关措施,对损伤严重者要及时后送。

四、地铁、隧道发生火灾时的医学救援

地铁发生火灾时除了会出现类似于停电引发的伤情外,还可出现严重体表、角膜、呼吸道烧伤及有毒气体(氯化氢、氰化氢、CO、CO_2、硫化氢、氯乙烯、光气等)对呼吸道的损伤;公路或铁路隧道发生火灾时,若汽车未及时熄火,还会因耗氧加剧、排放大量尾气而加重伤情。患者吸入高浓度有毒气体,可出现相应的中毒症状。

患者除出现常见体表烧伤体征外,还可出现因肺水肿、休克、脑水肿等呼吸、循环系统衰竭导致的昏迷症状体征。

医学救援时需要准备大量的血浆、药品及辅料。在起火后一段时间,需向隧道通风,保证氧气充足,稀释有毒气体,争取抢救时间。伤员转移出地铁及隧道后应进行拣伤分类:烧伤伤员应积极进行液体复苏,根据伤情及时给予口服含盐饮料或静脉补液;高危感染患者如感染面积大于50%、Ⅲ度伤大于20%,或出现休克症状,应尽早给予高效广谱抗生素,积极进行创面处理;大面积烧伤患者在现场迅速用清洁冷水冲洗创面,并以洁净敷料覆盖,烧伤面积小于30%时可根据其损伤深度选用包扎、半暴露或暴露处理,烧伤面积大于30%时可选用半暴露和暴露疗法;气道损伤患者应立即开放气道,保持气道通畅,现场用皮球囊辅助呼吸。气温低时注意保温,注意其他合并症,加强支持治疗,并合理组织协调后送各医院。

五、地铁、隧道发生爆炸时的医学救援

爆炸瞬间可能出现大批伤员,产生直接损伤、震波冲击伤、火焰烧灼伤、有毒物质及化学烧伤、生物武器伤和重物砸压伤等。伤员往往同时合并有颅脑、胸、腹、脊柱和四肢等多发伤,以及由撞击、高温、化学等致伤因子共同导致的复合伤,伤情严重且复杂,外轻内重,发展迅速,多在伤后6小时内发展到高峰。

医学救援时基本类似于烧伤救治,需要拣伤分类,合理搬运(特别是初次搬动患者时,须避免二次损伤)。在现场应进行止血包扎,骨折固定,注意颈椎损伤的颈部制动及颈托固定,保证气道通畅,及时心肺复苏,注意气胸及腹腔脏器损伤,妥善处理创面,合理组织协调后送各医院。在整个救援过程中须坚持先抢后救、抢中有救,先救命后治伤、先重伤后轻伤,先分类、后运送的救护原则。时间就是生命,坚持先救后送的重要原则,就是同时间赛跑,一定要改变所谓现场急救就是迅速把患者送往医院进行治疗的陈旧观念。

六、地铁、隧道崩塌或人员被困于地铁及隧道内时的医学救援

因地震等意外突发情况而引起的地铁、隧道崩塌或其他情况,会导致人员被困于地铁及隧道内,这时需利用检侦设备检查有毒气体浓度,安抚被困人员,建议静候救援,并及时挖通生命通道,供给必需的空气、水、食物等。人力或先进机械设备在进行挖掘和破拆时,须避免对掩埋患者的二次损伤。

对较长时间才脱离地铁或隧道的患者,医学救援时应注意营养支持的不良反应,避免加剧机体内环境紊乱,从而加重病情;对掩埋伤员要维持生命体征,最重要的措施是止血和保持呼吸道通畅,同时应尽快帮助其脱离掩埋地域;对有挤压伤的患者,要严格按挤压综合征的救治程序进行救治;另外还要注意虫媒及其他传染病的传播。

七、地铁、隧道发生有毒化学物质或生物制剂污染时的医学救援

因多种情况,地铁及隧道中可能发生各种化学物品泄漏污染。医疗救援机构和人员要配备检诊设备,及时明确毒物类型。生物制剂由于存在潜伏期,症状出现晚,较难发现,容易忽视。但化学物质泄漏会在较短的时间内导致多人同时中毒,一般病死率可高达50%,治疗时间紧迫。医生须掌握关于常见化学物品及军用毒剂的急救知识,准备常见的解救药品如氰化物解毒药盒、阿托品和解磷定等,配备一定数量的个体防护装置,如空气过滤式呼吸防护用品、头罩式化学防护服、防护手

套和防护靴等。

生物制剂概括起来有三大类致病性微生物，包括细菌、病毒等。微生物所产生的毒素，以肉毒毒素最强；携带致病性微生物的有害昆虫，如蚊、蝇、跳蚤、虱子、蜱及蜘蛛；炭疽芽孢杆菌感染，包括皮肤炭疽、肺炭疽和肠炭疽感染等。

在所有由有毒化学物质或生物制剂污染导致的严重病例中，要想成功救治，就必须迅速救出伤员、迅速提供基础生命支持和去除污染、继以积极的支持性治疗。这些经验性处理原则和要点适用于化学物质意外泄漏和恐怖活动中的化学物质泄漏。常见的有毒化学物质分为全身中毒性毒剂（如氰化物中的氢氰酸、氯化氰）、胆碱酯酶抑制剂（如有机磷神经毒剂中的塔崩、梭曼、沙林）、窒息性毒剂（如氯气、光气、双光气、硫化氢、氮气、CO、CO_2等气体）和糜烂性毒剂（如芥子气、路易氏气、氮芥气等）。

（一）各救援点的展开位置

救援点的位置选择关系到能否有序开展救援和保护自身安全。救援指挥部和医疗急救点的设置应考虑以下几个因素：(1) 地点。应选在上风向的非污染区域，不要远离事故现场，便于指挥和救援工作的实施。(2) 位置。各救援队伍应尽可能在靠近救援指挥部的地方设点以便随时保持与指挥部的联系。(3) 路段。应选择交通路口，利于救援人员或转送伤员的车辆通行。(4) 条件。救援指挥部或急救医疗点可根据需要设在室内或室外，以便于人员行动或群众伤员的抢救，同时尽可能利用原有通讯和水电等资源实施救援。(5) 标志。指挥部救援或医疗急救点均应设置醒目的标志，方便救援人员和伤员识别。悬挂的旗帜应用轻质面料制作，以便救援人员随时掌握现场风向。

（二）救治原则

(1) 迅速脱离现场。化学物质或生物制剂中毒事件发生后，应迅速将污染区域内的所有人员转移至毒害源上风向的安全区域，以免毒物进一步侵入。

(2) 医务人员要根据患者病情迅速进行分类，作出相应的标志，以保证医护人员及时对危重伤员进行救治；同时要加强对一般伤员的观察，定期进行必要的检查和处理，以免贻误救治时机。

① 需紧急处理的危重患者（红色），可能出现影响生命的损害或指征，如窒息、严重出血、昏迷、呼吸超过 30 次/分、血压低于 80/50 mmHg 等。

② 可延期处理的患者（黄色），即伤害或中毒情况不是很严重，可随后处理或转运的患者。

③ 无需处理的患者（绿色），即未中毒、无伤害或轻微中毒或受伤害，不需要处理和转运，有时需要观察的患者。

④ 死亡/濒死患者（黑色），即无呼吸、无脉搏、双侧瞳孔散大的患者。

(3) 医务人员在进行现场救治时，要根据实际情况佩戴适当的个体防护装置；在现场要严格按照区域划分进行工作，不要随意进入污染区域。

(4) 洗消，防止毒物继续吸收。当皮肤被酸性或碱性化学物灼伤或者被易透过皮肤化学品污染时，应立即脱去被污染的衣服（包括贴身内衣）、鞋袜、手套，用大量流动清水冲洗，同时要注意清洗污染的毛发，忌用热水冲洗；对化学物溅入眼中者，及时充分的冲洗是减少组织损害的最主要措施，缺乏洁净水源的地方，也可用自来水冲洗，冲洗时间不少于 10 ~ 15 min；对吸入中毒者，应立即送到空气新鲜处，让其安静休息，保持其呼吸道通畅，必要时给予吸氧；对口服中毒者应尽早进行催吐，除用手刺激咽后壁外，也可口服依米丁糖浆催吐。在大批人员暴露的化学紧急事故中，大多数受害者都可能只是轻微中毒，尚可自己行走，能通过自己努力到达医院。因此，医院和分拣中心应提前准备好淋浴设备。在抢救大批伤员的现场，预计精神受累的人数往往超过躯体受累的人数，比率范围是5∶1～16∶1，因此，无论是伤员还是急救人员都应及时得到心理支持。

(5) 急救，进行抗毒治疗、生命支持治疗以及止血包扎固定等外科处理。严重化学损伤的临床表现包括神志改变、呼吸功能不全、心血管功能不稳定、一段时间内神志不清或抽搐等症状。最初的支持性治疗应着重于气道的通畅，与此同时，患者应接受烧伤、创伤和其他损伤的检查。对于工业化学品或化学武器引起的中毒，则应继续遵循常规的急救指南，对有神志状态改变和呼吸抑制的患者考虑使用纳洛酮。有些化学物质可导致全身中毒，此时需要采用解毒药物治疗。

(6) 后送，后送途中继续救治。

参考文献

[1] 冯文如，钟嶷，江思力，等. 地铁室内空气质量影响因素的探讨. 热带医学杂志，2005，5(2)：214-216.

[2] 陶白江，张宏. 燃烧武器与成批烧伤. 人民军医，2006，49(10)：579-580.

[3] 周红，刘吉平，成筱鹏，等. 爆炸恐怖袭击与应急医学救援. 解放军医学杂志，2005，30(1)：19-21.

[4] 武钢，鲍光欣，桑显富. 反恐怖袭击的院前急救. 新医学，2004，35(12)：754-755.

第三十一章　严重急性呼吸综合征的流行和控制

Chapter 31　Epidemiology and Control of SARS

黄子通
Huang Zitong
广州中山大学心肺脑复苏研究所所长、教授
中华医学会急诊医学分会副主任委员
广东省急诊医学会主任委员

吴满辉
Wu Manhui
广州中山大学心肺脑复苏研究所主治医师

传染性非典型肺炎是由 SARS 冠状病毒(SARS coronavirus, SARS-CoV)引起的一种具有明显传染性、可累及多个脏器系统的特殊肺炎。世界卫生组织(WHO)将其命名为严重急性呼吸综合征(severe acute respiratory syndrome, SARS)。SARS 主要表现为急性起病、发热、咳嗽、胸闷、呼吸困难等呼吸道症状,并伴随乏力、头痛、肌肉酸痛等全身症状,部分有腹泻等消化道症状;重症患者可发展为 ARDS 和(或)MODS;外周血白细胞不高或降低,肺部浸润和抗生素治疗无效。人群普遍易感,呈家庭和医院聚集性发病,多见于青壮年,儿童感染率较低。

第一节　严重急性呼吸综合征的流行病学

2002 年 11 月 16 日,广东省佛山市发现了首例 SARS 病例。2003 年 1 月 2 日,广东省河源市某医院出现 SARS 暴发。2003 年 1 月中旬,广东省中山市出现医院和家庭聚集性 SARS 病例。随后,SARS 疫情迅速蔓延,至 2003 年 5 月 26 日,亚洲、美洲、欧洲有 32 个国家和地区受累,全球累计病例数达 8 422 例;其中,中国内陆有 24 个省、自治区、直辖市受累,累计病例数达到 5 327 例。全球死亡人数达 916 人,死亡率高达 10.9%;中国内陆死亡人数达 339 人,死亡率达 6.6%。

一、病原学

(一) 概述

SARS 疫情播散迅速,引起中外科学家的关注。作为疫情首发地的中国,科学家在排除了细菌、肺炎支原体、肺炎衣原体、已知病毒等大量病因后,开始考虑到 SARS 病因是一种新出现的未知病毒。2003 年 3 月 17 日，WHO 建立了全球网络实验室，开始了对 SARS 病原确诊的联合攻关。经过全球 9 个国家 13 个网络实验室的科学家们从病毒形态学、分子生物学、血清学和动物实验等多方面进行的研究，2003 年 4 月 16 日 WHO 在日内瓦会议上宣布 SARS 的病原是一种新型冠状病毒，并将其命名为 SARS 冠状病毒。

目前已知的冠状病毒包括三个群，第一、第二个群与主要为哺乳动物冠状病毒，第三个群主要为禽类冠状病毒。从加拿大和美国 CDC 的科学家 Marra 与 Rota 发表的 SARS-CoV 全基因序列来分析，SARS-CoV 基因序列与已知的两群人类冠状病毒 HCoV-OC43 和 HCoV-229E 的序列有显著差异，无法归于现有的冠状病毒属的任何一群，且在系统发生上与其他三个群的病毒基本上是等距离的，为一个独立的群体，所以被归为第四个群。SARS-CoV 基因序列显示，该病毒可能来源于动物，是以往未知病毒的近期突变，而不是已知病毒的重组，这与之前科学家们认为 SARS 患者是由于人类接触野生动物而得病的推测相吻合。

（二）SARS-CoV 的形态结构

SARS-CoV 属于冠状病毒科冠状病毒属，是一种正链 RNA 病毒，全长大约 30 kb 个核苷酸。形态学上与已知人类冠状病毒十分相似，为圆形、椭圆形或多型性，直径为 60 ~ 200 nm，表面上有放射状排列的棒状或花瓣样突起，突起长约 20 ~ 40 nm，基地窄，形似王冠（图 2-31-1）。病毒颗粒外面有脂质双层膜，内有病毒 RNA 和蛋白质组成的核心。SARS-CoV 基因组共编码 10 余种蛋白，其中刺突蛋白（spike protein，S 蛋白）、外膜蛋白（membrane protein，M 蛋白）、膜蛋白（envelope protein，E 蛋白）及核衣壳蛋白（nuclecapsid protein，N 蛋白）4 种蛋白为结构蛋白。S 蛋白是伸出包膜的棒球形的糖蛋白，是最大的结构蛋白，控制病毒与宿主细胞表面受体的结合、介导膜融合进入细胞的过程，并能诱导中和抗体。M 蛋白和 E 蛋白可能组成最小的装配单位，主要分布在病毒包膜上。M 蛋白是一种跨膜蛋白，对病毒核心的稳定发挥着重要作用。E 蛋白分布在细胞包膜上，在病毒包膜的形成与出芽过程中发挥着关键作用。N 蛋白是第二大结构蛋白，处于病毒颗粒的核心部分，与病毒基因组 RNA 结合形成核衣壳。N 蛋白在病毒基因组 RNA 特征性序列的识别及与其他结构蛋白的相互作用、病毒颗粒的准确组装中起着重要的作用。

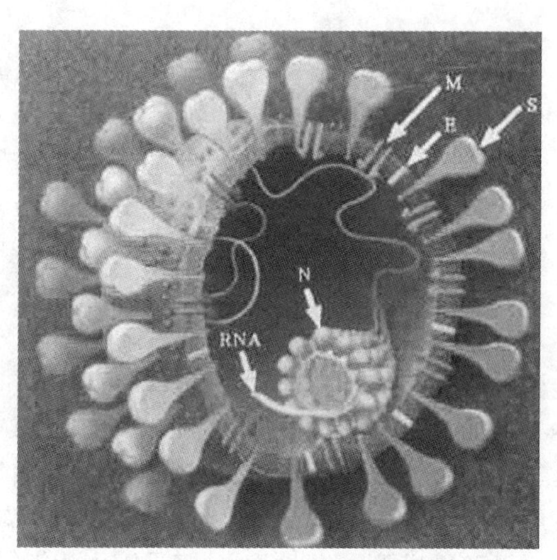

图 2-31-1　冠状病毒结构图

（三）SARS-CoV 的理化特征

SARS-CoV 在外界环境和人体中较其他人类冠状病毒稳定。在室温 24 ℃的环境中，病毒在尿液内至少可以存活 10 d，在痰液中和腹泻患者的粪便中能存活 5 d 以上，在血液中至少能存活 15 d，在滤纸、棉布、金属、玻璃、塑料、土壤中可存活 3 d。在细胞培养中，4 ~ 80 ℃保存 21 d 后病毒的滴度仅轻微下降。但 SARS-CoV 对常用的消毒剂和固定剂敏感，如暴露在乙醚、氯仿、吐温、70% 乙醇、甲醛、胰酶、过氧乙酸中很快就会灭活；紫外线照射也可以很快杀死病毒；SARS-CoV 对热也很敏感，56 ℃保持 90 min 或 75 ℃保持 30 min 就可以使病毒失去感染力。

二、严重急性呼吸综合征流行环节

（一）传染源

（1）SARS 患者：具有临床症状的 SARS 患者是 SARS 的明确传染源。SARS 是否存在隐性患者、SARS 潜伏期和恢复期患者是否存在传染性目前仍有争议。SARS 作为一种传染病，理论上应该有隐性感染者。中外科学家对与 SARS 有密切接触史的人群进行检测后，发现他们血清中 SARS-CoV 抗体 IgG 的阳性率与一般人群相近，果子狸贩卖者血清中 SARS-CoV 抗体 IgG 阳性率较一般人群高，因此，目前仍未确定 SARS 是否存在隐性患者。这些 SARS-CoV 抗体 IgG 呈阳性的人既不是 SARS 患者，也不是疑似患者，且他们并未将病毒传染给他人。科学家检测病愈出院的恢复期患者，其中一部分患者的粪便和漱口液 SARS-CoV RNA 呈阳性，但这部分患者也未将病毒传染给其他人。

（2）野生动物：科学家通过细胞培养或 PCR 分子技术发现，无论是野生还是家养的果子狸、貉、獾体内都有不同程度的 SARS-CoV 存在。但目前仍不能确定这些动物为人类感染的源头，仍需要进一步的研究。

（二）传播途径

（1）呼吸道传播：这是 SARS 传播最重要的途径。有症状的 SARS 患者呼吸道中 SARS-CoV 的浓度很高。SARS-CoV 绝大多数是在患者面对面接触中通过飞沫传播；也有部分是通过吸入悬浮在空气中沾有 SARS-CoV 的气溶胶而传播，这是集体暴发时的主要传播途径。

（2）密切接触传播：直接或间接接触患者的痰液等分泌物、唾液等体液、尿液或粪便等排泄物以及被污染的物品，病毒可经过口、鼻、眼黏膜侵入机体而导致传播。常见于与患者共同生活的家属、探视患者的亲友以及医务人员。这是 SARS 传播的重要途径之一。

（3）其他途径传播：在某些 SARS 流行疫区，尚不能排除通过消化道传播的可能性，但仍缺乏直接的证据。目前尚未发现血液传播、性传播、垂直传播的依据，亦无证据证明 SARS 能通过苍蝇、蚊子、蟑螂等节肢动物传播。

（4）接触野生动物传播：因为最初发病的患者有食用果子狸等野生动物的病史，所以推测食用果子狸等被冠状病毒感染的野生动物可能是传播途径之一，但 WHO 认为人类不是因为食用这些动物才感染 SARS-CoV 的，很有可能是在屠宰这些动物过程中接触感染的。

影响传播的因素很多。接触的密切程度、个人防护措施是最主要的因素，例如医护人员在对患者进行诊治时，吸痰、口腔护理、气管插管、咽拭子取标本等都是易感因素。医院环境通风情况也是影响传播的因素之一。

（三）易感人群

因为 SARS-CoV 是一种新型的冠状病毒，以往未在人体中发现过，所以一般人群不分性别、年龄普遍易感。儿童的感染率较低、症状轻，除了儿童密切接触患者的机会较少这一原因外，其他原因尚不清楚。与有症状的 SARS 患者密切接触者属于高危人群，包括医护人员、陪护人员和探视人员。防护措施不力时，同患者近距离接触的次数越多、接触时间越长，感染的几率就越高。

三、严重急性呼吸综合征的流行特征

(一) 季节性分布

已知的人类冠状病毒感染主要发生在春季和冬季。2002 年 11 月 16 日,首例 SARS 病例在广东省佛山市发生,随后河源、中山、广州等地陆续出现聚集性暴发,广东省的发病高峰在 2003 年 2 月。随后,SARS 呈现出全国流行和全球流行态势,中国内地其他地区的主要流行时间在 2003 年 4 月初到 5 月中旬左右,全球的流行时间主要集中在 2003 年 3 月至 5 月中旬,主要与传染源的输入时间有关。2003 年 6 月,疫情得到控制,6 月 24 日,中国内地成功地控制了 SARS 疫情流行,WHO 取消了对中国内地的旅游限制,中国被从疫区名单中删除。

(二) 地区性分布

SARS-CoV 感染与已知的人类冠状病毒感染相似,也广泛分布于全世界。全世界共有 32 个国家受累,主要分布在亚洲、欧洲、北美洲等地区。亚洲国家主要有中国(包括中国内地、香港、台湾、澳门等地区)、新加坡、越南、菲律宾和蒙古等;美洲国家主要有加拿大和美国;欧洲国家主要有德国和法国。国内共有 24 个省、自治区和直辖市受累。病例主要分布在北京、广东、山西、内蒙古、河北和天津等地。其中北京与广东共有病例 4 033 例,占全国病例总数的 75.7%。

(三) 人群分布

从性别构成比来看,男女构成比接近 1∶1,无明显的性别差异。从发病的年龄构成来看,患者以青壮年为主,主要集中在 20 ~ 60 岁,国内的统计资料显示,该年龄段患者占 85%,其中 20 ~ 29 岁患者所占比例高达 29%。15 岁以下青少年的发病率较低,尤其是 9 岁以下的儿童发病率更低。

SARS 发病过程中具有明显的职业特点,广东省早期无 SARS 接触史的发病病例为野生动物接触人员,如厨师、采购员等。有 SARS 接触史的发病病例主要以医务人员为主,其次是干部职员和离退休人员。SARS 流行后期,随着防护措施的完善,医务人员的发病率逐渐降低。

随着年龄增加,SARS 病死率逐渐升高,其中 60 岁以上老年人 SARS 病死率高达 44%。有高血压病、糖尿病、心脏病、肿瘤和慢性阻塞性肺疾病的患者病死率更高。全国各地区医护人员的病死率相差很大,内蒙古高达 9.9%,而广东的最低,为 3.7%,但总的病死率无明显的地区差异。

第二节　严重急性呼吸综合征的症状、诊断和治疗

SARS 是一种传染性极强的传染病,病程进展迅速,病死率高。SARS 的临床经过表现变化多端,可以在短短的数天内从轻微上呼吸道症状发展到伴有 ARDS 或 MODS,甚至死亡。起病初期的症状与急性上呼吸道感染类似,容易导致误诊及漏诊。因此,应该加深对 SARS 的认识,从而做到早识别、早隔离、早治疗。

一、严重急性呼吸综合征的潜伏期

SARS 的潜伏期在 2 周以内，一般为 2～10d。由于患者暴露的途径、接受的病毒剂量以及本身的免疫状态不同，潜伏期的长短也因人而异。有些患者有多次不同程度接触病毒的机会，引起疾病的明确原因无法确定，使得潜伏期的估算变得复杂。最可靠的估算是从与患者有过一次肯定的接触算起。

二、严重急性呼吸综合征的临床表现

（一）起病方式

SARS 起病急骤，95% 以上的患者以发热为首发症状，80.6%～100% 患者体温超过 38 ℃，呈稽留热、弛张热或不规则热，热程 3～20 d 不等，多为 3～7 d，可伴有寒战。少数患者以食欲不振、乏力、腹痛、腹泻、咽痛、咳嗽、结膜炎为首发症状。

有些病例比较特殊，表现为低热、早期胸闷、憋气不明显。要警惕低热 4～5 d 至 2 周后突然出现的呼吸衰竭。这种情形多见于老年人、术后和免疫力低下者。

（二）全身症状

SARS 患者可伴有全身肌痛、头痛、乏力，一般全身不适感明显，但食欲尚可。所有患者都无皮疹、淋巴结肿大和皮下出血。

（三）呼吸道表现

SARS 早期呼吸道症状比较轻，多为咳嗽，主要为干咳或少痰，偶尔伴有血丝痰，后期出现白色黏痰。一般无流涕、打喷嚏症状；少数患者有咽痛和流涕，这些症状在病初 3～5 d 内并不严重。随后可出现胸痛、气促、呼吸困难、呼吸窘迫和低氧血症，呼吸困难和低氧血症多于发病后 6～10 d 出现；少数发展成急性肺损伤（ALI）或 ARDS。

SARS 患者肺部体征常不明显，早期肺部听诊可为呼吸音增粗，或在肺底部闻及细湿啰音，或呼吸音减弱。随着病情的发展，肺部病变加重或实变时，肺部触诊语音震颤增强，叩诊为实音，听诊可闻及管性呼吸音。

SARS 与普通的细菌性肺炎不同，许多患者的呼吸道症状和体征与肺部病变不一致。临床症状不重，但胸部平片或 CT 常显示严重的炎症，而且进展迅速。

（四）其他系统的症状

少数患者有胃肠道症状，表现为恶心、呕吐、腹泻、腹痛等，偶有因腹痛被误诊为急腹症者。腹泻多为水样泻，可多达每天 10 余次，无黏液、无脓血、无里急后重。

心血管系统方面，少数患者有心脏损害，表现为心前区不适、心悸或心律失常；最常见的心电图异常为窦性心动过速，其次为 ST-T 动态改变及窦性心动过缓、房室传导阻滞等；在起病后 3～12 d 心肌酶谱活性有不同程度的升高，并持续 6～18 d。

泌尿系统方面，有 54.2% 的患者在发病 1～10 d 内出现镜下血尿和尿红细胞皱缩，轻症患者在发病14 d左右可以完全恢复。

神经系统症状和皮疹少见。

（五）不典型病例

少数SARS患者早期临床表现不典型，无发热或只有腹泻而无肺炎表现。有肾功能不全、恶性肿瘤等慢性基础疾病或免疫力低下的患者，早期可无发热，或仅有低热，病情进展后才开始出现发热。大多数老年SARS患者呼吸道症状重，病情进展迅速，容易出现并发症，病死率高。

三、严重急性呼吸综合征的实验室和影像学检查

（一）血常规检查

（1）白细胞：多数患者在发病的1~3 d内白细胞计数正常或轻度下降，淋巴细胞计数绝对值和百分比均显著下降；发病4 d之后白细胞计数进行性增高，中性粒细胞百分比大于80%；发病16~21 d后白细胞水平逐渐恢复正常。

（2）血红蛋白：大多数患者血红蛋白水平无明显变化。

（3）血小板：绝大多数患者血小板是正常的，少数患者血小板在发病第一周内轻微下降，至病程第四周开始恢复正常。

（二）SARS特异性抗体的检测

本方法主要用于核实临床诊断和流行病学调查。WHO推荐用酶联免疫吸附试验（enzymelinked immunoabsorbent assay，ELISA）或免疫荧光试验（immunofluorescence assay，IFA）检测SARS-CoV特异性抗体IgM和IgG。

（1）SARS-CoV特异性抗体的变化：SARS发病7 d内，患者体内开始出现SARS-CoV特异性抗体IgM和IgG，但阳性率很低，发病10 d后开始升高，到发病后30~40 d达到高峰，然后逐渐下降。IgG在患者发病后两年阳性率仍高达98.6%，在发病后第四年仍可能高达47%。

（2）SARS-CoV特异性抗体结果的解释：① 平行检测进展期血清抗体和恢复期血清抗体发现抗体转阳，可以诊断为SARS；② 平行检测进展期血清抗体和恢复期血清抗体发现抗体滴度4倍或4倍以上并呈升高态势，可以诊断为SARS；③ 如果患者在进展期血清抗体已经为阳性，在恢复期无4倍及以上升高，但双份血清都存在高滴度的抗体，可结合临床进展诊断；④ 健康人血清中检出SARS病毒抗体，说明其曾经感染过SARS病毒；⑤ 根据目前掌握的情况，SARS病毒抗体检测呈阴性的结果不能作为排除SARS感染诊断的依据。

进展期和恢复期双份血清的采集非常重要，进展期的血清标本应该尽早采集。用ELISA法检测时应该将双份血清置于同一块酶免疫反应板内，IFA法检测时应该将双份血清置于同一张玻片上。SARS-CoV IgG抗体持续时间长，因此最好检测IgG抗体。

（三）SARS-CoV的基因检测

WHO推荐采用RT-PCR方法检测人体呼吸道分泌物、血液、血清、尿液、粪便或死亡患者尸体解剖样品中SARS病毒的核酸，该方法具有简便快速、特异性高的特点。

（1）SARS-CoV RNA阳性判断标准：符合以下3项之一者可判断检测结果为阳性。① 至少需

要2个不同部位的临床标本检测阳性(例如鼻咽分泌物和粪便);② 收集时间至少间隔2 d的同一临床标本检测阳性(例如2份鼻咽分泌物);③ 在每一个特定检测中对原临床标本使用2种不同的方法,或者重复PCR方法检测阳性。

(2) PCR检测结果的确认:① 使用原始标本重复PCR试验;② 在第二个实验室检测同一份标本。

SARS-CoV RT-PCR检测结果呈阳性,只能说明标本中存在SARS-CoV的核酸,不能证明有活体病毒,或是表明有传染性;SARS疑似患者样品检测结果阳性时,可明确诊断为SARS患者;健康人样品检测结果阳性时,可明确为SARS病毒感染者。如果检测结果呈阴性,并不能完全排除SARS感染,要结合临床和免疫学检测综合分析。

目前对于最佳检测样品和最佳采样时间尚无定论。本检测方法的敏感性尚需提高,出现假阴性结果的可能性较大;如操作不当,易引起实验室病毒核酸污染,造成假阳性结果。

(四) 细胞培养方法分离SARS病毒

该方法用于人体呼吸道分泌物、血液、血清、尿液、粪或死亡患者尸体解剖样品中SARS病毒的分离。

阳性结果是人体体内存在活的SARS病毒的可靠证据,结合临床症状,可以作出患病或携带病毒的诊断。一般情况下,病毒分离的阳性率不高,阴性结果不能作为排除SARS感染诊断的依据。本方法需由专业人员在BSL-3(三级生物安全防护)实验室中进行;检测所需时间较长,无法作出快速诊断,故难以推广应用,不适于医疗机构的临床实验室常规检测。

(五) 影像学检查

胸部X线平片检查和CT检查是SARS的主要检查方法,是早期诊断的首选方法。SARS的影像学表现主要为磨玻璃密度影像和肺实变影。根据SARS的影像学表现,SARS的病程可分为SARS初期、SARS进展期和SARS恢复期。

(1) SARS初期(病程的1～3 d):胸部X线平片或CT检查显示SARS的影像表现为肺内单发小片状病灶、多发小片状病灶和大片状病灶,病灶多见于两肺下野和肺周围部位。单发小片状病灶占全部病例的80%左右,表现为类圆形磨玻璃样密度影、肺小叶形态的磨玻璃样密度影和小片状实变影;多发小片状病灶表现为两肺内多个类圆形磨玻璃样密度影;大片状病灶为X线平片显示片状模糊影,但合并的磨玻璃样密度影不能被显示,病变大小相当于肺段的范围,CT可以清楚地显示病灶的部位和范围。

(2) SARS进展期(病程的4～14 d):在病程的3～7 d,小片状影像改变逐渐加重,进展成大片状,单发病灶逐渐进展为多发或弥漫性病灶。病灶影像学改变多见于以磨玻璃样密度影为主并有实变影,占75%,病灶内可见血管影和含气支气管影;其次为单纯磨玻璃样密度影,约占17%,病灶形态为多发斑片、多发肺段或肺叶影像,可呈单发大片状,或具有一个或多个类圆形病灶;仅有8%的SARS病例影像学改变以肺实变影为主,肺实变影呈单发或多发肺叶阴影,多发斑片状影,内有含气支气管影,但未见血管影。83%的病例病灶呈双肺弥漫分布,仅17%的病例病灶位于一侧肺;病灶主要分布在双肺下野,位于肺中下野的占90%。在进展期,部分病例影像学形态和范围进展迅速,甚至在1 d内明显改变。有些患者影像学病灶在明显吸收后短期内可以再次出现或反复1～2次。

(3) SARS恢复期:SARS发病2～3周后,影像学检查显示病灶明显吸收、范围变小、密度变淡直至病灶消失。极少部分患者在恢复期肺内仍有斑片状或条索状影。

四、严重急性呼吸综合征的临床分期

根据传统的传染病分期方法,可将 SARS 分为三个期:早期、进展期和恢复期。

(一) 早期

早期一般为病程的 1 ~7 d。患者起病急骤,以发热为首发症状,体温超过 38 ℃,伴有全身病毒血症症状。部分患者可有干咳、胸痛等症状,少数有流涕、咽痛等上呼吸道感染症状。肺部多无异常体征,少数双肺呼吸音增粗或双肺底闻及细湿啰音。胸部 X 线平片肺部阴影于发病后第二天开始出现,早期以单发的磨玻璃样密度影为主,发病第 3 ~7 d,小片状影像改变逐渐进展成大片状,单发病灶逐渐进展为多发或弥漫性病灶。

(二) 进展期

进展期一般为病程的 8 ~14 d,该期是病情最为严重的阶段。由于持续高热或体温再度上升与病毒血症持续存在,患者表现为气促、呼吸困难或胸闷,少数患者可出现呼吸衰竭,或并发 ARDS 或 MODS,甚至危及生命。胸部影像学图像显示肺部病变进行性加重,呈现大片状或弥漫分布,甚至出现全肺实变的"白肺"。

进展期的病程因病情的严重程度不同而持续时间不一致,轻症患者该期病程短,甚至未经过此期而直接进入恢复期,重症患者该期持续时间延长。

(三) 恢复期

恢复期一般为病程的 16 ~21 d。患者体温逐渐下降,临床症状逐渐好转消失,肺部病变开始吸收。该期病程因患者病情严重程度和有无并发症而不同,一般需要两周左右的恢复时间而出院。少数重症患者恢复后肺部可遗留肺间质纤维化。

(四) SARS 的临床分型

根据卫生部于 2003 年 5 月 3 日发布的《传染性非典型肺炎临床诊断标准(试行)》,将 SARS 分为普通型 SARS 和重症 SARS。

符合下列标准中的任意一条即可诊断为重症 SARS:

(1) 呼吸困难:呼吸频率 >30 次/min。

(2) 低氧血症:在吸氧 3 ~5 L/min 条件下,动脉血氧分压(PaO_2) <70 mmHg,或脉搏容积血氧饱和度(SpO_2) <93%;或已可诊为 ALI 或 ARDS。

(3) 多叶病变且病变范围超过 1/3 或 X 线胸片显示 48 h 内病灶进展 >50% 。

(4) 休克或 MODS。

(5) 具有严重基础性疾病或合并其他感染或年龄 >50 岁。

五、严重急性呼吸综合征的诊断

SARS 是一种新型 SARS-CoV 引起的传染病,在流行初期病原体未能明确和缺乏特异性检验手段的情况下，诊断的标准只包括流行病史、临床表现、实验室检测，缺乏特异性病原学检验结果。这将不可避免地漏诊一部分SARS病例，或将其他呼吸道疾病的患者误诊为SARS。SARS-CoV特异性检测手段为SARS的诊断提供了重要的依据。

（一）SARS临床诊断标准

SARS临床诊断标准即卫生部2003年5月颁布的《传染性非典型肺炎临床诊断标准（试行）》。

（1）流行病学史：① 与发病者有密切接触史，或属受传染的群体发病者之一，或有明确传染他人的证据；② 发病前两周内曾到过或居住于报告有传染性非典型肺炎患者并出现继发感染疫情的区域。

（2）症状与体征：起病急，以发热为首发症状，体温一般>38 ℃，偶有畏寒；可伴有头痛、关节酸痛、肌肉酸痛、乏力、腹泻；常无上呼吸道卡他症状；可有咳嗽，多为干咳、少痰，偶有血丝痰；可有胸闷，严重者出现呼吸加速、气促，或明显呼吸窘迫。肺部体征不明显，部分患者可闻少许湿啰音或有肺实变体征。

有少数患者不以发热为首发症状，尤其是有近期手术史或有基础疾病的患者。

（3）实验室检查：外周血白细胞计数一般不升高甚至会降低；常有淋巴细胞计数减少。

（4）胸部X线检查：肺部有不同程度的片状、斑片状浸润性阴影或呈网状改变，部分患者进展迅速，呈大片状阴影；常为多叶或双侧改变，阴影吸收消散较慢；肺部阴影与症状体征可不一致。若检查结果阴性，1～2 d后应予复查。

（5）抗菌药物治疗无明显效果。

疑似诊断标准：符合上述（1）①+（2）+（3）条，或（1）②+（2）+（4）条，或（2）+（3）+（4）条。

临床诊断标准：符合上述（1）①+（2）+（4）条及以上，或（1）②+（2）+（4）+（5）条，或（1）②+（2）+（3）+（4）条。

医学观察诊断标准：符合上述（1）②+（2）+（3）条。

（二）鉴别诊断

临床上需要根据流行病学、症状、体检和检验结果与其他疾病相鉴别，尤其是老年人、慢性病等症状不典型的患者，更需要仔细鉴别。需要排除的疾病有上呼吸道感染、流行性感冒、其他类型的肺炎、艾滋病合并肺部感染、军团病、肺结核、流行性出血热、肺部肿瘤、非感染性间质性疾病、肺水肿、肺不张、肺栓塞、肺嗜酸性粒细胞浸润症、肺血管炎等临床表现类似的呼吸系统疾患。

六、严重急性呼吸综合征的治疗

目前对SARS尚缺乏特效治疗方法。密切监测病情、一般治疗和对症支持治疗是其治疗的基础，对病情的发生、发展和预后起着十分重要的作用。

（一）监测病情变化

多数患者在发病后14 d内都可能处于进展期，必须密切观察病情变化，监测症状、体温、呼吸频率、SpO_2或动脉血气分析、血常规、胸片（早期复查间隔时间不超过2～3 d），以及心、肝、肾功能等。

（二）一般性治疗和对症治疗

（1）卧床休息，避免劳累、用力。虽然很多患者在平静状态下无呼吸困难的表现，但动脉血氧分压有下降，过度活动会增加耗氧量，使血氧饱和度下降。对于轻症的患者应该以休息为主，重症患者需要绝对卧床。

（2）避免剧烈咳嗽。咳嗽剧烈者应给予镇咳，例如喷托维林、可待因或复方桔梗片；咳痰者应给予祛痰药，例如乙酰半胱氨酸、氨溴索。

（3）发热超过38.5 ℃者，可使用解热镇痛药。高热者应给予物理降温。儿童忌用阿司匹林，因该药有可能引起Reye综合征。

（4）对有心、肝、肾等器官功能损害的患者，应该做相应的处理。

（5）加强营养支持，注意水电解质平衡。SARS患者尤其是高热和重症患者处于高代谢状态，故应及时补充营养、水分和维生素。鼓励患者多饮水，进食易消化食物。重症患者应该尽早给予鼻饲或胃肠外营养。

（三）持续鼻导管或面罩吸氧

呼吸支持是SARS治疗的关键。早期有效的呼吸支持能帮助患者度过危险期，顺利进入恢复期，改善患者的预后。出现气促或 $PaO_2 < 70$ mmHg或 $SpO_2 < 93\%$ 时，应给予持续的鼻导管吸氧或面罩吸氧，保持 $SpO_2 > 95\%$。鼻导管吸氧可以将吸入的氧浓度提高到40%，吸入的氧流量为2～4 L/min，一般<5 L/min。面罩吸氧可以使吸入的氧浓度达到50%～60%，适用于缺氧严重而未有 CO_2 潴留的患者。有 CO_2 潴留的患者，在未应用有创机械通气的情况下给予鼻导管吸氧，吸入氧浓度不得超过35%。

（四）糖皮质激素的应用

糖皮质激素可以改善患者的中毒症状，增进食欲，减轻肺的渗出、损伤和后期的肺纤维化，有效地防止和控制ARDS的发生。但糖皮质激素的副作用大，静脉大剂量给予可能导致全身性过敏和股骨头坏死，抑制机体的免疫功能，导致细菌、真菌、结核菌等的继发感染，长期应用还可能导致医源性的库欣综合征、痤疮、糖耐量异常和糖尿病、骨质疏松等并发症。因此，对于糖皮质激素的应用应该严格掌握指征。

糖皮质激素的应用指征为：

（1）有严重中毒症状，高热3 d不退；

（2）48 h内肺部阴影进展超过50%；

（3）有ALI或出现ARDS。

建议使用半衰期短、代谢迅速的剂型，如甲泼尼龙。不宜应用地塞米松（半衰期210～280 min）以免引起蓄积。一般成人剂量相当于甲泼尼龙80～320 mg/d，分两次静脉滴注，必要时可适当增加剂量，大剂量应用时间不宜过长。重症SARS患者，剂量可加大至320～640 mg/d，连续2～3 d冲击，不宜持续应用。具体疗程根据病情来调整，待病情缓解或胸片上阴影有所吸收后逐渐减量停用。一般首次减量为原使用剂量的1/4，减量后连续3 d体温无复升则可以继续每3 d减半量，当减至甲泼尼龙40 mg/d时改为口服。激素总疗程为2～4周。减量过程中应密切观察患者的体温、呼吸和胸片变化。儿童慎用糖皮质激素。

(五) 预防和治疗继发细菌感染

对于轻症患者或患病早期的患者,在未使用糖皮质激素的情况下,一般不使用或仅使用一种抗生素预防感染。中华医学会呼吸病学分会建议对中度以下患者一般不使用抗生素,但有以下情况之一的可以考虑使用:

(1) 白细胞或中性粒细胞计数增高;

(2) 咳脓痰、黏液痰或脓血痰;

(3) 痰培养出现有意义的细菌生长;

(4) 有 COPD 基础疾病。

对于重症患者或已使用糖皮质激素阻止病情进展的患者,可以应用两种抗生素治疗。抗生素的治疗一般选择喹诺酮类和大环内酯类联合应用,应用超过 5 d 者,应该警惕有无合并真菌感染。

早期可试用抗病毒药物。在 SARS 的治疗方面,临床上试用过许多抗病毒药物,例如利巴韦林、阿昔洛韦、更昔洛韦、磷酸奥司他韦胶囊、膦甲酸钠、甘草酸钠、干扰素和其他中药制剂,但目前尚不能明确哪一种抗病毒药物是 SARS 的特效药。利巴韦林可能有一定效果。

可选用中药辅助治疗。治疗原则为:温病,卫、气、营、血和三焦辨证论治。

(六) 重症患者的处理

(1) 加强对患者的动态监护。

(2) 使用无创正压机械通气(NPPV)模式。通常使用持续气道正压通气(CPAP),压力一般为 4 ~ 10 cmH_2O;吸入氧流量一般为 5 ~ 8 L/min,维持血氧饱和度 > 93%,或压力支持通气 + 呼气末正压(PSV + PEEP),PEEP 水平一般为 4 ~ 10 cmH_2O,吸气压力水平一般为 10 ~ 20 cmH_2O。NPPV 应持续应用(包括睡眠时间),暂停时间不宜超过 30 分钟,直到病情缓解。

(3) 使用有创正压机械通气治疗。若患者存在 NPPV 的禁忌证、不耐受 NPPV 或使用 NPPV 后氧饱和度改善不满意,应及时进行有创正压机械通气治疗。

(4) 出现休克或 MODS,给予相应的支持治疗。

(5) 可试用增强免疫功能的药物。

(七) SARS 的出院标准

SARS 患者经治疗后,如果同时具备下列 3 个条件,可以考虑出院:

(1) 体温正常 7 d 以上;

(2) 呼吸系统症状明显改善;

(3) X 线胸片显示有明显吸收。

出院后应该继续调养,加强营养,及时补充蛋白质、维生素、钙,在家休息 1 ~ 2 周。休息期间避免与其他人员密切接触。每天上、下午各测体温 1 次,如果有异常应及时到指定医院指定科室就诊。定时复查胸部 X 线平片,注意肺纤维化,警惕股骨头坏死的发生,必要时进行骨扫描或 MRI 检查。

第三节　严重急性呼吸综合征的控制

2003年4月国务院将SARS列入《中华人民共和国传染病防治法》法定传染病进行管理，为SARS的控制提供了法律依据。医务人员应根据《中华人民共和国传染病防治法》做好SARS的控制工作。作为传染病，SARS控制的关键是要阻止流行的三个环节——传染源、传播途径和易感人群。在SARS流行时应该尽早采取措施，隔离传染源、切断传播途径和保护易感人群。在疫情未发生的情况下，要针对各个环节做好预防工作。

一、隔离传染源

对SARS患者要做到"早发现、早报告、早隔离、早治疗"，特别是在流行期间，要确保"四早"措施落实到位，强调就地隔离、就地治疗，避免远距离传播。

（一）对患者的处理

1. 早发现、早报告

对于发热呼吸道患者，尤其是胸部平片提示肺炎的患者，要提高警惕。SARS实行首诊医生负责制。首诊医生需要对患者的基本资料进行登记，以便追踪观察，仔细询问是否到过SARS流行区、可能接触史以及患者家属和同事等周围人群的发病情况，注明前几次就诊情况及其接诊医院。老年人及慢性病患者的SARS症状不典型，应仔细鉴别。

医务人员发现SARS患者、疑似患者，应该按照《中华人民共和国传染病防治法》、卫生部《传染性非典型肺炎防治管理办法》的规定，以最快的方式向当地疾病预防控制机构报告疫情。首诊医生要填写传染病疫情报告卡，连同患者流行病学史一并报告。疾病预防控制机构接到报告后，应当立即报告当地卫生行政部门，并开展流行病学调查和处理。例如，北京市成立了市级"非典"患者诊断专家组，12 h内请专家组进行判定，国家级诊断专家组24 h内到现场判定，诊断经两级专家组确立后，2 h内上报。

若出现暴发或流行，则应该按照《突发公共卫生事件应急条例》的要求，迅速逐级上报。

若出现以下情况，接诊医生应报告当地疾病预防控制机构，并立即将患者隔离观察，同时采取有效的防护措施：医务人员尤其是直接接触肺炎患者的一线人员发生肺炎；聚集性发生2例及以上的肺炎（指某一群体中14 d发生2例以上肺炎，或接触过肺炎患者2周内发生肺炎，以及14 d内医疗机构局部出现2例以上获得性肺炎病例等）；与野生动物有职业接触的人发生肺炎以及出现SARS死亡病例等。

2. 早隔离、早治疗

对于SARS确诊患者、临床确诊患者和疑似患者应该尽早隔离，尽早就地治疗，避免远距离转送患者，以免增加感染机会。SARS确诊患者和疑似患者应该到指定医院进行治疗。

SARS确诊患者、临床确诊患者和疑似患者应该收治在不同病区，病房通风应良好。SARS确诊患者、临床确诊患者应该2～3人住一间病房，患者应该戴口罩，不得离开病房。疑似患者一人住一间病房，应该戴口罩，不得离开病房。患者之间不得互相探访。确诊患者和疑似患者隔离期间不设陪护、不设探视，如患者在危重等情况下确需探视，探视者必须严格按照要求做好个人防护。

（二）对密切接触者的处理

(1) 接触者密切与否的判定:根据卫生部《传染性非典型肺炎密切接触者判定标准的处理原则(试行)》对与SARS患者接触的密切程度进行界定。

① 日常生活密切接触者:指照顾临床确诊或疑似患者生活者,与之生活在一起者,或直接接触了此类患者的呼吸道分泌物或体液者。

② 乘坐交通工具的密切接触者:

a. 乘坐飞机的:一般情况下,指民用航空器舱内SARS患者或疑似患者座位的同排、前三排、后三排座位的全部旅客,以及在上述区域内提供客舱服务的乘务员;乘坐未配备高效微粒过滤装置的民用航空器舱内所有人员。

b. 乘坐铁路列车的:指乘坐全封闭空调列车,患者或疑似患者所在硬座、硬卧车厢或软卧同包厢的全部乘客和乘务人员。乘坐非全封闭的普通列车,患者、疑似患者同间软卧包厢内,或同节硬座(硬卧)车厢内同格及前后邻格的旅客,以及为该区域服务的乘务人员。

c. 乘坐汽车的:指乘坐全密封空调客车时,与患者或疑似患者同乘一辆汽车的所有人员;乘坐通风的普通客车时,与患者或疑似患者同车前后三排座位的乘客和驾乘人员。

d. 乘坐轮船的:指与患者或疑似患者同一舱室内的全部人员和为该舱室提供服务的乘务人员。

③ 日常生活、学习、工作中的:指曾与SARS患者或疑似患者自其出现症状前3 d起,有过较长时间近距离接触的下列人员:与患者或疑似患者共同居住的人员;与患者或疑似患者在一间教室内上课的教师和学生;与患者或疑似患者在同一工作场所(如办公室、车间、班组等)工作的人员;与患者或疑似患者共餐的人员;护送患者或疑似患者去医疗机构就诊或者探视过患者或疑似患者的亲属、朋友、同事或汽车司机;未采取有效保护措施,接触过患者或疑似患者的医护人员;其他已知与患者或疑似患者有密切接触的人员。

如与患者或疑似患者接触期间,患者有高热、打喷嚏、咳嗽、呕吐等剧烈症状,不论接触时间长短,均应作为密切接触者。

④ 一般接触者:指民用航空器内除了密切接触者之外的其他人员;乘坐非全封闭的普通列车,患者或疑似患者活动范围内除了密切接触者之外的其他乘客;乘坐通风的普通客车,同一车上除了密切接触者之外的其余人员;乘坐轮船时,患者或疑似患者活动范围内除了密切接触者之外的其他乘客和乘务人员;日常生活、学习、工作中,除了密切接触者之外,其他曾与SARS患者或疑似患者短暂接触的人员。

(2) 对密切接触者的隔离:应该在短时间内对SARS确诊患者、临床确诊患者和疑似患者进行流行病学调查,调查也包括发病前接触过的患者以及发病前3 d和发病后密切接触者。

对密切接触者进行隔离,观察14 d(自最后接触之日算起)。如果隔离者发展为SARS患者,应该继续追踪调查其密切接触者,并对其密切接触者进行隔离观察。如果隔离期满,患者无SARS的症状和体征,应该解除隔离,其密切接触者也应该同时解除隔离。

（三）动物传染源的管理

尽管目前在果子狸等多种动物体内发现SARS-CoV,但仍未能明确这些动物是否为传染源。应该加强对这些动物宿主的研究,一旦发现可疑动物宿主,应当向当地政府部门报告,并对动物宿主进行管理。禁止个人饲养和经营这些动物。动物园中的这些动物要严格管理,园舍定时消毒。

禁止猎杀和食用野生动物。

二、切断传播途径

（一）加强院内感染的控制

SARS 的传染性非常强。建立、健全医院感染管理组织，制定医院内预防和控制 SARS 的管理制度，各部门间密切协作，确保隔离措施和防护措施落实到位，对防止医院内交叉感染、有效控制疾病传播具有十分重要的意义。

1. 医院病区的建筑要求

SARS 患者应该收治到指定的符合条件的医院和病区。SARS 流行期间医院应设立相对独立的发热门（急）诊、隔离留观室。指定收治 SARS 患者的医院（定点医院）除了发热门（急）诊、隔离留观室外，应当设立专门病区。

医院的发热门（急）诊、隔离留观室和定点医院的建筑应该遵照卫生部办公厅、建筑部办公厅印发的《收治传染性非典型肺炎患者医院建筑设计要则》进行设计。

医院在易于隔离的地方设立相对独立的发热门（急）诊、隔离留观室。定点医院的建筑要求是：(1) 应该根据需要区分限制区和隔离区。(2) 严格规定人流、物流、车流的清洁与污染路线流程，清洁与污染路线互相分开，互不交叉。(3) 为避免交叉感染，隔离区和限制区应该间隔 30 m 左右，各楼楼距为 20 ~ 25 m，如果达不到要求，应该采取其他措施。(4) 隔离区内分别设立疑似病区和确诊病区。医务人员的办公室与病区分隔无交叉，并尽可能保持一定距离。污染通道和清洁通道必须分别设置，并遵循接诊—检查（医技科室）—治疗（病房）—监护（ICU）的流程安排房屋布局，医务人员按清洁区—半污染区—污染区的工作流程布置工作区域，每进入一级区域，必须设通过式更衣场所。(5) 所有区域必须具备自然通风装置，禁止使用中央空调，有条件的单位可安装建设部推荐的简易负压病房排风机组。(6) 医务人员应使用感应式水龙头，小便器采用感应式，大便器采用脚踏式开关或感应式开关，化粪池和污水应该加药消毒。

2. 做好个人防护

医务人员要加强学习，掌握 SARS 的临床表现、诊断标准、治疗原则，及时发现患者。此外，还要学习消毒、隔离知识，提高个人防护意识，做好个人防护。

根据接触患者的密切程度和工作病区的不同，医务人员的防护遵循分级防护的原则：(1) 一级防护适用于发热门（急）诊工作的医务人员。该类人员应穿工作服、隔离衣，戴工作帽和 12 层以上棉纱口罩；每次接触患者后立即进行洗手和消毒。手消毒用 0.3% ~ 0.5% 碘伏消毒液或快速手消毒剂（氯己定醇、苯扎溴铵醇、75% 乙醇等）揉搓 1 ~ 3 min。(2) 二级防护适用于进入隔离留观室和专门病区的医务人员，接触从患者身上采集的标本的人员，处理患者分泌物、排泄物、使用过的物品以及死亡患者尸体的工作人员，转运患者的医务人员和司机。这类人员进入隔离留观室和专门病区必须戴 12 层以上棉纱口罩，每 4 h 更换 1 次或感潮湿时更换，穿工作服、隔离衣、鞋套，戴手套、工作帽；每次接触患者后立即进行手清洗和消毒；对患者实施近距离操作时，戴防护眼镜；注意呼吸道黏膜防护。(3) 三级防护适用于抢救患者时插管、吸痰、口腔护理等近距离操作医务人员。除实施二级防护外，还应该加戴全面型呼吸防护器。

诊治患者所使用的听诊器、书写笔等器械也要注意消毒或清洗，避免因器械污染而造成传播。病区工作人员离开病区时禁止将污染品带出病区，离开病区时或回家后要立即洗澡、更衣。SARS

病区工作人员每天测体温，一旦有发热或其他症状，应立即停止工作。

3. SARS 患者及疑似患者的转运

为防止 SARS 的传播，对 SARS 患者、疑似患者的转运应该遵循《卫生部办公厅关于做好传染性非典型肺炎患者和疑似患者转运工作的通知》的原则进行，以保证转运安全。

医疗机构转运传染性非典型肺炎患者和疑似患者时，应向疫区的市级卫生行政部门（直辖市卫生行政部门）报告，疫区的市级卫生行政部门（直辖市卫生行政部门）通知急救中心（站）或指定医疗机构将患者转运至接受医疗机构。急救中心（站）或指定医疗机构配备专门医务人员、司机、急救车辆负责传染性非典型肺炎患者和疑似患者的转运工作。急救中心（站）或指定医疗机构应当做好患者转运交接记录，并及时报疫区的市级卫生行政部门（直辖市卫生行政部门）及当地疾病预防控制机构。

急救车辆车载医疗设备（包括担架）专车专用，驾驶室与车厢严格密封隔离，车内设专门的污染物品放置区域，配备手消毒设备。医务人员、司机戴 12 层棉纱口罩或其他有效防护口罩、防护头套、防护眼镜、手套，穿连身服、隔离衣和长筒胶靴。医务人员、司机接触患者（含疑似患者）后，要及时更换全套防护物品。转运时应当开窗通风，车辆消毒后打开门窗通风。

4. 消毒工作

SARS 可以通过近距离空气飞沫、患者分泌物等传播，医院必须采取严格的消毒措施，以控制医院内感染的发生。消毒范围包括发热门（急）诊（包括指定的专门检验室和放射检验室）、隔离留观室和专门病区。未指定专门的检验室和放射检验室的，应当加强对检验室和放射检验室的消毒。消毒内容包括空气、地面和物体表面、患者分泌物和排泄物、污水污物、尸体和终末消毒。

（二）疫源地的消毒与处理

疫源地根据范围的大小分为疫点和疫区。疫点是指患者发病前 3 ~ 10 d 所到过的场所、停留时间超过半小时、空间较小且通风状况不良的场所。当传染源可能已经在更大范围内活动造成传播危险，或者在一个较大范围内一个潜伏期出现了数个传染源或出现疫情爆发、流行时，应由县级以上地方政府报经上一级地方政府决定，将这个范围宣布为疫区。疫源地的处理应该遵循“早、准、严、实”的原则。行动要早，针对性要准，措施要严格，并落到实处。对疫源地应该严格消毒，疫区需要加强流动人口的管理，防止疫情的输入、输出。在患者痊愈或死亡后 2 周、患者可能污染的物品已进行终末消毒以及疑似患者和密切接触者在 14 天的隔离观察期内无发病的情况下，由原宣布单位宣布解除疫源地。

（三）公共场所的管理

公共场所要保持环境清洁，加强通风，定时对空气和物体表面进行消毒。SARS 流行期间，公共场所的工作人员需要每日健康检查，有发热、咳嗽等呼吸道症状时，要立即到医院检查治疗。如果经医院诊断为疑似患者，应立即暂停工作，隔离治疗。与 SARS 患者有接触者，应该留家医学观察 10 d，无相关症状才可以恢复工作。根据疫情的流行情况和控制需要，对来自疫区的交通工具进行严格消毒。

（四）宣传教育

社区基层卫生和行政部门要掌握本地区的人口流动情况，对人口进行医学监测，SARS 流行期间尽量避免大规模的集会活动。通过多种宣传教育方式（如在社区公告栏张贴预防 SARS 的宣传品，通过当地广播、电视等媒体发布预防SARS的公益广告，或者向群众派发介绍SARS预防知识的小册子等）向群众普及SARS的预防知识。明确SARS预防控制中公众应有的义务与责任，配合做好SARS的预防和控制工作；教育群众掌握早期发现发热症状的方法，使群众懂得在出现发热症状时应采取的措施，减少群众的恐慌情绪；教育群众提高自我保护意识，养成良好的卫生习惯。

三、保护易感人群

人群对SARS普遍易感，目前无特效的预防药物和方法。多名科学家致力于SARS疫苗的研究，疫苗在动物实验中已取得一定的效果，但距离临床应用还有一个漫长的过程。因此，保持健康的生活方式，增强体质，提高免疫力，养成良好的卫生习惯，做好个人防护是预防SARS的基本途径。

SARS的控制应该以预防为主。同时，应尽快完善传染病的相关法规，强化法制管理，加强健康教育和多部门协作，提高各部门对突发事件和传染病流行的应急反应能力。

参考文献

[1] Peiris JS, Lai ST, Poon LL, et al. Coronavirus as a possible cause of severe acute respiratory syndrome. Lancet, 2003, 361: 1319-1325.

[2] Ksiazek TG, Erdman D, Goldsmith C, et al, A novel coronavirus associated with severe acute respiratory syndrome. N Eng J Med, 2003, 348: 1953-1966.

[3] Denac H, Moser C, Tratschin JD, et al. An indirect ELISA for the detection of the antibodies against porcine reproductive and respiratory syndrome virus using recombinant nucleocapsid proteim as antigen. J Virol Methods, 1997, 65: 169-181.

[4] 中华医学会，中华中医药学会. 传染性非典型肺炎(SARS)诊疗方案. 中华医学杂志，2003，83: 1731-1752.

[5] Yan Huiping, Tan Yufen, Zhuang Hui, et al. A follow study of IgM, IgG, nucleoprotein and spike protein antibodies against severe acute respiratory syndrome (SARS) coronavirus in patient with SARS. Chin J Intern Med, 2006(45): 896-899.

[6] 杨利桃，朱兆玲，刘惠萍，等. SARS康复者M抗原特异性记忆性T细胞免疫应答的探讨. 免疫学杂志，2006，22: 511-518.

[7] Yang Litao, Peng Hui, Zhu Zhaoling et al. Persistent menmory CD4 + and CD8 + T-cell responses in recovered severe acute respiratory syndrome (SARS) patients to SARS Coronavirus M antigen. General Virol, 2007(88): 2740-2748.

[8] Ignatius TY, Xie Zhanhong, Kelvin KT, et al. Why did outbreaks of severe acute respiratory syndrmoe occur in some hospital wards but not in others. Clin Infect Dis, 2007: 44(15). 1017-1025.

第三十二章　核事故与辐射事故的医学应急

Chapter 32　Medical Response of Nuclear Accident and Radiation Accident

刘励军
Liu Lijun
江苏省医学会急诊医学分会副主任委员
苏州大学附属第二医院中国核工业总医院急诊科主任、主任医师

刘玉龙
Liu Yulong
中国核工业总医院核应急中心秘书

第一节　核事故与辐射事故医学应急的重要性

核事故与辐射医学应急(简称核应急)的重要性在于:(1) 我国核能的利用与开发日益广泛，在其造福于社会的同时,存在意外事故发生的可能性;(2) 当今复杂的国际形势、国际核恐怖活动等也给社会造成了威胁。因此常备不懈地做好核应急的预防工作十分重要。制订科学合理的医学应急预案,提高对核应急工作重要性的认识,提升医学应急救治水平是急诊医学工作者的责任。

近年来,我国核能开发十分迅速,但与发达国家相比差距仍十分明显。国家已将发展核电作为优化能源结构、调整能源布局和保护生态环境的重要举措。核电发展的方针已从“适度发展核电”调整为“积极发展核电”。据悉,到2020年,我国的核电总装机容量将达到4 000万kW,在建核电容量保持1 800万kW。在我国核电发展步入一个全新的发展阶段时,核电安全成为核电事业的生命线,也是核电事业健康、顺利发展的基础。前苏联切尔诺贝利和美国三哩岛核电站发生的严重事故,再次给人们以深刻的警示,必须高度重视核电安全。当然,核应急工作的范围不仅仅局限于为核电站提供医疗技术应急支持,更要考虑为可能发生的核恐怖事件提供完善的医学应急准备,同时,为核军工、核废物处理、核燃料运输等核能、核技术和放射源应用开发提供医学应急保障。

核应急在广义上属于灾难医学的范畴,但是,其本身在医学应急中又具有特殊性。概括而言主要有以下特点:

1. 具有突发性,要求快速反应

核事故往往突然发生,事故发生时要求能及时、迅速、有效地执行好医学应急救援任务,其中包括医疗救护、饮用水和食物的应急监测和控制、稳定性碘片的发放、应急响应工作人员的个人剂量监测等。因此,核应急必须具有快速反应功能。

2. 损伤多为复合损伤

除急性外照射和内照射损伤外,常合并有其他外伤。这是因为在核事故发生时,现场的忙乱可

能引起人员意外的摔伤、烧伤等，同时，由于公众对于核事故的恐慌，极易引起人群心理紊乱、焦虑、恐慌等。因此，在进行针对辐射损伤的检测、治疗的同时，对于外伤、烧伤也应及时治疗，并应重视及时采取心理疏导措施，防止造成不良的社会心理效应。

3. 综合专业技术要求高

由于核事故医学应急工作的特殊性，要求工作人员具有良好的心理素质和应对多种疾病的初步急救技能，即要有集多种专长于一身的技术素质。

4. 需多学科合作的团队精神

由于核应急涉及多个学科的多团队工作，其中包括场内和场外的医疗救护、心理咨询、碘片服用指导、辐射防护与应急照射控制、放射损伤的救治和非放射损伤的救治，故此救治中涉及临床医学、预防医学、心理学等学科。同时，还要与非医学专业的其他应急专业人员密切合作，如消防、公安、交通等系统的人员。因此，核应急对组织协调工作要求较高，需各自明确职责，积极配合，协同作战，共同完成医学救治任务。

第二节　核突发事件的类型与应急状态分级

一、核突发事件的类型

核突发事件主要分为核事故和放射事故、核恐怖事件和放射恐怖事件、核战争等。

（一）核事故和放射事故

根据《民用核设施安全监督条例》的定义，核事故是指核设施内部的核材料、放射性产物、废料和运入运出核设施的核材料所发生的放射性、毒害性、爆炸性或其他危害性事故。针对核设施中的非故意事故而言，放射事故泛指放射源、核技术应用中涉及辐射损伤的非故意事故。

（二）核恐怖事件和放射恐怖事件

核恐怖事件和放射恐怖事件是指恐怖分子利用人们对于核辐射的恐惧心理，蓄意造成核事故和放射事故，以散布放射性物质制造恐怖事件。其主要恐怖事件类型有攻击核设施、爆炸粗糙的核武器和利用常规炸药来散布放射性物质（即脏弹）。

（三）核战争

核战争指交战双方使用核武器攻击对方的战争。

针对核设施（核电站）而言，根据其发生核突发事件对于场内外和纵深防御能力的影响，便于同公众和媒体的沟通，国际上将核事件分成8个级别：

（1）0级：偏离，就安全方面考虑无危害。

（2）1级：异常，指偏离规定功能范围。

（3）2级：事件，指场内明显污染或一个工作人员受过量照射，具有潜在安全后果的事件。

（4）3级：严重事件，指有极小量的场外释放，公众受小部分规定限值照射，场内严重污染或一个工作人员有急性健康效应。其效应接近事故且丧失纵深防御措施。

（5）4级：主要在设施内的事故，指有少量场外释放，公众受规定限值级照射；反应堆芯放射屏障重大损坏或一个工作人员受致死性照射。

(6) 5 级：有场外危险的事故，指场外有限释放，很可能要求实施计划的干预；反应堆芯放射屏障严重损坏。

(7) 6 级：严重事故，指场外明显释放，很可能要求实施计划的干预。

(8) 7 级：特大事故，指场外大量释放，有广泛的健康和环境影响。

另外，核与辐射恐怖事件引起的应急情况，在很多方面和核与辐射事故引起的情况相类似，但存在不同之处，需要事先做好应对核与辐射恐怖事件的应急准备。

就核和放射恐怖事件而言，恐怖分子采取的辐射恐怖的形式，相对于攻击核设施和制造核弹而言，制造“脏弹”是其主要手段。所谓“脏弹”是指普通炸弹中含有高活性放射性核素，其发射的 α 射线、β 射线、中子或 γ 射线可杀伤人员或严重污染环境。使用这种方法达到其核恐怖活动意图可能性较大的原因，其一是“脏弹”制造的原材料——放射性核素相对容易获得，且制作工艺相对简单；其二也是更重要的原因，是由于“脏弹”恐怖事件的隐蔽性、发生时间的随意性和地点的任意性，对毫无准备的公众所造成的恐慌更为明显，对于社会安定和经济发展的危害更为突出。这也正是恐怖分子寻求的效果或目的。因此，针对“脏弹”恐怖事件的医学应急预案的制定、演练显得更加重要。

将核武器应用于战争的，迄今为止，只在二战期间，美国在日本的长崎和广岛投放了两枚原子弹。然而，相对于核弹，“贫铀弹”在战争中的使用概率更大。所谓“贫铀”是指将天然铀中，能发生核裂变的 ^{235}U 提取出后所剩的以 ^{238}U (99.75%) 为主的铀。由于贫铀的密度可达钢材料的 2.5 倍 (18.7 g/cm^3)，且具有硬度大、高温下燃烧等特点，故此，被利用为主要原料制成武器。通常将贫铀制造的炸弹、穿甲弹和子弹，统称为贫铀弹。贫铀本身产生 α、β 和弱 γ 射线，由于其密度很高，故此，其内部产生的射线大部分不能达到金属的表面，即由于“自屏蔽”效应，而不会对人体造成损害，但当其爆炸产生高温铀燃烧后，铀汽化后的气溶胶和爆炸碎片，通过污染空气、水源和农作物等进入人体造成贫铀内污染，吸收后主要沉积在肾脏和骨骼造成靶器官的损害。美国曾在海湾战争、对南联盟的空袭和伊拉克战争中，均使用过大量的贫铀弹，从而引起大面积的污染和人们的恐慌。

二、应急状态分级

根据核设施核突发事件的级别，国际原子能机构(IAEA)将应急状态分为 5 级，即总体应急、场区应急、设施应急、报警和其他应急。目前我国的法规标准将应急状态分为以下 4 级：

(1) 1 级应急待命：是指可能出现危及核电厂安全的某些特定情况或外部事件，核电厂有关人员待命。

(2) 2 级厂房应急：是指事故后果仅限于核电厂局部区域，核电厂人员按场内应急计划要求采取应急响应行动，通知场外应急组织。

(3) 3 级场区应急：是指事故后果蔓延至整个场区，场区人员采取应急响应行动，某些场外应急组织可能采取应急响应行动。

(4) 4 级场外应急：即总体应急，指事故后果超越场区边界，实施场内、外应急响应计划。实施上述应急响应的目标，主要包括：① 恢复对局面的控制；② 在现场防止或缓解后果；③ 防止工作人员、公众出现确定性效应；④ 提供急救并设法医治辐射损伤；⑤ 尽可能防止人群中出现随机性效应；⑥ 尽可能保护人群中出现非放射影响；⑦ 尽可能保护财产和环境；⑧ 尽可能为恢复正常经济和社会活动做准备。

第三节　核事故医学应急的分级医疗救治和原则

核事故医学应急指核设施发生事故或事件,使核设施场内外的某些区域处于紧急状态,要求立即采取医学支持,以最大限度地减轻核事故造成的损失和不良后果。减轻损失和不良后果指避免或减少人员伤亡,保障人员的健康和安全,同时,对于已受伤的人员,积极进行救治,尽量减少伤亡。

医学支持可以分为两类:其一是在现场对于危重患者的急救;其二是对其他伤病员的分类医学处理,即根据患者受照情况、受污染的程度和临床表现,进行分类和分级救治。对于受急性放射损伤或怀疑受急性放射损伤的患者,则需立即转运到放射损伤专科医疗机构治疗。

一、辐射检测与防护

放射性核素是指具有放射性的核素。它具有三个主要特点:(1) 核衰变:在其自发释放射线的同时,转变为其他的原子核;(2) 半衰期:即描述上述衰变快慢的指标;(3) 衰变规律:遵循指数衰变规律。核事故发生体表污染危害的主要来源是产生α,β射线的放射性核素。故此,体表污染的检测需要配备α,β射线表面污染测量仪。由于α射线射程短,造成α放射性核素伤口污染程度难以测量,需要配置伤口探测仪器。α,β和γ射线表面污染测量仪,均应放置在去污室的入口、出口和去污处置室,以便动态检测去污情况;而伤口探测仪应根据需要放置在污染伤口处置室。

相对于外污染,内污染指进入人体的放射性核素超过自然存在量。该定义包含两层含义:其一是原本机体中不含的放射性核素出现了;其二是机体原本含有的放射性核素的含量增加。内污染不是一种疾病,而是一种机体内部受核素污染的状态,即内污染不一定产生内照射放射病,然而,内照射放射病肯定是内污染造成的,即指内照射引起的全身性疾病。这种全身性疾病既有电离辐射作用造成的全身表现,又有该放射性核素所针对的靶器官的损害。由于放射性核素存在的方式可为固态、液态和气态,故此进入人体的途径也可为多种途径,其中包括经正常皮肤进入体内,如^{3}H,^{131}I和^{90}Sr等;当皮肤有伤口时,其吸收率可大大增加,如^{147}Pm。放射性的气体或气溶胶则可通过呼吸道进入体内,如^{131}I。另外,放射性核素也可通过污染水源、食物等,通过消化道进入人体。一般而言,通过调查可基本进行定性诊断;对于可能有过量放射性核素进入人体者,则需定量测定作为医学干预提供依据。测量方法包括采集人体的排泄物进行测量,或通过体外直接测量。对于发射γ或X射线的核素,通过全身或局部测定(甲状腺、肺部等),以期进行内剂量的估算。

“预防胜于治疗”在医学应急中更显意义重大。因此,辐射防护是一项贯穿于整个医学应急活动中的措施。防护对象主要可分为三类:(1) 公众卫生防护:医学应急组织与相关部门合作,指导公众采取适当防护措施,尽量避免或减少辐射对公众的影响。其措施包括隐蔽或撤退、服用抗放药、对体表和呼吸道进行防护、对可能或已污染的饮用水和食物进行控制、消除体表放射性污染以及心理效应防治等。(2) 救援人员的防护:采取应急救援控制水平和剂量限制原则;穿戴防护衣具,使用防护器械;实施剂量监测,服用辐射损伤防治药和控制作业时间等。(3) 应急人员防护:首先是其全部活动都应在照射尽可能低的原则下进行,其中包括:不在剂量超过1 mSv/h的地方逗留;小心进入剂量大于10 mSv/h的地区;未经允许不得进入100 mSv/h的地区等。其次,应该采取各种手段防护自己,不在污染区吃、喝和抽烟。最后,要注意甲状腺的防护,按规定服用稳定碘。应在预计照射前4 h服用,而照射后8 h服用则无保护作用。

二、现场急救(一级医疗救治)

现场急救主要由核设施营运单位的医疗卫生机构组织医务人员和安防人员实施,具体参与者包括现场医护人员、辐射防护人员和测量人员。总体本着快速有效、先重后轻、保护救护人员与被救护人员的原则。其主要救治对象分为非放射性损伤和放射性损伤人员。实施救治的原则是对伤员进行分类诊断,并积极治疗危重症患者。对于非放射性损伤患者,如创伤、烧伤等患者的救治按通常急救原则进行。对于放射性损伤人员,首先处理危及生命的损伤,然后,再考虑患者的受照情况,以便对辐射损伤作出合理的估计。对于病情稳定的患者,除应注意患者的临床表现外,应详细了解受照情况。对体表、伤口及体内有辐射污染者,应及时进行检查、诊断和必要的初期治疗。

总之,一级医疗救护的主要工作应包括:(1)对危重伤员的救治;(2)设立临时分类点,初步确定是否存在体表污染和内污染,并尽可能收集受照剂量估算的物品和生物样品;(3)酌情发放稳定性碘和抗放药;(4)对于体表污染伤员进行去污洗消;对于内污染伤员采取促排治疗;(5)填写伤员登记表,根据初步分类诊断,组织及实施后送伤员至二级或三级医疗机构。

三、就地医治(二级医疗救治)

就地医治主要由核设施所在地区的医疗机构承担,如当地的县医院或地区医院等。其救治的主要内容包括:(1)对于危重症患者的继续救治。(2)进一步确定人员受照的方式和类型,以便分类诊断。(3)对外照射的人员进一步确定受照剂量,并作出留治或后送的决定。(4)对于体内污染的伤者,初步确定污染核素的种类和剂量,采取相应的医学处理;对于受照严重和处理困难的伤者及时转送三级医疗机构。(5)对于体表污染者,进行详细测量和彻底除污染。根据核设施所在地区医疗机构的任务,当地医院应组织和培训一支核辐射医学应急队伍,以便较好完成就地医治工作。

四、专科救治(三级医疗救治)

专科救治由国家指定的具有放射损伤专科医治能力的综合医院负责实施。其主要职责包括:(1)对于不同类型、不同程度的放射损伤和复合损伤作出确定性诊断,并进行专科医学救治;(2)对于有严重体表、体内和伤口放射性污染的伤者进行全面检查,以确定污染核素的组成、污染水平,估算受照剂量,并进行全面有效的治疗;(3)负责组织和派出有经验的专家队伍,协助和指导一、二级医疗单位实施医学救治。

五、洗消去污和去内污染

(一)洗消去污

体表放射性核素污染的去污洗消工作,是核应急和干预中重要的组成部分。为满足医学应急时对于不同伤者体表去污的要求,完整的去污洗消室应包括9个主要功能区:头、面、颈部、上肢和下肢、胸、腹部和脊柱、体表的伤口和不能站立患者等的洗消处理区域、生物样品取样室、观察室和去污洗消出入口等。整个洗消去污过程均应在放射损伤专科医师指导下,并严格遵循相应规范实施。

(1) 皮肤去污:放射性核素可借助皮肤静电力或表面张力吸附于皮肤表面,甚至与皮肤蛋白结合形成复合物,从而构成皮肤污染。皮肤去污的目的,一是将体表污染量降低到不足以引起皮肤的急、慢性放射性损伤;二是防止放射性核素经皮肤吸收,或通过污染食物和水而造成内污染。皮肤去污的控制限值是以污染物为皮肤基底层的剂量率等于0.15 Sv/a为控制限值。当继续去污效果有所降低,或皮肤出现刺激反应时,即使皮肤残留的污染量仍远高于上述控制水平,也应暂停去污或每天轻轻清洗2~3次。

皮肤去污应严格按照相应的预案或流程实施。在保证生命体征相对稳定的前提下,先清洗容易转移和污染重的部位,再清洗难以除去的皮肤污染。去污过程应使用一次性用具,防止污染转移或扩大。同时,医务人员应按规定做好自身防护,防止继续操作时造成二次污染。一次性防护用品使用后作为放射性废物存放和处理,洗涤皮肤的废水均应按规定保留和处理。

(2) 污染伤口的处理:污染伤口是指外力作用致使带有放射性核素的物品或碎片,击伤人体组织时所形成的具有放射性核素污染的伤口。这类伤口可分为擦伤、刺伤和破裂伤等。另外,含有放射性核素的化学性烟雾或腐蚀性化合物,作用于人体暴露的皮肤、黏膜后会破坏皮肤黏膜的保护层,造成化学性烧伤,成为污染伤口,例如眼睛、上呼吸道和消化道黏膜等。

污染伤口的处理既包括对于伤口的外科处理,又包括对于放射性核素即污染物的处理,因此,需要有经验的外科医生和辐射防护专业人员共同完成,以期达到最大限度降低或减少污染物对于局部皮肤和邻近组织的损害,同时,减少放射性核素经伤口吸收造成内污染和靶器官损害。污染伤口的初期处理包括:① 放血和使用止血带压迫防止伤口处静脉血回流;② 及时用敷料擦去流出的血液;③ 清除可见的异物;④ 用生理盐水彻底冲洗伤口;⑤ 深及真皮以下的伤口,应尽快使用各种洗涤剂清洗创面。由于操作者需要借助伤口污染检测仪随时根据检测结果指导清创,因此,应严格防止探测仪受到污染而误导清创。伤口的处理流程基本以先轻后重、分步实施、严防交叉污染和范围扩大以及损伤被污染的组织等,以防止清创过程加速放射性核素的吸收。

对于经上述初期伤口处理,伤口仍然有以下情况者,应考虑外科手术治疗:① 虽经初期处理,伤口仍严重污染者;② 污染部位在非功能部位;③ 针刺造成组织深部的污染。总之,污染伤口的处理是一个专业性要求高、需多专业合作、综合考虑近期和远期效应的治疗过程。

(二) 去内污染

对于内污染的医学干预,即放射性核素进入体内并需要医学干预的剂量,目前尚无统一标准,需结合伤者具体情况,并综合分析和权衡利弊后作出决定。《电离辐射事故干预水平及医学处理原则》中推荐当放射性核素大于2 ALI(年摄入量限值)应考虑促排是合适的。欧美相关组织推荐:小于1 ALI者不需要医学干预;1~10 ALI可考虑促排治疗;大于10 ALI时,应采取全面治疗措施。

内污染医学处理的原则是抢救生命为先,减少吸收和加速排出。

(1) 减少放射性核素吸收的措施:包括脱离污染环境,进行体表洗消去污,减少呼吸道和消化道吸收等。① 减少呼吸道吸收的方法:彻底清理上呼吸道,包括清理鼻腔、剪去鼻毛、大量生理盐水冲洗和使用血管收缩剂麻黄碱等。对于下呼吸道的污染采取祛痰剂,如碘化钾和氯化氨;对于极毒核素,如^{239}Pu且剂量大于100 ALI时,应积极采取全麻下支气管-肺泡灌洗术。② 减少消化道吸收的方法:总体处理原则与经消化道而中毒的处理原则相同。对于食入时间小于4 h者,常采取漱口、催吐和洗胃的方法。洗胃时间一般不超过30 min,且需收集洗胃液检测放射量。洗胃后可使用药用炭和泻药促进排泄。对于食入时间大于 4 h 者,可根据相应的放射性元素使用相应的阻吸收剂,如:对于 Sr,Ra 等二价放射性元素,使用硫酸钡和(或)药用炭 50 g 沉淀剂,再使用缓泻剂导泻。对于^{90}Sr 和^{137}Cs 可使用其特异性的阻吸收剂海藻酸钠和布鲁士蓝,使其在肠道中的吸收降低。另外,为了防止甲状腺的损害,服用稳定性的碘(^{127}I)阻断放射性的碘在甲状腺蓄积。一般服用甲状腺片距离放射性碘进入的时间越近效果越佳。但成人服用的总剂量不宜超过 10 片(即 1 g 稳定性碘)。小于 3 岁的儿童总剂量为 25 mg,3 ~ 12 岁的儿童为 50 mg。

(2) 加速放射性核素的排出:促排的目的是加速进入体内的放射性核素的排出,以减少其在体内的蓄积量和缩短其在体内的滞留时间,以期尽可能地减少内照射造成的放射性损伤。促排方法包括使用金属络合剂和加速其代谢的措施。① 金属络合剂:常用的络合剂包括巯基络合剂,如二巯基丙磺酸钠(DMPS)、二巯丁二钠(DMS);氨羧基络合剂,如依地酸二钠钙(EDTA)、喷替酸钙钠(DTPA)等。应根据放射性核素的种类合适选用这些络合剂,并采用短疗程、间歇给药的原则,同时注意防治肾功能的损害。② 加速代谢的措施:对于均匀分布的核素,如^{3}H,^{137}Cs 等,可通过大量饮水和排尿促进其排出。对于亲骨性的核素(Sr,Ra,Ca),可采用早期高钙饮食,晚期低钙饮食 2 周,加脱钙疗法(氯化铵、甲状旁腺素等)使其排出。总之,阻吸收剂和促排剂均应早期、足量使用,才能达到良好效果。

第四节　核事故的医学应急准备和响应程序

一、核事故医学应急准备

核事故医学应急准备是核事故总体应急准备工作的重要组成部分,是为核事故发生时能迅速采取有效医学救援行动而进行的系统准备工作,是核事故应急工作方针"常备不懈,积极兼容,统一指挥,大力协同,保护公众,保护环境"的具体体现。根据《国家核应急计划》和卫生部发布的《核事故医学应急管理规定》,医学应急的基本内容为:(1) 救治辐射损伤和其他受伤人员;(2) 对食品和饮用水进行应急辐射监测和评价,采取必要措施;(3) 指导公众采取正确的放射防护、防疫、防病措施,并提供必要的医学应急保障,保护公众健康;(4) 与有关部门协同,防止或减轻核事故对公众的不良社会心理效应及后果。

(一) 医学应急计划

核事故应急计划是一种规范性文件,用于指导和规范应急准备与应急响应工作,即明确"做什么,由谁做,如何做"等核心问题。

1. 应急计划的基本要求

应急计划分为场内应急计划、场外应急计划和国家应急计划,通常称为三级总体应急计划。各级应急计划相互衔接,协调一致。

2. 医学应急计划的基本内容

与三级总体应急计划相对应,医学应急计划也分场内、场外和国家医学应急计划。其主要内容包括:目的和基本任务,医学应急救援方案(干预措施),规定必需的医疗卫生设施、设备、药品、器材、交通工具和通讯工具,并制定相应的管理制度和应急响应时的启动程序。应急计划还应包括医学应急队伍的培训、医学应急演习和公众宣传教育等。总之,医学应急计划应按规范和要求详细撰写。

（二）医学应急准备的实施

如何依据应急计划，具体实施并做好各项医学应急准备，是负有医学应急任务的各级政府卫生行政部门和医疗卫生单位领导的一项重要职责。根据医学应急任务和实践，应重点落实以下几方面的医学应急准备工作。

1. 医学应急组织建设

落实医学应急组织建设，首先要落实各级医学应急组织指挥中心的建设，配备与其指挥功能相适应的通信联络、数据传输、图像传输等信息网络系统等。中心不论在平时还是发生核事故时，应始终处于正常运行状态。做好医学应急物质的准备，是保证医学应急任务完成的重要基础。

2. 医学应急物质条件的准备

医学应急物质救援的设备主要包括：急救和医疗救治设备、现场辐射剂量和实验室辐射剂量检测设备、放射性污染检测设备和去污洗消设备等。这些设备和药品以及卫生防疫、防护器材、交通工具和通讯器材等，均应有计划地进行准备，并制定相应维护、储存、发放和使用的管理制度，使其始终保持较高的完好率。

3. 医学应急培训

对承担医学应急任务人员进行有关医学应急知识方面的培训，是应急准备中不可缺少的部分，是保持医学应急响应能力的重要措施之一。这样既是为了提高受训者医学应急响应水平，也是为了严格执行应急工作中的有关规定。

4. 医学应急演习

医学应急演习是医学应急响应的模拟行动，是医学应急准备的重要内容之一。其目的和意义在于：(1) 检验医学应急计划和响应程序的正确性和周密性，并从实践中发现问题，不断修改和完善医学应急计划；(2) 使医学应急人员通过演习，进一步明确任务，掌握医学应急技术、响应程序和有关基本原则，有利于提高组织指挥、相互协同和应急技术能力；(3) 有利于常备不懈地做好医学应急准备工作，维持相应的应急能力。医学应急演习的形式是多样的，除参加同级应急组织举行的综合性应急演习外，也可在本医学应急组织体系范围内进行；既可以举行综合性的医学应急演习，也可举行单项内容演习。总之，应根据实际需要灵活安排。但不论举行何种类型的医学应急演习，都必须事先制订好演习方案，并经上级应急组织批准。其方案内容一般包括：演习的目的与要求、类型与规模、情景设计与日程安排、通知与风险、演习准备与实施、演习效果评价等。

5. 医学应急技术准备

医学应急是一项技术性很强的工作，而医学应急准备又是一项长期的任务。因此，应重点做好以下两方面的技术准备：(1) 学习掌握现有的医学应急技术，包括放射性损伤早期分类、诊断和治疗技术；受照剂量的检测和估算技术；放射性污染洗消与促排技术；食品与饮水放射性污染快速监测与评价技术；放射防护技术；其他有关技术如医学应急必须使用的仪器设备的操作、维护技术等。(2) 做好医学应急新技术的开发研究，积极引进国际先进技术，不断提高医学应急技术水平。

6. 公众宣传教育

对公众实施核事故应急等基本知识的宣传教育，是核事故应急准备工作中极为重要的基础性准备工作，应予以高度重视。其目的是：(1) 使公众对建设核电厂的重要性、安全性和潜在危险性有一个科学的认识，消除恐惧心理；(2) 在场外应急响应时，能正确采取协调行动。其宣教内容应包括：建立核电厂的重要作用与意义；核安全防护的基本知识；突发核事故时政府部门可能采取的干预措施，公众应采取的态度和配合行动等。

二、核事故医学应急响应程序

核事故应急响应是指为控制或减轻核事故或辐射的后果而采取的紧急行动；医学应急响应是指为减轻核事故或辐射造成的人员伤亡和公众健康危害而采取的紧急医学应急救援行动。在这种应急状态下，各应急组织和应急人员根据自己的职责，实施响应行动的次序或步骤，称为应急响应程序。

应急响应程序与行动是各级各类应急计划中的重要组成部分。应急响应程序主要包括：基本程序、决策指挥程序、通信联络程序和各类应急措施执行程序等。由于各类医学应急措施如医疗救护、辐射防护、食品与饮水放射性污染监测与评价、碘片发放、卫生防疫等的执行响应程序，均应由各级医学应急组织或机构，根据各自的实际情况并结合相应专业技术要求制定。因此，这里仅介绍国家医学应急响应基本程序。

（一）医学应急响应基本程序

根据卫生部颁发的《核事故医学应急管理规定》等有关规定，医学应急响应的基本程序是：

(1) 当核电厂发生核事故进入应急待命、厂房应急和场区应急状态时，由核电厂应急组织负责组织医学应急响应；同时，按规定向国家和地方应急组织报告。地方医学应急组织按同级政府应急组织的指令给予医学应急支援。国家医学应急组织给予必要的技术指导，或根据国家核应急办的指令或核电厂应急组织的请求，给予必要的医学应急支援。

(2) 当核事故扩大，并已批准进入场外应急状态时，地方和国家医学应急组织按照各自的医学应急计划（方案），实施医学应急支援响应行动。核电厂医学应急组织对场外医学应急给予必要的支持和配合。

(3) 场外应急状态终止后，地方医学应急组织根据医学应急计划（方案）规定的职责和任务，参与地方政府组织的事故后恢复工作。国家医学应急组织根据情况给予技术指导或技术支援。

（二）国家核事故医学应急基本响应程序

1. 厂房应急状态

在厂房应急状态下，国家医学应急办接到国家核事故应急办公室关于核事故的情况通报后，及时向国家核事故医学应急领导小组有关领导报告，并将情况下达卫生部核事故医学应急中心。应急中心加强值班，各专业技术部进入待命状态，做好医学应急支援准备，根据指令实施应急支援。

2. 场区应急状态

在场区应急状态下，国家医学应急办接到国家核事故应急办公室关于核事故的情况通报后，国家医学应急办主任和国家核事故医学应急领导小组有关领导，进入国家核事故医学应急指挥中心指导应急工作。卫生部核事故医学应急中心转为国家核事故医学应急指挥中心，应急中心各专业技术部进入待命状态，做好医学应急支援准备，根据指令实施应急支援。国家核事故医学应急领导小组，及时向国家核事故应急协调委员会报告医学应急工作准备和实施应急支援的情况。

3. 场外应急状态

场外应急（总体应急）状态下，国家核事故医学应急领导小组接到国家核事故应急协调委员会关于核事故应急支援的指令后,国家核事故医学应急领导小组组长和有关人员进入国家核事故医学应急指挥中心,指挥医学应急支援和辐射监测技术支援等应急响应行动。卫生部核事故医学应急中心各专业技术部进入场外应急状态,按照上级应急组织的指令和要求实施各项应急支援任务。国家核事故医学应急领导小组及时向国家核事故应急协调委员会报告应急支援工作的进展情况。

参考文献

[1] 刘英.依法履行职责,做好核应急和放射应急医学救援.中华放射医学与防护杂志,2008,28(4):426-428.
[2] 王善强,邹士亚,张文仲."脏弹"及其应对策略.辐射防护,2008,28(5):323-327.
[3] 潘自强,陈竹舟,叶长青.核和辐射恐怖事件后果的防护及其防范.核科学与工程,2005,28(1):1-13.

第三篇
Section 3

危重伤员医疗救护

Medical Rescue of the Critical Wounded

第三十三章　创伤性休克

Chapter 33　Traumatic Shock

何忠杰
He Zhongjie
解放军总医院第一附属医院急诊科主任、主任医师、教授
刘　波
Liu Bo
解放军总医院第一附属医院急危重症中心急救部副主任医师

第一节　休克的概念

休克的定义一直随着人们研究的进展而变化着。近年来,多数学者认为休克是循环障碍,从而导致重要生命器官得不到足够的血流灌注或组织细胞对氧气及营养物质利用障碍,即包括两个方面:一是循环障碍,含大循环和微循环;二是组织细胞功能障碍。

广义的休克(包括创伤性休克在内)所指的病程范围,从低灌注引起的临床前状态开始,直到出现多器官功能不全综合征(multiple organ dysfunction syndrome,MODS)。在这一概念的指引下,休克的诊断和治疗补充了许多新的内容。在诊断上不仅提倡血流动力学监测,它通过监测血压、心输出量、总外周循环阻力等指标确定患者血流动力学变化的类型和程度以便进行复苏治疗,而且还提倡进行免疫学监测,判断休克患者发生全身炎症反应时,是处于高炎症时相,还是免疫抑制或麻痹时相,以便进行不同的免疫调节治疗。

如何减少创伤早期全身性损害是有效提高严重创伤治愈率、减少伤亡率和伤残率的关键,应激反应缺血缺氧和炎症反应失控是创伤早期共同的基本问题,是导致各种脏器损害的主要始动因素之一。因此,创伤性休克的治疗应在循环紊乱的阶段,通过理想的液体复苏治疗,能防止以后出现的高炎症时相期。

本章重点讲述休克的循环障碍,导致重要生命器官得不到足够的血流灌注阶段的临床诊断和处置。

一、创伤性休克

创伤性休克(traumatic shock)是由于严重的外伤,如大血管破裂、复杂性骨折、挤压伤或大手术等,引起血液或血浆丧失,损伤处炎性肿胀和体液渗出,可导致低血容量、微循环障碍、细胞代谢异常的临床危重症。它是创伤救治早期的难题之一。就处置休克的时效性而言,控制休克要在30分钟内。

据国内外统计,创伤性休克在创伤中的发生率为25% ~35%。我院急救部1992—1999年收治的1 145例创伤患者中筛选出中等程度以上者719例,结果显示:男545例,女174例,男∶女为3.13∶1;年龄(32.3±16.7)岁;创伤评分(TS)平均(13.2±3.7)分,格拉斯哥昏迷评分(GCS)平均(11.7±4.3)分,Clemme氏评分(CRAMS)平均(7.46±2.40)分,创伤严重程度评分(ISS)平均(19.3±11.9)分。复合伤13例(1.8%),多发伤249例(34.6%);20~29岁和30~39岁两个年龄段占病例总数57.3%。烧烫伤及火器伤各占创伤的15.9%和16.8%,机械伤占创伤的67.3%;创伤发生部位前4位为四肢、头、胸、腹;致死部位前3位为头、胸、腹;死亡发生率前4位为大血管、骨盆、头、胸。收入重度患者最多的科室为SICU(50.2%)。急诊时死亡62例(多发伤22例、脑外伤19例、烧伤11例、刀伤9例、失血1例),手术26例(成活6例)。可见交通伤、坠落伤、刀伤及意外事故是城市创伤的主要因素。其中休克215例(29.9%),脱险率84.2%,抢救成功率76.7%。创伤性休克比出血性休克比例大,伤情复杂(见表3-33-1)。

表3-33-1　215例休克者抢救成功率和脱险率

休克原因	例数	脱险例(%)	抢救成功例(%)
创伤性休克	170	140(82.4)	126(74.1)
失血性休克	45	41(91.1)	39(86.7)
合计	215	181(84.2)	165(76.7)

二、区别失血性休克与创伤性休克定义的临床意义

对失血性休克的临床诊断阐述较多,而创伤性休克的讨论较少。可能是由于对创伤引起的疼痛表现存在多样性、复杂性,难以确定疼痛因素在休克中的作用。其实失血性休克和创伤性休克有区别又有联系。其共同的临床表现为低血压状态、微循环障碍、器官处于低灌注状态、细胞缺氧引起功能障碍。一般而言,创伤后发生的休克是指伤者出现急性损伤,血压下降至90 mmHg以下、心率增快到100次/min以上;皮肤黏膜苍白、大汗;尿量减少;非中枢神经系统损害而出现表情淡漠,意识改变等临床表现。

(一) 失血性休克

血容量丢失15%以下对机体不会造成明显影响,患者可能仅出现轻微的心率增快,通过自身调节24小时内便可以恢复。但失血超过15%,患者便出现脉数、脉压差小、呼吸快、四肢变冷、尿少等循环系统加强代偿的变化;而一旦收缩压下降,则表明血容量丢失至少达到30% ~40%并且代偿失败。超过50%的血容量丢失可以导致患者陷入濒死状态。当创伤失血代偿失败而出现上述休克表现时,被称之为临床失血性休克。及时恢复血容量就可以纠正失血性休克。

一般认为,伤及血管引起的出血,最终可导致休克的发生,如表浅动脉或静脉的破裂等,疼痛的因素不足以引起交感系统的兴奋者,归为失血性休克。

(二) 创伤性休克

创伤性休克是失血性休克与疼痛两者共同存在而相互作用的临床过程,其具备两个基本条件:(1) 失血或失液造成低血容量;(2) 疼痛因素。如肢体被绞断、严重挤压伤等,这两个因素同时对机体神经、内分泌系统产生的强烈作用,引起一系列病理生理反应,从而导致休克。当然,在临床也存在明确的失血性休克与创伤性休克之间难以确定是否存在疼痛因素的现象。在单部位创伤中可

能表现为单纯以失血或失液造成低血容量休克的比例要大些；而在多发伤中，创伤性休克的发生率高些。创伤性休克在血容量恢复后，也不一定能得到及时纠正。

(三) 区别失血性休克与创伤性休克的临床意义

失血性休克与创伤性休克在发展到后期的微循环和组织病理改变的表现是一样的，但至少在休克早期起因上两者还是可以区别开的。临床上创伤性休克较失血性休克病情重，救治困难大，明确这个概念有重要的临床意义。不应由于认识不足、处置不当，把仅仅表现为失血性休克的患者看成创伤性休克。理论上允许出现失血性休克，却不允许因合并疼痛因素而加重成为创伤性休克。在意识严重障碍的创伤患者及对其他危重患者进行某些有创操作时，患者不能表达对疼痛的感受，而未应用麻醉剂，由于疼痛上传，形成脊髓低级神经反射，从而引起血管收缩舒张反应，导致循环状态恶化，发生休克，甚至死亡。如果对创伤性休克认识不足，未对伤者进行正确固定，在搬运、转运中，骨折断端搓动引起疼痛，而疼痛可能加重休克。尤其在使用止痛剂上，减少伤员疼痛不仅是伦理问题，也是医疗要求，正确足量的止痛可以避免伤情加重。

总之，明确失血性休克与创伤性休克概念的区别和临床意义，可以指导急诊中对伤情的正确处理。

第二节 创伤性休克的病因及机制

机体遭受严重创伤后，由于大出血、剧烈疼痛、组织坏死分解产物的释放和吸收、创伤感染等有害因素的作用，使机体正常生理功能出现紊乱，严重时可导致休克。

一、休克的病因

(一) 失血

失血是创伤造成血流灌注不足引起休克的最常见的原因。休克的失血量随着年龄、性别、健康状况以及失血的速度而有所不同。一般来说，1 次突然失血量不超过总血量的 1/4(约 1 000 ~ 1 250 mL)时，机体通过神经体液的调节，可代偿性地维持血压在正常范围，而此时可能出现微循环灌流不足；如失血达到总血量的 1/3(约 1 500 mL)以上时，由于大量血液丢失，有效循环血量减少，微循环灌注不足。研究证实，创伤性休克时细胞内对缺氧和灌注不足最敏感的细胞器是线粒体，在灌注不足 20 min 时线粒体即肿胀，细胞内 ATP 即减少，以后 ADP 也减少，能量供应不足，线粒体膜的功能也受损。加上血红蛋白丢失，造成全身组织和器官的缺氧，重要脏器机能紊乱和组织代谢失调，发生休克。

因此，对严重创伤要有全面认识，尤其对失血量，必须有充分的估计。两处大骨折，失血量可达总血量的 20% ~40%。成人股骨干一处骨折可失血 500 ~1 500 mL，严重骨盆骨折失血量可达 2 500 ~4 000 mL。此外，大量血浆和细胞间液外渗，对循环功能同样有不良影响，如严重挤压伤。

一般来说，失血量超过总量的 1/4 时就可能导致休克，但伤员对急性失血的耐受能力差异较大。对一次性的大量失血，必须考虑到潜在休克的危险，应给予及时的治疗。

（二）神经内分泌功能紊乱

严重创伤及所伴随发生的症状，如疼痛、恐惧、焦虑及寒冷、神经麻痹等，都可对中枢神经系统产生不良刺激。如果这些刺激强烈而持续，可进一步扩散到皮层下中枢而影响神经内分泌功能，导致反射性血管舒缩功能紊乱，以致大量血液淤滞在微血管网中，有效循环血量减少而发生休克。

（三）组织破坏

严重的挤压伤可导致局部组织缺血和组织细胞坏死。当压力解除后，由于局部毛细血管破裂和通透性增高，可导致大量隐性出血和血浆渗出，组织水肿，有效循环血量下降；组织细胞坏死后，释放大量酸性代谢产物和钾、磷等物质，引起电解质的紊乱。其中某些血管活性物质被吸收后，对血管通透性和舒缩功能有危害，使血浆大量渗入组织间隙中和淤滞在微血管内，有效循环血量进一步下降，亦可引起休克。

（四）细菌毒素作用

创伤继发严重的感染，细菌产生大量的毒素，这些毒素进入血液循环，可引起中毒反应，并通过血管舒缩中枢或内分泌系统，直接或间接地作用于周围血管，从而使血循环在动力学上发生紊乱，小动脉和毛细血管循环障碍，有效循环量减少，动脉压下降，导致中毒性休克。此外，毒素直接损害组织及增加毛细血管的通透性，造成血浆的丢失，使创伤性休克病程加重。

上述 4 种因素，既可单一作用，也可复合存在，产生综合作用。

二、创伤性休克机制

不同种类休克尽管在循环改变上存在不同的特点，但发生发展机制主要在微循环障碍这一共同基础上。以最常见的失血性休克为代表，可将休克的发展过程分为 3 期。

（一）微循环缺血期

这属于休克早期，微动脉、后微动脉、毛细血管前括约肌和微静脉痉挛，进入真毛细血管网的血液减少，血流限于通过直捷通路或开放的动-静脉短路回流，微循环灌注量显著减少，处于明显缺血状态。微循环血管持续痉挛，主要是由于各种休克的原因通过使有效循环血量减少或直接引起交感-肾上腺髓质系统兴奋和儿茶酚胺大量释放所致。休克时体内产生的其他体液因子或炎性介质如血管紧张素、加压素、血栓素、心肌抑制因子、肿瘤坏死因子、白介素等也参与了血管收缩的过程。本期微循环变化除了引起组织缺血缺氧的损害作用外，也有一定的代偿意义，由于毛细血管网压力下降，组织间隙压力相对较高，使组织间隙液回到微循环内，故又称为代偿期。临床上的多数休克处于这个时期，如血压不稳，一过性降低，持续时间不长；经过止血、扩容治疗，血压升至正常，患者自己代偿能力强时，血压甚至会自行恢复正常。因此，此期临床治疗的效果较好。如果此期未及时发现或处置不当，将会发展到第二期。

（二）微循环淤血期

如果休克在早期未能得到控制，微循环缺血缺氧持续一定时间后，终末血管床对儿茶酚胺的反应性降低，微动脉、后微动脉、毛细血管前括约肌收缩逐渐减弱，血液不再限于通过直接通路和动-

静脉短路，而是大量涌入真毛细血管网，此时微静脉也扩张，但由于血液流变学的改变如红细胞和血小板的聚集、白细胞贴壁、黏附、血液黏度增加，使毛细血管阻力增加，故微循环灌注大于流出，大量血液淤滞在微循环内。早期的代偿反应已不复存在，甚至回心血量越来越少，因此又称失代偿期。该期间，临床表现心率快，低血压持续时间长，乳酸血症，酸中毒，中心静脉血氧饱和度下降。虽然经过液体复苏，血压仍需要血管活性药物支持，甚至出现多个脏器功能不全，但如积极处置，逆转微循环障碍仍有较大的希望。

（三）微循环衰竭期

此时属于休克晚期，由于微循环淤血和灌流量减少更加严重，组织器官长时间严重缺氧而发生损伤和功能障碍。此期微循环变化特点为：微血管反应性显著下降；播散性血管内凝血（DIC）形成；毛细血管出现无复流现象。由于微循环发生上述改变，使组织灌流量持续性严重减少，引起更为严重的缺氧和酸中毒，加上此时许多介质和细胞因子特别是溶酶体酶、氧自由基、肿瘤坏死因子、白介素、血栓素等呈"级联反应"，导致组织细胞发生不可逆性损伤，甚至发生 MODS，故又称此期为难治期或不可逆期。这个时期，临床上表现为休克状态整体严重，液体复苏无效，血管活性药物逐步失效，广泛组织出血，如果不能彻底逆转病理过程，会出现脏器衰竭，导致患者死亡。

三、创伤性休克时主要脏器的改变

（一）心血管功能改变

在休克发展过程中，心脏是最容易受影响的器官之一。心功能一旦发生障碍又会加重微循环的障碍。休克早期伴随着反射性交感兴奋、心率增快、心收缩力加强、射血分数增加，可出现心功能代偿增强。此后，心功能逐渐降低，休克晚期或重度休克时常可发生心力衰竭。其主要机制为：心肌缺血缺氧；细胞因子对心肌的损害；酸中毒。

（二）肺功能改变

早期由于肺血流减少致使无效腔通气量增多，由于代谢性酸中毒兴奋外周呼吸中枢，加之疼痛、焦虑而代偿性呼吸加快，肺通气量增加，可引起低碳酸中毒。肺低灌注损伤导致低氧血症，长时间严重低血容量和低心输出量使呼吸肌血流减少导致呼吸肌无力，CO_2排出障碍，引起呼吸性酸中毒。在休克晚期，尤其是严重休克患者，常发生急性呼吸衰竭，表现为进行性呼吸困难和顽固性低氧血症，出现肺淤血、水肿、出血、肺不张、微血栓形成及栓塞、肺泡内透明膜形成等病理变化，出现急性呼吸窘迫综合征（ARDS）。

（三）肾功能改变

休克早期发生的少尿和氮质血症一般是由于肾血流量减少、肾灌流不足、进而使肾小球滤过率严重减少所致，尚无肾脏的实质损害。随着休克持续时间延长，持续性肾缺血可引起肾小管损伤、肌红蛋白、游离血红蛋白以及其他毒性产物的产生，导致急性肾小管坏死，出现少尿或无尿。

（四）脑功能改变

在休克早期，由于血液的重新分布和脑循环的自身调节，保证了脑的血液供应，因而除了应激引起的烦躁不安外,并无明显的脑功能障碍表现。当休克发展到失代偿期特别是晚期时,由于动脉血压明显下降,低于脑循环自身调节的限度或因脑循环发生 DIC,脑组织灌注量减少,脑细胞缺血、缺氧,引起中枢抑制,患者可出现神志淡漠甚至昏迷。

(五) 肝、胃肠功能改变

休克时常有肝功能障碍,严重时可出现部分肝细胞坏死。有效循环血量减少,引起肝细胞缺血、缺氧,加之肠道产生的毒物增多,经门静脉入肝,不能充分解毒,引起肝细胞损害。休克时胃肠道因微循环痉挛而发生严重缺血,继而转变为淤血。因长时间严重缺氧,胃肠壁发生水肿甚至坏死,有时可发生应激性溃疡。肠道黏膜屏障功能减弱或破坏,致使肠道细菌毒素被吸收入血,即所谓细菌移位,进而引发一系列炎性介质释放和级联反应,使病情愈加复杂和恶化。此外,胃肠黏膜的坏死或溃疡出血,使血容量进一步减少而使休克加重。

(六) 多系统器官功能不全

严重休克晚期常可同时或相继发生多个系统或器官功能不全,如果不逆转,就会发展成不可逆的结果。

第三节　创伤性休克的诊断和处置

一、创伤性休克的诊断

(一) 病史

创伤性休克均有较严重的外伤史。应考虑到患者的年龄及平时的健康状况、伤后的病情演变过程、干预支持强度、临床表现等评估发生休克的可能性。

(二) 临床表现

休克的临床表现一定要从整体上进行把握,综合判断。

1. 意识

休克早期,无颅脑外伤的患者表现为烦躁、焦虑或激动,当休克加重时,患者表现为表情淡漠或意识模糊,甚至出现昏迷;但亦有少数患者休克初期神志清醒,仅反应迟钝、淡漠、神志恍惚,应引起高度重视。对有颅脑外伤者,通过意识判断休克就不可靠了。

2. 皮肤

皮肤苍白、口唇发绀、睑结膜苍白,有经验者还可从睑结膜苍白判断出血程度;四肢皮肤湿冷,肤温低于正常。

3. 脉搏

脉搏细数,按压稍重则消失,脉率为 100 ~ 120 次/min,有时桡动脉不能明显触及,需在颈动脉或股动脉处才能触及。在休克晚期出现心力衰竭时,脉搏变慢而且微细。

4. 血压与脉压差

血压是休克诊断的重要依据,但不是唯一的标准。在任何创伤后,伤员既往血压正常情况下,收缩压低于 90 mmHg,脉压差小于 20 mmHg;既往有高血压而血压下降超过基础血压的 30%,而脉压差又低于 30 mmHg,结合意识障碍,四肢皮肤湿冷,即可诊断为休克进入失代偿期。

5. 中心静脉压

中心静脉压正常值是 6 ~ 12 cmH_2O,在创伤休克时,由于血容量不足,中心静脉压可以降低。但中心静脉压正常或升高也会出现在容量不足的时候,要与其他指标综合分析才有价值,要正确解读中心静脉压变化需要较高的临床能力。

6. 呼吸

无呼吸系统损伤的患者可出现呼吸困难和发绀,严重休克时,呼吸频率可减慢,甚至停止。合并胸部创伤时,呼吸困难表现更严重。

7. 尿量

若每小时尿量少于 25 mL,说明肾脏血液灌注量不足,常提示有休克存在。在排除利尿、高渗药物等因素后,尿量恢复是微循灌注恢复的指征之一。

8. 甲皱微循环

显微装置下观察甲皱处毛细血管,可发现血流变慢,血色变紫,血管床模糊,严重时红细胞凝集,血流不匀,最后可见血管内微血栓形成。

(三) 实验室检查

1. 血红蛋白及血细胞比容测定

血红蛋白及血细胞比容两项指标升高,常提示血液浓缩,血容量不足,不能提示出血严重程度。在补足血容量后检测血红蛋白,可以帮助评估失血量,指导血红蛋白的补充量。

2. 尿常规、尿比重、尿酸碱度测定

尿常规、尿比重、尿酸碱度可反映肾功能情况,有必要时还可进一步作二氧化碳结合力及非蛋白氮的测定。

3. 电解质测定

及时筛查出电解质异常,尤其是高钾、低钠血症。

4. 血小板计数、凝血酶原时间和纤维蛋白原含量测定

可以帮助判断出血及凝血功能状态,指导补充血小板、冻干血浆等。如三项全部异常要警惕休克是否进入 DIC 阶段。

5. 血儿茶酚胺浓度及乳酸浓度测定

休克时血儿茶酚胺及乳酸浓度都可升高。

6. 血气分析

动脉氧分压常降低,动脉二氧化碳分压亦下降。

(四) 心电图

常因心肌缺氧而导致心律失常,严重缺氧时可出现局灶性心肌梗死,常表现为 QRS 波异常,S-T 段降低和 T 波倒置。创伤性休克诱发心肌梗死在临床上并不少见。

二、创伤性休克的处理

创伤性休克的处理,与创伤的诊断密切相关,但在未明确诊断之前,可按链式流程(见有关章

节）复苏方法进行全身支持，边支持，边判断，边处理。

（一）要体现抢救的时效性

在"白金十分钟"内可以完成初步临床判断、建立起循环通路和呼吸通路。在抗休克30分钟内，明确如下问题并给予相应处理。

（1）首先明确是否有胸腹腔未控制出血：采用B超多部位检查，结合常规穿刺检查，有条件时进行影像学检查；临床液体复苏过程中观察机体反应，即可以基本查清。如果存在未控制的出血，创伤小组决定是否手术处理，在手术准备之前，采取可耐受的低灌注复苏方法。

如果确定不存在未控制的出血，就要立即进行液体复苏。

（2）做好术前准备：严重创伤导致的内脏出血及脏器损伤的抢救需要手术探查才能完成。在手术前要诊断明确既是不可能的，也是不必要的。在找出关键问题，做好其他准备后，就要尽早手术。探查手术的各项术前准备争取在1小时内完成。手术既可以是常规手术，也可以是血管介入性手术。

（二）一般处理

（1）患者平卧，避免过多的搬动，注意保温或防暑。

（2）对创口予以止血和简单清洁包扎，以防再污染，对骨折要作初步固定。

（3）适当给予止痛剂，可选用云南白药、田七粉等。除颅脑、腹部、呼吸道损伤外，还可考虑使用吗啡止痛。

（4）保持呼吸道通畅，昏迷患者头应侧向，并将舌用舌钳牵出口外。根据病情，置鼻咽管或气管插管吸氧，必要时行气管切开。

（三）有效止血和补充血容量

1. 失血量/补液量的估算

这是创伤复苏的重要内容，首先要对病人的失血量进行估算，但即使失液量估算再准确，补液量的多少绝不等同于失液量的多少。估算方法常有：

（1）考虑伤后常见因素。软组织血肿大小、体腔引流量、胃肠道出血量、骨折部位可以提示出血量的一定范围：

骨盆骨折:500～5 000 mL;

肱骨干骨折:150～750 mL;

股骨干骨折:300～2 000 mL;

尺桡骨骨折:50～350 mL;

胫腓骨骨折:150～1 000 mL;

踝关节骨折肿胀:100～300 mL;

锁骨骨折:50～100 mL;

肋骨骨折:50～100 mL;

脊柱骨折:400～3 000 mL;

颅骨骨折:50～220 mL。

（2）临床表现判断。对于合并有开放创伤、胸、腹腔及肠道内的出血可以从生命体征如：意识、呼吸、血压、脉搏强弱、心率、尿量、睑结膜颜色等进行综合判断。尤其睑结膜这一体征，由于它是毛细血管网的微循环部分，在反映循环功能的及时性上很可靠。血红蛋白在未补液之前均是难以提示出血量多少的。对失血量的估计可参照表 3-33-2。

表 3-33-2　血液及液体丢失量估计（70 kg 病人）

	1 级	2 级	3 级	4 级
失血量/mL	≤750	750～1 500	1 500～2 000	>2 000
失血量/%	≤15	15～30	30～40	>40
脉率/（次/min）	<100	100～119	120～139	>140
血压/mmHg	正常平稳	不稳	70～90	50～69
甲皱反应	阴性	延迟	阳性	阳性
睑结膜血管充盈	正常 1/2	无充盈 1/4	无充盈（苍白）	无充盈（苍白）
呼吸频率/（次/min）	14～20	20～30	30～40	>35
尿量/（mL/h）	>30	20～30	5～15	无尿
意识状态	轻度烦躁	中度烦躁	烦躁和混乱	混乱和昏睡
补液	晶体	晶体	晶体 + 血液	晶体 + 血液

2. 创伤性休克的液体复苏

复苏液体的选择：复苏液体有人工胶体、晶体、血液、红细胞、冻干血浆、血小板等。创伤或休克病人在输入胶体液 1 500～2 000 mL 后，如循环仍不稳定，就应补充红细胞维持血液的携氧能力，要优先使用配型血，在配型血未提供前且病情危重时可输入 O 型红细胞。

输血指征：一般血液 Hb 维持在 100 g/L 为宜，但心功能正常的低血容量病人在 50 g/L 时仍能耐受，随着低血红蛋白血症的纠正，心输出量和氧供也得到纠正。严格控制 Hb 在 70～90 g/L 与控制输血 Hb 在 100～120 g/L 的两组 838 例病人 30 天死亡率并无区别；在 55 岁以下或 APACHE Ⅱ评分 20 以下的病人死亡率更低。这种现象是因为病人的心功能在调查中未能体现出来，而且，Hb 水平在治疗过程中很快恢复或变化着。有观点认为，Hb 在 60～70 g/L 之间时患者存活率低，即使病人在伤前健康也不例外。在目前尚无更多的研究结果情况下，推荐 Hb 维持在 80～90 g/L，但是在那些只存在中度损伤、心功能正常的病人，在出血控制后，维持在 70 g/L 左右是可以接受的。少数严重的创伤复苏，在大量补入液体后，常出现极度的低血红蛋白状态，Hb 会在 30 g/L 左右，但只要心脏不发生停跳或停跳时间不长，有时也预后较好。

凝血功能在大量输入液体时需要考虑：大量液体可以稀释凝血因子，大量输血会带入抗凝剂。这要靠输入适当量的新鲜冻干血浆和血小板。钝性损伤的病人可能由于组织血栓素（组织凝血素）引起血管内凝血，尤其在循环系统功能不稳、出血不能及时控制时，大量输液容易造成凝血功能异常。避免输液致使凝血功能下降，每 5 个单位血配 2 个单位冻干血浆，8～10 个单位红细胞可以给予 6～8 个血小板，也可由测定 PT，APTT，血小板计数等因素来决定。低温可加重凝血过程，应尽可能避免。

输液的速度和量：要根据循环异常的程度和中心静脉压（CVP）来定，低血容量时 CVP 总是低的；心肌功能低下时，CVP 常常是高的；CVP 低于 8 cmH_2O 并持续血流动力学不平稳，就要大量补液和控制出血；如果循环不稳定，而 CVP 大于 15 cmH_2O，常常有一个继发于张力性气胸、心脏压塞、心脏挫伤、心室功能异常的纵隔休克。如果 CVP 不是极端高或低，它与容量的变化关系是有相关意义的。

如果 CVP 上升但循环不稳定，要高度怀疑休克的存在。如果随着补入容量，CVP 不升，且循环持续不稳定，提示有活动性出血存在，可插入动脉导管进行血压监测并抽血进行血气检验。

在适当补入容量后，可能仍存在临床难以解释的心血管系统异常，就需进行心功能监测。病人在这种情况下恶化的原因：有心功不全病史，困难的复苏，少尿或非少尿性肾衰，高龄或高水平的PEEP。

7.5%高渗氯化钠是用晶体液进行复苏最有效的选择，能提高血浆晶体渗透压，将组织间隙的液体吸入血管床，恢复有效循环血容量。在临床试验中发现高渗氯化钠除了有一过性的血浆高渗及电解质紊乱外，几乎无其他不良反应。高渗氯化钠复苏休克时可降低脑损伤患者的颅内压，防止继发于休克之后的颅内压升高。高渗盐水与右旋糖酐配伍（7.5% NaCl 和6%右旋糖酐-70）：渗透压为2 400 $mOsmL^{-1}$，尤其是GCS≤8分的脑外伤病人使用可降低死亡率。

平衡盐液电解质浓度、酸碱度、渗透压及缓冲碱均与细胞外液相近，因此能有效地增加血容量，补充组织间隙的液体。但需补充失血量的2~3倍，对改善血流动力学效果较差，且时间短，仅有25%~30%的液体存留在血管内，大部分液体转移至组织间隙及细胞内，将增加组织水肿和肺水肿的机会，并可使颅脑损伤患者的颅内压进一步增高。

输入液体的温度：中心温度低于35 ℃是可以增加死亡率的严重并发症。

疼痛问题：对于严重多发伤，病人常出现躁动不安，一旦诊断明确，可以使用镇静止痛药物，如安定、杜非合剂；也可在手术或稳定之后用冬眠、巴比妥类药物等。临床上常采取一种错误的处理方式，即对无意识的病人进行穿刺、切开、缝合等操作时不进行局部麻醉，尽管此时病人的意识水平不能对疼痛作出反应，但疼痛刺激所引起的低级脊髓及其他通路的神经反射仍然存在，这种反射可以促进循环状态的改变，使全身情况恶化，对危重病人可能导致和加速死亡。

在濒死的危重病人复苏过程中会出现：低血压状态或（和）呼吸衰竭—呼吸循环骤停—复苏—循环或（和）呼吸恢复—低血压状态/呼吸衰竭—再停止—再复苏—再恢复……如此的多次往复。此阶段必有呼吸机控制呼吸、有大量的补液、全身的血液往复地停止—流动，会出现血液在中心（肺循环部分）与外周（静脉系统、动脉系统）分布不均的状态往复出现，以临床的血压、中心静脉压、肺水肿等指标判断液体的多少是不准确的，但是以呼吸机+呼吸末正压（PEEP）的方式处置此时出现的肺水肿是合适的，而不一定把干预的力度放在利尿、限制液体补入上；待循环稳定后，血液分布逐步均衡，肺水肿情况就会改善或消失。

创伤病人对氧的需求大增，迅速形成氧债，同时伴有酸中毒和碱缺失。出血控制后，液体复苏的目的是优化氧输送，改善微循环，纠正酸中毒。在此阶段，传统的复苏停止指标是：血压，心率，CVP，尿量恢复正常。这是不恰当的，此时仍然存在低灌注和低胃黏膜内pH（pHi），因此病人有着较高的死亡率就不足为奇了。

过去，创伤病人常规地给予过量的液体试图超出正常的DO_2/VO_2，如果达不到即认为是可能发生MOF或死亡的先兆。然而某些研究证明这种试图是有害的，因为DO_2的恢复并不和心率，CVP，PAWP，尿量等指标恢复呈现平行关系。因此pHi监测更有意义，但它尚未成为常规的监测项目。

3. *液体复苏的监测*

（1）动态监测中心静脉压。以压力作为心脏前负荷的间接指标，在病人交感强烈兴奋时血管张力增加，将不太可靠，应该动态观察；复苏时应该把中心静脉压恢复到12~14 cmH_2O。利用中心静脉压力监测进行容量负荷试验是很实用的补液方法。当快速补液后血压上升、心率下降、中心静脉压上升趋于正常为有效的指征。

压力与容量的关系符合压力-容量曲线（见图3-33-1）的规律。从图中可以看到曲线分为两个部分。平缓段：随着容量从A到B的增加，压力从a到b变化不大（$\triangle T/\triangle V$变化不大），此段为可补液阶段;陡直段:随着容量由 B 到 C 的增加,压力的变化由 b 到 c 明显增加($\triangle T/\triangle V$ 增加),为容量过负荷。这两段的交点即为临床上补液速度和量的界限。因此,不能单独凭一次压力值高低来判断容量,尤其在病情危重时更要注意动态观察。

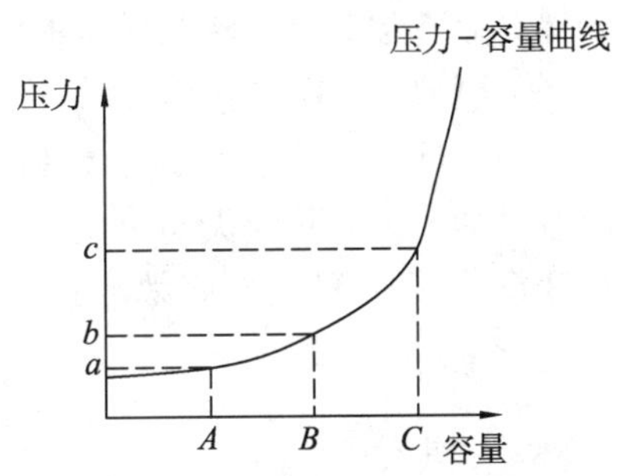

图 3-33-1　压力-容量曲线变化图

(2) 改良氧利用率(MO_2UC)监测。当机体的氧输送不能满足机体的氧耗时,机体将通过提高氧利用率来代偿对氧的利用,可以从正常的0.22~0.32上升到0.7~0.8之间,一旦氧输送情况改善,氧利用率可以在2~4小时内恢复正常。可以这样认为,只要机体的代偿功能存在,当出现氧利用率提高,即可以认为此时氧输送不足或相对不足,在一定限度内,氧利用率的上升就意味着组织的缺氧在加重。当其超过0.40时,说明缺氧超过了危险界限,要加强干预。如果其持续在0.40~0.50达3~4天,在0.50~0.60持续24小时以上,>0.60的时间超出8~12小时,提示病人缺氧严重且时间过长,出现并发症的机会增多。因此,复苏的氧代谢目标,在氧利用率指标上的表现就是不要超过0.40。创伤性休克的抢救过程中,氧利用率一般不会超过0.40;伤情好转后会立即转向正常。

(3) 胃肠黏膜内pH值(pHi)监测。氧代谢可以反映机体整体的代谢全貌,但由于外周组织器官的循环和代谢情况十分复杂,不同器官对病理变化反应的差异很大。全身血流动力学检测常不能反映局部器官,尤其是对循环变化最敏感的某些区域的损害。因此,复苏的监测还应该对人体最脆弱的胃肠道进行局部或称复苏目标器官进行监测。近年来对脓毒症和MODS的研究发现:胃肠道上皮细胞特别是绒毛顶部的上皮细胞对缺血缺氧非常敏感,仅数分钟即可坏死,黏膜上皮细胞的损害将导致其通透性增加,成为肠道内的细菌和内毒素入侵机体的途径,从而使胃肠道成为向机体持续输送强烈致炎物质的场所。目前认为这是诱发脓毒症和MODS最重要的原因之一。因此,要保证胃肠道这个巨大和潜在的污染源不对机体产生损害,就需要依赖于胃肠黏膜屏障的完整。胃肠黏膜内pH值(pHi)监测即是针对胃肠道缺血缺氧的监测手段。

pHi管是一种前端附有半透膜囊腔的胃管,插入胃内后,向囊腔内注入约4 mL的生理盐水,30~90 min后抽出盐水,测出其PCO_2,与此同时抽取动脉血,检查HCO_3^-。最后将经校正的PCO_2和HCO_3^-值代入公式,所得pH值即为pHi:

$$pHi = 6.1 + \log \times (HCO_3^- \div 0.03 \times PCO_2)$$

pHi的正常值尚未被完全确定,但一般认为,7.350~7.450之间为正常范围,而7.320为最低限,此值可信度能达90%以上。其意义在于:判断复苏和循环治疗是否彻底,这与胃肠道血运更能敏感地反映变化有关,它引出了隐性代偿性休克这一新概念,复苏的努力应持续至这种状态被纠正才完成。从临床看,传统的休克纠正后3~4天,肠道的缺血缺氧才逐步恢复正常。"隐性代偿性休克"的主要危害是导致胃肠黏膜屏障损害,造成细菌和内毒素移位,进而诱发严重的脓毒症和MODS。为预防这一致死性的威胁,在早期的复苏阶段就应该努力纠正黏膜的缺血和缺氧状态,把pHi提高至正常。

(4) 血乳酸(blood lactate)监测。血乳酸可作为机体低灌流的指标,能直接反映无氧代谢状况,可正确判断休克的严重程度,预测病死率和评估机体对复苏的反应。有研究表明,以它正常化作为复苏充分的标志,要优于平均动脉压(MAP)和尿量。但它的半衰期长于氧利用率(改良氧利用率),在敏感性上不如后者更利于监测病情变化。如将血乳酸和氧利用率两者结合起来,则可进一步提高血乳酸对复苏转归评价的准确性。

(5) 碱缺失(BE)监测。碱缺失可反映全身组织的酸中毒情况,还能准确反映休克的严重程度和复苏的程度。碱缺失不仅与休克时血流动力学和组织灌流的变化密切相关,还可反映创伤性休克出血量的多少。碱缺失与出血量间的相关系数为0.84。BE值增大说明出血量增多,休克的严重程度重,这是一种简单而敏感的测定方法。复苏后 BE >6 mmol/L 的患者,ARDS, MODS 的发生率和病死率均显著增加。

(四) 其他疗法

1. 纠正酸中毒,维持酸碱平衡

可先静脉滴注5%碳酸氢钠250 mL。对已进入休克状态者,应根据二氧化碳结合力测定结果,计算选用碳酸氢钠、乳酸钠、三羟甲基氨基甲烷等碱性缓冲液,先用所需总量的一半,以后再按具体情况续用。

碱性缓冲液应用可用下列公式计算:

所需碱性缓冲液 =(正常二氧化碳结合力 - 测得二氧化碳结合力) ×0.3 × 体重

[说明]

每克缓冲液所含物质的量为:碳酸氢钠 1 g = 12 mmol;乳酸钠 1 g = 9 mmol;三羟甲基氨基甲烷 1 g = 8.2 mmol。

2. 血管活性药物的应用

(1) 血管扩张剂的应用。

① α 受体阻滞药:酚妥拉明,一般用量 5 ~ 10 mg,加入 5% 葡萄糖液 100 ~ 250 mL 内,以 0.3 mg/min 的速度作静脉滴注。酚苄明,一般用量按 0.5 ~ 1 mg/kg 体重,加入 5% 葡萄糖液或全血 250 ~ 500 mL 中静脉滴注,1 ~ 2 h 内滴完。

② 胆碱能受体阻滞剂:阿托品,每次皮下注射或静脉注射 0.5 mg。山莨菪碱:每次肌注 5 ~ 10 mg,必要时 10 ~ 30 min 1 次,或静脉推注每次 5 ~ 20 mg。

(2) 血管收缩剂的应用。

① 去甲肾上腺素,2 ~ 4 mg 加入 5% 葡萄糖液 500 mL 中静脉滴注,速度为 15 滴/min。间羟胺(阿拉明):每次肌注 10 ~ 20 mg,静脉滴注一般用 15 ~ 100 mg 加入 5% 葡萄糖液 250 ~ 500 mL 中(20 ~ 30 滴/min)。

② β 受体兴奋剂:异丙肾上腺素,一般在 5% 葡萄糖液 500 mL 中加入 1 mg,作缓慢静脉滴注,使心率控制在 120 次/min 以下较为安全。多巴胺,一般可用 10 ~ 20 mg,溶于 5% 葡萄糖液 250 mL 中静脉滴注。美芬丁胺(恢压敏),10 ~ 15 mg/次,用 5% 葡萄糖液 100 mL 稀释静滴。

3. 内脏功能衰竭的防治

(1) 心功能的维护。

① 改善心率,增强心肌收缩力:常用毛花甙 C(西地兰),剂量为 0.2 ~ 0.4 mg 加入 25% 葡萄糖液 20 mL 内作缓慢静脉注射。② 纠正心律失常:a. 心动过速,一般用毛花甙 C,首次量 0.4 mg,以后每 4 ~ 6 h 补加 0.2 ~ 0.4 mg,以达到饱和量;b. 窦性心动过缓,可静脉注射阿托品 1 ~ 2 mg 或异丙肾上腺素 1 ~ 2 mg 加入 5% 或 10% 葡萄糖液 200 mL 中滴注。

(2) 肺功能的维护。注意呼吸道通畅,清除分泌物。给氧,PaO_2低于 80 mmHg 以下,可通过鼻导管或面罩给氧,氧流量控制在 5 ~ 8 L/min。人工辅助呼吸,有进行性低氧血症,及早使用呼吸机进行人工辅助呼吸。

(3) 肾功能的维护与肾衰竭的治疗。

应留置导尿管，记录每小时尿量。纠正低血容量及低血压，改善肾血流量。若心输出量及血压正常而尿少，可使用利尿剂。20% 甘露醇液 125～250 mL，在 30 min 以内静脉滴注；呋噻米 40～100 mg 静脉滴注或 20～40 mg 静脉推注。若经上述处理仍不能增加排尿量，说明已发生肾衰竭，则应按肾衰竭治疗。

创伤性、失血性休克，如能及时地解除休克原因，如手术彻底止血，效果会很好；如无彻底止血机会，要综合支持加强治疗，病程会延长，感染、器官功能不全会逐步出现，预后看机体对治疗的反应。

创伤的救治过程是一个需要连续运行的过程，但在临床工作中却分在急诊与 ICU 两个科室，两个行政分离的科室其实也存在业务上的分离，只有把“创伤复苏—手术—加强治疗”融为一体的组织才有可能最大限度地发挥出创伤救治的效果。

参考文献

[1] 赵克森. 创伤性休克的新概念. 中华创伤杂志，2005，21(1)：29-31.

[2] 黄宗海，孙英刚. 创伤性休克的研究现状及前景. 解放军医学杂志，2003，28(8)：675-678.

[3] 单闯. 失血性休克的病理生理及治疗. 现代实用医学，2002，14(11)：620-622.

[4] 沈洪，霍正禄，何忠杰，等. 休克急诊救治流程. 北京：人民军医出版社，2007.

[5] 黄子通，常瑞明. 创伤性休克的液体复苏进展. 中华急诊医学杂志，2007，16(1)：108-109.

第三十四章　多发伤与复合伤

Chapter 34　Multiple Trauma and Combined Trauma

文　亮
Wen Liang　第三军医大学西南医院急诊科主任、教授

在重大灾难发生后往往会出现大批伤员，而且危重伤员多，在危重伤员中，多为多发伤，也有复合伤。一般认为多发伤是指在同一机械因素作用下，人体同时或相继遭受两处以上解剖部位的损伤，至少有一处损伤可危及生命。多发伤平时或战时均常见，其发生率为29.4%～31.5%。复合伤是指人员同时或相继遭受两种以上(含两种)不同性质致伤因素作用而引起的复合损伤。复合伤在核战争时发生率很高。日本遭原子弹袭击后，广岛和长崎生存20天的伤员中，复合伤占40%左右，如将早期死亡者包括在内，估计全部伤员中可能有60%～85%为复合伤。严重自然灾害，特别是地震，也会造成大量伤害，其中包括复合伤。地震造成房屋等建筑倒塌的同时，还可引发火灾、水灾、毒气泄漏、放射性污染等次生灾害。其中因火灾最为常见，从而造成创伤(挤压伤、压砸伤为主)复合烧伤。

第一节　多　发　伤

一、临床特点

(一) 伤情变化快，各部损伤互相影响，病死率高

严重多发伤伤情复杂、变化快，其严重性不是单个损伤系统或器官的累加，而是多器官损伤相互影响、病理生理反应相互加剧。多发伤常累及脑、心、肺、肝、肾、胃肠、血管等重要脏器，可直接造成组织器官结构及功能损害；同时创伤引起急性血容量减少，组织低灌注状态与缺氧等病理生理变化，多伴随强烈的全身炎症反应和应激反应以及脓毒症等也可引起组织器官的继发性损害。

“5·12”汶川大地震中许多严重的多发伤伤员在震后早期因得不到及时的救治而死亡。死亡有三个高峰：第一高峰出现在伤后数分钟内，死亡原因主要为脑、脑干、高位颈髓的严重创伤或心脏、大动脉撕裂伤等；第二死亡高峰出现在伤后6～8小时内，原因为脑内、硬脑膜下及硬脑膜外血肿，血气胸，肝脾破裂，骨盆骨折致大出血，如抢救及时，大部分可免于死亡；第三死亡高峰出现在伤

后数天或数周内，主要原因为创伤后引起的严重感染和器官功能衰竭。

（二）休克发生率高

严重多发伤因损伤广泛而严重，失血量大，休克发生率高，休克的发生原因主要为失血，也可因胸部创伤、心脏压塞、心肌损伤引起心源性休克。

（三）严重低氧血症发生率高

严重多发伤早期低氧血症发生率可高达90%。严重创伤常合并休克，一方面内源性扩血管物质明显增加，如腺苷、组胺、缓激肽、一氧化氮（NO）和PGI等，另一方面机体在释放扩血管物质的同时也释放大量的缩血管物质，如血栓素（TXA_2）、血管紧张素、5-羟色胺、内皮素-1等，从而导致血管舒缩功能障碍。短路血管大量开放并产生低阻，并且微循环闭塞而导致细胞营养障碍。同时血管通透性增强，导致组织和器官水肿、单位体积血管床数量减少、氧弥散增加，从而导致或加重细胞缺氧。

（四）诊断困难易漏诊

由于严重多发伤受损伤部位多，加上开放性创伤与闭合性创伤同时存在，明显创伤与隐匿创伤共存，且大多数伤员伤势危重不能自诉伤情，容易发生漏诊与误诊，漏诊率一般为12%～15%。

（五）处理矛盾多

严重多发性创伤常需要手术治疗，由于创伤的严重程度、部位和累及脏器或深部组织不同，故对危及生命的创伤处理重点和先后次序不一样，有时几个部位的创伤都很严重，处理顺序上就可能发生矛盾。

（六）并发症多

严重多发伤并发症发生率高，不少伤员常因严重并发症而死亡。常见严重并发症为感染、休克、急性呼吸窘迫综合征、多器官功能障碍。

二、伤情评估

（一）简明创伤计分法（abbreviated injury scale，AIS）

20世纪70年代初就有了AIS的报道。AIS将身体分为头颈、胸部、腹部、脊柱、四肢和体表6大部位，每一部位损伤程度分别赋值1～6分。1为轻度，2为中度，3为较重，4为严重，5为危重，6为最危重（存活可能性极小）。

（二）创伤严重程度计分法（injury severity score，ISS）

在AIS的基础上，ISS将人体分为9个解剖分区：头；面部（包括五官和面骨）；颈部；胸部（包括膈肌和肋骨架）；腹部；脊柱；上肢；下肢；体表（包括任何部位的皮肤损伤）。计算时只将全身9个分区中损伤最严重的三个分区中各取一最高AIS值求各自平方之和即为ISS值。分值范围0～75分，分值越高损伤越重。

对单一部位伤员可用 AIS 说明其损伤严重程度,而多部位、多发伤者必须用 ISS 评分;AIS-ISS 评分确能反映伤员伤情,是一个较好的院内评分方案,有实用价值,目前已广泛应用于创伤临床和研究工作。常以 $ISS<16$ 者为轻伤,$25>ISS\geqslant 16$ 者为重伤,$\geqslant 25$ 为严重伤。

三、诊断

(一) 详尽地了解病史

因严重多发伤伤情重,常需迅速进行抢救,故应当是急救措施、了解病史及诊断检查同时进行。详细询问病史,分析受伤机制,了解伤后现场处理的方法等,对诊断具有重要指导意义。

(二) 体格检查

1. 检查原则

多发伤早期检查的重点是了解有无致命伤,尤其是呼吸道是否通畅,循环是否稳定及休克程度。为了不遗漏重要伤情,经过抢救,待伤员伤情稍稳定后再进行重点特殊检查。检查过程中发现危重情况,如窒息、大出血等,必须立即抢救,不应单纯为了检查而耽误抢救时机。检查步骤应尽量简捷,询问病史和体格检查可以同时进行。检查动作必须谨慎轻巧,切勿在检查中加重损伤。重视症状明显的部位,同时应仔细寻找比较隐蔽的损伤。例如:左下胸部伤有肋骨骨折和脾破裂,肋骨骨折疼痛显著,而脾破裂早期症状可能被掩盖,但其后果更为严重。接诊多个病人时,不可忽视不出声的病人,因为有窒息、深度休克或昏迷等的病人已不能呼唤呻吟。一时难以诊断清楚的损伤,应在对症处理过程中密切观察,争取及早确诊。

2. 检查程序

多发伤早期检查的重点是了解有无致命伤,尤其是呼吸道是否通畅,判断出血及休克程度。为了不遗漏重要伤情,急诊医师可以“CRASH PLAN”指导检查。其意义是:C—cardiac(心脏),R—respiration(呼吸),A—abdomen(腹部),S—spine(脊髓),H—head(头颅),P—pelvis(骨盆),L—limb(四肢),A—arteries(动脉),N—nerves(神经)。熟记上述英文词,紧急情况下可在数分钟之内对上述各系统进行必要的检查。经过抢救,待伤员伤情稍稳定后再进行重点特殊检查。

进行重点或特殊检查时应注意:(1) 颅脑和颌面外伤常与颈椎骨折或脱位同时存在,CT 或 X 线摄片时应注意颈椎有无骨折和脱位;(2) 昏迷或高位截瘫时应注意检查腹部有无损伤;(3) 胸部外伤尤其是左侧多发性肋骨骨折及血气胸,除常规胸部 X 线检查外,要常规进行心电图监测,注意有无心肌挫伤、外伤性心肌梗死及心脏压塞征等;(4) 严重腹部挤压伤应注意检查有无膈肌损伤;(5) 骨盆骨折要常规检查尿液,以排除泌尿系损伤,行腹腔穿刺排除腹腔内脏损伤。

(三) 辅助检查

根据伤情需要,选择适当的辅助检查,对帮助诊断有重要意义。经过紧急处理,伤情允许的情况下可作如下检查。

1. 试验穿刺

穿刺主要为了观察体腔内的变化,如血胸、气胸、血腹、腹膜炎等,判断内脏器官有无损伤。穿刺抽出血液、气体等,一般表示内脏器官发生破裂,但可能有技术失误或判断差错。例如腹腔穿刺,可能刺入胀气的肠管吸出肠内容物,被误认为肠破裂;抽出血液者可能为腹膜后出血,但被误认为腹腔内脏器破裂。有时,穿刺抽吸阴性并不能完全排除脏器损伤,可能是脏器损伤早期出血不多,或因为血凝块堵塞针头。但试验穿刺简捷可行,无需特殊设备,故常用于闭合性创伤的诊断。为了减少误差,除了注意操作正确外还可改变穿刺点,或定时再次穿刺,或穿刺后置入导管,以提高诊断准确性。

2. 导管术检查

插入导尿管,可以帮助诊断尿道、膀胱等的损伤。腹腔内留置导管,可以动态地观察腹腔内出血、脏器破裂等。某些气胸或血胸可用胸腔闭式引流,兼有诊断和治疗的意义。

3. 实验室检查

血常规和血细胞比容,可提示贫血、血浓缩或感染等。尿常规可提示泌尿系统损伤、糖尿等。血电解质和血气分析可提示内环境紊乱。血尿素氮、肌酐可提示氮质血症。血清胆红素、转氨酶等可提示肝功能异常等。

4. 影像学检查

X 线透视或摄平片对各部位的骨折、胸部伤、腹部伤或异物存留诊断具有重要意义。超声波检查主要用以观察伤后体腔有无积血积液,还可有助于观察包膜内的肝、脾损伤。电子计算机体层扫描(CT)适用于颅脑伤,能显示颅内血肿的部位,为治疗提供参考,也可用以观察肝、脾、胰等实质器官损伤和腹腔积液,可在试验穿刺等较简便的检查发生疑问时应用。血管造影用于确定血管损伤或外伤性动脉瘤、动静脉瘘。

四、治疗

(一) 急救

多发伤常累及心、肺、肝、肾、胃、肠等重要脏器及大血管,直接造成这些重要脏器功能损害,同时由于急性大量失血引起组织低灌流状态及缺氧,伴随全身应激反应及严重生理紊乱,常迅速发生一系列并发症而危及伤员生命。

多发伤早期对机体的主要危害是呼吸障碍和因脏器或血管损伤造成大出血,可很快危及生命。因此,“黄金时间”的救治特别重要,应尽量缩短院前时间,快速完成检诊和伤情评估。

1985 年 West 提出多发伤的救治程序(VIP),在抢救严重创伤伤员过程中发挥了显著作用,提高了救治成功率。

(1) V—ventilation(通气):即保证伤员气道通畅及保持正常的通气。迅速清除口咽腔凝血块、呕吐物及分泌物。鼻管给氧,放置口咽通气管、气管切开和辅助呼吸。昏迷伤员应及早气管插管,颌面及喉部严重损伤宜行气管切开术。有胸腔创伤发生通气障碍,应行气管切开、胸腔闭式引流。开放性气胸宜用凡士林纱布填塞胸部伤口,予以包扎,预防纵隔摆动。张力性气胸应行胸腔闭式引流。多根多处的肋骨骨折可引起反常呼吸运动,不但减少通气和换气,而且引起纵隔左右摆动,造成明显的呼吸、循环障碍。现场急救时先用加垫包扎法限制部分胸壁的浮动,继而用肋骨外固定或者内固定(用机械性正压呼吸),以保障呼吸和骨折愈合。

(2) I—infusion(输注):即迅速输液、输血扩充血容量,以防止休克发生或恶化。扩充血容量一般宜先输入等渗盐水或平衡液,继以浓缩红细胞或全血,因此在纠正缺氧的同时应尽快输液输血。先输入晶体液,对微循环可能比首先输入全血有利,因为创伤、休克时微循环流态改变,有红细胞聚集和血流滞缓。如失血超过 1 000 mL 以上,可同时从两条静脉通路分别输入晶体液和全血。

监测中心静脉压和尿量等，以估计有效循环血量，并可供估计心功能时参考。高渗盐水对失血性休克可改善血流动力学，提高生存率。临床一般在 10～15 min 内输注 7.5% 氯化钠液 200～400 mL，随后输入平衡盐液或全血。对严重休克伤员，应适当补充碳酸氢钠，以纠正酸中毒。大血管或心脏创伤及脏器破裂大出血伤员在低血压状态下大量输液提升血压往往使失血更快更多，对抢救不利。因此对这些伤员现主张早期限制性容量复苏或延迟容量复苏，即少量输液将血压维持在低于正常但能保证脏器及组织灌注的水平或不输液、在紧急手术控制出血的基础上，加强容量复苏。

(3) P—pulsation(心搏)：监测心脏搏动，维护心泵功能。在保持正常通气、迅速扩容的情况下，如伤员血压不断下降，脉搏弱而不规则，颈静脉怒张，中心静脉压逐渐上升，心音遥远或消失，应考虑心脏压塞，立即行心包穿刺，必要时紧急手术，切开心包，以手指堵住心肌伤口，缝合伤口或接上体外循环机后修补伤口。对心肌挫伤可选用多巴胺等药物。心搏骤停者立即行胸外按压，但在常温下胸外的按压效果有限，因能推动的血最多 30%，且此时多有心室纤颤。如伤员发生室颤，应在心电图监测下行电除颤，同时用气管导管辅助呼吸，根据室颤波形选用肾上腺素、利多卡因等静脉内输入。有开胸指征者可行直接的心脏按压。

(二) 优先手术解决危及生命的损伤

多发伤几个部位的创伤都很严重时，对危及生命损伤的处理重点和先后次序很重要。应在及早明确诊断的基础上，根据伤情轻重及对生命的危害程度迅速制订手术方案，及时解除危及生命的损伤。如颅内血肿，应尽早手术清除血肿；伴有胸腹腔大量出血时，颅脑与胸腹腔手术应同时进行。对胸部伤合并腹部伤或胸腹联合伤，胸部伤重腹部伤轻者先开胸，腹部伤重胸伤轻者，先放置胸腔闭式引流后开腹手术。如胸部伤和腹部伤均严重，应分两组分别开胸、开腹。以下几种损伤应优先救治。

(1) 紧急剖胸手术治疗心脏及肺损伤：凡在心脏损伤危险区的胸部开放伤如同时伴有大出血、休克或疑有心脏压塞者应立即送手术室或于急诊室行开胸术。急诊剖胸对危重及濒死的胸部创伤尤其是穿透伤的救治效果已得到公认，紧急剖胸对有生命体征的穿透伤是有效的治疗手段。现一般主张，到达急诊室有生命体征，进行性或不能控制的血胸，怀疑有肺门或大血管损伤、心脏压塞，均应行紧急剖胸。对严重的胸部钝性伤，应高度警惕心脏破裂的可能性，行床旁二维超声心动图检查确诊并及时手术。有心脏裂口者应立即行修补术，对心脏压塞者行心包切开，对肺及支气管严重损伤者行肺部分切除。

(2) 胸腹联合伤的治疗：该部位损伤往往累及胸腔和腹腔多个脏器，在诊断和治疗上比较复杂，因膈肌破裂而丧失运动功能，腹腔脏器如胃、脾、结肠等进入胸腔造成肺受压萎陷和纵隔移位，可引起严重呼吸和循环功能障碍。因此，胸腹联合伤一旦确诊或高度怀疑时应积极行抢救手术。X 线胸片，CT，MRI 等检查均对诊断有帮助，CT 特别是螺旋 CT 诊断准确性较高，是目前诊断膈肌损伤的重要手段。胸部伤一般只需行胸腔闭式引流，如有肺支气管及血管损伤需要手术处理。同时剖腹探查处理腹内脏器伤，并修补膈肌。

(3) 连枷胸的治疗：连枷胸引起反常呼吸运动，导致呼吸功能障碍和严重低氧血症，必须及早治疗。近年来国内外主张行手术内固定。对于未合并肺挫伤的连枷胸伤员，一般主张行手术固定，而对合并肺挫伤者的意见不一致，但撤离呼吸机有进行性胸壁凹陷者仍主张手术内固定。以往多使用克氏针固定肋骨，但容易松动滑脱。近年来常用重建钢板和多孔螺丝钉、Judet 夹等固定技术。固定方法趋向于操作简便、微创化，符合人体生物力学要求。

(4) 腹膜后血管损伤的处理：迄今腹膜后血管损伤的诊断及治疗仍存在一定困难，而腹膜后较大血管损伤常迅速危及伤员的生命。近年来一些学者的观点有所改变,认为大部分腹膜后血肿需要探查并清除,不论是由于钝性伤或贯通伤引起的搏动性、膨胀性血肿均应探查。非搏动性肾周的血肿、肝后血肿或钝性盆腔血肿不应探查,可用腹腔填塞处理,随后采用血管造影栓塞术。即使施行了髂内血管结扎,打开骨盆骨折引起的盆腔腹膜后血肿几乎都是致死性的,这种情况下不应打开腹膜后腔,而应该用大的腹部敷料填塞盆腔,此前应当使骨盆稳定。

(三) 部位伤的治疗原则

(1) 颈部伤:颈部的特点是在狭小的范围内,有很多重要器官(如食管、气管、颈动静脉、甲状腺、臂丛、脊髓等)密集存在。在颈部穿刺伤时,上述器官均有可能发生严重损伤,但因被肌肉及深筋膜覆盖,初步检查时,极易被忽视。进行 X 线摄片,观察气管与食管有无移位,有无皮下气肿及异物等,可帮助诊断。但多数情况下,术前无法作详细检查,而需紧急手术。

(2) 胸部伤:呼吸功能是否良好,取决于呼吸系统和大脑的功能。呼吸系统功能包括呼吸道有无阻塞、肺实质弹性如何、膈肌和胸廓是否完整。上述任何部位损伤都可影响呼吸功能。此外,大脑功能受到抑制时,呼吸功能也必然会受影响。因此,多部位伤时的呼吸功能紊乱,应明确哪些伤对呼吸功能影响最大。严重的胸部伤,呼吸功能紊乱十分明显,除非其他部位大出血需立即止血外,均应予以优先处理。

(3) 颅脑伤:颅脑伤员神志变化是伤情严重程度的重要指标,应特别重视。颅脑损伤伴其他脏器损伤的情况有:① 双重型,颅脑损伤如广泛的脑挫裂伤、颅内血肿,其他伤如胸腹腔大量出血,两者均需紧急手术,应同时进行;② 颅脑伤重,合并伤轻,手术重点应放在颅脑伤,轻伤可放在后面处理;③ 合并伤重,颅脑伤轻,因颅脑伤轻,不急于手术或不需手术,而应先处理肝脾破裂等严重合并伤。

(4) 腹部伤:在地震、海啸等灾害致多发伤中,腹部伤的发生率高,文献报道为 29% ~63.9%,故任何部位伤都要考虑合并有腹部伤的可能。腹部创伤因肝脾破裂及大血管损伤致严重大出血时,应先进行剖腹探查,并迅速控制出血。空腔脏器破裂,可待其他危及生命的创伤处理后再行处理。

(5) 多发性骨折:当前对多发伤时多发长骨骨折处理的观点是应积极争取时间,尽早施行骨折复位内固定。多发骨折早期内固定在重症多发伤患者的处理中具有以下优点:易于保持正常呼吸功能及肢体早期活动,可明显降低 ARDS 和脂肪栓塞综合征的发生并利于手术后护理。

(四) 损伤控制性手术(damage control operation,DCO)

1. DCO 的病理生理基础

严重多发伤并发休克后出现严重的生理功能紊乱和机体代谢功能失调,病人出现低体温、酸中毒和凝血功能障碍三联征,机体处于生理极限状态,这些并不是伤病的起始原因,而是病人在分子学、细胞学和血流动力学平衡失调的相对晚期表现。一旦出现上述情况,病人已经濒临死亡且处于严重并发症的危险之中。

(1) 低体温:低体温是指机体中心体温 <35 ℃。腹部创伤病人因血容量、低血流状态及麻醉导致代偿性周围血管收缩反应丧失,很快引起机体低温,输注冷的液体又可加重低体温程度。低体温可抑制血小板功能,损害凝血机制,增加纤溶蛋白的活性,导致凝血障碍,还可造成致死性心律失常、外周循环阻力增加、心输出量减少、呼吸抑制、神志模糊、凝血障碍及氧离曲线的左移。低温时间越长,全身多脏器功能不全综合征的发生率越高,病死率越高。Burch 等通过动物实验证实,开

腹手术时的热量蒸发是造成低温的重要原因,关腹后立即可减少腹腔热量丧失,这正是DCO的理论依据。

(2)代谢性酸中毒:腹部创伤致严重失血时,全身组织发生持续性灌注不足,细胞代谢失常,无氧酵解取代有氧分解而产生大量乳酸,导致乳酸性代谢性酸中毒。血乳酸水平高低与病人愈后相关,乳酸清除可反映病人复苏后氧输送和消耗的情况。乳酸清除率可预测严重创伤病人存活情况,在24小时内清除乳酸者存活率为100%,而48小时内清除者则为14%。因此酸中毒的程度可以作为病人预后的一个精确的预测因子。

(3)凝血障碍:腹部创伤致失血性休克病人的凝血障碍可由多种因素所致。大量输血补液(超过病人血容量的1倍)后的稀释反应引起血小板和第Ⅴ,Ⅷ因子减少。低温使血浆凝血酶原时间(prothrombin time,PT)和活化部分凝血活酶时间(activated partial thromboplastin time,APTT)出现异常,从量和质上影响凝血反应,使凝血因子产生减少。低温也影响血小板的功能。动物实验表明,大量输液、休克和低体温会激活纤溶系统。临床研究发现,创伤后不久出现高凝状态,表现为内源性纤溶活性和抗纤溶蛋白Ⅲ的降低。在血液稀释和酸中毒状态下,低温对凝血的影响更大,有的还可出现弥漫性血管内凝血。因此,在低温、酸中毒和凝血障碍三者恶性循环下,创伤病人不能耐受长时间的确定手术。再有在地震、海啸、战争发生时早期要完成难度大的手术无论场所和时间均不允许。

2. 多发伤病人施行DCO的临床策略

(1)腹内脏器的DCO处理策略:严重多发伤DCO适应证的选择通常取决于以下几方面。①损伤情况,如高能量的腹部钝伤、多发性腹部穿透伤、血流低动力状态(包括低血压、心动过速、心动过缓、精神状态的改变等)、凝血障碍、低体温。②合并复杂损伤、腹部重要血管损伤、多发内脏损伤(如严重肝及肝周血管伤、复杂胰十二指肠伤等)、多灶或多腔隙出血并内脏损伤、须优先处理的多区域损伤。③严重的代谢性酸中毒(pH≤7.125)、低体温(≤35℃)、复苏和手术时间>90 min、凝血障碍和大量的输液。

控制出血是DCO的首要任务。腹腔填塞(abdominal packing,AP)节省时间且止血效果确凿。应主动实施AP,而不应等到其他方法都试用完毕后才施行AP。多数人主张进腹后立即开始填塞,并推荐填塞腹腔四个象限:先右上腹,再左上腹,然后左右下腹。AP最早用于、也最多用于肝脏创伤,而且早期主要用于渗血创面的止血。目前临床工作中AP实际上几乎已经用于所有的腹腔内脏及腹膜后组织,如肝脏、胰腺、肾脏、脾、胃肠道(胃、十二指肠、小肠、结肠、直肠)、胆道系统、膀胱及输尿管、骨盆、腹膜后、血管等器官、组织创伤引起的各种出血,包括动脉、静脉出血及创面渗血。填塞材料按吸收与否分为可吸收与不可吸收两种,按来源分为外来异物和自体材料两种。可吸收材料及自体材料多用于实质脏器裂伤创面内填塞,无需再次手术去除。手术巾、单及敷料是最常用的填塞材料。实施AP时几个常见的错误是过度填塞、填塞不够和填塞不当。前者增加腹腔内压,可导致腹腔室隔综合征(abdominal compartment syndrome,ACS);填塞不够和填塞不当均不能取得满意的止血效果。器官如肝脏局部填塞时,填塞产生的压力应该拟合创伤组织创面,并固定创伤器官。腹腔广泛填塞时应将肠管推向腹部中央,防止直接压迫肠管。实质性组织、器官可以采用球囊导管或三腔二囊管止血。目前多数人认为复杂的血管重建技术如血管端端吻合、血管移植浪费时间,应该尽可能避免。建议采用简单且安全有效的措施如侧面修补、结扎、暂时性腔内插管分流。大血管非离断伤且血管壁未坏死时,可暂时行侧面修补。重要动脉离断伤可暂行分流;除髂总静脉及髂外静脉外,静脉损伤不是分流的适应证。血管结扎是最简单的措施,下腔静脉、髂内静脉均可结扎。严重危急情况下,门静脉、肠系膜上静脉也可以考虑结扎。但是,此举可引起大量液体向第三间隙转移，因此需要大量补液。髂动脉、股动脉结扎可引起严重肢体缺血，应该谨慎。而肠系膜上动脉在胰腺平面以上可以安全结扎，因为腹腔动脉及肠系膜下动脉的侧支循环可以提供足够血流。

控制污染是DCO的第二个主要目的。肠管单个穿孔可缝合修补。复杂肠管损伤应以纱布条结扎或吻合器关闭远、近端，避免常规切除吻合。结肠穿孔时，应按复杂肠管损伤处理。由于此时腹壁严重水肿，应避免结肠外置造口。十二指肠、胆道、胰腺损伤可置管外引流，并加填塞。幽门、胰腺颈、近端空肠可用吻合器缝合，胆总管可以结扎，胆汁可经胆囊造口引流。乳头部创伤并严重出血、AP不能止血时，可进行胰十二指肠切除，但不重建。即使在再次手术时，消化道重建仍可不包括胰腺空肠吻合。因为此时手术，发生吻合口漏的可能性很高。

DCO条件下因必须进行早期再次手术，故常规关腹既无必要，又浪费时间，但是为了防止体液、体内热量丢失，需要暂时关闭腹腔（temporary abdominal closure, TAC）。TAC方法有如下几种：① 塑料单覆盖、负压吸引法；② 敷料填塞覆盖法；③ 单纯皮肤缝合法；④ 修复材料缝合法；⑤ 单纯筋膜缝合法。前两种方法不能防止体液、体内热量丢失。最后一种方法可能造成筋膜坏死。因而，以单纯皮肤缝合及修复材料缝合最为常用。修复材料分为不可吸收和可吸收两种。前者如橡胶、聚丙烯、聚四氟乙烯，后者如聚乙二醇酸等。TAC除了遵循无张力缝合原则外，还应该保护内脏免受侵蚀。TAC前应该尽可能以网膜或以对肠管无侵蚀作用的薄膜覆盖肠管表面，防止发生修复材料侵蚀肠管引起的肠瘘。

（2）多发伤患者骨折的DCO处理策略：多发伤病人早期骨折固定的优势近来受到了挑战，特别是伴有颅脑损伤的病人，骨盆骨折或长骨骨折获得临时稳定的最佳技术是外固定术，这是一种方便的最小侵袭的方法，能非常有效地早期完成骨折的固定并控制由冗长手术操作引起的额外生理应激。

外固定已被用于多发伤后骨盆骨折的稳定支撑，犹如长骨骨折后髓内针的使用，可以避免一些风险。外固定是多发伤病人可以选择的能达到临时牢固稳定的替代方法之一，具有快速、可忽略血液丢失的优点，并且骨科并发症最少。对于合并骨盆骨折的多发伤患者，尤其是严重骨盆骨折，其早期死亡原因主要是难以控制的出血，晚期死亡原因则是由于感染引发的多器官功能衰竭。采用挽救生命+骨盆外固定支架固定的策略可有效降低这些并发症的发生，从而提高患者的生存率。

第二节　复　合　伤

在各种灾害中，常发生冲击伤、烧伤和创伤的复合伤。在核事故中可见到放射损伤和烧伤或冲击伤等的复合伤。通常将复合伤分为两大类：复合伤伤员中有放射损伤者称为放射复合伤；无放射损伤者称为非放射复合伤。复合伤的命名，将主要伤列于前，次要伤列于后。

核武器爆炸时产生四种杀伤因素，发生的多种复合伤统称核爆炸复合伤，核战争时复合伤的发生率很高。严重的自然灾害，特别是地震，会造成大量伤害，其中包括复合伤。地震造成房屋等建筑物倒塌的同时，还可引发火灾、水灾、毒气泄漏、放射性污染等次生灾害。其中，因燃具、燃料等导致的火灾最为常见，从而造成创伤（挤压伤、压砸伤为主）复合烧伤等复合性伤害。平时多种事故会造成大批伤员，成为突发公共卫生事件。由于不少事故产生两种以上致伤因素的机会较多，因而会发生较多的复合伤，比如工矿事故伤、车祸伤等。

一、复合伤的伤情分度

为了及时有效地进行急救、诊断、后送和治疗,必须对复合伤伤情进行分度。各类复合伤按伤情的严重程度可分为:轻度、中度、重度和极重度4级。复合伤的分度是以各单一伤的伤情为基础,以中等以上损伤复合后常出现的复合效应(combined effects)为依据而加以划分的(表3-34-1)。

表3-34-1　复合伤伤情分度

复合伤	分度标准(具备下列条件之一)
极重度	一种损伤达极重度;二种重度损伤;重度放射损伤加中度烧伤;一种重度损伤加二种中度损伤
重度	一种损伤达重度;三种中度损伤;中度放射损伤加中度烧伤
中度	一种损伤达中度
轻度	二种或三种损伤均为轻度

二、复合伤的基本特点

复合伤的基本特点是"一伤为主"、"复合效应"。"一伤为主"是指复合伤中的主要致伤因素在疾病的发生、发展中起着主导作用,"复合效应"是指机体遭受两种或两种以上致伤因素的作用后所发生的损伤效应,不是单一伤的简单相加。单一伤之间可相互影响,使原单一伤的表现不完全相同于单独发生的损伤,整体伤情也变得更为复杂。大量研究表明,"相互加重"是复合伤效应的重要表现。复合效应也可表现在重要的病理过程中,不同病程、不同脏器表现可不尽一致。

三、创伤复合伤

在平时灾害事故中,有时既可产生冲击波,又造成火灾,特别在工厂、矿井等环境中,极易发生创伤复合伤(combined trauma injuries)。由于体表严重烧伤引起人们的特别关注,体内冲击伤的一些症状体征易被烧伤创面、休克等掩盖,因而常将烧冲复合伤误诊为单纯烧伤,并就此进行救治,往往效果不好。

创伤复合伤不仅包括体表烧伤、创伤,而且包括很多内脏发生的一系列病理变化。就烧伤创面而言,除有一般烧伤创面的特点外,常合并其他创伤,如由冲击波动压引起的致伤、受重物撞击或挤压引起的撞击伤、挤压伤等,创面沾(污)染(如煤屑、泥土等)很严重而且常见,这将对创面处理带来许多困难。内脏病变往往广泛而严重,对病情发展转归起着重要作用。

(一)临床特点

(1)创伤复合伤伤员的死亡率较高,创伤复合伤不同阶段有其主要致死原因。由于创伤与其他损伤的复合,临床表现较单一伤不同程度地加重。伤员的临床征象严重程度常不能用体表所见的创伤或烧伤来解释,死亡率也较单一伤为高。伤后最早(常在数小时以内)的主要致死原因是重要脏器大出血,有害气体急性中毒或窒息,急性肺水肿、肺出血,急性心力衰竭。最初数天内主要死于失血性休克、创伤性休克和烧伤性休克,部分可能发生早期感染导致的中毒性休克。创伤复合伤伤员后期主要死于感染。

(2) 创伤复合伤伤员休克发生率高。灾害发生时，比如地震、工厂爆炸，人员可同时有烧伤和创伤。此时，创面渗出多，有效循环血量减少，组织缺血、缺氧。烧伤和创伤出血及剧烈疼痛刺激易发生休克。

(3) 创伤复合伤伤员感染发生早、重、持久，并且全身感染发生率高。体表创伤、烧伤时的伤口、创面成为感染的来源；内源性感染常很突出，特别是肠道和呼吸道感染；全身性免疫功能下降。

(4) 创伤复合伤伤员的心、肺损伤常较单纯创伤时严重。呼吸、循环的症状出现早、重、持久，可发展为急性心衰、呼吸窘迫综合征。致伤因素的直接作用和休克、感染等继发损伤均可促进呼吸、循环衰竭的发生。

(5) 创伤复合伤伤员常发生急性肾衰竭。严重创伤复合伤发生肾衰竭的主要原因是：休克时血压下降，使肾血流量减少，导致肾滤过率下降以至滤过功能停止；在全身性血液循环障碍的情况下，肾脏也常发生淤血而影响滤过率；严重烧伤和烧伤复合伤时肾脏本身常发生病变，肾单位中以肾小球缺血病变最为突出，这主要是由于脏层上皮细胞和系膜细胞增生肿胀压迫毛细血管所致，肾小管也可发生退变坏死；合并挤压综合征时肾脏病变最为明显。

(6) 放射复合伤时造血功能损害十分突出；非放射创伤复合伤时，造血功能在伤情较轻时呈刺激增生反应，在伤情较重时则多为抑制反应。

(二) 创伤复合伤的诊断

创伤复合伤的诊断重要的是要查明有无内脏损伤及其程度。诊断要点包括：

(1) 询问查明致伤情况，包括事故的性质，伤员所处位置和有无屏蔽以及受伤当时的反应等。

(2) 伤员周围环境变化。

(3) 伤员体表受损状况。

(4) 实验室检查中应特别注意检查血细胞和反映心、肝、肾功能的指标。

(5) 完善的辅助检查，如 X 线、超声、心电图和 CT 等检查。

(三) 创伤复合伤的救治

创伤复合伤的救治原则与一般创伤的救治原则和措施相同。在灾害事故中常会在短时间内发生大批伤员，则需进行分级救治，其中现场抢救极其重要。根据不同情况可先由现场再送至早期救治机构救治，再送至后方医院，也可由现场直接送至后方医院。

1. 急救

(1) 必须迅速将伤员移出可能继续遭受伤害的环境，如发生有害气体吸入中毒，更需搬离现场，进行吸氧等急救。

(2) 对窒息、休克、出血和昏迷的伤员，特别是合并血管和内脏损伤者，应优先紧急抢救。

(3) 对急性肺水肿、肺出血、严重胸壁伤和分泌物、渗出物阻塞呼吸道者应行气管切开。如面、头、颈部烧伤、外伤者，气管切口的位置应避开伤处；手术切口应选择不易被气管分泌物和外伤渗出物污染的位置。

(4) 当烧伤合并肺部冲击伤或颅脑损伤而需补液抗休克时，原则上仍需补液，但要特别谨慎，严密观察和保护心、肺和肾功能，适当控制补液量和速度。

2. 治疗

(1) 烧伤复合软组织创伤：按外伤处理原则及时进行早期清创，伤口用清洗液冲洗，清除异物，累及的筋膜应予切开,坏死的皮下组织、肌肉组织应予切除。如伤口处未合并烧伤,可按一般原则包扎,延期缝合。如外伤伤口位于烧伤区内,则一般不包扎(包扎会加重感染),可用抗生素涂布。

(2)烧伤复合骨折:烧伤和骨折如发生在不同部位,一方面分别处理烧伤和骨折,另一方面加强全身治疗,防止复合损伤对全身的加重效应。尤其要注意以下几个问题。① 清创:应争取尽早进行。开放性骨折处同时有烧伤,则很易感染,清创时应尽量清除坏死组织,消灭无效腔,骨面应有软组织覆盖,伤口应用抗生素并保持引流通畅。尽量防止骨髓炎和全身感染的发生。② 复位:此时患者对早期复位的耐受性差、易发生休克,可适当推迟进行。在行复位前,如操作需累及烧伤区,应暂时包扎保护,避免在操作时造成进一步损伤。需切开复位时,切口应尽量避开烧伤区,如不能避开,可先行创面植皮,控制创面炎症后再行手术复位,必要时可待烧伤创面愈合后再行复位手术。如烧伤创面不大,全身情况较好,也可在手术复位的同时处理烧伤创面。③ 外固定:骨折处同时有烧伤,如采用石膏外固定,可能加重烧伤创面组织坏死和感染,烧伤组织水肿可使被石膏包裹固定的肢体内压力增加,导致严重后果。可使用小夹板局部固定,如必须用石膏固定,可待石膏固定后纵向切开,及时调整松紧度,还可开窗观察肢体变化或作引流。④ 内固定:有时可用内固定法,特别是内固定手术不累及烧伤部位,可获良好效果,如必须经烧伤部位,应严密防治感染,或先行烧伤切痂植皮,再行切开复位固定。⑤ 烧伤区的处理:如发生骨折处有肢体环周性深度烧伤,应早期作纵向切开或切除,伴有血管损伤或肢体内出血、坏死,应作筋膜切开。其他按烧伤处理原则进行。

(3)烧伤复合内脏损伤:烧伤复合颅脑伤时,应加强抗休克治疗,有计划地补液,以限制在能平稳度过休克为度,休克稳定后取头高位。对颅内压增高的脑水肿,选用高渗葡萄糖液、甘露醇或呋噻米等利尿减压,需手术处理者按颅脑伤一般原则处理。烧伤复合肺损伤时,抗休克补液也需严格掌握量和速度,切实改善心肺和肾功能。镇静、止痛剂应慎用,以免抑制呼吸。对进行性血胸、血气胸,应开胸止血,取出血凝块等异物,严重损伤不能修补的肺叶可予切除。烧伤复合腹部伤时,如确诊有内出血或空腔脏器损伤并伴有腹膜炎者,应优先处理,在抗休克基础上进行手术,通过手术来纠正休克。切口应尽量避开烧伤处,如不能避开,将切口处的烧伤组织予以切除,并加强抗感染。

四、放射复合伤

放射复合伤是指在遭到核武器袭击时,人员受到以早期核辐射为主同时又有光辐射、冲击波等两种或两种以上瞬时杀伤因素所致的复合性损伤,它是核武器爆炸时形成的一种特殊损伤。在平时核事故中放射复合伤也多见。

放射复合伤可分为三类。放烧冲复合伤是以放射损伤为主复合烧伤与冲击伤,即由三种不同性质的物理因素同时引起的复合伤。放烧复合伤以放射损伤为主复合烧伤,即由电离辐射与光辐射两种杀伤因素所致的复合伤。放冲复合伤以放射损伤为主复合冲击伤,即由电离辐射与冲击波同时所致的复合伤。

(一)临床特点

1. 休克发生率高

放射损伤复合原来不致引起休克的外伤时可发生休克,因此,放射复合伤时较易并发休克。照射剂量越大,伤情越重,休克发生率越高。放射复合伤时的休克大多发生在伤后初期。这是在受到复合杀伤因素强烈作用后,机体神经、内分泌、循环和代谢功能发生严重障碍的综合表现,其中有效循环血量的减少常常成为休克发展中的重要环节。

2. 出血明显

放射复合伤时,血小板数比单纯放射病下降更快、更低。在血小板数下降的同时,可见毛细血管脆性增加,凝血障碍逐渐明显。胃肠出血严重,胃肠黏膜常发生斑片状出血。渗出的血液积留在肠壁,并从大便排出,形成血便,从而加重贫血的发生。复合伤的出血,早期主要是创伤性出血;极期则主要是放射损伤所致的血小板显著减少而引起广泛性出血。出血后不仅使全身血量丧失,而且使创伤、烧伤局部组织血液供应减少。

3. 感染严重

感染在单纯放射病、烧伤和冲击伤中都比较突出,放射复合伤时感染发生更早、更多、更重。在极重度复合伤中,常见休克刚过,感染接踵而来,甚至休克期和感染期重叠,发生早期全身严重感染。在伤后2~3天内死亡者,心脏和脾脏等组织内均能培养出细菌。需强调指出,在灾害条件下,放射复合伤并发厌氧菌感染机会增多,伤情明显加重,预后差。

4. 物质代谢紊乱明显

放射复合伤后由于伤情加重,机体的代谢变化更为明显和复杂。体重变化一般反映机体总的代谢平衡改变的结果,体重下降与营养物质摄入和吸收减少、组织大量破坏、机体消耗和排出增多有关。放射损伤剂量越大,伤情越重,体重下降越明显。伤后氮代谢平衡一般呈负平衡。放射复合伤时糖和脂类的代谢也有一定改变。为了有效地进行救治,必须采取及时而有效的措施纠正物质代谢障碍。神经内分泌系统的变化对物质代谢改变有着重要影响。

5. 创伤愈合延缓

放射复合伤时,烧伤和创伤局部发生显著变化。炎症反应减弱,局部白细胞浸润减少,外观表现为创面渗出减少、干燥、色暗、伤口收缩不良,坏死组织脱落迟缓。局部易并发感染、出血、组织坏死,坏死组织中可有大量细菌繁殖。烧伤、创伤和骨折的愈合时间延迟,肉芽组织形成不良且脆弱、苍白、易出血,骨折愈合延迟或骨不连。

(二) 诊断

1. 受伤史

了解伤员受照射和外伤情况,推断出可能发生复合伤的类型。仔细了解事故特点和现场设施破坏情况;事故发生时伤员的位置、距放射源的距离、有无屏蔽和防护;在现场停留时间,是否还受到核泄漏所致的放射性核素沾染;伤员当时的表现(如:有无恶心、呕吐、腹泻和抽搐、眼球震颤、痉挛、昏迷等)。这些情况将有助于间接推测可能发生的损伤。

2. 症状和体征

主要损伤的重要症状和体征可作为诊断的依据。但要注意几个单一伤复合后伤情规律的变化。伤后有恶心、呕吐、腹泻,同时有烧伤和创伤的症状,可能是放射复合伤。如还伴有共济失调、头部摇晃、抽搐等中枢神经症状,可考虑为脑型放射复合伤。在严重烧伤情况下,血便和柏油样便均不能作为诊断放射损伤的特异性征象,因为严重烧伤也可出现血便和柏油样便。此时应根据其他征象综合判断放射损伤的有无及其程度。

3. 实验室检查

(1) 受照剂量测定:包括物理学测定、生物学测定和血、尿、便及伤口的放射性沾染测定。外周血淋巴细胞微核发生率和染色体畸变率对判定受照射剂量有重要参考价值。

(2) 外周血象变化:以放射损伤为主的复合伤,白细胞数有不同程度的下降,受照剂量越大,白细胞数下降越快、越低。重症放射复合伤白细胞总数降到很低,淋巴细胞可以从外周血中消失。以放射损伤为主的复合伤,白细胞数有不同程度的下降,受照剂量越大,白细胞数下降越快、越低。以烧伤为主的复合伤,白细胞数一般呈增高反应,伤情危重者也可出现白细胞下降,但中性粒细胞一般不减少。

(三) 救治

1. 急救

放射复合伤的急救与一般战伤基本相同,包括止血、止痛、包扎、骨折固定、防治窒息、治疗气胸、抗休克等。复合伤时休克发生率高,而且感染常是复合伤的重要致死原因,故应强调尽早采取抗休克和抗感染措施。

2. 治疗

(1) 防治休克:原则和措施与一般创伤相同。

(2) 早期使用抗放药:对急性放射病有效的抗放药对放射复合伤也基本有效,伤后应尽早使用。疑有放射性物质进入体内者应尽早服用碘化钾 100 mg。常用的抗放药物还有胱胺、巯乙胺、雌激素等。必要时还可采用加速排出措施。

(3) 防治感染:早期、适量和交替使用抗生素,积极防治感染。中度以上复合伤,初期可选用长效磺胺,发热或白细胞明显降低时,可换用青霉素或链霉素,极期改用广谱抗生素。除全身使用抗生素外,应加强对创面局部感染的控制,以防止和减少细菌入血。当存在严重感染时,可少量多次输注新鲜全血,以增强机体防御功能。应注意对厌氧菌感染的防治,如注射破伤风抗毒素、配合使用抗生素、早期清创等。

(4) 防治出血、促进造血和纠正水电解质紊乱:对辐射剂量超过 6 Gy 的极重度放射复合伤,有条件时应尽早进行骨髓移植。输血输液时要注意总量及速度,防止发生或加重肺水肿。

(5) 手术处理:争取创伤在极期前愈合,尽量使沾染的创伤转为清洁的创伤,多处伤转为少处伤,开放伤转为闭合伤,重伤转为轻伤。

五、化学复合伤

据统计,国内每年有 10 多万人因自然的或人为的化学事故而中毒,死亡率在 10% 以上。近年来发生在重庆开县的天然气井喷事件、化龙桥地区的氯气泄露事件、日本东京地铁的沙林毒气事件,短时间内造成了大批人员中毒。

化学毒剂是指那些在小剂量的情况下,即能通过一定条件作用于机体,引起机体功能或器质性改变,导致暂时性或持久性病理损害,乃至危及生命的化学物质。

化学复合伤是指毒剂中毒合并各种创伤或创伤伤口被毒剂污染造成的损伤。因两种甚至多种因素同时或先后作用于同一机体,使伤情变得格外严重和复杂。例如软组织伤在毒剂的影响下,伤口出血、感染、坏死等现象易于发生;有的会影响伤口再生和修复,致使伤口愈合延迟。同时,创伤可影响毒剂的毒性作用,加剧中毒过程。此外,复合伤的外科处理又不同于单纯创伤时的处理。如手术时机、麻醉选择以及治疗用药等都可因中毒出现的严重征象(惊厥、肺水肿、休克、失血、呼吸衰竭等)而有所不同。

(一) 临床特点

1. 伤口染毒

伤口染毒时,毒剂可经伤口迅速吸收,如吸收剂量够大,则伤情发展迅速。因此,此类复合伤的病情会发生急剧变化，即使创伤并不严重，也可在短时间内危及伤员生命。

(1) 神经性毒剂：神经性毒剂对伤口无特殊影响，损伤周围或染毒处可出现肌颤。数分钟至半小时左右出现全身中毒症状：流涎、流泪、出汗、全身肌颤、呼吸困难、惊厥、昏迷等。此外，血液胆碱酶活性明显下降。此种复合伤须及时处理，否则有生命危险。

(2) 芥子气：伤口及体表染毒处可嗅到大蒜味或有油状毒剂痕迹。经数小时潜伏期后出现炎症反应。边缘皮肤充血、水肿；24 小时左右出现水疱。以后数日，组织坏死逐渐扩大，并有深层溃疡形成。此种伤口易感染，愈合慢，愈合后有瘢痕形成和色素沉着。

(3) 路易剂：毒剂接触伤口时有剧痛，初期可见油状毒剂痕迹，并有天空葵叶汁味。10～20 分钟后出现炎症反应。伤口充血、出血，水肿较芥子气严重得多，血色鲜红。2～3 小时伤口周围皮肤可出现水疱，组织坏死较深，肌肉呈熟肉状。愈合后常有深的瘢痕形成，无明显色素沉着。路易剂易自伤口吸收，吸收中毒主要表现为中枢神经系统症状(先兴奋、后抑制)、肺水肿和循环衰竭。

(4) 光气：伤口处有干稻草味，伤口呈褐色，出血较多，疼痛较重。除经呼吸道吸入外，光气经其他途径(如伤口)吸收不会产生肺水肿症候群。

2. 毒剂中毒合并创伤

毒剂中毒同时有创伤发生时，伤口虽未直接染毒，但因中毒及创伤两种因素相互影响而使伤情加重、病程加快、恢复减慢。其特点有：

(1) 休克发生率高。化学复合伤伤员既可出现外伤性休克，又可出现中毒性休克，休克发生率会明显增加，程度也会加重，处理不当，会产生严重后果。

(2) 出血加重。氢氨酸中毒时，凝血时间延长，伤口易出血；路易剂损伤血管，使血管通透性增加，加重伤口出血；光气能暂时增加血液的凝固性；如内脏受伤，手术中如不妥善结扎血管，术后可发生严重内出血。

(3) 愈合延迟、恢复较慢。创伤愈合过程与全身健康状况有关，中毒伤员一般情况较差。糜烂性毒剂吸收中毒时，病人全身状况恶化、营养失调、组织再生能力降低；芥子气或梭曼中毒，机体免疫功能下降，并发感染的可能性增加；光气中毒伴有创伤时，肺部很易并发感染，支气管肺炎、支气管扩张和肺脓肿的发生率会明显增加，使患者久久不能复原，甚至转为慢性。

(4) 预后不良。中毒时出现的惊厥、肺水肿、呼吸循环衰竭及造血功能抑制等严重中毒症状使手术时机不易掌握，外伤不能及时得到处理，因而延误病情，造成不良后果；创伤引起的失血、疼痛、休克、感染等又可加重毒剂中毒程度，增加救治难度。

(二) 诊断

化学复合伤的诊断除需明确创伤的性质、程度、范围外，重要的是确定伤员有无毒剂中毒以及伤口是否被毒剂污染。诊断主要依据中毒史、临床特点、毒剂鉴定及实验室检查。

1. 中毒史

在毒剂、泄漏事故同时伴有爆炸发生时，应注意化学复合伤发生的可能性。特别对爆炸区附近的伤员，应详细了解受伤时间、地点和受伤经过；是否同时遭受爆炸和染毒；何种毒剂；当时防护及消毒情况，并估计毒剂的接受量。

2. 临床特点

仔细观察伤口及其周围有无出血、水肿、水疱、肌颤及有关毒剂中毒的临床表现。

(1) 神经性毒剂中毒：起病急，病程发展快。相继出现毒蕈碱样、烟碱样和中枢神经系统症状：缩瞳、流泪、流涎、出汗、呼吸困难、肌颤、惊厥、昏迷等。如中毒症状不典型，可试用阿托品静注或肌注。如能缓解毒蕈碱样症状又无阿托品反应,可初步证明为神经性毒剂中毒。隔时重复使用阿托品,中毒症状就会进一步好转。若不是神经性毒剂中毒,则会出现阿托品轻度反应(心率加快、口咽干燥、颜面潮红、瞳孔散大等)。

(2) 氰类毒剂中毒:发病急骤,心前区疼痛,胸部有压迫感,呼吸困难、不规则,皮肤黏膜呈鲜红色,惊厥,瞳孔散大,有时出现角弓反张,呼出气中有苦杏仁味。

(3) 芥子气中毒:当时无明显疼痛及不适,经数小时潜伏期后相继出现眼、呼吸道及皮肤损伤;吸收中毒早期有头痛、头晕、恶心、呕吐以及神情淡漠、反应迟钝等中枢反应。

3. 毒剂侦检

检查伤员服装、装备或绷带上有无毒剂痕迹、毒剂气味;可自绷带、敷料或可疑染毒处取样进行毒剂鉴定。

4. 实验室检查

有目的地进行化验检查可辅助诊断:(1) 神经性毒剂中毒时血液胆碱酯酶活性下降;(2) 路易剂中毒时,血液及尿中可检出砷;(3) 芥子气吸收中毒后1~2天内外周血白细胞总数及中性粒细胞升高(中性粒细胞占80%~90%以上),以后骤然下降;红细胞、血小板也因造血抑制而下降;(4) 氰类毒剂中毒,血氨(CN)及尿硫氰酸盐(SCN)含量增高等。

特别是对速杀性毒剂——神经性毒剂和氢氨酸中毒,根据临床特点尽快作出诊断对抢救伤员生命非常重要。因为对这些毒剂的抗毒治疗要求在中毒后立即或不迟于出现明显的中毒症状后1~5分钟实施才有效。治疗较晚则效果明显降低。

(三) 救治

1. 急救

在灾害发生时,往往有大批伤员需同时救治。首先要组织实施群众性救护和自救互救,应尽快将伤员搬出污染区并迅速后送。

(1) 尽早使用抗毒剂:抗毒剂对毒剂中毒有独特疗效,及时应用可挽救伤员的生命。神经性毒剂和氢氨酸中毒临床发展异常迅速,中毒后应立即使用抗毒剂。当中毒症状一旦出现,立即取1支抗毒剂隔衣注射(神经性毒剂严重中毒可注射2~3支)。各类抗毒剂的应用范围见表3-34-2。

表3-34-2 抗毒剂的应用范围

抗毒剂	毒剂	临床适应证
阿托品 苯那辛 氯解磷定 安定	神经性毒剂	流涎、流泪、出汗、嗜睡、心率减慢、恶心、呕吐、呼吸困难 呼吸中枢抑制、惊厥 肌颤、肌麻痹
亚硝酸异戊酯 亚硝酸钠 对二甲氨基酚 硫代硫酸钠	氰化物	皮肤黏膜呈鲜红色、呼出气中有苦杏仁味、心前区疼痛并有压迫感、呼吸困难、惊厥、角弓反张、瞳孔散大
	芥子气	皮肤、眼、呼吸道局部损伤并有全身吸收中毒:头痛、头昏、恶心、呕吐、腹泻、精神抑郁
二巯丙醇 二巯基丁二酸 二巯基丙磺酸钠	路易剂	刺痛,皮肤、眼、呼吸道黏膜损伤,局部炎症、充血、出血、水肿、肺水肿
毒扁豆碱(依色林) 解毕灵	毕兹	精神障碍、共济失调、嗜睡、迟钝、幻觉、昏迷或朦胧状态、精神错乱、谵妄

（2）防止继续吸收：在毒区迅速采取个人防护措施，戴防毒面具、穿防毒斗篷或防毒衣；局部消毒、包扎伤口，用棉球、手帕、纸片等轻轻吸除可见之毒剂液滴（不要扩大染毒面）；肢体伤口染毒时在其上端扎止血带或其他代用品并注明时间，争取在第一次定时松解前进行冲洗或手术处理，以防毒剂自伤口吸收。伤口周围或其他部位的皮肤用消毒液（粉）消毒，用洁净水冲洗伤口。路易剂染毒局部涂抹3%二巯丙醇软膏，数分钟后再用水洗。碱性溶液可用于消除G类神经性毒剂；高锰酸钾、氯胺、漂白粉等氧化剂配成溶液可用于消除芥子气、路易剂。眼染毒用2%碳酸氢钠水溶液或清水冲洗。

（3）撤离毒区和后送：经过现场急救后尽快将伤员撤离毒区。最好在化学攻击结束和可见的毒剂云团移去之后，在未出现严重窒息感之前立即引导轻伤员撤离目标区（尽可能向上风方向撤出）。在离目标区一定距离之后，轻伤员在服用药片或清理唾液等必要情况下，可以暂时脱下防毒面具。应尽快将昏迷者撤出目标区，并实施医生救护。据推测，灾害条件下神经性毒剂伤员在后送时的死亡率可能很高（有统计表明，在初期活存的1 605个中毒伤员中，有50%以上是在运送时死亡的）。因此，为了挽救生命，必须在现场进行积极的治疗，即使受到毒剂一定作用时也必须如此。原则是：首先挽救生命，稳定病情，然后再后送。

（4）手术处理：及时对危及生命的创伤进行外科处理。最重要的是止住威胁生命的出血，通畅呼吸道。处理前站送来的复合伤患者要注意防护，着围裙，戴面具或口罩。术前用消毒剂再次洗消伤口及其周围皮肤。冲洗神经性毒剂污染的伤口用5%碳酸氢钠溶液；芥子气、路易剂染毒伤口则用0.1%高锰酸钾，无上述溶液时可用生理盐水代替。清除污染或渗出物，切除破碎、坏死组织，除去异物和未被吸收的毒剂。腹腔、胸腔穿透伤及颅骨创伤用生理盐水冲洗。对染毒的烧伤面仅作冲洗，同时用棉球轻轻擦拭，除去创面坏死组织及异物，一般不作初期缝合，以1∶1 000苯扎氯铵湿敷包扎。染毒伤口的肢体在最初数天应予固定，早期水肿较显著时不宜采用管型石膏绷带。

（5）防止交叉染毒：手术时应有必要的防护设施（橡皮围裙、手套、消毒剂等），手术器械和用具应专用；手术过程中经常用消毒棉球（神经性毒剂用10%氨水，糜烂性毒剂用18%氯胺乙醇）擦拭手套及手术器械，然后再用生理盐水冲洗；器械、敷料、绷带等术后应予消毒；在处理创伤的同时，对有全身吸收中毒的伤员应进行相应的治疗；根据创伤防治原则，及时注射破伤风类毒素及抗毒血清、应用抗感染药物。

2. 治疗

除继续抗毒治疗外，对有全身吸收中毒的伤员采取综合治疗措施。要特别注意保持呼吸道通畅；保护心肺功能；积极防治肺水肿；防治感染；大面积芥子气皮肤损伤要尽早补充液体、输注全血；维持电解质平衡。

（1）外科处理原则：① 确定外科救护和中毒治疗先后次序。一般先对中毒进行治疗，待全身症状好转后，再进行外科救护。中毒治疗可在手术准备过程中、手术时或手术后进行。芥子气或光气中毒，临床发展过程较慢，如时间许可，应争取在全身中毒症状未充分发展前施行手术。② 有严重全身吸收中毒的伤员，一般都属于手术禁忌证。如延期手术对伤员无生命危险，最好待全身中毒症状消失后进行手术；如确须进行手术，应简化手术过程，缩短手术时间。③ 糜烂性毒剂皮肤染毒部位除非必须，一般不宜做手术切口，而应在附近未染毒处做非常规切口。④ 手术中要特别注意止血，一般不宜采用压迫填塞止血法。应仔细结扎血管，以防术后发生大出血。⑤ 麻醉方法的选择：中毒伤员有明显中枢神经系统症状、肺水肿、呼吸或循环功能障碍时，禁忌用吸入麻醉、静注麻醉及脊髓麻醉等全身麻醉，尽可能采用浸润或传导麻醉。肺水肿患者，绝对必要时可用环己烯巴比妥钠作静脉麻醉。糜烂性毒剂皮肤染毒部位禁忌采用浸润麻醉而应采用传导麻醉；无明显全身中毒症状时,无须禁忌,可任意选择麻醉方法。

(2) 休克的处理:创伤、钝器伤及烧伤常引起对伤员生命有很大威胁的休克,当前恐怖分子可能使用具有大规模杀伤力的化学武器进行恐怖袭击。如芥子气严重吸收中毒早期可出现应激性休克,晚期又可出现低血容量性休克。有时休克并非在受伤当时出现,而在抢救或后送时发生。运输中的致死性事故以休克死亡占首位。对休克伤员也是重点治疗那些可用简便易行的措施就能消除休克的伤员。出血性休克和中毒性休克同时发生者,血液如未浓缩,可输血及输液;有肺水肿发生可能时,如需输液应在严密观察下,以缓慢速度进行。大面积皮肤芥子气染毒并有全身吸收中毒症状者,输血应在早期进行。伤员处于昏迷状态或呼吸抑制时禁用吗啡。

参考文献

[1] 周继红,王正国,黄旭东,等. 5·12 地震汶川县伤员伤情特点与医疗卫勤组织. 中华创伤杂志,2008,24(7):489-490.

[2] 刘都,张凤,王军,等. 汶川地震致四肢开放性损伤伤员细菌感染分布及药敏监测. 中华创伤杂志,2008,24(7):494-495.

[3] 罗飞,王序全,周强,等. 汶川大地震中伤员阶梯救治原则探讨. 中华创伤杂志,2008,24(8):484-485.

[4] 王正国. 外科学与野战外科学. 北京:人民军医出版社,2007.

[5] 罗成基,粟永萍. 复合伤. 北京:军事医学科学出版社,2006.

第三十五章 胸 部 伤

Chapter 35 Chest Injury

刘中民
Liu Zhongmin
亚太灾难医学学会副会长
中华医学会急诊医学分会副主任委员
同济大学医学院急诊与灾难医学系主任
同济大学附属东方医院院长

胸部创伤不论在平时或战时均极其常见。由于心肺及大血管位于胸腔内，胸部创伤后容易发生呼吸和循环功能障碍。现代创伤的特点是严重的合并伤越来越多，往往导致危急状态，其中，胸部伤占有特殊的重要地位。国内的研究表明，目前交通事故、工伤和治安事件已成为胸部创伤的"三大原因"，胸部伤成为仅次于脑外伤的重要死因。近年来，随着人们对灾难医学的重视，有关地震以及其他自然灾害中胸部外伤处理同样成为该学科的重要组成部分。1995 年日本 7.2 级地震中，在 Kobe 大学附属医院中有 487 人受伤住院，63 人(12.9%)有胸部损伤，其中 8 人为严重胸部挤压伤，在运送途中死亡。在"5·12"汶川大地震中胸部伤占总创伤数的 8% ~10%。由于灾害现场医疗物资匮乏，紧急救治的简易处理显得十分必要及有效，如用简易包扎固定法处理连枷胸、胸腔紧急减压等。其他文献报道地震中胸部伤的发生率在 4% ~16%。但随着创伤外科学和急诊医学的发展，特别是各种诊断技术的提高和各种支持疗法的应用，胸部伤病人的存活率不断提高。同时由于得以抢救转送至医院的危重病人的比例不断增加，对医生的诊治技能和医院急救的总体水平提出了更高的要求，而医学的进一步发展和急诊医疗服务系统(EMSS)的建设也将面临更新的挑战。

胸部创伤可分为钝性伤和穿透性伤两大类。胸部钝性伤包括胸壁直接打击伤、车祸造成的加速或减速伤、挤压伤、爆震伤、坠落伤及冲击伤等。其特点为：(1) 平时多见，多为闭合性伤，偶可造成开放性伤；(2) 体表受伤面积大，常伴有其他部位合并伤；(3) 依据暴力的轻重不同，钝性伤造成损伤的深度和严重程度有很大的不同，包括从单纯胸壁软组织挫伤到严重胸内脏器伤。穿透性伤包括刃器伤、枪弹伤和弹片伤。其特点为：(1) 战时多见，常造成多发、多部位开放伤。平时穿透性伤约 95% 发生于治安事件，致伤物多为锐器刺伤，极少数为火器。(2) 外部伤口范围局限。(3) 可根据穿透方向来估计可能的受伤脏器。在平时，闭合性伤占 70% ~89%，开放性伤占 11% ~30%。而在战时，绝大多数为开放性伤。根据大组胸部伤病例的统计，胸部损伤中 71% 累及胸壁，41% 有气胸，7% 累及心脏，7% 累及膈肌，20% 有脑挫伤，5% 有心脏损伤，4% 有大血管损伤，损伤气管或食管的仅占 1%。

胸部伤的救治原则在于及早纠正呼吸和循环功能紊乱，包括：(1) 恢复胸壁的完整性和呼吸运动功能；(2) 保持呼吸道通畅、给氧或通气支持；(3) 补充血容量和止血；(4) 解除胸膜腔和心包内的压力；(5) 适时进行开胸手术。有人归纳为 VIPCO 程序：V(ventilation)指保持呼吸道通畅、通气和给氧；I(infusion)指输血和补液扩容以防治休克；P(pulsation)指监护心脏搏动，维护心泵功能以及进行心脏复苏；C(control)指控制出血；O(operation)指开胸探查手术。其中，需要紧急处理而不容许进行更多检查(包括 X 线胸片)的伤情包括：呼吸道阻塞；胸壁浮动伤的反常呼吸运动；开放性气胸；张力性气胸；大出血；急性心脏压塞；创伤性休克；呼吸心搏骤停。

第一节　肋骨骨折

一、病因及病理生理

肋骨骨折在胸部伤中占61%～90%。不同的外界暴力作用方式所造成的肋骨骨折病变具有不同的特点：作用于胸部局限部位的直接暴力撞击所引起的肋骨骨折，断端向内移位，易刺破肋间血管、胸膜和肺，产生血胸和(或)气胸。间接暴力如胸部受到前后挤压时，骨折多在肋骨中段，断端向外移位，刺伤胸壁软组织，产生胸壁血肿，且常可并发纵隔损伤或脊柱骨折。枪弹伤或弹片伤所致肋骨骨折常为粉碎性骨折。儿童肋骨富有弹性，不易折断，而成人尤其是老年人，肋骨弹性减弱，容易骨折。偶尔由于剧烈的咳嗽或喷嚏等，胸部肌肉突然强力收缩而引起肋骨骨折，称为自发性肋骨骨折，多发生在腋窝部的第6—9肋。当肋骨本身有病变时，如原发性肿瘤或转移瘤等，在很轻的外力或并无外力作用下亦可发生肋骨骨折，称为病理性肋骨骨折。

肋骨骨折多发生在第4—7肋。第1—3肋因有锁骨、肩胛骨及肩带肌群的保护不易骨折。但临床也不乏锁骨完整的外伤病人伴有第1,2肋的骨折，这种情况多发生在交通事故和严重的挤压伤。当第1肋骨发生骨折时，多数伴有严重胸部伤，且常并发其他部位和系统的合并伤。第8—10肋渐次变短且连接于软骨肋弓上，有弹性缓冲，骨折机会减少；第11和12肋为浮肋，活动度较大，甚少骨折。但是，当暴力强大时，这些肋骨都有可能发生骨折。仅有1根肋骨骨折称为单根肋骨骨折。有2根或2根以上肋骨骨折称为多发性肋骨骨折。肋骨骨折可以同时发生在双侧胸部。每肋仅1处折断者称为单处骨折，有2处或2处以上折断者称为双处或多处骨折。只有肋骨骨折而不伴有血气胸和胸内脏器和结构损伤者称为单纯性肋骨骨折。

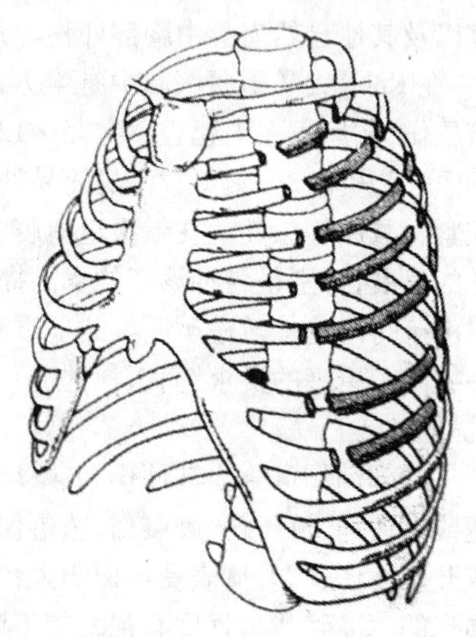

图 3-35-1　连枷胸

严重的胸部创伤可导致多根多处肋骨骨折，因肋骨前后端均失去骨性连接，受累胸壁不稳定造成胸壁软化，称为胸壁浮动伤，又称为连枷胸(图 3-35-1)。连枷胸的发生率约占胸部伤的13%，多为交通事故和工伤事故所致。心肺复苏施行胸外按压时亦可造成连枷胸。连枷胸时折断肋骨数在2～10根之间，平均4.5根。自由浮动的胸壁部分随自主呼吸发生反向运动。当吸气时胸腔内负压加大，软化部分胸壁向内凹陷；呼气时胸腔内压力增高，损伤的胸壁浮动凸出，这与其他胸壁的运动方向相反，称为反常呼吸运动。反常呼吸运动可引起“纵隔摆动”，造成循环功能紊乱，是导致和加重休克的重要因素之一(图 3-35-2)。连枷胸时胸痛和胸廓稳定性破坏严重，反常呼吸运动使呼吸运动严重紊乱，导致低通气和 CO_2 潴留；而浮动胸壁下方的肺实质遭受挫伤，引起动静脉分流和低氧血症，才是引起呼吸功能障碍的重要原因。有的病人虽有胸壁软化和局部胸壁凹陷，但由于骨折断端是锯齿状且互相卡住，不产生反常呼吸运动，成为“稳定”的连枷胸（又称为塌陷胸），可造成对胸内脏器的压迫。然而应该警惕，因为咳嗽、肺部物理治疗、骨折端的溶解和吸收等，患者常在数小时或数天后突然发生反常呼吸运动，并且这种迟发的反常呼吸运动常因未能及时发现而引起致命性缺氧。

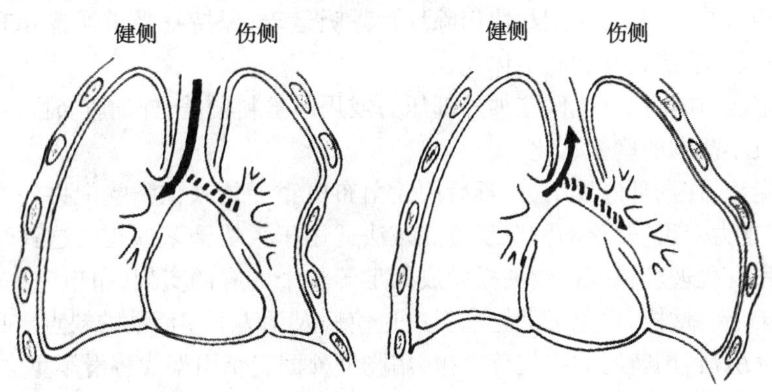

图 3-35-2　连枷胸反常呼吸运动的病理生理后果

二、临床表现与诊断

肋骨骨折的诊断主要依据受伤史、临床表现和 X 线胸片检查。局部疼痛是肋骨骨折最明显的症状，并随咳嗽、深呼吸或身体转动等运动而加重，有时病人可自己听到或感觉到肋骨骨折处有明显的骨摩擦。按压胸骨或肋骨的非骨折部位（胸廓挤压试验）而出现骨折处疼痛（间接压痛），或肋骨骨折处出现直接压痛或同时有骨摩擦感，是主要诊断依据。X 线胸片上大多能够显示肋骨骨折，但对于肋软骨骨折、骨折无错位或肋骨中段骨折在胸片上位于两侧的肋骨相互重叠处，均不易发现，应结合临床表现来判断，以免漏诊。肋骨骨折除了合并胸膜和肺创伤及其所引起的血胸或（和）气胸之外，还常合并其他损伤，诊断中尤应注意。第 1 或第 2 肋骨骨折常合并锁骨或肩胛骨骨折，并可能合并胸内脏器如大血管损伤、心脏挫伤、支气管或气管断裂，还常合并颅脑伤；下胸部肋骨骨折可能合并腹内脏器损伤，特别是肝、脾或肾破裂，还应注意合并脊柱和骨盆骨折。

三、治疗

（一）单纯性肋骨骨折的处理

治疗原则是止痛、固定和预防肺部感染，可适量应用止痛剂。肋间神经阻滞有较好的止痛效果，且能改善呼吸和增强有效咳嗽机能。方法为：用 0.5 % 或 1 % 普鲁卡因 5 mL 注射于脊柱旁 5 cm 处的骨折肋骨下缘，注射范围包括骨折肋骨的上、下各一根肋骨。应用多头胸带或弹力束胸带固定具有稳定骨折和缓解疼痛的功效。笔者使用自制的带有局部垂直竹片的多头胸带固定胸壁，对多根多段肋骨骨折、反常呼吸明显者，效果尤其明显。其具体做法是：根据肋骨骨折的范围，确定局部竹片的长短和根数，原则上竹片应长达骨折肋骨上下 2 根正常肋骨，横向应超出骨折断端范围。这种“篱笆墙”式的固定措施可有效减少骨折移位所造成的疼痛和反常运动。预防肺部并发症主要在于鼓励病人咳嗽、经常坐起和辅助拍背排痰,必要时行气管内吸痰术。适量给予抗生素和祛痰剂。保持肋骨骨折病人排便通畅,避免排便过度屏气也是一项重要的治疗措施,尤其是老年病人不应忽视。

(二)连枷胸的处理

除了上述原则以外,尤其要注意尽快消除反常呼吸运动、保持呼吸道通畅和充分供氧、治疗肺挫伤、纠正呼吸与循环功能紊乱和防治休克。

(1)包扎固定法:在胸壁软化区施加外部压力或用厚敷料覆盖,外加胶布固定。该法仅适用于现场急救处理或较小范围的胸壁软化。

(2)牵引固定法:在局部麻醉下,消毒后用无菌布巾钳夹住软化胸壁中央处的肋骨,再用绳带吊起,通过滑轮作重力牵引,使浮动胸壁复位。该法适用于大块胸壁软化。这种牵引固定,病人需卧床休息。另有用有机玻璃板或钢丝夹板做成固定于整个胸廓的支架,布巾钳夹住软化胸壁向外牵引并固定于支架上。这样,避免了滑轮牵引法迫使病人无法下床活动的缺点。目前,已根据类似原理设计出多种牵引器,用特制的钩代替巾钳,用胸壁外固定牵引架代替滑车重力牵引,方法简便,病人能够起床活动且便于转送。

(3)手术固定法:在术中以钢丝贯穿缝合,固定骨折断端,能取得较好效果。该法适用于有开胸探查指征的病例。

Tanaka 报告了 59 例连枷胸病例的处理经验,发现长时间应用机械通气治疗连枷胸,可明显增加肺部并发症,并报道了对 5 例连枷胸应用长条金属及进行浮动肋骨固定手术的成功经验。此类手术的适应证是:① 胸内脏器伤需开胸手术者;② 无肺挫伤连枷胸;③ 脱呼吸机时胸壁反常运动明显;④ 胸部严重变形。目前,约 25.4% ~47.6% 连枷胸病人有选择性的做胸壁稳定术。Karev 等将 133 例连枷胸病人随机分为手术组和非手术组,非手术组包括气管插管呼吸支持,通过对比研究发现手术组疗效明显优于非手术组,并提出对广泛连枷胸和伴心、肺挫伤病例亦可考虑手术治疗。Mouton 报道了 23 例连枷胸伴呼吸功能不全患者接受胸壁稳定手术,手术存活率 91.3%,平均随访 28 个月,95% 的病人恢复了 100% 劳动能力,提示胸壁固定术比长时间应用插管和机械通气有更大优越性。有报道认为,在呼吸机正压呼吸治疗的同时,加以牵引固定,既提高了稳定浮动胸壁的效果,又可缩短机械通气时间,亦减少了运用呼吸机过程中可能发生的问题。笔者认为,对于反常呼吸明显、肺挫伤严重的病人,或原有呼吸功能不全、痰不易咳出的老年病人应尽早使用气管插管机械辅助呼吸。辅助呼吸时间视病情而定,一般需 7 ~14 天(因肋骨骨折愈合需 2 周左右)。千万不要等到出现急性呼吸功能衰竭或其他严重并发症时才采取该项治疗措施。而过早停机或不恰当的呼吸道管理也可导致病情反复或加重,这方面不乏经验教训。

第二节 气 胸

创伤性气胸是由于各种穿透伤或钝性伤损伤了胸壁、气道、肺或肺泡使气体进入胸膜腔所致。创伤性气胸的发生率在钝性胸部伤中占 15% ~50%,在穿透性胸部伤中占 30% ~87.6%。各种原因导致的胸膜腔内积血则称为血胸,常与其他胸部损伤同时存在。锐器伤或火器伤穿通胸壁,伤及肺、支气管、气管或食管,亦可引起气胸,且多为血气胸或脓气胸,偶尔在闭合性或穿透性膈肌破裂伴有胃破裂时引起脓气胸。另外,臂丛麻醉、锁骨下静脉穿刺、针刺治疗、肺部病变穿刺活检或食管镜检查等偶可引起医源性气胸。

一、闭合性气胸

气胸多来源于钝性伤所致肺破裂,常由于肋骨骨折所致。也可由于细小胸腔穿透伤引起的肺破裂,或空气经胸壁小创口进入胸膜腔后创口随即闭合所致。

根据胸膜腔积气量及肺萎陷程度可将气胸分为少量、中量和大量气胸。少量气胸指肺萎陷在30%以下,病人可无明显呼吸与循环功能紊乱。中量气胸肺萎陷在30%~50%,而大量气胸肺萎陷在50%以上,均可出现胸闷、气急等低氧血症的表现。查体可见气管向健侧偏移,伤侧胸部叩诊呈鼓音,呼吸音明显减弱或消失。X线胸片是诊断闭合性气胸的重要手段,但少量气胸尤其是伤情不允许立位摄片者易被漏诊。

少量闭合性气胸可自行吸收,不需特别处理,但应注意观察其发展变化。中、大量气胸可先行胸腔穿刺抽气,效果不佳者应及时行胸腔闭式引流。也有认为不论何种原因,中等量以上的气胸均应及时放置胸腔闭式引流。单纯性气胸,可于锁骨中线第2肋间置管;若合并血气胸,最好在腋中线第4或第5肋间隙置管,胸管应足够大并尽量选用切开法,以免直接穿刺伤及其他脏器。

二、张力性气胸

张力性气胸常见于肺裂伤、支气管损伤或穿透伤。有裂口与胸膜腔相通,呈单向活瓣,吸气时活瓣开放,空气进入胸膜腔,呼气时活瓣关闭,空气不能从胸膜腔排出,因此随着呼吸运动,伤侧胸膜腔内压力不断增高,以致超过大气压,形成张力性气胸。伤侧肺组织高度压缩并将纵隔推向健侧,使健侧肺亦压缩,从而使通气面积减少并产生肺内分流,引起严重呼吸功能不全和低氧血症。同时,纵隔移位使心脏大血管扭曲,再加上胸腔压力增高以及常伴有的纵隔气肿压迫心脏及大静脉和肺血管(心包外心脏压塞),造成静脉回心血流受阻,心搏出量减少,引起严重的循环功能障碍甚至休克。

病人常表现有严重呼吸困难、发绀,伤侧胸部叩诊为高度鼓音,听诊呼吸音消失。检查可发现脉搏细弱,血压下降,气管显著向健侧偏移,伤侧胸壁饱满,肋间隙变平,呼吸运动明显减弱。患者胸部和颈部可有皮下气肿,严重者可扩展至面部、腹部及阴囊。X线胸片显示胸腔大量积气,肺萎缩成小团,纵隔明显向健侧移位,以及纵隔内、胸大肌内和皮下有气肿表现。

紧急处理是迅速行胸腔排气减压。可用大号针头在锁骨中线稍外方第2或第3肋间刺入胸膜腔,立刻见高压气体向外冲出。将针头用止血钳固定后,在其尾端接上乳胶管,连于水封瓶,若未备有水封瓶,可将乳胶管末端置入留有100~200 mL盐水的输液瓶内底部,做成临时胸腔闭式引流。病人如需转送,可在穿刺针尾端戴一橡皮指套,其顶端剪一裂口,制成活瓣排气针。病情危急时亦可将数个大孔径穿刺针头同时刺入上胸部胸膜腔并让伤员咳嗽以加快排气,待症状改善后尽快换用其他方法。目前已研制出特制胸腔引流套管针和胸腔闭式引流装置,封袋消毒,随时可用,且适于护送。若张力性气胸系胸壁上较小的穿透性伤口引起,应立即予以封闭、包扎及固定。

伤员经急救处理后,应进一步行胸腔闭式引流,然后行X线检查。若肺已充分复张,可于漏气停止后24~48小时拔除引流管。一般肺部裂口经治疗后多在一周内闭合。若引流管不断有气体排出,患者呼吸困难症状无好转,应追查原因。纤维支气管镜检查将有助于病变确诊。疑有严重的肺裂伤或支气管断裂者,应尽早行开胸探查手术,根据手术所见,施行肺裂伤修补、气管修复、肺叶或全肺切除术。纵隔气肿和皮下气肿一般不需处理,在胸腔排气减压后多可停止发展,以后自行吸收。极少数严重的纵隔气肿,可在胸骨上窝作2~3 cm长的横切口,逐层切开皮肤、颈浅筋膜和颈阔肌,直至气管前筋膜,切口内以盐水纱布条作引流,气体即可从切口排出。

三、开放性气胸

开放性气胸多由弹片或锐器伤造成胸壁缺损所致。胸膜腔与外界大气直接相交通,空气可随呼吸自由进出胸膜腔。伤侧负压完全消失,肺受压萎陷,呼吸功能丧失。纵隔向健侧移位,使健侧肺亦有一定程度的萎陷。由于健侧胸腔压力仍可随呼吸周期而增减,从而引起纵隔摆动,导致严重的通气受损、肺内分流加大和低氧血症。同时,低氧血症又反过来迫使病人加深、加快呼吸,从而加剧肺萎陷和纵隔摆动,加重呼吸和循环功能障碍,形成恶性循环,严重者可引起休克。由于胸膜腔与外界相通,感染机会增加。如果同时伴有胸内脏器伤或大出血等,可使伤情更为严重。

开放性气胸病人常在伤后迅速出现严重呼吸困难、惶恐不安、脉搏细弱、发绀和休克。检查时可见胸壁有创口通入胸腔,并可听到空气随呼吸进出胸腔发出的声响,易于诊断。

急救措施为尽快封闭胸壁创口,变开放性气胸为闭合性气胸。封闭伤口的材料最好是较硬的无菌材料,也可用多层清洁布块或厚纱布垫,在病人深呼气末敷盖创口并包扎固定。在病人转送途中要密切注意防止敷料松动及滑脱,不能随便更换,并时刻警惕张力性气胸的发生。当病人出现呼吸困难时,封闭的胸壁伤口可间歇开放一次,以缓解症状。

病人到达医院后首先给予输血、补液和吸氧等治疗,纠正呼吸和循环功能紊乱,同时进一步检查和明确伤情。待全身情况改善后,尽早在气管插管麻醉下进行清创术并行胸腔闭式引流。清创既要彻底清除胸壁坏死的、不健康的组织及肋骨碎片,又要尽量保留健康组织,胸膜腔闭合要严密。若胸壁缺损过大,可用转移肌瓣和转移皮瓣来修补,并给予抗生素防治胸腔感染。如果有肺、支气管、心脏和血管等胸内脏器的严重损伤,应尽早剖胸探查。

第三节　血　　胸

血胸与气胸一样,在胸部创伤后十分常见,两者常并存。创伤性血胸的发生率在钝性胸部伤中占25%~75%,在穿透性胸部伤中占60%~80%。大量血胸压迫肺脏,除了使纵隔移位产生与气胸相似的病理生理变化外,主要表现为内出血征象。出血的来源:(1)肺组织裂伤出血。因肺循环的压力仅为体循环的1/5~1/6,一般出血缓慢,出血量少,多可自行停止。(2)胸壁血管破裂出血。来自肋间动脉和胸廓内动脉的出血,常呈持续性大出血,不易自然停止,多需开胸止血。(3)心脏或大血管出血。量多而猛,多在短时间内引起病人死亡,仅少数得以送达医院。有时出血来自膈肌破裂及其伴发的腹内脏器破裂。

临床上少量血胸时,胸腔积血量在300~500 mL以下,病人无明显症状和体征。X线检查可见肋膈角变浅,有时可无变化。中量血胸积血量500~1 500 mL,病人可有内出血的症状,如面色苍白、呼吸困难、脉细而弱、血压下降等。查体可见伤侧呼吸运动减弱、胸部叩诊浊音、呼吸音减弱,X线检查可见积血达肩胛角平面或膈顶以上5 cm。大量血胸积血量在1 500 mL以上,病人表现有较严重的呼吸与循环功能障碍和休克症状,如焦躁不安、面色苍白、口渴、出冷汗、呼吸困难、脉搏细数和血压下降等。查体可见伤侧呼吸运动明显减弱、肋间隙变平、胸壁饱满、气管移向对测,叩诊为浊实音,呼吸音明显减弱以至消失,X 线检查可见胸腔积液超过肺门平面甚至全胸。合并气胸时则同时表现有气胸的症状和体征。

根据受伤史、内出血的症状、胸腔积液的体征结合 X 线胸片的表现,创伤性血胸的临床诊断一般不困难。但重症病人平卧位进行 X 线检查时,少量血胸常被遗漏,中、大量血胸的影像也不典型,难以准确判断。CT 可检查出 X 线不能发现的少量血气胸。超声波检查可见胸腔积液,对估计积血量、判别是否为凝固性血胸以及穿刺定位均有较大帮助。诊断性胸腔穿刺抽出不凝固的血液具有确诊价值。

无论是闭合性还是开放性胸部伤,均应警惕迟发性血胸的发生,即在伤后 2 天之内未发现血胸(或血气胸),在 2 天以后,有的甚至在第 18 天才出现。有报道迟发性血胸发生率为 11.2%。其发生可因最初的血胸量少,未被发现,以后出血增加或因刺激胸膜产生浆液渗出而增大积血量;或因闭合性肋骨骨折病人的不适当活动使骨折断端刺破肋间血管和壁层胸膜引起出血流入胸膜腔;或因胸腔和肺非贯通伤中的异物或碎骨片由于感染或震动引起出血等等。

血胸的治疗原则:防治休克;及早清除胸膜腔积血以解除肺与纵隔受压和防治感染;对进行性血胸应行开胸探查并处理合并伤和并发症。早期治疗以胸腔闭式引流为主。当怀疑有持续性出血时,应当果断进行剖胸探查,寻找出血部位,并给予相应处理。有下列情况应考虑为进行性血胸:(1) 经输血、补液等措施治疗休克不见好转,或暂时好转后又恶化;(2) 胸腔引流出来的血液很快凝固;(3) 重复检查,红细胞计数和血红蛋白进行性下降;(4) 胸腔闭式引流每小时引流量超过 200 mL,持续 3 小时以上;(5) 胸腔引流量较少而病情不断恶化,连续 X 线检查显示胸部高密度阴影逐渐扩大。在急诊医疗实践中,应结合病人的临床表现和伤后时间来分析首次胸片显示的血胸积血量的诊断意义。若伤后极短时间即来急诊,胸片显示中等量以上胸腔积液的病人已有休克表现,应高度怀疑进行性血胸的存在。

血胸若未能早期获得有效治疗,积血在胸膜腔内发生凝固,称为凝固性血胸。少量凝固性血胸可自行吸收。对中等量以上的凝固性血胸应进行开胸血块清除术,清除血块和积血,剥除脏、壁层胸膜表面的纤维膜,检查胸内脏器,膨胀肺,冲洗胸腔,放入适量抗生素,安放胸腔闭式引流。手术宜在伤后 1 ~4 周内进行。有的血管破裂出血或肺与支气管破裂漏气,可被凝固性血胸封住而停止,在血块清除以后又可发生,术中应注意检查。对于机化性血胸应行胸膜纤维层剥脱术。对感染性血胸可按急性脓胸处理。

电视胸腔镜(video-assisted thoracoscopy,VATS)处理血胸已成为一种新的选择。VATS 具有创伤小、疗效好、住院时间短、住院费用低等优点。方法是将胸腔镜放入胸腔内,采取吸引、灌洗、滴入溶解剂等综合方法去除血块,同时可采用钛夹、电凝器或组织切割缝合器处理肋间血管与肺组织撕裂出血。应尽量在胸腔引流管延期拔管之前进行。在残余血胸的处理中,Meyer 的研究表明,与再次置胸腔引流管组相比,胸腔镜治疗组无治疗失败,且在胸腔闭式引流天数、手术后留院天数、总住院日和住院费用等方面都具有明显的优越性。国内周阳海报道采用 VATS 治疗 7 例血胸病人,效果良好。张继军等也开展了 VATS 治疗胸内持续出血和凝固性血胸,病人留院时间短,无并发症发生。随着 VATS 器械发展与技术的提高,可以预见 VATS 在胸部创伤中将得到更加广泛的应用。

第四节　胸腔穿刺和胸腔闭式引流

胸腔穿刺以及闭式引流术是严重创伤救治工作中非常重要的基本操作，是快速诊断和治疗的措施之一，尤其在灾难医学和野战外科，具有重要的意义。

一、胸腔穿刺术

胸腔穿刺的目的是了解严重胸外伤后有无血、气胸及其严重程度，同时可抽吸患者胸腔气体、血液或其他积液，促使肺膨胀。

（一）穿刺体位以及部位

胸部创伤后，伤员病情往往比较危重，可同时合并休克、昏迷等，故穿刺体位大多数以卧位、半卧位或侧卧位较好。排气时穿刺点可选在前胸锁骨中线第2，3肋间；排液最好在腋中线第4或第5肋间隙置管。

（二）穿刺步骤

（1）术者戴口罩、帽子以及无菌手套，常规消毒皮肤、铺洞巾。用1%普鲁卡因做穿刺部位局部麻醉。

（2）可先用局麻注射针穿入胸腔，试行抽吸。穿刺针连接乳胶管，末端用钳夹闭，若于腋中线穿刺，应在下肋上缘刺入；若于前胸壁穿刺，应在肋间隙中央刺入（图3-35-3）。当针尖穿破胸膜时有突破感，即接上注射器，术者松开钳子令助手抽吸出气体，再钳住胶管方可脱开注射器以防空气进入胸腔，如此重复抽吸，直至达到目的。

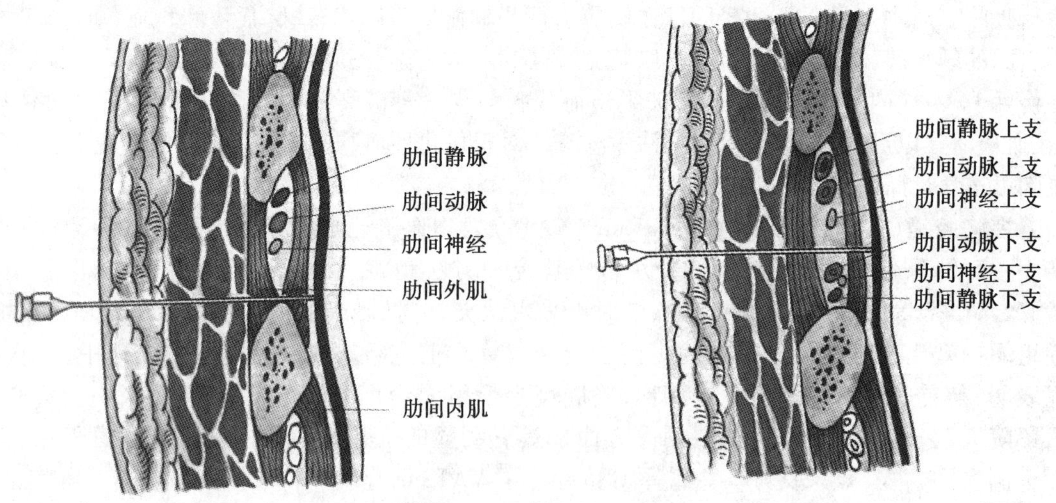

图3-35-3　胸腔穿刺进针部位

（3）如抽出大量气体，且难以抽尽，应改为胸腔闭式引流。

（4）穿刺抽吸后可以注入抗生素溶液，以防感染，然后拔出穿刺针，盖上敷料。

(三) 注意事项

(1) 单侧胸腔积液,一次抽液量一般不超过 700 mL,以免一侧胸腔压力突然减轻使纵隔移位。
(2) 观察抽出液体的颜色、性状等,依据病情进行常规检查、细菌培养以及细胞学检查。
(3) 穿刺后要做好善后工作,包括给予镇静剂、防止咳嗽等。
(4) 动态观察病情变化,做好监护工作。

二、胸腔闭式引流术

胸腔闭式引流是胸部急危重症最常用的基本技术,所有胸内手术病人均需常规置胸腔闭式引流,许多胸部创伤病人也常需放置,其目的在于排除胸腔内积气、积液,恢复胸腔负压,使肺及时膨胀,同时预防及治疗胸膜腔感染。

(一) 胸腔闭式引流优点

(1) 放置胸腔闭式引流后可避免反复多次胸腔穿刺。
(2) 如有持续漏气,则可消除发生张力性气胸的危险。
(3) 可及时观察胸腔内有无活动性出血及出血量,以便采取救治措施。
(4) 严重胸外伤后大量血胸,术前通过及时引流回输,有利于抢救生命。
(5) 能使胸腔感染得到持续、充分的引流。
(6) 能使肺迅速完全膨胀。

(二) 适应证

(1) 气胸:张力性气胸;大量气胸;双侧气胸(积气较多一侧);如果出现呼吸窘迫,即使少量气胸也要放置引流。
(2) 胸腔积液:血胸;乳糜胸;脓胸等。
(3) 其他:胸腔手术后,尤其是开放伤后不论在野外临时处理,还是清创缝合后,均应安置胸腔闭式引流。

(三) 手术方法

术前应仔细进行体检,如病人情况和条件许可,应拍摄胸片或 CT 检查,确定适宜的引流部位。尤其注意不能按照以往的胸片进行处理,必须是近期检查结果。术前应准备好引流装置和器械,注意维持心肺功能,必要时紧急补充血容量。
(1) 术者戴口罩、帽及无菌手套,最好穿无菌隔离衣。
(2) 病人取半卧位,躯干略转向健侧,可用小枕头将肩胛、背部垫高约 45°,患侧上肢上抬置于头枕部。
(3) 如为排气目的,引流管应安放在锁骨中线稍外侧第 2,3 肋间;如为排液目的,引流管则应安放在腋后线和腋中线之间,常选在第 5 肋间(图 3-35-4)。

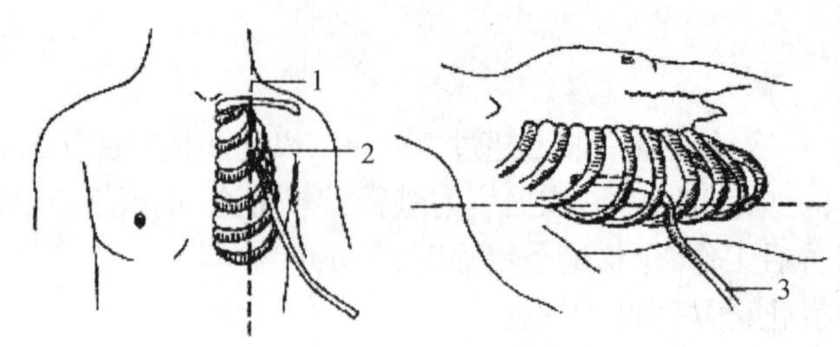

(a) 左前胸第2,3肋间隙(上管)　(b) 右第4,5肋间隙(下管)

图3-35-4　胸腔闭式引流管位置

(4) 预先选择大小合适的引流管,气胸时可选用较细的胸管;液体引流管则尽量选择肋间隙可容纳的较粗管。

(5) 局麻后,切开皮肤前先行穿刺,以进一步证实引流部位是否准确。在皮肤作一2 cm小口,以血管钳逐层分离直达胸腔,然后用血管钳夹住引流管前端送入胸腔内。避免使用暴力,以免戳伤肺脏、大血管或其他组织。

(6) 引流管置入胸腔内6 cm左右,并应调整方向,使其尖端向后、向内指向脊柱方向。外端接水封瓶(图3-35-5)。

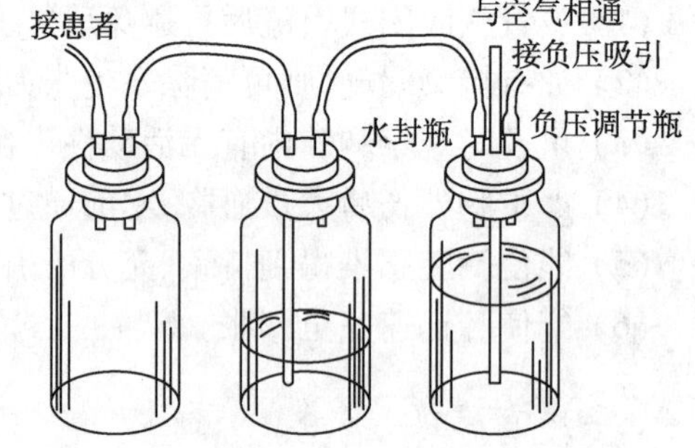

图3-35-5　胸腔闭式三瓶引流装置

(四) 注意事项

胸部创伤放置胸腔闭式引流后,在急救的同时必须严密观察,以便及时采取相应的措施。

(1) 插入胸腔引流管前应接好水封瓶并用纱布保护切口周围以免插管时大量胸腔积液喷出。

(2) 防止引流管脱出:引流管应缝合固定,并以纱布覆盖切口后再加胶布固定。搬送病人时应注意保护,防止接头脱落。

(3) 调整引流管:插入胸腔引流管后如病人呼吸时明显疼痛,可调整引流管内端方向或向外拉出少许,但不可将内端侧孔拉出胸膜腔。

(4) 闭式引流观察:主要观察胸内引流物的性状、颜色以及流量,以确定有无活动性出血。同时保持引流通畅,如发现引流管阻塞不通,应及时查找原因并处理,必要时应拔除引流管,另作切口重新放置。

(5) 观察有无肺泡等漏气及其程度:手术后若见有较大量气体源源不断从引流管中逸出,表明肺表面肺泡或支气管破裂、漏气。根据气体逸出量等情况,可将漏气分为三种程度,用以推测肺表面或支气管破裂的大小。① 轻度漏气:病人于咳嗽或用力屏气时有气泡自水封瓶内排出,而在呼吸或平静呼吸时则无,说明仅有小的肺泡破裂,能很快自行愈合。② 中度漏气:病人咳嗽、屏气及深呼吸时均有气体逸出,但平静呼吸时则无,说明有较大的肺表面或小支气管破裂,似有可能自行愈合。③ 重度漏气:不仅咳嗽、屏气、深呼吸时有气泡逸出,甚至平静呼吸时也有,说明肺表面漏气严重,可能有较大口径的支气管破裂,常需手术处理。

(6) 纵隔及皮下气肿,可能由于以下几种情况。① 闭式引流不够通畅:胸腔残留气体,特别是肺表面有漏气的情况下,气体可自纵隔创面或切口逸出,引起纵隔或皮下气肿。② 引流管过细:肺创面漏出的气体超过引流管排出的能力。肺仍处于被气体压缩萎陷状态,且部分气体可沿引流管或创道逸至皮下或纵隔,引起皮下或纵隔气肿。这种情况出现时应更换较粗的引流管。

(7)拔管时机和方法:引流管一般放置24~72小时。原则上的拔管时机是胸腔已无积气或积液,或术后引流液为少量淡黄色血清样渗液,肺膨胀良好。拔管前应进行常规胸透或拍摄胸片;拔管时将无菌凡士林纱布5~6层置于纱布上,消毒创口,拆除缝线,嘱病人深吸气后,屏气,迅速将引流管拔出,创口以准备好的敷料覆盖包扎。

参考文献

[1] Yoshimura N, Nakayama S, Nakagiri K, et al. Profile of chest injuries arising from the 1995 Southern Hyogo Prefecture Earthquake. Chest, 1996,110(3):759-761.

[2] Toker A, Isitmangil T, Erdik O, et al. Analysis of chest injuries sustained during the 1999 Marmara Earthquake. Surg Today, 2002, 32(9):769-771.

[3] Oda J, Tanaka H, Yoshioka T, Iwai A, et al. Analysis of 372 patients with Crush syndrome caused by the Hanshin-Awaji earthquake. J Trauma, 2004(56):651-663.

[4] Tanaka H, Tajimi K, Endoh Y, et al. Pneumatic stabilization for flail chest injury: an 11-year study. Surg Today, 2001,31(1):12-19.

[5] Baron O, Galetta D, Roussel JC, et al. Left bronchial disruption and aortic rupture after blunt chest trauma. Thorac Cardiovasc Surg, 2001, 49(6):382-385.

[6] Freeman RK, Al-Dossari G, Hutcheson KA, et al. Indications for using video-assisted thoracoscopic surgery to diagnose diaphragmatic injuries after penetrating chest trauma. Ann Thorac Surg, 2001, 72(2):342-349.

[7] De Waele JJ, Vermassen FE, De Roose. Bronchial rupture after direct chest trauma in a child. Acta Chir Belg, 2001, 101(1):40-41.

[8] Cereda M, Foti G, Marcora B, Gili M, et al. Pressure support ventilation in patients with acute lung injury. Crit Care Med, 2000, 28(5):1652-1655.

[9] Offner PJ, Haenel JB, Moore EE, et al. Complications of prone ventilation in patients with multisystem trauma with fulminant acute respiratory distress syndrome. J Trauma, 2000, 49(4):791-793.

[10] Scherer LA, Battistella FD, Owing JT, et al. Video-assisted thoracic surgery in the treatment of posttrauma empyema. Arch Surg, 1998, 133(6): 637-641.

第三十六章　腹部创伤

Chapter 36　Abdominal Injury

赵中辛
Zhao Zhongxin　同济大学附属东方医院主任医师、教授

第一节　概　述

腹部外伤在灾难和平时都较多见,其发病率在平时占各种损伤的0.4%~1.8%。由于救治技术不断改进、诊治水平不断提高,腹部损伤的死亡率正逐年下降。据统计,腹部损伤的死亡率,在第一次世界大战中为53.5%,第二次世界大战为25%,朝鲜战争为12%,越南战争为10%,而近年来发达国家的腹部损伤死亡率已下降至3%~5%。

"5·12"汶川大地震中腹部损伤仅占1.6%,头胸部损伤占20%左右,70%以上为骨折。其主要原因是汶川地震发生在下午,人们处于站立活动的体位,直接致伤部位不在腹部;与此同时,活动者能够主动采取躲避的姿势,减少了腹部损伤的机会。虽然灾难性骨科伤员为大多数,但腹部损伤伤情隐蔽,早期症状不明显,加之伤员受伤部位多,容易被忽略。腹部损伤造成的脏器功能损害常可引起复杂的全身情况,极大地影响救治效果,最终造成严重后果,甚至导致死亡。

一、分类

腹部损伤可分为开放性和闭合性两大类。前者多系利器或火器所致,后者则常发生于挤压、碰撞等钝性暴力之后。开放性损伤有腹膜破损者为穿透伤(多伴有内脏损伤),无腹膜破损者为非穿透伤(偶伴有内脏损伤),其中投射物有入口、出口者为贯通伤,有入口无出口者为非贯通伤。闭合性损伤可仅局限于腹壁,也可同时兼有内脏损伤。此外,各种穿刺、内镜、灌肠、刮宫、腹部手术等诊治措施也可导致一些医源性损伤。综观各类腹部损伤,闭合性损伤具有更为重要的临床意义。因为,开放性损伤即使涉及内脏,其诊断常较明确。但如体表无伤口,要确定有无内脏损伤,有时很困难。

二、病因

开放性损伤常由刀刺、枪弹、弹片所引起,闭合性损伤常系坠落、碰撞、冲击、挤压、拳打、脚踢等

钝性暴力所致。无论是开放性或闭合性,都可导致腹部内脏损伤。常见受损内脏在开放性损伤中依次是肝、小肠、胃、结肠、大血管等,在闭合性损伤中依次是脾、肾、小肠、肝、系膜等。胰、十二指肠、膈、直肠等由于解剖位置较深,故损伤发生率较低。

腹部损伤的严重程度,是否涉及内脏、涉及什么内脏等情况在很大程度上取决于暴力的强度、速度、硬度、着力部位和作用方向等因素。它们还受到解剖结构特点、内脏原有病理情况和功能状态等内在因素的影响。例如:肝、脾组织结构脆弱、血供丰富、位置比较固定,在受到暴力打击之后,比其他脏器更容易破裂,尤其是原来已有病理情况存在者;上腹受挤压时,胃窦、十二指肠第三部或胰腺可被压在脊柱上而断裂;肠道的固定部分(上段空肠、末段回肠、粘连的肠管等)比活动部分更易受损;充盈的空腔脏器(饱餐后的胃、未排空的膀胱等)比排空者更易破裂。

三、临床表现

由于伤情的不同,腹部损伤后的临床表现可有很大差异,从无明显症状、体征到出现重度休克甚至处于濒死状态。主要病理变化是腹腔内出血和腹膜炎。

肝、脾、胰、肾等实质器官或大血管损伤主要临床表现为腹腔内(或腹膜后)出血,包括面色苍白、脉率加快,严重时脉搏微弱,血压下降,甚至休克。腹痛一般并不严重,腹膜刺激征也并不剧烈,但肝破裂伴有较大肝内胆管断裂时,因有胆汁沾染腹膜可出现明显的腹膜刺激征。胰腺损伤若伴有胰管断裂,胰液溢入腹腔可对腹膜产生强烈刺激。体征最明显处一般即是损伤所在。肩部放射痛提示肝或脾的损伤。肝、脾包膜下破裂或系膜、网膜内出血可表现为腹部包块。移动性浊音虽然是内出血的有力证据,却是晚期症状,对早期诊断帮助不大。肾脏损伤时可出现血尿。

胃肠道、胆道、膀胱等空腔脏器破裂的主要临床表现是弥漫性腹膜炎。除胃肠道症状(恶心、呕吐、便血、呕血等)及稍后出现的全身性感染的表现外,最为突出的是腹部有强烈的腹膜刺激征,其程度因空腔器官内容物不同而异,通常是胃液、胆汁等,以胰液刺激最强,肠液次之,血液最轻。伤者有时可有气腹征,稍后可因肠麻痹而出现腹胀,严重时可发生感染性休克。腹膜后十二指肠破裂的病人有时可出现睾丸疼痛、阴囊血肿和阴茎异常勃起等症状和体征。空腔脏器破裂处也可有某种程度的出血,但出血量一般不大,除非邻近大血管有合并损伤。如果两类脏器同时破裂,则以出血为主要表现,腹膜炎可以同时存在。

四、腹部创伤的诊断

了解受伤过程和取得体征是诊断腹部损伤的主要内容,但有时因伤情紧急,了解受伤史和检查体征常需和一些必要的治疗措施(如止血、输液、抗休克、维护呼吸道通畅等)同时进行。应注意某些伤者可同时有一处以上内脏损伤,有些还可同时合并腹部外损伤(如颅脑损伤、肋骨骨折、胸部损伤、脊柱骨折、四肢骨折等)。

开放性损伤的诊断要慎重考虑是否为穿透伤。有腹膜刺激征或腹内组织、内脏自腹壁伤口突出者,显然腹膜已穿透,且绝大多数都有内脏损伤。关于穿透伤,诊断中还应注意:(1) 穿透伤的入口或出口可能不在腹部而在胸、肩、腰、臀或会阴;(2) 有些腹壁切割伤虽未穿透腹膜,并不排除内脏损伤的可能;(3) 穿透伤的入、出口与伤道不一定呈直线,因受伤瞬间的姿势与检查时可能不同(低速或已减速投射物可能遇到阻力大的组织而转向);(4) 伤口大小与伤周严重程度不一定成正比。

闭合性损伤诊断中需要认真考虑的是内脏是否受损,内脏损伤者的伤情显然远比无内脏损伤者严重,且绝大部分内脏损伤者需早期手术治疗;如不能及时诊断,可能会贻误手术时机而导致严重后果。为此,腹部闭合性损伤的诊断应包括以下几方面。

(一) 有无内脏损伤

借临床表现可确定多数伤者内脏是否受损,但仍有不少伤者的诊断并不容易。这种情况常见于早期就诊而腹内脏器损伤的体征尚不明显者及单纯腹壁损伤有明显软组织挫伤者。因此,进行短时间的周密观察是十分必要的。值得注意的是,有些伤者在腹部以外另有较严重的合并损伤掩盖腹部内脏损伤的表现,或因伤者、陪伴者甚至医务人员的注意力被引至合并损伤的表面上而忽略了腹部损伤情况。例如:合并颅脑损伤时,可因意识障碍而不能清楚自诉腹部损伤的自觉症状,合并胸部损伤时,因引人注目的呼吸困难使人们的注意力被引至胸部;合并长骨骨折时,骨折部的剧痛和运动障碍使人们忽略了腹部情况。为了防止漏诊,必须做到以下几点。

(1) 详细了解受伤史:包括受伤时间、地点、致伤条件、伤情、受伤至就诊之间的伤情变化以及到医院就诊前的急救处理。伤者有意识障碍或其他情况不能回答问话时,应向现场目击的护送人员询问。

(2) 重视全身情况的观察:包括脉率、呼吸、体温和血压的测定,注意有无休克征象。

(3) 全面而有重点的体格检查:包括腹部压痛、肌紧张和反跳痛的程度和范围,是否有肝浊音界改变或移动性浊音,肠蠕动是否受限制,直肠指检是否阳性等。还应注意腹部以外部位有无损伤,尤其是有些火器伤的入口虽不在腹部,但伤道却通向腹腔导致腹部内脏损伤。

(4) 进行必要的实验室检查:红细胞、血红蛋白与红细胞比容下降,表示有大量失血。白细胞总数及中性粒细胞升高不仅见于腹内脏器损伤,同时也是机体对创伤的一种应激反应,诊断意义不大。血淀粉酶或尿淀粉酶升高提示胰腺损伤或胃肠道穿孔或是腹膜后十二指肠破裂,但胰腺或胃肠道损伤不一定伴有淀粉酶升高。血尿是泌尿系统损伤的重要标志,但其程度与伤情不一定成正比。

通过以上检查,如发现下列情况之一者,应考虑有腹内脏器损伤:① 早期出现休克征象(尤其是出血性休克);② 有持续性甚至进行性腹部剧痛伴恶心、呕吐等消化道症状;③ 有明显腹膜刺激征;④ 有气腹表现;⑤ 腹部出现移动性浊音;⑥ 有便血、呕血或尿血;⑦ 直肠指检发现前壁有压痛或波动感,或指套染血。另外,在多发性损伤时,即使病人未提供明确的腹痛症状,凡全身情况不好而难以用腹部以外部位创伤来解释者,都应想到腹部损伤的可能。腹部损伤病人如发生顽固性休克,尽管可有多发性损伤,其原因一般都是腹腔内损伤所致。

(二) 受到损伤的脏器

应先确定是哪一类脏器受损,然后考虑具体脏器。单纯实质性器官损伤时,腹痛一般不重,压痛和肌紧张也不明显。出血量多时常有腹胀和移动性浊音。但肝、脾破裂后,因局部积血凝固,在测试移动性浊音时可出现固定性浊音。空腔器官破裂所致腹膜炎,不一定在伤后很快出现,尤其是下消化道破裂,腹膜炎体征通常出现得较迟。有时肠壁的破口很小,可很快闭合而不发展为弥漫性腹膜炎。

以下各项表现对于确定哪一类脏器破裂有一定价值:(1) 有恶心、呕吐、便血、气腹者多为胃肠道损伤,再结合暴力打击部位、腹膜刺激征最明显的部位和程度确定损伤是在胃、上段直肠、下段小肠还是结肠;(2) 有排尿困难、血尿、外阴或会阴部牵涉痛者,提示泌尿系统脏器损伤;(3) 有膈面腹膜刺激表现者,提示上腹脏器损伤,其中尤以肝和脾的破裂为多见;(4) 有下位肋骨骨折者,提示有肝或脾破裂的可能;(5) 有骨盆骨折者,提示有直肠、膀胱、尿道损伤的可能。

(三) 是否有多发性损伤

由于现代工农业生产方式的变化和交通运输工具的发展,多发损伤的发病率日益增高。各种多发损伤可能有以下几种情况:(1) 腹内某一脏器有多处破裂;(2) 腹内有一个以上脏器受到损伤;(3) 除腹部损伤外,尚有腹部以外的合并损伤;(4) 腹部以外损伤累及腹内脏器。不论是哪一种情况,在诊断和治疗中,都应注意避免漏诊,否则必将导致严重后果。提高警惕和诊治中的全局观点是避免这种错误的关键。例如:对血压偏低或不稳的颅脑损伤者,经一般处理后未能及时纠正休克,即应考虑到腹腔内出血的可能,而在无脑干受压或呼吸抑制的情况下,应该优先处理内出血。

(四) 诊断遇到困难怎么办

以上检查和分析未能明确诊断时,可采取以下措施。

1. 进行其他辅助检查

(1) 诊断性腹腔穿刺术和腹腔灌洗术。

这是比较理想的辅助性诊断措施,阳性率可达 90% 以上,故对于判断腹腔内脏有无损伤和哪一类脏器损伤有很大帮助。

腹腔穿刺术的操作方法是让病人向穿刺部侧卧,然后在局部麻醉下,选用能穿过细塑料管而针尖角度较钝的穿刺套针。穿刺点可选在腹部任何一个象限,但应避开手术瘢痕、肿大的肝和脾、充盈的膀胱及腹直肌,有骨盆骨折者,应在脐平面以上穿刺以免刺入腹膜后血肿而误诊为腹腔内出血。穿刺点最多选于脐和髂前上棘连线的中、外 1/3 交界处或经脐水平线与腋前线相交处,缓缓刺向腹腔;在针尖刺穿腹膜时,推送针头的手可有落空感。拔出针芯,把有多个侧孔的细塑料管经针管送入腹腔深处,进行抽吸。如抽不到液体,可变换针头方向、塑料管深度或改变体位再抽吸。抽到液体后,应观察其性状(血液、胃肠内容物、混浊腹腔积液、胆汁或尿液),借以推断哪类脏器受损。肉眼观察不能肯定所得液体的性质时,还应在显微镜下进行观察,必要时可做涂片检查。疑有胰腺损伤时,可测定其淀粉酶含量。如果抽到不凝固的血液,提示系实质性器官破裂所致内出血,因腹膜的脱纤维作用而使血液不凝。如抽出的血液迅速凝固,多系穿刺针误刺血管或血肿所致。少数情况可因穿刺针管被大网膜堵塞或腹内液体并未流至穿刺区而抽不到液体。所以,抽不到液体并不能完全排除内脏损伤的可能性,应继续严密观察,必要时可重复穿刺,或改行腹腔灌洗术。

诊断性腹腔灌洗术的方法是在腹中线上取穿刺点,采用与诊断性腹腔穿刺相同的穿刺方法,把有侧孔的塑料管置入腹腔。塑料管尾端连接一个盛有 500 ~ 1 000 mL 无菌生理盐水的输液瓶。倒挂输液瓶,使生理盐水缓缓流入腹腔。当液体流完或伤者感觉腹胀时,把瓶放正,转至床面下,使腹内灌洗液流回输液瓶中。灌洗后取瓶中液体进行肉眼或显微镜检查,必要时涂片、培养或测定淀粉酶含量。此法对腹内少量出血者比一般诊断性穿刺术更为可靠,有利于早期诊断并提高确诊率。检查结果符合以下任何一项,即属阳性:① 灌洗液含有肉眼可见的血液、胆汁、胃肠内容物或证明是尿液;② 显微镜下红细胞计数超过 0.1×10^{12}/L 或白细胞计数超过 0.5×10^{9}/L;③ 淀粉酶超过 100 索氏单位;④ 灌洗液中发现细菌者。

腹腔穿刺术和腹腔灌洗术不仅阳性率高,且有在床旁进行而不必搬动伤者的优点,故对伤情较重者尤为适用。严重腹内胀气,因既往手术或炎症造成的腹腔内广泛粘连以及躁动不能合作者,不宜做腹腔穿刺。诊断性腹腔灌洗是一项很敏感的检查,假阴性结果少,但有 10% 以上的阳性者经剖腹证实其实并不需要手术。因此不宜把灌洗阳性作为剖腹探查的绝对指征，而应全面检查，慎重考虑再作出决定。

(2) X线检查。

凡腹内脏器损伤诊断已确定，尤其是伴有休克者，应抓紧时间救治，不必再行X线检查以免加重病情，延误治疗。但如伤情允许，进行有选择地进行X线检查是有帮助的。最常用的是胸片及平卧位腹部平片。立位腹部平片虽然更有意义，但不适用于重伤员。可根据需要摄骨盆片。骨折的存在可能提示有关脏器的损伤。腹腔游离气体为胃肠道(主要是胃、十二指肠和结肠，少见于小肠)破裂的确证，可表现为膈下“新月”形阴影。腹膜后积气(可有典型的“花斑”状阴影)提示腹膜后十二指肠或结直肠穿孔。腹腔内有大量积血时，小肠多浮动到腹部中央(仰卧位)，肠间隙增大，充气的左、右结肠可与腹膜脂肪线分离。腹膜后血肿时，腰大肌影消失。胃右移、横结肠下移，胃大弯有“锯齿”形压迹(脾胃韧带内血肿)是脾破裂的征象。右膈升高，肝正常外形消失及右下胸肋骨骨折，提示有肝破裂的可能。左侧膈疝时多能见到胃泡或肠管突入胸腔。右侧膈疝诊断困难，必要时可行人工气腹以资鉴别。

(3) B型超声检查。

主要用于诊断肝、脾、胰、肾的损伤，能根据脏器的形状和大小提示有无损伤、部位和程度，以及周围积血、积液情况。B超检查有迅速、简便、可在床旁进行的优点，准确率在80%以上，但较大程度上取决于检查者的技术和经验。B超还能用于对诊断未明确者和已确诊为实质脏器破裂正在接受非手术治疗者进行动态观察。

(4) CT检查。

对实质脏器损伤及其范围程度有重要的诊断价值。CT影像比B型超声更为精确，对检查者主观条件(技术、化验)的依赖性不像B型超声那样高，假阳性结果很少，假阴性率为7%～14%。对肠部伤，CT检查的诊断价值不大，但若同时注射造影剂，CT对十二指肠破裂的诊断很有帮助。通过造影剂加强的CT能鉴别有无活动出血并提示出血的部位。CT检查的缺点是对设备要求高，价格较昂贵，尤其是需搬动病人时更为不便，因此只适用于病情稳定又需要进一步明确诊断者。

(5) 其他检查。

可疑肝、脾、胰、肾、十二指肠等脏器损伤，但其他检查方法未能证实者，选择性血管造影可有很大帮助。实质性器官破裂时，可见动脉像的造影剂外漏、实质像的血缺如及静脉像的早期充盈。但血管造影属侵入性检查手段，所要求的设备条件和技术条件高，不能普及应用。MRI对血管损伤和某些特殊部位的血肿如十二指肠壁间血肿有较高的诊断价值，但比CT更不易普及，较少应用。同位素扫描能显示肝外胆管和脾的损伤，但精确度远不如B型超声和CT，基本不用。诊断性腹腔镜检查主要用于临床难以确诊时，一些报道其诊断价值不亚于剖腹探查术，而创伤性比剖腹探查小得多，但目前尚未发展为成熟的技术。鉴于二氧化碳气腹可引起高碳酸血症和因抬高膈肌而影响呼吸，大静脉损伤时更有发生二氧化碳栓塞的危险，有人已开始应用无气腹腔镜，即置吊扇式拉钩将腹壁提起，不用注气即可进行探查和简单的修补手术。

2. 进行严密观察

对于一时不能明确有无腹部内脏损伤的病例，严密观察是诊断中极为重要的一个步骤。观察期间要反复检查伤情的演变，并根据这些变化，不断综合分析，以便尽早作出结论而不致贻误手术治疗的时机。

观察的内容应包括：(1) 每15～30分钟测一次脉率、呼吸和血压；(2) 每30分钟检查一次腹部体征，注意腹膜刺激征程度和范围的改变；(3) 每30～60分钟测一次红细胞数、血红蛋白和红细胞比容，了解是否有所下降，并复查白细胞数是否上升；(4) 必要时可重复进行诊断性腹腔穿刺术或灌洗术。

除了随时掌握伤情变化外，观察期间应做到：(1) 不随便搬动伤者，以免加重伤情；(2) 不注射止痛剂，以免掩盖伤情；(3) 不给饮食，以免有胃肠道穿孔而加重腹腔污染。

为了给可能需要进行的手术治疗创造条件，观察期间还应进行以下处理：(1) 积极补充血容量，并防治休克；(2) 注射广谱抗生素以预防或治疗可能存在的腹内感染；(3) 疑有空腔脏器破裂或有明显腹胀时，应进行胃肠减压。

3. 剖腹探查

上述方法未能排除腹内脏器损伤或在观察期间出现以下情况时，应终止观察，及时进行手术探查：(1) 腹痛和腹膜刺激征有进行性加重或范围扩大者；(2) 肠蠕动逐渐减少、消失或出现明显腹胀者；(3) 全身情况有恶化趋势，出现口渴、烦躁、脉率增快或体温及白细胞计数上升者；(4) 膈下有游离气体表现者；(5) 红细胞计数进行性下降者；(6) 血压由稳定转为不稳定甚至下降者；(7) 腹腔穿刺吸出气体、不凝血液、胆汁或胃肠内容物者；(8) 胃肠出血者；(9) 积极救治休克而情况不见好转或继续恶化者。尽管可能会有少数伤者的探查结果为阴性，但腹内脏器损伤被漏诊，有导致死亡的可能。所以，只要严格掌握指征，剖腹探查术所付出的代价是值得的。

五、治疗原则

腹壁闭合性损伤和非贯通伤的处理原则与其他软组织的相应损伤是一致的。穿透性开放损伤和闭合性腹内损伤多需手术。穿透性损伤如伴腹内脏器或组织自腹壁伤口突出，可用消毒碗覆盖保护，切勿在毫无准备的情况下强行回纳。这样不仅达不到回纳的目的，反可加重腹腔污染。回纳应在手术室经麻醉后进行。

对于已确诊或高度怀疑腹内脏器损伤者的处理原则是做好紧急术前准备，力争早期手术。如腹部以外另有伴发损伤，应全面权衡轻重缓急，首先处理对生命威胁最大的损伤。对最危急的病例，心肺复苏是压倒一切的任务，其中解除气道梗阻是首要的环节。其次是要迅速控制明显的外出血，处理开放性气胸或张力性气胸，尽快恢复循环血容量，控制休克及进展迅速的颅脑外伤。除此以外，腹部创伤的救治就应当放在优先的地位。对于腹内脏器损伤本身，一般来说，实质性脏器损伤比空腔脏器损伤更为紧急，因为大出血有可能在短时间内导致死亡，而腹膜炎尚不致在同样的短时间内置伤者于死地。

内脏损伤的患者很容易发生休克，故防治休克是治疗中的一个重要环节。对尚未发生休克者，应使其保持安静，同时积极输液；诊断已明确者，可给予镇静剂或止痛药。已发生休克的内出血伤者要积极抢救，力争在收缩压回升至 90 mmHg 以上后进行手术。如果在积极的抗休克治疗下，未能纠正休克，提示腹内有进行性大出血，这时应当机立断，在抗休克的同时，迅速剖腹止血，挽救危局。空腔脏器破裂者，休克发生较晚，多数属失液性休克，故应在纠正休克的前提下进行手术。少数空腔脏器破裂者的休克，因同时有感染性休克因素存在而不易纠正，若然，可在抗休克的同时进行手术治疗。对于空腔脏器破裂者需给予大量抗生素。

关于麻醉选择，气管内麻醉比较理想，既能保证麻醉效果，又能根据需要供氧，并防止手术中发生误吸。胸部有穿透伤者，无论是否有血胸或气胸，麻醉前都应先做患侧胸腔闭式引流，否则在正压呼吸时可发生张力性气胸。

切口不但要保证彻底探查腹腔内所有部位的需要，而且应能快速切开和缝合。常用正中切口，进腹迅速,出血少,可根据需要向上下延长,或向侧方添加切口甚至进入胸腔。腹部有开放伤时,不可通过扩大伤口去探查腹腔,以免伤口愈合不良、裂开和内脏脱出。

腹腔内出血时,开腹后应立即吸出积血,清除凝血块,迅速查明来源,加以控制。肝、脾、肠系膜和腹膜后的胰、肾是常见的出血来源。决定探查顺序时可以参考两点:① 术前根据受伤史和体征最怀疑哪个脏器受伤,就先探查哪个脏器;② 凝血块集中处一般即是出血部位。若有猛烈出血,一时无法判明其来源而失血危及生命时,可用手指压迫胸主动脉穿过膈肌处,暂时控制出血,争取时间补充血容量,再查明原因止血。

如果无腹腔内大出血,则应对腹腔脏器进行系统探查。做到既不遗漏伤情,也不做多余、重复的翻动。探查次序原则上应先探查肝、脾等实质性器官,同时探查膈肌有无破损。接着从胃开始,逐段探查十二指肠第一部、空肠、回肠、结肠以及它们的系膜。然后探查盆腔脏器,再后则切开胃结肠韧带显露网膜囊,检查胃后壁和胰腺。如属必要,最后还应切开后腹膜探查十二指肠二、三、四段。在探查过程中发现有出血性损伤或脏器破裂,应随时进行止血或夹住破口。也可根据切开腹膜时所见决定探查顺序,如见到食物残渣先探查上消化道,见到粪便先探查下消化道,见到胆汁先探查肝外胆道及十二指肠等。纤维蛋白沉积最多或网膜包裹处往往是穿孔所在部位。无论从何处开始,最终必须完成系统的探查。待探查结束根据探查所得伤情做一全面估计,然后按轻重缓急逐一予以处理。原则上是先处理出血性损伤,后处理穿破性损伤;对于穿破性损伤,应先处理污染重的损伤,后处理污染轻的损伤。

关腹前应彻底清除腹内残留的液体,仔细检查有无慌乱中可能遗留的纱布等异物,恢复腹内脏器的正常解剖关系。是否留置引流物,需视具体情况而定。下列情况应放置有效的引流:肝、胆、胰、十二指肠及结肠损伤者;空腔脏器修补缝合后,有可能发生溢漏者;有较大裸露的创面继续渗出者;局部已形成脓肿者。术后只需短暂引流者,可选用烟卷引流;需较长时间引流,宜用乳胶管;若估计引流量很多(如肠瘘、胆瘘、胰瘘),需放置双套管进行负压吸引。腹壁切口污染不重者,可以分层缝合;污染较重者,皮下可放置乳胶片引流,或暂不缝合皮肤和皮下组织,留待延期处理。

六、预后

除了全身合并伤的因素以外,腹部损伤的危险程度主要取决于:(1) 受伤脏器的数目:被累及的脏器愈多,死亡率就愈高;(2) 受伤脏器的类型:大血管、胰、十二指肠、肝、结直肠损伤后果比较严重,小肠、膀胱等受伤则危险较小;(3) 脏器损伤的严重程度:如肝脏损伤,有些只是浅表裂口甚至无需缝合,有些则严重破碎而不得不广泛切除。Moore 等综合考虑上述三种因素,提出"腹部穿透伤指数"(penetrating abdominal trauma index,PATI)的概念,他们把损伤的脏器分别归为不同的危险系数组:胰与十二指肠的危险系数为5,大血管、肝及结直肠的危险系数为4,脾、肾、肝外胆道危险系数为3,胃、小肠、输尿管危险系数为2,膀胱、骨及小血管危险系数为1。每种损伤又按其严重程度分别定为1~5分。受伤脏器的危险系数乘以其严重程度分值的积,为该脏器的评分。所有受伤脏器的评分相加,即是该病人的PATI评分。资料表明,超过25分者死亡率和并发症发生率数倍乃至数十倍于25分以下者,说明PATI能比较正确地反映腹部创伤的严重程度,对预后估计有指导意义。这种方法用于评价腹部闭合伤,也有一定参考价值。当然,患者真正的预后和转归,在很大程度上还取决于诊断和治疗的及时性和有效性。

第二节 腹部实质性脏器损伤的诊断与治疗

腹部实质性脏器损伤主要有肝破裂、肝外胆管损伤、胰腺损伤、脾脏损伤等。

一、肝破裂

腹部外伤中肝破裂(liver rupture)在各种腹部损伤中占15%~20%。肝硬化等慢性病变患者发生肝破裂的几率较高,右肝破裂较左肝为多。除左、右位置的差别外,肝破裂无论在致伤因素、病理类型和临床表现方面都和脾破裂极为相似。但因肝破裂后可能有胆汁溢入腹腔,故腹痛和腹膜刺激征常较脾破裂者更为明显。单纯性肝破裂死亡率约为9%,合并多个脏器损伤和复杂性肝破裂的死亡率可高达50%。肝破裂后,血液有时可能通过胆管进入十二指肠而出现黑粪或呕血,诊断中应予注意。肝被膜下破裂也有转为真性破裂的可能,但中央型肝破裂则更易发展为继发性肝脓肿。

(一) 处理

(1) 肝破裂手术治疗的基本要求是彻底清创、确切止血、消除胆汁溢漏和建立通畅的引流。

(2) 肝脏火器伤和累及空腔脏器的非火器伤都应手术治疗。其他的刺伤和钝性伤则主要根据伤员全身情况决定治疗方案。血流动力学指标稳定或经补充血容量后保持稳定的伤员,可在严密观察下进行非手术治疗,约有30%可经非手术方法治愈。生命体征经液体复苏仍不稳定或需大量输血(>2 000 mL)才能维持血压者,说明继续有活动性出血,应尽早行剖腹手术。

(3) 开腹后发现肝脏破裂并有大量出血时,可用纱布压迫创面暂时止血,同时用手指或橡皮管阻断肝十二指肠韧带控制出血,以便探查和处理。常温下每次阻断肝血流的时间不宜超过20分钟,若需控制更长时间,应分次进行。

(4) 在探明肝破裂伤情之后,应对损伤的肝进行清创,其具体方法是清除裂口内的血块、异物以及离断、粉碎或失去活力的肝组织。清创后应对出血点和断裂的胆管逐一结扎。

(5) 对于裂口不深、出血不多、创缘比较整齐的病例,在清创后可将裂口直接予以缝合。如在缝合前将大网膜、吸收性明胶海绵或氧化纤维填入裂口,可提高止血效果并加强缝合线的稳固性。缝合时应注意避免裂口内留有无效腔,否则有发展为脓肿或有继发出血的可能。

(6) 如果裂口内有不易控制的动脉性出血,可考虑行肝动脉结扎。结扎肝总动脉最安全,但止血效果有时不佳。结扎左肝或右肝动脉效果较好,手术后虽然肝功能可能波动,但由于通过膈腹动脉、肋间动脉和肝背膜动脉可以建立侧支循环,肝坏死的机会很小。结扎肝固有动脉危险最大,但因结扎后肝窦压力下降而增加门静脉流量,故一般不致引起肝缺血坏死。对有肝病而门静脉流量已有减少者,肝固有动脉结扎仍有导致肝缺血坏死的可能,故应慎重。

(7) 对于有大块肝组织破损,特别是粉碎性肝破裂或肝组织挫伤严重的病人,可将损伤的肝组织整块切除或进行肝叶切除术;但应尽量多保留健康肝组织,切面的血管和胆管均应妥善结扎。

(8) 对于裂口较深或肝组织已有大块缺损而止血不满意、又无条件进行较大手术的病人,有时可用大网膜、吸收性明胶海绵、氧化纤维或止血粉填入裂口之后,用长而宽的纱条顺序填入裂口以达到压迫止血的目的。纱条尾端自腹壁切口或另做腹壁戳孔引出作引流。手术后第5日起,每日抽出纱条一段,7~10 日取完。此法有并发感染或在抽出纱条的最后部分时引起再次出血的可能,故非不得已,应避免采用。

(9) 肝损伤如属被膜下破裂,小的血肿可不处理,张力高的大血肿应切开被膜,进行清创,彻底止血和结扎断裂的胆管。

(10) 肝破裂如累及肝静脉主干,出血多较汹涌,且有并发空气栓塞的可能,处理上最为棘手,死亡率高达 80%。直接修补静脉破裂口因术野出血多且显露不佳而十分困难。通常需将切口延至胸部以改善显露,并将一带有气囊的硅胶管经肾静脉下方下腔静脉前壁小切口置入下腔静脉内,通气囊的侧管从切口引出。气囊插至膈肌上方时,即向气囊注水,同时在肾静脉上方用纱带缚住下腔静脉,以建立暂时性静脉血流的内转流,这样可大大减少肝静脉破裂处的出血,有利于肝静脉裂口的修补。

不论采用以上何种手术方式,外伤性肝破裂手术后,在创面或肝周应留置引流物以引流渗出的血液和胆汁。常用的引流物是烟卷引流,最好用多孔硅胶管行负压吸引。

(二) 断面出血的处理

肝脏断面的有效处理,有赖于对肝内管道系统的深刻认识和切肝技术及设备条件的提高。肝断面的出血、胆汁渗漏均主要来源于断裂的管道系统,对它们预先进行确切的分离结扎,而后再行切断可有效减少大出血及难以控制的胆汁渗漏。鉴于组织结构的差异,较大管道系统与肝实质易于分离,采用钝性器械分离法、钳夹法、手捏法等可显示其走向,而细小的肝内管道径小壁薄,粗糙的手术操作难以奏效,逐一钳夹结扎又嫌繁琐,设备许可时,超声吸引器、喷射切割器可为上佳选择,它们可使纤细的末梢管道系统清晰显示。新出现的高频液流(high-frequency current)喷射切割器用于切肝时,对血管和胆管的选择性良好、可完整保存直径大于 1 mm 的管道,该装置的切肝速度明显比喷射切割器和超声吸引器快。待已骨骼化(skeletonized)的管道系统分离清楚后,再给以确切钳夹结扎,效果确切可靠。管道系统的骨骼化显露可有效制止来自肝动脉、门静脉系统的汹涌出血及来自于较大胆管的胆汁漏,并扩大无肝血流阻断时肝切除术的范围。

1. 缝合法

对于肝窦及断裂的细小管道的出血及胆汁渗漏主要采用缝合法来紧缩断面,压闭止血。这是肝断面最主要的处理方法,被广泛用于肝脾部分切除术、减体积性肝脾移植等。

(1) 交锁"U"字缝合法:距断端 1~1.5 cm 处以直针、大圆针粗丝线或专用肝针肝线做一排贯穿肝组织的间断"U"字交锁缝合,打结时以拇指示指对合轻压断端使之压缩减薄,第一结收紧后术者可用钳背轻压第一结于脏器表面,以协助收紧线结,待第二结近收紧时再撤钳,这样打结既保证了线结对组织保持相当张力,又不会割裂肝组织,同时紧缩压闭的断面可有效制止渗血。正常肝组织脆嫩,易致打结时割裂,而已硬化的肝脏则无割伤肝组织之忧,注意消灭残留无效腔。在脾保留性手术、劈裂式脾移植中主要采用此种方法处理断面,效果良好。

(2) 加垫褥式缝合法:为增加缝线对断面的紧缩张力,防止张力过大的缝线割裂肝组织,制止针眼渗血,常在拟缝处加一吸收性明胶海绵片或自身筋膜片等,使着力点分散而免于割伤肝组织。

(3) "8"字缝合法:血管离断后回缩无法钳夹止血,而采用以出血点为中心的"8"字缝合法止血,故仅用于创面局部出血点的处理。

(4) 单纯间断水平褥式缝合法:对正常肝组织往往效果不佳,多因缝线割伤肝组织,对肝硬化肝脏则无需担心。但该法很少单独应用,除非断面小,如肝活检灶。

(5) 利用肝圆韧带及大网膜:几乎任何一种缝合措施均相伴应用肝圆韧带或大网膜覆盖缝合

于创面,利用其增生包裹作用使创面与周围隔绝,并腹膜化;肝切除后创面难以对合缝合或存留残腔,亦可使用大网膜填塞包裹,以消灭创面或残腔,减少出血、胆汁渗漏及感染。腹膜化创面还可防止粘连。

2. 网罩(wrapping mesh)压迫包裹

网罩在国外应用较早,国内近几年来临床应用仍未普及,主要因为其价格昂贵。动物实验及临床实践均证实其包裹压迫肝脾外伤灶或断面可获得有效止血。Uranus 等在其脾保留性手术中采用网罩处理脾断面或外伤灶应用率达 45%,均获成功,术后无再出血及感染。

3. 胶粘法

生物胶及化学胶的应用是现代外科的重大成就,利用其强力的粘闭作用,可使肝脾断面处小管道有效压闭,防止术后出血、胆汁渗漏等。

(1) 生物胶:用于临床的生物胶主要是纤维蛋白胶,国内也已广泛应用,并已有国产生物蛋白胶问世,主要成分为纤维蛋白原、抑肽酶、凝血酶、氯化钙等。其止血作用主要是利用外来的凝血酶与纤维蛋白原反应产生纤维蛋白单体;凝血酶激活制品中的因子Ⅷ,使纤维蛋白单体经过氢键结合,成为纤维蛋白丝而发挥作用。各成分混合后很快形成一种黏稠状液体,牢固地胶粘于创面上,约 10 分钟即可达最大强度。因组织相容性好,不良反应少见,可用于封闭组织缺损。Thomas 等采用 Foley 球囊导管对肝外伤灶进行腔内压迫止血后,以纤维蛋白胶和大网膜填塞残腔可有效填补组织缺损,防止再出血和感染。Rizk 及 Salvino 也各自报道采用纤维蛋白胶腹腔镜修复肝损伤的成功经验。纤维蛋白胶的主要作用是封闭断面小的渗血区,对较大量的出血则无能为力,故对其止血效能应有正确评价。

(2) 化学胶:种类繁多,临床广为应用的主要是氰基丙烯酸酯类物质,如 ZT 胶,即为氰基丙烯酸正辛酯制剂,为无色透明液体,使用时吸出直接滴于干燥创面上,迅速将其涂匀变薄,5 ~6 s 即可固化成柔软而富有弹性的聚合体。

(3) 其他生物制品:吸收性明胶海绵应用较广泛。由于其无抗原性,可被机体完全吸收,吸水后体积明显膨胀,常用于肝脾裂伤填塞压迫。微丝纤维胶原止血剂(avitene)可从局部诱导血小板血栓在微丝纤维上发生黏附和聚集,促进血小板血栓形成而发挥止血作用,适用于组织易脆或血管丰富部位出血而结扎、电凝又难以奏效时,因而对于肝脾外伤及断面处理有良好的效果。氧化纤维素和氧化再生纤维素能激活因子Ⅷ加速凝血反应,并能促进血小板黏附而产生止血作用,且对需氧菌、厌氧菌、革兰阳性菌、革兰阴性菌等均有杀灭能力。可吸收胶原止血剂必须与血液直接接触才能发挥止血作用,因为创面中血小板须聚集于胶原表面释放出血小板因子和凝血因子,促使局部病灶表面生成纤维蛋白网粘住胶原海绵垫而止血。以上外用止血剂均已应用于肝脾外科,但仍有一些不良反应及并发症。

4. 物理止血措施

主要是采用高频电凝、激光、微波、高热空气、红外线等方法,使局部组织凝固、血管闭合而达止血目的。单极电凝应用于断面止血效果一般。氩气束电刀喷灼断面止血效果较好,但术后可能有较多坏死组织脱落而有再出血之虞。微波止血应用于临床时间较短,但实验表明微波刀对动物外伤脾进行直接凝固止血及脾部分切除止血,简便有效。Ryu 在 99 例肝癌切除术中使用微波止血,在术中失血量、手术时间、临床效果等方面与采用 Pringle 手法阻断肝门法相当,并且可凝固切缘残留的癌细胞,防止复发。热空气凝固可使烧灼部位相继出现干燥 - 凝结 - 碳化改变,对肝、脾、肾、肌肉等组织止血效果良好。热水亦是手术中常用止血方法之一,肝、脾等腹腔手术完毕常采用"烫手水平"的热生理盐水冲洗以止血。

5. 填塞止血法

填塞可作为术中辅助性止血措施,或作为早期救命措施使用。将纱布填塞于脏器周围或腔内,借助于压力的增高而使出血停止。但大量纱布填塞可引起感染、继发性出血及腹内腔室综合征。ACS可严重影响腹内脏器灌注。Meldrum等发现暂时性肝周填塞造成的ACS可使心肺储备功能下降,并对最终康复产生不利影响。尽管有较多并发症,但精心使用该法仍可取得良好效果。为防止撤除纱布时因粘连所致的大出血,Mehenry采用塑料薄膜隔离大网膜填塞的外伤灶与纱布垫,避免纱布垫与脏器表面直接接触而黏着,效果满意。

6. 订合器的应用

各类订书机式(含吻合器)订合器早已应用于消化道手术,肝脏外科也有诸多尝试。订合器可方便快捷地控制出入肝血流,尤其用于肝内阻断门脉蒂时有其特殊价值。应用订合器装置不需在肝内过多地分离解剖Glisson鞘,并可自动切断和缝合所切肝的入肝血管。

7. 血流阻断法

断面汹涌出血多来自于压力较高的动脉性血管,对肝脏而言,门静脉供应70%~80%的血流,50%~70%的氧,且10小时后即有侧支循环建立以代偿失去动脉血供的肝脏,故肝动脉结扎或栓塞一般不会对肝脏造成过大影响。脾动脉结扎后也罕有脾脏坏死者,概因脾脏存在胃短血管循环路径。为了给彻底的创面处理赢得时间及创造清晰术野,暂时性地阻断肝蒂或脾蒂血流亦是常规举措。

8. 肝、脾穿刺后针道出血的预防及处理

行PTC/PTCD和肝、脾穿刺活检,经脾门脉造影等术后可出现针道出血、胆汁渗漏等,严重时可危及生命。Smith行PTE(percutaneous trans-hepatic liver biopsy with tract embolization)后约8%病例出现并发症,包括针道出血、胆道出血、肠损伤、肝后被膜穿孔出血等,多由经验不足所致。现多主张穿刺后填塞针道,方法多种多样。Fandrich采用针道内3~4块吸收性明胶海绵块栓塞,在51例肝穿刺活检病人中均无严重并发症。Olcott认为穿刺后器械应留置针道内直至无出血时方安全。也有采用纤维蛋白胶、凝血酶等针道内注射的报道。

二、肝外胆管损伤

(一) 概述

胆管系统是肝脏胆汁的排泄管道。肝内胆管深藏于肝实质内,与肝脏融合为一个整体,单纯的肝内胆管损伤不易发生,多在肝实质严重损伤时方伴有肝内胆管损伤,一般在处理肝脏损伤的同时处理。肝外胆管周围有肝、胃、十二指肠、胰腺等围绕,位置亦深,单纯因外伤造成肝外胆管损伤的机会也较少。由于肝外胆管周围有重要大血管如门静脉、下腔静脉、腹主动脉毗邻,肝外胆管的穿透伤往往因大出血而死亡。交通意外,特别是汽车方向盘伤造成的肝、胰严重损伤时,肝脏受到严重挤压、移位,可使肝外胆管撕裂。严重上腹部撞击伤时,由于肝脏猛力向头侧移位,可与相对固定的胰头、十二指肠形成剪切力,作用于较坚韧但缺乏弹性的胆管,加之肝脏胆囊受压后胆汁迅速排空,导致胆管内压急剧增高,常使胆管在十二指肠后方进入胰头处发生断裂。

相对而言,肝外胆管损伤以医源性损伤为多见。上腹部手术所致胆管损伤的原因,最常见为胆囊切除术、胃大部切除术、十二指肠憩室切除术、肝叶切除术、门腔分流术以及其他肝门邻近处手术。

胆管损伤的基本病理改变是：胆管梗阻、胆汁瘘及胆汁性腹膜炎。损伤处远侧胆管炎性狭窄，近侧胆管增厚及扩张并向肝门回缩。

（二）诊断

伤员有左上腹挫伤史，加之肝外胆管撕裂或横断后胆汁漏入腹腔，出现胆汁性腹膜炎，腹腔穿刺可抽出胆汁，则胆管损伤诊断不难确立。但必须注意单独胆管损伤甚为罕见，往往合并其他脏器或大血管损伤，易掩盖其表现。对上腹部的钝挫伤并有脏器损伤时，不论胆汁在腹腔内积存多少，均要详细探查肝外胆管。即使肝脏、十二指肠损伤时可出现胆汁，亦不应忽视肝外胆管的探查。腹部外伤剖腹手术时发现肝十二指肠韧带或十二指肠旁区有胆汁染色应疑及胆管损伤，挤压胆囊排空胆汁可证实诊断，术中从胆囊插管造影有助于诊断和定位。闭合性单纯肝外胆管损伤早期多无特殊临床表现，无菌稀薄的肝内胆管胆汁对腹膜刺激比感染浓缩的胆囊胆汁轻。伤后随着病情加重会出现右上腹痛加剧、发热、呕吐、腹胀及黄疸，有弥漫性腹膜炎或局限性腹膜炎体征时腹腔穿刺若抽得胆汁即可证实诊断。

肝外胆管损伤易于漏诊的原因有：正常的胆管较细，解剖结构变异较多；十二指肠的上段处胆管壁薄、血液循环差、较其他部位易于损伤，而小的胆管撕裂或十二指肠后段轻微撕裂不易发现；肝脏严重挫伤后胆汁的分泌有时暂时受抑制等。凡发现腹腔内有胆汁时，应彻底探查肝外胆管各个部位，特别要注意肝外胆管系统有无变异，如胆囊管过长由胆总管后汇入，或副胆管直接汇入肝外胆管等。必要时将十二指肠第二段游离以检查胆管有无撕裂。将挫伤的肝脏处理完毕后，可轻柔地对肝脏进行按摩，并将胆管下端予以暂时的阻断，以观察胆汁有无溢出，以避免遗漏小的胆管裂伤。腹腔穿刺若抽得胆汁即可证实诊断。

（三）治疗

1．处理方法

腹部挫伤所致的肝外胆管损伤创面往往不整齐，局部血液循环较差，处理的难度较大。

（1）缝合：用于小的撕裂口。以细丝线缝合，并在缝合上方的正常胆管置T型管造瘘。

（2）修补：多用于肝外胆管前壁有部分缺损时。材料可为自体静脉（如大隐静脉）、筋膜、动脉、胆囊壁等。修补后需置T型管支撑6～12个月。

（3）吻合：横断胆管经适当游离后可对端无张力吻合。张力过大时可将十二指肠及胰头适当游离。

（4）内引流：若肝外胆管撕裂严重，可行近端胆管十二指肠吻合，或胆管空肠Roux-en-Y吻合。

（5）外引流：局部条件不允许时可在胆管近端（肝门侧）置管造瘘，待3～4个月后再作相应的处理。

2．常见损伤处理

（1）胆囊损伤：早期的胆囊损伤，可清创后予双层缝合修补，如胆囊损伤严重可行胆囊切除术；病人全身情况严重或合并其他脏器伤，应尽快结束手术，可行胆囊造瘘术。

（2）肝外胆管损伤：手术方式根据损伤类型、部位、时间、胆管局部的情况与病人全身情况而定。

新鲜的胆总管壁部分损伤宜用胆管修补及T型管引流术，胆总管内置T型管，长臂应从吻合口上或下方另做切口引出，绝不可通过吻合口引出。T型引流管放置6～12个月。

胆总管横断伤时可施行对端吻合及T型管引流术。若胆总管缺损或被切除较多时，对端吻合多有困难且效果不良,宜行胆肠吻合术。

胆管肠道吻合(包括胆总管十二指肠吻合及胆管空肠吻合)适用于胆管断裂缺损较长、断裂位置较高(胆囊切除术所致的胆管损伤位置2/3以上位于胆囊管开口以上)、对端吻合后胆管狭窄以及晚期的创伤性胆管狭窄病例。

晚期创伤性胆管狭窄及胆瘘的处理:此类病人手术通常需分期进行,即一期引流胆管以解除胆管梗阻,控制胆管感染,减轻对肝功能的损害;二期行门体静脉分流术,以减轻门静脉高压,减少术中肝门区曲张静脉出血;三期再修复胆管,做胆管空肠吻合术。

三、胰腺损伤

胰腺损伤占腹部损伤的1% ~2%,但其位置深而隐蔽,早期不易发现,甚至在手术探查时也有漏诊可能。胰腺损伤后常并发胰液漏或胰瘘。因胰液侵蚀性强,又影响消化功能,故胰腺损伤的死亡率高达20%左右。

(一)诊断要点

(1)胰腺闭合性损伤常系上腹部强力挤压所致。如暴力直接作用于脊柱时,损伤常在胰的颈、体部;如暴力作用于脊柱左侧,则多伤在胰尾;如暴力偏向脊柱右侧时,则损伤常在胰头。

(2)胰腺破损或断裂后,胰液可积聚于网膜囊内而表现为上腹明显压痛和肌紧张,还可因膈肌受刺激而出现肩部疼痛。外渗的胰液经网膜孔或破裂的小网膜进入腹腔后,很快就出现弥漫性腹膜炎。部分病例渗液被局限在网膜囊内未及时处理,日久即形成具有纤维壁的胰腺假性囊肿。

(3)胰腺损伤所引起的内出血量一般不大,所致腹膜炎在体征方面也无特异性,故术前诊断常需测定诊断性腹腔穿刺液的淀粉酶含量。血清淀粉酶也可升高,但血清淀粉酶和腹腔液淀粉酶升高并非胰腺创伤所特有,上消化道穿孔时也可有类似表现,而且约30%的胰腺损伤并无淀粉酶升高。重要的是,凡上腹部创伤,都应考虑到胰腺损伤的可能。B型超声可发现胰腺回声不均和周围积血、积液。诊断不明而病情稳定者可做CT检查,能显示胰腺轮廓是否整齐及周围有无积血、积液。

(4)胰腺严重挫裂伤或断裂者,手术时较易确诊,但损伤范围不大者可能漏诊。凡在手术探查时发现胰腺附近有血肿者,应将血肿切开,检查出血来源。此外,胰腺损伤可能合并邻近大血管的损伤,不能因发现血管损伤而忽视对胰腺的检查。

(二)处理

(1)手术的目的是止血、清创、控制胰腺外分泌及处理合并伤。

(2)被膜完整的胰腺挫伤,仅做局部引流便可。

(3)胰体部分破裂而主胰管未断者,可用丝线做褥式缝合修补。

(4)胰颈、体、尾部的严重挫裂伤或横断裂,宜做胰腺近端缝合、远端切除术。胰腺有足够的功能储备,部分切除不会发生内、外分泌功能不足。也有人主张缝闭近端、远端与空肠做Roux-en-Y吻合,或近远端同时与空肠吻合,或做主胰管吻合术。但胰腺损伤常是严重多发伤,这些保留胰腺的手术大多复杂费时,并发症多,弊多利少,故不提倡。

(5)胰腺头部严重挫裂或断裂,为了保全胰腺功能,此时宜做主胰管吻合术,或结扎近端主胰管、缝闭近端腺体并行远端与空肠Roux-en-Y吻合术。

(6) 胰头损伤合并十二指肠破裂者,伤情最重。若胰头部胆总管断裂而胰管完好,可缝闭胆总管两端,修补十二指肠及胰腺裂口,另行胆总管空肠 Roux-en-Y 吻合。若胆总管与胰管同时断裂但胰腺后壁完整,可以空肠 Roux-en-Y 袢覆盖其上与胰腺和十二指肠裂口吻合。只有在胰头严重毁损确实无法修复时才施行胰头十二指肠切除。

(7) 各类胰腺手术之后,腹内均应留置引流物,因为胰腺手术后并发胰瘘的可能性很大。引流物不仅要做到引流通畅,还不能过早取出。最好是同时使用烟卷引流和双套管负压吸引,烟卷引流可在数日后拔除,胶管引流则应维持 10 天以上,因为有些胰瘘要在 1 周以后才逐渐表现出来。

(8) 一般胰瘘多在 4 ~ 6 周内自愈,少数流量大的瘘可能需引流数月之久,但很少需要再次手术。生长抑素八肽(善得定)及生长抑素十四肽(施他宁)对胰腺和整个消化道外分泌有很强的抑制作用,可用于预防和治疗外伤性胰瘘。另外,胰瘘宜禁食并给予全胃肠外静脉高营养治疗。

四、脾脏损伤

脾是腹部内脏最容易受损伤的器官,在腹部闭合性损伤中,脾破裂(splenic rupture)占 20% ~ 40%,在腹部开放性损伤中,脾破裂占 10% 左右。有慢性病理病变(如血吸虫病、疟疾、黑热病、传染性单核细胞增多症、淋巴瘤等)的脾更易破裂。按病理解剖脾破裂可分为中央型破裂(破在脾实质深部)、被膜下破裂(破在脾实质周边部分)和真性破裂(破损累及被膜)等三种。前两种因被膜完整,出血量受到限制,故临床上并无明显内出血征象而不易被发现。如未被发现,可形成血肿而最终被吸收。但有些血肿(特别是被膜下血肿)在某些微弱外力的影响下,可以突然转为真性破裂,导致诊治中出现措手不及的局面。

临床所见脾破裂,约 85% 是真性破裂。破裂部位较多见于脾上极及膈面,有时在裂口对应部位有下位肋骨骨折存在。破裂如发生在脏面,尤其是邻近脾门者,有撕裂脾蒂的可能。此种情况下出血量很大,病人可迅速发生休克,甚至未及抢救已致死亡。

20 世纪 80 年代以来,已改变了脾破裂一律行脾切除的传统观念。临床上注意到脾切除术后的病人,主要是婴幼儿,对感染的抵抗力弱,可发生以肺炎球菌为主要病原菌的脾切除后暴发性感染(overwhelming postsplenectomy infection,OPSI)而致死。随着对脾脏功能认识的深化,在坚持"抢救生命第一,保留脾脏第二"的原则下,尽量保留脾脏的方针已被绝大多数外科医生接受。这对 4 岁以下的小儿尤为重要。

(一) 处理

(1) 无休克或只有容易纠正的一过性休克,影像学检查(B 型超声、CT)证实脾脏裂伤比较局限、表浅,无其他腹腔脏器合并伤者,可不予手术,只需严密观察血压、脉搏、腹部体征、红细胞比容及影像学变化。若病例选择得当,非手术治疗成功率可达 80% 以上,而且小儿的成功率明显高于成人。

(2) 观察中如发现继续出血(48 h 内需输血 >1 200 mL)或有其他脏器损伤,应立即中转手术。不符合非手术治疗条件的伤员,应尽快剖腹探查,以防延误。

(3) 彻底查明伤情后尽可能保留脾脏,方法有生物胶粘合止血、物理凝固止血、单纯缝合修补、脾破裂捆扎术、脾动脉结扎术及部分脾切除术等。

(4) 脾脏中心部碎裂,脾门撕裂或有大量失活组织,合并空腔脏器破裂致腹腔严重污染,高龄及多发伤情况严重需迅速结束手术者,应行全脾切除术。为防止小儿日后发生 OPSI,可将 1/3 脾组织切成薄片或小块埋入大网膜囊内进行自体移植。

(5) 在野战及灾难条件下,原则上都应行脾切除术以确保安全。

(6) 原先已呈病理性肿大的脾脏发生破裂,应予切除。

(7) 脾被膜下破裂形成的血肿和少数脾真性破裂后被网膜等周围组织包裹形成的局限性血肿,可在36~48小时冲破被膜或血凝块而出现典型的出血和腹膜刺激症状,称为延迟性脾破裂。再次破裂一般发生在两周以内,但也有迟至数月以后的。这样的脾脏应切除。

第三节 腹部空腔脏器损伤的诊断与治疗

腹部空腔脏器损伤主要有胃损伤、十二指肠损伤、小肠破裂、结肠破裂、直肠损伤等。

一、胃损伤

胃由于有肋弓保护且活动度较大,柔韧性较好,壁厚,钝性伤时胃很少受累,只在胃膨胀时偶可发生。上腹或下胸部的穿透伤则常导致胃损伤,且多伴有肝、脾、横膈及胰等损伤。胃镜检查及吞入锐利异物也可引起穿孔,但很少见。若损伤未波及胃壁全层(如浆膜或浆肌层裂伤、黏膜裂伤),可无明显症状。若全层破裂,由于胃酸有很强的化学刺激性,患者会立即出现剧痛及腹膜刺激征。但单纯后壁破裂时症状体征不典型,诊断有时不易确立。肝浊音界消失,膈下有游离气体,胃管引流出血性物,均提示胃破裂的可能。

手术探查必须彻底,包括切开胃结肠韧带探查胃后壁。1/3的病例胃前后壁都有穿孔,特别应注意检查大小网膜附着处以防遗漏小的破损。边缘整齐的裂口,止血后直接缝合;边缘有挫伤或失活组织者,需修整后缝合。广泛损伤者,宜行胃大部切除术。

二、十二指肠损伤

十二指肠的大部分位于腹膜后,损伤的发病率很低,约占整个腹部创伤的2%;该损伤较多见于十二指肠二、三部(3/4以上)。十二指肠损伤的诊断和处理存在不少困难,死亡率和并发症发生率都相当高。据统计,十二指肠战伤的死亡率在40%左右,平时伤的死亡率为12%~30%,若同时伴有胰腺、大血管等相邻器官损伤,死亡率则更高。伤后早期死亡原因主要是严重合并伤,尤其是腹部大血管伤;后期死亡则多因诊断不及时和处理不当引起十二指肠瘘,导致感染、出血和多器官功能衰竭。

十二指肠损伤如发生在腹腔内部,破裂后可有胰液和胆汁流入腹腔而早期引起腹膜炎;术前临床诊断虽不易明确损伤所在部位,但因症状明显,一般不会耽误手术时机。及时识别闭合伤所致的腹膜后十二指肠破裂较困难。这类损伤的早期症状体征多不明显,提高警惕是早期诊断的先决条件。下述情况可为诊断提供线索:右上腹或腰部持续性疼痛且进行性加重,可向右肩及右睾丸放散;右上腹及右腰部有明显的固定压痛;腹部体征相对轻微而全身情况不断恶化;有时可有血性呕吐物出现;血清淀粉酶升高;X线平片可见腰大肌轮廓模糊,有时可见腹膜后呈"花斑"状改变(积气)并逐渐扩展;胃管内注入水溶性碘剂可见外溢;CT显示右肾前间隙气泡更加清晰;直肠内指检有时可在骶前触及捻发感,提示气体已到达盆腔腹膜后组织。

治疗的关键是全身抗休克和及时得当的手术处理。手术探查时如发现十二指肠附近腹膜后有血肿，组织被胆汁染黄或在横结肠系膜根部有捻发音，应怀疑十二指肠腹膜后破裂的可能。此时应即时切开十二指肠外侧后腹膜或横结肠系膜根部后腹膜，以便探查十二指肠降部与横部。手术方法主要有下列7种：

(1) 单纯修补术：70%～80%以上的十二指肠损伤可用此法治疗，此法适用于裂口不大，边缘整齐，血运良好且无张力者。

(2) 带蒂肠片修补术：裂口较大不能直接缝合者，可游离一小段带蒂肠管，将其剖开修剪后镶嵌缝合于缺损处。

(3) 损伤肠段切除吻合术：十二指肠第三、四段严重损伤不宜缝合修补时，可将该肠段行端端吻合。若张力过大无法吻合，则将远端关闭，利用近端与空肠行端侧吻合；或关闭两个断端，做十二指肠空肠侧侧吻合。

(4) 十二指肠憩室化：适用于十二指肠第一、二段严重损伤或同时伴胰腺损伤者。手术包括胃窦切除、迷走神经切断、胃空肠吻合、十二指肠残端和胆总管造瘘。

(5) 损伤修复加幽门旷置术：采用上述修补、补片或切除吻合方法修复损伤后，为保证愈合，防止破裂，通过胃窦部切口以可吸收缝线将幽门做荷包式缝闭，3周后幽门可再通。此法能达到与十二指肠憩室化相同的效果，却比后者简便、创伤小，因此已逐步取代了憩室化手术。

(6) 胰头十二指肠切除术：只宜用于十二指肠第二段严重碎裂殃及胰头无法修复者。

(7) 浆膜切开血肿清除术：十二指肠损伤的一个特殊类型是十二指肠壁内血肿，除上腹不适、隐痛外，主要表现为高位肠梗阻，若非手术治疗两周梗阻仍不解除，可手术切开血肿清除血凝块。

三、小肠破裂

小肠占据着中、下腹的大部分空间，故受伤的机会比较多。小肠破裂后可在早期即产生明显的腹膜炎，诊断一般并不困难。小肠破裂后，只有少数病人有气腹；但如无气腹表现，并不能否定小肠穿孔的诊断。一部分病人的小肠裂口不大，或穿破后被食物残渣、纤维蛋白素甚至突出的黏膜阻塞，可能亦无弥漫性腹膜炎的表现。

小肠破裂的诊断一旦确定，应立即进行手术治疗。手术时要对整个小肠和系膜进行系统细致的探查，系膜血肿即使不大也应切开检查以免遗漏小的穿孔。手术方式以简单修补为主。一般采用间断横向缝合以防修补后肠腔发生狭窄。有以下情况时，则应采用部分小肠切除吻合术：(1) 裂口较大或裂口边缘部肠壁组织挫伤严重者；(2) 小段肠管有多处破裂者；(3) 肠管大部分或完全断裂者；(4) 肠管严重辗挫、血运障碍者；(5) 肠壁内或系膜缘有大血肿者；(6) 肠系膜损伤影响肠壁血液循环者。

四、结肠破裂

结肠损伤发病率较小肠为低，但因结肠内容物液体成分少而细菌含量多，故腹膜炎出现较晚，但较严重。一部分结肠位于腹膜后，受伤后容易漏诊，常常导致严重的腹膜后感染。

由于结肠壁薄、血液供应差、含菌量大，故结肠破裂的治疗不同于小肠破裂。既往除少数裂口小、腹腔污染轻、全身情况良好的病人可以考虑一期修补或一期切除吻合(限于右半结肠)外，大部分病人先采用肠造口术或肠外置术处理，待3～4周后病人情况好转时，再行关闭瘘口。近年来随着运送工具、急救措施、感染控制等一系列方法的改善和对结肠损伤规律的深入了解，结肠损伤施行一期修复手术取得了引人注目的进展。目前，采取肠管外置或修补后外置或两端造口等分期手术的病例已显著减少，而施行一期修补或切除吻合的病例日益增多。对比较严重的损伤一期修复后，可加做近端结肠转流性造口，确保肠内容物不再进入远端。

一期修复手术的主要禁忌证：(1) 腹腔严重污染；(2) 全身严重多发伤或腹腔内其他脏器合并伤，须尽快结束手术；(3) 有重要基础疾病如肝硬化、糖尿病等。

失血性休克对需大量输血(>2 000 mL)者、高龄患者、高速火器伤、手术时间已延误者，选择一期修复手术须格外慎重。不伴有上述情况者，可以安全地接受一期修复手术。

五、直肠损伤

直肠上段在盆底腹膜反折之上，下段则在反折之下。它们损伤后的表现有所不同。如损伤在腹膜反折之上，其临床表现与结肠破裂基本相同。如发生在腹膜反折之下，则将引起严重的直肠周围感染，但并不表现为腹膜炎，诊断易延误。

以下线索提示腹膜外直肠损伤：(1) 血液从肛门排出；(2) 会阴部、骶尾部、臀部、大腿部的开放伤口有粪便溢出；(3) 尿液中有粪便残渣；(4) 尿液从肛门排出。直肠损伤后，直肠指检可发现直肠内有出血，有时还可摸到直肠破裂口。怀疑直肠损伤而指诊阴性者，可行直肠镜检查。

直肠上段破裂，应剖腹进行修补，若全身和局部情况好，可以不做近端造口。如属毁损性严重损伤，可切除后行端端吻合。这种情况以及虽然伤情不严重但腹腔、盆腔污染严重者，都应加做乙状结肠转流性造口。直肠下段破裂时，应充分引流直肠周围间隙以防感染扩散，对于此类病人，也应施行乙状结肠造口术，使粪便改道直至伤口愈合。有些损伤无论从腹部还是会阴部都难以显露，则不必强求一定直接修补。只要转流完全，清创彻底，感染得到控制，未经修补的直肠损伤一般均可自行愈合。

第四节　创伤性膈疝

一、病因

创伤性膈疝是指器械或外力强烈作用使膈肌破裂，腹内脏器疝入胸腔。较大的膈肌破裂，因胸腔内为负压，腹内脏器很容易疝入胸腔。左侧膈肌破裂时，胃、横结肠、脾和小肠均可疝入胸腔。右侧膈肌破裂时，肝脏可疝入胸腔。

二、临床表现和诊断

急性期主要表现为剧烈胸痛、呼吸困难、发绀和创伤性休克，因伤侧肺受压萎陷，心脏被推向对侧，产生呼吸和循环障碍。若外伤后膈肌破裂伤小，或为腹腔脏器顶塞，或仅部分疝入胸腔，或被大网膜封闭，此期间病人可无明显症状，进入潜伏期，常易漏诊。多数潜伏期的病人在外伤后 3 年内常出现胸痛、呼吸困难和急性机械性肠梗阻的表现，如出现腹痛、呕吐等。疝入的肠管可发生绞窄、穿孔，同时胸腔内大量积气、积液，可很快发生中毒性休克，加之此时病人呼吸困难进一步加重，若不及时处理,可短时间内死亡。

根据病史和临床表现即可作出初步诊断。X 线可协助诊断,X 线平片见到胸腔内有含气、液体的胃肠影像或实质性脏器影像,口服少量钡剂或以其他可作对比的器械协助,便可确诊。左侧膈肌破裂伴脾破裂者多能在伤后复苏和治疗过程中得到早期诊断。右侧膈肌破裂可因肝脏暂时堵塞裂口,症状不如左侧明显,或肝脏疝入胸腔后在 X 线平片上误以为是右膈肌升高或右下肺挫伤和实变而易误诊或漏诊。

三、治疗

穿透性膈肌破裂一经确诊,应及时进行手术修补。非穿透性膈肌破裂多合并有腹内脏器损伤,应经腹手术并同时行膈肌修补。疑有胸内脏器损伤时,则应延长腹部切口至胸部或另做胸部切口。膈肌裂口通常采用粗丝线直接缝闭,若缺损太大不能直接缝合时,则可用自体组织(如阔筋膜)或人工材料如硅橡胶片等进行修补。

第五节 腹膜后血肿和腹部大血管损伤

一、腹膜后血肿

外伤性腹膜后血肿多系高处坠落、挤压、车祸等所致腹膜后脏器(胰、肾、十二指肠)损伤,骨盆或下段脊柱骨折和腹膜后血管损伤引起。出血后,血液可在腹膜后间隙广泛扩散形成巨大血肿,还可渗入肠系膜间隙。

腹膜后血肿因出血程度与范围各异,临床表现并不恒定,并常因有合并伤而被掩盖。除部分伤者可有腰胁部淤斑外,突出的表现是内出血征象、腰背痛和肠麻痹;伴尿路损伤者则常有血尿。血肿进入盆腔者可有里急后重感,并可借直肠指诊触及骶前区伴有波动感的隆起。有时因后腹膜破损而使血液流至腹腔内,故腹腔穿刺或灌洗具有一定诊断价值。Henao 曾报道 203 例腹膜后血肿,腹腔穿刺阳性者达 87%。尿路造影和选择性动脉造影也都对诊断有一定帮助。

治疗除积极防治休克和感染外,因腹膜后血肿常伴大血管或内脏损伤,多需行剖腹探查。手术中如见后腹膜破损,可先估计血肿范围和大小,在全面探查腹内脏器并对损伤做相应处理后,再对血肿的范围和大小进行一次估计。如血肿有所扩展,则应切开后腹膜,寻找破损血管,予以结扎或修补;如无扩展,可不予切开,因完整的后腹膜对血肿可起压迫作用,使出血得以自控,特别是盆腔内腹膜后血肿,出血多来自压力较低的盆腔静脉丛,出血自控的可能性较大。如血肿位置主要在两侧腰大肌外缘、膈脚和骶岬之间,血肿可来自腹主动脉、腹腔动脉、下腔静脉、肝静脉、胰腺或腹膜后十二指肠的损伤,故在此范围内的腹膜后血肿,不论是否扩展,原则上均应切开后腹膜,予以探查,以便对受损血管或脏器做必要的处理。剖腹探查时如见后腹膜已破损,因压迫作用已不复存在,应探查血肿。探查血肿时,应尽力找到并控制出血点;无法控制时,可用纱条填塞,静脉出血常可因此停止。填塞的纱条应在术后 1 ~2 日内取出,以免引起感染。

感染是腹膜后血肿最重要的并发症,死亡率很高。这是因为腹膜后间隙组织疏松,一旦感染,扩展迅速,故应注意预防。保持后腹膜的完整性除能对血肿产生压迫作用外,还可减少腹膜后间隙受可能存在于腹腔内的感染源的污染。

二、腹部大血管损伤

腹部血管损伤包括腹主动脉、下腔静脉、内脏血管和髂血管等的损伤，约占全部血管伤的30%。损伤大致分为锐性伤、钝性伤和医源性损伤。锐伤主要为刀剪伤、枪弹伤、玻璃碎片刺伤等。钝伤多因交通事故、机器撞伤、建筑物倒塌挤压、高空坠落等所致。医源性损伤多为腹内手术操作合并损伤、各种介入性诊疗术中损伤血管或内膜、血管内栓塞治疗时的异位栓塞等。

休克是腹腔内血管损伤最主要的临床表现，腹腔内血管损伤多合并其他器官损伤，伤势重，病情变化迅速，常伴随严重的生理紊乱。及时诊断是成功救治的先决条件。下列情况下高度提示腹腔内血管损伤：(1) 明确的腹部外伤史；(2) 严重休克，经快速补液血压不回升或不稳定；(3) 腹腔内大出血表现；(4) 腹腔诊断性穿刺吸出不凝血；(5) 伴腹腔内其他脏器损伤时，可出现相应症状。B超检查有助于了解腹腔内液体量、腹膜后血肿的部位及大小，并可避免不必要的剖腹探查手术。疑有血管损伤但诊断不明确时，若病情允许，可考虑行血管造影术以明确诊断。非主干血管损伤可于造影术中行栓塞治疗。主干血管损伤，必须及时行剖腹探查。

确定有腹腔内大出血时，挽救生命是治疗的首要目的，应紧急手术，及时、有效地控制出血点；妥善处置损伤血管，尽可能重建血流通道，保存器官功能，减少病残率。

1. 术前准备

(1) 迅速建立至少两条静脉通道，快速补充血容量。尽量选择颈静脉或上肢静脉通路。如经快速输液血压不回升或不稳定，应考虑有大血管损伤，须紧急剖腹止血。

(2) 准备充足的血源、血浆代用品、特殊器械及代血管。

2. 手术方式

多选用能最快速进腹且便于显露腹腔大血管的正中切口。进腹后边清除积血，边用纱布压迫填塞，看清出血部位后，用无损伤血管钳置于损伤的近、远端，然后根据损伤情况考虑进一步处理方法。应避免在未明确出血部位前，盲目钳夹试行止血。如出血迅猛，无法确定损伤部位时，可在膈肌裂孔下方将腹主动脉压向脊柱，暂时阻断腹主动脉，以控制出血。但腹腔脏器缺血时间不能超过30分钟。整齐清洁的锐性伤口可直接缝合、补片缝合或端端吻合。钝性伤需仔细清创，清除血管内血栓，去除挫伤或坏损的管壁及分离的内膜，保证吻合内膜光整，防止继发血栓形成。可根据损伤血管的管径及缺损的长度，采取自体静脉或适当的代血管行搭桥吻合术，避免张力吻合。合并腹腔脏器，尤其是空腔脏器损伤时，应注意感染的预防与控制。术后严密观察腹部情况，给予抗感染治疗，并适当给予抗凝药，预防重建血管内形成血栓。

第六节　灾害现场腹部器官损伤的处理原则

灾害时腹部损伤手术应遵循“抢救生命第一，保全器官第二”的原则，实行“损伤控制外科”的原则。对于腹部多器官损伤的处理，前文已提及，原则上是先处理出血性损伤，后处理穿破性损伤；对于穿破性损伤，应先处理污染重（如下消化道）的损伤，后处理污染轻的损伤。然而，临床实践中，大约10%腹部多器官损伤的病人残存的生理功能贮备，难以耐受一次剖腹手术中完成控制损伤和确定性修复损伤内脏两项任务，以致有时手术成功而病人却死于严重的生理功能紊乱。

1983年，Stone首先指出：腹部多器官损伤的病人伴凝血机制障碍是严重生理功能紊乱的先兆，对其处理不能沿用传统的原则，应更新观念，采用损伤控制处理原则进行救治。损伤控制的目的为：控制出血，纠正低血容量、低体温、代谢性酸中毒、凝血机制紊乱，减少污染，改善生理功能贮备，计划再手术。绝大多数腹部损伤病人常规剖腹探查手术足以处理各种腹部内脏损伤，原则上只有那些施行损伤脏器修复、重建手术超过病人生理耐受极限的少数严重腹部损伤（多为腹部多器官损伤）病人才需损伤控制。根据病史及临床表现、合并伤、危险因素，确定损伤控制的适应证如下：(1) 创伤史及临床表现。躯干高动能撞击伤、多发性躯干穿透性损伤、血流动力学不稳定。(2) 术中情况。严重胰十二指肠损伤、肝后腔静脉损伤、严重肝损伤、开放性骨盆骨折、骨盆血肿破裂、失血已达4 000 mL以上。(3) 合并伤。腹部血管伤合并腹部多器官损伤、多发伤需优先处理腹部以外致命损伤、腹部内脏损伤合并多发性致命性出血灶、不稳定的复杂性骨盆骨折。(4) 危险因素。严重休克、严重代谢性酸中毒（pH <7.30）、低体温（ <35 ℃）、凝血机制障碍、输血4 000 mL以上。

损伤控制处理可概括为三个连续阶段。(1) 首次手术：控制出血，控制腹腔内污染，诊断腹内脏器损伤，腹内填塞，暂时关闭腹腔；(2) ICU 连续复苏：纠正低血容量、低体温、凝血机制障碍、代谢性酸中毒，呼吸支持；(3) 计划再手术：去除腹腔填塞，确定性损伤脏器修复或重建。损伤控制首次手术病人在ICU 连续复苏期间可发生腹部腔隙综合征（ACS），即腹内压增高（ >20 ~25 mmHg）引起的脏器功能损害。如诊断明确，应立即开放腹腔减压，但应注意对腹腔减压可能诱发致命性再灌注损伤的预防和处理。

参考文献

[1] 夏穗生. 腹部外科急诊的诊断与治疗. 北京：世界知识出版社，2002.
[2] 王一镗. 急诊医学. 3版. 北京：学苑出版社，2007.
[3] 刘中民. 急诊医学教程. 上海：同济大学出版社，2008.
[4] Hogan DE, Jonathan DO, Burstein L. Disaster medicine. 2nd ed. Lippincott Wilkins, 2007.
[5] 肖振忠. 突发灾难应急医学救援. 上海：上海科学技术出版社，2007.

第三十七章　颅脑损伤

Chapter 37　Head Injury

孙志杨
Sun Zhiyang
同济大学附属东方医院创伤急救中心主任医师

地震造成的颅脑外伤伤情复杂，多发伤者较多，且多压埋时间长，易发生特殊感染，同时恐怖景象可造成心理精神疾患，加上诊断设备少，需要医生根据经验果断处理。颅脑伤的成功救治可能与搜救措施、现场分检、有效转运相关，有待今后提高上述能力，将颅脑伤抢救前移，使颅脑伤伤员能及时、专业、有效的治疗。

颅脑损伤有各种类型，如脑组织与外界相通为开放伤；与外界不相通的脑损伤为闭合伤；由火器造成的损伤称为火器伤，常在颅内残留弹片等异物；伤及头皮和颅骨为颅损伤；伤及脑组织、脑血管和颅神经为脑损伤；外物直接打击头部，产生原发性脑损伤；低血压、低氧或高碳酸血症等可造成脑缺氧、脑水肿或脑温升高，产生继发性脑损伤。根据 GCS 评分法，13～15 分为轻度伤，9～12 分为中度伤，3～8 分为重度伤。该分类与随访观察、治疗及预后有关。颅损伤和脑损伤常同时存在，严重程度相似，亦有颅损伤重而脑损伤轻，或颅损伤不明显而有致命性脑损伤，对颅脑损伤者首先应进行如下各项检查及急救处理。

（1）注意生命体征变化；及时开通气道，必要时须行气管内插管，吸引呼吸道分泌物，紧急供氧，或行人工呼吸；积极开通静脉通道，抗休克。无休克者及时使用降颅内压药物，并根据后述各种情况进行急救。

（2）颅脑损伤严重且致命，病史采集应在 2 分钟内完成，可向病人及在场其他人员了解病情。应注意了解：

① 受伤时间。

② 受伤原因及受伤时头部所处的位置，以判断损伤的可能性和严重性。

③ 外力的性质和头部的着力点，如枕部着地，往往产生额极和颞叶尖的对冲伤。

④ 外伤后的意识改变和发生的时间，如昏迷－清醒－再昏迷，为急性硬脑膜外血肿的典型症状；双侧瞳孔大小的改变常提示脑疝、严重脑挫裂伤或脑干伤。

⑤ 已施行了何种检查和治疗方法。

（3）根据伤情的缓急，进行颅脑和全身检查，并应尽快完成。

① 全身一般检查：a. 病人一般情况，如脸色、四肢和皮肤有无出汗、厥冷，并注意全身损伤的可能性和严重性，1/4 的颅脑损伤者常伴有颈椎骨折；b. 检查血压、脉搏和呼吸等生命体征，血压下降除头皮大量出血外，常为身体其他部位的损伤出血；c. 其他系统损伤。

② 神经系统检查:a. 意识状态,应定时检查,并作详细记录,可使用 GCS 评分法,每次检查应和前次检查的结果相比较;b. 双侧瞳孔的大小、形态和对光反应;c. 肢体的肌力、腱反射和病理特征。

(4) 辅助检查。

① 颅骨 X 线片:火器伤后摄头颅片,对指导手术有决定性作用。颅骨骨折亦只能根据 X 线摄片作出诊断。但颅脑伤及颈椎伤者不能摄颅底片等特殊体位片。

② 头颅 CT 及磁共振:为非损伤性检查,可反复检查,快速而准确,常能确诊任何脑损伤及部分颅损伤,使手术治疗时间明显提前,大大减少死亡率和残疾率。部分颅内血肿可根据临床观察和检查作出诊断,不必全部依靠头颅 CT 片。

第一节　颅　损　伤

一、头皮损伤

(一) 头皮解剖

头皮分为5层,即表皮、表皮下和3层帽状腱膜(粘合成1层)。其中有血管,不易收缩,损伤后易出血。帽状腱膜下为一个潜在空隙,整个头皮下连成一个腔隙。骨膜在骨缝处与颅骨黏合,其余疏松覆盖于颅骨外表面。

(二) 头皮损伤的类型及其抢救措施

(1) 擦伤:表皮伤或局部出血可加压止血,创面采用消毒处理和包扎即可。

(2) 挫裂伤:常累及头皮全层,出血多。清创前应剪去周围头发,采用局部麻醉,用消毒肥皂水清洗以后,再用生理盐水冲洗,去除异物,消毒后全层缝合。清创时应尽量保留组织,因头皮供血好,多处裂伤或头皮成细条状亦可缝合,仍能痊愈。全身用抗生素及破伤风抗血清注射。

(3) 血肿:根据临床表现及病理变化,分为以下 3 种类型。

① 皮下血肿:为小的硬块,压痛,不需要特殊处理。

② 帽状腱膜下血肿:小儿多见,巨大的血肿可在严密消毒下抽出积血,然后全头部包扎压迫止血;血肿复发者,需再次抽出积血,同时应注意患者有无凝血功能障碍,多次抽出积血可能并发贫血和血容量不足;若多次抽出积血无效,应在全身麻醉下切开着力点头皮,发现出血点即电凝止血,并放出帽状腱膜下腔的全部积血和凝血块,再行全头部加压包扎。

③ 骨膜下血肿:即局限于一块颅骨范围内的巨大血肿,其处理同帽状腱膜下血肿。

(4) 头皮撕脱伤:头皮撕脱后大量出血可致休克,在现场应采用镇痛、抗休克和止住活动性出血点等方法治疗。可在出血点作头皮缝扎或以血管钳等夹闭出血点;完全撕脱的头皮应干燥冷藏随病人送往医院,进行头皮伤口清创,将游离头皮的头发剃去并消毒后缝到原处,亦可将断裂的较粗的动静脉血管端缝合。头皮小片缺损,可减张缝合;头皮较大缺损,颅骨显露,可行带蒂的头皮瓣转移缝合,即在供皮处的骨膜上取全层皮瓣,若颅骨表面尚有骨膜等组织,可直接将皮瓣植于头皮缺损处;大片颅骨裸露,皮瓣无法转移时,可在颅骨上间隔密集钻孔,直达板障,从板障骨松质内可长出肉芽,几周至几个月后肉芽可覆盖全部显露的颅骨,再在肉芽表面全层植皮。头皮血供丰富,即使肉芽表面轻度感染,植皮后亦能成活。

二、颅骨损伤

(一) 诊断要点

大部分颅骨损伤可从头颅 X 线片或 CT 片上发现,少数在手术中发现。凹陷骨折应做颅骨切线摄片,才能发现凹陷的深度、脑内游离骨片和其他异物。

(二) 抢救措施

颅底骨折时,前颅凹骨折主要表现为眼眶皮下淤血青紫(大熊猫眼),鼻和口腔出血;中颅凹骨折主要表现为鼻和口腔出血,外耳道流血(有鼓膜穿孔者);后颅凹骨折表现为外耳乳突区和上颈根部皮下淤血。

(1) 颅骨线型骨折:本身不必处理。若发现颈部、静脉窦表面和枕骨骨折线,对诊断颅内血肿有帮助。

(2) 凹陷骨折的手术指征:① 骨折位于脑皮层运动区或有局灶性神经系统损伤和癫痫者;② 凹陷骨折凹入 >1 cm;③ 有碍美容;④ 法律纠纷;⑤ 大片凹陷,颅内压增高者。若为矢状窦处凹陷骨折,无症状者不必处理,否则应在充分准备并有大量输血的条件下慎重处理。颅骨粉碎性骨折的处理与上述原则基本相同。

(3) 颅底骨折:处理原则包括使用破伤风抗血清;使用抗生素,防治脑膜炎;不能在鼻孔、外耳道口填塞止血;注意大量出血后易发生血容量不足;及时处理脑脊液鼻漏和耳漏。不同部位颅底骨折的临床表现见表 3-37-1。

表 3-37-1 不同部位颅底骨折的临床表现

骨折部位	临床表现
前颅凹	眼眶皮下淤血青紫(大熊猫眼),鼻和口腔出血
中颅凹	鼻和口腔出血,外耳道流血(有鼓膜穿孔者)
后颅凹	外耳乳突区和上颈根部皮下淤血

第二节 脑损伤

头颅 CT 和 MRI 检查的普及,使得颅脑损伤的诊断和治疗发生了相应的变化,特别是对弥漫性脑损伤有了新的认识。

一、局灶性脑损伤

脑部损伤后,因伤情不同,可形成不同部位的血肿和脑挫裂伤。颅内血肿于伤后 3 天内发生者为急性血肿,3 ~21 天为亚急性, >21 天为慢性血肿。

(一)急性硬膜外血肿

急性硬膜外血肿多为脑膜中动脉(占 80%)、静脉窦和骨折线出血引起。

(1)诊断要点:血肿多数于伤后 1 天内发病,平均为 18 小时。多由直接暴力作用所致,着力点常在颞顶部,额部次之(脑膜中动脉出血),后颅凹较少见(静脉窦)。颈部(太阳穴)头皮血肿、骨折线越过大脑中动脉沟或骨折线越过静脉窦,特别是骨折线在后枕骨并越过横窦者,应警惕发生本病的可能性。病人常呈昏迷(脑震荡)—清醒—昏迷(天幕裂孔疝)的典型症状,但需注意,昏迷可能缺如或者时间很短,清醒程度不充分等。还可有颅内压增高、神经系统定位征象、偏瘫、病理征阳性、病变侧瞳孔扩大和对光反应消失,很少见的有病变对侧瞳孔扩大。头颅 CT 扫描可确诊,在无客观检查的条件下,可尽快作头颅手术钻孔检查。钻孔部位按着力点及神经系统病灶的症状决定,常常先在颞部钻孔,以后依次钻额部、顶部和后颅凹。

(2)抢救措施:唯一的方法是尽快手术清除血肿,术中需注意脑组织本身的挫裂伤,必要时打开硬脑膜探查。其他处理见脑挫裂伤的治疗。

(二)急性硬膜下血肿

急性硬膜下血肿常继发于脑挫裂伤,后者常见于对冲伤,所以血肿常见部位为额底、颞尖及颞叶外侧面。

(1)诊断要点:大多由于枕顶部着力,快速移动的头部有力撞击于相对静止的物体上(减速伤)。因同时有脑挫裂伤,伤后昏迷时间长,中间清醒期缺如或不明显,常常呈现昏迷不断加深。颅内压增高明显,有脑膜刺激征。血肿侧瞳孔渐渐扩大,意识丧失,对侧肢体瘫痪加重,病理特征阳性。头颅 CT 扫描可确定诊断。

(2)抢救措施:对少量硬膜下血肿者应密切观察瞳孔、意识情况及生命体征。一旦有脑疝形成,即应尽早手术。手术前后积极治疗颅内压增高。手术时根据对冲伤(脑挫裂伤)的规律,相应进行额、颞单侧或双侧钻孔,清除脑挫裂伤的坏死组织,清除血肿,硬脑膜减张缝合,颅骨去除减压,或根据头颅 CT 的诊断(表 3-37-2),决定开颅手术部位。

表 3-37-2 脑损伤的 CT 分类

分 类	头颅 CT 表现
弥漫性损伤Ⅰ型(未见病理改变)	颅内未见明显病变
弥漫性损伤Ⅱ型(弥漫性轴性损伤)	蛛网膜下腔及脑池存在,中线移位 <5 mm,高密度及混合密度,可能存在颅内异物或碎骨片
弥漫性损伤Ⅲ型(脑水肿)	蛛网膜下腔及脑池消失,中线移位 <5 mm,高密度及混合密度的血块体积 <25 mL
弥漫性损伤Ⅳ型(中线移位)	中线移位 >5 mm,高密度及混合密度的血块体积 <25 mL

(三)脑内血肿

脑内血肿很少单独存在,常在脑挫裂伤的基础上发生。常见的有硬膜下血肿、脑挫裂伤和脑内血肿同时发生。

(1)诊断要点:脑内血肿与急性硬膜下血肿相似,常常伴有脑室内出血,以后颅凹小脑内血肿较为常见。头颅 CT 扫描可确诊。

(2)抢救要点:同急性硬膜下血肿,脑室内出血可行脑脊液分流术,有利于降低颅内压。

(四) 后颅凹血肿

后颅凹血肿包括急性硬膜外、硬膜下和小脑内血肿,前两者常常骑跨于天幕上下,因血肿常来自静脉窦(横窦)。所以,对后顶枕部着力、骨折线横过静脉窦、颅内压明显增高、意识障碍或昏迷加重、呼吸不规则的病人,除想到对冲性脑前部损伤外,在缺乏头颅 CT 扫描的场合,应尽早作后颅凹钻孔探查,确诊后及时清除血肿。若血肿较大,病情重,或手术延误,常常导致死亡。

(五) 脑挫裂伤

脑挫裂伤指脑组织、神经和血管的器质性损伤。

(1) 诊断要点:① 伤及头部;② 伤后病人意识丧失时间 >6 小时,因伤情不同,昏迷的程度和持续时间极不一致,严重者将死亡或成为植物人,苏醒后病人常有兴奋躁动、嗜睡及其他意识障碍;③ 蛛网膜下腔出血和颅内压增高表现;④ 癫痫发作常见于儿童;⑤ 有神经系统病灶性体征,如偏瘫、单瘫、失语、尿崩和嗅觉丧失等颅神经损害;⑥ 脑脊液为血性;⑦ 头颅 CT 扫描,可见脑挫伤、颅内血肿、脑水肿或蛛网膜下腔出血。

(2) 脑挫裂伤者昏迷较深,持续时间长;可见到瞳孔改变,一侧瞳孔持续散大常提示脑疝,应立即手术。若生命体征不稳定,与全身受伤情况和颅内压增高有关;还可出现高热、上消化道出血、肺水肿、极度缓脉,均与脑挫裂伤和脑水肿有关。

脑挫裂伤发生的规律为:① 枕部受力,若冲击部位偏于后枕一侧,则产生对侧额叶底或颞尖脑挫伤(对角线伤);外力作用于后枕中间,双额叶底及双颞尖均可能同时受伤。② 一侧颞顶部着力,除同侧可能产生急性硬膜外血肿和脑挫裂伤外,常见并发对侧(对角线)颞顶脑挫裂伤。③ 顶部着力,受力方向朝前,则可产生额叶底及颞尖脑挫裂伤。④ 在脑挫裂伤的基础上可发生厚薄和大小不同的硬膜下血肿或脑内血肿,加上严重脑水肿,常是紧急手术的原因。

(六) 局灶性脑损伤的抢救措施

(1) 对脑损伤的病人应加强瞳孔、意识和生命体征的密切观察。

(2) 保持呼吸道通畅和充分供氧,头高抬(30°),半卧位,防止颈部过度扭转及过度屈曲和伸展。昏迷深、持续时间长的病人,应尽早行气管切开。病人自发过度换气或人工呼吸过度换气,可呈现呼吸性碱中毒,PaO_2 100 mmHg 和 $PaCO_2$ 25 ~ 30 mmHg,脑血管收缩,脑血容量下降,颅内压降低。

(3) 补液量每日可大于或等于尿量 500 mL,24 小时尿量应大于 600 mL,病初以 10% 葡萄糖液为主要补液,数日后加用盐类溶液。注意保持水、电解质平衡,特别注意补钾和补足充分的热量,尽早鼻饲喂食,可减少补液量,不易造成水、电解质代谢异常。注意能量支持,使用经肠道或肠道外营养支持,每日总热量在 6 276 ~ 8 368 kJ(1 500 ~ 2 000 kcal),谷氨酰胺,精氨酸,锌和维生素 A,C,E 等均是非常重要的营养组成成分。对严重免疫功能低下者,或分解代谢优势者可加用生长激素。

(4) 治疗脑水肿及降低颅内压,主要脱水药为 20% 甘露醇 250 mL,加地塞米松 5 ~ 10 mg,每 6 ~ 8 h 快速静脉滴注,紧急时可加量。病情危急者可同时使用呋噻米(呋噻米)40 ~ 100 mg 静脉注射。肾功能障碍者可改用 10% 甘油果糖 250 ~ 500 mL,2 ~ 3 次/d。有高热者使用吲哚美辛(消炎痛)肛栓剂 50 mg,每 4 ~ 6 h 1 次或吲哚美辛 30 mg 静脉注射后,用 30 mg/h 的滴速静脉滴注,有脑血管收缩和降颅内压作用,但剂量太大时会加重脑缺血。

(5) 预防性使用抗生素,主要防治肺部感染。

(6) 有凝血功能障碍者使用止血药,一般病例亦可使用。

(7) 脑代谢营养药及维生素治疗:① 纳洛酮,为脑复苏首选药物,这是阿片类受体拮抗剂,0.4~0.8 mg 静脉注射,3~4 次/d;② 胞磷胆碱 1 g 加入 10% 葡萄糖液 500 mL 静脉滴注,1 次/d;③ 吡硫醇(脑复新)1 g 或吡拉西坦(脑复康)10 g,加入 10% 葡萄糖液 500 mL 中静脉滴注,1 次/d;④ 果糖二磷酸钠(FDP)10 g 静脉滴注,有促进无氧糖代谢的作用;⑤ 尼莫地平可防治蛛网膜下腔出血导致的脑血管痉挛并保护脑组织,每日 20 mg 左右缓慢静脉滴注或口服 40 mg,2 次/d。

(8) 治疗各种并发症,如上消化道出血、肺水肿、肺炎、心动过缓、癫痫或抽搐。上消化道出血若内科治疗无效,有条件者可经胃镜止血,甚至行胃大部分切除术。

(9) 千方百计使病人体温恢复正常,可使用药物和物理降温,如搬进空调房间、用电风扇降低室温、冰袋降温和冰水或乙醇擦浴降温。可行亚低温治疗(32~33 ℃),短期亚低温治疗可防治脑继发性损伤,长期(2 周左右)亚低温治疗可促进原发伤的恢复,较巴比妥类药有效。

(10) 经内科治疗后,若出现颅内压明显增高,神经系统损害加重甚至出现脑疝,头颅 CT 扫描发现脑挫裂伤、脑水肿、颅内血肿增大者,应尽早做开颅手术,清除血肿及因脑挫裂伤失活的脑组织,采取去骨瓣减压、脑室分流脑脊液等措施。

二、弥漫性脑损伤

(一) 脑震荡

(1) 诊断要点:脑震荡是脑损伤中较轻的一种,以中枢神经系统功能障碍为主。其诊断要点为:① 有颅脑损伤史;② 伤后立即昏迷,在 6 小时之内清醒,或虽无昏迷而存在逆行性遗忘;③ 神经系统检查正常,脑脊液检查阴性,头颅 CT 片无异常。应特别注意在伤后可出现一过性的面色苍白、四肢软瘫、全身冷汗淋漓、瞳孔或大或小和生命体征不稳定等现象。

(2) 抢救措施:给予输液和吸氧,神志清醒后上述症状消失,但可能存在头晕、头痛、恶心(呕吐少见)和烦躁不安等,应给予对症处理。但应重视脑震荡后伴发严重的脑损伤,所以脑震荡病人应在专科内严密观察瞳孔、意识和生命体征 24~48 小时,以免漏诊严重的颅内血肿。

(二) 轻、中型脑损伤的管理(GCS 评分为 9~15 分)

(1) 诊断要点:急性期密切观察生命体征(瞳孔、意识、呼吸、血压和脉搏)、GCS 评分及神经系统情况,伤后 6 小时内头颅 CT 扫描正常,3~6 小时后重复头颅 CT 扫描。对具有以下事项者应引起注意和加强观察:① GCS <13 分;② 神经症状明显,如头痛、呕吐、肢体瘫痪和抽搐;③ 颞部、矢状窦和其他静脉窦的骨折,一般观察 1 周,对有脑萎缩者或年老者应延长观察时间;④ 脑脊液漏;⑤ 婴幼儿、老年、酒后、中毒者。

(2) 抢救措施:与脑震荡相似,以内科治疗为主。

(三) 重型脑损伤的管理(GCS 评分为 3~8 分)

(1) 诊断要点:参阅脑损伤的分类和 CT 分类。

(2) 抢救措施:具体措施见图 3-37-1。

参阅前述脑挫裂伤有关内容。

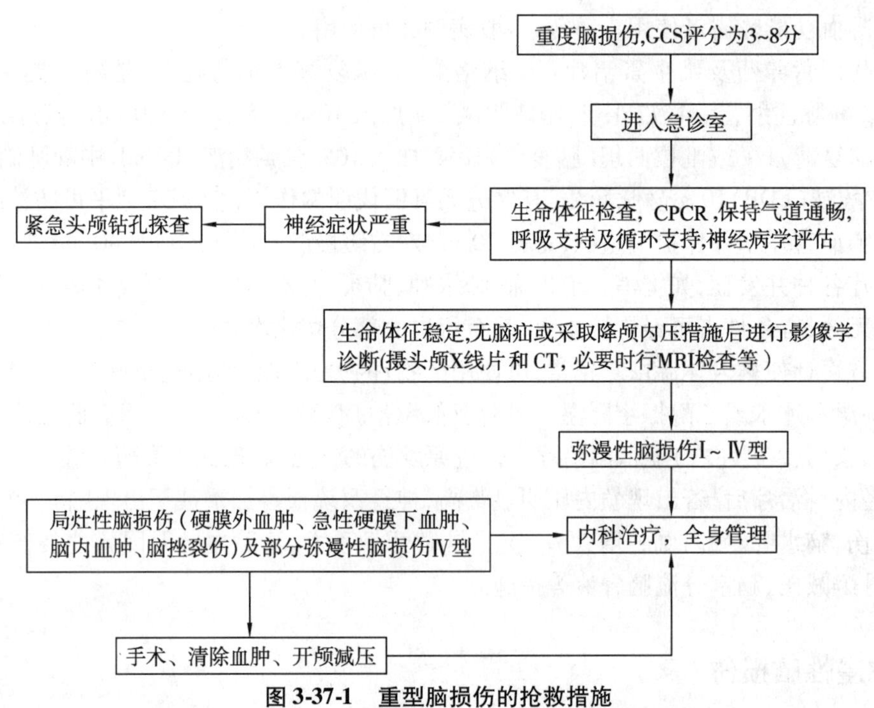

图 3-37-1 重型脑损伤的抢救措施

弥漫性脑损伤Ⅰ型以内科治疗为主,继发血肿少见;Ⅱ型,又称弥漫性轴性损伤,头颅 CT 正常或脑室内出血,头颅 MRI 可见大脑白质、脑干多发性小出血,应警惕迟发型颅内血肿;Ⅲ型,为脑水肿型,其预后差;Ⅳ型,大脑半球水肿或迟发型颅内血肿,除清除血肿外,部分病人可试行广泛性开颅减压。

三、脑干损伤

受伤当时即发生的脑干损伤称为原发性脑干损伤,常见于枕部着力。受伤数小时或数天后,大脑半球广泛水肿,颅内压增高所造成的脑干损伤,称为继发性脑干损伤。本症病情重,其死亡率和残废率高,即使成活,许多病人呈持续植物人状态。

(一) 诊断要点

(1) 深昏迷,持续时间长。

(2) 瞳孔出现跳跃性变化,大小和形态变化不定,眼球位置不正常。

(3) 去大脑强直或去脑强直,四肢瘫痪或偏瘫,常见双侧锥体束症。

(4) 中枢性高热,身体两侧出汗不对称,上消化道出血和肺水肿。

(5) 生命体征不稳定,很多病人呼吸状态恶化甚至停止,血压上升而后转为下降,休克,心跳停止。

(二) 抢救措施

与严重脑挫裂伤基本相同,原发性脑干损伤一般不采用手术治疗。继发性脑干损伤,着重于及时解除颅内血肿及脑水肿等引起的急性脑受压因素,包括手术与脱水降压综合治疗。

四、开放性颅脑损伤

开放性颅脑损伤是指由锐器或严重钝器打击或由火器穿透造成头皮、颅骨、硬膜和脑组织直接或间接与外界相通的创伤。按致伤物的不同分为:非火器伤与火器伤。两者均易造成颅内感染和出血。但是它们的损伤机理、病理改变均有不同,故分别述之。

(一) 非火器性颅脑开放伤

非火器性颅脑开放伤是指由锐器或钝器严重打击造成的开放性颅脑损伤。常见的锐器为刀、斧、锥、剪、钉或匕首。锐器造成的损伤往往与致伤物和颅脑的接触面有关,具有阔刃的利器造成头皮裂伤,创缘整齐,颅骨骨折多在受力处形成槽状,伴有相应部位的颅内血肿。有尖端的锐器常引起穿刺伤,伤口形态与致伤物的横截面相似。与火器伤不同的是它并无因能量的发散而造成的中心凝固性坏死区域。它也不会产生受力部位的对冲伤,损伤往往局限于受力点附近。颅脑损伤的严重程度取决于受伤部位和深度。一般来说,额部的损伤可引起个性的改变,但预后较好。颞部的损伤与脑干和主要血管比较接近,故损害较大,可造成海绵窦、3~6 对颅神经或颈内动脉的损伤(前部),以及基底动脉或脑干的损伤(后部)。后颅窝的损伤则会致命。

1. 诊断

非火器开放伤的诊断比较容易,根据受伤情况,体检可做出判断。但对于颅骨骨折、脑组织损伤、颅内异物的诊断还需依靠 X 线和 CT 检查。

2. 救治原则

首先应进行全身支持疗法,保持气道通畅,吸氧和抗休克等。其次是尽早进行清创手术,清洗和消毒后从原伤口进入,如需增加显露可延长切口,扩大骨窗和硬膜裂口;清除破损的脑组织和血肿,去除异物;用电凝器完善止血,用抗生素溶液反复冲洗伤口;修补和严密缝合硬膜,不宜使用异体材料修补硬膜缺损;颅骨碎片消毒后置于硬膜外,不必固定;头皮亦应完善修补和缝合。术后不作伤口引流,应积极进行抗生素治疗,治疗颅内压增高,强调全身管理和支持治疗。

(二) 火器性颅脑开放伤

火器造成的颅脑损伤在战时多见,和平时期相对较少。它造成的颅脑损伤较重,死亡率高,在第一次世界大战期间为50%左右;第二次世界大战为15%;近年的死亡率仍在10%以上。损伤后的脑组织功能障碍、颅内血肿、合并伤及继发的颅内感染是死亡的主要原因。

1. 损伤机理

研究火器伤的损伤机理对诊断及治疗很有帮助,进入脑组织的能量多少决定了损伤的类型。根据物理学的基本原理:物体的动能是速度的平方。所以,火器伤的速度是主要的决定因素。有报道火器伤造成的死亡率在23%左右,而其中低速度的火器伤死亡率仅7.5%。除了速度之外,致伤物的体积、直径、致伤时的角度、运动类型及颅内组织的结构都能影响火器伤的范围和程度。由于火器高速度通过脑组织,弹道周围的脑组织被破坏,破损的脑组织或被排除在弹道的出入口之外或被挤压形成弹道壁。这就形成了一个持久的、直径是致伤物的3~4 倍的损伤通道。同时颅内可形成"暂时性空腔",产生超压现象,冲击波向四周脑组织传递,使脑组织瞬间承受高压和相继的负压作用而引起脑挫裂伤。"暂时性空腔"的范围可以达到火器直径的30 倍以上,其损伤范围远远大于肉眼所见的弹道范围。

切线伤则是高速(大于330 m/s)的火器以切线方向冲击头部,但是并不进入颅内而造成的脑损伤。它除了造成接触点的头皮挫裂伤之外,还可引起颅骨骨折、脑挫裂伤甚至更远部位的损伤。这是由于接触部位瞬时的压迫和减压形成的“震波”所致。波速为15~20 m/s,波幅在70~80 kg/cm^{2}的“震波”在颅内可产生巨大的压力变化,引起损伤。

所以,火器伤的致伤机理主要为:挤压和撕裂;空腔形成;震波效应。低速度的损伤机理为直接的挤压和撕裂;而高速的损伤机理主要是空腔形成和震波效应。动物实验发现火器伤后还可造成血压升高和心输出量减少;继发形成颅内压升高,脑灌注压下降;另外,血液凝固系统的改变对伤后脑组织水肿和出血也有一定作用。

2. 分类

按损伤情况的不同,可分为三类:

(1) 穿透伤:投射物贯穿颅腔,有入口也有出口,出口一般较入口宽大。入口及出口附近均有头皮损伤、颅骨骨折及脑组织挫裂伤。颅脑损伤广泛,出口较入口更为严重。

(2) 非贯通伤:投射物穿入颅内,停留在非贯通伤道的远端,仅有入口而无出口。伤道内有异物和碎骨片存在。

(3) 切线伤:投射物以切线方向冲击头部,造成头皮、颅骨和脑组织沟槽状损伤,脑组织中可有碎骨片存留。

此外,可以根据损伤部位分为额部伤、顶部伤、颞部伤、枕部伤、后颅窝伤。按投射物速度可分为高速伤和低速伤等。

3. 诊断及救治原则

火器性颅脑开放伤的症状体征与损伤发生的部位、大小、类型有关,与闭合性颅脑损伤相似,但具有以下特点:

(1) 火器性颅脑开放伤由于同外界相通,颅内又有异物留存,易致颅内感染,不仅发生在伤后早期,晚期也易发生脑脓肿,产生严重后果。所以伤后及时、彻底的清创、大量抗生素的应用是减少感染的关键。

(2) 此类损伤者创口及弹道出血较多,而且往往合并有其他部位的复合伤,易引起出血性休克。颅内血肿及脑挫裂伤较严重。故早期有休克者应先纠正休克,稳定生命体征,及早行CT检查,明确颅内病变,以作相应处理。

(3) 火器性颅脑开放伤的病人在晚期易形成脑膜-脑瘢痕,癫痫发生率较高。故损伤后必须予以癫痫预防给药。

五、颅脑损伤的研究进展

近年来颅脑损伤发病率和死亡率的降低,虽然可能部分与报道的方式和资料收集的方法不同有关,但与预防和安全措施的有效实施、急诊医疗服务和专业创伤体系的广泛普及、脑外伤治疗指南的制订以及神经外科重症监护技术的进展更是密不可分。

(一) 创伤预防

显而易见,降低脑脊髓创伤发生率、严重程度和死亡率最为有效的方法是通过预防。在美国和加拿大,高危人群的教育、安全措施法令和安全立法对该类损伤的流行病学有着重大的影响。1986年启动的“THINK FIRST 脑脊髓创伤预防课程”已在北美600万青少年和儿童中普及。另一个创伤预防课程，即“Harlem 医院损伤预防课程”有效降低了儿童交通事故损伤，尤其是曼哈顿北部、纽约地区的脑脊髓损伤的发生率大大下降。

汽车座位安全带的使用和空气安全气囊的安装，也降低了机动车意外事故脑脊髓损伤的发生率。比如，随着美国摩托车头盔法案在 47 个州中的实施，摩托车上跌下后的死亡人数从 1982 年的 4 600 人降至 1992 年的 2 400 人。同样，全美汽车内婴儿限制性座位的使用，也使脑外伤相关性死亡减少。由于教育的普及和相应法规的严格执行，与饮酒相关的交通事故 1982—1992 年间全美下降近 30% 以上。

（二）创伤中心和创伤体系

1. 历史

1941 年，世界上第一个创伤中心在英国伯明翰意外事故医院成立，其创始人为 William Gissane。1966 年，库克郡医院、芝加哥和旧金山陆军总医院也相继成立了创伤中心。从此，随着一个更为综合性、结构化的急诊医疗系统的不断发展，创伤患者院前和急诊室治疗取得重大进展，主要涉及以下三个方面：（1）20 世纪 70 年代末，医疗辅助人员服务的广泛开展；（2）20 世纪 80 年代初，区域性创伤体系逐步形成；（3）由美国外科医师学院（ACS）举办的高级创伤生命支持教育课程的普及。为了促进创伤治疗的不断完善，ACS 公布了创伤中心指定和创伤体系成立的标准。

2. 创伤中心

自从圣地亚哥、加利福尼亚 1979 年开展院前创伤医疗服务以来，两年内脑外伤的死亡率下降了 24%，意外事故现场死亡率下降 28%，到达医院时的死亡率下降 68%。这些变化源于院前急救水平的提高，包括迅速到达现场、进行快速复苏和利用救护车或直升机将病人及时转运。

近来越来越多的研究证实，北美区域性创伤体系的创建使创伤患者总发病率和死亡率明显下降，同样也降低了脑脊髓外伤的发病率和死亡率。据匹兹堡大学医学中心（1984 年被指定为一级创伤中心）的评估报告显示，1987—1995 年间，病人送至手术室行剖腹探查术、开颅手术的时间大大缩短，相应并发症发生率、创伤严重程度评分大于 15 分的患者死亡率以及住院时间也呈下降趋势。

单独的一个创伤中心并不构成一个系统，认识到这一点非常重要。创伤中心可定义为“一家可提供 24 小时医疗服务的医院，拥有一支由外科医师、麻醉师和医技人员组成的队伍随时对创伤患者进行救治”。理想中的创伤中心将配备所有必须的专业人员，以避免对多系统损伤病人进行转运。同样，开始最佳治疗的时间也将最小化。

3. 创伤体系

与创伤中心相反，创伤体系的目标必须是：在体系服务的社区里，通过完整、统一协调的救治网络的建立，改善创伤病人治疗进程和预后。任何一个这样的体系必须具备以下条件：（1）根据治疗水平，对区域内所有的医院进行分级；（2）确保所有严重创伤患者能够在具备处理该类创伤能力的创伤中心得到治疗；（3）提供急诊医疗服务，使病人能在院前即能得到治疗；（4）确保患者能在最合适的医院接受治疗；（5）确保患者从复苏到康复的全过程都由最合适的医师进行治疗；（6）建立协调指挥中心，调控院前和院内治疗。创伤体系可以最有效地利用区域内的所有资源，根据地理位置和人群的需要迅速作出反应，提供最大限度的便利。该体系的建立，不仅可以降低创伤的发病率，还能使死亡率下降，故能明显改善创伤病人的预后。

（三）严重脑外伤的治疗指南

1996 年，由脑外伤基金会、美国神经外科学会（AANS）和神经外科医师大会（CNS）联合发表了严重脑外伤治疗指南，内容涉及14个论题，包括3项治疗标准、8项治疗指南、9项治疗选择、1条治疗颅内高压出现后的关键措施和1条关于颅内压监测技术的建议。最为重要的标准如下：如果无颅内压的增高，应避免延长过度通气治疗（$PaCO_2 \leq 25$ mmHg）；不推荐使用糖皮质激素改善预后或降低颅内压（目前我国很多学者仍主张使用）。以下几项指南值得注意：(1) 美国所有的地区应具备有组织的创伤体系；(2) 应避免低血压（收缩压<90 mmHg）和低氧血症（$PaO_2 < 60$ mmHg），一旦出现及时纠正；(3) 颅内压监测的适应证是CT扫描异常和复苏后GCS 3～8分；(4) 颅内压超过20～25 mmHg时应予以降颅内压治疗；(5) 甘露醇尤其是冲击治疗控制颅内高压最有效；(6) 在抢救顽固性颅内高压而血流动力学稳定的病人时，应考虑使用大剂量巴比妥类药物。关于脑灌注压（CPP），一次治疗选择CPP维持的最低水平应为70 mmHg。

（四）神经外科重症监护的进展

重症监护的总体目标是为了避免继发性脑损伤和达到最佳的脑氧合。最近20年，北美和欧洲以及其他许多国家的重症监护能力有了明显提高。绝大多数的重症监护室内，对严重脑外伤和脊髓损伤病人的监护包括氧饱和度、动脉血压监测，ICP和CPP监测。越来越多的脑外伤中心开始使用颈动脉球氧饱和度仪、脑组织氧探针、经颅多普勒、氙CT和^{133}氙脑血流测定（CBF），检测脑缺血或CBF过量以及优化脑代谢。尽管理论上利用这些监测技术的优点显而易见，但其是否能改善预后仍有待证实。脑微透技术和正电子发射断层扫描还被少数脑外伤中心用于科研。

通过CT随访监测颅内出血性损伤的进展，通常也在许多北美创伤中心中开展。这个方法不仅可在原来清醒的病人病情恶化时使用，也可用于那些已行气管插管和镇静，而不能进行可靠神经系统检查的病人。例如，UCLA和Harbor-UCLA医学中心通过许多病例证实，对首次头颅CT异常的患者8小时后复查CT，能够在其出现明显临床症状恶化前就发现外伤性颅内血肿的扩大。

六、神经创伤的预后

神经监护技术的进展和治疗指南的应用，是否能最终改善严重脑外伤的预后尚未明确。但自从进入将CPP作为治疗终点和逐渐放弃过度通气治疗的时代后，疾病预后的确与这之前的情况有所不同。根据近年来的有关报道，良好预后（即完全康复或适度残废）比率从1997年的43%左右升至56%左右，死亡率则从30%～38%降到30%以下。通过维持较高水平的CPP和尽可能少地利用过度通气治疗颅内高压，起到了预防脑缺血或使缺血范围最小化的作用。监护总体技术的提高对功能恢复也起到一定作用。同时，低血压和脑缺氧发生率的降低也与医疗辅助人员服务及急诊复苏技术的普及有关。

参考文献

[1] Chee CP, Ali A. Basal skull fractures: a prospective study of 100 consecutive admissions. Aust N I J Surg, 1991(61):597.

[2] Karabudak R, Ciger A, Erturk IO, et al. ERG and the linear skull fractures. J Neurosurg Sci, 1992(36):47.

[3] Beaumont A, Marmarou A. Treatment of raised intracranial pressure following traumatic brain

injury. Crit Rev Neurosurg, 1999(9):207-216.

[4] Nadkarni T, Rekate H. Management of intractable intracranial hypertension in severely head-injured patients: secondtier therapy. Crit Rev Neurosurg, 1998(8):323-332.

[5] 江基尧,朱诚. 现代颅脑损伤学.2版. 上海: 第二军医大学出版社,2004.

[6] Turner GR, Levine B. Augmented neural activity during executive control processing following diffuse axonal injury. Neurology, 2008,71(11):812-818.

[7] Stiver SI, Manlev GT. Prehospital management of traumatic brain injury. Neurosurg Focus, 2008, 25(4):E5.

[8] Jokovic MB, Radulovic DV, Tasic GM, et al. Treatment of patients with spontaneous intracranial hematomas. Acta Chir Iugosl, 2008,55(2):119-22.

[9] Nickls J, Schneider WN, Dombovy ML, et al. Clinical use of amantadine in brain injury rehabilitation. Brain Injury, 1994(8):709.

[10] Jagannathtan J, Okonkwo DO, Yeoh HK, et al. Long-term outcomes and prognostic factors in pedtricia patients with severe traumatic brain injury and elevated intracranial pressure. J Neurosurg Pediatrics, 2008,2(4):240-249.

第三十八章　脊柱和脊髓损伤

Chapter 38　Spine and Spinal Cord Injury

谭　军　　同济大学附属东方医院创伤急救中心
Tan Jun　　教授、主任医师

第一节　脊柱骨折

脊柱由24块椎骨(颈椎7块,胸椎12块,腰椎5块)、1块骶骨和1块尾骨借韧带、关节及椎间盘连接而成。脊柱上端承托颅骨,下联髋骨,中附肋骨,并作为胸廓、腹腔和盆腔的后壁。脊柱内部有纵形的椎管容纳脊髓。脊柱具有支持躯干、保护内脏、保护脊髓和进行运动的功能。脊柱从侧面观,有颈、胸、腰、骶4个生理性弯曲。这些弯曲增加了脊柱的弹性,起缓冲作用。脊柱弯曲的出现与人类直立姿势相适应。

每块椎骨分椎体与附件两部分。可以将整个脊柱分成前、中、后三柱。前柱包含了椎体前2/3,纤维环的前半部分和前纵韧带;中柱则包含了椎体的后1/3,纤维环的后半部分和后纵韧带;而后柱则包含了后关节囊、黄韧带及脊椎的附件、关节突和棘上以及棘间韧带。中柱和后柱包裹了脊髓和马尾神经,该区的损伤可以累及神经系统,特别是中柱的损伤,碎骨片和髓核组织可以突入椎管的前部、损伤脊髓,因此对脊柱骨折伤员都必须了解有无中柱损伤。胸腰段脊柱(胸10—腰2)处于两个生理弯曲的交汇处,活动度又大,是应力集中之处,因此该处骨折十分常见。暴力是引起胸腰椎骨折的主要原因。暴力的方向可以通过X,Y,Z轴。脊柱有6种运动:在Y轴上有压缩、牵拉和旋转;在X轴上有屈、伸和侧方移动;在Z轴上则有侧屈和前后方向移动。有3种力量可以作用于中轴:轴向压缩,轴向牵拉和横面上的移动。胸腰椎骨折和颈椎骨折分别可以有6种类型损伤。

一、脊柱骨折的分型

(一) 伸展型骨折

主要表现为关节突骨折或椎板骨折突向椎管,造成硬膜囊压迫。轻者感觉障碍,重者截瘫。伴有椎体间关节自前方分离或椎体中部的分裂,前纵韧带可完全断裂,但临床上并不多见。关节突跳跃征常见于颈椎,其次为胸椎,在腰椎节段十分罕见。

（二）椎体压缩性骨折

该类骨折最为多见。被压缩的椎体数量愈多，程度愈重，后凸成角愈大，并继发出现：

1. 椎管矢状径减少

其减少程度与畸形的角度大小呈正比，椎管内的脊髓组织、伴行血管受压而出现脊髓受累症状，尤其后方小关节松动伴有严重椎节不稳者。

2. 椎节不稳

压缩愈多，稳定性愈差。小关节处于半脱位状态及前纵韧带松弛失去原有制动作用，前柱短缩、成角畸形改变了脊柱的正常负荷力线。

（三）椎体爆裂型骨折

骨折椎体后缘骨片易进入椎管，导致以下后果：

1. 脊髓受压

碎裂椎体后方的骨块通常向后方移位，因为前纵韧带较坚强，且受伤时多为屈曲体位。因此碎骨片容易突向后方压力较低的椎管，造成脊髓前方受压，并阻碍后期脊髓功能的恢复。突向椎管方向的骨块因受多种组织遮挡，X 线片上不易发现，尤其在胸椎，因此容易发生漏诊，建议早期行三维 CT 或 MRI 检查。

2. 复位困难

后纵韧带依然完整者，通过牵引可促使骨块复位；而后纵韧带完全断裂时，椎体后方骨块多呈游离状态，牵引即使使椎体骨折获得复位，该骨片也难于还纳原位。

（四）脊柱骨折脱位

脊柱骨折脱位又名移动性损伤。暴力来自 Z 轴，如车祸时暴力直接来自背部后方的撞击，或弯腰工作时，重物由高空坠落直接打击背部，在强大暴力作用下，椎管的对线对位已经完全破坏。在损伤平面，脊椎沿横面产生移位，通常三柱均毁于剪力，损伤平面通常通过椎间盘、同时还有旋转力量的参与，因此脱位程度重于骨折，当关节突完全脱位时，下关节突移至下一节脊椎骨上关节突的前方，互相阻挡，称关节突交锁，这类损伤难免引起极为严重的脊髓损伤，预后差。

（五）侧屈型损伤

侧屈型损伤其病理改变与屈曲型大体相似，主要表现为一侧椎体的侧方压缩，多见于胸腰段。脊髓受损程度，较之前屈型轻。

（六）其他类型

包括单纯棘突骨折、椎板骨折、横突骨折等，病变大多较局限，不会产生脊椎的不稳定，故为稳定型骨折，特别是横突骨折，往往是背部受到撞击后，腰部肌肉猛烈收缩而产生的撕脱性骨折。

1. Chance 骨折

这是椎体水平撕裂性损伤，可见前纵韧带断裂，椎体横形裂开，棘突互相挤压而断裂，甚至上一节椎体向后移位，该骨折属不稳定性骨折，临床上比较少见，需手术治疗。

2. Jefferson骨折(第一颈椎双侧性前、后弓骨折)

X线片上很难发现骨折线,有时在正位片上看到C1关节突双侧性向外移位,侧位片上看到寰椎前后径增宽及椎前软组织肿胀阴影。CT检查最为清楚,可以清晰地显示骨折部位、数量及移位情况,而MRI检查只能显示脊髓受损情况。在治疗方面以非手术治疗为主,可以采用持续颅骨牵引,2周后再上头颈胸石膏固定3个月。

3. Hungman骨折(损伤性枢椎椎弓骨折)

此型损伤的暴力来自颈部,使颈椎过度仰伸,在枢椎的后半部形成强大的剪切力量,使枢椎的椎弓不堪忍受而发生垂直状骨折,以往多见于被缢死者,故名缢死者骨折。目前多发生于高速公路上的交通事故。

4. 齿状突骨折

引起齿状突骨折的机制还不甚了解,暴力可能来自水平方向,从前至后,经颅骨而至齿状突,可能还有好几种复合暴力。齿状突骨折可以分成三种类型:第Ⅰ型,齿状突尖端撕脱骨折;第Ⅱ型,齿状突基部,枢椎体上方横形骨折;第Ⅲ型,枢椎体上部骨折,累及枢椎的上关节突一侧成为双侧性。第Ⅰ型较为稳定,并发症少,预后较佳;第Ⅱ型多见,因该处血供不佳,不愈合率高达70%,因此需手术者多;第Ⅲ型骨折稳定性好,血供亦良好,愈合率高,预后较好。

二、脊柱骨折的急救

如伤者仍被瓦砾、土方等压住时,不要硬拉显露在外面的肢体,以防加重血管、脊髓、骨折的损伤,应立即将压在伤者身上的物件搬掉。

搬运方式至关重要。一人抬头、一人抬脚或用搂抱的搬运方法十分危险,因为这些方法会增加脊柱的弯曲,可能将碎骨片向后挤入椎管内,加重了脊髓的损伤。正确的方法是采用担架、木板或门板运送,先使伤员双下肢伸直,木板放在伤员一侧,三人用手将伤员平托至门板上,或二三人采用滚动法,使伤员保持平直状态,成一整体滚动至木板上。

颈椎骨折要用衣物、枕头挤在头颈两侧,使其固定不动。胸腰脊柱骨折,使伤者平卧在硬板床上,身两侧用枕头、砖头、衣物塞紧,以固定脊柱为正直位。

三、脊柱骨折的检查诊断

(1) 检查时详细询问病史,了解受伤机制、受伤时姿势,伤后感觉及运动障碍情况。

(2) 注意多发伤。多发伤伤员常合并有颅脑、胸、腹脏器的损伤,要首先处理紧急情况,抢救生命。

(3) 显露脊柱,用手指从上至下逐个按压棘突,发现局部明显肿胀和压痛,则提示后柱可能损伤。胸腰段脊柱骨折可触及后凸畸形。检查有无脊髓或马尾神经损伤表现,及时记载在病史卡上。

(4) 颈椎过伸性损伤常见于高速驾驶的汽车急刹车或撞车时,由于惯性作用,患者头部撞于挡风玻璃或前方坐椅上。表现为前纵韧带破裂,椎间盘水平状破裂,上一节椎体前下缘发生撕脱骨折和后纵韧带断裂,特征性体征是额面部有外伤痕迹。

(5) 影像学检查有助于明确诊断。了解损伤部位、类型和移位情况,首选X线进行影像检查。老年人感觉迟钝,胸腰段脊柱骨折往往主诉为下腰痛,单纯腰椎摄片会遗漏下胸椎骨折。

通常拍摄正侧位两张片子，必要时加摄斜位片，观察有无椎弓峡部骨折。颈椎前方半脱位是一种隐匿性损伤，无明显的骨折，普通的X线摄片检查很容易漏诊。但仔细读片，可发现有4种特征性X线表现：① 棘突间间隙增宽；② 脊椎间半脱位；③ 脊椎旁肌痉挛使颈椎丧失了正常的前凸弧，上述表现在屈曲位摄片时更为明显；④ 下一节椎体前上方有微小突起表示有轻微的脊椎压缩性骨折。

凡有中柱损伤或有神经症状者均须做CT检查。CT重建可以清楚显示椎体骨折，有无碎骨片突入椎管，并能了解椎管的前后径与横径损失。

MRI检查用于明确脊髓损伤情况，可以清楚显示椎前和椎管内血肿，脊髓损伤时可见异常高信号。

四、脊柱骨折的治疗

（一）颈椎骨折

颈椎骨折的治疗原则是对稳定性颈椎骨折可采取卧床休息、Glisson枕颌带牵引、头颈支具、石膏固定及功能锻炼等方法治疗。如单纯椎体压缩骨折通常取头颈中立位行枕颌带牵引，重量2～3 kg，维持3周后改头颈胸石膏或颌颈石膏固定，待2～3个月骨和韧带组织愈合后方可拆除。而单纯棘突或横突骨折不需牵引，可直接使用支具或石膏固定，维持其稳定。

不稳定性颈椎骨折的治疗以恢复并维持颈椎稳定性为原则，包括复位、前后路减压、植骨融合、内固定及功能锻炼等。

（1）颅骨牵引：以Crutchfield钳最为常用。不同类型损伤，牵引方向及重量亦有所差别。上颈椎损伤关键是维持头颅在颈椎上方的中立位。下颈椎骨折或骨折脱位则需根据损伤类型选择不同的牵引复位方式。牵引重量根据年龄、体型和体重酌情考虑。牵引过程中应密切观察伤员全身情况及神经系统改变，一旦出现呼吸困难或神经症状、体征加重则应终止牵引复位。牵引力的方向对复位至关重要，其轴线应与要复位的节段轴向一致。牵引条件下手法复位，危险性较大，应慎用。

（2）Halo装置：主要有Halo头盆环牵引装置和Halo背心两种，后者应用较多。

（3）石膏固定：颈椎骨折复位后为避免再脱位一般维持牵引3～4周，待软组织和骨性结构初步愈合后再行头颈胸石膏固定。如果合并脊髓损伤则应持续牵引制动至骨性愈合，不宜行石膏固定。

（4）手术治疗：包括复位、减压、植骨融合及内固定术。目的在于恢复颈椎的解剖结构、解除脊髓和神经根压迫、维持颈椎稳定功能。根据手术途径不同，可分为前路手术、后路手术和前后路联合手术。

（二）胸腰椎骨折

根据胸、腰椎损伤的稳定程度可以采用非手术治疗或手术治疗。胸、腰椎稳定型骨折不伴神经损伤者一般采取非手术治疗，通过缓慢的逐步复位，恢复伤椎的正常解剖关系；通过椎旁肌肉的功能训练，为脊柱稳定提供外部条件，预防伤后腰背痛的发生。不稳定型骨折或伴有神经损伤者多采取手术治疗，目标是解除脊髓神经压迫，纠正畸形，恢复并维持脊柱的稳定性。

1. 非手术治疗

（1）适应证：胸、腰椎稳定性骨折，如单纯椎体前部压缩骨折，压缩程度小于50%，且不伴神经症状者，或单纯胸、腰椎附件骨折，如横突骨折、棘突骨折等。

（2）方法：包括卧床休息、姿势矫形、手法复位、外固定和背伸肌锻炼等。单纯胸、腰椎屈曲型压缩性骨折，伤后仰卧硬板床，腰背后伸，在伤椎的后侧背部垫软枕。根据椎体压缩和脊柱后凸成角的程度及患者耐受程度，逐步增加垫枕的厚度，于12周内恢复椎体前部高度。X线片证实后凸畸形已纠正，继续卧床3周。床上腰背肌锻炼为目前临床上常用的功能疗法，应早期抓紧练习，并循序渐进，争取在伤后3~6周内，即骨折畸形愈合前完全达到功能锻炼要求。三桌俯卧躯干悬空法或悬吊过伸牵引法，现已少用。即使是稳定型损伤患者亦不宜过早下地负重，以免畸形复发，遗留慢性腰背痛，尤其是伴有骨质疏松的患者更要注意。

2. 手术治疗

减压方式一般根据脊髓致压物位置决定。由于椎板陷入椎管压迫脊髓或马尾神经者采用后路椎板切除减压术；对于一侧椎弓根、关节突和椎体碎骨块突入椎管者，可采取侧前方或前路减压术；脊柱后凸畸形严重或前后方同时存在致压物时可采取经双侧椎弓根的环状减压术。

第二节　脊髓损伤

一、脊髓损伤的分型和分期

脊髓损伤的病理改变主要包括脊髓震荡、脊髓实质损伤及脊髓受压三种状态，临床上常分为6型。

（一）分型

（1）震荡：是最轻的一种损伤，类似于脑震荡，暴力通过脊柱传至脊髓，出现数分钟至数十小时短暂功能丧失，临床上多见。恢复时，一般先从下肢开始，属可逆性。

（2）脊髓出血或血肿：指脊髓实质内出血，血管畸形者更易发生。其程度从细微的点状出血到血肿形成不等。少量出血者，血肿吸收后其脊髓功能有可能得到部分或大部分恢复，严重血肿易因瘢痕形成而预后不佳。

（3）脊髓挫伤：脊髓水肿、点状或片状出血，或脊髓广泛挫裂（软化和坏死），随着时间延长，神经胶质和纤维组织增生，继发瘢痕形成、脊髓萎缩，导致不可逆性后果。

（4）脊髓受压：髓外组织（包括骨片、脱出髓核、增生的黄韧带、血肿及骨痂、骨赘、粘连束带、瘢痕）及异物（弹片、内固定物及植骨块等）对脊髓造成直接压迫，引起局部缺血、缺氧、水肿及淤血，往往加重脊髓的受损程度。

（5）断裂：除火器伤外，脊柱脱位超过一定程度，则出现脊髓的部分或完全断裂，导致传导功能的丧失。外形上硬膜囊虽保持完整，但局部出现空虚，严重的骨折脱位，硬膜囊亦可撕裂。

（6）脊髓休克：与脊髓震荡不同，脊髓休克表现为损伤椎节以下肌张力降低，弛缓性瘫痪，感觉及骨骼肌反射消失，病理反射阴性，大便失禁及小便潴留等，实质是损伤平面以下，脊髓失去高级中枢控制的后果。一般持续2~4周，合并感染者延长。脊髓休克结束后，脊髓损伤程度不同，功能恢复各不相同。横断性脊髓损伤患者运动、感觉及浅反射均不可恢复，并出现腱反射亢进和病理反射阳性。而不完全性损伤，则可获得部分恢复。

（二）分期

脊髓损伤一般可分为早、中、晚三期。早期指伤后 2 周以内，表现为脊髓的自溶，伤后 48 小时内达到高峰。中期为伤后 2 周至 2 年以上，主要表现为急性期消退及修复过程；后期主要表现为脊髓组织的变性，一般从伤后 2 ~ 4 年开始，持续可达 10 年以上，其中微循环改变起着重要作用。

二、脊髓损伤的病理机制

脊髓损伤导致神经损害的机制包括：原发性损害和继发性损害。

导致原发性损伤的病因包括机械性破坏、血肿、骨块压迫。主要发生在受损伤的瞬间，并多出现不可逆的后果。

继发性损害介质的机制更为复杂，包括局部缺血、水肿、炎症反应、细胞因子、生长因子、钙离子溢出、再灌注及过氧化基团等对脊髓的影响和所产生的毒害作用。

（1）局部缺血：局部缺血引起脊髓血流中断和血供停止。脊髓局部缺血可因血管直接损伤、痉挛或各种原因的闭塞所致。另外，严重创伤引起的创伤性低血压亦对脊髓产生不利影响。

（2）过氧化物：脊髓损伤时，局部生成的过氧化物主要来自损害和破裂磷脂细胞膜的脂质过氧化。包括中性粒细胞、多形核白细胞、巨噬细胞、星形胶质细胞和小神经胶质细胞在内的细胞毒细胞产生过氧化物，通过破裂的细胞膜并突破血脑屏障造成损害，造成脊髓神经的继发性损伤。体内一些内源性酶，如黄嘌呤氧化酶，亦参与过氧化物生成。

（3）花生四烯酸：外伤时，花生四烯酸从破裂细胞膜的磷脂结构中释放出来，在环氧化酶（cyclooxygenase）或脂氧化酶（lipoxygenase）的作用下，生成前列腺素（PG）、前列环素、血栓素（thromboxane）和白三烯（leukotriene）。血栓素和白三烯是强有力的血管收缩剂，在炎症前反应中起广泛作用，并与过氧化物的生成密切相关，从而加剧脊髓损伤的程度。

（4）细胞内成分：脊髓结构破坏后，细胞内成分可释放到受损区，在超正常浓度情况下，这些成分具有明显的毒性，可对细胞功能产生破坏作用。如神经元细胞内的钾离子释放至细胞外，细胞外液钾离子浓度升高，可导致神经元传导冲动的能力降低。脊髓损伤最初诱发电位丧失就是这种原因导致的，该现象可持续 2 h，直到细胞外液中钾离子浓度降低到 15 mmol 以下方恢复正常。

其次钙离子对神经细胞功能的维持至关重要。与钾离子相反，钙离子在细胞内浓度很低，一旦细胞内的钙离子积聚，可引起钙依赖性蛋白酶和磷脂酶活化。促进花生四烯酸和过氧化物的生成，破坏线粒体功能，影响能量代谢，最终导致细胞死亡。

（5）细胞因子：多种生长因子和细胞因子参与脊髓损伤细胞的分化再生。转移生长因子 β（TGF-β）是一种多功能的多肽生长因子，能够抑制过氧化物生成，对于炎症反应、创口愈合及缺血再灌注损伤过程均具有重要作用。TGF-β 是中枢神经系统的内源性合成物，通过与细胞表面受体结合，调节基因表达、促进细胞外基质合成、细胞增殖分化。其他的细胞因子如白介素-1（IL-1）、白介素-6（IL-6）和肿瘤坏死因子-α（TNF-α）可促进炎症反应，不利于脊髓的修复再生。

此外尚有许多细胞因子，如神经营养素家族的神经生长因子（nerve growth factor, NGF）、脑源性神经营养因子（brain-derived neurotrophic factor, BDNF）、血小板源性神经营养因子（platelet-derived neurotrophic factor, PDNF）、胰岛素样生长因子（insulin-like growth factor, IGF）等均参与调控脊髓的继发性损伤与脊髓修复再生，目前正处于深入的研究阶段。

第三节 脊柱和脊髓损伤的诊断

一、临床表现

(一) 疼痛

患者表现为剧烈疼痛,多采取被动体位而不愿做任何活动。骨折局部有明显的压痛及叩痛。

(二) 活动受限

脊柱出现明显的活动受限。检查时切忌弯曲、扭曲脊柱,以防止椎管变形或骨折块移位加重脊髓和神经根损伤,甚至造成截瘫。

(三) 神经症状

神经症状指脊髓、马尾或神经根受累症状。

(1) 高位颈髓损伤:指颈1~2或枕颈段骨折脱位所引起的颈髓损伤,生命中枢直接受压,患者多立即死亡。但该处椎管矢状径较大,仍有一定数量的患者存活。

(2) 低位颈髓损伤:指颈3以下的颈髓损伤。严重者出现四肢瘫痪,胸式呼吸消失,因膈(C4)神经保留,而呈腹式呼吸,损伤平面以下呈痉挛性瘫痪。

(3) 胸段或腰段脊髓伤:多为完全性损伤,尤其胸段。平面以下感觉、运动及膀胱直肠功能均出现障碍。

(4) 马尾神经损伤:因受损范围不同,症状差异较大,除下肢运动及感觉有程度不同的障碍外,直肠膀胱功能亦受累及。

(5) 根性损害:多伴脊髓症状同时出现。常因神经根受压而引起剧烈疼痛,成为该类患者要求手术的主要原因之一。

(四) 其他症状

(1) 肌肉痉挛,指受损节段椎旁肌肉的保护性挛缩,对骨折椎节有固定和制动作用。(2) 腹肌痉挛或假性急腹症,常见于胸腰段骨折。主要原因是腹膜后血肿刺激局部神经丛,造成反射性腹肌紧张或痉挛,甚至可出现酷似急腹症样的症状与体征而被误诊,行手术探查,术中才发现系腹膜后血肿所致。(3) 发热反应,多见于高位脊髓损伤患者,因全身散热反应失调所致,亦与中枢反射、代谢产物的刺激及炎性反应等有关。(4) 急性尿潴留,除脊髓损伤外,单纯胸腰段骨折亦可发生,主要是腹膜后出血反射性反应所致。(5) 全身反应,除全身创伤性反应外,其他如休克、创伤性炎症反应及其他各种并发症等均有可能发生,应全面观察。

二、脊髓损伤平面的临床判定

脊髓损伤平面按照成人脊髓末端止于第一腰椎下端的解剖特点,其椎节平面应该是:颈椎+1,上胸椎+2,下胸椎+3,圆锥位于胸12与腰1之间处。此外,临床上尚可根据受累肌肉的部位来推断脊髓神经根受损平面，见表3-38-1。

表3-38-1　脊神经根支配的主要肌肉

脊神经根节段	所支配的主要肌肉
颈5	三角肌、肱二头肌
颈6	桡侧伸腕肌
颈7	肱三头肌
颈髓8	指深屈肌
胸1	手内在肌
胸2—12	按节段分布躯干诸肌（略）
腰1	提睾肌
腰2	髂腰肌
腰3	股四头肌
腰4	胫前肌
腰5	伸长肌（腰4—骶1）
骶1,2	腓肠肌、比目鱼肌

三、脊柱脊髓伤的诊断

在目前设备条件下，脊柱骨折诊断多无困难。但对伤后早期来诊者，应依序快速作出以下判定：

(1) 外伤史：应简单扼要询问患者或陪送者有关患者致伤机制、着地部位及伤后情况等。

(2) 意识情况：意识不清者应排除合并颅脑损伤可能，且应优先处理，迅速检查双侧瞳孔及对光反应，注意双耳及鼻道有无清亮液体或鲜血流出。

(3) 心肺功能：检查有无胸部合并伤。膈肌麻痹者，有可能为颈4以上损伤所致；血压升高者多伴有颅脑伤；血压过低者，可能合并有内脏、骨盆及严重四肢伤，应迅速找出原因。

(4) 脊柱：包括局部压痛，双侧骶棘肌紧张度，棘突向后方突出之部位及程度，可作为影像学检查节段的提示。检查时切忌将患者任意翻动，以防加重损伤。

(5) 感觉与运动：对上肢、躯干及下肢的感觉、主动运动作全面检查，以推断有无脊髓受损、受损平面及受损的程度等。

(6) 会阴部感觉、运动及反射：对脊髓受累者，尤其是严重型病例，均应对肛门周围感觉及缩肛反射作出判定。即使有少许功能残留，而肢体感觉运动消失者，仍属不全性脊髓损伤。这对脊髓损伤程度和预后的判定至关重要。

(7) 影像学检查：原则上以X线平片为主，酌情辅以CT或MRI。但临床判定脊髓受累平面时，切忌仅凭X线平片来决定，以防片面。

当对患者完成临床检查后，依据椎骨的特点及其体表标志，一般不难作出对受累椎节的定位。个别困难者可依据常规X线片或其他影像学检查。

四、不同节段脊髓损伤的症状特点

(一) 上颈髓损伤

颈髓1—4受损时，病情多危重，约半数死于现场或搬运途中。其主要表现为：

(1) 呼吸障碍:视膈神经受损程度不同,而表现为呃逆、呕吐、呼吸困难或呼吸肌完全麻痹等。

(2) 运动障碍:头、颈及提肩胛等运动受限,视颈髓损伤程度不同,可出现轻重不一的四肢瘫痪,肌张力多明显增高。

(3) 感觉障碍:受损平面可出现根性痛,多位于枕部、颈后部或肩部,受损平面以下出现部分或完全性感觉异常,甚至消失。

(4) 反射:深反射亢进,浅反射如腹壁反射、提睾反射或肛门反射多受累,病理反射如霍夫曼征、巴宾斯基征及掌颌反射阳性。

(二) 下颈髓损伤

指颈5—7颈髓受累,临床上多见,主要表现如下:

(1) 呼吸障碍:较轻,肋间肌受累而膈神经正常,表现为腹式呼吸。

(2) 运动障碍:累及肩以下躯干及四肢。损伤平面呈下神经元瘫,而损伤平面下表现为上神经元瘫痪。

(3) 感觉障碍:视脊髓受累程度不同,表现为不同程度的感觉异常或消失。

(4) 反射:肱二头肌、肱三头肌及桡骨膜反射出现异常。

(三) 胸髓损伤

胸髓损伤视节段不同而表现为受累范围不同的运动及感觉障碍。

(四) 胸腰段或腰膨大部损伤

胸腰段或腰膨大部损伤主要表现为腰髓膨大部或稍上方处的脊髓受累,表现如下:

(1) 运动障碍:髋以下呈周围性瘫,视脊髓损伤程度,表现为完全性或不全性瘫痪。

(2) 感觉障碍:指臀、髋部以下温觉、痛觉等浅感觉障碍。脊髓完全性损伤时,双下肢深浅感觉均丧失。

(3) 排尿障碍:损伤节段位于排尿中枢以上,表现为中枢性排尿障碍,呈间歇性尿失禁,膀胱在尿潴留时出现不随意的反射性排尿,与周围性排尿障碍有所差异。

(五) 圆锥部脊髓损伤

该处位于脊髓末端,呈锥状,常见于胸12—腰1处骨折,损伤时表现为:

(1) 运动:多无影响。

(2) 感觉障碍:表现为鞍区麻木、过敏及感觉迟钝或消失。

(3) 排尿障碍:圆锥系排尿中枢所在,如脊髓完全损伤,则尿液无法在膀胱内滞留而出现小便失禁。如系不完全性损伤,括约肌尚保留部分功能,膀胱充盈时可出现尿液溢出,而空虚时则无尿液溢出。

(六) 马尾受损

马尾受损多见于上腰椎骨折,临床上较多见,表现如下:

(1) 运动障碍:下肢周围性软瘫征,程度视神经受累状况而定,从肌力减弱到肌肉的完全瘫痪。

(2) 感觉障碍:范围及程度与运动障碍一致,除感觉异常外,还常伴有难以忍受的根性痛。

(3) 排尿障碍:亦属周围性排尿障碍。

五、脊髓损伤程度的评价

脊髓损伤程度的评价标准，意见不一，但仍有待进一步改进与完善。

（一）Frank 分类标准共分 5 级

A 级　受损平面以下无感觉及运动功能；
B 级　受损平面以下有感觉，但无运动功能；
C 级　有肌肉运动，但无功能；
D 级　存在一定程度的运动功能，但不能对抗阻力；
E 级　运动与感觉基本正常。

（二）ASIA 标准

1982 年由美国脊髓损伤协会（ASIA）制定的一种脊髓损伤神经功能评定标准（5 级）。
A 级　完全性损伤，骶段（S4，5）无任何运动及感觉功能。
B 级　不完全性损伤，在神经平面以下，包括骶段（S4，5）存在感觉功能，但无任何运动功能。
C 级　不完全性损伤，在神经平面以下有运动功能保留，一半以上的关键肌肌力小于 3 级。
D 级　不完全性损伤，在神经平面以下有运动功能保留，至少一半的关键肌肌力大于或等于 3 级。
E 级　正常，感觉和运动功能正常。

亦有人主张将其分为：脊髓完全性损伤、Brown-Sequard 症候群、急性脊髓前部损伤及急性颈髓中央症候群等 4 大类。

六、严重不完全性脊髓损伤与脊髓横断性完全性损伤鉴别

该鉴别在临床上为一大难题，磁共振、脊髓造影等特殊检查亦难以区分。以下几点可能有助于对两者的鉴别：

（1）足趾有自主性微动者，表明属不完全性脊髓伤；
（2）马鞍区有感觉者，属不完全性脊髓伤；
（3）缩肛反射存在者，急性期时多系不完全性脊髓伤；
（4）有尿道球海绵体反射者，多属不完全性脊髓伤；
（5）足趾残留位置感觉者，系不完全性脊髓伤；
（6）刺激足底、足趾有缓慢屈伸者，多系脊髓完全性损伤。

七、上神经元与下神经元所致瘫痪的鉴别

上神经元及下神经元受损所表现出的不同瘫痪特征，见表 3-38-2。

表 3-38-2 上神经元与下神经元瘫痪之鉴别

鉴别项目	上神经元	下神经元
受累部位	大脑皮质运动区及椎体束	脊髓前角，脊神经根及周围神经干(支)
病理生理特点	脊髓呈现失大脑控制，脊髓节间反射增强，肌组织本身正常	肌肉失神经支配，呈现萎缩，脊髓节间反射消失
临床特点	硬瘫(痉挛性) 肌张力增高 腱反射亢进 肛门反射存在 阴茎反射勃起 肌肉无萎缩 有病理反射 可有剧烈反射 反射性膀胱	软瘫(弛缓性) 肌张力减低 腱反射降低 肛门反射消失 阴茎无勃起 肌肉萎缩 无病理反射 无剧烈反射 无张力性或自主膀胱
肌电图	无变性反应	变性反应

第四节 脊柱脊髓伤的治疗

脊柱脊髓伤的治疗应遵循骨折的基本原则实施，即急救、复位、固定及功能锻炼。对严重的合并伤或并发症，应视危及生命的程度，决定处理的先后次序。

一、急救

脊柱骨折患者的院前急救必须及时，措施得当，顺序正确。这对治疗的结果有至关重要的影响。

(一) 现场处理

对有窒息、大出血的患者应紧急采取相应措施。一般情况下，首先判定损伤部位、有无瘫痪、维持呼吸道通畅，并予以固定。

(1) 受损部位：按照患者的主诉，对脊柱自上而下的快速检查判定。

(2) 神经损伤：根据患者双侧上、下肢感觉、运动及大、小便情况，判定有无神经损害。

(3) 临时固定：用颈围、固定式担架对患者进行固定。无专门器材时，可选择硬质纸板、木板临时固定脊柱，保持脊椎的稳定性。搬运患者时，采取 3～4 人平托，切忌 2 人或 1 人抱起的错误搬法，避免加重脊髓损伤。

(二) 快速转送

迅速将患者转送至医院。途中应避免颠簸，密切观察病情变化，对生命体征危象应及时抢救。

(三) 急诊室处理

抵达急诊室后，应首先排除颅脑、胸腹伤等其他更严重的合并伤。根据呼吸、肢体的感觉和运动、会阴部感觉、膀胱充盈状态、腱反射情况大致判断损伤水平，进行进一步检查，如 X 线、CT、MRI

等。摄片时,应注意水平搬运。

二、脊柱脊髓伤的治疗

脊柱脊髓损伤的治疗均应遵循以下两条原则:① 针对脊柱骨折脱位,应按照治疗骨折脱位的原则予以复位、固定及功能运动。② 伴有脊髓损伤时,以脊髓功能的恢复与重建作为重点。早期解除对脊髓的机械压迫,减轻或消除继发性病理反应,保护残存的轴突和神经元不再遭受二次损伤。

具体治疗措施如下:

(1) 合适的固定:防止损伤部位移位,造成脊髓的再损伤。

(2) 减轻脊髓水肿和继发性损伤:如激素冲击疗法,甲泼尼龙 30 mg/kg 体重一次给药,15 min 静注完毕,休息 45 min,在以后 23 min 内以 5.4 mg/(kg · h)持续静滴,适用于手术后 8 h 内的伤者,但应注意胃肠道溃疡等并发症,其他还可应用地塞米松、高渗葡萄糖、甘露醇等。

(3) 手术指征:脊柱骨折 - 脱位关节突绞锁者;骨折复位不满意,脊柱不稳定者;椎管内碎骨片压迫脊髓者;截瘫平面不断上升,提示椎管内活动出血者均应尽早手术。脊髓完全横断者,虽减压术无效,但手术可以消除局部的坏死组织,减轻继发性损伤;同时,对受损椎节进行内固定,恢复脊柱序列,使患者获得早期翻身活动的机会,能够减少并发症的发生。

(4) 脊髓休克:应以非手术疗法为主,密切观察病情变化,切忌随意施术。

(5) 积极预防各种并发症:尤应注意呼吸道和泌尿道感染、褥疮及静脉血栓形成、体温失调、电解质紊乱等并发症。

(6) 颈髓损伤:应注意保持呼吸道通畅,颈 5 以上损伤原则上行气管切开,其他椎节酌情处理。

(7) 其他非手术疗法:包括药物疗法和物理疗法。药物主要采用:① 神经节苷脂(GM-1)。GM-1 具有以下生理作用:保护细胞膜 Na^+-K^+-ATP 酶和 Ca^{2+}-ATP 酶活性,减少细胞内外离子失衡;抑制病理性脂质过氧化反应,减少自由基的生成;GM-1 还可直接嵌入受损的神经细胞膜,填补膜缺损,增强自身修复能力;另外,GM-1 可作为(NGF)的结合位点,增强 NGF 的作用。② 钙通道阻断剂,阻断钙离子内流,扩张血管以增加脊髓血流量,减轻脊髓的继发性损伤。常用的是尼莫地平、尼卡地平。③ 抗氧化剂和自由基清除剂。Vit E, Vit C,硒,CoQ,皮质激素,超氧化物歧化酶(SOD)等均是有效的抗氧化剂。④ 其他药物还包括:阿片类受体拮抗剂(包括非特异性阿片类受体拮抗剂纳洛酮、特异性 κ 受体拮抗剂纳米芬、促甲状腺释放激素 TRH 等)、兴奋性氨基酸受体拮抗剂、血小板激活因子拮抗剂均已经实验或临床研究证实可以改善脊髓血流,具有良好的应用前景。

物理疗法:① 高压氧治疗(HBO)。采用$(2 \sim 3) \times 10^5$ Pa 的高压氧来提高损伤脊髓组织内的氧分压,促进组织修复,恢复神经功能。② 局部低温灌注。利用低温盐水降低损伤部位组织代谢和氧的需要量来治疗脊髓损伤。③ 电刺激。电场刺激可促进轴突向负极方向生长,并可延缓星形胶质细胞成熟形成瘢痕。功能性的电刺激已被应用于临床治疗,结果表明可增强病人的肌力,改善骨质疏松和行走功能。

参考文献

[1] Mulpuri K, Jawadi A, Perdios A, Choit RL, et. al. Outcome analysis of Chance fractures of the skeletally immature spine. Spine, 2007,32(24):702-707.

[2] Tsutsumi S, Ueta T, Shiba K, et. al. Effects of the second national acute spinal cord injury study of high-dose methylprednisolone therapy on acute cervical spinal cord injury-results in spinal injuries center. Spine, 2006,31(26):2992-2996.

[3] Blanco JF, De Pedro JA, Hern ndez PJ, et al. Conservative management of burst fractures of the fifth lumbar vertebra. J Spinal Disord Tech, 2005,18(3):229-231.

[4] Groves CJ, Cassar-Pullicino VN, Tins BJ, et al. Chance-type flexion-distraction injuries in the thoracolumbar spine: MR imaging characteristics. Radiology, 2005,236(2):601-608.

[5] 胡有谷,党耕町,唐天驷,等.脊柱外科学.北京:人民卫生出版社,2000.

[6] 戴力扬,倪斌,陈德玉,等.下腰椎骨折.中国创伤骨科杂志,1999,1(1):46-48.

[7] 殷渠东,郑祖根,董启榕,等.胸腰椎爆裂骨折椎管狭窄与神经功能的关系.骨与关节损伤杂志,1999,14(2):94-96.

[8] 赵定麟.脊柱外科学.上海:上海科学技术出版社,1996.

第三十九章　严重四肢创伤

Chapter 39　Severe Extremity Injury

王永刚
Wang Yonggang
解放军总医院第一附属医院急危重症中心急救部副主任医师
何忠杰
He Zhongjie
解放军总医院第一附属医院急诊科主任、主任医师、教授

第一节　四肢伤概述

四川汶川大地震相关资料显示:截至 2008 年 9 月初汶川地震共计死亡和失踪 87 149 人,抢救伤员 300 万人;住院治疗合计 9.6 万人。

“5·12”汶川大地震中,笔者曾作为“解放军抗震救灾医疗指导团”成员参加了其中一组工作。解放军共接收伤员 1 746 名,其中男性 762 人,女性 984 人;最大年龄 94 岁,最小年龄 3 岁,平均 48.9 岁。危重伤员 416 名,占 23.8%。伤病类型 90% 以上为骨创伤及合并骨创伤者,其余包括颅脑、五官创伤和胸腹腔脏器损伤等。其中四肢伤占到骨创伤的 70% ~80%。可见四肢在灾害伤中的比例是最大的。

“解放军抗震救灾医疗指导团”专家指导组在各医院现场逐个查看病人,对每例伤员的治疗方案都进行了讨论。在手术治疗方面,对 890 名伤员的手术治疗给予了肯定,取消了 92 例各医院原计划进行的手术,对 127 名患者原未计划手术者提出了手术意见和方案,并对 78 例要求提前安排手术,改善手术方案 139 例,现场抢救 27 名伤员,现场手术和指导手术 14 例。其中发现地震后早期的四肢伤处置存在一些问题,值得总结提高。

解放军总医院第一附属医院急救部对 1992—1999 年收治的中度以上创伤患者进行了灾害创伤流行病学调查,共 42 批 1 145 例创伤患者,从中筛选出中度以上者 719 例进行统计分析。结果显示:伤员构成中男 545 例,女 174 例,男∶女为 3.1∶1;年龄 4 ~ 86 岁,平均(32.3 ±16.7)岁;创伤评分(TS)平均(13.2 ±3.7)分,格拉斯哥昏迷评分(GCS)平均(11.7 ±4.3)分,Clemme 氏评分(CRAMS)平均(7.46 ±2.40)分,创伤严重程度评分(ISS)平均(19. 3 ±11.9)分。复合伤 13 例(1.8%),多发伤 249 例(34.6%),休克 125 例(29.9%);脱险率 84.2%,抢救成功率 76.7%。20 ~29 岁和 30 ~39 岁两个年龄段占病例总数 57.3%。创伤发生部位前 4 位为:四肢、头、胸、腹;致死部位前 3 位为:头、胸、腹;死亡发生率前 4 位为:大血管、骨盆、头、胸。收入重度患者最多的科室为 SICU(50.2%)。急诊时死亡 62 例(多发伤 22 例、脑外伤 19 例、烧伤 11 例、刀伤 9 例、失血 1 例),手术

26 例(成活 6 例)。

灾害创伤损伤因素调查统计见表 3-39-1 和表 3-39-2。

表 3-39-1 创伤病因调查

创伤分类	例数	死亡例(%)	创伤分类	例数	死亡例(%)
火器伤	114	0(0)	闭合伤	305	17(5.5)
烧烫伤	121	11(9.1)	开放伤	414	45(10.8)
物理损伤	484	51(10.5)	穿透伤	105	20(19.0)
坠落伤	122	22(18.0)	非穿透伤	309	25(8.0)
刀伤	102	15(14.7)	交通伤	298	34(11.4)
挤压伤	63	7(11.1)	工伤事故	173	7(4.0)
撕裂伤	49	0(0)	械斗	134	8(6.0)
摔伤	42	0(0)	自杀	34	13(38.2)
钝挫伤	41	0(0)	其他	80	0(0)
撕脱伤	37	0(0)			
电击伤	7	7(100.0)			
其他	21	0(0)			

由表 3-39-2 可知,四肢伤占全身伤的比例为 29.51%,且无成为致死的损伤部位。

表 3-39-2 烧伤以外患者创伤部位调查

部　位	部位数/例	致死部位/例(%)	部　位	部位数/例	致死部位/例(%)
头部	282	19(6.7)	骨盆骨折	51	0(0)
颈部	121	2(1.7)	大血管	6	6(100.0)
胸部	194	15(7.7)	四肢		
腹部	129	69(53.9)	上肢	156	0(0)
脊柱和脊髓	65	0(0)	下肢	199	0(0)

第二节　四肢创伤处置原则

灾难伤害中的单纯骨折,诊断与治疗并不难。常规的骨科专业原则和技术就可以解决这类问题。其往往合并有其他部位的损伤,除了四肢损伤中的出血需要立即处置、骨折进行妥当固定以外,四肢损伤在进一步处置前一定要把其他部位的损伤诊断清楚,以排除其他脏器的致死性损伤。

(1) 全面查体,排除其他部位的致命性损伤。在生命体征不稳定时,一定要考虑到可能其他部位的出血未被发现,要采用物理检查、B 超检查、X 线检查,必要时 CT 等检查证实诊断。排除胸腔、腹腔、严重颅脑外伤;排除股动静脉、锁骨下动静脉出血等临床急症。

(2) 合并有其他部位损伤时,以处置致命损伤为主,同时处置四肢创伤。

(3) 根据不同的灾害区域医疗救援目标,决定四肢创伤的处置方案。

(4) 四肢创伤以保命为主,在此基础上尽力挽救肢体功能。

一、四肢骨折伤

早期只能正确判断明显的四肢骨干骨折、关节脱位、血管创伤。而对于手掌、腕关节、肘关节、肩关节、足、踝关节、膝关节、髋关节的小骨折，无丰富经验或影像学检查，诊断是困难的。

（一）处置方法

（1）制动固定、休息观察，有条件转后方医院作进一步诊治。
（2）如果可在6～8小时内转运到后方医院，只做止血、包扎、固定。
（3）如果损伤创伤大、出血多，应该做适当的处置，避免转运途中出血。
（4）如果四肢损伤严重，无挽救可能，可彻底结扎止血，转运后方医院截肢。
（5）如果转运顺畅，把伤员送到指定的相关医疗机构处置。
（6）如果转运顺畅，按创伤骨科专业原则处置。

（二）初期处理

优先处理危及生命的严重创伤，然后处理四肢骨折；伤道完善清创，延期缝合；保留大块游离骨和有软组织相连的小骨块；骨折固定以外固定方法为主，必须解剖复位的骨折可采用简单的内固定方法（克氏针、螺钉等）。

（三）后期处理

这时主要是从专科的角度纠正和继续以前的治疗，处理并发症和进行肢体康复训练。

二、四肢关节伤

在四肢伤中，关节创伤是比较严重的一种损伤，处理不当，可能发生感染，致关节功能部分或完全丧失，甚至危及生命。

（一）关节伤分类

1型：单纯关节创伤，无骨软骨损伤及关节内异物存留；
2型：关节腔内有异物存留；
3型：关节损伤伴有骨或软骨损伤；
4型：关节严重损毁，无法修复。

（二）关节伤的救治

关节伤治疗的主要目的是防治感染，尽可能保存关节功能。

（1）手术切口：可沿原切口扩大或重新切口以便充分显露关节腔内部，对伤口较小、创伤较轻者，建议采用关节镜技术行关节内清创。

（2）清创：局部软组织清创要严格，彻底清除关节内游离的骨、软骨块、异物、血凝块和污染组织。使用抗生素冲洗液大量冲洗关节腔，并予妥善止血。

（3）骨与软骨创伤的处理：关节内骨折应予解剖复位，行简单内固定或与外固定技术联合应用,内植物显露端尽量置入关节囊外,关节软骨应予利刀修整。

(4) 伤口闭合:初期必须闭合关节囊,直接缝合困难者可用附近的筋膜、肌肉修补关节囊,不可使关节软骨显露。

(5) 引流:皮肤伤口保持开放引流。必要时关节腔内置硅胶管,术后持续冲洗(间断使用抗生素冲洗液),负压引流,直至引流液清亮,无菌生长后,先拔除冲洗管,48 小时后再拔除引流管。

(6) 固定和康复:术后关节必须固定于功能位。视伤情尽早开始关节的功能锻炼(可早至术后3天)。

(7) 抗生素的应用:关节伤应预防性使用抗生素,并定期行引流液的细菌鉴定以指导抗生素的使用。

三、周围神经伤

周围神经伤发生率约为四肢伤的15%。其早期临床表现容易被忽视,对四肢功能的影响很大。

(一) 周围神经伤的分类

与其他神经损伤类似,周围神经伤按 Seddon 的方法可分为神经失用、轴索中断和神经断裂。按 Sunderland 的方法将其分为5度,即将神经断裂又分为神经纤维断裂(Ⅲ度)、神经束断裂(Ⅳ度)和神经干断裂(Ⅴ度)。

(二) 周围神经伤的治疗

(1) 初期处理:神经伤时,无论是完全损伤或部分损伤,其伤端常残缺不整,神经损伤的范围和性质(神经失用和轴索中断)均难以辨明。因此,伤初期处理中,不必努力去探查周围神经损伤情况,也不需将神经断端加以标记或固定,如果在清创中发现神经损伤,初期不宜修剪,亦不应予以修复,用肌肉覆盖损伤神经即可。待伤口愈合,观察一段时间,根据功能恢复情况再决定治疗方案。

(2) 后期处理:由于神经修复越早,功能恢复越好。因此,伤口愈合1个月左右即可考虑神经的修复手术如下:

① 神经松解术,针对神经失用者,解除神经外和神经束间的压迫。

② 神经缝合术,经临床和肌电检查证实神经完全断裂者,可行神经缝合术。

③ 神经移植术,神经缺损或大量瘢痕形成后切除瘢痕组织无法行神经吻合术,可采用神经移植的方法。

四、周围血管伤

四肢血管伤是四肢伤导致截肢最主要的因素。其发生率约为四肢伤的1.5%。周围血管伤的救治水平依赖于血管外科技术的进步和提高。

(一) 周围血管伤分类

(1) 血管痉挛:伤道周围血管受投射物侧冲力影响较大时,可发生痉挛。一般无重大后果,但主要动脉的痉挛有时影响到远端肢体的血供,应及时处理。

（2）血管挫伤：伤道周围血管受到挤压、牵拉时，可导致血管挫伤，血管内膜和中层断裂。有的外膜形成纺锤状的膨大，有的导致血栓形成，可能影响到远端肢体的血供。

（3）血管部分断裂：动脉壁被切割或撕裂时，动脉的收缩将使裂口扩大，如与伤道相通，可发生猛烈的出血；即使出血暂停后，也可再度发生复发性出血；如果有较厚的软组织包绕血管裂口、血液在裂口周围凝固，可以形成搏动性血肿和假性动脉瘤；若相伴的静脉同时受伤，与动脉裂口相通时，可以形成动静脉瘘。此类损伤临床检查难以确诊，需要采用血管造影检查。

（4）血管离断：血管完全离断后，如不能及时修复，常能引起远端肢体缺血或坏死。如果远端肢体已经出现肌肉肿胀和皮肤水泡，即使修复血管，肢体存活的机会也很小。

（二）周围血管伤的治疗

（1）血管结扎术：周围静脉损伤结扎一般不会导致严重后果，但大静脉的结扎可能影响远端肢体血液回流，导致肢体肿胀。因此，有条件者可对大静脉损伤予以修复。动脉损伤中，有些结扎后靠侧支循环也不会导致严重后果，包括髂内动脉、肘关节和膝关节以下的一些动脉。有些动脉结扎后有一定的肢体坏死率，或可能导致肢体缺血性挛缩，如锁骨下动脉、腋动脉、肱动脉，应力争避免采用血管结扎术。有些动脉结扎后将发生严重的肢体坏死，如髂总动脉、髂外动脉、股动脉，除截肢者外，不可行血管结扎术。

（2）血管痉挛的处理：血管痉挛分为两类。一是神经性痉挛，为交感神经兴奋所致；二是肌肉性痉挛，为血管壁的平滑肌高度收缩所致。其中后者所占的成分更大。解除血管痉挛可局部应用普鲁卡因或罂粟碱热敷，也可用皮试针头刺入其上下端血管腔内，注射温热肝素普鲁卡因，分段液压扩张，或在其上段血管内注入罂粟碱。血管痉挛处理后确不能缓解者，可切除痉挛血管，行血管吻合术。

（3）血管吻合术：火器性血管伤断端多有严重污染和挫伤，且不易察觉，因此，在血管吻合之前必须仔细清创才能提高血管修复的成功率。一般应对大体观正常的血管断端再切除一段（约0.5 cm），然后修去其外膜约1 cm，反复冲洗，去除凝血块和污染物。血管伤中，有时外膜完整，而内膜损伤，不易判明。可根据血管周围软组织损伤情况及血管壁中血肿存在、血管内膜粗糙、注入液体时血管壁层出现膨胀、内膜漂浮和吻合血管后反复出现血栓等，判断有血管内膜损伤可能。对内膜损伤的血管必须彻底切除，残留的血管不能对端吻合者，可行血管移植，切忌为保持长度而将不健康的血管勉强进行吻合。

为防止因缺血时间过长致肢体发生筋膜腔隙综合征，应在血管修复的远端进行预防性筋膜切开。

（4）血管移植术：血管伤的移植材料应采用自体静脉。在血管彻底清创后，移植方法与其他血管创伤相同。

（5）血管的覆盖：血管修复后，吻合口必须避开伤道由健康的组织覆盖，以供血管营养及防止感染。外伤常导致软组织缺损，血管的覆盖存在一定困难。可采用肌腹间缝合、肌瓣缝合或切开肌腹埋入血管等方法，如缺乏肌肉，则可采用浅筋膜交叉覆盖缝合。覆盖血管的组织不宜有张力或绞窄，注意保持关节半屈位，以减轻对血管的压力。若血管附近有骨折，可采用肌肉等组织将血管和骨折隔开以防骨折端刺破血管或以后骨痂压迫血管。

（6）伤肢制动：血管修复后，应用石膏固定伤肢，以免因肢体活动刺激或牵拉血管导致血管吻合口痉挛或断裂，也有利于搬动伤者。

五、大面积皮肤撕脱伤

大面积皮肤撕脱伤多见于车祸和机器的意外事故，地震伤中也常常见到。常常合并有全身其他部位创伤及生理指标改变，生命体征不稳。应优先处理危及生命的体征，待生命体征相对平稳后进行清创、处理骨折及血管神经等合并伤，否则可危及生命。

大面积皮肤撕脱伤创面修复方法有 3 类：将撕脱皮肤经处理后再回植原处；大片中厚皮片游离植皮；用带蒂或吻合血管的皮瓣或复合组织瓣，进行深部组织裸露创面的修复。

在大面积皮肤撕脱伤治疗过程中如果能够及时手术、彻底清创、充分止血，可以提高创面一期愈合的成功率。为了最大限度地保留、恢复受伤部位的外形、功能，在治疗过程中应当尽量做到以下几点。

（一）清创要彻底

由于污染严重，同时伴有肌肉组织损伤、缺血失活，创面上残存失活组织及污染组织，如果清创不彻底，残存失活组织坏死、液化及感染，可使植皮失败。要做好清创术，除要用大量自来水、肥皂水、生理盐水等冲刷外，特别强调彻底去除一切污染组织、彻底去除一切丧失活力的组织，一定要使皮肤或创面有鲜红色血液流出为止。

（二）创面止血要彻底

创面止血不彻底会引起植皮后皮下血肿、皮片漂移，从而使创面与皮片接触不紧密，增加清创后皮肤张力，使皮肤与创面难以建立新的血供，致使植皮坏死，修复失败。术中创面彻底止血以及皮片上做网状小切口，可以避免皮下血肿和皮片漂移情况的出现，并减少清创后张力增高，同时改善微循环、促进皮片存活。明显出血的小动、静脉要予以结扎，较明显的点状出血可用电凝止血。

（三）充分评估撕脱皮肤有无捻挫伤

对撕脱皮肤有无捻挫伤范围估计不足，从而将部分捻挫伤皮肤回植，会导致局部皮肤坏死、液化、感染。皮肤血运好坏应以皮肤边沿出血是否鲜红色为主要依据，对于活力判断有困难时，宁可多切除一点，也不要保留无活力的皮肤。对有挫伤的皮肤应尽量切除，不应再回植。

（四）感染控制

对该类患者一定要彻底清创，若清创不彻底，将出现回植皮片大面积坏死，清创前术者需将撕脱皮肤上附着的泥沙、油污等异物清除干净，然后用大量过氧化氢、1‰氯已定和生理盐水反复冲洗伤肢。

皮肤大面积撕脱伤者合并骨折，多为 Gustilo 分型Ⅲ型。笔者认为骨折固定宜简单，若骨折周围软组织条件许可，可用加压钢板固定，从肌间隙分离进入，钢板周围应有较丰富的肌肉覆盖。能用外固定架者尽量一期采用外固定架固定（单臂式或组合式外固定架）。交锁髓内钉固定有导致髓内感染的可能，不宜在一期进行。

反取皮法经随访发现并发症主要为植皮区远端肢体长时间肿胀，考虑主要是皮下浅静脉全部切除和外伤性血栓性静脉炎而影响了回流。术后创面愈合后用弹力绷带加压固定和反复锻炼，并应用药物治疗后肿胀可逐渐消失。

（五）手术方法

经彻底清创后，若撕脱伤皮肤本身无明显碾压挫伤，根据撕脱部位及范围大小，将撕脱皮肤整块切取下来，分别采取鼓式取皮机或剪刀切除皮下组织。无碾压伤者切成全厚或中厚皮片；轻度碾压伤者修剪为刃厚皮片；完全挫灭者切除。用尖刀在皮片上戳出多个小切口成为筛网状以利引流，做成大张断层皮片，回植创面处。对合并骨折者可简单以克氏针或螺钉、钢板内固定、一期或二期外固定架固定。对合并血管、神经伤者应分别仔细探查加以修复。创面加压包扎，一周后打开创面了解植皮愈合情况。

第三节　四肢创伤

一、四肢骨折治疗原则

（一）现场急救

（1）一般处理：初步检查，抢救生命，抗休克，保持气道通畅。

（2）上止血带：有四肢大出血应上止血带。四肢受压时应先在伤肢近端上止血带后再去除压力救出患者。

（3）创口包扎：开放性骨折时切记勿在急救现场盲目将骨折端复位至伤口内，应包扎好后再固定。

（4）妥善固定：固定方法包括采用石膏、夹板、支具及外固定器固定。外固定器在固定骨折的同时，具有减少出血，减轻疼痛的作用。注意观察伤肢感觉及血运情况，防止固定过紧引起肢体缺血坏死。

（5）迅速后送：在现场急救妥善固定后立即后送，后送过程中注意保持患肢固定，观察患肢感觉及血运情况。严格记录止血带使用时间和放松时间，每小时应松开止血带5～10分钟。

（二）专科治疗

（1）伤口处理：伤后8小时内如软组织挫伤不严重、创面清洁，具备彻底清洗和清创的条件，可考虑一期缝合伤口，同时应放置引流，24小时后拔除，并注意观察伤口变化；受伤8小时后如伤口污染较重或软组织损伤较重，原则上不缝合伤口，清创后延期或Ⅱ期缝合伤口。

（2）骨折处理：闭合性骨折如无骨折移位可行石膏固定。具有手术指征时应切开复位内固定或外固定器固定骨折；开放性骨折固定原则上使用外固定器固定骨折。伤后8小时内，局部伤口污染较轻、软组织条件良好，同时具备严格清创条件时，可慎重使用内固定固定骨折，伤口必须放置引流。

（3）神经损伤的处理方法为Ⅱ期修复。

（4）血管损伤的处理见后。

二、上肢关节脱位

（一）症状体征

方肩畸形和上臂外展提示肩关节脱位;肘后三角改变提示肘关节脱位;还可以有关节囊空虚、关节弹性固定、运动障碍等症状和体征。可合并损伤:肩关节脱位可合并腋神经损伤、肱骨近端骨折;肘关节脱位可合并肱动脉损伤。

（二）处理原则

不要盲目用粗暴反复的手法复位,现场如有骨科医生应争取时间及时予以复位,并用三角巾悬吊固定,否则应妥善固定后迅速后送。

三、锁骨骨折

（一）症状体征

头偏向伤侧,同时用健侧手托伤侧前臂及肘部;局部压痛及肿胀明显;伤侧上肢活动受限,不能自主用力上举和后伸。可合并血管损伤和臂丛神经损伤。

（二）处理原则

切勿盲目进行复位,迅速用三角巾悬吊并贴胸用“8”字形绷带或石膏固定伤肢。

四、肱骨近端骨折

（一）症状体征

局部疼痛,肿胀,淤斑,肩部主动活动丧失。

（二）处理原则

肩外展10°,前屈30°做上臂超肩小夹板或石膏固定。

五、肱骨干骨折

（一）症状体征

伤肢短缩,肿胀明显,畸形,疼痛,活动受限;合并桡神经损伤时,可出现伤肢垂腕,垂指(掌指关节不能伸直),垂拇;手背桡侧皮肤有大小不等的感觉麻木区(虎口背侧)。

（二）处理原则

无桡神经损伤时,简单复位后小夹板固定或悬垂石膏固定;伴桡神经损伤时,不要盲目复位,因易加重桡神经损伤，应妥善固定后迅速后送。

六、肘关节周围骨折

（一）症状体征

局部肿胀，压痛，半屈畸形；有骨擦音，反常活动，触及骨折端及肘后三角可与肘关节后脱位相鉴别；必须检查桡动脉搏动及正中、桡、尺神经的功能；血管挫伤和压迫后可发生血管痉挛，出现疼痛（难以忍受，烧灼、不定位性、过伸痛），无脉，苍白，麻痹，感觉异常。

（二）处理原则

及时手法复位，石膏托固定。注意矫正肘内翻，屈曲角度以有动脉搏动为度；应严密观察血运、感觉和运动变化，发现问题及时处理。

七、前臂骨干骨折

（一）症状体征

局部肿胀，压痛，有骨擦音，有畸形、功能障碍及反常活动；检查时应注意了解有无旋转移位及尺桡关节脱位。

（二）处理原则

手法复位，小夹板固定；严密观察血运、感觉和运动变化，发现问题及时处理。

八、桡骨远端骨折

（一）症状体征

局部肿胀，压痛，有骨擦音，有畸形及功能障碍。

（二）处理原则

手法复位，小夹板或石膏固定后转送。

九、断指断肢的急救处理

急救处理以减少伤口污染，止血和防止加重损伤为原则。

（一）伤口包扎

采用灭菌生理盐水、冷开水冲洗污染伤口，擦干后包扎；切忌用污水或碘酒、乙醇等消毒液直接冲洗伤口或涂擦伤口；判断断指或断肢是否适合再植；用灭菌生理盐水纱布或干净的布类或毛巾包裹断指或断肢,放入袋中封存置于有冰的容器内;切忌将断指或断肢直接放入冰水中浸泡。

（二）止血

局部加压包扎。如加压包扎止血效果不好,可使用止血带;止血带不宜过窄、过细、过紧,应绑扎在上臂而不应在前臂;严格记录使用时间和放松时间,每小时放松 5 ~ 10 分钟。

（三）局部制动

用木板或硬纸板将患部制动。

（四）药物应用

伤口不需局部应用抗生素;严重手外伤时应使用镇痛药。

（五）转运

尽可能快速、安全并减少伤员痛苦。

十、髋关节脱位

（一）症状体征

（1）前脱位:患肢呈外旋短缩畸形,伴轻微膝关节屈曲,可在髂嵴前方或腹股沟处触到股骨头;

（2）后脱位:患髋内旋、内收伴膝屈曲,可在臀部触及股骨头;对所有髋关节脱位患者均应仔细检查患肢远端的血循环及感觉、运动功能,判断是否合并有神经、血管损伤。

（二）处理原则

等联系专科医师早期及时复位处理,否则立即后送治疗。

十一、股骨近端骨折

（一）症状体征

髋部肿胀,皮下淤血,疼痛,不能活动,患肢外展、外旋及短缩畸形。

（二）处理原则

适当的镇痛及镇静治疗;如现场有专科医师,可行简单牵引复位后将患肢固定,否则迅速固定后送往医院治疗。

十二、股骨干骨折

（一）症状体征

患肢大腿肿胀,皮下淤斑;局部出现成角、短缩、旋转等畸形,髋及膝关节不能活动。检查局部压痛,假关节反常活动,骨摩擦音;可合并有神经、血管损伤。

（二）处理原则

如果为开放损伤,骨端外露,则在适当的止痛及镇静治疗条件下,在局部加压包扎止血后以小夹板或者石膏托临时外固定。切忌立即将外露的骨折端复位。如果为闭合损伤则用下肢夹板或者下肢长腿石膏托外固定,紧急时可通过患肢与健侧肢体捆绑在一起进行临时固定。

十三、膝关节周围骨折

（一）症状体征

股骨远端骨折时局部压痛、肿胀,可出现畸形;髌骨骨折膝前方肿胀、淤斑,膝关节不能活动,膝前方空虚感,髌骨压痛阳性,浮髌试验阳性;胫骨近端骨折时膝肿胀、疼痛,不能负重,膝关节间隙局部压痛。注意是否存在骨筋膜室综合征。

（二）处理原则

适当的镇痛及镇静治疗;使用下肢长腿夹板或石膏托临时固定。

十四、小腿骨干骨折

（一）症状体征

局部肿胀,皮下淤斑,皮肤紧张,局部压痛,可见畸形及反常活动。开放性骨折表现为局部皮肤破损,可见骨端外露;闭合性骨折表现为局部组织肿胀,皮下淤斑,局部压痛,可见畸形及反常活动;注意是否伴有神经、血管损伤及骨筋膜室综合征,如皮温低、足背动脉搏动减弱或消失、感觉麻木、皮下大片淤斑、皮肤紧张等症状、体征的出现具有提示作用。

（二）处理原则

如果为开放损伤,骨端外露,则在适当的止痛及镇静治疗条件下,简单清理伤口后包扎,切忌现场复位外露的骨折端,应采用小夹板或石膏托固定,必要时可行外固定器固定;如已发生骨筋膜室综合征,请参见严重并发症处理。

十五、踝部骨折

（一）症状体征

踝关节局部肿胀明显,皮下淤斑,可出现内翻或外翻畸形,压痛明显。

（二）处理原则

适当的镇痛及镇静治疗,使用小夹板或短腿石膏托外固定后转送。

十六、足部骨折

（一）症状体征

足部疼痛，明显肿胀，皮下淤斑，足部可出现畸形，不能行走。检查可见骨折部局限性压痛，纵向叩击痛。

（二）处理原则

适当的镇痛及镇静治疗，使用短腿石膏托外固定后转送。

十七、骨盆骨折

（一）症状体征

局部有明显软组织肿胀、皮下淤血，淤斑，压痛或骨盆畸形；双下肢活动受限；失血性休克；血便，血尿，阴道流血等。

（二）诊断要点

盆部外伤史；症状体征；伤后排尿困难、尿痛、血尿及里急后重的感觉等；骨盆区压痛明显，下肢活动及翻身困难。

（三）处理原则

抗休克，维持生命体征；压迫止血；用床单等包扎固定骨盆，有条件时使用外固定器；尿道损伤者，应留置尿管或行膀胱造瘘；固定后将患者保持仰卧位置于硬质担架上，两膝半屈。

十八、周围血管伤

（一）症状体征

局部大出血、休克及肢体缺血表现；局部肿胀，伴有胀痛，可有震颤和血管杂音；诊断要点是详细了解伤员的全身伤情，了解肢体受伤情况，并检查伤处是否靠近主要血管等。

（1）开放性损伤：伤口有活动性出血，出血的颜色呈暗红或鲜红色（判断是静脉损伤还是动脉损伤）。

（2）闭合性损伤：伤处有逐渐增大的血肿或搏动性血肿，伤肢远侧外观苍白、末端体温低、脉搏消失、知觉过敏或麻木等。

（3）伤肢远侧有脉搏者，不能排除动脉损伤。

（二）处理原则

迅速以手压、包扎、止血带等方法止血；抗休克；对有明确血管损伤的伤员，要尽早进行血管探查，以挽救伤肢；合并骨关节损伤的四肢血管伤应使用超关节石膏托或夹板制动，转运至医院处理。

十九、骨筋膜室综合征

(一) 症状体征

骨筋膜室综合征典型症状是皮下淤血淤斑、肢体肿胀疼痛、皮肤苍白、感觉异常、脉搏减弱或消失、肢体运动障碍、皮肤张力大、皮温低、触痛、被动牵拉疼痛等。

(二) 处理原则

治疗的关键在于早期、彻底切开减压。如发生在小腿,则应立即在小腿前外侧、后内侧、后外侧做3个纵向切口,打开深筋膜,彻底减压;转送过程中要随时观察患肢远端血运及感觉变化,同时可给予甘露醇等脱水药物。

第四节　严重四肢合并伤

一、四肢创伤合并重要动脉损伤

四肢开放性创伤合并血管损伤时因表现明显,诊断多较及时。如能及时进行手术探查,正确处理损伤血管,可以收到满意的效果。而闭合性创伤时大关节脱位以及长骨骨折端对血管的压迫,因其隐蔽性强而易被忽略,多于肢体出现严重缺血才被发现。故对于闭合性损伤的病例必须给予重视,注意观察肢体远端的动脉搏动和末梢血运,注意有无活动性出血的临床表现,并辅以多普勒超声血流探测仪或彩超等检查,必要时进行动脉造影。力求早期诊断,早期处理,不应消极等待观察或采取保守治疗,以免造成不必要的肢体不可逆的损伤,甚至危及生命。

四肢创伤合并动脉损伤,除锐器伤外,损伤动脉的内膜均有一定程度挫伤,易产生血栓。钝性损伤或间接暴力引起的动脉撕裂伤,动脉内膜的破坏较为广泛,必须彻底切除被损伤的动脉,切不可为了要做动脉端端吻合而不切除或少切除动脉损伤组织,导致术后继发动脉血栓或形成假性动脉瘤而使手术失败。做好损伤血管的清创是取得血管修复成功的重要环节。术中应将血管损伤段切除,直至断端血管内膜光滑无损伤。术中必须明确动脉近远心端有无血栓形成,完全去除管腔内存在的血栓,再用肝素溶液冲洗灌注血管腔,防止血栓形成,然后在无张力的状态下进行血管吻合。如缺损段较长,不宜直接吻合,应取大隐静脉移植重建动脉。这些都是确保术后动脉通畅的关键。

二、骨与关节损伤合并血管损伤

处理损伤动脉前应首先将骨折与脱位整复,选用简便有效的方法如钢板、髓内钉或外固定器进行固定,有利于动脉的显露和控制,并可以避免骨科手术时对血管的再次损伤。

三、损伤血管远、近端出血的控制

由于侧支循环丰富,单纯阻断损伤血管近端并不能完全控制出血,特别是肢体近端动脉的损伤,如锁骨下动脉损伤,血管的远侧断端仍会有比较凶猛的出血。故在探查术中必须同时阻断损伤血管的远、近端，才能完全控制出血，确保手术顺利地进行。锁骨下动脉及髂外动脉远端损伤，其近心端的阻断难度相对较大，文献报道血管内插入球囊导管，注入稀释的造影剂于球囊内使其扩张，球囊的直径常可达到足以阻断动脉血流的目的，通过放射介入技术由股动脉插入球囊扩张导管至损伤处近心端，充盈球囊阻断动脉近心端血流，能够明显减少出血，手术的损伤也较小，并有利于损伤部位远端动脉的显露和控制，这是一种有效的方法。

四、四肢创伤急救和骨折整复的麻醉方法

在四肢的创伤急救中，伤肢的恰当固定和合理的麻醉止痛，可防止伤员由于剧烈疼痛引起休克且便于伤员的运送。对于四肢复杂闭合性骨折的整复，充分的麻醉止痛，也是使骨折获得精确复位的重要手段之一。经简单询问病情后，静脉注射哌替啶 50 mg 可安定患者情绪；上肢骨折需整复固定的患者，可采用臂丛神经阻滞麻醉。多数临床医师习惯在无麻醉下进行四肢闭合骨折的整复，在可以应用局部浸润麻醉时，他们亦顾虑容易引起感染而放弃使用。因此，当遇到难整复的骨折或在整复中患者难以忍受疼痛时，不是让伤员变换体位，就是建议进行切开复位内固定术。以上这些观念需要改变，闭合整复时应用麻醉止痛很有必要，它是整复成功的关键。

五、四肢创伤性动脉瘤

四肢创伤性动脉瘤是一种严重血管损伤，它主要是由于动脉壁损伤后，在软组织内形成搏动性血肿，随着病程进展，血肿周围被纤维组织包围形成外壁，内壁为动脉内膜延伸形成的内膜，最终形成创伤性动脉瘤。外伤后有以下表现者应考虑动脉瘤的可能：局部出现搏动性肿块，表面皮肤张力大，光滑，皮温略高，肿块境界清晰，活动度差；肿块可触及收缩期震颤，并可听到收缩期杂音；局部疼痛，多呈胀痛或跳痛；部分病例因动脉瘤压迫邻近的组织及器官而引起相应的症状。

手术治疗是唯一有效的方法。术前一般可行超声检查、动脉造影、数字减影、血管造影等，以便了解动脉瘤的部位、大小及邻近结构关系，有利于手术方案的确定。术前还应配够足量的血液，在止血带下进行手术。根据瘤体的部位选择合适切口，充分显露动脉瘤的远近端，阻断其血流方可切开动脉瘤清除血肿。

六、四肢创伤与脂肪栓塞综合征

脂肪栓塞综合征是骨折后骨髓腔内脂肪滴沿破裂血管向心回流而引起。下肢骨折脂肪栓塞发生率为0.9% ~3.5%；多发性骨折或骨盆骨折可高达5% ~10%。一般发生在伤后数小时至72 小时。长骨干骨折时，骨折部位移动促使脂肪或骨髓组织进入血液循环；低血压休克，尤其严重休克，静脉压力低，骨折部位的脂肪组织容易进入静脉系统；进行双侧股骨髓内钉固定术时，髓腔内压力可骤然升高，甚至高于髓腔内静脉压，脂肪栓极易进入静脉。进入静脉的脂肪栓子在肺实质或周围循环中可形成脂肪滴，通过血管阻塞和释放游离脂肪酸对机体造成伤害；进入动脉系统或通过肺循环进入左心系统的脂肪栓可引发神经系统症状和皮肤黏膜出血性皮疹。脂肪栓塞综合征是创伤后的一个严重并发症。双前臂骨折、下肢多发性骨折，术中股骨交锁髓内钉固定术都可以发生。四肢多发性骨折并发脂肪栓塞综合征已逐渐为临床医师认识和重视。

（一）临床表现

中枢神经系统出现昏迷、一过性失语伴一侧肢体抽搐及术中突然意识丧失双瞳孔散大；呼吸系统有不同程度胸闷、气促，严重低氧血症；胸片呈“暴风雪”样改变；心率增快而血压基本正常，突发循环骤停。典型表现为：心率骤增至 130～160 次/min，SpO_2下降，血压下降，ECG 显示 S-T 段抬高，胸片提示右心扩大。其他表现为胸前和腋下皮肤可见出血点，血中找到脂肪滴，尿中可见脂肪滴，血小板明显减少等。脂肪栓塞综合征的临床症状既有全身性，又有某个脏器损伤的症状，它们互相交织在一起。因此，症状表现错综复杂，有时不易作出诊断，尤其是创伤和骨折后 24 小时内突然出现肺脑系统症状，意识淡漠抽搐、呼吸极度困难、发绀，甚至昏迷等，临床上还来不及明确诊断即可猝死。所以在术中必须严密监测血压、心率、心电图、动脉血氧分压、终末潮气二氧化碳分压，一旦发生难以解释的变化，应尽早作出诊断，避免延误治疗。可采用积极的措施预防和治疗休克，因为休克时脂肪可很快地被吸收到静脉内，故脂肪栓塞的发生率和严重程度与休克有关。

（二）治疗与结果

（1）脂肪栓塞的治疗：严重低氧血症者需行机械通气治疗，并使用适量激素、脱水药、白蛋白和低分子右旋糖酐等治疗。一般预后较好。激素可使脂肪滴颗粒变小，游离脂肪酸减少，并可减轻游离脂肪酸对肺泡的炎性刺激，抑制细胞水肿，保护肺血管内皮细胞和毛细血管的完整性，降低渗透性，从而改善换气功能。白蛋白可与游离脂肪酸结合降低其毒性，又可纠正低蛋白血症。低分子右旋糖酐可改善微循环，减轻组织水肿，并能扩容纠正休克，还具有较好的抗凝作用，对治疗脂肪栓塞也有一定作用。对于暴发型脂肪栓塞，必须立即面罩供氧或气管插管，建立有效通气，使用多巴胺维持循环稳定，并使用大剂量激素、白蛋白和低分子右旋糖酐。保护脑组织和神经系统的功能，头部降温，减少脑组织的新陈代谢，减少耗氧量，并采用镇静安眠，降低颅内压。脱水疗法，甘露醇 1.5～2 g/kg 静脉滴注；激素治疗减轻肺部的炎性反应。

（2）脂肪栓塞的预防：骨折制动，避免低血压休克，手术减少髓腔内压力等措施均可预防脂肪栓塞综合征的发生。防治休克，及时纠正低血容量，迅速改善微循环；在处理骨折时，尽量减少骨折端髓腔内脂肪流入血液的机会。

参考文献

[1] 胡燕，郑汉光. 四肢创伤与脂肪栓塞综合征（附 4 例病例报告）. 临床经验荟萃，2002，9(5)：23.

[2] 秦惠莉，江伟，徐惠芳. 四肢创伤与围术期脂肪栓塞综合征. 临床麻醉学杂志，2001，17(10)：566.

[3] 王岩，郭渝成. 地震伤急救手册. 北京：人民军医出版社，2008.

[4] 冯庆烈，叶欣. 四肢创伤合并重要动脉损伤 103 例诊治体会. 心肺血管病杂志，2001，20(3)：166-168.

[5] 朱庆生，黄耀添，马平，等. 四肢创伤性动脉瘤. 中华骨科杂志，1998，18(3)：181-182.

[6] 秦惠莉，江伟，徐惠芳. 四肢创伤与围术期脂肪栓塞综合征. 临床麻醉学杂志，2001，17(10)：566.

第四十章　严重灾区的输血问题

Chapter 40　Problems about Blood Transfusion in Severe Disaster Areas

栾建凤　南京军区南京总医院　南京大学医学院
Luan Jianfeng　输血科主任、主任医师

输血是指将人类本身所拥有的血液成分输入患者体内,以达到治疗的目的。输血不仅是常规临床治疗中一种无法替代的治疗手段,在非常规状态下,如突发灾害、战争等,血液的及时、有效输注,是降低致残、致死率,提高救治能力和抢救成功率的必然要求。

第一节　灾害时血液供应面临的问题及其对策

一、采供血面临的状况

灾害或遭受恐怖袭击时采供血面临的问题包括:(1) 短时间内用血需求量比平常大幅度增加;(2) 血液的采集能力和供血能力暂时受到限制或丧失;(3) 短时间内采供血量的剧增,对采供血工作人员、设备和耗材数量以及组织和协调工作提出的挑战;(4) 因电力、计算机网络系统和通讯系统等瘫痪而影响采供血工作等。

二、输血工作面临的风险

灾害情况下,输血工作面临的风险主要体现在以下几方面:(1) 血液供应短缺。短时间内用血量剧增,而相应的血液采集运输等能力受到限制或丧失,会出现灾害初期血液供应的短缺。(2) 输血安全性下降。在灾害状态下,血液的检测质量下降、首次献血者的比例增加和工作人员超负荷的工作等均会使输血的工作风险加大。(3) 血液的浪费和继发的血荒。初期的血液短缺和对后期血液需求量的过高估计,往往会造成献血人群在灾害初期集中献血,而血液无法长期保存,致使灾害中后期血液的浪费,并继发血荒。(4) 输血检验工作因电力等原因无法正常开展。

三、输血工作应对灾害的基本策略

要确保灾害情况下输血工作的安全、及时、有效,必须做好以下几个方面的工作:(1) 制订应

急血液保障方案；(2) 加大血液的储备量，尤其是O型血的储备量；(3) 培训和储备输血工作的后备力量；(4) 加大试剂耗材的储备量，并建立应急供应渠道；(5) 尽量使用快速安全的技术方法以提高灾害情况输血的安全性等；(6) 合理使用相容性输血原则，如在紧急情况下可供应O型悬浮红细胞等。

2008年"5·12"汶川大地震发生后，短时间内血液需求比平常大幅增加，当地采供血机构的血液采集和供应能力暂时受限或丧失。南京军区南京总医院两辆运血车和各品种血液成分20万mL迅速被运往灾区，组成两家野战血站配置在一线重灾区，从而有力保障了军队医疗救治机构的血液供应。在汶川大地震的救援任务中，战备血液储备库利用新研制的简易运血箱和保温材料实现了长距离的血液运输，确保了血液质量，临床输注的红细胞悬液和血浆均无不良反应发生；野战血站机动灵活地向医疗救治机构供应血液，确保了伤员救治的及时、有效。

第二节　可供使用的常规血液品种及其适应证

一、概述

(一) 输血的目的

1. 止血

对由于凝血因子缺陷或减少所致出血，可输注相应的血液成分如新鲜冰冻血浆、血浆冷沉淀物、纯化Ⅷ因子(抗血友病球蛋白)、纤维蛋白原及凝血酶原复合物等血浆制品及浓缩血小板。

2. 恢复血容量

用以恢复血容量的制剂甚多，晶体溶液、右旋糖酐、血浆蛋白溶液、血浆和全血均可以达到恢复血容量的目的。

3. 提高机体的携氧能力

输注含红细胞的血液品种均可提高机体的携氧能力。

4. 稀释去除血液中的有害物质

通过血液置换等手段来达到稀释去除血液中的有害物质的目的。

(二) 全血的概念

全血指血液的全部成分，包括血细胞和血浆中的所有成分。常用全血是保存在(4±2)℃的全血，其公认的主要质量标准是输注后24小时血液循环内存活的红细胞数至少为原有数目的70%。全血有保存全血及新鲜全血之分。新鲜全血定义难以统一规定，要依输血的目的而定，为了补充新鲜的红细胞，可用保存5天的ACD全血或10天的CPD全血。如同时还要补充血小板或白细胞，则应分别用保存1天或12小时内的全血。全血只要一离开人体就开始发生变化。全血在4℃保存1天后，粒细胞即已丧失功能；血小板在全血内保存12小时后丧失大部分活性，保存1天后就会丧失全部活性；第Ⅷ因子在全血内保存24小时后活性下降50%，第Ⅴ因子保存3～5天后也损失50%，比较稳定的有白蛋白、免疫球蛋白和纤维蛋白原，因此保存全血的有效成分主要是红细胞、白蛋白和球蛋白。

1. 全血输注的弊端

(1) 全血内所含的血细胞和血浆蛋白均不浓、不纯,靠用全血来补充血小板或白细胞易造成循环超负荷且难以达到治疗效果;

(2) 全血含多种成分,输全血比输任何血液成分发生同种免疫的可能性都大;

(3) 全血含白细胞等成分,传播输血相关疾病的可能性高;

(4) 输注全血不利于保护血液资源;

(5) 全血容量大,不便于贮存和运输;

(6) 全血保存形式不利于血液中各有效成分的长期有效保存;

(7) 全血的血浆内钠、钾、乳酸等含量高,会增加患者代谢负担。

2. 输全血的禁忌证

(1) 心功能不全或心力衰竭的贫血患者;

(2) 婴幼儿、老年人和慢性病体质虚弱者;

(3) 需要长期和反复输血的患者;

(4) 对血浆蛋白过敏或对白细胞等产生抗体的患者;

(5) 血容量正常的慢性贫血患者;

(6) 可能施行骨髓移植及其他器官移植患者。

(三) 成分输血概念

成分输血就是用物理或化学方法将血液中各种有效成分分离出来,分别制成高浓度、高纯度的制品,根据患者的病情,采取缺什么补什么的输血方法。成分输血的优点:

(1) 针对性强,临床实际应用效果好;

(2) 一血多用,节约血资源;

(3) 浓度大、容积小、输注后心脏负荷轻;

(4) 为各种成分制品的病毒灭活创造了条件,能有效减少血源性疾病的传播;

(5) 有利于血液各成分的最佳保存。

二、血液的品种、规格、适应证及注意事项

(一) 全血

1. 规格及特点

国内一般以 200 mL 为 1 单位,国际上以 450 mL 为 1 单位。国内全血一般以 ACD 为抗凝剂,保存期 21 天。按 60 kg 体重计算,成人每输 1 单位全血可提高血红蛋白 5 g/L,红细胞比容 0.015;按单位体重计算,儿童每输 6 mL 全血可提高血红蛋白 10 g/L。

2. 适应证

失血量大于血容量 30% ~40% 的重症创伤;全血细胞减少的患者;化、放疗引起骨髓造血功能抑制的患者;体外循环及各种全血置换的患者。

(二) 悬液红细胞(RBCS)

1. 规格及特点

每单位含 200 mL 全血中的血细胞和约 30 mL 的血细胞添加剂,总量 130 mL 左右,有浓缩红细

胞的优点且保存期较长，血粘度低。

2. 适应证及输注注意事项

同浓缩红细胞。

（三）洗涤红细胞（WRBC）

1. 规格及特点

每单位含 200 mL 全血中的血细胞和约 50 mL 的生理盐水，总量 120 mL 左右。该制品的白细胞去除率大于 80%，血浆去除率大于 99%，红细胞回收率大于 80%，4 ℃保存期 24 小时。

2. 适应证

对血浆和白细胞输注过敏或发热者，特别是 IgA 抗原缺乏者，自身免疫病患者，高血钾和心、肾功能不全者，有白细胞、血小板抗体者。

3. 注意事项

因洗涤过程中有血细胞的损失，故输注量应稍大于浓缩红细胞的用量。

（四）浓缩白细胞（GRANS）

1. 规格及特点

除含粒细胞外，还含数量不等的淋巴细胞、红细胞和血小板，保存期为 24 小时。

（1）手工 GRANS：每单位由 200 mL 全血制备，含 0.5×10^{9} 个粒细胞，总量 20 ~ 30 mL。

（2）机采 GRANS：用细胞分离机单采技术由单个供血者循环血液中采集。每单位含 1.0×10^{10} 个粒细胞，总量约 190 mL（处理同一名献血者 3 000 mL 血液所得）。

2. 适应证

严重粒细胞减少和粒细胞功能缺乏的患者；粒细胞数低于 0.5×10^{9} 个/L 且抗生素治疗无效者；全身烧伤合并败血症及新生儿败血症等。

3. 注意事项

（1）粒细胞输注不良反应较大，应严格掌握适应证并严密观察患者的反应。

（2）剂量：成人每天 $(1\sim3)\times10^{10}$ 个粒细胞，连续用 5 ~ 7 天；儿童每天按 3×10^{10} 个粒细胞/m^2 体表面积输注。

计算公式：

$$纠正粒细胞增加值=\frac{粒细胞单位增加数\times10^{10}}{输注粒细胞总数}$$

（3）疗效指标：临床疗效主要观察感染是否控制，体温是否下降，而不是观察粒细胞绝对值是否增加。

（五）浓缩血小板（PC）

1. 规格及特点

除含血小板外，尚有少许的红细胞和白细胞。单采血小板可在（22 ± 2）℃震荡条件中保存 5 天。

（1）手工 PC：每单位由 200 mL 全血制备，含 2.0×10^{10} 个血小板，总量约 20 mL。

（2）单采 PC：用细胞分离机单采技术，从单个供血者循环液中采集。每人份（10 单位）约

含 2.5×10^{11} 个血小板，总量 180～200 mL（处理同一名献血者 3 000 mL 血液所得）。

2. 适应证

血小板生成障碍或大量输血、体外循环等引起血小板减少导致出血或手术渗血不止的患者；血小板功能异常引起出血的患者。

3. 注意事项

（1）一人份的单采血小板或手工血小板 10～12 单位，输注 1 小时后，可使患者血小板数上升至 5.0×10^{10} 个/L。

（2）剂量及疗效：血小板输注前及输注后 1 小时进行血小板计数。

（3）判断输注血小板效果的指标有：① 临床止血效果；② 循环血中血小板数；③ 患者体内血小板存活时间；④ 血小板功能检测。

计算公式：

$$\text{血小板计数增高指数(CCI)}=\frac{\text{(输后血小板数}-\text{输前血小板数)}\times\text{体表面积}(m^2)}{\text{输入血小板总数}(10^{11})}$$

注：m^2 体表面积输浓缩血小板 1.0×10^{11} 个，约可提高的血小板数为 $(5.0\sim10)\times10^9$ 个/L。

如果输注 1 小时后 CCI＞15～20，输注 18～24 小时后 CCI＞10，说明血小板输注有效。如果多次输注血小板的患者，输注 1 小时后 CCI＜10，或始终＜7，应怀疑出现血小板同种免疫，可认为血小板输注无效。

（六）新鲜冰冻血浆（FFP）

1. 规格及特点

每单位的体积为 200 mL，由采集后 6 小时内的 400 mL 全血制备，内含全部凝血因子及血浆蛋白。FFP 含血浆蛋白（60～80）g/L，纤维蛋白原（2～4）g/L，凝血因子（700～1 000）单位/L。－18 ℃以下保存期为 1 年。FFP 是补充多种凝血因子的首选制剂。

2. 适应证

凝血因子缺乏引起出血的患者；补充血容量或血浆蛋白的患者。

3. 注意事项

FFP 一经融化必须在 24 小时内输用，不可复冻。FFP 冰冻和融化过程中凝血因子活性的损失估计为 15%。FFP 的首次剂量一般为 10 mL/kg，维持剂量为 5 mL/kg。

（七）普通冰冻血浆（FP）

1. 规格及特点

每单位体积为 200 mL，FFP 分离冷沉淀后制备或 FFP 保存 1 年后转为 FP。FP 内含稳定的凝血因子和血浆蛋白，－18 ℃以下保存期为 4 年。

2. 适应证

同 FFP，但不能用于补充不稳定的凝血因子。

3. 注意事项

FP 输注量大于 1 000 mL 后，宜改为输 FFP。

（八）冷沉淀（Cryo）

1. 规格及特点

每单位冷沉淀由 200 mL 新鲜冰冻血浆制备，总量为 15～20 mL。-20 ℃保存期为 1 年。内含Ⅷ因子 80～100 单位，纤维蛋白原 250～300 mg，另含有纤维结合蛋白及纤维蛋白稳定因子。

2. 适应证

获得性（DIC、大量输血等引起）或先天性Ⅷ因子（甲型血友病）缺乏患者；纤维蛋白原缺乏患者；Von Willebrand 病及严重创伤、肝脏疾病等。

3. 注意事项

融化的冷沉淀宜尽早快速输注，室温存放不得超过 6 小时。成人每输注 1 单位的冷沉淀制品，约可提升Ⅷ因子 2%。一般临床输注量按每 6 kg 体重输 1 单位计算，融化后的冷沉淀 4 ℃存放会发生再沉淀。

（九）辐照红细胞

1. 特点

为防止淋巴细胞随输血进入人体后未被宿主识别为外来物而植入，引起输血相关移植物抗宿主病，含红细胞的制品可经 25～30 Gy 射线辐照，以杀死有免疫活性的淋巴细胞，而对红细胞和血小板基本无损害。

2. 适应证

有免疫缺陷或免疫抑制的患者。

三、血液代用品

血液代用品分红细胞代用品和血浆代用品两类。

（一）红细胞代用品

红细胞代用品即人造血液，是一类具有载氧能力的人造制剂。它能代替血液在组织中进行氧气和二氧化碳的交换，并具有扩充血容量和维持胶体渗透压的作用，主要有血红蛋白类和氟碳化合物两类，但由于毒性等缺点，至今尚无任何一种红细胞代用品可供临床大规模应用。

（二）血浆代用品

血浆代用品指人造胶体溶液，基本成分为羟乙基淀粉或明胶等大分子物质，可用于补充血容量和维持正常的胶体渗透压，常用的包括晶体液和以人血白蛋白为代表的胶体液。

1. 右旋糖酐（dextran）

右旋糖酐是大分子葡萄糖聚合物，是一种支链相对较少的多糖；其主链的葡萄糖单位之间以α-1，6-糖酐键结合，在体内分解缓慢。天然右旋糖酐由肠系膜明串珠菌（*Leuconostoc mesenteroides*）发酵蔗糖而形成，含 20 万个葡萄糖结构单位。它的分子量很大，需经部分水解及分级处理，制成分子量相对较小的制剂供临床应用。主要制剂有两种：中分子右旋糖酐（dextran70；D-70）；低分子右旋糖酐（dextran40；D-40）。快速滴注 6% 中分子右旋糖酐 500 mL，1 小时后容量扩充至600 mL，4～6 小时后回复至实际输入量，扩容作用维持 6～8 小时，12 小时内有 30%～40% 经尿排出，24 小时后循环中仅存30%。快速滴注10%低分子右旋糖酐500 mL,1小时后容量扩充至750 mL,2小时后容量扩充至1 050 mL,3~4小时后回复至实际输入量,12小时内有60%~70%经尿排出,24小时后循环中仅存20%。

2. 羟乙基淀粉(hydroxyethyl starch,HES)

羟乙基淀粉的分子结构与糖原类似,是高度分支的支链淀粉。制备羟乙基淀粉的原料是玉米淀粉。天然支链淀粉在体内易被广泛存在的α-淀粉酶水解。用羟乙基基团置换支链淀粉中部分葡萄糖单位的羟基原子后,支链淀粉被酶水解的速度大大减慢,在循环中的存留时间延长,从而发挥扩充血浆容量的作用。常用的羟乙基淀粉制剂有两种:

(1) 希他淀粉(hetastarch;Hespan):相对分子质量范围10 000~1 000 000。希他淀粉的胶体渗透压与5%白蛋白相似,扩容作用可达24~36小时。

(2) 喷他淀粉(pentastarch;Pentaspan):属于低分子羟乙基淀粉,扩容效果为实际输入量的150%,扩容作用可维持12小时。

3. 明胶制剂

是胶原蛋白部分水解的产物,一般用牛骨胶原蛋白加碱水解制取,加入沸水后成为明胶溶液,是最早应用于静脉注射的人造胶体溶液。明胶是大分子蛋白质,平均相对分子质量约为100 000。由于明胶黏度大,遇冷易形成凝胶等缺点,目前临床改用明胶衍生物,后者既保持了大分子胶体的特性,又具有较低的胶凝点。目前使用较多的明胶制剂有两种:琥珀酰明胶(succinylated gelatin)和脲联明胶(urea -linked gelatin)。明胶制剂的胶体渗透压与血浆近似,扩容效果为实际输入量的90%~100%,扩容作用可维持3~4小时。

4. 晶体溶液

包括电解质溶液,常见的有等渗盐水、乳酸钠林格液、碳酸氢钠林格液(后两者又称平衡液)。等渗盐水在体内存留时由于其含氯量比血浆高50%,大剂量使用可致高氯血症反加重酸中毒。乳酸钠林格液的电解质含量与血浆相似,且输入后1/3留在血管内扩充血容量,2/3补充细胞外液,故可恢复血容量,改善内环境,降低血液黏稠性,疏通毛细血管灌注,从而纠正酸中毒,防止肾衰竭,维持肾细胞正常功能,又可抑制抗利尿激素和醛固酮的分泌,同时也补充了钠盐,故该制剂已是目前主要扩容剂。但肝功能异常、严重血容量不足、长时期(超过5小时)休克和婴儿血容量低者,因有影响乳酸代谢的因素,宜改用碳酸氢钠林格液。

四、成分血输注剂量计算公式

(一) 红细胞输注剂量计算公式

(1) 非出血患者输注红细胞单位计算公式:

$$\text{需输注红细胞单位数}=\frac{\text{血容量}\times(\text{期望的 Hct\%}-\text{原始的 Hct\%})}{\text{一单位红细胞容积}\times\text{期望的 Hct\%}}$$

(2) 新生儿输红细胞单位数计算公式:

$$\text{需输注红细胞单位数}=\frac{[\text{期望 Hb 值(g)}-\text{原始 Hb 值(g)}]\times 0.9\times\text{体重(kg)}}{\text{输入每 100 mL 浓缩红细胞所含 Hb(g)}}$$

(3) 儿童每kg体重输全血6 mL(红细胞约3 mL),可提高Hb 10 g/L或Hct 0.03。

（二）血小板输注剂量计算公式

$$需输血小板单位数=\frac{期望计数增加数(个/L)\times 血容量(L)}{平均每单位血小板计数\times 0.5}$$

注：(1) 期望计数增加数 =期望值 - 原始值(患者血小板计数)；

(2) 按男女平均值计算血容量,即每 kg 体重含血液 0.07 L；

(3) 除数中的 0.5 是指至少 50% 的体内回收率,另外 50% 包括血小板的损伤及输注过程中的丢失、消耗。

（三）粒细胞输注剂量计算

(1) 1.0×10^{10}个粒细胞/次是取得治疗效果的最低剂量；

(2) 严重粒细胞缺乏的患者,每日至少要输 10×10^{10}个粒细胞才有效；

(3) 对革兰阴性杆菌引起的败血症,输注 1 次有效率为 6%,输注 2 次有效为 25%,输注 3 次有效率为 50%,输注 4 次有效率为 100%；分离出的白细胞应在分离后 4 ~ 6 小时内完成输注,在(22 ±2)℃保存最长不超过 8 小时。

（四）冷沉淀输注剂量计算公式

$$需输注冷沉淀单位数=\frac{血浆容量\times(期望 F Ⅷ水平 - 原始 F Ⅷ水平)}{平均每单位冷沉淀含 F Ⅷ单位数}$$

一般冷沉淀用于治疗甲型血友病的日剂量为(每袋冷沉淀按含 100 单位Ⅷ计)：轻度出血(10 ~ 15)单位Ⅷ/kg 体重,中度出血(20 ~ 30)单位Ⅷ/kg 体重(一般需输 3 ~ 14 天),重度出血最好选用Ⅷ浓缩制剂。纤维蛋白原缺乏的患者常用剂量为每次 1 袋/10 kg 体重。XⅢ因子缺乏患者有出血倾向时,冷沉淀使用剂量为 1 袋/10 kg 体重,每 2 ~ 3 周输一次。

第三节　输血不良反应

一、输血不良反应的定义

输血不良反应是指输血过程中和输血后因血液成分本身、外来物质和微生物传播等引起的用原来疾病不能解释的新症状和体征(输血传播的疾病另述)。输血不良反应的发生率以发热反应最高,占所有不良反应的 52.1%,其次是过敏反应,占总反应的 42.6%。血液成分中以白细胞导致的反应率为最高。

二、输血不良反应的分类及病因

（一）按发生的时间和原因分类

输血不良反应分为即刻反应和迟发反应,前者指在输血当时或输血后 24 小时内发生的反应,后者则在输血后数天至数月出现,按发生的原因分为免疫反应和非免疫反应(表 3-40-1)。

表 3-40-1　输血不良反应按反应的时间和原因分类

反应种类	一般病原病因
1. 即发反应	
免疫性	
免疫溶血反应(有明显症状)	红细胞血型不合
非溶血性发热反应	白细胞抗体
变态反应	IgA 抗体
荨麻疹	血浆蛋白抗体
非心源性肺水肿	白细胞、血小板抗体
非免疫性	
高热(有休克)	细菌污染
充血性心力衰竭	循环负荷过重
溶血	血液物理性破坏、药物与非等渗物的混入等
空气栓塞	加压输血或输血操作不当
出血倾向	输大量的陈旧血
枸橼酸钠中毒	输大量 ACD 血后引起低钙血症
钾中毒血液酸化高血氨	输大量陈旧血
2. 迟发反应	
免疫性	
溶血反应	对红细胞抗原的回忆性反应输血后数天或数周发生
移植物抗宿主病	植入有功能的淋巴细胞
输血后紫癜	血小板抗体(常为 PI^{A1})抗体
对红细胞、白细胞、血小板或血浆蛋白的同种(异体)免疫	抗原抗体反应
非免疫性	
含铁血黄素沉着症	多次输血(100 次以上)
血栓性静脉炎	插入静脉的塑料异管
疾病传播	有关的微生物传播

(二) 按血液成分分类(表 3-40-2)

表 3-40-2　输血不良反应按血液成分分类

血液成分	反应种类	一般病原病因
白细胞	非溶血性发热反应	白细胞抗体
	非心源性肺水肿	白细胞抗体
	肺微栓塞	白细胞血小板及纤维蛋白的微聚体
	移植物抗宿主病	淋巴细胞
	巨细胞病毒感染	粒细胞中的巨细胞病毒
血小板	输血后紫癜	PI^{A1} 抗体
	血小板无效性	血小板抗体
	细菌污染	细菌生长
	肺微栓塞	白细胞血小板及纤维蛋白的微聚体

续表

血液成分	反应种类	一般病原病因
红细胞	免疫性溶血	ABO,Rh 血型不合等
	非免疫性溶血	物理因素致红细胞破坏
	细菌污染	细菌生长
	含铁血黄素沉着症	红细胞破坏
血　浆	变态反应、类过敏反应	IgA 抗体、IgG 聚合体
	荨麻疹	血浆蛋白抗体
	血压下降	前激肽释放酶激活剂(PKA)
	高血钾与低血钾	输大量陈旧血分出的血浆
	枸橼酸钠中毒	输大量 ACD 血
全　血	除包括以上所有反应外尚有:	
	充血性心力衰竭	循环负荷过量
	酸碱平衡失调	输大量陈旧血
	出血倾向	输大量陈旧血
	各种疾病传播	相应微生物

三、输血不良反应的处理与预防

(一) 输血不良反应的处理

处理输血后不良反应主要有以下几方面:

(1) 减慢输血速度或停止输血,但一定要保留静脉输液通畅;

(2) 根据症状,对症治疗;

(3) 根据症状判定输血反应原因,送检患者标本和剩余血液(剩余血液送检中注意无菌操作);

(4) 与输血科联系,告知反应情况,以便输血科配合查明和了解情况,为下次输血作好充分准备。

(二) 输血不良反应的预防

对输血不良反应的预防措施:

(1) 输血前护士应再次检查一次输血袋和有关输血器材的密封性;

(2) 严格各种输血查对制度,不得有丝毫差错;

(3) 多次输血者或经产妇,在申请输血前应严格查询输血反应史,进行抗体筛选,以便寻找合适的血源或血液成分;

(4) 血液制品从冰箱取出后立即输用且应在 4 小时内输完,不得在室温久置;

(5) 严格掌握输血速度,并严密观察输血全过程;

(6) 大量输库血时,注意血液的加温和凝血因子的补充;

(7) 开展成分输血,并运用新的技术尽量避免不需要成分血的输入;

(8) 对经常有反应者采取预防措施,如服用退热剂或抗过敏药等。

四、大量输血的并发症

(一) 大量输血的定义

大量输血是指12~24小时内快速输入相当于受血者自身全部血容量或更多血液的输血。大的创伤、大手术或换血术时均需大量输血。

(二) 大量输血的并发症

大量输血,不仅会增加一般输血反应机会,还可能出现其他并发症。

1. 循环超负荷

(1) 病因:心脏代偿功能减退的患者,如心脏病患者、老年人、幼儿或慢性严重贫血患者(红细胞减少而血容量增多者),输血过量或速度太快,可因循环超负荷而造成心力衰竭和急性肺水肿。

(2) 表现:早期症状是烦躁不安、头部剧烈胀痛、胸紧、呼吸困难、发绀、咳嗽、大量血性泡沫痰,有周身水肿。颈静脉怒张、肺部湿啰音、静脉压升高、胸部摄片显示肺水肿影像,严重者可致死。临床出现以上症状加上收缩期血压快速增加50 mmHg或更多即可作出诊断。

(3) 治疗:立即停止输血,半坐位、吸氧和利尿。无效者,四肢轮流扎止血带,以减少回心血量。根据病情可适量使用强心药、血管扩张药等。

(4) 预防:严格控制输血速度;使用浓缩红细胞或红细胞悬液;输血过程严密观察患者,发现异常立即停止输血并采取相应措施。

2. 凝血异常

(1) 病因:凝血异常的原因是患者体内凝血因子被稀释,凝血因子V,Ⅷ和Ⅸ的耗损以及血小板因子减少等。预防是每输库血3~5单位,应补充鲜血1单位。

(2) 表现:大量快速输血后可发生原因不明的出血倾向,如创面渗血不止或术后持续出血、引流的血液不易凝固等。

(3) 治疗:可根据凝血因子缺乏的情况,补充有关血液成分,如新鲜冰冻血浆、凝血酶原复合物和血小板等。

3. 枸橼酸盐中毒及低钙血症

(1) 病因:大量输入采用枸橼酸盐保存的血液有可能发生枸橼酸盐中毒,使血清结合钙上升,游离钙下降。

(2) 表现:可出现血压和脉压下降,心电图显示Q-T间期延长、心率失常,甚至出现心室纤颤、停搏等。

(3) 预防治疗:停止或放慢输血速度并适当补充钙剂。钙剂可预防性口服或出现症状时静脉注射,但钙剂不能加入血中静滴。

4. 高钾血症

(1) 病因:保存血中的钾离子随保存日期延长而逐步上升,2周后血浆钾将高出正常的4倍以上,3周可达32 mmol/L。如患者原先已有钾潴留,再输入大量的保存血,极易发生高钾血症。

(2) 临床表现:正常人血浆钾含量为4~5 mmol/L,高达6 mmol/L时可出现高钾血症,高于7 mmol/L时出现心电图改变,如升高到10 mmol/L,可发生心室纤颤引起突然死亡。高血钾时患者可表现为皮肤苍白、发冷、青紫和低血压等。

(3) 预防治疗：停止输血或改用洗涤红细胞；对有钾潴留的患者应用新鲜血；给予降血浆钾的药物治疗：5%碳酸氢钠，25%葡萄糖液加胰岛素等。

5. 低钾血症

(1) 病因：保存红细胞中钾离子外溢，钠离子进入细胞内，这样的红细胞输入体内后重新吸钾排钠；大量输注库存血所致的代谢性碱中毒，也会引起钾离子进入红细胞，以换取氢离子。

(2) 表现：最早表现为肌无力，进一步可出现肠麻痹，腹气胀。累及心脏时表现为传导和节律异常，心电图表现为T波改变。

(3) 预防治疗：停止输血或改用新鲜血；给予补钾的药物治疗：能口服的口服补钾，不能口服者以10%氯化钾加入5%葡萄糖液中静脉滴注，但注意"见尿补钾"的原则，每小时尿量在40 mL以上补钾比较安全。

6. 低体温

快速、大量输入未经加温的冷藏血，可使受血者体温降低3 ℃或更多。人体体温在34～36 ℃时为轻度低温，低于34 ℃则为中度低温。低体温是一种特别的代谢性并发症，可使血红蛋白对氧的亲和力增加（O_2离曲线左移），枸橼酸及乳酸的代谢降低，从而发生代谢性酸中毒。心血管对输冷血耐受性低，可引起静脉痉挛使输血发生困难，患者会感到寒冷不适。若体温降至30 ℃以下，可引起心律失常，甚至发生室性心律不齐及心搏骤停。体温每下降1 ℃凝血级联内酶反应速度大约减缓10%。低温还损伤血小板功能，也可影响药物在肝脏的清除。平常一次输血1～3单位时，量少、时间较长，不必加温血液。需要加温血液的情况有：(1) 大量输血超过5单位；(2) 输血速度大于50 mL/min；(3) 换血疗法时，特别是对新生儿溶血病的换血治疗；(4) 受血者血内存在强冷凝集素；(5) 患者发生静脉痉挛，输血时针刺部位发生疼痛。

7. 肺微栓塞

所谓微聚物是保存血在贮存过程中由白细胞、血小板和纤维蛋白组成的微聚颗粒，其直径在10～16 μm之间。颗粒数目随着保存期的延长而增加，也与抗凝剂种类、采血方法和保存温度有关。ACD血在4～6 ℃保存时，第10天后可形成较大的纤维蛋白原－白细胞－血小板聚集物。这些微聚物进入血液循环后阻塞肺内毛细血管引起急性肺损害，患者在输血后数小时可出现胸闷、气促、发绀等呼吸窘迫症状，肺微栓塞症的病情发展迅速，如不及时处理会导致患者死亡，治疗可给予地塞米松1～2 mg/kg静注、供O_2，并给予强心药和利尿剂防止心力衰竭。

8. 高氨血症

ACD血液保存至21天时，血氨可增加至9 mg/L。当肝功能不全或接近肝性脑病的肝功能衰竭的患者，快速、大量输入保存太久的血液后，可导致血氨增高，出现肝性脑病表现，轻者出现性格改变，重者出现意识障碍、脑电图改变。可用谷氨酸、精氨酸等纠正氨代谢的紊乱。

大量输血还可引起酸碱平衡紊乱和较高的传染病发生率等并发症。

第四节　输血传播的疾病

一、与输血相关的常见传染病

与输血相关的常见传染病见表3-40-3。

表 3-40-3 输血相关的常见传染病

分类	相关疾病
病毒	艾滋病(AIDS)、甲型肝炎(潜伏期传染)、乙型肝炎、丙型肝炎、丁型肝炎、戊型肝炎、庚型肝炎、巨细胞病毒感染、成人T淋巴细胞白血病、EB病毒感染等
螺旋体	梅毒、回归热等
寄生虫	疟疾、弓形虫感染等
细菌	布氏分枝杆菌病

二、输血引起疾病传播的原因与预防

(一) 输血引起疾病传播的原因

输血引起疾病的传播一直是输血安全所要解决的难题之一。输注的血液或成分尽管已按国家规定作了各项病原体和(或)血清学检测,仍会发生输血后肝炎或艾滋病等。原因包括:

(1) 献血者已感染肝炎等病毒,而体内血清学指标尚未出现任何改变。

(2) 低水平的肝炎或艾滋病病毒携带者或抗体效价低于可检测阈值的献血者献血(以上称为窗口期)。

(3) 技术条件、检测方法及试剂灵敏度等的限制。

(4) 有些病原体虽已可检测出来,但尚未要求检测。

(5) 血液内有尚未发现的病毒存在。

(二) 临床对经输血传播疾病的预防

(1) 尽量不用新鲜血。全血在4 ℃保存3~6天,则不会传播梅毒;全血在4 ℃贮存2周则不会传播疟疾;输贮存的血液可减少CMV(巨细胞病毒)的感染机会。

(2) 提倡成分输血。CMV病毒潜伏部位为白细胞;嗜人类T细胞病毒感染的是淋巴细胞,去除这些成分,就可降低相关疾病的传播率。

(3) 做到不输或少输血液,严格掌握输血适应证。

(4) 输血前给患者讲明输血利弊,提倡自身输血。

(5) 输血液制品前,对患者进行抗HCV,HBsAg,HIV,梅毒等检测。

第五节 自身输血

一、自身输血的定义及优缺点

(一) 自身输血的定义

自身输血(autologous transfusion)是采用患者自身的血液或血液成分,以满足其自身手术或紧急情况时需要的一种输血方法,最大贮血量可在一个月内达2 000 mL。血液保存方式分液态保存法(有效保存期全血可达35天)和冰冻保存法(有效保存期可达10年)。

（二）自身输血的优点

自身输血的优点为：

（1）可避免由异体输血引起的疾病传播；

（2）可避免同种免疫的发生；

（3）可降低由输异体血而引起的输血不良反应的发生率；

（4）能解决有严重输血反应者、配血不合患者和稀有血型患者的用血问题；

（5）节省血源；

（6）能刺激患者细胞再生，使患者术后能很快恢复；

（7）免去了交叉配血等费用，节约患者的费用；

（8）稀释式自身输血可降低患者的血液黏稠度并改善血液微循环，取得对组织的最佳送氧效果。

（三）自身输血对受血者的不良影响

自身输血对受血者有以下不良影响：

（1）术前多次采血的贮存式自身输血，容易造成患者贫血及血容量减少；

（2）采血过程可能发生献血反应；

（3）回收式自身输血可能造成患者凝血因子和血小板消耗；

（4）废血利用容易引起血液污染和（或）造成肿瘤细胞扩散。

（四）自身输血注意事项

（1）出血量在 1 000 mL 以上者，易引起血小板减少和纤维蛋白原降低，血液回收超过 3 000 mL（清洗血）时易发生凝血障碍，故术中应做出凝血时间、血小板计数等检验，特别是大量肝素血回输时，应根据检验结果用等量的鱼精蛋白中和，防止术后渗血。

（2）大量清洗时，蛋白丢失过多，易造成低蛋白，引起胶体渗透压降低，故术中及术后应适当补充胶体或白蛋白。

（3）在血液回输过程中，由于大量的空气吸入或回收的血液受到污染，有可能造成术后感染等并发症，使用自体回收血患者术后应常规应用广谱抗生素。

二、自身输血方式

（一）贮存式自身输血

1. 定义

在术前数天或数周或疾病的缓解期采集自体血液，以供必需时使用的自身输血方法。

2. 病例要求

估计术中失血 >600 mL，且患者红细胞比容 >0.33；血红蛋白男性≥120 g/L，女性≥110 g/L，否则采血量要适当减少。

3. 适应证

(1) 一般情况好,预计术中需输血者;(2) 稀有血型或曾经配血发生困难者;(3) 曾有严重输血不良反应病史者;(4) 因输血产生同种免疫抗体的患者;(5) 准备进行骨髓移植的患者;(6) 供血困难或经济困难,但手术需输血者;(7) 不希望输异体血者;(8) 肿瘤或恶性血液病患者在化疗或放疗后缓解期希望预存自身血液成分,于再次化疗或放疗时回输的患者等。

4. 禁忌证

(1) 活动性细菌感染;(2) 不稳定性心绞痛、主动脉缩窄和未控制住血压的高血压患者;(3) 有献血史并在献血后发生过迟发性昏厥者(如献血后 30 ~ 60 分钟,甚至数小时内虚脱或意识丧失者);(4) 有活动性癫痫病史者;(5) 有遗传缺陷造成红细胞膜异常、血红蛋白异常或红细胞酶缺乏使自身血液在贮存期间易发生溶血的患者;(6) 贫血、出血或血压偏低者;(7) 肝肾功能不良者;(8) 服用抑制代偿性心血管反应的药物者。

(二) 稀释性自身输血

1. 定义

在手术刚开始前从患者体内采集一定量的血液,同时向体内输注晶体或(及)胶体予以补充,使血液稀释而血容量维持正常,抽出的血液在术中或术后输还患者的自身输血方法。此法称正常血量血液稀释法,其目的是使患者术中少丢失血液。

2. 病例要求

估计术中失血量 >600 mL,术前血红蛋白 >10 g/L、红细胞比容 >0.35,血小板计数 >100 × 10^9/L,凝血酶原时间正常的患者。患者的血红蛋白及比容细胞比容必须全程监控,前者不得低于 60 ~ 70 g/L,后者不得低于 0.2。

3. 禁忌证

(1) 低血容量者;(2) 缺氧性疾患如贫血患者(血红蛋白 <100 g/L);(3) 心、肝、肾功能不全疾患如充血性心力衰竭、严重高血压或近期有心肌梗死等患者;(4) 严重肺疾患、微血管病的患者和妊娠者;(5) 非心脏手术的冠心病患者;(6) 有白蛋白合成障碍、血液凝固功能障碍或有出血倾向的患者等。

(三) 回收式自身输血

1. 定义

手术医生在术中或术后用严格的无菌操作技术与适当的医疗器械将手术中或创伤后流失在手术野或体腔内的血液回收,经过滤、洗涤、浓缩,于术中或术后回输给患者的自身输血方法。

2. 病例要求

估计胸腹腔内积血或手术野出血量超过 1 000 mL 者。

3. 适应证

(1) 大量丢失血液的手术,如胸腹腔大血管手术、心脏手术等;(2) 内出血者,如脾破裂、大动脉瘤破裂等;(3) 血源供应不足时的战伤、外伤手术;(4) 其他如肝移植等手术,但肿瘤患者手术时的血液是否应该回收尚无一致意见。

4. 禁忌证

(1) 开放性创伤超过 4 小时的积血,或有明显的细菌或其他微生物污染者;(2) 污染的血,尤其是接触粪便、羊水的失血不宜回输;(3) 用不适合于静脉输入的消毒剂或细胞毒剂,如用聚维酮碘清洗手术伤口或在出血面使用微晶胶原止血剂者;(4) 用肝素作抗凝剂,而又疑有脑、肺、肾盂损伤或有大面积软组织损伤的患者。

第六节　输血护理和临床医师用血时的责任

一、灾难情况下的输血护理

(一) 输血途径

输血的主要途径有两条,即静脉输血和动脉输血。

1. 静脉输血

这是最简便易行的常规输血途径,通常用来输液的浅表静脉均可用作输血。病情紧急而静脉穿刺困难或施行大手术时,可通过静脉切开,或将导管插入中心静脉,进行快速输血。输血方法一般采用间接重力滴输法,对塑料血袋加以压力或使用专门的加压输血器,可加快输血速度。如无专门的输血器材时,可用 50 mL 注射器,先抽好一定量的枸橼酸钠溶液(每 50 mL 血液内需加 2.5% ~3.8% 枸橼酸钠溶液 5 mL),套上粗针头,从供者身上抽出所需血量,直接输给患者。

2. 动脉输血

该途经可直接恢复心肌和中枢神经系统的供血,兴奋血管分叉部受体,升压效果明显,但现有研究表明,中心静脉快速输血,可以收到同样效果,因此,动脉输血目前已很少采用。

在急性大量出血后、休克严重或濒于死亡时,毛细血管已萎陷,输入静脉的血液进入肺循环、排入静脉系统中,多量输用可引起右心衰竭。因此宜采用动脉灌注法,以便迅速增加有效循环血量,改善冠脉血流量、增强心搏出量。一般认为收缩压在 60 mmHg 时可考虑应用,而在 40 mmHg 时则是绝对适应证。动脉灌注的途径很多,最简单而常用的途径为股动脉穿刺加压输入法,而最可靠的方法是股动脉切开,心导管插入主动脉弓处行“中心灌注”。其他还有桡动脉切开输入。在施行动脉灌注时,动脉内输注压力,开始时维持 50 ~60 mmHg,以后再加压至 150 ~200 mmHg,不宜过高,以防引起内脏血管破裂。输注速度以 100 mL/min 左右为好。输注血量 400 ~500 mL 即够。而输用之血液以室温或 37 ℃较合适,过低则会引起动脉痉挛。待血压及血液量复苏后应改用静脉输血。

(二) 输血速度

输血的前 5 ~15 min 速度应稍慢(约 2 mL/min),待观察患者无不良感觉或征兆后,再加快输血速度。

(1) 在大出血及其引起休克时,需短时间内大量快速输注,速度可达 50 ~100 mL/min。

(2) 婴幼儿、心脏病患者或年老体弱患者输血速度一般为 1 ~2 mL/min。

(3) 新生儿输血速度一般不超过 8 ~10 滴/min。

(4) 心衰、肺炎患者或早产儿输血速度为 4 ~5 滴/min。

(5) 一般情况下的输血速度为 5 ~10 mL/ min。

(6) 无论是什么情况,一袋血须在 4 h 内输完,如室温高,可适当加快滴速,防止时间过长,血液变质。

（三）血液的复温

有报道患者体温降至34 ℃以下，死亡率为40%，33 ℃以下死亡率69%，32 ℃以下100%死亡，所以大量快速输库血时(5袋以上，输血速度>50 mL/min)，血液必须加温，方法及注意事项如下：

（1）血袋置35～38 ℃水浴中约15 min，其间必须有专人摇动血袋并测试水温。

（2）有条件可用专用的血液加温器加温。

（3）血液温度一般加温至32 ℃，但不得超过35 ℃，水温不得超过38 ℃。升温处理的血液要尽快输用，不得再入冰箱保存。

（四）输血护理注意事项

护士在给患者输血时，应严格“三查七对”，并实行两人核查制度，不能有丝毫差错。此外还应注意以下几个方面。

（1）应根据患者的病情和输血风险两者关系，做好解释工作；并做好输血前患者各种传染性指标检测工作，让患者放心。

（2）输血前应检查输血器和血袋等用品的密封性，以免受污染。

（3）输注前需将血袋反复颠倒数次，使充分混匀。必要时在输注过程中也要不时轻轻摇动血袋使之混匀，以避免出现越输越慢的现象。

（4）当输血发生阻塞时应更换输血器，切不可硬行挤压针头内的凝血而造成血管栓塞。

（5）几种成分同时输注时，应先输血小板和冷沉淀。输注血小板和冷沉淀时速度要快，以患者可以耐受为准，血小板输注前要轻轻摇动血袋使血小板悬起。

（6）输注浓缩白细胞时速度一定要慢，并应严密观察输注过程中患者反应情况。

（7）不能将静脉注射的药物加入待输血液内输注，原因如下：

① 药物加入血液后，会改变血液的pH、离子浓度或渗透压，而使血液中的成分变性，甚至发生溶血；

② 会影响输血不良反应的早期发现，特别是严重的溶血反应；

③ 把药物加入血液的过程，增加了血液被污染的机会。

（8）血液不能在病房保存，应尽快输用。若因故(如患者正在高热)血小板未能及时输用，则应在常温下放置，每隔10 min左右轻轻摇动血袋，防止血小板聚集，不能放在4 ℃冰箱暂存。

（9）输血结束后，认真检查静脉穿刺部位有无血肿或渗血现象并作相应处理。若有输血不良反应，应记录反应情况，并将原袋余血妥善保管，直至查明原因。护士还应将与输血有关的化验单存入病历，尤其是交叉配血报告单及输血同意书应放入病历永久保存。

（10）输血用的一次性注射器、血袋和输血器在送消毒处理前应置于密闭容器内，不得随地乱扔污染环境。

（11）参与输血的人员要增强预防经血液传播疾病的意识，保护自己免患医源性经血液传播的疾病。

（五）输注时莫非氏滴管液面高度的掌握

输血过程中莫非氏滴管液面高度应在1/2～2/3之间。如液面低于1/2，则在滴注过程中血液成分直接与输血器过滤面冲击，造成血细胞的破坏，影响疗效；如超过2/3，则难以看清滴速，很难判断输血是否通畅，也会引起患者紧张。

二、临床医师在用血时应负的责任

(1) 临床医师必须严格掌握输血指征，做到能不输血者坚决不输；能少输血者决不多输；如有输血指征应开展成分输血，尽可能不输全血。若患者符合自身输血条件，则应积极开展自身输血，不输或少输同种异体血。

(2) 临床医师要熟悉采供血机构所提供的血液及其成分的规格、性质、适应证、剂量及用法。

(3) 输血治疗时，临床医师须向家属或患者说明输血目的及可能会产生的输血不良反应和经血液传播的疾病，征得家属或患者同意并签订“输血同意书”。“输血同意书”必须与病历同时存档。

(4) 在输血过程中，临床医师必须严密观察患者的病情变化，如有异常反应，严重者要立即停止输血，迅速查明原因并作相应处理。所有输血不良反应及处理经过均应在病历中作详细记录。严重输血不良反应要及时通知输血科并向医务部报告。

(5) 输血治疗后，临床医师要对输血的疗效作出评价，还应防治可能出现的迟发性溶血性输血反应。

第七节　灾害中几种主要病症的输血治疗

一、创伤

(一) 输注的血液品种及数量

创伤是灾难中最多见的病症。各种创伤所致的急性大出血常致患者迅速休克，甚至死亡，治疗创伤首要任务是抗休克和止血。创伤输注血液的用量及品种的选择并无固定公式，主要取决于患者血容量丢失程度与速度及其对治疗的反应。大量失血、休克严重的患者应建立两条静脉通道，大量、快速或加压输血，但加压时压力不能超过 15 mmHg，以免对血液的有形成分造成破坏。创伤时应遵循的输血原则：

(1) 失血量约占总血量 20%(1 000 mL)以下时可单用电解质溶液来恢复血容量，不必输血。

(2) 失血量约为总血容量的 20% ~40%，或原有贫血者，则首先应用电解质溶液、胶体液使其血容量恢复，输用红细胞悬液，使最终血红蛋白在 100 ~110 g/L(红细胞比容达 0.30 以上)。电解质溶液、胶体液与血液使用量之比为 3∶1∶0.5。

(3) 出血量超过 40% 时一般均伴有休克症状。此时机体已处于缺血缺氧状态，酸中毒、血液淤滞与浓缩已成为主要矛盾，必须要用 5% 碳酸氢钠溶液及晶体液快速推入以扩充血容量、补充细胞外液，在此基础上输用红细胞悬液或全血。其电解质溶液、胶体液及血液用量之比为 3∶1∶1。

(4) 血容量减少 80% ~90% 的特大出血，常伴有明显凝血因子损失，血小板减少 70% 或更多。除用晶体液、胶体液扩容外，应输用红细胞、血浆和全血，必要时还须加用浓集血小板和冷沉淀。其电解质液、胶体液及血液用量之比为 3∶1∶(1.5 ~2)或以上。血液各成分的比例为 1∶1∶1，即 1 个单位 RBC、1 个单位 FFP 和 1 个传统单位(并非单采)血小板。

（二）输血注意事项

（1）血液成分必须合理组合使用才能达到预期目的。

（2）可能会出现各种输血不良反应，为此，应随时检测受血者的血小板计数，血浆中游离血红蛋白、钾、钠、氯、钙、血气分析，心电图等，发现问题及时处理。补钙量可按每输入1 500 mL库存血补10 mL葡萄糖酸钙计算。

（3）由于用非细胞溶液和RBCs交换一个循环血容量之后，血浆中凝血因子和血小板浓度会下降至开始值的37%，在交换2个血容量之后会降低至基础浓度的14%，此时可发生稀释性凝血病。在这种情况下第一个下降的凝血因子是纤维蛋白原，因此，稀释性凝血病的严重程度可以从纤维蛋白原浓度估计，但要除外纤维蛋白原下降的其他原因（如DIC）。

二、产科大出血疾病

由于妊娠妇女的血容量高于正常人，尤其在妊娠后期，可增加35%，平均血容量增加1 500 mL，故对出血有较大耐受性。因此孕妇常在大量出血后才出现症状，在抢救中，估计出血量时应注意此特点。产前出血量超过1 000 mL，胎儿病死率增加一倍，故及早诊断、尽快输血、补液及迅速手术为治疗产科大出血疾病的三大原则。

妊娠后，尤其是多次妊娠后，孕妇血清中可出现同种异型血型抗体（包括红细胞、白细胞和血小板等的抗体）。若输入具有相应抗原的血液时，可能会引起溶血性输血反应，使原发病恶化，因而在接诊后应尽快送血标本用于不完全抗体的检测，并根据其结果选择适用血液成分。高的血容量和高凝状态使妊娠期的输血易于发生输血反应，应严密观察。

三、上消化道出血

（一）胃及十二指肠溃疡出血

当出血量不多时，除应用各种止血措施外，可予平衡液或中分子右旋糖酐。但若出血量多，红细胞比容<0.30，或患者年龄较大，可予输血，以使血红蛋白达到100～110 g/L为宜。若输血总量已达1 000 mL以上，症状并无改善，或上升的血压在停止输血后又下降时，应考虑手术治疗。

（二）肝硬化食管、胃底静脉曲张破裂出血

出血量较大，一般常在1 000 mL以上。由于本病患者肝功能不良，代谢功能降低，对缺血耐受性较差，常可由于血容量减少，长时间缺氧而导致肝功能进一步恶化而诱发肝性脑病。故应加速输血、补液，纠正休克，同时积极采取止血措施。一般血红蛋白在80 g/L以上时，首先补给碳酸氢钠林格液或5%葡萄糖生理盐水，血压不能维持时，应加用中分子右旋糖酐500～1 000mL。若患者有水肿或有腹腔积液，应限制钠盐输入，改用白蛋白液，以纠正低蛋白血症。若血红蛋白在80 g/L以下，应予输血。

输血应注意：（1）由于肝功能不全及脾功能亢进，凝血机制多有缺陷，如血小板数低下，凝血酶原、第Ⅴ因子、第Ⅶ因子、纤维蛋白原含量降低，因而应输红细胞加新鲜冰冻血浆（或采血24小时内的新鲜全血）。（2）为防止枸橼酸中毒及低钙血症、出血倾向、血氨剧增诱发肝性脑病等并发

症，每输 1 000mL 血，应检测一次血钙、血小板计数、凝血酶原及部分凝血酶原时间、血氨含量，根据其结果酌情加用冷沉淀、浓缩血小板、钙剂、碳酸氢钠及谷氨酸或精氨酸等。③ 输血用量以血红蛋白维持在 120 ~ 140 g/L 较好，若在数日内再次出血，再用晶体或胶体液恢复血容量时患者有较好耐受性。

四、弥漫性血管内凝血（DIC）

这是多种原因引起的临床综合征，也是许多疾病的一个共同的中间过程。必须动态观察 DIC 患者的血红蛋白、血小板、PT、APTT、纤维蛋白原等有关项目，显示贫血时，输用新鲜红细胞；血小板、凝血因子水平低时，可输用浓缩血小板、新鲜冰冻血浆、冷沉淀等血液成分，但补充凝血因子在前，必须准确检查确定 DIC 过程已得到控制，否则必须在应用肝素抗凝的基础上才可补充。

五、烧伤

烧伤患者早期易发生低血容量性休克，血容量减少以血浆丧失为主。虽然严重深度烧伤可有红细胞大量破坏，但不如血浆丢失严重，若补充全血会使红细胞比容明显上升，且烧伤后血浆蛋白发生聚合现象，血浆和全血粘度增加，影响组织灌流，因而不宜输全血。但非绝对禁忌，当无足够血浆补充时，亦可少量应用新鲜全血。静脉补液为烧伤抗休克治疗主要措施，待血容量恢复后，若红细胞比容 <0.30 时，可输用悬浮红细胞或新鲜全血，所输血量以红细胞比容达到 0.35 为宜。

六、急性溶血

（一）急性溶血

主要见于溶血性疾病（如自身免疫性溶血性贫血、阵发性睡眠性血红蛋白尿）以及外因（如因蛇毒、血型不合的输血和化学毒物等）引起的急性溶血，其溶血机理不同，处理也不尽相同，但总的输血原则是：(1) 积极消除失血原因，及时止血；(2) 补充血容量；(3) 根据病情决定输血量和输血速度，血液成分优先考虑红细胞；(4) 注意输血过程的监控，注意大量输血的不良反应。

1. 免疫性溶血性贫血

免疫性溶血性贫血一般为慢性，如自身免疫性溶血性贫血（AIHA），轻中度的溶血不必输血，原因：(1) 患者对溶血有耐受；(2) 患者体内有自身性抗体存在，不仅破坏自身红细胞，还与外来红细胞发生反应，加重溶血。但在感染、妊娠或其他因素刺激下如患者有急性溶血发作、骨髓抑制或网织红细胞极度低下等情况发生，出现严重贫血，血红蛋白低于 15 g/L，出血倾向严重，甚至发生贫血性心脏病及心力衰竭，此时输血治疗成为抢救生命的重要措施。虽已探明此时输入的红细胞也同样遭到迅速破坏，但其生存期比患者自己的红细胞稍长些。借助外来红细胞这一短暂的生存期力图维持患者基本氧量的需求，在其他治疗（包括排除诱因等）产生作用前，使患者渡过危机，挽回生命。

免疫性溶血性贫血患者输血时应注意：(1) 输血速度要慢，并严密观察患者情况，必要时动态检查患者血浆游离血红蛋白含量，若急剧增加，则应停止输成分血；(2) 对冷性抗体者输血时，应予保温措施；(3) 输血量以血红蛋白达到 60 g/L 为宜；(4) 以输用洗涤红细胞为主，若无条件亦应用浓集红细胞；(5) 输血前可用肾上腺皮质激素如地塞米松3～5 mg预防输血反应。

2. 阵发性睡眠性血红蛋白尿(PNH)

PNH患者红细胞膜上的缺陷使其对血清中的补体溶血作用异常敏感，致使红细胞易于破损，出现慢性血管内溶血性贫血。在服用某些药物、过劳、妊娠、感染或精神刺激下，亦可有急性溶血发作，导致患者极度贫血，以致危及生命，此时必须予以输血治疗。输血目的是：(1) 改善贫血症状，提高氧含量；(2) 抑制异常红细胞增生，从而阻止急性溶血发作。然而输用全血易引起严重溶血反应，这种反应并非由于红细胞本身抗原－抗体反应所致，而是全血中的白细胞与血小板发生抗原反应，激活了液相中补体成分，因此最好输用去白细胞红细胞。

3. 6-磷酸葡萄糖脱氢酶(G-6PD)缺乏所致的急性溶血

如药物性溶血、蚕豆病，因G-6PD缺乏致血管内溶血。在我国并不少见。G-6PD在保持红细胞稳定性和抵抗药物氧化作用中发挥重要作用。当其缺乏或活性下降时，每于服用或接触诱发物(某些药物或蚕豆)后出现急性血管内溶血，症状凶险，除立即与诱发物脱离接触、予大剂量肾上腺皮质激素静滴以终止继续溶血外，输血仍为治疗本病主要措施，常可使病情迅速得到改善。输血的指征依病情与血源而定。血红蛋白降至30 g/L以下，神志不清、脑缺氧征明显时，应立即给予输新鲜全血。输血量为10～20 mL/kg体重，连续输用2～3日。在蚕豆病高发地区选择供血员，首先要排除病孩的母亲，除非已作过G-6PD活性检测证明系正常者，因本病系不完全显性遗传性疾病。异常基因来源于母亲，她们在临床上有时可无异常表现，若输入母血后，有可能接触患者体内残存的诱发物或其他尚未明确的机制，触发再次溶血，造成严重后果。其次，对每例供血员亦应做G-6PD活性测定。

(二) 急性溶血性反应的抢救

一旦疑有此种反应时，应立即停止输入这种不适宜的血液并同时追查原因，用受血者输血前所留血标本，发生溶血反应后所取的血标本，血瓶内剩余的供血者血，输血前、后和输血过程中输入的其他液体等做有关检查，检查内容包括各种信息的核查、细菌学检查和血型血清学检查等。

溶血反应发生后1 min，血清内游离血红蛋白即可升高，数分钟内达到高峰，1～2 h后又下降，18～24 h内可从血循环中清除。因此疑有溶血反应时，应立即取血，观察血清，若为淡红色或红色，即可证明有溶血。据观察，若输入25 mL异型血，血浆游离血红蛋白可达1 g/L，肉眼可呈粉红色；若输入异型血量达100 mL，游离血红蛋白可超过3 g/L，血浆呈红色。因而依血浆颜色，可粗略估计输入异型血的量。另外，血浆游离血红蛋白超过1.5～1.8 g/L，即可出现血红蛋白尿。所以应即时检验尿液，若尿中有血红蛋白、尿潜血阳性，同样也可证实有血管内溶血。但溶血量少时，可无血红蛋白尿或只短暂出现。

应密切观察血压、脉搏、呼吸、体温，记录24 h出入量，注意水及电解质平衡，及时测定血清中钾、尿素氮及肌酐含量。动态观察血小板、凝血酶原、纤维蛋白原等有关项目，以便及时发现可能出现的DIC。为加快排出溶血后血循环内的有害物质，预防肾衰竭，一旦诊断成立，应立即给予大量液体。若能口服，则最好在0.5～1 h内饮水1 000 mL。若不能口服，则静脉内输入5%～10%葡萄糖液1 000 mL，并用利尿合剂(10%～25%葡萄糖液500 mL，普鲁卡因1 g，氨茶碱0.25 g，咖啡因250 mg，维生素C 3 g，药量可酌情增减)。若有少尿现象，而无心力衰竭或严重脱水，可应用20%甘露醇250 mL，于15～30 min内快速静脉输入，尿量应保持在100 mL/h。若2 h内尿量不能维持此速度，则应重复应用甘露醇。若无血容量不足，而尿量仍少，则应加用呋噻米，首剂80～120 mg，以后根据尿量与甘露醇合并使用，一般甘露醇4～6 h重复一次。呋噻米和葡萄糖液(50%)可在间歇期注射。此外，也可用罂粟碱解除肾动脉痉挛，或用 α - 受体阻滞剂，以扩张血管，改善组织灌注，增加肾血流量。

目前已证实，输血后溶血反应引起的肾衰竭并非由血红蛋白阻塞肾小管所致。因此，大部分临床学家认为不必常规地给碱性药物，相反，他们认为这种碱性药可增加钠潴留，增加血容量，加重心脏负荷量，在无尿状态下是不利的。但若已有代谢性酸中毒或已出现血红蛋白尿，就需给予 4% 碳酸氢钠或 1/6M 乳酸钠，使尿液变为碱性。若已发生肾衰竭，应限制液体用量。血清尿素氮高于 42.8 mmol/L，HCO^{-3} 低于 12 mmol/L，血钾高于 7 mmol/L，心电图显示室内传导阻滞及 QRS 增宽，或有抽搐症状时，应考虑做血液透析或腹膜透析。

由于溶血反应的许多症状是由抗原 - 抗体反应所致，因而给予大剂量氢化可的松（200 ~ 400 mg）或地塞米松（10 ~ 20 mg）静脉输入，可减轻症状，解除肾血管痉挛，并有助于纠正休克。

为保持血容量，解除肾动脉痉挛，防止休克，可采用以下措施：（1）早期输入与受血者同型的新鲜血（24 h 内采集），用量视患者病情及输入的异型血量而定。（2）给予 α 受体阻滞剂如苄胺唑啉（regitine），以 20 ~ 50 mg/L 的溶液静滴，20 ~ 40 滴/min，或酚苄明 0.5 ~ 1 mg/kg 体重，在 1 h 内滴完。（3）严禁使用血管收缩剂。

若发生 DIC，并有出血倾向时，应立即用肝素治疗，首剂 25 ~ 50 mg，以后按 5 ~ 10 mg/h 静脉滴注，持续 6 ~ 20 h 以上，直至实验室检验及临床征象证明 DIC 不再发展为止。如发现血小板或纤维蛋白原减少，则可输浓缩血小板、纤维蛋白原或新鲜冰冻血浆。

七、中毒

有机磷农药中毒的发病机理是有机磷与体内胆碱酯酶结合，形成磷酰化胆碱酯酶，后者难以水解，从而丧失了水解乙酰胆碱的活性，造成体内乙酰胆碱的大量积聚，引起 M - 及 N - 样作用，出现中毒症状。而输入新鲜血能及时把富含活性的胆碱酯酶输入体内，使体内所堆积的乙酰胆碱迅速分解，从而缓解中毒危象。输血量一般为每次 200 ~ 400 mL，第一次为中毒后 3 小时内输入，10 小时后仍不能达阿托品化及 ChE 活力恢复不明显者，可行第二次输血。输血均控制在中毒后 72 小时以内，超过 72 小时后疗效欠佳。

杀虫脒中毒的机制迄今不明，可能是：（1）杀虫脒及其代谢产物将血红蛋白氧化成高铁血红蛋白，使之失去携氧能力，导致全身组织、器官缺氧；（2）直接损害心脏和血管平滑肌，导致心血管功能衰竭；（3）抑制单胺氧化酶和其他酶活力；（4）具有局部麻醉作用。因而抢救杀虫脒中毒的重点是提高血红蛋白浓度，改善缺氧，保护重要器官。输新鲜血可提高患者体内血红蛋白浓度，能暂时改善机体缺氧、保护重要器官，对抢救肺、脑水肿及呼吸循环衰竭有重要作用。

治疗性血浆置换术（therapeutic plasma exchange，TPE）能迅速地置换掉血液中的毒素，减少毒素对肝、肾、心、脑的持续性损害，免留后遗症，是抢救急性重症中毒的有效方法。置换液视患者的情况而定，置换初期置换液用生理盐水和羧甲淀粉以维持患者血容量，置换后期用新鲜冰冻血浆做置换液，这样能更多地置换出血液中的毒素和有毒血浆，以减少新鲜冰冻血浆输入后被置换掉。无 TPE 条件时，全血置换也是一种可行的救治方法。置换 1 个血浆容量后约可去除 50% ~ 70% 的病理成分，每次 1.0 ~ 1.3 个血浆容量，是较有效、合理、经济的置换量，患者一般置换 1 次，严重的患者需置换 2 次以上，才能达到效果。

八、核事故

放射性损伤的伤情复杂,伤势严重,如大面积烧伤、放射性复合伤、造血系统受损导致血细胞生成障碍等情况均给输血工作提出了更高的要求。据有关报道,治疗 1 000 名遭核爆炸伤害的伤员,1 个月内即需补充大约 1 000 000 mL 全血。核辐射患者全血细胞减少,输血是必须的支持疗法,但该类患者的免疫力降低,应避免输入新鲜血,最好使用辐照血。

九、挤压伤

挤压综合征因病情危重,常合并 MODS,其中合并肾衰竭的发生率最高,如不积极抢救治疗,病死率可高达 50%。除急性肾衰竭外,挤压综合征可引起脓毒症、DIC、出血、低血容量性休克、心衰、心律失常及电解质紊乱等问题。挤压伤患者输血的目的主要是补充血容量、增加携氧能力。输血时要密切关注电解质紊乱情况,因为此类患者大多存在高钾、低钙血症,输入大量库存血会因库存血中的钾和枸橼酸而加重电解质紊乱,所以最好输注新鲜血或洗涤红细胞,大量输血时要注意补钙。

十、非典型性肺炎 SARS

SARS(severe acute respiratory syndrome)是由冠状病毒引起的非典型性肺炎,其死亡率高,可达 5% ~10%。在无 SARS 特效治疗药物的背景下,采用 SARS 康复者的血浆救治 SARS 患者可以作为一种治疗手段来研究。其原理是 SARS 患者在感染过程中产生抗 SARS 病毒抗体,这是一种中和性抗体,输注 SARS 康复者的血浆可被动转移此抗体,减少患者体内病毒负荷,控制病毒血症症状。一般报道输注量为 200 mL。有待解决的问题包括:何时采集 SARS 康复者的血液是安全的?具有治疗价值的抗体效价是多少?如何防止交叉感染?将采集的血浆进行病毒灭活是提供安全性的途径。也有学者提出用血浆纤维结合蛋白来治疗 SARS。

参考文献

[1] 郑忠伟,蔡辉,王槩. 应急状态下的紧急血液保障和血液安全. 中国输血杂志,2008,21(8):571-572.

[2] AABB. Interorganizational task force on domestic disasters and acts of terrorism. Disaster Operations Handbook,2003:2-17.

[3] Bowersox JC, Hess JR. Trauma and military applications of blood substitutes. Bull Acad Natl Med, 2004,188(3):507-515.

[4] Clifford CC. Treating traumatic bleeding in a combat setting. Mil Med, 2004,169(12 Suppl):5-7.

[5] Godeau B. Emergencies in adults with sickle cell disease. Minerva Pediatr, 2004,56(5):507-518.

[6] Kauvar S, Holcomb B, Norris C, et al. Fresh whole blood transfusion: a controversial militry practice. J Trauma,2006,61(1):181-184.

[7] Istvan P, Regoly MJ, Telek G, et al. Transfusion problems in surgery and anesthesiology: the causes, consequences, prevention and treatment of perioperative anemia. Isr Med Assoc J, 2004,6(8):485-489.

[8] Lynn M, Jeroukhimov I, Klein Y, et al. Updates in the management of severe coagulopathy in trauma patients. Semin Hematol, 2004,41(1 Suppl):40-43.

[9] Hoyt DB. A clinical review of bleeding dilemmas in trauma. Can J Anaesth, 2004,51(5):500-513.

[10] Boldt J. Fluid choice for resuscitation of the trauma patient: a review of the physiological, pharmacological,and clinical evidence. Ned Tijdschr Geneeskd,2004,148(39):1901-1906.

[11] Lapointe LA, Von Rueden KT. Coagulopathies in trauma patients. Anesth Analg, 2004,98(6):1759-1766.

[12] Bernhard M, Helm M, Aul A, et al. Preclinical management of multiple trauma. Artif Organs, 2004,28(9):807-812.

[13] Gonzalez EA,Moore FA,Holcomb JB,et al. Fresh frozen plasma should be given earlier to patients requiring massive transfusion. J Trauma,2007,62(1):112-119.

[14] Holcomb JB,Wade CE,Michalek JE,et al. Increased plasma and platelet to red blood cell ratios improves outcome in 466 massively transfused civilian trauma patients. Ann Surq,2008,248(3):447-458.

[15] Malone DL,Hess JR,Finqerhut A. Massive transfusion practices around the globe and a suggestion for a common massive transfusion protocol. J Trauma, 2006,60(6 Suppl):91-96.

[16] 王国富.输血疗法在抢救有机磷农药中毒的临床应用.兵团医学,2007,12(2):31-32.

[17] 叶根耀.核辐射事故的医学处理新进展.国外医学:放射医学核医学分册,2003,27(3):123-127.

[18] 李翠莹,顾建文,杨涛,等.特大地震致严重挤压综合征8例的输血疗效分析.中国输血杂志,2008,21(8):591-593.

[19] 史久华.SARS的被动免疫治疗策略.国外医学:预防、诊断、治疗用生物学分册,2003,27(4):146-148.

第四十一章　损伤控制性手术

Chapter 41　Damage Control Operation

王一镗
Wang Yitang
国际急诊医学联合会理事
国际人道救援医学学会理事
南京医科大学第一附属医院终身教授
南京医科大学康达学院急诊医学系主任

各种灾害，尤其是严重灾害，现场往往十分混乱，远非安宁的平时可比，有时甚至使得局部或一个地区的环境达到相当危险恶劣的程度。有的灾害，可以导致众多的人员伤亡，在可能的情况下当然可以先送至就近的医院，有些医院的条件和技术力量是可以当此重任的。但是，当地也会有一些医院并无救治这些伤员的条件，尤其是严重而需要施行手术的伤员，再加上伤员当时本身的条件，因此，对严重创伤的处理，更应该讲究策略，损伤控制性手术遂应运而生。

损伤控制性手术(damage control operation，DCO)既不同于常规手术，也不同于一般的急诊手术，是一种复杂外科问题应急分期手术的理念。DCO最早由Stone提出，日本在这方面的论述也不少。DCO是近20年来创伤外科领域中发展出的一个极有实用价值的外科原则，包括采用简便可行、有效而损伤较小的应急救命手术处理致命性创伤；进一步复苏和计划分期手术处理非致命性创伤处理模式。战时战伤救治的原则是由前线手术队对战伤实施前线救护手术；快速转运，途中急救和阶梯治疗；直至伤员平稳、安全转到后方医院终做出确定性手术。近代外科技术加上野战外科经验，形成了严重多发伤应急手术、复苏和计划分期手术的创伤外科现代理念。无论战争时期还是和平环境，DCO的目的均是：救命、保全伤肢；控制污染；避免生理潜能进行性耗竭；为计划确定性手术赢得时机，故又称解困手术。

第一节　实施损伤控制性手术的必要性

一、现代创伤外科特点

(一) 创伤动能巨大及多发伤发生率高

随着社会的不断发展，高速公路、机动车辆的普及，高层、超高层建筑物的涌现，高速武器、超高当量炸弹的使用，使得创伤动能不断加大，各类创伤患者的伤情发生了巨大的变化，杀伤力增强，组织、器官损伤的严重性大大增加，单纯伤比例下降，多发伤和复合伤的比例显著增加，严重灾害事故现场死亡率或阵亡率增加。据统计，战时多发伤的发生率超过 18%，甚至高达 70% 以上。平时的严重创伤多是由交通事故、爆炸和高处坠落等引起。美国的一项调查表明，1 678 例交通事故伤员中多发伤员占 65%。Scalca 等报道的一组高空坠落伤中，凡从 5 层高楼坠下的伤员全部为多发伤。

（二）严重多发伤伤情复杂，伤员生理功能耗竭严重

严重多发伤可对全身各系统功能产生严重的损害，特别对生命保障系统构成巨大威胁，到达急诊科时伤员往往处于生理功能耗竭状态。图 3-41-1 所示为严重多发伤致命性大出血生理功能耗竭死亡三角。

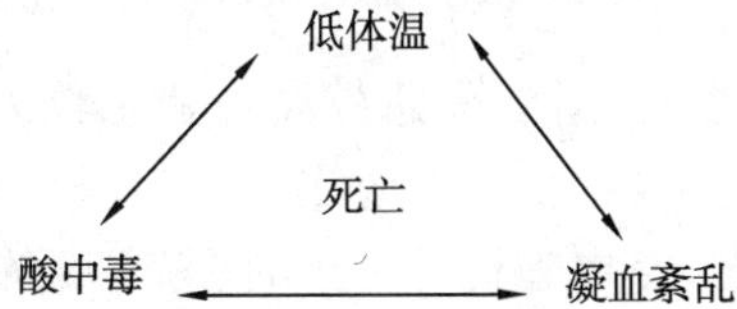

图 3-41-1　致命性大出血生理功能耗竭死亡三角

（1）代谢性酸中毒：大出血可导致持续低灌流，细胞能量代谢由需氧代谢转为乏氧代谢，导致体内乳酸堆积，出现代谢性酸中毒（图 3-41-2）。复苏后期乳酸廓清与氧输送量和氧耗密切相关。Abramson 等报道严重创伤伤员生存率与体内乳酸廓清有关，24 小时内乳酸廓清伤员 100% 生存；48 小时乳酸廓清伤员仅有 14% 的生存率。

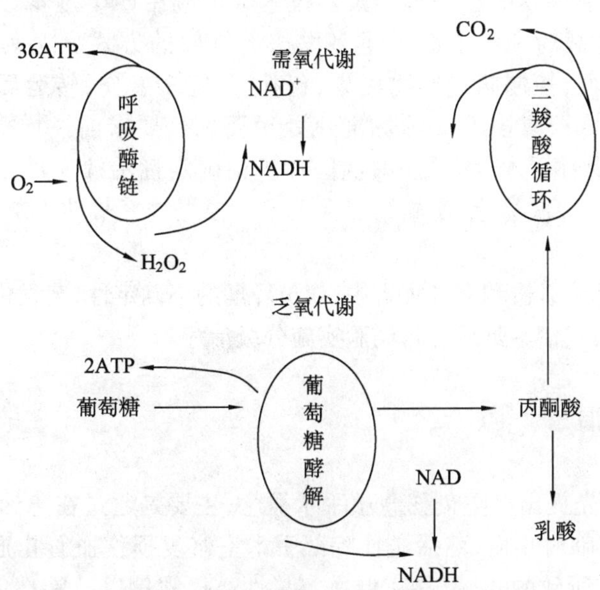

图 3-41-2　低灌流时的细胞代谢

（2）低体温：失血、体液复苏、体腔显露使得热量丢失增加，加之产热功能损害，严重创伤伤员中心温度往往降低。Luna 等分析 94 例严重创伤伤员，入院时低体温占 66%。伤员低体温预后很差，Jurkovich 等分析了 71 例严重创伤伤员中心温度与死亡率关系，发现当中心温度从 34 ℃ 降至 32 ℃，伤员死亡率从 40% 升至 100%。低体温可导致心律失常、心搏出量减少、外周血管阻力增加、血红蛋白氧离曲线左移、氧释放减少。

（3）凝血机制紊乱：非机械性出血，低体温引起凝血酶、血小板量减少和功能损害、部分促凝血酶原激酶时间（PTT）、凝血酶原时间（PT）增加，出血时间（BT）延长；凝血因子（Ⅴ，Ⅷ）减少；血小

板功能损害包括:血小板黏附、聚集,钙离子释放,前列烷酸产物、血小板凝血酶受体复合物形成等。纤溶系统活化,纤维蛋白原裂解产物(FDP)增加。

外科医师面对生理潜能耗竭状态的严重多发伤时,若对其严重性缺乏充分认识,进行一期广泛切除毁损组织,重建修复组织器官,无疑会导致伤员残存生理潜能“雪上加霜”。虽然积极充分补充体液(包括血液及血液制品),应用广谱抗生素、血管活性药物、类固醇激素、胃肠道分泌抑制剂、营养支持、膜肺等人工器官的强有力支持,结果是花费巨资,延长 ICU 住院时间,最终伤员往往仍死于 ARDS,MODS。因此,实施应急性急救手术是明智的对策。

(三) 濒死严重多发伤伤员送到急诊科机会增加

急诊医学教育的发展,急诊医学通讯网络、急救设备和急救措施的完善,院前现场急救和转运途中急救水平的提高,为濒死危重多发伤伤员及时送到抢救条件较好的医院救治提供了可能。这些严重创伤伤员处于代谢耗竭状态,需要施行一个小的、有限度的、简化有效的、可行的 DCO,以改善其基础生理潜能,从而为确定性手术创造条件。

二、战时以及灾害时的需要

现代野战战略计划趋向组建小而高度机动的外科单位,充分体现高效快速反应,外科医疗单位前移,伤员转运中持续治疗和远程医学技术合理应用四个基本原则。发生灾害时也是如此。阶梯治疗是处理战时和灾害时严重多发伤最有效的方式。尤其是在前线野战医院和灾区救援医院,控制出血,控制肠内容物污染,包扎、固定多发伤,转运后送伤员和计划第二三次手术,是战区和重灾区严重多发伤的标准化处理要求。要求前一梯次医疗力量将伤员从现场上抢救下来,完成救命性手术,为后一梯次医疗机构确定性治疗做准备;在转运中持续治疗;后一梯次接纳,完善前一梯次治疗,实施第二次手术。根据战区战斗形势和伤情发展,逐级后送完成终末性手术治疗。

未来的立体战争、恐怖袭击和多种灾害中,伤员环境的不确定性,突发性群体伤,医疗资源配置限制,都要求医疗救援模式借鉴野战外科经验实施分级治疗。

三、严重代谢耗竭

1963 年 Beale 等首先提出严重创伤急救手术概念,主要是通过在急诊科实施急救开胸术,用止血钳钳夹或纱布填塞临时止血,然后送住院部手术室修复损伤血管止血。其认为急救开胸术是心脏大血管严重创伤所致的心脏压塞、低血容量性心搏骤停以及胸部创伤引起的空气栓塞等唯一可行的最后急救复苏方法。2001 年 Vargo 报告 196 例严重多发伤需要急救开胸术伤员,根据 TRISS 评分预测生存率为 32%,接受简化开胸术和暂时性关胸后,实际生存率为 41%(80/196)。显然,对于严重代谢耗竭的伤员,紧急行简化、有效止血的手术,积极复苏、阻断生理潜能恶化的恶性循环,防治低温、代谢性酸中毒、凝血机制紊乱,计划分期再手术是唯一有效的抢救方针。

第二节　严重创伤处理的策略和原则

一、严重创伤处理策略

严重创伤的处理应贯彻的三个基本理念:(1) 避免再损伤和伤势恶化;(2) 暂时控制与分期处理;(3) 积极完全纠正或控制伤情发展(图 3-41-3)。

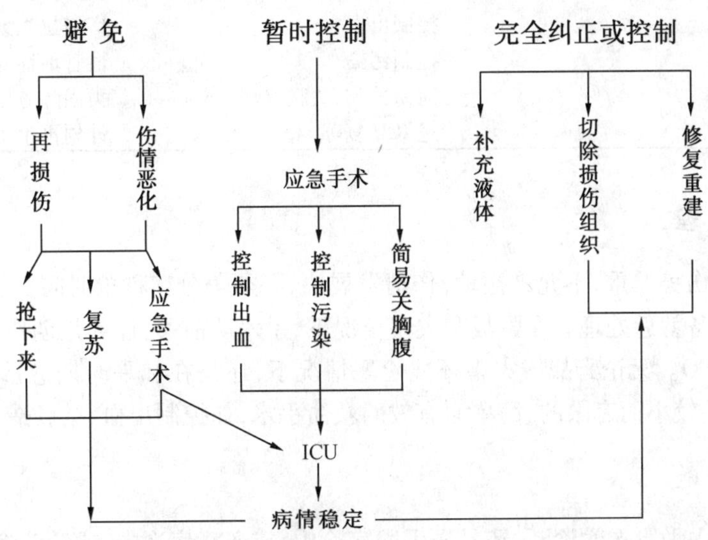

图 3-41-3　严重创伤处理的三个基本理念

最近,Pape 等指出,多发伤尤其是并发胸、腹部损伤者,伴有股骨干骨折时,宜先作简单的外固定,而将确定性的骨折固定手术(如髓内钉固定等)延至伤员全身情况稳定以后,将可降低术后并发 ARDS 和 MODS 等的危险性。其他严重骨折的处理,情同此理,当可举一反三。

二、严重创伤的处理原则

(一) 快速

大量急救统计表明,严重创伤伤员主要死因是颅脑伤、难以控制的大出血所致不可逆转的持续性休克、休克后 MODS。Fogrit 等报告黎巴嫩战争中,阵亡原因统计表明,1 h 内阵亡者中,颅脑战伤和致命性大出血占 90% 以上;和平时期伤后 1 ~4 h 内死亡者中,致命性大出血占 30%;伤后 4 h 后住院死亡者中,败血症和 MODS 占 20%。大出血休克伤员每延迟抢救 10 min,伤员生存率下降 10%。因此,时间就是严重创伤伤员的生命。应根据伤员所处环境、伤情,迅速采取有效对策(表 3-41-1)。

表 3-41-1 严重创伤死因与抢救策略

	创伤现场	急诊科、手术室	ICU
死因	重型颅脑伤 大血管伤 休克	重型颅脑伤 大血管伤 休克	休克 ARDS MODS
抢救策略	V:开放气道 快速从现场抢下 前线急救 快速安全转运	呼吸支持 I:输液,输血,抗休克 P:心率、血压监测 暂时性急救手术 控制出血 控制污染 简易关胸、关腹 送 ICU 复苏	心功能监测 抑制胃肠胰分泌 营养支持 广谱抗生素应用 血管活性药应用 类固醇应用 计划再手术

（二）就近处理

严重多发伤员伤势严重,不允许搬动;伤情发展快,必须争分夺秒抢时间实施 DCO,因此,应当利用现有条件和设备就近处理。在野战和灾害情况下,手术队前移,任务是创伤救护;和平时期,急诊科手术室实施 DCO。无论野战或灾害环境险恶情况下,还是在和平时期急诊科,医疗资源均较有限,因此手术应是较小而有限的、简单而有效的救命手术,如控制出血、结肠造瘘等。

（三）平稳转送

无论将伤员送去做影像学诊断,还是送手术室途中,或送病房途中,或转院途中,均应在生命体征平稳情况下再转送,并且应当边治疗边转送,尤其转院,更应坚持边治疗边转运,以防途中发生生命危险。

（四）多学科协作

对严重创伤,尤其是严重多发伤而使生理潜能将耗竭的伤员,并非由一个专科做一次应急手术伤员就能获救,它涉及多个学科,需要医疗行政部门协调,组织多学科协作,共同抢救,才能拯救伤员生命。和平时期,由医疗行政部门组织,由手术科室负责,组织专家会诊,共同抢救伤员。

第三节 损伤控制性手术的适应证

当然,大多数严重多发伤可按常规手术方式处理,并不需要采取 DCO—复苏—计划再手术模式处理。只有少数伤员生理潜能临近或已达极限,虽然技术上能达到创伤一期修复和重建,但生理潜能临近耗竭,做大而复杂的外科手术则超过伤员生理潜能极限,或是严重伤员当时所处的环境不允许,则必须采取 DCO 处理模式。应急手术处理模式适应证不同于一般创伤手术适应证。与常规手术相比,DCO 处理模式有逻辑含义上的差异,如纱布填塞止血,临时阻断破裂消化道近、远端阻止消化液溢出污染,关腹,关胸等,术后医疗护理处置上也有差异。因此严重多发伤 DCO 适应证的选择很难,通常取决于环境因素、生理潜能参数和创伤类型。

一、环境因素

在恶劣环境中，医疗救援人员面对大量严重多发伤，由于手术设备和术后治疗条件极其有限，只能常规实施救命手术，保全伤肢、控制污染，以便平稳、安全转运到后方医院作确定性手术。

二、生理潜能参数

多发伤伤员血流动力学不稳定，如低血压、心动过速或心动过缓；精神状态异常，如烦躁、反应迟钝、昏迷，均为 DCO 的指征。但这些血流动力学和精神状态异常，作为 DCO 指征，结果并非令人满意。国内外报道按到达急诊科伤员生命体征分类：Ⅰ级为生命体征消失；Ⅱ级为濒死状态；Ⅲ级为深度休克（BP < 60 mmHg）；Ⅳ级为中度休克（BP = 60 ~ 90 mmHg）。Jahangiri 等报道一组 149 例，89% 为Ⅰ，Ⅱ级心脏大血管创伤伤员，实施急救开胸术后的生存出院者仅 27%。Barker 等回顾分析一组 168 例行开胸术的严重创伤病例，其中 36 例死于急诊科，83 例死于住院部手术室中，8 例死于手术后数小时内，总的存活率19.6%（33 例）。实施应急手术模式处理的病例选择标准为：

（1）复苏和手术时间 >90 min。

（2）危险因素。

① 严重代谢性酸中毒（pH <7.30）；② 低体温（T <35 ℃）；③ 凝血机制紊乱，出现非机械性出血；④ 输血量 >10 U。

但一般认为 DCO 适应证以生理潜能参数作为选择多为时已晚。Hirshberg 等报道 124 例计划分期再手术处理患者中 37 例弥漫渗血者均死亡。Garrison 认为 DCO 应于伤员生理潜能耗竭之前实施，一旦出现弥漫性渗血、低 pH、持续长时间休克，伤员生存的希望很小。

三、创伤类型

DCO 的取舍应以创伤类型为主而非生理潜能参数。根据创伤类型选择应急手术的指征为：

（1）创伤机制：高动能躯干钝性创伤；多发性躯干穿透伤。

（2）损伤复杂性：大血管伴多脏器损伤；多体腔内致命性大出血。

（3）复杂脏器损伤：复杂胸部心脏血管伤；严重肝及肝周血管伤；复杂胰十二指肠伤；骨盆血肿破裂和开放性骨盆骨折。

第四节　损伤控制性手术的主要步骤和术后处理

严重创伤患者的急救，应在事发现场开始，由院前急救人员实施，包括给伤员保温。伤员到达急诊室后，更应给予积极的保温，对明显低体温的伤员，还应静脉输入温热的液体和血液。在复苏初期即应决定做 DCO，这比在手术中才决定采用这一方案为好。

一、控制出血

(一) 暂时性控制

(1) 填塞止血:1988 年,Feliciano 等报道腹部枪伤探查、填塞控制出血、确定性修复总生存率 88.3%,但大血管伤生存率降至 60%。收集 20 年 495 例严重肝创伤缺血状态伤员简化剖腹探查、暂时填塞止血、计划再手术死亡率 44%,并发症率 39%;多发伤 466 例,死亡率 60%,并发症率 43%,表明暂时填塞止血有效。

(2) 出血点压迫止血:是控制外出血最有效、最简便的止血方法。指触眼压测量法压迫止血时应无菌。避免盲目用血管钳钳夹止血。

(3) 血管腔外气囊压迫止血:是控制周围血管伤、肝脏贯通伤出血有效的止血方法。应用 Foley 导管插入弹道,气囊充胀直到出血控制。

(4) 暂时性血管阻断:

① 暂时性腹主动脉控制。经膈肌裂孔邻近脊柱旁用手指扪及腹主动脉搏动,切开肝胃韧带用食指钝性分离腹主动脉,用主动脉带或无创伤血管钳暂时性阻断,以达到减缓或停止腹腔实质脏器及动脉损伤大出血的目的。

② 选择性阻断损伤脏器血管止血。采用 Pringl 手法阻断第一肝门处血管可控制肝创伤出血;阻断脾门处血管可控制脾创伤出血;阻断肾蒂控制肾创伤出血等。

(5) 暂时性腔内转流:这是一个重要的暂时性止血和维持血管远端组织灌注的关键性技术。具体操作方法是将一支转流导管插入到血管腔内,暂时连接损伤血管近、远端,以维持血管畅通并止血。该技术一般用于颈动脉、髂总动脉、股动脉、腘动脉损伤以及肠系膜上动脉损伤。

(二) 血管伤快速简便修复止血法

(1) 侧壁修补:适用于胸、腹及四肢大血管非横断损伤及血管壁失活的侧壁血管伤。应用无创血管钳阻断血管破口,用无创血管缝线修补血管破口以达到止血目的。血管壁中央大缺损侧壁修复后,可能产生血管腔狭窄且血管以后有闭塞的危险。当伤情稳定,宜尽早检查修复血管的通畅情况。

(2) 结扎:大出血严重危及生命情况下,损伤血管结扎是唯一可选择的救命手术。

① 动脉结扎:损伤动脉结扎可导致缺血性损害;四肢动脉干结扎会导致筋膜间隙综合征,甚至会导致截肢;颈内动脉结扎可带来偏瘫危险,应予高度关注。动脉伤结扎止血危险性见表 3-41-2。

表 3-41-2 动脉伤结扎止血危险系数

动脉	危险系数	动脉	危险系数
颈外动脉	0	肝总动脉	0
颈内动脉	>95	肝固有动脉	<10
锁骨下动脉	0	右肝动脉	<10
髂总动脉	>50	左肝动脉	0
髂内动脉	0	脾动脉	0
髂外动脉	>95	右肾动脉	>90
股浅动脉	>95	左肾动脉	>90
		肠系膜上动脉	>95
		肠系膜下动脉	<5

② 静脉结扎:严重多发伤伤员生理潜能接近或出现耗竭状况时,耗费时间做一条肢体损伤静脉修复重建是不合理的。锁骨下静脉、髂总静脉、下腔静脉、门静脉损伤,为了控制大出血,结扎相应的静脉可拯救生命,但结扎后肢体肿胀,下半身、第三间隙大量体液潴留。Fainzilber 等报道腘静脉结扎后早期筋膜切开减压可减少截肢率。Jurkovich 和 Moor 报道门静脉结扎治疗门静脉损伤生存率为 10%,因此,在极其危急情况下,为了控制大出血,门静脉可结扎,但门静脉结扎后导致第三间隙大量体液潴留,应当注意,必须充分进行体液复苏。

二、控制污染

胃、小肠破裂修补,紧急时,甚至仅钳夹空腔脏器的破裂处,结肠造瘘,这些措施均可防止消化道内容物溢出,减少腹腔污染。

三、简易关胸、腹

应用硅胶补片、巴德补片暂时关闭胸、腹腔。当然,在施行 DCO 做简易关腹后,死亡率还是很高。Montalvo 等回顾分析了 2000 年 4 月—2003 年 3 月共 120 例 18 岁以上做了暂时性腹腔关闭的外伤伤员,术后死亡率高达 59.2%,其主要原因是急性炎症反应引起的 ARDS,MODS 和感染;而发生低血容量休克者高达 43.7%,其主要原因为不可逆的酸中毒。这组患者的外科并发症为 26.6%,以腹腔内脓肿为最多见,达 10%。高龄为致死的常见原因。

四、术后处理

严重创伤患者 DCO 完成后应立即送入急诊 ICU 处理。其主要任务为:

(一) 恢复血容量,维持血流动力学稳定

在漂浮导管监测下,迅速输入晶体液 1 ~2 L,全血、洗红细胞,使红细胞比容 >0.35;右心室舒张末容积指数(EDVI)维持在 90 ~120 mL(EDVI < 80 mL 表示补容不足;EDVI >120 mL 表示容量负荷过大);心脏指数(CI) >3.5 L/min;混合静脉血氧饱和度(SvO_2) >65%,表示组织氧需求开始得到满足;动脉血氧饱和度(SaO_2) >94%;应用拟肾上腺能药物如多巴胺等,增强心肌收缩力。

(二) 复温

保持室温,应用光辐射加热器,电热毯,暖湿气体呼吸支持,复温输液装置,使伤员恢复热平衡。

(三) 纠正凝血机制紊乱

输新鲜冷冻血浆和血小板是防止凝血机制紊乱的关键。国外报道采用打包式补充血液制品纠正凝血紊乱。组方:洗红细胞 5 IU;新鲜冷冻血浆 1 IU;血小板 5 IU。

如伤员纤维蛋白原 <100 mg/dl(8.84 mpl/L)时,应增补冷凝集 10 IU。

当 BT,PT,PTT 经监测恢复正常,血小板计数 >100 × 10^9/L 表示凝血紊乱得到纠正。

(四) 纠正代谢性酸中毒

氧债是循环休克的共同通道,由氧输送小于组织氧耗所致。细胞代谢由需氧代谢转化为乏氧

代谢，产生乳酸堆积，形成代谢性酸中毒。得到氧债和血清乳酸水平恢复正常成为休克复苏成功的标志。必须最大限度地提高氧输送并减低氧耗才能达到偿还氧债的目标。由于氧输送与心脏指数、动脉血氧饱和度、血红蛋白浓度有关，因此，低灌流状态代谢性酸中毒治疗的基本原则是：扩容，提高红细胞比容和血红蛋白浓度、提高动脉氧分压、提高碱贮备。方法是：

(1) 快速输入晶体液、全血和红细胞，使心脏指数 >3.5 L/min，红细胞比容 >0.35。

(2) 提高吸入氧浓度，采用呼气终末正压呼吸，减少肺内分流，使动脉血氧饱和度 >94%。

(3) 补充碳酸氢钠，使动脉血 pH 恢复正常。

此外，应用广谱抗生素预防和控制感染；观察和预防并发症，如腔隙综合征，遗留内脏损伤；加强器官功能支持，防治多器官功能障碍和多器官功能衰竭。一旦复苏成功，伤员生理潜能改善，应及时计划确定性手术。

（五）确定性手术

待伤员生理功能基本恢复正常后，即可按计划进行确定性手术。

参考文献

[1] 王一镗. 积极开展损伤控制性手术. 中国急救医学，2004，24(1)：46.

[2] 王一镗. 严重创伤救治的策略——损伤控制性手术. 中华创伤杂志，2005，21(1)：32-35.

[3] 王一镗. 王一镗急诊医学. 北京：清华大学出版社，2008：706-711.

[4] Montalvo JA, Acosta JA, Rodriguez P, et al. Surgical complications and causes of death in trauma patients that require temporary addominal closure. The Amer Surg，2005，71(3)：219-224.

第四十二章　老年和儿童创伤的特点

Chapter 42　The Characteristics of Injuries in the Elderly and Children

王一镗
Wang Yitang
国际急诊医学联合会理事
国际人道救援医学学会理事
南京医科大学第一附属医院终身教授
南京医科大学康达学院急诊医学系主任

余素明
Yu Suming
解放军总医院第一附属医院儿科副主任医师

孙　婧
Sun Jing
解放军总医院第一附属医院儿科主治医师

在各种各样突发性灾害事故的情况下，由于众所周知的原因，老年人和儿童是最容易受到伤害的群体，因此，在灾害救援过程，对这一弱势群体，应该给予特别的关注。现就老年人和儿童遭受到创伤的特点，分节论述如下。

第一节　老年创伤的特点

目前，我国有些地区已率先进入老龄社会，到急诊科就诊的患者平均年龄有明显的增高，而收入急诊重症监护病房救治的患者，老龄化尤为明显。因此，对老龄患者的问题，应给予特别关注。创伤为老年人致死的第五位主要原因，据上海市的统计资料表明，1988—1992 年老年人的创伤中，死亡率平均为 19/10 000。近年来由于老年医学已成为一门独立的专业，老年创伤与年龄有关诸因素的一些问题越来越受到重视。如老年创伤患者的住院人数往往是年轻患者的一倍；虚弱的老年人受到大的意外创伤，往往引起 MODS，甚至死亡。有报道统计：每 10 万 75 ~ 84 岁的老年人，因创伤死亡 166 人，而每 10 万 15 ~ 24 岁年轻人，因创伤死亡仅 64 人。因此，必须注意老年人的创伤预防，对受伤的老年人给予足够的重视。老年创伤患者一般应先视为外科危重患者加以认真诊治。

一、老年患者的生理和病理生理特征

（一）衰老理论

衰老过程在许多物种是可以复制的，现正成为研究的热点。衰老过程中细胞和组织的生化成分发生进行性变化，导致机体生理功能的衰退，发病率增加。有关衰老过程的理论，其中最受重视

的是氧化模式。在这个假说中，细胞中氧自由基通过氧化作用损伤蛋白质，随着年龄的增长，这种损伤酶的数量越来越多。临床观察中发现，氧自由基对蛋白质的损伤和一系列衰老过程有关：白内障、动脉硬化、肺功能障碍、退行性神经病变和肿瘤。转基因动物实验的资料也显示抗氧化酶的过量表达，通过减缓氧自由基对细胞的损伤而增加动物寿命。但寿命和清除氧自由基的超氧化物歧化酶之间是否有直接联系仍有争议。

（二）衰老和手术

随着老年人的增多，老年手术患者的数量也逐渐增加。最新资料统计，在外科手术患者中，至少有50%的患者年龄在65岁以上。除了老年患者增多外，手术和麻醉技术的提高导致手术风险愈来愈小，使得老年患者能享受更多的手术治疗也是一个重要的原因。老年患者肿瘤的外科手术治疗就是一个典型的例子，尽管随着年龄的增长，老年肿瘤患者手术的比例在下降，但过去20年来在某些肿瘤方面，年轻患者和年老患者手术百分比的差值在缩小。乳腺癌、卵巢癌、子宫癌、结肠癌和直肠癌在75岁以上患者手术可能性的提高比55岁以下患者增长快；而对那些需大范围手术以及术后存活率仍很低的肿瘤，则年老患者手术可能性无明显改变，即使是在疾病的早期也是如此。

老年患者外科病的症状及自然病史和年轻患者是不同的。缺乏“典型的”症状和体征常导致诊断错误和延误治疗，结果老年患者外科病常以某一并发症作为首要表现。然而，老年患者因全身生理储备下降，急诊手术的耐受性差，故急诊手术死亡率是择期手术的3～10倍。

毋庸置疑，年龄的增长对手术结果会产生负面影响，许多研究表明随着年龄的增加手术死亡率上升。但单纯年龄本身对手术结果几乎无影响，手术死亡率的增加主要是由年龄相关的生理储备功能下降和相关疾病（联合发病率）的增加所致。

（三）老年患者的生理和病理生理特点

1. 老年患者的生理特点

老年人在生理上不可避免地出现生命器官的衰老和功能减退，尽管这种变化依不同器官和不同人体而有所差异。静息状态下这种功能减退的影响很小，但在手术或急性病等应激情况下，生理储备不能像年轻人一样满足需求。人体许多器官系统的生理功能随年龄的增长而减退，人们已在器官功能的改变和衰老的直接关系上作了大量的研究，但衰老也伴有易患疾病的增加，很难明确功能的下降是源于衰老本身，还是与衰老相关的疾病。

老年人的心肺功能降低，肝肾功能、免疫功能、营养代谢和骨质疏松等均具有不同于年轻人的特点，一旦患病或意外受伤，生命器官的代偿功能则显示出明显的低下或不足，从而成为影响病情发展和预后的重要因素。老年急重病的特点为：

（1）患者主诉复杂。

（2）常见病不典型。

（3）应考虑并存病的混淆效应。

（4）常服用多种药物，并成为主诉、诊断和治疗的因素之一。

（5）应重视意识障碍的可能性。

（6）一些诊断试验可有不同的正常值。

（7）应考虑功能储备降低的可能性。

（8）社会保障系统不健全，患者需要依赖看护。

（9）评价新的主诉必须了解基本功能状态。

（10）健康问题必须和相应的社会心理问题共同评价。

2. 老年患者的病理生理特点

（1）心血管系统的变化。

随着年龄的增长，人的心肌、传导通路、瓣膜以及心脏和大血管的脉管系统都发生形态学的变化。心肌细胞数量减少，胶原和弹性纤维成分增加，导致心肌细胞纤维化和心室顺应性下降。窦房结中近 90% 的自律组织被脂肪和结缔组织取代，纤维化干扰结内通道和希氏束传导，这些改变导致病态窦房结综合征、房颤和束支传导阻滞发病率增高。主动脉瓣膜的硬化和钙化较为常见但通常无功能意义。4 个环形瓣膜的进行性扩张导致健康老人的多瓣膜反流。最后，冠状动脉和大血管壁的硬度逐渐增加而顺应性逐渐降低。外周血管的变化导致收缩压增高、心室排空阻力增大和心室肥厚的代偿性心肌细胞减少。

此外，老年心脏病患者的临床表现是非特异性和不典型的。虽然胸痛仍是心肌梗死的最常见症状，但有 40% 的老年患者表现为非典型症状如气短、晕厥、急性意识模糊或中风。

（2）肺部特点。

随着年龄增长，胸壁和肺的改变导致呼吸功能下降。驼背使胸壁顺应性减退并随着脊椎塌陷而加重。肋软骨钙化和肋间肌萎缩导致肋骨活动性下降。呼吸肌力量的进行性减弱导致最大吸气和呼气力减少 50%。

肺弹性减退导致肺泡顺应性增加、小气道塌陷和继发肺泡阻塞通气不均；后者导致通气-血流比例失调，继而每年 PaO_2 下降约 0.3～0.4 mmHg。CO_2 分压除在无效腔内增加外，其他部分均不变。这可能部分由于基础代谢率下降所伴发的 CO_2 生成减少。气道阻塞也可致残气量或最大呼气后残气量增加。

丧失了小气道的支撑也导致用力呼气时气道塌陷，从而限制了动态肺容量和流速。用力肺活量每年下降 14～30 mL，1 s 用力呼气量每年下降 23～32 mL（男性）。气道内壁弹性回缩的丧失对肺的影响被胸壁弹性阻力抵消。因此，整个肺容量保持不变，静息肺容量或功能残气量仅轻度增加。由于全肺容量保持不变，残气量的增加导致肺活量减少。

通气调节也受衰老的影响。老年人通气对缺氧和高碳酸血症的反应分别下降 50% 和 40%，确切机制仍未阐明，可能与外周和中枢神经系统化学感受器有关。

除了这些特征性的表现外，肺功能还受呼吸系统保护免受环境损害和感染能力变化的影响。T 细胞功能和黏液纤毛清除力逐渐下降。神经性紊乱造成的咳嗽反射消失提示患者可能发生误吸。由于这些因素以及革兰阴性细菌在口咽部的聚集增加导致老年患者肺炎发病率高且病情严重。这种细菌聚集和联合发病与老年患者日常活动能力密切相关。这些情况支持功能残气量是评价老年患者患肺炎危险性的重要指标。

（3）肾脏改变。

在 25～85 岁，肾皮质功能进行性下降，约有 40% 肾单位硬化。

其余的功能单位代偿性肥厚。肾小球硬化伴有入、出球小动脉肥厚和肾小管数量减少。肾血流量也减少约 50%。

80 岁老人肾小球滤过功能减少约 45%，这可体现在健康老人每年肌酐清除率下降 0.75 mL/min。然而，血清肌酐仍保持不变，这是因为同时伴有体重减轻和肌酐生成减少。可从下面公式中通过血清肌酐计算出健康老人的肌酐清除率（C_{cr}，单位为 mL/min）。

$$\text{男性肌酐清除率} = \frac{(140 - \text{年龄}) \times \text{体重(kg)}}{72 \times \text{血清肌酐(mg/dl)}}$$

$$女性肌酐清除率 = \frac{(140 - 年龄) \times 体重(kg)}{85 \times 血清肌酐(mg/dl)}$$

$$肌酐\ 1\ mg = 88.4\ \mu mol$$

对严重患者或应用直接损害肾功能药物的患者应用这一公式应特别注意。

肾小管的功能也随着年龄的增长而下降。保钠泌氢能力下降导致调节体液酸碱平衡能力减退。因肾外原因的失钠失水不能由通常的机制如肾脏保钠、尿液浓缩和增加渴感来代偿,故脱水成为一个突出的问题。不能保钠主要是由于肾素-血管紧张素系统活性下降;尿液不能浓缩和终末器官对抗利尿激素反应下降有关;主观渴感的明显降低是由于下丘脑渗透压感受器功能改变,不能识别血清渗透压明显升高引起的渴感。肾功能的改变对老年患者用药种类和剂量有重要的影响,尽管许多药物以不同途径经肾代谢,但多数在肾脏的药物代谢改变和肾小球滤过率的下降相一致,因此,可通过肌酐清除率来测定多数经肾代谢药物的清除率。

(4) 肝胆系统。

随着年龄的增长,肝脏的形态学改变有肝细胞数量减少以及肝脏重量减轻和体积缩小,但出现细胞体积代偿性增大和胆管增生。从功能上看,肝脏血流每年降低约 1%,60 岁后仅为原有血流的 40%。

肝脏的合成功能,如肝功能仍保持正常。但对某些药物的代谢和敏感性发生了变化。结合(Ⅰ相反应)前需要微粒体氧化(Ⅱ相反应)的药物代谢缓慢,而仅需结合的药物可按正常速率清除。直接作用于肝细胞的药物如华法林,老年人因细胞对这些药物的敏感性增加,仅需较小剂量即可达到预期效果。

(5) 免疫功能。

和其他生理指标一样,免疫功能也随着年龄的增长而减退。主要表现为容易感染、自身抗体和单克隆免疫球蛋白增加以及肿瘤发生率增加。这种免疫减退在非紧急状态下可不明显。例如,衰老后嗜中性粒细胞可不减少,但在感染时骨髓补充嗜中性粒细胞的能力受损。老年人感染白细胞计数通常正常,但分类显示核左移伴有大量未成熟细胞。

(6) 营养代谢。

营养不良乃肺炎、伤口愈合不佳和其他术后并发症的危险因素。社会心理因素和联合病变使老年人有较高发生营养不良的危险性。据估计,约有 0 ~ 15% 的社区老人发生营养不良,而医院 EICU 和敬老院的老人营养不良的比例分别为 35% ~65% 和 25% ~60%。这一人群中发生营养物质摄入和应用不当的原因包括:① 获得食物的能力(如经济拮据、食物的有效性、活动性受限);② 食欲(如生活状况、精神状态、慢性疾病);③ 摄取和吸收食物的能力(如牙齿疾病、慢性胃肠道紊乱如胃食管反流性疾病或腹泻);④服用影响食欲或营养代谢药物后代谢食物的能力。

人血白蛋白可能是外科手术预后的最佳预测因子。资料表明,老年患者低白蛋白血症和住院时间延长、再住院率增加、性情烦躁和总死亡率增加密切相关。手术患者的低白蛋白血症也和术后发病率和死亡率有关。有研究表明,低白蛋白血症是死亡率最重要的预测因子。这提示低白蛋白血症是重要的预后标记,无论是直接与营养状态不良有关,还是与未明确的复杂的慢性病有关。

成年男女随着年龄的增加,出现热量的需求逐渐减少,这与代谢率降低、活动减少和代谢活动细胞的总量减少有关。老年人所需总热量减少,但对蛋白质、维生素和矿物质的需求并不减少。创伤、感染、慢性疾病和肠胃功能改变时,体力需求增加,可影响摄入蛋白质的利用。临床上表现出的疲劳、肌肉软弱、组织消耗、创伤愈合不良和缺乏活力等与蛋白质缺乏有关。尤其在应激状态下的老年人,必须摄入更多的蛋白质。

（7）骨质疏松。

老年人大多有骨质疏松，其中三分之一有严重的矿物质丢失，致使脊椎骨折的危险性增加，女性绝经期后和老年性的骨质疏松是渐进性的，病程较长。

骨质疏松易引起伤残。大部分髋部骨折老年患者，既往均有不同程度的骨质疏松。进行性骨质疏松乃创伤后骨折的重要因素，增加伤残率和死亡率。

（四）老年患者的临床特点

1. 并存症多

1991 年全国高血压抽样调查的初步结果表明，单纯收缩期高血压（收缩压≥160 mmHg）的患病率为 1.25%，其中 86.6% 为老年人。据美国一组 5 000 例随访 26 年的报道，65～74 岁高血压患者发生心血管意外的危险较正常血压者高 8 倍。1994 年北京城区 60 岁以上体检人群 5 606 份肾功能检查显示，慢性肾衰竭的患病率达 4.3%。因此在决定老年创伤患者的抢救治疗方案中，需对其整体情况作一全面考虑。

2. 并发症发生率高

除外科一般的并发症外，老年患者几乎各重要系统都可能发生并发症。据一组 184 例老年烧伤患者资料的统计，无伤前疾病老年患者，其伤后内脏并发症的发生率显著低于伤前有一种、二种和三种以上疾病患者伤后内脏并发症的发生率（表 3-42-1）。肺部感染是老年患者发生率最高的并发症。尿潴留和泌尿系统感染也很常见。老年男性患者多有不同程度的前列腺增生，经受麻醉，特别是下腹部手术后容易发生尿潴留，如导尿或留置导尿管必然增加感染的机会。其他如胃肠道淤滞、下肢深静脉炎乃至伤口裂开等并发症的发生率均远高于年轻人。

表 3-42-1　伤前疾病数与伤后内脏并发症发生情况

伤前疾病数	60～69 岁		≥70 岁		发生率（%）
	例数	发生例数	例数	发生例数	
0	62	5	27	4	10.11
1	31	6	20	10	31.37
2	7	6	16	13	82.61
≥3	4	4	11	10	93.53

3. 误诊或漏诊的可能性大

老年患者由于反应较年轻人迟钝，或平时已有一些慢性病症状，对出现新情况未能及时注意，以及一些心理和社会因素，往往不能及时就诊；而在就诊时，病史的叙述可能不甚准确，在接受医生检查时，体征常不如年轻人明显，易给人以假象等，容易导致误诊或漏诊。外科医生诊治老年患者时要更加耐心和细致，考虑要更加全面，处理要更加慎重，要注意动态观察和随访，切勿草率做出阴性的诊断。

4. 病情发展快

老年患者因代偿功能差，应激反应弱，对急诊外科情况不能耐受，对原发疾病缺乏有效的防卫反应，全身也不易做出调整，致使病情很快恶化。

二、老年创伤患者的致伤因素

一组 24 000 例 65 岁以上老年人的意外伤亡原因的文献报道如表 3-42-2 所示。

表3-42-2 65岁及以上老年人意外死亡原因

原因	例数	%
跌倒	9 600	40
机动车事故	6 000	
驾驶员/乘客	4 000	16.67
行人	2 000	8.33
火灾、烧伤	1 700	7.08
火器伤	1 200	5
窒息	1 800	
吞入异物	1 200	5
机械性	600	2.5
中毒	700	
固体、液体	400	1.67
气体	300	1.25
其他	3 000	12.5
总计	24 000	100

(一) 跌倒

老年人手足不灵活、不协调,视觉、听觉和记忆功能障碍,均易导致跌倒。25%跌倒的老年人有心脏方面的急性病况,脑血流相对减少为跌倒的重要原因。因低血容量、下肢肌肉萎缩、自主神经功能失调等引起直立体位性低血压也可导致跌倒。昏厥,即突然意外的意识丧失是跌倒的主要原因,昏厥的原因包括各种原因引起的脑血流减少,代谢障碍如低血糖、缺氧、酸碱失衡。

药物,包括乙醇亦为引起跌倒的原因,尤其重要的是镇静剂、抗高血压药、利尿剂以及降血糖药、不稳定关节、严重骨质疏松引起的自发性骨折、癫痫、电解质失衡等。

(二) 机动车事故

谭宗奎等报道305例老年人机动车事故的损伤部位中,颅脑伤58例,颌面部伤25例,胸部伤28例,腹部伤6例,骨盆伤6例,四肢伤155例。

(三) 烧伤

烧伤亦为老年人创伤致死的主要原因,与老年人的退行性疾病和体力障碍等因素有关,且一旦烧伤,则原先存在的心血管、呼吸和肾脏疾病等往往严重影响这些老年人的预后。

三、老年创伤的诊断和治疗

老年人由于其自身各器官功能改变的特点,致使受伤后的危险性增大,故对诊断和治疗宜更加细致。

(一) 病史和体检

对老年创伤患者的诊治原则,首先针对患者情况作一初步评估,保持呼吸道通畅,维持呼吸和循环功能,继而处理危及生命的病情,然后再进一步询问病史和详细体检。在现场或患者到达急诊科后，首先要保持呼吸道通畅，注意呼吸交换量，并快速评估血容量，老年人对休克的耐受差，故应严密而持续监测其生命体征，建立大口径周围静脉通道，以便液体复苏、输血和给药，并可抽血做各项检验和配血。

病史应包括受伤的特点，重要的过去史，用药史，以前曾否住院、手术，有无免疫注射以及最后一次进餐的时间。

有神经系统损伤时，需做神经系统的功能检查，即检查其意识情况和 Glasgow 昏迷评分(GCS)，并每隔一定时间重复检查。根据不同的受伤部位，做必要的 X 线摄片检查，应特别注意怀疑有颈椎骨折的患者。

（二）头部创伤

老年人头部受伤后硬脑膜下血肿发生率为年轻人的 3 倍，脑实质内血肿也多见，而硬脑膜外血肿极少见。要注意硬脑膜下血肿可表现为渐进性的神经功能缺陷，必要时做 CT 检查。

（三）胸部创伤

老年人胸部钝伤后，宜作常规前后位胸部 X 线摄片，因老年人胸壁弹性较差，更易引起数根肋骨或胸骨骨折。这些患者常有软组织伤，表现为局部淤血或血肿形成，骨折处常有骨擦音。跌倒或轻度打击引起胸壁疼痛，但隐性血胸或气胸非常常见。有减速伤受伤史的患者，应警惕胸主动脉损伤的危险，即使在前后位胸片上并无纵隔增宽和其他典型的表现亦应考虑做诊断性主动脉造影。

老年创伤患者往往伴发其他内科疾病，对呼吸功能损害不易耐受，高危患者需及早做动脉血气分析，可早期作出呼吸受损的判断，对轻度呼吸困难的患者，用鼻导管或面罩给低浓度吸氧往往有效，但对慢性阻塞性肺病患者，如呼吸频率 >40 次/min，$PaO_2<60$ mmHg，$PaCO_2>50$ mmHg，宜做气管内插管。

（四）腹部创伤

老年人腹部受到钝伤或穿通伤后，在决定腹内有无严重损伤、是否需要做剖腹探查时，对接诊医师在诊断上是极为困难的问题。由于这些患者不能耐受低血容量休克，因此，不允许对有无腹内损伤作出错误的判断。如高度怀疑，即应做手术探查，以减少病残率和死亡率。

腹部钝伤后，最易受损的器官依次是肝、脾、膀胱和肾。手术探查的指征是：(1) 有血容量下降而无其他明显的腹腔外伤和腹膜后间隙的进行性失血；(2) 有明显的腹膜刺激征，表现有不随意的肌卫；(3) 骨盆骨折和(或)胸廓下部骨折，而高度怀疑有腹内损伤者。

如这些患者体征不明显，可做诊断性腹腔内灌洗或腹部 CT 检查，而对病情稳定者，必要时还可做静脉内肾盂造影和腹腔动脉造影以排除这些部位损伤的可能。

穿透伤患者如有明显的进行性出血、脏器脱出或腹膜刺激征象等均需手术探查。如患者因头颅部损伤神志不清、瘫痪，或受乙醇和药物影响而症状不明显时，可按以下原则处置：前腹部创口位于乳头至耻骨联合、两腋前线之间，可先做局部探查。在 X 线胸片上显示血胸或气胸，或穿透前筋膜者，宜做诊断性腹腔灌洗。事先应插入胃管和导尿管以排空胃和膀胱，如腹腔灌洗时抽出 5～10 mL 不凝血液，即为阳性，如未抽得血液，则可注入 1 000 mL 林格液，如回抽液中红细胞数大于 5 000/mL，有胆汁、淀粉酶升高，实验室检查有细菌或食物残渣即应手术。有腹部手术史者为腹腔灌洗的绝对禁忌证。腹膜后损伤诊断较难，亦应考虑泌尿生殖系统、血管以及十二指肠、胰腺的损伤。

（五）骨折

老年人骨质疏松，发生骨折的危险性明显增加，故凡老年人遭受外伤时，均应仔细检查四肢骨骼。详细的病史可提示髋、肩、上臂和腕部骨折，检查这些区域，包括神经血管组织，常可作出早期诊断，早期固定可避免进一步损伤。

四、老年创伤患者手术时的特殊考虑

老年创伤患者手术的危险性当然较年轻患者为大，故必须对老年人的特点予以特殊的考虑。由于衰老引起自身生理特点的变化、内环境的稳定性减弱、代偿功能差、机体应激反应能力降低，老年严重创伤患者伤前常有重要的脏器功能不足或疾病，因此，伤后极易引起既往疾病的加重和出现并发症，即出现原有疾病、严重创伤和并发症三者的叠加效应，死亡率增高。所以，在救治老年严重创伤患者的同时，积极采取有效措施处置伤前并存症，是降低死亡率的关键。

（一）术前处理

1. 监测

（1）体温：手术时作体温监测已为常规，老年创伤患者对低体温的不良影响十分敏感，尤其是体腔开放的长时间手术和蒸发散热，若需静脉输入大量液体和血液，则更为复杂。此时，对严重创伤患者，其中心体温在 35 ℃以下，宜用液体加温装置、保温毯和加温灯泡，以免体温过低而发生出血倾向和心律失常。

（2）动脉内测压：对严重创伤老年患者进行手术，均宜用动脉内测压，以便连续测定收缩压和舒张压，并可采取血样作动脉血气分析。

（3）中心静脉压：老年创伤患者常有其他基础疾病，必须仔细地给以液体复苏，尤其如急性血容量丢失和休克。接受大量液体或有心脏病史者，应定时监测中心静脉压（CVP），快速输液引起 CVP 明显升高，提示右心不胜负荷，输液速度应减慢。患者的 CVP 低，并有低血压者，则表示低血容量，应继续输液。而在感染、急性呼吸衰竭需要正压通气，或原先有心脏或肺部疾病者，则 CVP 对输液的反应并不十分可靠。

有严重冠心病或进行大手术的患者，应考虑放置 Swan-Ganz 导管，以测定肺动脉楔压（PAWP）。PAWP 小于 10 mmHg 表示低血容量，大于 20 mmHg 表示血容量过多或左心衰竭。PAWP 亦宜定时监测。

2. 补液量

老年创伤患者术前和术中所需补液量和年轻患者基本相同，但应注意几点。老年人即使患有轻症，也会出现血红蛋白含量下降、红细胞脆性增加，常见代偿性贫血。在营养不良、慢性感染、胃肠道恶性肿瘤和转移性肿瘤的老年患者中，常见慢性低血容量。

老年人肾血浆量和肾小球滤过率进行性下降，结果肾功能下降。肾小管功能较肾小球功能下降更多，肾浓缩功能下降，这些变化常因心功能不全导致的慢性被动充血而加重。其结果是肾功能损害和氮质血症，为控制高血压和充血性心力衰竭而利用利尿剂，可导致血钾下降和其他电解质失衡，应予密切监测。

3. 初期液体治疗和输血

初期复苏应用等渗电解质液，暂时提高血容量并补充伴随丢失的间质液。常用林格乳酸液，如给创伤患者大量应用生理盐水，有可能引起高氯性酸中毒，尤其是有肾功能损害者。初期扩容愈快愈好，常用剂量为 1～2 L，进一步治疗和诊断措施，根据初期补容的反应而定。

少数患者对初期大量液体复苏反应迅速，并保持稳定，这些患者一般丢失 25% 以下血容量，不需继续大量补液或立即输血，但需作血型测定和作血液交叉配合。而大多数患者对初期液体复苏有反应，但输液减慢，就显示循环灌注恶化，这些患者应继续输液和输血。输血无效，应注意患者仍在继续出血而需立即手术。如患者以初期液体复苏反应很小或无效，则医师面临难题，一是对低血容量休克的初期诊断是正确的，需要快速输血和早期手术处理严重出血，或是休克的初期诊断有误，应采用其他治疗，CVP 测定对这两类患者的鉴别有指导意义。大量输血时，血液应事先加温，输入冷血易引起心律失常和矛盾性低血压。

4. 手术时间

手术时间的长短，直接和患者的病残率和死亡率成正比。虽然年龄、身体和受伤状况、手术的范围各异，而手术时间仍为一重要因素。衰弱的老年患者可因长时间麻醉、失血而导致不可逆休克。手术力求简单，迅速控制出血、纠正危及生命的病理情况，尽可能在最短时间内解决问题，以获得较好的结果，较少发生并发症。

5. 手术的决定

仅年龄一项决非手术的绝对禁忌证。但在作出关于手术和术后处理的决定时，最好由包括患者、医务人员、家庭或其单位的重要成员共同商定。这样可以：(1) 保证尊重患者本人的意愿；(2) 保证医疗能给予患者最佳利益；(3) 减少医生—护士—家庭之间对复苏的误解和不满。对老年创伤患者进行决定性的手术治疗或其他重要治疗措施，均需慎重对待，仔细权衡利弊得失。

(二) 术后处理和结果

根据老年患者本身和受伤的特点，术后处理也应格外慎重对待，而手术结果和年轻患者也不相同，事先应取得各方面的理解。

1. ICU

在 ICU，老年创伤患者的总死亡率约为 15%，重要的预测因素是低血容量休克和中枢神经系统损伤。ICU 可对老年创伤患者术后阶段作严密的观察，进行各种监测以及治疗因创伤、基础疾病、手术等引起的各系统急性变化。

2. 肺部并发症

术后老年患者最常见和严重的是呼吸系统的并发症。易致呼吸并发症的危险因素包括基础疾病、肺气肿、慢性阻塞性肺病、长期吸烟和高龄的慢性影响。除呼吸支持外，早期活动、用力咳嗽和深呼吸，努力排痰、体位引流等以减少肺不张和肺炎。应作痰培养为以后应用抗生素提供参考。慎用镇静剂，协助患者咳嗽、胃管减压均有助于减少肺部并发症。

3. 活动和营养

老年患者术后早期活动是减少肺部并发症的最重要一点，亦可预防褥疮。早期活动对老年患者心理上也有良好的影响，使他们产生“重又回到生活”的愉快的感觉。

术后患者能量的消耗增加，应根据患者不同情况，仔细计算其能量的需要量，从肠道或从中心静脉完全肠道外给予。

4. 药物应用

老年创伤患者往往有伴发的内科疾病，影响多个器官而需应用各种药物，老年人药物的药代动力学也不同，因老年人肝、肾灌注和代谢作用的改变，对药物的分解和排泄有明显影响。创伤、应激反应、休克、缺血、缺氧将加强药物的作用,应仔细了解过去的用药史,在围术期应临床观察药物的毒性反应,必要时监测药物的血浆浓度和心电图变化。

5. 预后

老年人受伤后功能恢复的水平,报道不一。例如有文献报道,96%的患者在受伤时期活动是正常的,而出院患者受伤后一年仅7%活动正常,亦有报道高达57%者一年后活动正常。至于对受伤后结果的预计,各种创伤评分对老年人并无多大参考价值,因年龄、代偿能力下降、伴随疾病和用药等情况对功能恢复均有影响。

第二节　儿童创伤的特点

儿童期意外损伤已被国际学术界确认为21世纪儿童期重要健康问题,亦是儿科和儿童保健领域的一个前沿课题。1998年8月第22届国际儿科学术会议上有关意外损伤的论文占11.7%,显示了这一课题的特殊地位。1989年9月第一届国际儿童意外损伤会议是儿童期意外损伤研究和防治工作的一个里程碑,意外损伤形成儿科学中一个独立的专题,引起学术界的重视。

发展中国家的流行病学报告表明,意外死亡已成为儿童总死亡顺位中的首位。20世纪90年代初期,一般发展中国家,如尼日利亚、巴巴多斯、哥斯达黎加、墨西哥等国家的意外死亡,除在0岁组居死亡顺位第三位外,在1~4岁、5~9岁、10~14岁组皆为第一位。

意外伤害也增加了社会的经济负担,发展中国家缺乏小儿外伤治疗费用的相关研究,在土耳其一所大学医院对91名外伤后住院患儿进行了调查,发现受伤者平均年龄79.4个月,车辆伤占45%,摔伤41%,自行车伤占14%。平均治疗费用376.6美元。44名患儿保守治疗,3名死亡。全院患儿中,48名由院外转入,其费用高于直接入院治疗患儿。

我国妇幼卫生项目抽样调查表明,意外死亡已占0~14岁儿童意外死亡顺位的第一位死因。全国5岁以下儿童死亡监测结果表明,在1~4岁组中无论在城市、农村或在全国范围平均皆为第一位死因。根据我国儿科工作者所做的趋势分析表明,我国20世纪90年代初期儿童意外损伤的流行病学总水平相当于发达国家20世纪70年代末80年代初的水平。新生儿疾病、感染性疾病的死亡率呈下降趋势,意外死亡率呈上升趋势,车祸死亡率的上升尤为显著。我国儿童意外损伤若不加强控制,则会以较高速度(每年7%~10%)发展。

青春期青少年意外伤害发生率可高达50%,即每年每2个青少年中就有1人遭受1次以上的意外伤害;医院中1/3的急诊患者和1/10的住院患者都是意外伤害患者,10%~20%的残疾是由意外伤害引起的。16岁以下儿童每年伤害的就诊率为21 633/10万,住院率为1 674/10万,造成潜在寿命损失率达到41.12%。

我国儿童意外伤害的研究起步较晚,根据20世纪90年代的调查表明0~14岁儿童的死亡率为61.13/10万,占儿童总死亡人数的31.3%,是儿童死亡的首位原因。1~14岁的意外伤害致死者占该年龄段死亡总数的55%~71%,且溺水、窒息、车祸占全部伤害死亡的80.4%。0~4岁为829.1/10万。1岁以下婴幼儿伤害死亡率为502.1/万(第三位死因),1~4岁伤害死亡率为70.8/10万(首位死因),窒息、溺水和中毒为前三位的伤害原因。男孩发生率高于女孩,分别为52%和48%;中学生高于小学生,分别为67.01%和37.87%,非独生子女高于独生子女,农村高于城市(6.6∶1)。

在汶川地震时,学生们在学校发生意外,死亡率相当高。灾害发生后,儿童伤病也成为救援的主要工作。在一组2 331例汶川地震病员中,儿童组(0~14岁)有382例(16.4%),其中,外伤、皮肤昆虫伤害、呼吸道疾病的比例超过其他年龄组。对于灾区儿童伤的救治,其外科和内科情况往往并存,创伤救治与急救技术同在。平时医院儿科工作专业性较强,而在灾区,会成为非儿科专业救援医务人员面临的巨大挑战。

儿童时期的特点是全身组织和器官逐步成长,体格、心理和精神行为均在不断发育过程中,感染性疾病容易发生,环境因素对机体的影响也非常明显,也是意外伤害发生的高危人群,其伤害发生率高、后遗残疾多。不同年龄阶段又各有其特点,新生儿与婴幼儿期常以内科急症为主,窒息发生率较高;学龄前儿童则以家庭内意外伤害较多,如烧烫伤、跌落、触电等;学龄儿童以学校、公共场所发生的意外为主,如交通事故;青春期青少年意外伤害发生率也很高。在重大灾害面前,如地震、火灾、战争轰炸以及翻车、撞车、飞机坠落等大型交通事故时,儿童这个群体显得尤为弱势,顷刻间可因突如其来的伤害遭受死亡、伤残和身心痛苦,给家庭带来灾难,给社会造成巨大负担。因此,伤害已成为威胁年青一代健康的严重问题,正确认识儿童意外伤害和有效开展创伤救治十分重要。

一、小儿临床的特点

小儿和成人相异之处甚多,年龄越小差别越大,年长儿则与成人区别较少。具体有如下 6 个方面的特点。

(1) 解剖结构方面:小儿体重与身长、头长与身长的比例等都与成人有差别。呼吸道狭窄,容易阻塞。小儿肾脏的重量与体重相比,相对的较成人肾脏为重,且位置低。骨骼发育尚未完善,因而容易发生病变。

(2) 生理方面:年龄越小生长越快,因而所需营养物质和液体总量,相对均比成人高。每日摄入热量,在成人约为 209.2 J/kg,而在婴儿则高达 460.24 ~ 502.08 J/kg。婴幼儿虽需高热量,但此时消化能力低下,极易出现消化不良,多见呕吐、腹泻,甚至脱水和酸中毒。小儿的脉搏和呼吸次数也比成人快,婴儿时期尤其如此。

(3) 病理方面:如幼儿稍受疾病的刺激,即可出现异常血象,如有核红细胞增多等,甚至肝、脾也可肿大,回复到胎儿造血状态。维生素 D 缺乏时,婴儿易患佝偻病,而成人只见骨软化病。又如支气管肺炎多见于婴幼儿,而大叶性肺炎则较多见于年长儿及成人。

(4) 免疫方面:婴儿时期对不少感染有易感性。例如新生儿易发生大肠埃希菌败血症,母血所含 IgM 虽然可以对抗致病性大肠埃希菌,但因其分子量较大,不能通过胎盘,故新生儿对此菌易感。但有些传染病如麻疹、腺病毒感染等在最初数月却很少见,因为母体的特异抗体可以通过胎盘传递给小儿,暂时形成被动免疫,直到母体传递抗体消失之后,才成为易感儿。

(5) 诊断方面:不少病症的临床表现,因年龄差别而大不相同。例如杆菌痢疾在成人危重病例较少,而在幼儿往往急骤起病,需要及时抢救,甚至先呈现高热和惊厥而尚无泻痢,增加诊断上的困难。又如新生儿、年长儿和成人出现惊厥的原因大不相同,进行诊断时必须重视年龄因素。

(6) 预后方面:小儿病情变化多端,有正反两方面倾向。从正面讲,经过适当治疗后,由于恢复功能旺盛,往往迅速痊愈。例如骨折后易于矫正及恢复;又如脑炎恢复期较短,后遗症一般较成人病例少;急性白血病的长期缓解率较成人高。从反面讲,小儿的危重病症也可未见显著症状而猝然死亡。这类情况较多见于急性败血症、肺炎或新生儿先天畸形,由于喉痉挛或气管异物所致的呼吸道完全性梗阻,由于盛夏进行手术而发生高热和脱水,以及由于严重心肌炎所致的心脏扩大。因此在判断小儿预后时需特别谨慎。

二、小儿各系统的解剖生理及病理生理特点

因重大创伤可导致全身各系统损害,其中又以重要脏器如心、肝、肺、脑、肾等损害为主,下面仅就重要系统的特点作简要描述。

(一)呼吸系统

小儿喉的软骨支架相对软弱,喉腔狭小,尤其是声门下最窄且黏膜下组织疏松,血管、淋巴组织及腺体丰富,易发生水肿及炎性浸润而使喉腔变窄。婴幼儿咳嗽机能较差,气管及喉腔分泌物不易排出,喉的神经系统不稳定,因而易发生喉痉挛。

小儿通气特点为"二小一快"即肺容量相对的小,潮气量小,呼吸频率快,由于代谢及氧需要接近成人,故只能采取浅快呼吸这一消耗能量最小的方式以满足代谢需要,但呼吸频率仍低于成人。婴幼儿为腹式呼吸,但膈肌中耐疲劳肌纤维较少,呼吸肌易于疲劳。小儿肺的总静力回缩压较成人低,使肺处于膨胀状态,当需氧量增加时,其缓冲气量小,易于出现换气功能不足。呼吸中枢调节能力差,易出现节律不整齐,甚至呼吸暂停。小婴儿尤其是新生儿,肺顺应性差,肺扩张受限,呼吸增快时顺应性更差。

危重哮喘时,下呼吸道气流的严重受阻,使肺的闭合容量和残气量增加,肺内气体分布不均,胸腔压力改变,左右心室后负荷增加,肺间质水肿,最终导致通气/灌注比例失调,气体交换障碍,出现低氧血症和代谢性酸中毒。严重者可合并呼吸性酸中毒,呼吸肌疲劳,甚至死亡。

由于小儿的呼吸生理特点,使呼吸储备能力差。当缺氧时其代偿呼吸量最多不超过正常2.5倍,而成人可达10倍,故小儿易发生急性呼吸衰竭。

(二)心血管系统

小儿心脏的位置随年龄而改变,新生儿及2岁以下幼儿的心脏多呈横位,以后逐渐转为斜位。小儿的动脉相对地比成人粗,在婴儿期,毛细血管特别粗大,肺、肾、肠及皮肤的微血管口径不仅相对地而且绝对地较成人期粗大,因而对这些器官的新陈代谢能起到良好的作用。小儿的心率较快,主要由于新陈代谢旺盛,身体组织需要更多的血液供给,而心脏每次搏出量有限,只有增加搏动次数以补偿不足。同时婴幼儿迷走神经兴奋性低,交感神经占优势,故容易出现心搏加速,心率随年龄而逐渐减慢。婴儿由于心脏搏出量较少,血管口径较粗,动脉壁柔软,所以动脉压较低,大致推算公式:收缩期血压=(年龄×2)+80 mmHg,此值的2/3为舒张期血压。收缩压高于此标准20 mmHg为高血压,低于此标准20 mmHg为低血压。

(三)泌尿系统

肾脏主要功能为排泄代谢产物,并可调节水、电解质、渗透压以及酸碱等化学成分平衡,从而维持水电及酸碱平衡;肾脏对机体的重要性还在于其是全身血流量最大的器官,肾血流量占心搏出量1/5左右,平均每5分钟全身血即流经肾脏一次。在各种严重创伤、大面积烧伤、心血管外科手术后及内科各种肾脏疾病等情况下极易发生急性肾衰竭。

(四)肝胆系统

相对地讲,小儿肝脏比成人的大,年龄越小越明显。小儿肝动脉也相对较成人的粗大,肝内血

窦较宽，供血丰富，加之小儿心率较快，每分钟通过肝脏的血流量较多，因此肝细胞的含氧量、营养成分供给均较好，故代谢旺盛，再生能力强，受损后较成人容易修复。

胆汁在肝内形成，小儿胆汁中胆酸较少，当有炎症或胆道梗阻时，胆汁排泄发生障碍，影响对脂肪的消化和脂溶性维生素的吸收，婴儿此现象尤其明显。

肝脏内进行着多种物质的合成与分解、转化与转运、贮存与释放等复杂的转化活动，使肠道吸收的物质能为机体所利用。小儿肝糖原贮存相对较少，易因饥饿而发生低血糖。与成人相比，婴幼儿的肝细胞对各种酶的合成能力较差，故肝脏合成、分解、贮存及解毒功能较弱。食物在肠道内经细菌作用产生的有毒物质、体内物质代谢中产生的各种生物活性物质、代谢终末产物以及由外界进入机体的各种药物或毒物等，均由肝脏的生物转化作用解毒或减毒后排至体外，生物转化的酶位于内质网膜上，小儿内质网膜的活力低，故生物转化及解毒能力低。

（五）免疫系统

对于诸多危急重症，虽其临床表现及病理学改变各异，但常可通过不同机制影响免疫系统功能，导致继发性免疫缺陷疾病，并因此导致各种病原微生物的感染，使原发疾病进一步恶化。反之，感染又可加重免疫缺陷，形成恶性循环。

三、小儿创伤患者的常见致伤因素

小儿自我保护能力差，对很多成人无致伤性的致伤因素对小儿则很严重，并且不为成人所想到和重视。常见致伤因素大致归纳为六大类：

（一）机械性致伤因素

机械性致伤因素包括爆炸物、机器伤、武器伤、轻器械（锐器、钝器）、灾害伤（地震、火灾以及翻车、撞车、飞机坠落等大型交通事故）。

（二）物理性致伤因素

物理性致伤因素包括高温、低温、电、放射及光波、声波、震波等。

（三）化学性致伤因素

化学性致伤因素包括强酸强碱、化妆品、农药及杀虫剂、重金属中毒等。

（四）生物性致伤因素

生物性致伤因素包括动物抓咬、毒虫蜇咬。

（五）生理性致伤因素

生理性致伤因素包括窒息、暴饮暴食、疲劳过度。

（六）心理性致伤因素

心理性致伤因素包括急性惊吓、癔症反应、慢性压抑。

四、小儿创伤急救处理原则

（一）基本急救处理技术

迅速诊断，边查边治——四级诊断处理方法。

（1）现场诊断：一分钟诊断或分类诊断。① 观察气色：A 意识——正常，不正常（不说话或多话），昏迷，抽动；B 面色——正常（压唇反应正常），苍白（压唇不变色），青紫；C 生命标志——呼吸是否平稳，脉搏强弱，眼反射是否正常。② 查头部：插入发内摸头皮有无裂口、肿物，手指是否沾血，颈部活动是否自由，眼反射，结膜充血，耳内是否有血，咽是否有血。③ 查胸腹：按季肋、胸骨、后腹部，是否有压痛或出血。④ 查上肢：按双肩，拉双手轻摇动，可发现任何局部疼痛或异常。⑤ 查下肢：患儿仰卧屈膝 90°，双拳敲击双膝，震力传至髋、足。⑥ 查脊柱及会阴：隔衣襟轻按腰部，轻抓生殖器。

（2）伤情分类：① 一级抢救伤：就地（现场）抢救，边运送边抢救。② 二级危重伤：急诊室内救治或急救车内抢救。③ 三级一般伤：病房内治疗。④ 四级轻伤：门诊处理。

（3）操作基本要求：为伤痛患儿做任何操作，必须明确目的、深思熟虑、速战速决，要避免疼痛，保证安全，手法要轻柔，避免任何失误、无效果的动作，任何操作尽量在止痛措施下进行。

（4）常用创伤止痛措施：① 制动。② 局部止痛药：创面可用 0.5% 普鲁卡因、中药或湿敷。③ 区域麻醉：严重疼痛可用普鲁卡因区域麻醉，可用 1% ~2% 普鲁卡因作神经阻滞，也可用 0.25% 普鲁卡因做广泛局部浸润。为了治疗操作或初检，可用一次性阻滞；长期止痛可用连续性低浓度阻滞。④ 吗啡类止痛剂：对婴儿，呼吸抑制剂必须慎重选择。⑤ 一般疼痛可用安眠镇静剂，如苯巴比妥（鲁米那），帮助安静睡眠即可。⑥ 静滴睡眠疗法、冬眠疗法、氯丙嗪（冬眠灵）与哌替啶（度冷丁）分次注射，对严重疼痛患儿不但可以止痛，并且对愈合有利。

（二）小儿手术技术特点

各年龄特点不同，下面仅就新生儿、小婴儿外科各专业手术一些基本问题举例说明如下。

（1）麻醉：一般手术都要求患儿安睡，为安全起见都进行气管插管。

（2）手术台上护理：小婴儿胸膝位与侧卧位均难固定与护理，而俯卧位可使双腿几乎一字分开，截石位可将双足与双手固定在一起，使肛门与会阴完全向上，手术野显露非常方便。手术台上保温要求很高。

（3）切皮与缝合：新生儿皮肤薄而软，切开不易正，缝合不易齐。

（4）头颅、胸心、腹腔、四肢手术：可按常规专科手术进行。

五、小儿创伤的诊断和治疗

野战条件下设备简单，平时可做的某些检查战地难以做到，临床症状、体征是诊断创伤的主要手段，不应也不可能过分依赖化验、影像学检查。在重大灾情、事故抢救时人力紧张，伤员多，流动性又大，对可疑的创伤患儿难以与平时一样进行反复、系统、长时间的观察，因此需要尽快作出是否需要进行手术的果断决定。

（一）病史和体检

首先针对患儿情况初步评估，保持呼吸道通畅，维持呼吸和循环功能，继而处理危及生命的病情，然后一边向家长询问病史一边为患儿详细体检。

（二）头颅创伤

（1）头皮损伤：一般头皮损伤部位，即相当于外力作用部位，但头皮损伤的程度并不与颅内损伤程度完全一致。头皮撕脱伤，因系开放性损伤，易于诊断。清创前应按患儿具体情况，给予必要的输血、输液，注射破伤风类病毒或抗毒血清。头皮撕脱伤，并不少见，彻底清创修复后，应注意检查有无颅内定位体征。

（2）颅内血肿：头部受伤后，颅内某一部位可发生血肿，血肿可单发或多发。临床鉴别定位比较困难，但后者伤情更严重。有条件可采用 CT 扫描，以便早期作出正确诊断。小儿病情变化快，必须严密观察，明确诊断后立即手术清除血肿，以免发生猝死。

（3）颅骨凹陷骨折：表现为颅骨内板凹陷或全层凹陷，中心部陷入最深。婴幼儿颅骨质地较软，具有一定弹性，是导致全层凹陷而不断裂的原因。关于婴儿颅骨凹陷型骨折是否需及时复位，意见尚不一致。一般无并发症者不需特殊治疗，若有颅压增高或癫痫症状，则应采取相应措施，可在骨折部位附近钻孔整复。

（三）胸部创伤

（1）闭合性气胸：系因外伤穿破胸膜所引起。如胸腔内气体未超过胸腔容积的三分之一，除治疗原发病外，可暂不处理气胸，一般气体可自行吸收，数日后肺部即可完全复张。

（2）开放性气胸：创伤所致胸膜腔与外界沟通，呼吸时有气体从伤口自由进出胸膜腔，急救时应立即用大块敷料包扎封闭伤口，胸腔内气体占据胸膜腔三分之二以上，伴有呼吸困难者，应行胸腔闭式引流。

（四）脊柱损伤

致伤原因主要为挤压伤、坠落伤（地震灾害中多见）及交通事故。单纯脊柱损伤在儿童中比较少见。脊柱损伤是否合并脊髓损伤，其治疗和预后显著不同。颈椎骨折伴脊髓损伤时多行牵引治疗，而胸、腰段单纯脊柱损伤只需卧床防止脊髓受压即可。单纯脊柱损伤除少数残留慢性腰背痛外，多无严重后遗症。合并脊髓损伤者，可导致创伤性截瘫，临床常见完全性截瘫和不完全性截瘫两大类型。如系完全性截瘫，受伤平面以下神经支配部位的运动功能和感觉功能全部消失，不完全截瘫患儿尚可保存部分脊髓神经功能。

脊髓损伤平面越高，伤情愈重。颈部寰、枢椎骨折脱位造成的脊髓损伤，呼吸肌全部麻痹，患者随时有因窒息致死的危险。因此，在检查和处理小儿颈部活动障碍时，应十分小心谨慎，以防因处理不当发生危险。凡疑有脊柱脊髓损伤者，一律按脊柱骨折处理，检查搬动时，应动作轻柔，协调一致，平起平放，避免脊柱前后晃动或扭曲，以防引起或加重脊髓损伤。

（五）腹部创伤

小儿腹部创伤多为钝性挫伤。受伤原因以车祸及坠落为多见。开放性创伤很少。因致伤原因与成人不同，故创伤程度一般较成人轻，但因小儿多为复合伤，且诊断困难，代偿能力差，故病死率远较成人高。小儿闭合性腹部创伤中，实质脏器损伤较空腔脏器多见。前者以肾外伤居多。

(1) 腹部创伤的诊断：① 症状体征：无论空腔脏器破裂或实质脏器受损，伤后患儿均有剧烈腹痛，尤以伤区为重，并有恶心、呕吐、大便频数等表现。合并直肠损伤者，可出现血便。患儿精神萎靡，恐惧不安，面色苍白，被动体位。重者，常屈曲蜷缩，懒言少语，并呈休克貌，肢冷、唇绀，周身散布淤斑或伤痕。查体可见腹式呼吸减弱或消失。脉快，血压下降或测不出。腹胀、腹肌紧张拒触，伤区压痛及反跳痛明显。肾外伤合并尿外渗时，侧腹部可扪及包块，触痛明显，移动性浊音阳性。空腔脏器损伤者，可有肝浊音界消失，肠鸣音减弱或消失。直肠损伤者，肛检可及伤痕，指套有血迹。② 辅助检查：如腹腔穿刺抽出不凝固的血液、尿液或胆汁可协助诊断，立位腹X线平片可显示肝、脾影扩大，膈下存在游离气体，脊柱向伤侧弯曲及有腹腔渗液等。B型超声波检查方便，无创而准确，对诊断小儿外伤帮助颇大。尿外观及常规检查、静脉肾盂造影检查，对疑有肾外伤、特别是肾蒂血管损伤、血栓形成而无出血者，有重要诊断意义及治疗意义。血红蛋白及红细胞比容是观察出血及体液丢失程度的重要指标。白细胞升高及中性粒细胞核左移则为外伤的普遍反应，空腔脏器损伤者改变更为明显。腹水及尿淀粉酶测定，对胰腺损伤的诊断具有特异性。

(2) 腹部创伤的治疗：① 评价伤势，积极防治休克：可先对伤势进行初步评价，同时，对可能发生或已发生的创伤性或低血容量性休克积极采取治疗或预防措施，于最短时间内改善患儿全身状况，为手术探查做必要的准备。② 手术指征：手术是治疗腹部创伤的主要手段，当患儿出现下列情况时应立即手术。a. 开放性损伤； b. 有明显内出血，病情危重者，快速输入一定量全血后，即使血压不稳定也应即刻手术； c. 全身状况较好，无明显腹胀及腹水征，腹膜刺激征较轻者，可在密切观察下行保守治疗，如全身状况恶化，腹胀、腹水刺激征加重，肠鸣音消失，则应立刻手术； d. 婴幼儿代偿功能差，创伤发生后应积极采取手术治疗。

(六) 骨折

小儿骨折的特点：

(1) 骨的生长发育旺盛，骨细胞生长活跃，骨组织血运丰富，骨折愈合快。

(2) 小儿塑性能力强，骨折后的畸形愈合在生长过程中由于自然适应力学的要求，伤骨外形可完全恢复正常。

(3) 小儿骨折常波及骨骺，导致骺软骨细胞受损或循环障碍，可影响愈合或造成畸形。

(4) 小儿骨膜厚，即使骨折断端重叠仍可保持良好血运，故无需牵拉对位或切开复位，否则破坏骨膜血运反而影响愈合。

(5) 小儿骨承受力学反应的弹性较成人大，故青枝骨折发生较多。

在处理各类型骨折时应注意：小儿肱骨髁上骨折合并血管神经的损伤；骨盆粉碎性骨折伴发尿道断裂急性尿外渗；脊椎压缩性骨折以及严重的颈椎脱位可导致截瘫等危险后果。

(七) 烧伤

对于烧伤患儿，首先应迅速而详细地了解病史，全面而重点地进行体格检查。仔细查找有无危及生命的损伤，如脑外伤、多发性骨折、内脏损伤、大出血以及常见的呼吸道吸入性损伤。同时，检查烧伤创面，初步估计烧伤面积及深度，并判断患儿是否已发生休克。初期处理应包括保暖、供氧、镇静止痛及纠正水、电解质失衡。一般暂不处理创面，以避免不必要的刺激，但应保护创面防止感染。能否及时正确进行上述治疗，对创面的愈合及治疗效果均极为重要。

烧伤急救的主要目的在于防止患儿休克或迅速治疗已经出现的休克。在各项综合治疗措施中,液体治疗是恢复血流动力学、维持生命器官正常功能的重要环节。

北京儿童医院采用的烧伤液体复苏公式为:伤后第一个 24 h,每 1% 烧伤面积输入胶体溶液(全血、血浆或右旋糖酐)和电解质溶液(生理盐水或 2∶1 液)各 0.75 mL/kg,总量的 1/2 于伤后 8 h 内输入,剩余 1/2 在其后的 16 h 内输入。休克前期或已经出现休克者,静脉快速(约 1 ~ 2 h)输入上述液体 20 ~ 30 mL/kg。烧伤面积大于 50% 者,依小儿尿量、血压、循环情况及各项化验检查结果增加液量。大面积深度烧伤患者胶体液总量的 1/2 ~ 1/3 可用新鲜全血。烧伤患儿每日代谢需要液量约为 60 ~ 100 mL/kg,可用去钾维持液在 24 h 内均匀输入,以保持正常的水及电解质平衡。

输液期间以保持小儿尿量 20 ~ 30 mL/h、尿比重 1.010 ~ 1.015 为宜(输右旋糖酐时可高达 1.030 以上)。输液量不应过多,速度要适当,以能维持正常尿量为原则,避免因输液过多加重创面水肿,延长创面水肿回吸收期,增加创面感染的机会。复苏过程中应严密监护病儿的每一细微变化,尽快复苏各项生命体征,度过休克期,为创面治疗提供良好的条件。

休克恢复期的标志为精神食欲好转,面色正常,心搏有力,动脉血压稳定于正常范围(90/60 mmHg左右),每小时平均尿量正常,此时可行简单清创治疗。

(八) 休克

外科性休克是机体受到创伤、出血、感染等强烈刺激后引起的全身性病理反应。特点是患儿体内重要器官发生微循环障碍,血液灌注不足,组织缺血、缺氧,进一步导致全身各个系统器官功能障碍的综合征。在抢救工作中,抢救休克占有重要地位。手术的顺利进行以及术后患者的康复,在很大程度上决定于术前对休克患儿的处理是否妥当。

(1) 重大灾害及事故中,常以创伤性及失血性休克两种类型居多。① 创伤性休克:见于严重颅脑损伤、多发性骨折、腹部实质脏器破裂、脊柱脊髓损伤、大面积皮肤撕脱伤以及大面积烧伤的患者。严重创伤后产生的溶血、出血、创伤组织渗液,组织破坏产生的多种活性物质及剧烈疼痛、恐惧等,均为引起患儿休克的重要原因。② 失血性休克:失血量达全身血量 20% 以上者即可发生失血性休克。小儿急诊外科多见于外伤性肝、脾破裂,手术野广泛渗血者。

(2) 休克的临床症状:患儿嗜睡或烦躁不安,严重者表现意识模糊或神志不清;四肢皮肤湿冷,出现紫斑;毛细血管再充盈时间长于 3 s;血压下降,脉压差低于 20 ~ 30 mmHg,脉搏细速;颈静脉及外周静脉萎陷;尿量减少,心率增快,心音低钝,可有奔马率;呼吸增快或有呼吸节律不整。

(3) 休克的治疗。① 病因治疗:原则上应在休克初步纠正后进行,但如估计病灶不迅速去除休克无法纠正时,也可与抗休克治疗同时进行,如绞窄性肠梗阻并发肠坏死者,多在肠外置术后休克才能较快得到纠正。② 恢复有效血容量:补充血容量是抗休克的基本措施,其目的是恢复循环血量及细胞外液,纠正体液成分,输液量和输液速度应根据患儿休克原因、体液丢失量而定。下述方案可较快地恢复患儿血容量,使休克得到基本纠正,即在 30 min 至 1 h 内静脉输入 2∶1 溶液 15 ~ 20 mL/kg(一次总量不宜超过 300 mL)。患儿血压稳定,有尿后所用液体应以 10% 葡萄糖液为主,维持输液量为 50 ~ 80 mL/(kg · d),缓慢静脉滴注,原则上维持输液量应稍低于生理需要量。还应注意为患儿补钾。经过大剂量、长时间输液后,患儿血液被稀释,可输血浆,以维持胶体渗透压。可按每次 10 mL/kg 计算,少量多次输血。随时测量患儿中心静脉压常为决定输液量和输液速度的根据,一般维持血红蛋白为 60 ~ 90 g/L 为宜。若系失血性休克,则应迅速为患儿扩容,一般给予盐水 15 ~ 20 mL/kg 静脉快速推入。10 ~ 20 min 后如无好转再重复一次。血红蛋白下降至 60 g/L 以下者,应快速输血,直至中心静脉压升至 5 ~ 10 cmH_2O,根据皮肤血管有无痉挛决定是否使用血管收缩剂和血管扩张剂。如无条件急行输血,也可使用右旋糖酐。临床上大量失血者,输血并输入右旋糖酐及电解质溶液，比单纯输血更好，较少发生DIC。止血为失血性休克的病因治疗，一般系外科止血，如结扎或填塞手术止血，如不能手术止血者则给予镇静剂和选用适当止血药物。休克纠正后多数患儿血压恢复，待患儿安睡，原出血灶则可自然止血（如消化性溃疡或食管静脉曲张出血）。大量输库血可能引起凝血机制破坏，从而引起广泛渗血。输库血的血小板减少，且第Ⅴ（加速球蛋白）、第Ⅷ（抗血友病球蛋白）因子均降至正常的50%以下，大量输入有导致凝血障碍及枸橼酸中毒的可能。但输入速度不超过1 000 mL/h时一般不会影响凝血。③ 血管活性药物的应用：为患儿调整血管舒缩功能，主要靠血管收缩剂与血管扩张剂，要根据临床表现分别选用，一般原则是四肢冷而有青紫淤斑者，应选用血管扩张剂；肤色淡红而血压不升者，应选用血管收缩剂。

参考文献

[1] Rosenthal RA, Zenilman ME. Surgery in the Elderly// Townsend CM, Jr. Sabiston Textbook of Surgery. 16th ed. W B Saunders Company, 2001: 226-235.

[2] Sanders AB. The elder patient// Tintinalli JE, Kelen GD, Stopczynski JS. Emergency Medicine. 5th ed. McGraw-Hill, 2000: 2001-2006.

[3] 胡亚美,江载芳.诸福棠实用儿科学. 7版. 北京:人民卫生出版社,2002.

[4] 樊寻梅. 实用儿科急诊医学. 北京:北京出版社,1991: 237-248.

[5] 钟宇,陈大夫. 1 079例住院小儿烧伤患者流行病学调查. 现代临床医学,2008,34(2):98-99.

[6] 丁宗一. 大力开展儿童期意外损伤的监测与干预. 中华儿科杂志,1999,37(11):653-654.

[7] 祝益民. 儿童意外伤害和创伤救治的进展. 临床小儿外科杂志, 2004,3(5):359-362.

第四十三章　灾害伤员感染预防与控制

Chapter 43　Prevention and Control of Infections of the Wounded in Disasters

许宝华　南京军区南京总医院　南京大学医学院
Xu Baohua　急救医学科副主任医师、副教授

灾害发生后，伤员创伤感染发生率甚高。尽管清创术、组织修复术和抗生素的应用取得了长足的发展，但灾害创伤后感染仍然是创伤患者常见的并发症，而且是引起MODS和死亡的主要原因。早期积极防治感染，对提高创伤救治成功率、降低死亡率和伤员的致残率具有特别重要的意义。

第一节　创伤感染的主要病原体

一、主要病原体的演变

灾害创伤伤口初期的细菌污染主要来自土壤和被泥土玷污的衣服和皮肤。数十年来，创伤感染的主要病原体经历了明显的变化。20世纪30年代创伤感染的病原体以链球菌为主；40年代则主要是对青霉素敏感的葡萄球菌；50年代出现了对青霉素耐药的葡萄球菌；60—70年代开始以大肠埃希菌、铜绿假单胞菌为代表的革兰阴性(G^-)杆菌为主的杆菌，成为创伤感染的主要病原体；70—80年代，创口中无芽孢厌氧菌如脆弱类杆菌感染的发生率明显上升。一些新的机会致病菌和过去认为的非致病菌感染不断出现，如各种真菌、黏质沙雷氏菌、克雷白杆菌、产气杆菌、阴沟杆菌和不动杆菌等，厌氧菌参与的混合感染和真菌（如白色念珠菌、曲霉菌、毛真菌等）感染日渐增多。1995—2004年，以金黄色葡萄球菌为代表的球菌感染病原体卷土重来，感染的比例超过了临床感染病例，并且逐步取代杆菌，成为创伤感染的主要病原体，如耐甲氧西林金黄色葡萄球菌感染，已构成临床威胁，令人瞩目。表皮葡萄球菌感染的发生率不断增加。在我国沿海地区，由创伤弧菌引起的感染发生率明显增加。此外，创伤后主要由巨细胞病毒和单纯疱疹病毒引起的病毒感染也时有发生。创伤感染病原体的演变过程至少与以下几个因素有关。

1. 抗菌药物（尤其广谱抗生素）的广泛应用

这是导致病原体演变的重要原因。新型抗生素的不断研制和应用在有效杀灭敏感细菌的同时，也引起了耐药菌株的繁殖并产生新的耐药菌株。另外，危重患者抗生素的滥用，可引起人体的正常肠道生理菌群失调，易导致肠源性感染的发生。超广谱抗生素大量应用常可致真菌感染等。

2. 医院获得性感染

这些感染是因医院环境或医护人员(如器械消毒不彻底或洗手不充分)而引起的。当易感者因解剖屏障改变而出现感染门户或被注射广谱抗生素后,感染就可能发生,这些感染常由金黄色葡萄球菌、大肠埃希菌、克雷白杆菌、沙门氏杆菌、铜绿假单胞菌、鲍曼不动杆菌、变形杆菌、放线菌、曲霉菌或白色念珠菌等引起。

3. 微生物检验技术的进步

微生物检验技术的进步,使一些临床医生不太熟悉的新的病原体得以发现。如枯质沙雷氏菌在20世纪曾被公认为无害的细菌,但后来证实,它不但可以致病,而且可以致死。随着厌氧菌培养技术的改进和广泛临床应用,已发现厌氧菌在灾害创伤后感染中的比率逐渐增大。

4. 外科处理手段的改进

这也是导致病原体演变的原因。如第一次世界大战早期,梭状芽孢杆菌的感染相当普遍,但随着清创技术的改进,这类细菌感染已明显减少。危重患者生理性屏障因为医源性需求而遭受破坏,也增加了获得性感染的机会。这种情况常见于气管插管或者气管切开术、导尿术、动静脉插管置留术等。另外侵入性检查和治疗如心脏介入检查和治疗、气管镜检查和呼吸机辅助呼吸广泛应用等,也增加了灾害伤员在院内感染的机会。

二、病原体的来源及入侵途径

创伤时由致伤物、器械、投射物等将病原体带入体内,也可以随污染的衣物、泥土和其他污染物带入体内。这种情况一般称为外源性感染。另一种感染类型的病原体来源于人体本身的常驻菌,主要分布在皮肤的汗腺、毛囊、口咽部、呼吸道、胃肠道和泌尿生殖道。正常生理条件下,这些菌群并不致病,与人体构成一种共生互利的生态平衡。当皮肤和这些腔道受伤而破损时,细菌便随之入侵。在某些特定的情况下,虽然细胞器结构上尚未破损,但在创伤时由于机体的自身防御屏障机能受到损害,细菌也可穿过皮肤、黏膜进入深部组织造成感染,此类感染称为内源性感染。细菌或其他微生物由外源或内源入侵后,多侵入淋巴管和血管或沿自然孔道造成特定部位感染。病原体进入血管内可以引起全身感染,引起菌血症。如果这些入侵的病原体得不到及时清除,可以引起脓毒血症。轻微损伤、不太严重的单纯外伤或小面积烧伤,多数只发生外源性感染。在严重创伤、大面积烧伤等情况下,既可发生外源性感染,又可发生内源性感染,尤其可以引起肠源性细菌感染。

三、细菌量计数的临床意义

创伤感染研究发现,伤口或创面细菌生长数量比细菌的存在更为重要。一般而言,污染伤口或创面的细菌数量越多,形成感染的机会就越大。目前公认的细菌感染的临界数量为每克组织或每毫升体液中有 10^3 ~ 10^5 个细菌。这一“临界值”适合于任何细菌。一些非致病菌如沙雷氏杆菌、表皮葡萄球菌、枯草杆菌等,在组织或体液内的数量超过上述临界线,也可导致感染。值得一提的是,这一“临界值”并不是绝对的。一方面,当微生物毒力特别强,如A组β溶血性链球菌,在少于 10^5 个/g 组织的情况下,也可以引起感染;另一方面,当患者全身抵抗力下降,局部又有利于细菌滋生而不利于杀灭细菌的条件时,即使少于这个“临界值”的细菌(如菌量为 10^2 个/g 组织)也会造成感染。相反,在某些特殊的情况下,这“临界值”也可能增高。如有研究报道,高原地区细菌感染的临界数为 10^8 个/g 组织。

创伤组织细菌的定量检查,不仅可作为判定创伤污染与感染、指导合理应用抗生素的依据之一,而且也是指导清创缝合和预测创伤治疗成败的一个客观指标。凡创伤后局部细菌菌量在 10^5 个/g 组织以下,经过积极彻底清创后即缝合,不致发生伤口感染;反之,如果菌量超过 10^5 个/g 组织,即使经过彻底清创,早期缝合后的伤口感染率仍很高。

第二节　灾害创伤后化脓性感染

引起灾害创伤后化脓性感染的常见细菌包括金黄色葡萄球菌、表皮葡萄球菌、乙型溶血性链球菌、大肠埃希菌、绿脓杆菌、变形杆菌、肠球菌、铜绿假单胞菌等。化脓性感染因发生的部位、范围等不同,可分为伤口局部化脓性感染、内脏及体腔内化脓性感染、全身化脓性感染三种类型。

一、临床表现

创伤后化脓性感染的临床表现为伤口疼痛,周围组织肿胀,伤口附近的皮肤发红发热,创面覆盖脓性渗出物或坏死组织。

局部感染形成的同时,可以伴有全身性的反应,主要有发热、全身乏力等症状。这主要是由于细菌的内毒素引起的全身反应。如果细菌进入血液,可以引起菌血症;细菌在血液中生长繁殖,不能被机体及时清除,可以引起严重的脓毒症。一旦出现脓毒血症,可发生转移性脓肿。产生受累脏器感染的特征性症状和体征。葡萄球菌菌血症时,常见多发性脓肿。有 25% ~40% 的持续性菌血症患者可发生血流动力学不稳定,表现为脓毒症性休克,这时可以出现寒战、高热、血压下降等感染性休克症状和体征。

二、诊断

(1) 局部化脓性感染的伤员根据局部红肿热痛等临床症状和体征即可作出诊断。

(2) 对于深部组织或者腔内感染的患者,常常需要借助于 B 超、X 线摄片和 CT 等检查才能做出诊断。局部穿刺术既可以明确诊断,又可以获得引起感染的病原体。

(3) 如果创面或伤口有明显的脓性渗出物,可做细菌培养计数,细菌感染的临界数量为 10^5 ~ 10^6 个/g 组织。如果从血液中培养出活菌,可诊断为菌血症。

(4) 合并全身感染者,血常规检查可见明显的白细胞计数升高,中性粒细胞比率升高,严重者可以出现核左移现象,C-反应蛋白升高等。

三、治疗

(1) 对化脓性伤口,应该充分敞开引流,不做一期伤口缝合。在感染被控制后,进行二期缝合或用植皮、邻近皮瓣转移术等方法,尽早闭合创面。

(2) 感染伤口分泌物较多时,可用湿敷料湿敷,常见的湿敷溶液有漂白粉-硼酸溶液、过氧化氢溶液(双氧水)、高渗或等渗盐水、碘伏、抗生素溶液等。肉芽组织水肿时用高渗盐水湿敷创面,有利于消除肉芽水肿,为创面植皮创造良好环境。患肢制动和抬高肢体,有利于开放性骨折患者和下肢循环不良的患者创面愈合。

(3) 抗菌药物的应用。开始可以选用广谱抗感染药物,待细菌培养和药物敏感试验后,再针对性选用有效抗感染药物。灾害创伤患者化脓性感染时,选用抗感染药物时要避免对肾脏有损害的药物。一旦患者有肾功能障碍,应该禁用对肾功能有损害的抗感染药物。

(4) 全身支持疗法以增进伤员的抵抗力,纠正水、电解质和酸碱失衡,纠正伤员内稳态紊乱,及时补充营养要素和多种维生素、微量元素等,有利于控制感染和创面愈合。

第三节 破　伤　风

一、概论

破伤风(tetanus)是由破伤风杆菌(*Clostridium tetani*)侵入人体伤口并且生长繁殖,产生毒素,这些毒素经一定的传导途径到达中枢神经系统后,引起以横纹肌强直性收缩和阵发性痉挛为临床特征的急性特异性感染。破伤风属于非法定传染病,并无硬性疫情报告。所以,发病率和死亡率都是从医院收治的患者记录或死亡报告推算出来的,故报道的数字要比实际发病的数字低。

据报道,英国每年仅有破伤风 100 例左右,发病率为 0.05/10 万人,病死率约 20%;亚洲一些国家发病率为 60～100/10 万人,死亡率为 15/10 万人;非洲一些国家发病率则高达 100～200/10 万人,死亡率为 28/10 万人。我国尚无成人破伤风发病的准确报告。印度洋海啸发生两周半以后,印尼亚齐(Ach)发生了 106 例破伤风,其中 20 例死亡。2005 年巴基斯坦地震后同样报告了 25 例破伤风患者。

二、病原学

破伤风杆菌菌长 2～5 μm,宽 0.3～0.5 μm,有周鞭毛。破伤风杆菌为严格的厌氧菌,芽孢在氧化还原电位 Eh = -100 mV 的环境中才能发芽,最适宜生长温度为 37℃,pH 为 7.0～7.5。破伤风杆菌繁殖体与一般细菌的抵抗力无大差别,用一般方法可以杀灭。破伤风芽孢的抵抗力甚强,能耐煮沸 60 分钟,120 ℃高压蒸汽 10 分钟,在 2% 过氧化氢中可生存 24 h,5% 苯酚 10～15 h,在阳光照射下可生存 18 天以上,在阴凉的泥土中可生存多年。破伤风杆菌对青霉素敏感,近年来报道,对甲硝唑更为敏感。

破伤风杆菌的致病性主要表现在破伤风毒素对人体的损害。破伤风杆菌能够产生两种毒素,分别为溶血毒素(tetanolysin)和痉挛毒素(tetanospasmin)。溶血毒素相对痉挛毒素而言,致病性处于次要地位。痉挛毒素(即通常所指的破伤风毒素)的毒性仅次于肉毒毒素,是世界上已知的最强烈的细菌毒素之一。研究显示,每 1 g 提纯结晶的毒素可杀死大约 10 亿只小白鼠。毒素在破伤风杆菌的繁殖体内合成,在细菌的对数生长期产毒达高峰,当细菌衰老自溶时释放出来。

三、发病机制

破伤风杆菌本身无侵袭力,仅在局部伤口中繁殖并且产生外毒素,外毒素只有到达脑干和脊髓前角神经细胞才能发病。关于毒素如何传播到中枢神经历来存有争议。可能途径有三个:沿血流、淋巴或神经扩散。近年来应用同位素示踪法证实,破伤风毒素从伤口到达脊髓主要通过外周神经周围的组织间隙传播。毒素到达中枢神经后,与脊髓和脑干组织中的神经节苷脂相结合,封闭了抑制性突触的冲动传递。在正常情况下,当脑干或脊髓运动神经元受刺激而兴奋时,发出的冲动一方面到达其效应器——骨骼肌,另一方面冲动传递给抑制性神经元,由抑制性神经元发出的抑制性神经冲动再传递给运动神经元,这就构成了一个完整的负反馈调节的闭合回路。由于破伤风毒素阻断了抑制性突触传递,运动神经元不能得到应有的调节和抑制,使其兴奋性异常增高。故较轻微的刺激就引起骨骼肌的痉挛性强直。另外,毒素对神经内分泌和交感神经也有影响,引起心跳加快、心律失常、高血压等症状。痉挛毒素还能影响神经肌肉结合处神经突触的传递活动,可能是促使乙酰胆碱在此处积聚,从而引起局部肌肉收缩或震颤。

四、临床表现

(一) 潜伏期

从细菌侵入创口到出现最早的临床症状的这段时间称为潜伏期。潜伏期的长短常与曾否接受过预防注射、创伤伤口的性质和部位以及伤口早期处理方式等因素有关。创伤严重、创口深、污染严重、创口内有坏死组织、血块或异物等,容易造成厌氧环境,局部氧化还原电位降低,则芽孢发芽快而繁殖体产毒也快。创伤离中枢神经系统近,则毒素很快就到达中枢神经,潜伏期就短。伤后处理及时、得当,则潜伏期延长。由于上述原因,破伤风潜伏期变化很大,通常是 2 ~ 56 天,绝大多数(80% 以上)在 14 天内出现症状,但偶有仅 24 小时或长达几个月或数年发病,有些患者仅在摘除遗留体内多年的子弹时才发生症状。总体而言,潜伏期越短,预后越恶劣。

(二) 病程和症状

第一期:出现张口障碍,也称为前驱期,一般持续 2 ~ 3 天,有时持续 1 周左右。常见症状有乏力、头痛、头晕、兴奋和烦躁不安等非特异性症状。特征性症状有下颌紧张、张口不便、吞咽困难、嚼肌和颈项部、腹背部肌肉紧张或酸痛。新生儿表现为哺乳困难。

第二期:从出现张口障碍到发生痉挛,为起病期。一般持续 3 ~ 4 天,短可 1 天,长可 1 周。患者出现牙关紧闭、吞咽困难和语言障碍。肢体、颈部及胸腹部肌肉紧张引起行走困难、体温升高、脉搏和呼吸加速。多数有四肢强直、面部呈典型的“面呆表情”或“苦笑”。

第三期:痉挛持续期,为高危期。此期最先受累的骨骼肌是咀嚼肌,以后依次是脸面、颈项、背、腹、四肢,最后是膈肌和肋间肌。嚼肌痉挛引起牙关紧闭;面部肌群持续收缩形成特征性的苦笑面容,表现为患者蹙眉,口角歪斜;颈部肌肉群的持续性收缩使颈项强直;咽喉部肌肉痉挛引起吞咽和呼吸困难;腹背肌肉同时收缩引起角弓反张。此期微小的外部刺激(如声、光、碰触、注射等)均可诱发剧烈的痉挛发作。多数病例气管内积存分泌物不能排出、声带痉挛导致窒息死亡;累及呼吸肌者,可致呼吸停止。体温可升至 38 ℃以上。痉挛发作通常在 3 天内达到高峰,5 ~ 7 天保持稳定,10 天后发作次数减少,程度减轻。痉挛发生的频度从 1 天数次到每 30 ~ 60 min 1 次,严重者每 3 ~ 5 min 发作 1 次。如果得不到及时治疗,多数患者在本期死亡。

第四期:痉挛次数减少,程度减轻以至消失,此期为恢复期。某些肌群仍可有紧张和反射亢进现象。恢复后一般无后遗症。

临床上可见部分破伤风发作为局部型病例,比较少见,病情往往较轻。仅仅表现为局部肌肉抽搐、痉挛或者仅限于创伤或感染部位,或仅有伤肢的肌肉强直。

五、并发症

根据国内几家医院的849例破伤风患者的诊治经验,破伤风并发症发生情况总结于表3-43-1。

表3-43-1 849例破伤风患者的并发症

并发症	例数	发生率(%)	并发症	例数	发生率(%)
肺部感染	167	19.67	水与电解质紊乱	22	2.59
窒息	113	13.31	尿潴留	68	8.01
心血管并发症	102	12.01	排便障碍	74	8.72
呼吸衰竭	62	7.30	褥疮	1	0.12
脓毒症	48	5.65	骨折	3	0.35
中毒性脑病	13	1.53	胸腔积液	4	0.47
体温异常升高	36	4.24			
合计	713例		并发症发生率:83.97%		

六、临床分型

Devens Smith将破伤风分为以下四型:

(一)轻型

只有局部或全身肌肉强直,无吞咽困难及角弓反张。

(二)中型

全身肌肉强直,牙关紧闭,颈项强直和角弓反张不明显,每天痉挛发作仅2~3次或刺激时始发生痉挛。

(三)重型

明显角弓反张,牙关紧闭,自发性痉挛发作频繁。

(四)特重型

附加有呼吸困难、青紫或昏迷。

七、诊断

根据病史和临床表现,尤其是近期的外伤史和典型的临床症状,诊断一般无困难。早期仅有某些前驱期症状时诊断困难,应提高警惕,密切观察,以免延误诊断。诊断要点如下:

(一)外伤史

灾害伤员都有明显的伤口。

（二）典型的临床表现

主要是特征性的肌张力增高和局部或全身肌痉挛、肌强直。

（三）神经系统检查

深肌腱反射增强，且常可引出阵挛而无感觉方面的异常。

（四）实验室检查

取伤口渗出物或坏死组织，直接涂片染色镜检意义不大。取创伤分泌物或坏死组织，先加温 80 ℃约 20 分钟以杀死无芽孢杂菌，再接种到血液葡萄糖琼脂平板，在厌氧条件下 37 ℃培养 24 ~ 48 小时分离细菌。

八、鉴别诊断

破伤风患者需要与急性化脓性脑膜炎、低钙性抽搐、狂犬病、士的宁中毒和吩噻嗪、甲氧氯普胺等引起的张力障碍性反应以及其他引起开口困难的口腔部疾病鉴别。

九、治疗

破伤风的治疗原则：保证气道通畅以防止死亡、减轻痛苦、防治并发症及防止复发。

（一）保持呼吸道通畅

因破伤风死亡的病例绝大多数死于呼吸系统并发症，因此保持呼吸道通畅，防止肺部并发症是降低破伤风死亡率的关键措施之一。对特重型患者，应及时行气管切开，并经常吸除气管内的分泌物。

（二）解除痉挛

肌强直和肌痉挛是破伤风患者最大的痛苦，也是直接导致某些并发症甚至致命性并发症如窒息的主要原因。控制痉挛发作为破伤风综合治疗的中心环节。临床上常用药物及其方法是：

（1）地西泮：安定对治疗破伤风十分有效，优点是作用迅速，能解除肌肉强直，并有明显的镇静作用而对呼吸抑制不明显。可以每 4 ~ 6 小时肌注 10 mg，或根据体重每天静脉注射 1 ~ 2 mg/kg，大剂量使用安定时应注意呼吸状况，如发现换气不足应行辅助呼吸。

（2）氯丙嗪：能减少痉挛的发作次数并减轻肌肉的强直程度。方法是：氯丙嗪 50 ~ 100 mg 加于 5% 葡萄糖液中缓慢静脉滴注，一日 4 次，或者氯丙嗪 100 mg + 异丙嗪 100 mg + 生理盐水 50 mL，经输液泵给药，每天 2 ~ 3 次。

（3）10% 水合氯醛：10% 水合氯醛 10 mL 口服或 30 mL 灌肠，每 4 ~ 6 小时一次。适合于儿童及其婴幼儿应用。

（4）苯巴比妥钠：肌注 0.1 g 每 4 ~ 6 小时一次。

（5）如经上述治疗不能控制痉挛发作，亦可考虑冬眠疗法。方法是：冬眠Ⅰ号半量（氯丙嗪 25 mg、异丙嗪 25 mg、哌替啶 50 mg）每 4 小时肌肉注射；或冬眠Ⅰ号半量与安定（10 mg）每 4 小时交替肌肉注射;也可用冬眠Ⅰ号全量(氯丙嗪50 mg、异丙嗪50 mg、哌替啶100 mg)每6小时肌肉注射。

(6)痉挛严重时,可使用硫喷妥钠。方法是:硫喷妥钠0.5～1.0 g加于5%葡萄糖液500 mL中,以20～25滴/min的速度静脉滴注。如仍不能控制痉挛则可考虑使用肌肉松弛剂,但要注意,肌肉松弛剂虽可解除痉挛,但同时引起呼吸肌麻痹,使呼吸停止,因此只能在气管切开和控制呼吸条件下才能进行。

(三)消除毒素来源

伤口彻底清创以消灭适应于破伤风杆菌生长的厌氧环境。伤口处理原则和方法已如前述。如患者发病时伤口已经愈合,多数主张不再进行清创。

(四)中和游离毒素

可采用破伤风抗毒血清5万IU加于5%葡萄糖液1 000 mL中静脉滴注,以后每日肌肉注射5 000 IU,直至症状好转。伤口周围局部注射破伤风抗毒素其疗效也存有争议。破伤风抗毒素鞘内注射,被认为是剂量小而疗效好,且能缩短疗程。方法是:破伤风抗毒素5 000～10 000 IU鞘内注射,也可同时注射泼尼松龙12.5 mg,以便减少这种注射所引起的炎症和水肿反应。人体破伤风免疫球蛋白中和游离毒素疗效更好,方法是:人体破伤风免疫球蛋白500～1 000 IU,一次肌肉注射。因可引起高血压,故人体破伤风免疫球蛋白不能作静脉注射。

(五)抗生素的应用

青霉素尤其是头孢菌素类抗生素和甲硝唑均对破伤风杆菌有效,并可防治肺部等感染,应酌情使用。

(六)加强护理及对症治疗

将患者安置于单人暗室,避免一切外来刺激、保持排尿排便通畅、应特别注意观察有无喉痉挛和窒息、定时测量体温、血压、脉搏和呼吸等重要生命体征。患者如不能进食,应给予鼻饲或静脉营养,以防止过度消耗。痉挛发作时要保护患者以防发生损伤。创伤部位应予隔离,用过的敷料和换药用具均应严格灭菌。

十、预防

(一)一般措施

灾害发生后,受灾人员和救援人员注意自身保护,防止灾害救援中事故发生。必要时穿防护衣物,普及有关破伤风的预防常识。

(二)伤口处理

消灭伤口的厌氧环境。对灾害后创伤、污染严重及有泥土和其他异物的伤口清创必须彻底,清除一切坏死和无活力的组织、去除异物、充分引流。如组织毁损多、污染重、彻底清创有困难者,应将伤口完全敞开,不予缝合,用氧化剂如3%过氧化氢或1∶1 000高锰酸钾浸透的敷料覆盖并经常更换。

（三）主动免疫

通过注射破伤风类毒素作为抗原，使人体产生抗体——抗毒素，从而达到免疫的目的。凡是接受标准儿童免疫接种的人员，绝大多数在10年内血中抗体达到0.01 μg/mL的保护水平，以后一旦受伤，只需再注射0.5 mL类毒素，即可于3～7日内产生强有力的免疫抗体，不需再注射破伤风抗毒素。

（四）被动免疫

给伤员注射破伤风抗毒血清。目前抗毒血清有两种。

(1) 破伤风抗毒血清(TAT)。TAT使用方法：伤后尽早皮下或肌肉注射1 500 IU。破伤风抗毒血清是马血清制剂，注射前常规必须作过敏试验，试敏阳性者，必须用脱敏法进行注射。

破伤风抗毒血清主要缺点：预防效果很不可靠。这是因为：① 抗毒血清中的抗体只能中和正在传播过程中的游离毒素，一旦毒素已经与神经细胞结合，抗体即不可能发挥其作用；② 药效动力学缓慢，抗毒素需在人体内经过从注射处肌肉进入血液循环，再由血液循环进入创口周围的肌肉中，这个过程大约经历5～7天的时间；③ 抗毒素是异种蛋白，在人体内半衰期短，平均7天左右，最短只有10～14小时，重复注射因体内已有循环抗体(即抗-抗毒素抗体)因此消失得更快；④ 破伤风抗毒素注射后常引起过敏反应，甚至有因过敏性休克死亡的报道。因此，破伤风抗毒血清应控制使用，一般认为仅适合未接受主动免疫注射而有下列情况之一的患者：① 污染明显的伤口；② 严重的开放性损伤，如开放性颅脑损伤、开放性骨折、大面积烧伤；③ 受伤后伤口未经及时清创或处理不恰当者。

(2) 人体破伤风免疫球蛋白。它由人体血浆中免疫球蛋白提纯而成，剂量为250 IU，作深部肌肉注射，病情需要时剂量加倍。与抗毒素相比，人体破伤风免疫球蛋白的优点是：① 不引起过敏反应，并可多次重复注射；② 半衰期长(平均17～25天)而且生物利用度好。250 IU相当于TAT 1 500 IU的功效；③ 肌肉注射后48小时血中抗体水平即可达高峰；④ 能通过胎盘到达胎儿血中。因此，人体破伤风免疫球蛋白是伤后应急预防破伤风的一种理想抗毒素，不但适用于预防，而且适用于治疗。

第四节　气性坏疽

一、概述

气性坏疽(gas gangrene)或称梭状芽孢杆菌性肌炎，是一种迅速发展的、比较复杂的严重急性创伤感染。临床上主要表现为肌肉大面积广泛坏死、可有气体或无气体产生、伴有严重毒血症等特征。它主要发生在开放性骨折、深层肌肉广泛性挫裂伤、伤口内有无效腔和异物存留或伴有血管损伤致局部组织血液供应不良的伤病员中。

二、病原学和流行病学特征

气性坏疽的病原菌是一组梭菌。在人及周围环境中可分离出70余种梭状芽孢杆菌，但能产生肌坏死的仅有以下几种，即：产气荚膜梭状芽孢杆菌、败血梭状芽孢杆菌、诺维氏梭状芽孢杆菌、污泥梭状芽孢杆菌和溶组织梭状芽孢杆菌等。这些细菌可以产生多种具有很强酶活性（如卵磷脂酶、胶原酶和蛋白酶）的毒素，对机体组织（主要为肌肉组织、血管组织和血细胞等组织和细胞器）产生致命性破坏。

梭菌广泛分布于自然界，如土壤、泥沙、各类尘埃、各种动物的肠道等，所以一切外伤都有可能被梭菌污染，处理不当即可发生气性坏疽。这是一种非流行性的感染症，平时比较少见，多为灾害发生后受伤伤员较多，得不到及时的外科处置而发病。一般的调查结果表明，平民严重创伤的梭菌检出率在 10% ~30% 之间。在特殊的大型灾害中，气性坏疽可能是造成致残或死亡的一个重要原因。战争时期，创伤梭菌污染率和气性坏疽的发病率都有升高。一般来说，每 1 000 名伤员发生 2 ~10 人气性坏疽，相当于和平时期的 10 ~100 倍。

三、发病机制及病理生理变化

根据病变范围不同，芽孢杆菌感染分为芽孢菌性肌坏死和芽孢菌性蜂窝织炎两类。通常所说的气性坏疽即系芽孢菌性肌坏死，主要发生在肌肉组织广泛损伤的患者。梭状芽孢杆菌为革兰阳性厌氧杆菌，也可与其他化脓性细菌引起混合性感染。临床上见到的气性坏疽，常是两种以上致病菌的混合感染。菌体在有氧环境下不能生存，但其芽孢的抵抗力甚强。

梭状芽孢杆菌广泛存在于泥土和人畜粪便中，所以易进入伤口，但并不一定致病。气性坏疽的发生，主要取决于人体抵抗力和伤口的情况，即是否存在一个有利于气性坏疽杆菌生长、繁殖的缺氧环境。如大块组织损伤、组织内出血、组织活力降低或坏死、深层肌损毁特别是大腿和臀部损伤、开放性骨折或伴有主要血管损伤、使用止血带时间过长等情况，给病原菌提供了赖以生存、繁殖的良好条件，即容易发生气性坏疽。创伤初期处理不当，是诱发气性坏疽的主要因素。因此，气性坏疽发病的基本因素是创伤组织循环障碍、缺氧和全身抵抗力低下。这种情况促使病原菌进一步繁殖并释放毒素，作用于机体，形成恶性循环引起气性坏疽。图 3-43-1 为气性坏疽感染的病理生理变化。

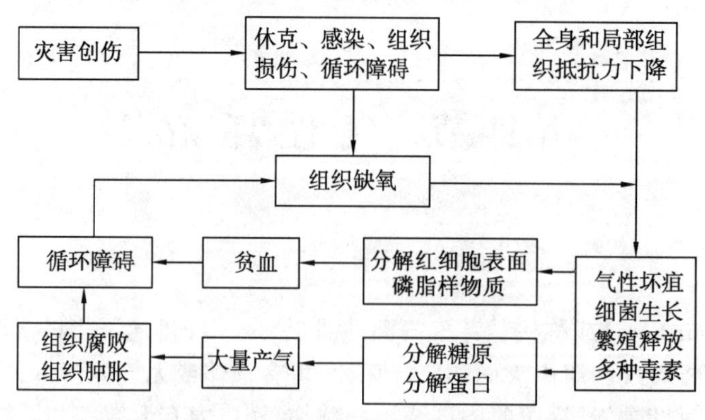

图 3-43-1　气性坏疽感染的病理生理变化

四、临床表现

从受伤到发病的潜伏期一般为 1 ~4 天，大部分患者发病都在 24 小时以内，但也有长至 6 周，短至3小时,甚至1小时的记录。

（一）局部表现

典型的气性坏疽以创伤部位的剧痛为最早出现的症状。伤员突然感到受伤部剧痛,而且越痛越重,只限于创伤感染部位。这种特殊的胀裂剧痛,非一般止痛药所能控制。主要由于组织受气体和液体迅速浸润,压力增高所致。局部表现为快速肿胀、伤口周围水肿、皮肤苍白、紧绷、发亮,常显出带青色的大理石花纹,比正常皮肤皮温低。随后很快转为紫红色,最后变成灰黑色,并出现内有暗红色液体的大小水泡。伤口内可流出带有恶臭的浆液性血性液体。由于组织间隙内气体的积聚,轻压伤口周围皮肤可闻及捻发音。压迫伤口边缘可见气泡和血性液体从伤口溢出。

伤口肌肉的变化为早期有些水肿,颜色苍白,后期肌肉呈熟肉样变化,刀割时不收缩也不出血,可见到气体。颜色变化多样,主要红色加深,常常带有紫色的斑纹。晚期,不论哪一型感染,肌肉都广泛地变为坏疽,颜色变为深绿、紫色或黑色,肌肉脆弱、甚至溶解。由于血管血栓形成以及受压和淋巴回流障碍,有时整个肢体发生水肿、苍白、厥冷和坏死。

（二）全身表现

由外毒素引起的严重毒血症。患者表现为极度衰弱、表情淡漠、烦躁不安并有恐惧感,但神志清醒,也可发生谵妄。面色苍白、出冷汗、脉率100~120次/min;患者高热可达40 ℃以上、呼吸急促、明显贫血。晚期患者可出现黄疸和血红蛋白尿及梭菌脓毒血症性休克。严重病例可发生MODS。

（三）实验室检查

(1) 红细胞计数(100~200)×10^9/L,血红蛋白降至30%~40%,白细胞计数一般不超过(12~15)×10^9/L,这主要是溶血毒素的损害结果。

(2) 伤口渗液作涂片检查可见大量革兰阳性粗大杆菌。间接免疫荧光染色法和免疫酶标组化法快速鉴定产气荚膜梭菌可为阳性,阳性符合率为99.3%,其快速诊断价值优于传统方法。

(3) 常规厌氧培养、动物接种、病理检查等,对早期无诊断意义,但对于后期确定诊断有价值。

（四）X线检查表现

X线摄片可观察到软组织中积气特征。根据软组织内气体的X线表现形态分为:蜂房型、长条型、空腔型和混合型四种类型。同时具有两型以上表现者,多病情危重,发展迅速,范围广泛。

五、诊断

早期诊断关系到保存伤肢和抢救生命。伤员肢体与伤口出现难以忍受的剧烈疼痛、随后出现肢体与伤口迅速肿胀、与体温不相符的脉搏加快、明显的全身中毒症状等,即应考虑气性坏疽的可能性。如果出现皮肤青铜色、伤口周围皮下捻发音、伤口内大块肌肉呈熟肉样坏死、酱油水样渗出物、涂片检查出大量的革兰阳性粗大杆菌、进行性贫血及X线检查伤口内肌肉间隙积气,都是诊断气性坏疽的重要依据。

采用间接免疫荧光快速鉴定产气荚膜梭菌的方法简单方便,敏感性高,特异性强,比常规厌氧培养提前3天检测出产气荚膜梭菌。

六、预防

(1) 彻底清创是预防创伤后发生气性坏疽的最可靠手段。创伤发生后不可包扎过紧。在伤后6小时内清创,可完全防止气性坏疽的发生。如受伤已超过6小时,在大量抗生素的配合下,清创术仍能起到良好的预防作用。一切开放性创伤,特别是泥土污染和损伤严重、无活力的肌肉者,均应及时进行彻底的清除。如为灾害大批伤员、战伤等特定情况下,清创后一般应敞开引流,不作一期缝合。

(2) 对疑有气性坏疽的伤口、伤口深、伤口污染严重者,可用3%过氧化氢或1∶1 000高锰酸钾等渗溶液冲洗、湿敷。如创口已缝合者,应拆除缝线,敞开伤口引流。

(3) 对有可能发展为气性坏疽的外伤患者应静脉内注射抗毒素以防发病。第二次世界大战的经验已肯定其效果。抗毒素必须是多价的,一个最小剂量应包含产气荚膜梭菌抗毒素9 000 IU、诺维氏梭菌抗毒素9 000 IU及败毒梭菌抗毒素4 500 IU。

(4) 抗菌药物应用。青霉素或头孢菌素、甲硝唑在预防气性坏疽方面有较好的作用,可根据创伤情况在清创前后应用。

(5) 防止传播。应将患者隔离,设单人房间。患者用过的衣服、敷料以及器材均应单独收集、进行彻底消毒。最好用高压蒸气灭菌1小时以上,以杀死带芽孢的细菌。

七、治疗

气性坏疽发展迅速,如不及时处理,死亡率、致残率极高。目前仍然以外科处理辅以高压氧治疗最为有效。

(一) 紧急手术处理

(1) 在抢救严重休克或其他严重并发症的同时,紧急进行局部手术处理。术前静脉滴注青霉素或头孢菌素、甲硝唑或替硝唑。手术时一般应采用全身麻醉,不用止血带。术中应加压给氧、输血、输液,术中、术后继续静脉滴注抗生素。(2) 病变区作广泛、多处切开(包括伤口及其周围水肿或皮下气肿区)。切除已无活力的肌肉的组织,直到具有正常颜色、弹性和能流出新鲜血液的肌肉为止。切忌遗留无活力和感染肌肉的组织,否则感染继续扩散,导致死亡。伤口必须敞开,术后用氧化剂冲洗、湿敷。(3) 如伤肢各层组织已受累或伤肢损伤严重,合并粉碎性开放性骨折或大血管损伤,虽经处理,感染继续迅速发展,中毒极为严重并且危及生命者,必须考虑截肢以挽救生命。截肢时应注意:a. 禁止上止血带;b. 截肢部位必须在肿胀的界限以上;c. 残端不做缝合,用3%过氧化氢或1∶1 000高锰酸钾溶液湿敷包扎,术后反复更换敷料。

(二) 高压氧疗法

高压氧治疗是Brummel Kamp等在1961年首先提出,可降低死亡率。此疗法可在感染灶周围形成一道高氧张力的药理屏障。当感染灶周围氧张力达到250 mmHg时就足以促使梭状芽孢杆菌停止产生毒素。一般第1天做3次,第2、3天各做1次。每次2小时,间隔6~8小时,压力为3×10^5 Pa。因为以物理状态溶解在患者血内的氧要比平时增加20倍左右,可提高组织的氧含量。后根据需要可重复进行清创。

（三）抗生素应用

大剂量使用青霉素（1 000 万单位/d）或使用头孢菌素及甲硝唑（1.2 g）或替硝唑（0.8 g），兼可控制化脓性感染或厌氧菌感染，减少伤处由于其他细菌繁殖消耗氧所造成的缺氧环境。待毒血症状和局部情况好转后，即可减少剂量或停用。如青霉素过敏者，可使用红霉素，每日 1.5 ~ 1.8 g，静脉滴注。

（四）全身支持疗法

纠正水与电解质代谢失调，纠正酸碱平衡失调，给予高蛋白、高热量饮食、止痛、镇静、退热等。少量多次输血，以输全血、新鲜血为佳。

（五）气性坏疽抗毒血清

尽管对气性坏疽的治疗效果不理想，但也能起到暂时缓解毒血症的作用。采用多价混合型气性坏疽抗毒素，一般主张起始用量应为 45 000 IU，在术前或术中静脉注射。术后根据患者情况决定用量，采用静脉滴注法，总用量不少于 150 000 IU。第三军医大学野战外科研究所的一项创伤细菌学调查表明，伤后数小时，清创前的早期伤口细菌种类繁杂，可检出需氧菌 29 种，厌氧菌 6 种，这些细菌与作战区土壤的细菌是相同的。清创后细菌种类数量减少，但阳性率仍很高。据统计，软组织创伤伤口的感染率约为 12%，结肠伤约为 8%，多发伤并伴股骨开放性骨折约为 90%。感染不仅取决于伤部，而且与伤口的类型有关，如结肠火器伤感染率可达 58%。

第五节　创伤弧菌感染

创伤弧菌（*Vibrio vulnificus*）为非霍乱弧菌，1970 年 Roland 首次报道由创伤弧菌感染引起小腿坏疽和内毒素休克。1973 年 Dadisman 等对创伤弧菌感染的临床和流行病学方面进行了研究。此后，有关创伤弧菌感染的临床报道以及研究逐渐增多，尤其在一些沿海城市。我国沿海关于创伤弧菌感染的病例报道十分罕见。1991 年，由姜红首先报道创伤弧菌脓毒症死亡 1 例，直至 2001 年有报道浙江温州地区创伤弧菌脓毒症 12 例，大多因 MODS 而死亡，可见创伤弧菌感染是灾害性创伤后一种少见却有着极强致命性的严重疾病。

一、病原学及流行病学特点

创伤弧菌隶属于弧菌属第五群细菌，是嗜盐性海生革兰阴性杆菌属。1976 年 Hollis 等报告从血液中培养分离出该细菌，并且鉴定为乳酸阴性的嗜盐弧菌。1979 年 Farmer 将它命名为创伤弧菌。创伤弧菌为分布极为广泛的海洋细菌。该菌最适宜的生存条件为 37 ℃下 10 ~ 20 g/L 盐度。

文献报道，创伤弧菌感染常发生在欧洲、美洲、亚洲等区域的一些沿海城市，我国台湾和沿海地区等相继有创伤弧菌感染的临床报告。大陆地区仅浙江省沿海有发生创伤弧菌脓毒症病例报告。发病区域主要分布在沿海，如浙江省温州地区、台州地区所属市县区沿海地域。发病季节在 3—11 月，以夏天最多见。当灾害性创伤（如遇飓风、海啸、海难、地震、交通事故等群体意外事件）发生后，伤口受到海水污染，感染往往从下肢开始，继而肢体局部的皮肤、肌筋膜、肌肉坏死等，并且迅速发展为脓毒症。

二、临床表现

创伤弧菌感染的潜伏期为24～48小时。被感染患者的临床主要表现为：原发性脓毒症、创伤感染和急性胃肠炎，少见的临床表现有肺炎和自发性腹膜炎。

（一）常见临床症状

发热伴畏寒、下肢剧烈疼痛、呼吸困难、头晕、乏力、恶心、呕吐、腹痛、腹胀、少尿等。

（二）常见临床体征

发热（>38 ℃）或低体温（<36 ℃）、下肢肿胀、局部红斑、淤斑坏死、大疱性皮肤损害、蜂窝织炎、坏死性肌筋膜炎、肌肉坏死等；心动过速、出汗、皮肤湿冷、口唇发绀、呼吸急促，两肺可闻及干、湿性啰音；少尿、无尿；巩膜、皮肤黄染，烦躁不安，严重者出现皮肤，黏膜，消化道，呼吸道出血，ARDS，昏迷，MODS等。病情进展迅速，24～48小时内出现MODS表现，大多因呼吸循环衰竭而死亡。

（三）实验室检查

白细胞总数增加（$>12\times10^9$/L）或降低（$<4\times10^9$/L）、中性粒细胞比例升高、血红蛋白降低、血小板降低；血清肌酐、尿素氮升高，出现急性肾衰竭；血糖降低、血清钾可升高；血清谷草转氨酶、血清谷丙转氨酶及总胆红素升高、人血白蛋白降低、血清肌酸磷酸激酶（CPK）明显升高，CK-MB轻度升高；血气分析：低氧血症、低碳酸血症、代谢性酸中毒；凝血功能指标：PT，APTT，TT延长。细胞因子水平升高，如TNF-a，IL-1，IL-6，IL-8等。95%患者的血液中可培养分离出创伤弧菌，还可从患者伤口的渗出液、血液、脑脊液中找到或培养出创伤弧菌病原体。

（四）CT胸部扫描和X线胸部摄片

两肺浸润性改变、胸膜腔积液。

（五）腹部B超

肝、脾肿大，部分患者可见腹水。

（六）下肢皮损病理活检

棘细胞松解、真皮胶原凝固性坏死、血管内皮坏死脱落、血管壁纤维蛋白样坏死、皮下组织出血伴中性粒细胞浸润。

三、诊断

早期临床诊断创伤弧菌感染依据包括：（1）发病季节在4—11月，灾害伤员受伤的肢体有破损创口并且接触海水史，急性发热伴畏寒或寒战，可出现腹泻、恶心、呕吐、腹痛、呼吸困难等症状。（2）伤后1～2天内出现典型的皮肤、软组织、肌肉损害。常常从下肢开始出现伤口剧烈疼痛、肿胀，继而皮肤局部或片状红斑与淤斑、血疱伴渗出、坏死等蜂窝织炎、坏死性肌筋膜炎等。(3) 低血压或休克，24 ~48 小时内迅速出现 MODS 的症状与体征。(4) 血疱液或坏死组织分离出病原体，创伤弧菌感染就可做出准确诊断，一般在 24 小时内即可培养出病原菌。

四、治疗

(一) 早期外科手术治疗

入院后 1 ~2 小时内切开患肢皮肤减压、引流，创面局部应用磺胺药物米隆 + 氯霉素；1 周后进行下肢清创，切除坏死皮肤，2 周后创面好转，进行自体皮肤移植。如果血清肌酸磷酸激酶(CPK)持续性升高，提示肌肉坏死，应该早期彻底清创，必要时截去患肢。

(二) 抗生素治疗

创伤弧菌体外培养药敏试验显示，多种抗菌药物比较敏感。可以选用氨苄西林、头孢噻肟、头孢他啶、奈替米星、诺氟沙星、复方磺胺甲唑等多种抗菌药物。第三代头孢菌素类中以头孢哌酮钠治疗效果最好，青霉素类以广谱的哌拉西林钠效果最好。

(三) 器官保护

在创伤弧菌感染患者的综合治疗中，器官保护尤为重要。有报道应用乌司他丁对创伤弧菌感染的临床治疗具有积极的器官保护作用。

(四) 抗休克治疗

包括补液、扩容、血管活性药物应用以维持循环稳定。可以选用去甲肾上腺素 + 多巴酚丁胺升压。出现急性肺损伤/急性呼吸窘迫综合征(ALI/ARDS)时，应用 BIPAP 无创正压通气治疗，必要时气管插管进行呼吸机辅助呼吸。

(五) 全身支持疗法

纠正水与电解质代谢失衡，纠正酸碱平衡失调，给予高蛋白、高热量饮食、止痛、镇静、退热等。少量多次输血，以输全血、新鲜血为佳。

五、预防

由于创伤弧菌感染具有高度致死性，对该病的预防十分重要。沿海地域灾害伤员已有皮肤破损的伤员不能接触有可能污染的海水，如果伤口在海水中已经污染，出现发热、皮肤损害或低血压的患者，临床医生要高度警惕发生创伤弧菌脓毒症的可能，强调积极评估和早期综合多学科协作抢救治疗。

第六节　创伤性脓毒症

一、概述

创伤性脓毒症是一种因严重创伤(包括战伤、大面积烧伤)而引发的脓毒症。虽然早在20世纪50年代,Fine曾提出在失血性休克条件下,肠道细菌和内毒素的侵入可使休克患者的病情向着不可逆方向发展。创伤性脓毒症的诊断标准:(1)有严重或比较严重的外伤史;(2)伤后出现SIRS的表现;(3)高度怀疑有感染存在,血培养阳性或者有明确感染病灶有助确诊,但血培养阴性或局部感染灶寻找不到也不能完全排除脓毒症的存在。

创伤性脓毒症的感染源:(1)创面或肠腔破裂引起的外源性感染;(2)肠源性感染。伤后由于肠道黏膜屏障功能损害,肠道通透性增大,细菌和(或)内毒素通过肠黏膜进入血管造成脓毒症。

二、发病机制

(一)创伤后脓毒症发病因素

主要依据致病微生物的侵袭能力与机体抗感染防御能力。致病微生物侵袭能力包括两个方面:(1)细菌的毒力。若其伤害力强且能产生内毒素或外毒素,产生透明质酸酶、胶质酶、溶纤维组织素,感染常常严重且易扩散。(2)细菌的数量。如果1 g组织中的细菌数量 $>10^5$ 个,提示有侵入性感染存在。人体的防御能力与患者的年龄、营养、有无糖尿病、免疫功能低下等疾病、伤后的局部生理屏障破坏的严重程度等情况有关。

(二)严重创伤后脓毒症的病原菌变化

不同地区、不同医院、不同患者、病情的不同阶段引起感染的病原菌不同。近年来,由于新型抗菌药的不断开发和应用,革兰阴性杆菌感染占重要地位,但是革兰阳性球菌有逐渐上升的趋势。一些原来被认为是“条件致病菌”或者称“非致病菌”的病原菌,在病程持久、患者衰竭、免疫力低下的情况下,也可乘虚而入,成为致病菌,造成严重感染。最常见的致病菌有大肠埃希菌、变形杆菌、肠球菌、鲍曼不动杆菌、铜绿假单胞菌、金黄色葡萄球菌、链球菌和真菌等。铜绿假单胞菌本是条件致病菌,对多种抗菌药耐药,是严重创伤很难对付的致病菌,在一般抗菌药的作用下,常以继发性感染出现,近年来其感染率明显上升,居革兰阴性杆菌的首位。

(三)创伤性脓毒症的病理生理变化

一是血流动力学的改变如心跳加快、心搏血量加大、体温升高、呼吸急促、基础代谢率提高,应激反应增强;二是呈现过度炎症反应的改变。释放的炎症介质和细胞因子增多,机体相应出现抗炎反应,而且如果原发病灶得不到有效清除,以肠道为主的内源性感染得不到遏制和阻断,那么疾病的治疗将进入相当困难的阶段,发生MODS的机会将会大大增加。

（四）创伤脓毒症的发病机制

创伤后局部和全身的炎症反应严重程度超过了机体的可承受限度，就可引起机体免疫功能的减退。在创伤、感染、出血性休克等第一次打击后，处于激活状态的许多炎症介质和细胞因子导致不同程度的应激和炎症反应，若第一次打击因素持续存在，则早期过度炎症反应可因级联反应而使炎症失控，出现机体的严重受损，这时细胞因子起破坏作用，炎症介质激起细胞和体液的免疫级联反应，持续激活网状内皮系统，继而导致全身性血管扩张、全身血管阻力下降和低血压，造成各重要脏器的低灌注及乏氧代谢，加之有创伤后遗留的感染病灶，不断释放病菌和毒素，就构成了脓毒症。研究表明，创伤、烧伤、休克、肠缺血后早期发生的肠源性内毒素血症可能激发血浆中的 TNF-α，IL-6，IL-10，C-反应蛋白等细胞因子及炎症介质的产生和释放，尤其是 TNF-α 可能是促进全身性炎症反应及导致组织损害以致出现脓毒症和 MODS 的主要因素之一。

虽然对创伤和休克时内毒素血症的临床争议仍有分歧，但是大量的证据支持“肠道”仍然是脓毒症和 MODS 发生的“策源地”。在 SIRS 向 MODS 发展的过程中，胃肠道可能是最主要的始动器官，保护胃肠道黏膜屏障功能是防止肠源性感染，抑制过度 SIRS，削减二次打击因素的主要防治手段。有研究表明，早期肠道营养可降低循环内毒素水平、减轻肠道缺血再灌注损伤、阻滞内毒素及炎症介质对肠黏膜的损害。当然，任何单一的机制都难以引起并完成 MODS 的全部复杂病理生理过程，但是过度炎症反应和组织损害在其发生发展中的确起极重要的作用。

三、治疗

（一）创伤后的早期处理

原发伤及时有效彻底的清创处理，常可减少和预防伤后脓毒症的发生。如严重颅脑伤的及时手术、坏死病灶及时清除、空腔脏器和大血管破裂的修补或摘除、气胸和血肿的充分引流、粉碎性长骨干骨折的整复固定等，脓肿及时清除和充分引流，病情常可迅速好转。对于严重创伤患者，在损伤控制理论指导下实施有效手术，及时控制感染源，又不增加继发损伤。

（一）及时有效纠正休克

因为创伤性休克时除有大量体液从创面中丢失，还有小动脉和容量血管扩大，动静脉短路开放，血流在微循环中大量淤积，毛细血管和细胞膜通透性增加，体液重新分布等病理生理改变，使有效循环容量锐减，需要充分补充血容量。补液的重点首先要突出快和足。快：即在休克早期 15 ~ 30 分钟内快速输入 1 000 ~ 2 000 mL 平衡液；足：即输入液体的总量为估计总量的 2 ~ 3 倍左右。因为输入液体中的 2/3 未参加到有效循环中而是渗入到第三间隙，所以要补足容量。其次补液成分要晶体和胶体兼顾。大量晶体有助于迅速扩容，改善微循环；胶体有助于提高胶体渗透压，吸收组织间隙的水分到血管内，维持血压，两者比例为（2 ~ 3）：1。

（三）充分合理的氧供

无论何种原因的缺氧，都会影响到三磷腺苷（ATP）的合成和细胞的代谢，导致心、脑、肾等重要器官发生缺氧性改变。因此，保证充足的氧供尤为重要。首先建立畅通的气道，确保充分供氧，使得 $SaO_2 > 90\%$ 以上。如高流量鼻导管给氧仍不能改善组织缺氧，则应果断采用气管插管和呼吸机辅助呼吸支持。

（四）胃肠道营养的合理应用

严重创伤后的胃肠道一旦功能恢复，就应迅速将完全胃肠外营养（TPN）转为 TPN + 肠内营养（EN），并根据情况逐步过渡到肠内营养（EN）。在肠内营养中添加谷氨酰胺、可溶性膳食纤维等，则有利于肠道黏膜的代谢和被损伤黏膜的修复。创伤后的胃肠道对食物的耐受性较差，开始阶段选用易于消化的短肽类和氨基酸单体类肠内营养制剂，待肠道功能恢复后再逐渐转为整蛋白类肠内营养制剂。早期应用肠内营养可促进肠道壁毛细血管的血运，使血流加快，黏膜保持完整性，肠道屏障功能增强，防止和减少肠道细菌和内毒素的吸收，有效防止肠道细菌的移位和脓毒症的发生。

（五）合理使用抗菌药物

抗菌药物的使用应遵循以下三点原则：（1）当细菌学依据不明确时，先经验性用药。如伤员从灾难现场直接转运入院，伤员多为社区获得性感染，以球菌类如金黄色葡萄球菌、肺炎链球菌等为主；如果伤员入院已久，多为院内感染，以杆菌为主，如大肠埃希菌、铜绿假单胞菌等。一旦致病菌明确，就应根据药敏试验结果针对性用药。在未获得细菌培养结果之前，可根据创伤部位进行分析，创面致病菌常与邻近常驻菌相似，口鼻腔创面多以革兰阳性菌为主；口腔感染时要注意加用抗厌氧菌药物。肌肉广泛损伤者，除革兰阳性球菌外，还应警惕厌氧菌感染；内源性感染主要为肠道细菌，如大肠埃希菌、厌氧菌和粪链球菌等。（2）要不断追踪细菌培养结果，不断调整抗菌药物，随着治疗的不断延续，致病菌的类型和对抗菌药物的敏感度会发生相应的变化。（3）抗菌药的使用要适度，尤其是对于无明显感染依据的 SIRS 不必常规预防性的长期使用广谱抗菌药，否则会导致真菌感染和菌群失调。

（六）血液净化技术的应用

为了清除内毒素、过量的炎症介质和细胞因子对机体的损害，可以通过连续肾替代治疗（CRRT）来完成。CRRT 在清除内毒素、炎症介质、稳定血流动力学、纠正内环境紊乱等方面确有不可替代的作用。CRRT 通过清除过量的炎症介质和其他代谢产物来治疗严重创伤、脓毒症、MODS 等疾病，所以这项技术为脓毒症的救治提供了新途径。

四、预后

创伤性脓毒症的预后由诸多因素综合决定。目前公认的相关因素有：年龄，是否有全身性疾病如糖尿病和高血压等，原发伤或伴有的感染灶是否得到有效控制，致病菌毒力如何、是否耐药，有无并发 MODS，受累器官有多少等。一般说来，脓毒症的中后期，都有不同程度脏器受损。MODS 的器官数目越多，程度越重，预后越差；如果有严重并发症如消化道出血、肺梗死、顽固性哮喘、脑血管意外等，预后则差。在脓毒症的治疗过程中，肠道功能恢复直接关系到疾病的预后。早期提供肠内营养可有效地减少肠源性内毒素血症发生。有效的营养支持可以增强患者免疫功能，减少并发症。

参考文献

[1] 张清福,秦环龙.肠源性感染与细菌生物学行为变化的研究进展.肠外与肠内营养,2007,14(6):370-377.

[2] 王基.创伤感染中的医源性感染问题.创伤外科杂志,2007,9(1):1-3.

[3] 王一镗.王一镗急诊医学.北京:清华大学出版社,2007:731-741.

[4] 王正国.灾难和事故创伤的救治.北京:人民卫生出版社,2005:326-338.

[5] 姚咏明.现代脓毒症理论与实践.北京:人民卫生出版社,2007:1029-1041.

[6] 王颖莹,王辰允,张伟,等.野战环境下医院感染的预防与控制.中华医院感染学杂志,2008,18(3):363-365.

[7] 刘绍德,莫永生,莫惠平,等.常见病原菌耐药性及抗菌药物不合理应用分析.中华医院感染学杂志,2007,17(1):81-82.

[8] 钟初雷,张国荣,陈文光.抗菌药物合理应用系统的建立与应用.中华医院感染学杂志,2007,17(2):199-200.

第四十四章　脓　毒　症

Chapter 44　Sepsis

张劲松 Zhang Jingsong　南京医科大学第一附属医院急诊科主任、教授、主任医师
江苏省医学会急诊医学分会主任委员
马朋林 Ma Penglin　解放军总医院第二附属医院急诊科主任
解放军重症医学专业委员会副主任委员
刘京涛 Liu Jingtao　解放军总医院第二附属医院 ICU 主任
刘清泉 Liu Qingquan　北京中医药大学附属东直门医院急诊科主任
北京市中西医结合急救医学专业委员会主任委员
曹　权 Cao Quan　南京医科大学第一附属医院 ICU 主任、主任医师

众所周知,各种重大灾害地区现场及其附近,往往是环境恶劣、卫生条件极差、灾民的基本生活条件及其健康状况普遍低下,在这样的情况下,灾民的患病率将日益增加,其中最常见的疾病之一,便是脓毒症(sepsis),如能及时得到诊治,病况比较容易得到控制,否则,若任其迁延,则病情会进一步恶化,这一问题,已受到全世界广泛的关注。

第一节　解读 2008 年国际严重脓毒症及感染性休克治疗指南

一、概念

(一) 脓毒症和感染性休克概要

严重脓毒症和感染性休克是影响人类健康的重大疾病,每年都影响着全球范围内成千上万的患者,其中四分之一甚至更多的患者死亡,并且病死率仍然在不断升高。Rangel-Frausto 指出,美国 1995 年因感染性休克而住院治疗者达 50 万人。由于逐步老龄趋向,Angus 预计,至 2010 年这一人数将达 100 万。感染性休克的患者预后很差,美国统计的死亡率达 35 %,随后,长期的死亡率可高达45%。与多发性创伤、急性心肌梗死和脑卒中一样,在严重脓毒症发病的最初几小时内采取积极有效的治疗很有可能改善患者的预后。

（二）脓毒症、严重脓毒症和感染性休克概念

1. 脓毒症（sepsis）

脓毒症是指感染并发全身症状，有明确的感染灶。Bone 等于 1992 年首先提出了与感染有关的炎性反应的诊断标准，随后被广泛应用。全身炎症反应综合征（SIRS）诊断标准有以下几点：（1）中心体温 > 38 ℃或 < 36 ℃；（2）心率 > 90 次/min；（3）自主呼吸患者其呼吸频率 > 20 次/min，$PaCO_2$ < 32 mmHg；（4）外周血白细胞 > 12×10^9/L 或 < 4×10^9/L，或外周血涂片未成熟干状核细胞 > 10%。脓毒症的诊断标准和 SIRS 相同，且有明确的感染灶。

2. 严重脓毒症（severe sepsis）

脓毒症伴有器官功能障碍和低灌流。低灌流的指标：（1）收缩压 < 90 mmHg；（2）正常收缩压下降 > 40 mmHg；（3）乳酸性酸中毒；（4）少尿；（5）急性神志改变。

3. 感染性休克（septic shock）

严重脓毒症患者，并且对静脉输注复苏无反应；其次是需用强心或血管收缩药物以维持血压。

二、关于 2008 年国际严重脓毒症及感染性休克治疗指南

（一）国际严重脓毒症及感染性休克治疗指南制订的历史

2001 年的指南参考了 MEDLINE 搜索的近 10 年的临床研究文献。2004 年，全球范围内 11 个代表感染和脓毒症诊断治疗最高水平的组织联合发表了第一个被国际社会广泛接受的指南，以指导临床医师改善严重脓毒症以及感染性休克患者的预后。本次指南是拯救脓毒症运动（surviving sepsis campaign，SSC）的第二阶段，即进一步加深对严重脓毒症的认识和改善其预后。2006 年和 2007 年指南制订小组再度就更新至 2007 年的最新临床证据进行评估，运用新的循证医学方法评估了证据的质量和推荐的强度，对以往指南进行了修订，形成了 2008 年版指南。

2001 年指南的制订在国际脓毒症论坛（ISF）协调下制订。2004 年版指南的制订由世界危重病医学协会（SCCM）、欧洲危重病医学协会（ESICM）和 ISF 执行并得到了企业广泛资助。与 2004 年的 SSC 指南发布时的 11 个国际组织 46 位专家比较，本次指南的撰写队伍少有变化，署名作者 23 名，但指南委员会有 55 位专家，15 个学术组织参加（增加了日本的急性病学会、日本监护医学会、德国脓毒症协会以及拉丁美洲脓毒症协会等）。本版指南制订的过程未接受任何资助。

（二）2008 版严重脓毒症及感染性休克治疗指南的制订

本次制订指南是在 2001 年第一版和 2004 年第二版指南的基础上建立的。

指南中应用等级分级系统（GRADE 系统）对证据的级别进行评价。GRADE 系统建立在对临床证据质量评估和对临床治疗建议分级的基础上，并权衡临床获益与风险、负担、花费等，确保对临床证据质量和推荐强度的评估构成了 GRADE 系统的特征和关键。该系统将证据质量分为四个等级：高（GRADE A）、中（GRADE B）、低（GRADE C）、非常低（GRADE D）。高质量的论据来自随机对照研究，但可能因研究完成的限制、结果不严密或存在矛盾、证据不直接及结果存在偏倚等，而使证据等级降低。低质量证据指非随机对照的观察研究，但是如果有大量研究结果支持则证据等级升级。

另外，GRADE 系统将推荐等级分为“强烈推荐”（GRADE 1）和“一般推荐”（GRADE 2）。等级

的划分更要考虑到临床的重要性而不是仅根据上述对证据质量的划分。“强烈推荐”指推荐的干预治疗效果(改善预后,减少医务人员及患者负担,减少花费)明显优于其不良反应(损伤、增加负担和费用)。“一般推荐”指推荐的干预治疗效果可能优于其副作用,但孰优孰劣尚不明确。因为有些证据尚不明确且“强烈推荐”与“一般推荐”之间无明确的界限,对一些关键的问题仅作一般推荐。指南中强烈推荐称作“推荐”,一般推荐称作“建议”。

为了确保指南的深度和广度,指南制订专家组利用专家群体决策法(Delphi 法)及具体分组的方法完成指南修订工作。专家组分为小组就特定领域修订指南意见,包括糖皮质激素、血制品、活化蛋白 C、肾脏代替治疗、抗生素、感染源控制、血糖控制等,小组形成一致意见后提交大会全体会议讨论,并采用改良的 Delphi 法(包括各个分组会议、主要专家会议、远程电话、电子邮件以及全体大会等)对指南意见反复讨论,达成最后统一意见,完成指南的修订。

在指南修订的过程中,部分论据的解读、建议的措辞、推荐的强度等存在分歧的问题通过全体投票的方法解决。大多数专家投票赞成且不超过 20% 的人反对(包括中立投票)则通过该条意见;“推荐(recommend)”的意见至少需要 70% 以上专家投票认可;如果投票小于 70%,则该条意见列为“建议(suggest)”(GRADE 2)。

(三) 2008 版指南的变化

2008 年指南总体与 2004 年指南有以下几方面的变化和特点:(1) 与 2004 年的 SSC 指南发布时的 11 个国际组织 46 位专家相比,本次指南的撰写,署名作者 23 名,但指南委员会有 55 位专家,15 个学术组织参加,美国胸科协会(ATS)和澳大利亚暨新西兰危重病协会在这次修订中并未参加。(2) 2008 年指南参考文献共计 341 篇,2004 年指南是 135 篇,说明有关脓毒症的研究进展还是较多的。(3) 指南对证据等级作了调整,由 2004 年的五级(A ~ E)变为 2008 年的四级(A ~ D)。(4) 在指南建议的应用中,推荐强度主要有两点变化:推荐等级分为两个级别,即“推荐(recommend)”和“建议(suggest)”,前者意见至少需要 70% 以上专家投票认可,后者专家投票认可则小于 70%;此外,推荐等级除了证据等级外,还结合建议的利益风险、疗效、费用、不良反应等综合考虑。(5) 指南制订的过程中未接受任何资助,公正性更强。(6) 强调了临床医生的决策性。指南提出:当患者病情变化复杂时,指南推荐内容不能代替临床医生的决策,并且临床医生应根据患者的实际情况选择个体化的治疗方案。

三、2008 年国际严重脓毒症及感染性休克治疗指南的内容(成人)

(一) 严重脓毒症的治疗

1. 早期复苏

(1) 推荐对感染性休克的患者制订复苏计划(感染性休克的定义为组织低灌注,表现为经过初期的液体复苏后仍持续低血压或血乳酸浓度≥4 mmol/L)。一旦证实存在组织低灌注后应该尽早开始实施复苏计划,而且不应等待入住 ICU 后延迟复苏。在复苏的前 6 小时,脓毒症引起组织低灌注的早期复苏目标应该包括:

中心静脉压(CVP)8 ~ 12 mmHg;

平均动脉压(MAP)≥65 mmHg,尿量≥0.5 mL/(kg · h);

中心静脉(上腔静脉)氧饱和度($ScvO_2$)≥70%;

混合静脉氧饱和度(SvO_2)≥65%。

研究表明达到早期复苏目标可以提高急诊感染性休克患者的生存率,最初6小时内达到上述复苏目标可减少患者28天死亡率。以中心静脉或混合静脉血氧饱和度作为复苏指标是等效的,并且间断或连续检测血氧饱和度均可接受。尽管血乳酸浓度作为衡量组织代谢状态的指标缺乏精确性,但在脓毒症中血乳酸浓度水平升高者需要更积极的复苏治疗。对行机械通气或存在心室顺应性降低的患者,应将CVP设至更高的水平(12~15 mmHg)以克服充盈障碍,对腹压增高及心室舒张功能障碍的患者也应如此。合并肺动脉高压的患者也应将中心静脉压保持较高的水平。尽管脓毒症患者中很多病因可引起心动过速,但通过液体复苏使过快的脉率下降可作为血管内充盈改善的指标。最近一项研究表明MAP≥65 mmHg及$ScvO_2$≥70%的患者预后较好,因而将MAP≥65 mmHg及$ScvO_2$≥70%作为早期复苏的目标。研究表明外周静脉血氧饱和度较中心静脉血氧饱和度低5%~7%,因而无条件测定中心静脉血氧饱和度的单位可依据外周静脉血氧饱和度制订早期复苏计划。

(2) 在严重脓毒症或感染性休克最初6小时复苏过程中,尽管经过体液复苏CVP已达复苏目标,但$ScvO_2$仍未能达到70%或SvO_2未能达到65%,此时可输注浓缩红细胞使红细胞比容≥30和(或)输注多巴酚丁胺[最大剂量为20 μg/(kg·min)]以达到治疗目标。

前文已提到复苏后$ScvO_2$应增加至≥70%。可通过初步液体复苏、输注浓缩红细胞、多巴酚丁胺的方案,已证实方案可以改善患者生存率。当已进行足够的液体复苏后,应该根据患者实际情况决定首先选择输血(如果Hct小于30)抑或多巴酚丁胺以提高氧输送,进而提高$ScvO_2$。

2. 诊断

(1) 推荐在抗生素治疗之前进行合适的细菌培养,但不能因此导致抗生素治疗显著延迟。为了更好地辨别病原微生物,推荐应用抗生素前至少采集两处血液标本:一是经皮穿刺,二是留置超过48小时的血管内导管。在不延误抗生素治疗的前提下,应用抗生素前尽量留取其他培养标本,如尿液、脑脊液、伤口、呼吸道分泌物或可能为感染源的其他体液。

虽然采样不应延误严重脓毒症患者及时的抗生素治疗,但应尽量在抗生素给药前获得培养标本,因为给予初始剂量的抗生素后血液培养标本的微生物快速被灭活。因而如果确定有病原体感染,为了确保培养结果可信在开始治疗前获得这些培养标本至关重要。采集的标本如果不能立即进行培养,标本必须立即送到微生物实验室冷藏或冷冻。推荐采集两处或两处以上的血培养标本,如留置导管(>48小时)的患者每个血管通路至少采集一个血培养标本,并且经外周血管采集标本与血管通路采集标本同样重要。如果两个标本的病原微生物结果相同,则该病原微生物致使脓毒血症的可能性大大增加。此外,如果经血管导管采集标本比外周血管采集标本早得多(如>2小时),则感染源更可能是经血管采集培养的病原微生物。培养标本的定量分析对判断血管置管是否为感染源也很有用,因而应经导管采取至少10 mL血液。定量(或半定量)的呼吸道分泌物培养结果可用于诊断呼吸机相关性肺炎,而革兰染色可以用于确定微生物的种类,尤其是对呼吸道标本。生物标志物在诊断严重脓毒症患者感染源中的潜在作用尚不明确;单克隆水平也有一定作用,但对于那些急性炎症由其他一些原因(如手术后、休克)引起的患者,其诊断作用仍不明确。随着诊断技术的不断发展,在不久的将来,快速诊断方法(聚合酶链反应,微阵列)将对病原菌及耐药菌的快速辨别起到很大作用。

(2) 推荐及时行影像学检查以明确潜在的感染源。一旦明确了感染源的存在应留取标本,但有些患者由于病情不稳定而不能接受有创操作或无法转运出ICU,此时一些床旁检查(如超声检查)是最有效的方法。

通过特定的诊断方法以明确感染源,并通过引流或去除体外异物清除该感染源可以最大可能地提高临床疗效。然而,受医疗条件的限制,如行影像学检查时需转运患者,这时难以监测危重患者病情,且转运也存在风险,因而行这部分检查时必须权衡利弊。

3. 抗生素治疗

(1) 推荐在确认感染性休克或严重脓毒症尚未出现感染性休克时,在1小时内尽早静脉应用抗生素治疗。在应用抗生素之前留取合适的标本,但不能因此延误抗生素的使用。

救治严重脓毒症或感染性休克患者,应快速建立血管通路开始积极的液体复苏,而早期快速输入抗生素治疗也很重要,且最好通过其他的血管通路。研究表明感染性休克患者的抗生素治疗每耽误1小时,死亡率都会增加。在选择抗生素的给药方法时,应该意识到有些抗生素可以快速推注,而有些只能长时间输入。当血管通路受到限制并且需要输入多种不同药物时,建议推注抗生素。

(2) 推荐初始的经验性抗生素治疗,应用对所有可能的病原微生物[细菌和(或)真菌]有效的一种或多种药物,并且渗透到潜在感染病灶中的药物浓度足够高。

经验性抗生素治疗需考虑多种因素:如药物不良反应、潜在的疾病、临床的并发症、对特定疾病是否敏感、既往史等。近期使用过的抗生素一般应避免使用。另外,也应该考虑到是否有念珠菌血症的可能。初始选择的抗生素应该是广谱的并能足够覆盖所有可能的感染,直到获得药敏结果,并不能为了减少抗生素抵抗以及减少费用而限制早期广谱抗生素的使用。抗生素的剂量应该足够大以达到有效血药浓度,然而严重脓毒症或感染性休克的患者常合并肝肾功能受损,且由于液体复苏导致血容量异常分布。因而应通过药物的血清浓度检测及请临床药师会诊来确保药物达到最大的治疗效果、最小的毒副作用。

(3) 推荐每天评价抗生素治疗方案,以确保最佳疗效,防止细菌耐药产生,减少药物毒性并降低治疗费用。

一旦致病菌被证实,显然没有一种经验性药物能提供最佳的治疗,此时应根据药敏结果选择合适的抗生素以减少二重感染或耐药菌产生。

(4) 对确诊或怀疑由假单孢菌感染引起的严重脓毒症患者建议联合使用抗生素。

(5) 对伴有中性粒细胞减少的严重脓毒症患者建议经验性地联合使用抗生素。

(6) 对严重脓毒症患者经验性治疗时,联合使用抗生素治疗不应超过3~5天。一旦获得药敏试验的结果,抗生素治疗应该尽快降级,改用最有效的单药疗法。

证据表明抗生素联合治疗比单一治疗有更好的效果,体外研究也表明,联合治疗能对病原菌产生协同作用,且联合治疗能增加假单胞菌属感染的治愈率。

(7) 推荐抗生素治疗的疗程一般为7~10天,但对于临床治疗反应慢、感染病灶未完全清除或免疫缺陷(包括中性粒细胞减少症)患者,可适当延长疗程。

(8) 如证实现有的临床症状系非感染性因素引起,推荐立即停用抗生素,以尽可能降低耐药细菌引起感染及降低药物相关不良反应的风险。

血培养存在一定的假阴性(严重脓毒症或感染性休克的患者血培养超过50%可能为阴性),因而决定继续、减少或停止抗生素治疗必须根据临床实际情况。

4. 控制感染源

(1) 对于某些特定部位的感染如坏死性筋膜炎、弥漫性腹膜炎、胆管炎、肠梗死等需要采取紧急的治疗措施,应尽快寻找病因作出诊断或排除诊断,并且在症状出现6小时以内完成。

(2) 进一步对表现为严重脓毒症患者采取干预措施以控制感染源,特别是脓肿或局部感染灶的引流、感染后坏死组织的清创、摘除可引起感染的医疗器具及控制仍存在的微生物感染源。

(3) 当确定胰腺周围坏死组织是潜在的感染源时,应该等有活力组织和坏死组织的分界比较明显以后再进行干预治疗。

(4) 处理感染源时应选择对生理功能影响最小的有效手段,例如对脓肿行经皮穿刺引流而不是外科切开引流。

(5) 当某个血管通路可能是严重脓毒症或感染性休克的感染源时,在建立其他血管通路后迅速去除该血管通路。

脓毒症治疗中控制感染源的原则为:快速判断感染源的特定位置及致病菌的种类;采取干预措施以控制感染源(特别是脓肿或局部感染灶的引流、感染后坏死组织的清创、去除可引起感染的医疗器具及控制仍存在的微生物感染源)。容易控制的感染源包括:腹腔脓肿、消化道穿孔、胆管炎、肾盂肾炎、肠内缺血或坏死引起的软组织感染、及其他一些深部感染如脓胸、脓性关节炎。成功的早期复苏后这些感染源应尽快得到控制,采用的控制措施应尽可能地减少生理功能损害(例如对脓肿进行经皮穿刺引流而不是外科切开引流,胆道内窥镜治疗而不是外科引流)。同时迅速去除可能为感染源的血管通路。控制感染源的措施可能导致进一步的损伤如出血、瘘或对正常组织的误伤,因此选择治疗方法时应权衡利弊。当损伤较小的方法不能控制感染源或尽管已做放射学检查诊断仍不明确时可考虑外科手术。

5. 液体疗法

(1) 推荐用天然/人工胶体或晶体液进行液体复苏。并无循证医学的证据支持某种液体优于其他液体。

SAFE 研究表明,给予白蛋白是安全的且疗效与晶体液等同。最近的一项荟萃分析表明晶体液和胶体液的复苏效果无显著差异。然而给予羟乙基淀粉可能增加脓毒症患者肾衰竭的风险,应用时应慎重选择。因为晶体液的分布容积较胶体液大得多,要达到同样的治疗目标时,晶体液用量要明显多于胶体液量,另外晶体液更便宜。

(2) 液体复苏初始的目标应使 CVP 至少达到 8 mmHg(机械通气的患者应达到 12 mmHg)。之后通常还需要进一步的液体治疗。

(3) 推荐采用液体冲击疗法,只要患者血流动力学(例如动脉压、心率、尿量)持续改善,就应该继续补液。

(4) 对疑有血容量不足的患者进行液体冲击治疗时,在开始 30 分钟内至少补充 1 000 mL 晶体液或 300 ~ 500 mL 胶体液。对脓毒症致组织灌注不足的患者,需要更快的补液速度及更大的补液量(参考初期复苏指南)。

(5) 当患者心脏充盈压(CVP 或肺动脉楔压)增高而血流动力学却无改善时,应该显著降低补液速度。

液体冲击疗法是一种特定的补液技术即短期内输入大量液体,并严密监测患者的反应以避免发生肺水肿。由于脓毒症患者存在静脉扩张和进行性的毛细血管渗漏,大部分患者在最初 24 小时内需要持续积极的液体复苏,特别是液体入量要远大于出量,并且在这段时期,不应根据入量/出量比判断是否需要液体复苏。

6. 血管收缩药

(1) 推荐维持平均动脉压(MAP)≥65 mmHg。

在严重低血压危及患者生命时,为维持灌注压应使用血管收缩药,即使低血容量未得到纠正。平均动脉压过低时,血管会失去自我调节能力,结果血液灌注随着压力降低而线性下降,所以需用血管收缩药维持最低灌注压与适当的血流。研究表明使用去甲肾上腺素调整 MAP 至少达

65 mmHg,可以保持组织灌注。既往有高血压且血压控制不良的患者,MAP 应大于 65 mmHg;而对于既往无高血压史的年轻患者,MAP 可略低于 65 mmHg。另外,还应观察其他的指标(如血中乳酸盐浓度和尿量)以评估局部及全身的灌流情况。充分的液体复苏是感染性休克患者治疗的最根本措施,应该在使用血管收缩药前施行,但对于病情危重的感染性休克患者液体复苏的同时可给予血管收缩药。

(2) 推荐首选去甲肾上腺素或多巴胺作为纠正感染性休克低血压时的血管收缩药(尽快建立中心静脉通路后给药)。

(3) 不建议将肾上腺素、去氧肾上腺素或抗利尿激素作为感染性休克的首选血管收缩药。0.03 U/min 的抗利尿激素联合去甲肾上腺素与单独使用去甲肾上腺素效果相当。

(4) 对去甲肾上腺素或者多巴胺不敏感的感染性休克治疗首选肾上腺素。

尚无高质量的基础研究提示在感染性休克治疗中哪种儿茶酚胺类药物效果最好。目前认为去甲肾上腺素与多巴胺优于肾上腺素(因后者可造成心动过速、影响内脏血流、也可造成高乳酸血症),也优于去氧肾上腺素。另外,肾上腺素是除去甲肾上腺素和多巴胺以外的首选药物。去氧肾上腺素对心率影响较小,但由于是纯粹的血管收缩药,会降低每搏输出量。去甲肾上腺素和多巴胺都是感染性休克时治疗低血压的第一线用药。多巴胺可以增加每搏输出量与心率以提高 MAP,更适用于心脏收缩功能不佳的患者,但因较容易增加心率,所以心率失常发生率较高。去甲肾上腺素主要通过使血管收缩而提升 MAP,与多巴胺相比,去甲肾上腺素升压效果较强,且对于心率的影响小得多但每搏输出量的增加也较少。

感染性休克患者抗利尿激素水平比休克状态下预期水平更低,低剂量的抗利尿激素对于使用其他升压药无效的患者可能有用。特利加压素有类似的作用但作用持续时间较长。最近一项 VASST 研究用去甲肾上腺素联合抗利尿激素(0.03 U/min)与单用去甲肾上腺素相比,并无显示联合用药效果更佳,而且较高剂量的抗利尿激素会降低心脏、末梢及内脏血流,故仅在其他升压药无效时才建议使用。使用此类纯粹的升压药时,最好能测量心输出量以维持正常或较高的血流。

(5) 不推荐将小剂量多巴胺用于肾脏保护。

目前尚无证据支持单用低剂量多巴胺可保护肾功能。研究发现低剂量多巴胺对临床指标(血清肌酐峰值、是否需肾替代治疗、尿量、肾功能恢复所需时间)和临床预后(存活时间、住院时间、心律失常发生率等)均无显著改善。

(6) 如条件允许,所有接受升压药治疗的患者都应尽快建立动脉通路。

在休克时,通过袖带测压常不准确,而动脉导管则能提供更准确和可重现的数据。连续的监测数据有助于人们根据即时的血压及回顾之前的血压来制订下一步治疗方案。

7. 正性肌力药物

(1) 当患者出现心脏充盈压升高伴低心搏出量提示心功能不全时,推荐静脉滴注多巴酚丁胺。

(2) 不推荐使用正性肌力药物将心脏指数升高至超常水平。

当患者左心室充盈压及 MAP 足够高同时存在低心搏出量时,多巴酚丁胺是首选的正性肌力药物。脓毒症患者在经过液体复苏后,如果无法监测心输出量,推荐联合使用正性肌力药物和血管收缩药,如多巴胺或去甲肾上腺素;能够监测心输出量及血压时,可单独使用一种血管收缩药如去甲肾上腺素,以达到目标 MAP 和心输出量。

8. 糖皮质激素

(1) 仅对体液复苏和升压药不敏感的成人脓毒性休克患者建议静脉应用氢化可的松治疗。

研究表明激素治疗可以提高对血管收缩药无反应(使用血管收缩药和液体复苏后仍然存在低

血压）的感染性休克患者的休克逆转率，但无明显证据表明激素治疗可以降低死亡率，且激素有增加感染几率和广泛肌损伤的不良反应，这些都限制了激素的广泛使用。对液体复苏和血管收缩药治疗不敏感的脓毒症患者是否应用激素，专家们存在较大争议，而对液体复苏和血管收缩药治疗敏感的患者则倾向于不用。

（2）对于须接受糖皮质激素的成人脓毒症患者亚群的鉴别，不建议行 ACTH 兴奋实验。

虽然有一项研究表明对 ACTH 无反应（给 ACTH 30～60 分钟后皮质醇升高≤9 μg/dl）的患者从激素治疗中获益的可能性更大，但不管 ACTH 结果如何，所有研究患者都有获益，并且激素应用和 ACTH 实验无明显相关性。

（3）对于感染性休克的患者如氢化可的松有效，就不建议选用地塞米松。

地塞米松能导致即刻和持续的 HPA 轴抑制，所以对氢化可的松有效的患者，就不建议选用地塞米松。

（4）如氢化可的松无效且替代的激素无显著盐皮质激素活性时，建议加用口服氟氢可的松每日 50 μg。如使用了氢化可的松，则可选择性地加用氟氢可的松。

由于氢化可的松有内在盐皮质激素活性，因此对于使用氢化可的松后无显著盐皮质激素效应的患者是否加用氟氢可的松还有争议。

（5）当患者不再需要使用升压药物时，推荐临床医师逐步停用糖皮质激素。

采用固定疗程持续用药还是根据临床实际指导用药，采用逐渐减药还是立即撤药，目前尚无研究证实其差异。逐渐减量用药是否能改善预后仍不明确，有研究显示皮质激素突然停用后会出现血流动力学和免疫学起反弹作用，但与逐渐减量用药相比临床预后无显著差异。

（6）以治疗感染性休克为目的时，严重脓毒症或感染性休克患者每日的糖皮质激素用量不大于相当于氢化可的松 300 mg 的剂量。

对于严重脓毒症或感染性休克患者，大剂量皮质激素疗法是无效甚至是有害的。但除了治疗脓毒症，如果其他一些原因需要，则可以行大剂量的皮质激素治疗。

（7）对于不伴休克的脓毒症患者，不推荐应用激素。但是对于有明确的内分泌疾病需要使用激素的患者或有应用皮质激素病史的患者，糖皮质激素的维持治疗或应激剂量的治疗并非禁忌。

目前无专门研究支持对无休克的严重脓毒症患者使用冲击剂量的激素，但对既往有糖皮质激素治疗史或存在肾上腺功能不全的患者，可以使用激素治疗。

9. 重组人活化蛋白 C（rhAPC）

（1）对脓毒症导致的器官功能障碍、临床评估死亡风险高的成人患者（绝大多数 APACHE Ⅱ 评分≥20 分或存在多个器官功能衰竭），如无禁忌证，建议接受 rhAPC 治疗，即使存在相对禁忌证也应该考虑使用。

（2）对严重脓毒症、临床评估死亡风险低的成人患者（绝大多数 APACHE Ⅱ 评分＜20 分或单个器官功能衰竭），不推荐接受 rhAPC 治疗。

有关成人使用 rhAPC 的证据主要基于两个随机对照实验：PROWESS 研究和 ADDRESS 研究。另外一项 ENHANCE 研究也证实了 rhAPC 的安全性且早期使用可以改善预后。PROWESS 研究包含了 1 690 名患者，研究表明：使用 rhAPC 治疗后，患者总体绝对死亡率减少 6.1%，相对危险度（RRR）减少 19.4%，需治数 RRR：16（需治数指防止 1 例不良事件发生或得到 1 例有利结果需要治疗的病例数）。研究发现：如用更高的 APACHE Ⅱ 评分和更多的器官功能衰竭数来评估死亡的风险，死亡率显著升高，但 rhAPC 的效果更明显。这使得在欧洲仅死亡风险较高（如 APACHE Ⅱ≥25 分）及一个以上器官功能衰竭的患者才可得到批准使用该药物。ADDRESS 研究包括 2 613 例入组时判定为死亡风险较低的患者。28 天全因死亡率安慰剂组为 17 %；活化蛋白 C 组为 18.5 %，相对危险度为 1.08。因而死亡风险较低的患者不建议接受 rhAPC 治疗。

研究发现，大多数 APACHE Ⅱ≥25 分或 MOF 的临床死亡风险较高的成人患者接受 rhAPC 治疗后死亡率降低；对于 APACHE Ⅱ<25 分或单个器官功能衰竭的死亡风险较低的患者，rhAPC 疗效并不明显；而 MOF 但 APACHE Ⅱ<25 分的患者疗效并不明确，这种情况下临床医生应结合临床死亡风险的评估和功能衰竭器官的数目来作出决定。已经明确接受手术和有创操作的患者 rhAPC 治疗后出血风险增加。应权衡死亡率减少的可能性和出血及医疗费用增加的副作用后作出是否用药的决定。

10. 血液制品

(1) 一旦患者组织低灌注得到纠正且无心肌缺血、严重低氧血症、急性出血、发绀型心脏病或乳酸酸中毒等(见初期复苏指南)并发症，如果血红蛋白低于 70 g/L，推荐输注红细胞，将血红蛋白提高至 70～90 g/L。

尚无专门的研究提示严重脓毒症患者存在最佳血红蛋白水平，但有研究表明对于成人患者，血红蛋白水平在 70～90 g/L(与 100～120 g/L 相比)并不伴有死亡率升高。脓毒症患者输注红细胞可增加氧输送，但通常不增加耗氧量。患者输血的阈值为 70 g/L，与感染性休克最初 6 小时复苏时输血目标不同(要求中心静脉测得的 $ScvO_2$ 较低的患者输血目标是使红细胞比容达到 0.30)。

(2) 不推荐专门使用促红细胞生成素治疗严重脓毒症合并的贫血，但是因其他原因(如肾衰竭导致的红细胞生成障碍)需要使用促红细胞生成素的脓毒症患者可以考虑使用。

临床研究发现危重症患者使用促红细胞生成素可减少红细胞的输注量，但对于临床预后并无影响，并且严重脓毒症及感染性休克时往往会有禁用促红细胞生成素的并发症。

(3) 当无出血、也不需进行有创性操作时，不建议用新鲜冷冻血浆纠正实验室凝血指标异常。

凝血酶原时间轻度异常但无出血患者，输注新鲜冷冻血浆不能纠正凝血酶原时间，另外也无任何研究表明严重凝血功能异常但无出血患者输注新鲜冷冻血浆会获益。因而专家组建议仅当证实有凝血因子缺乏且有活动性出血时或进行外科手术、有创性操作前，可输注新鲜冷冻血浆。

(4) 不推荐使用抗凝血酶来治疗严重脓毒症和脓毒性休克。

一项Ⅲ期临床试验表明，大剂量抗凝血酶不能降低严重脓毒症和感染性休克患者的死亡率，并且与肝素联合应用时，出血的危险显著增加。

(5) 对于血小板计数 $<5\times10^9/L$ 的严重脓毒症患者，无论是否有出血都建议输注血小板；当血小板计数为 $(5\sim30)\times10^9/L$ 且有明显出血危险时，可考虑输注血小板；需进行外科手术或有创性操作时应维持血小板计数 $\geq50\times10^9/L$。

关于血小板输注的指南源于对化疗患者治疗中的共识和经验。同时还需考虑到血小板减少的病因、血小板功能障碍、出血的风险及并发症。

(二) 严重脓毒症的支持治疗

1. 脓毒症导致急性肺损伤(ALI)/急性呼吸窘迫综合征(ARDS)的机械通气

(1) 推荐 ALI/ ARDS 患者的机械通气潮气量设定为 6 mL/kg。

(2) 推荐监测 ALI/ARDS 患者的吸气末平台压，且对于被动通气的患者初始平台压的目标压力上限≤30 cmH_2O。在评估平台压时应考虑患者的胸廓顺应性。

一项关于限制容量和压力通气策略的研究表明，与潮气量 12 mL/kg 相比，应用低潮气量(6 mL/kg)并将平台压限制在 30 cmH_2O 以下，可使 ALI/ARDS 患者死亡率下降 9%。针对 ALI 患者肺保护策略的应用已得到临床试验支持，并得到临床医生的广泛认可，ALI 患者潮气量的选择需要根据以下几个因素:需达到的平台压、选择的 PEEP 水平、胸腹腔顺应性及患者的自主呼吸力等。ALI/ARDS 患者应该避免高平台压及高潮气量。患者最初 1 ~2 小时的潮气量应当设置为 6 mL/kg 从而使吸气末平台压控制在 30 cmH_2O 以下。如果即使潮气量为 6 mL/kg 平台压仍然高于30 cmH_2O,那么就把潮气量降低到 4 mL/kg。

在遵循肺保护原则下,没有哪种通气方法(压力控制、容量控制、压力释放通气或高频通气)绝对优于另一种通气方法。

(3) 为尽可能降低平台压和潮气量,允许 ALL/ARDS 患者存在高碳酸血症(允许 $PaCO_2$高于正常的上限,称"允许性高碳酸血症")。

研究证实限制潮气量和分钟通气量以产生的适度的高碳酸血症是安全的,并且限制潮气量和气道压力可以改善预后。对潜在代谢性酸中毒的患者慎用"允许性高碳酸血症"策略,而对颅内压升高的患者应禁用。为了促使允许性高碳酸血症的应用可有选择的输注碳酸氢钠及氨丁三醇。

(4) 推荐设置呼气末正压(PEEP)以避免呼气末肺泡广泛萎缩。

ALI/ARDS 患者给予 PEEP 可以保持肺泡开放以利于血气交换。无论通过气管插管还是呼吸面罩给予 PEEP 都有利于增加 PaO_2,并可以使机械通气性肺损伤减小到最低。最近一项多中心研究比较了低到中度潮气量联合高 PEEP 通气方法和传统潮气量联合能满足氧合的最小 PEEP 通气方法,发现使用前者的 ARDS 患者存活率显著高于后者。PEEP 值的设定取决于两个因素:一是胸肺顺应性,另一个是缺氧程度和维持充分氧合的吸氧浓度。当选择 PEEP 时,无论以哪个为依据都是合理的。PEEP >5 cmH_2O 是防止肺泡萎陷的下限。

(5) 在有经验的单位,对需使用可能引起肺损伤的高吸入氧浓度(FiO_2)和平台压的 ARDS 患者,如果无临床禁忌,可考虑采取俯卧位通气。

大多数 ALI/ARDS 患者采取俯卧位都可以改善氧合。有研究对低-中度呼吸衰竭的患者行每天 8 小时的俯卧位共 4 天,证实氧合得到了改善但生存率并无改善。但如果延长俯卧位的时间至每天 17 小时,共 10 天,则显著改善生存率。然而,俯卧位通气会造成一些致命的并发症如气管插管或中心静脉管的脱出,应提高警惕以避免发生。

(6) 除非存在禁忌证,推荐将机械通气的患者的床头抬高,以降低误吸的风险并降低呼吸机相关性肺炎的发生率。

(7) 建议床头抬高大约 30° ~45°。

半卧位可以减少呼吸机相关性肺炎的发生,而肠内营养显著增加呼吸机相关性肺炎的发生,50% 肠内营养时处于仰卧位患者发生呼吸机相关性肺炎,因而肠内营养时最好不要把床头降为0°。但如果半卧位有禁忌(如患者存在低血压或需要监测血流动力学状态)时应将床头放平。

(8) 仅对符合下述条件的少数 ALI/ARDS 患者建议使用无创通气(NIV):轻 - 中度呼吸衰竭(相对较低的压力支持和 PEEP 可改善病情)、血流动力学稳定、易唤醒且容易耐受、能自主咳痰和保护气道、预期能早期恢复。建议气管插管指征放宽。

避免气管插管有很多优点:如利于交流,降低感染发生率,和减少镇静药用量等,且无创通气可以改善预后。但遗憾的是,合并威胁生命的低氧血症的患者中只有小部分适用无创通气。

(9) 推荐制订合适的脱机计划,当机械通气的脓毒症患者满足以下条件时,应进行自主呼吸试验来评价是否能脱机:① 能够唤醒;② 血流动力学稳定(不需使用升压药物);③ 未新发生潜在的严重疾患;④ 只需低潮气量和低 PEEP;⑤ 面罩或鼻导管给氧可满足吸氧浓度要求。如果自主呼吸试验成功可考虑拔管。自主呼吸试验的选择包括低水平的压力支持,持续气道正压(≈5 cmH_2O)或 T 管。

最近的研究表明,对于那些可能脱机的患者每日行自主呼吸试验可以减少机械通气的时间。成功的自主呼吸试验可以增加脱机的成功率。

(10) 对 ALI/ARDS 患者不推荐常规留置肺动脉导管。

肺动脉置管可能提供有用信息如患者的循环容量及心功能,但这些信息的益处被下述因素削弱:结果判读的差异、肺动脉闭塞压与临床反应之间缺乏联系等。多中心的随机化研究并未发现对急性肺损伤的患者常规使用肺动脉置管有所收益。但对需肺动脉置管监测数据来指导治疗的患者,可选择使用。

(11) 对存在急性肺损伤但无组织低灌注的患者,推荐行保守性补液策略以减少机械通气时间和 ICU 住院时间。

急性肺损伤患者发生肺水肿的机制是毛细血管通透性、流体静压的增加和胶体渗透压的减少。研究表明对急性肺损伤患者通过保守性补液策略减少补液量,可以减少患者的机械通气时间及 ICU 住院时间,但并不能降低死亡率和肾衰竭发生率。需要注意的是,这些研究仅针对明确有急性肺损伤的患者,其中仅部分存在休克,而保守性补液策略只用于非休克期。

2. 镇静、镇痛和神经肌肉阻滞剂在脓毒症中的应用

(1) 机械通气的危重患者需镇静时,推荐制订镇静方案以达到合适的镇静深度。

越来越多的证据表明,对需要机械通气的危重病患者制订镇静方案可以减少机械通气时间,减少 ICU 住院时间,降低气管切开率,并且可以提高镇静的质量并减少镇静药用量。

(2) 对于机械通气的脓毒症患者,推荐间断推注或连续输注镇静剂达到预定的镇静目标(例如根据镇静评分判断),当连续输注镇静剂时应每日中断用药或减少剂量以促进患者清醒,必要时再重新给药。

虽然尚无专门针对脓毒症患者的试验,但研究证实设定一定的镇静目标,通过间断给药,重新给药或连续给药达到预先设定的镇静目标可以减少机械通气时间。研究人员考察了危重病患者镇静药间断给药和连续给药之间的关系,发现连续给药增加了患者机械通气时间和住院时间。

一项前瞻性对照研究表明,采取每天中断连续的镇静输液直到患者清醒,必要时再给药的方案,可以减少机械通气时间和 ICU 住院天数。此外,尽管行机械通气的危重病患者普遍存在心肌缺血,但每天中断镇静治疗不会增加心肌缺血的发生率。因此,镇静药的每天中断疗法利大于弊。其受益包括可能缩短机械通气时间,缩短 ICU 住院时间,更好地评估神经功能及减少花费。

(3) 尽量避免对脓毒症患者使用神经肌肉阻滞剂(NMBAs),因为停药后有神经肌肉阻滞持续时间较长的风险。如果必须使用神经肌肉阻滞剂,应按需间断给药,或以“四个成串刺激法”(train-of-four,TOF)监测神经肌肉阻滞深度下持续给药。

NBMA 常被用于危重患者,但在 ICU 时作用并不确定。并无证据表明神经肌肉阻滞药物可以降低死亡率及总体发病率。NMBA 最主要的适应证是促进 ICU 患者的机械通气,适当的应用可以改善胸廓的顺应性,减少呼吸对抗以及降低气道峰压。另外,肌肉麻痹也可以减少呼吸肌做功和呼吸肌血流量,从而降低耗氧量。

NMBA 的应用与危重病患者肌病以及神经病变存在一定联系已在一些研究中得到证实。但 NMBA 促进危重病患者肌病以及神经病变的机理尚不明确。似乎同时应用 NMBA 和激素更容易诱发。尽管目前尚无专门针对脓毒症患者应用 NMBA 的研究,临床上 NMBA 的应用仍然应该谨慎,不应该使用 NMBA 除非有明确的指征,如适当的镇静和镇痛后仍然不能达到有效的神经肌肉阻滞。

神经肌肉阻滞剂的使用应在一定的监测下完成,如外周神经刺激评估(通常采用“四个成串刺激法”,TOF)或临床评估。有研究评价了 ICU 患者应用 TOF 评估与标准的临床评估的关系:对需

要神经肌肉阻滞的危重患者,分别在 TOF 评估和临床评估指导使用不同剂量的维库溴铵。发现 TOF 评估组与临床评估组相比,需要维库溴铵用药更少且神经肌肉功能和自主通气速度恢复较快。另外,神经肌肉传导监测有利于神经肌肉功能的快速恢复、缩短插管时间、减少 NMBA 用量。

3. 控制血糖

(1) 对收入 ICU 后病情初步稳定的严重脓毒症合并高血糖患者,推荐给予静脉注射胰岛素控制血糖。

(2) 建议使用有效方案调整胰岛素剂量,使血糖水平 <7.5 mmol/L。

(3) 推荐所有接受静脉胰岛素治疗的患者以葡萄糖作为热量来源,每 1 ~2 小时监测一次血糖,血糖和胰岛素用量稳定后可每 4 小时监测一次。

(4) 当即时检验(point-of-care testing,POCT)法检验的末梢血糖水平较低时,应谨慎处理,因为动脉血或血浆葡萄糖水平可能比检测值更低。

关于血糖控制,在指南制订的第一次全体委员会上已经达成共识。一项大规模单中心随机化研究表明,采用强化静脉胰岛素治疗(Leuven 方案)将空腹血糖控制在 4.4 –6.4 mmol/L,可显著降低 ICU 死亡率(对所有患者相对和绝对死亡率分别降低 43% 和 3.4%,对住院时间 LOS 超过 5 天的患者相对和绝对死亡率降低 48% 和 9.6%),并且单独分析 ICU 住院时间超过 5 天的患者时,发现强化胰岛素治疗可以减少器官功能障碍发生率及缩短 ICU 住院时间(中位数从 15 天缩短至 12 天)。虽然有的研究结论不同,如一项关于内科 ICU 中预期住院时间 >3 天的患者的随机研究显示:Leuven 方案的强化胰岛素治疗未能降低患者总的死亡率,并且低血糖的风险增加了近 3 倍(分别为 18% 和 6.2%),但是强化胰岛素治疗有利于较早地撤除呼吸机、减少急性肾损害,因而可以减少住院时间。

另外两个观察研究发现平均血糖水平与死亡率及多神经病、急性肾衰竭、院内感染发病率的减少有关并可以减少输液量,因而建议将血糖阈值控制在 7.25 –9.0 mmol/L 之间以减少患者死亡率。然而需要注意的是:降低血糖水平和减少血糖波动都很重要。

目前临床的血糖指标大多由便携式血糖仪(即时检验法,POCT)获得,几个因素可能会影响即时检验法监测末梢血糖水平的准确性和可重复性,包括所用仪器的类型和型号、使用者的经验以及患者因素: 如红细胞比容(贫血时假性升高)、动脉血氧分压及药物。有报道认为 POCT 法测量末梢血会高估动脉血的血糖水平,这足以影响治疗方案中胰岛素用量的制订。

研究发现伴高血糖的严重脓毒症患者早期病情稳定后控制血糖可以降低患者发病率和死亡率。然而最近的两项研究对强化胰岛素治疗(达到正常血糖目标)的风险提出了质疑,因而建议在无更好临床证据下,应将血糖水平维持在 <7.5 mmol/L。

4. 肾脏替代治疗

(1) 对严重脓毒症合并急性肾衰竭患者,持续性肾脏替代治疗与间断血液透析治疗效果等同。

(2) 对血流动力学不稳定的脓毒症患者,建议给予持续肾脏替代治疗以维持液体平衡。

尽管很多非随机化研究表明持续性肾脏替代治疗不能显著改善患者的生存率,但 2 项荟萃分析表明:持续和间断肾脏替代疗法对降低患者院内死亡率无显著差异。迄今为止共有 5 个前瞻性随机化研究比较了持续和间断肾脏替代疗法的差异。其中 4 个未发现二者之间的显著差异,1 个研究表明持续性肾脏替代疗法死亡率显著高于间断疗法,但该组中因随机不平衡,导致疾病严重性水平较高,当对疾病严重性用多变量分析后,持续与间断疗法亦无显著差异。

至于持续与间断肾脏替代治疗对血流动力学的影响,目前并无证据支持持续性肾脏替代治疗对血流动力学影响更小。仅有 2 项前瞻性研究表明持续性肾脏替代治疗的血流动力学耐受性更好,但局部灌注和患者生存率未有明显提高。另4项前瞻性研究也未能发现使用2种方法的患者平均动脉压或收缩压下降值有明显差异。总之,目前证据不足以得出并发急性肾衰竭脓毒症患者选择何种肾脏替代治疗方案更优的结论。最近的2项研究表明持续性肾脏替代治疗更有利于维持液体平衡,因而对血流动力学不稳定的脓毒症患者,建议给予持续肾脏替代治疗。

5. 碳酸氢盐治疗

对于由于低灌注导致乳酸酸中毒(pH≥7.15)的患者,不推荐使用碳酸氢钠改善血流动力学或减少升压药物的用量。

并无证据支持碳酸氢钠在治疗脓毒症低灌注导致的高乳酸血症中的作用。研究发现:等物质的量的生理盐水和碳酸氢盐对改善乳酸酸中毒患者血流动力学指标,或减少升压药用量的作用无明显差异,但研究较少包括 pH <7.15 的患者。碳酸氢盐能加重水钠负荷、增加血乳酸和 PCO_2 水平并减少血清离子钙,但这些参数与患者预后的关系并不明确。碳酸氢盐对低 pH 值或任意 pH 值患者血流动力学参数或升压药用量的影响尚不清楚,尚无研究评估碳酸氢盐对这些患者预后的影响。

6. 预防深静脉血栓形成

(1) 对严重脓毒症患者,推荐用小剂量普通肝素(UFH)每日2~3次或每日低分子量肝素(LMWH)预防深静脉血栓(DVT),有血小板减少、严重凝血功能障碍、活动性出血、近期颅内出血等禁忌证的患者除外。

(2) 对肝素使用有禁忌证的脓毒症患者,推荐使用机械性预防措施如加压弹力袜(GCS)或间歇加压装置(ICD),有禁忌证者除外。

(3) 对于有 DVT 史的严重脓毒症患者、创伤或矫形手术后的患者,建议联合使用药物和机械性治疗预防 DVT,除非有禁忌证或无实施条件。

(4) 因在其他高危疾病中证实低分子肝素优于普通肝素,对并发 DVT 风险高的脓毒症患者建议使用低分子肝素而不是普通肝素。

ICU 患者存在 DVT 风险。有证据显示 ICU 患者普遍行 DVT 预防是有益的。无任何证据表明,严重脓毒症患者与一般 ICU 患者在这方面有区别。9个随机对照试验及1项荟萃分析表明:对广泛急重症患者行 DVT 预防可以显著降低下肢深静脉血栓形成或肺栓塞的发生。因而 DVT 预防的证据质量很高。另外,DVT 预防实施的风险较小且其成本低,而不预防的后果严重,因而 DVT 预防的推荐级别较高。

建议预防用药为低分子肝素与普通肝素,在总体人群低分子肝素与普通肝素是等效的。低分子量肝素的费用较高但是注射频率较少。而中度至重度肾功能不全患者普通肝素优于低分子肝素。最近一项研究比较了普通肝素每日2次和每日3次的区别,发现每日3次给药效果更好而每日2次给药出血较少。临床医生应综合分析静脉血栓和出血的风险,个体化选择每日2次或每日3次给药。

对有抗凝治疗禁忌证的患者推荐机械性治疗(ICD 和 GCS),而高危患者建议联合使用抗凝药物和机械性治疗。对于高危患者,低分子肝素优于普通肝素。接受肝素治疗的患者应监测是否并发肝素诱发的血小板减少。

7. 预防应激性溃疡

对严重脓毒症患者推荐用 H_2 受体阻滞剂或质子泵抑制剂 PPI 预防应激性溃疡以避免其引起的上消化道出血。但预防上消化道出血的同时需考虑到胃内 pH 值升高易诱发呼吸机相关性肺炎。

尽管并无专门针对严重脓毒症患者预防应激性溃疡的研究,但在证实预防应激性溃疡有利于减少消化道出血的研究中，入组的患者中有20%～25%合并脓毒症。因而这种获益也应该适用于严重脓毒症和感染性休克的患者。

预防应激性溃疡可以显著减少上消化道出血的发生率，甚至减少死亡率。预防上消化道出血的同时也必须权衡胃内 pH 值升高增加呼吸机相关肺炎发生率的潜在危险。对上消化道出血风险大的严重脓毒症患者最能从预防应激性溃疡中获益。在选择预防药物中抑酸剂优于硫糖铝，这在 Cook 等进行的实验中和1项荟萃分析中得到证实。有2项研究支持 H_2受体阻滞剂与 PPI 是等效的，其中一个是关于 ICU 重症患者的研究；另一个研究包括病例较多且证实不适当的停用奥美拉唑时十二指肠溃疡出血显著增加。

8. 选择性消化道去污染(SDD)

指南编写小组对 SDD 问题的意见存在分歧，赞成和反对使用 SDD 的人数相当。因此委员会本版指南就严重脓毒症 SDD 的使用问题没有提出意见。

预防性使用 SDD(应用肠内非吸收性抗生素和短疗程静脉抗生素)可减少感染(主要是肺炎)，降低创伤及危重病患者的死亡率，且不会增加革兰阴性菌耐药的几率。2个前瞻性研究表明 SDD 可以降低 ICU 患者的院内感染(二重感染)发生率，并可能降低患者的死亡率。然而无专门的研究针对严重脓毒症或感染性休克患者 SDD 的使用。

9. 支持限度的考虑

推荐与患者及家属讨论进一步诊疗计划，包括可能的转归与治疗能达到的实际目标。

临床医生作出的治疗决定应该更符合患者的意愿。ICU 的患者临终时，医生与家属的沟通往往不足，导致医生给予患者的生命支持水平可能并非患者及家属意愿。应尽早且经常与 ICU 的临终患者及其家属交流，以选择合适的支持水平或撤除生命支持。

第二节　拯救脓毒症运动2008指南之外的思考

人类与脓毒症(sepsis)的抗争经历了漫长而苦难的历程，尽管耗费了巨大的人力与财力，但是其发病率和死亡率并未得到有效的控制。过去近20年来，随着物理学、工业技术以及分子生物学技术和方法的不断进步，基础、临床研究及干预手段和方法的快速发展，大量从机体、器官/系统、细胞以及分子/基因水平探索脓毒症发病机理和有效干预手段的研究使人们对脓毒症认识在一定程度上得到了更新和提高。1992年美国胸科医师协会与危重病医学专业委员会联席会议所制定的脓毒症相关的定义和诊断标准，尽管存在争议，但已成为全球研究与讨论脓毒症问题的基础。2002年西班牙巴塞罗那会议，正式提出拯救脓毒症运动(surviving sepsis campaign，SSC)，发出了全球向脓毒症宣战的宣言。近5年来，对脓毒症发病机制中的部分问题已形成了初步的共识，并探索了一系列相关的临床干预措施。如早期抗生素的合理应用、针对在脓毒症病理生理学过程发生发展中起重要作用的炎症介质的特异性治疗对策、受损器官的功能支持以及宿主自身防御反应的调节等，相关的研究显示，部分干预措施收到了一定的临床治疗效果。然而，对于诱导全身炎症反应的细胞因子或炎症介质的靶向性特异治疗这一核心问题却仍未取得重要突破。不仅如此，2000—2003年美国 CDC 流行病学调查发现，严重全身感染(severe sepsis)以及感染性休克(septic shock)的发病率仍在继续上升，死亡率无明显下降，仍然是困扰危重病医学以及相关专业基础研究者和临床医生的重大问题。为此，由全球50余名危重病医学及相关学科的专家组成的拯救全身感染运动委员会经过多次讨论，以循证医学为基础，制订了针对严重全身感染以及感染性休克的2008 SSC 临床治疗指南。该指南强烈推荐了一些治疗意见,其目的在于对于一些存在充分循证医学基础的共识问题,在全球范围进行规范化,从而达到有效降低病死率的目的,具有较高的临床意义。然而我们应该看到,指南并不能解决所有与严重全身感染以及感染性休克相关的基础以及临床问题,回顾以往基础研究以及临床干预所取得的成就以及经验教训,更重要的是在发病机制上探索可能有效的脓毒症临床治疗新对策,是未来研究中必须关注的重要问题。

一、脓毒症的流行病学趋势

Dr. Martin GS 对全美1979—2000 年脓毒症流行病学调查发现,全美脓毒症人口群体发生率从1979 年 1/1 000 上升至 3/1 000 左右,每年罹患脓毒症的患者高达 40 000 人次。而且 20 世纪 90 年代以前脓毒症发生率上升迅速,与该时期有创监测的大量开展、呼吸机的广泛使用存在一定的联系。90 年代后期,导管、呼吸机相关感染以及其他院内感染控制措施的改进使脓毒症发生率的上升速度减慢,但仍维持在 3/1 000 以上。更令人担心的是真菌感染发生率急剧上升。最新流行病学调查资料显示,2000—2003 年脓毒症发生率仍在继续上升,而且严重脓毒症发生率 1993,2000,2003 年度分别为 6.6/10 000,9/10 000,13/10 000,病死率上升 1/10 000(总数为全国人口统计数)。但值得注意的是,严重脓毒症病死率由 2000 年 41.5%轻度下降至 37.5%。我国学者的一项抽样调查显示,中国 ICU 严重脓毒症发生率和病死率分别为 8.68%和 48.7%。上述研究结果提示,过去近 20 年来,尤其是 SSC 指南全球推广的近 5 年,脓毒症发生率,并未得到有效的控制,病死率无明显改观。与西方发达国家比较,我国对脓毒症的治疗现状更加不容乐观。而随着全球人口的老龄化、肿瘤发病率的增加等因素影响,未来脓毒症的发病率还将在一段时期内持续增高。

二、抗生素的使用

在脓毒症早期,选择恰当的抗生素治疗能显著降低感染性休克的发生率和 Sepsis 病死率已被大量的临床研究所证实。对于严重脓毒症或感染性休克患者,早期应用正确的抗生素治疗是患者存活的关键。但如何能快速有效地分离出致病病原体,从而早期给予恰当的抗生素治疗是临床面临的难题。当前,痰培养常常需要 48 小时以上才能得到病原学结果,而单次结果对致病菌的检出率不足 50%;血培养对致病菌检出的符合率高,但大多以细菌产生 CO_2的速度、产生量变化的阈值或累积量来发出警示,12 小时内检出率不足阳性检出率的 15%,对于非发酵菌属(常常为 ICU 致病菌)或真菌等较少产生 CO_2的菌属则需要 24 ~48 小时,更重要的是,由于抗生素的应用、检测方法等因素,临床血培养阳性检出率不足 20%,即菌血症的患者可能需要 5 次以上血培养才能得到阳性培养结果。近年来,一些分子生物学监测方法被引入病原学快速检测中,如通过检测病原菌特有的保守基因序列片段以及绝对含量鉴别致病菌,大大缩短了检出时间,但其敏感性和特异性尚待进一步探索改进,并且只能局限于针对某一特定的菌种或菌属进行鉴定。上述临床实际情况严重限制了早期、恰当的选择抗生素治疗的可行性。因此,在未得到可靠病原微生物证据前,临床医师通常只能根据病史、感染部位、抗生素使用情况以及相关流行病学资料,进行经验性的强力广谱抗生素治疗,如三代头孢菌素,以期待对感染进行有效的控制。实际情况是,有研究发现,临床首次使用抗生素对 sepsis 致病菌无效的比例高达 35% ~40%。因此,对于一些病情复杂的严重感染,常常可见多种抗病源微生物的药物联合使用,即“大(大氟康)、万(万古霉素)、能(泰能)”现象。而带来的严重后果是,不恰当抗生素的应用使多重感染以及细菌耐药率显著增加,增加住院患者的病死率。过去10年来,国内外流行病学资料显示,革兰阳性球菌(G^+)、真菌感染发生率在逐年增加,革兰阴性杆菌(G^-)细菌耐药现象越来越严峻,不仅出现广谱抗生素对一些致病菌敏感性下降,而且出现多重耐药菌株以及耐万古霉素的肠球菌和金黄色葡萄球菌。因此,抗生素的合理使用已成为临床面临的巨大挑战。2008 SSC 指南有关抗生素治疗推荐意见中,其核心内容强调抗生素的选择、评价及修正,目的在于针对严重全身感染和感染性休克患者尽可能及时、有效地应用并及时撤离抗生素,降低病死率,在目前具有重要的临床意义。

2008 SSC 指南:

(1) 尽早启用静脉抗生素治疗,对于感染性休克以及严重感染者应在诊断确立后1小时内开始静脉抗生素治疗,并进行恰当的病原微生物监测。

① 首次选择经验性抗感染治疗可同时应用一种或多种药物以覆盖可能的致病微生物(如细菌、真菌),并且应给足剂量。

② 应每日评价抗感染治疗方案的有效性以取得最佳临床效果,以及预防耐药发生,降低药物毒副作用和治疗花费。

③ 引起严重感染的致病菌被确认或被怀疑是假单孢菌属,建议抗生素联合使用。

④ 对于中性粒细胞低下严重感染患者建议经验性给予抗生素联合治疗。

⑤ 经验性给予抗生素联合治疗不应超过3~5天,并且一旦发现致病菌线索,应及时调整至目标性抗生素治疗。

(2) 抗生素治疗周期一般为7~10天,但对于临床反应性慢、存在不可能引流的局部感染灶以及免疫状态低下(包括中性粒细胞减少)者可适当延长。

(3) 如证实临床表现为非感染因素引起的,应及时停止抗生素治疗。

三、抗感染治疗的发展

Osler W 早在1904年曾指出:“脓毒症患者常常死于感染所诱发的机体反应,而非感染本身。”近10年的研究已初步揭示,病原微生物感染机体后通过一系列复杂的信号转导途径,引起细胞因子和炎症介质的释放,以调节宿主的防御能力、达到控制感染的目的。但在一定情况下,细胞因子可能发生级联效应,导致细胞因子的过度释放,当超过机体的代偿能力时,宿主体将产生全身炎症反应综合征(SIRS)或代偿性抗炎反应综合征(CARS),导致广泛组织细胞损伤,诱发 MODS。因此,控制炎症介质的过度释放可能对降低脓毒症病死率具有重要意义。基础研究已进一步证实上述论点的正确性,如给予 TNFα 单克隆抗体能有效逆转实验动物的休克状态以及显著降低病死率,高选择性 iNOS 抑制剂能有效纠正难治性低血压状态等。但遗憾的是,到目前为止,所有针对炎症介质和细胞因子的临床干预对策均告失败。美国 NIH 危重病医学中心 Dr. Natanson C 对2005年前全球进行的29项针对炎症介质的干预治疗 RCT 研究结果(包括 TNFα 单克隆抗体,IL-1ra,PAFra,高选择性诱导型 NO 合酶抑制剂以及 APC 等)进行荟萃分析发现,在样本量相对较小时(<500例),结果同一性差,部分研究证实某种干预措施有临床治疗意义,而其他研究结论则完全相反。但当样本量继续扩大至>1 000例以上时,所有研究(除 APC 外)均显示无临床治疗效果。APC 有益于改善预后,降低28天病死率达6.1%。然而,2007年一项更加严格、入选病例>2 000例的北美多中心研究发现,无论 APACHE Ⅱ 评分是否>25分(APC 推荐使用的高危群体),APC 不能改善器官功能以及预后。因此,应该从基础研究与临床实践的巨大差别中反思,是当前理论存在局限性还是临床干预方法存在问题? 主要看法是:其一,严重感染以及感染性休克的发生是一十分复杂的病理生理学过程,是众多炎症因子表达失调、对机体产生广泛损伤的结果,单一炎症介质的干预难以逆转这一复杂的病理过程。其二,脓毒症患者的遗传异质性与治疗的反应性和病死率密切相关。德国学者 Stuber F 首次报道脓毒症患者中 TNF B 基因纯合子携带者病死率显著高于杂合子携带者。马朋林等研究发现,IL-1 家族细胞因子基因多态性中,某些基因型影响炎症反应过程中 IL-1β/IL-1ra 比例,影响预后。近年来,越来越多的研究发现,一些重要炎症介质基因多态性严重影响全身感染以及感染性休克的病理生理学过程以及预后。由此可以设想,在未来的探索中,以宿主的遗传异质性为基础将患者进行分类并给予特异的调节手段可能具有光明的前途。

四、器官功能支持或替代治疗的得失

近 10 年来,对脓毒症患者受损重要脏器进行功能支持或替代治疗取得了长足的进步和发展。尽管全球合作的研究结果尚未公布,早期合理抗生素使用、早期目标治疗(EGDT)、严格血糖控制、ARDS 小潮气量通气策略,对于降低严重脓毒症患者病死率已初步显示其临床价值。皮质激素的使用已由原来的大剂量、冲击疗法转变为小剂量、较长时间并采取逐步撤离的临床治疗方案,其有效性,尤其是对休克的逆转,也已被临床研究证实。CRRT 的临床应用对维持机体内环境相对稳定、保障其他干预措施的顺利实施具有重要意义。此外,近年研究报道指出,早期、高通量 CRRT 能有效控制全身炎症反应,改善严重感染患者后期免疫低下状态,降低 severe sepsis 病死率。活化蛋白 C(APC)作为另一种补充替代治疗,对纠正严重脓毒症患者严重出凝血功能障碍、控制出凝血系统激活的全身炎症反应曾被赋予过高的期望,近期一项多中心 RCT 研究报道指出,活化蛋白 C 并不能有效降低病死率,无论 APACHE Ⅱ评分的高低以及已发生器官功能不全个数的多少,其临床价值有待进一步评估。

功能支持或替代治疗是器官或系统水平的临床干预,与细胞或蛋白质水平的干预对策比较(如对抗炎症介质的干预治疗),其临床治疗效果得到了一定程度体现。这一现象提示,对于严重感染及感染性休克的整体干预是今后重要的研究方向之一。然而,是否细胞、蛋白质或是基因水平的研究将不再重要呢?答案当然是否定的。应该看到,器官功能支持或替代治疗所针对的问题是严重感染及感染性休克所发生病理生理改变的结果,并非或最多部分涉及损伤发生和发展机制的干预,而最终攻克这一复杂综合征,必须阐明其发生机理并探索针对性干预措施。因此,前进的道路依然艰苦而漫长。

五、宿主与治疗

过去的成绩与教训表明,关于脓毒症,已发现一些可能成为临床有效干预措施的线索,但并未寻找出切实可靠、能显著降低病死率的手段和方法。在分子水平,对某些炎症介质、细胞因子或信号分子进行特异性干预并不能阻断或部分抑制全身炎症反应、降低病死率,如 TNFα 单克隆抗体和 NO 合成酶抑制剂的临床失败。相反在器官或系统水平的干预措施,如 EGDT,CRRT,激素替代治疗等均已显示对全身炎症反应的部分控制以及一定程度的有效性。那么,在现有对严重感染及感染性休克病理生理学机制认识的前提下,能否通过加强机体整体的调节与控制,达到有效降低病死率的目的?

到目前为止,一些研究为该设想提供了探索的基础。研究发现,在严重全身感染以及感染性休克患者中,相似功能基因重组以及集体被抑制(gene reprogramming),导致宿主严重的免疫状态低下现象,而宿主免疫状态与疾病严重程度和病死率密切相关,这提示临床干预层面应高度关注宿主的反应性以及整体防御能力的调节与控制。林洪远等研究发现,对 sepsis 伴有免疫功能低下的危重患者给予恰当的免疫调理能显著提高存活率,为今后进一步探索提高宿主防御能力,降低 sepsis 病死率展现了研究前景。

中医学注重整体调节阴阳平衡的治疗理念为 severe sepsis 的治疗添加了一些中国特色。如采取扶正和攻下的手段调理各器官之间功能的平衡和相互协调作用,取得了一定的临床疗效。而中医药在针对全身炎症反应综合征这一 severe sepsis 重要发病机制的治疗上,强调对“邪”的控制和“正”的调理。动物实验及临床研究初步证实,中药复方制剂“血必净注射液”不仅具有降低全身炎症反应水平、减轻器官损伤的作用,同时对于诱导 T 细胞向辅助型亚群分化、提高细胞免疫能力具有积极作用。最新的临床四期研究结果亦提示,对于稳定循环功能、改善出凝血障碍以及改善其他重要器官功能均具有不同程度的作用。应该看到,中医药可能为将来 severe sepsis 的综合救治提供一些有益的帮助。

众所周知,sepsis 是当今医学界面临的重大挑战。尽管艰难,但每前进一步,都将为人类健康作出巨大贡献。

第三节　脓毒症中医辨证论治

脓毒症的辨证论治过程中要充分体现中医学“治未病”的思想,运用“衡动观”,把握症候的“虚实”,根据疾病的不同阶段在六经营血辨证的指导下辨证论治。

一、高热期

(一)热毒内盛,枢机不利

【症状】　高热伴寒战反复发作,烦躁,或神昏,或喘促,或腹胀便秘,或恶心呕吐,舌质红苔白,脉数。

【治法】　燮理透表,宣肺解毒

【方药】　大柴胡汤合麻杏石甘汤加味

柴胡 15 g,黄芩 15 g,清半夏 10 ~ 20 g,生大黄 10 ~ 20 g,青蒿 30 g,生石膏 30 ~ 60 g,生白芍 15 g,生麻黄 6 ~ 15 g,生姜 30 g,大枣 6 枚,生甘草 10 g,杏仁 10 g。

【加减】　神昏者加用安宫牛黄丸 1 丸,2 次/d;腹胀便秘者加枳实 15 g,芒硝 10 ~ 20 g(冲服)。

【中药注射液】

血必净注射液 50 ~ 100 mL 加入 250 mL 液体静脉滴注,2 ~ 3 次/d。清开灵注射液 40 mL 加入 250 mL 液体中静脉点滴,2 次/d;醒脑静注射液 20 mL 加入 250 mL 液体中静脉点滴,2 次/d。

以上药物可以选择一至两种,血必净注射液具有良好的改善体温的作用,是目前国际上唯一治疗脓毒症的中药制剂。

(二)淤毒损络,气营两燔

【症状】　高热,或神昏,或疼痛状如针刺刀割,或痛处固定不移,或病情常在夜间加重,或伴有肿块,或伴有出血,舌质紫暗或有淤斑,脉沉迟或沉弦。

【治法】 活血解毒,清营透气

【方药】 清营汤化裁

水牛角 30 ~ 120 g,生地 30 ~ 90 g,赤芍 15 g,丹皮 15 g,淡竹叶 10 g,羚羊角粉 3 g(冲服),银花 30 g,连翘 30 g。

【加减】 出现阳明腑实者,合用大承气汤,荡涤肠胃;伴神昏者,加用安宫牛黄丸。

【中药注射液】 血必净注射液 50 ~ 100 mL 加入 250 mL 液体静脉滴注,2 ~ 3 次/d。清开灵注射液,解毒活血,醒神开窍。常用 20 ~ 40 mL,3 次/d,加入 250 mL 液体静脉注射。

二、凝血功能紊乱期

(一) 瘀毒损络,气营两燔证

参看脓毒症高热治疗。

(二) 气虚阳脱,瘀毒损络证

【症状】 喘急,冷汗淋漓,四肢不温或厥冷,出血或神昏,或发热,脉微欲绝, 舌淡苔白水滑。

【治法】 益气回阳,活血通络

【方药】 参附汤加味

红参 30 ~ 120 g,制附片 15 ~ 30 g,山萸肉 15 ~ 30 g,当归 15 g,红花 10 g。

【加减】 伴神昏者加牛黄清心丸 2 丸,3 次/d;发热者加黄芪 60 g,升麻 6 g。

【中药注射液】 血必净注射液 100 mL,6 h 静脉泵入,2 次/d。参附注射液 100 mL,6 h 静脉泵入,2 次/d。生脉注射液 100 mL,8 h 静脉泵入,1 次/d。

(三) 气虚阴脱,淤血损络证

【症状】 身热骤降或高热不解,烦躁不安,颧红,神疲气短,汗出,口干不欲饮,舌质红少苔,脉细数无力。

【治法】 益气养阴顾脱,活血通络

【方药】 生脉散加味

生晒参 30 g,麦冬 30 g,五味子 15 g,丹参 30 g,当归 15 g,红花 10 g。

【中药注射液】 血必净注射液 100 mL,6 h 静脉泵入,2 次/d。生脉注射液 100 mL,6 h 静脉泵入,2 次/d。

三、休克期

气虚阳脱阴竭证

【症候】 身热骤降或高热不解,烦躁不安,喘急,冷汗淋漓,四肢不温或厥冷,或颧红,或出血,或神昏,舌质红苔白,或少苔而润,脉细数无力。

【治法】 益气回阳固脱

【方药】 早期用红参 30 ~ 120 g,浓煎频服,不拘多少;红参 60 ~ 120 g,麦冬 30 g,五味子 15 g,制附片 30 ~ 60 g,山萸肉 30 ~ 120 g,红花 15 g。

【中药注射液】　血必净注射液50～100 mL加入250 mL液体静脉滴注,2～3次/d。生脉注射液100 mL,6 h静脉泵入,2次/d,参附注射液100 mL,6 h静脉泵入,2次/d。

四、急性肺损伤/急性呼吸窘迫综合征

气虚阳伤阴损,瘀毒损络,肺气失司证

【症状】　喘促痰鸣,口唇发绀,冷汗出,烦躁,或四肢不温,或腹胀便秘,舌暗,脉数。

【治法】　益气回阳固脱,活血解毒调气

【方药】　生脉散合宣白承气汤

红参30 g,麦冬30 g,五味子15 g,全瓜蒌30 g,生麻黄9～15 g,炒杏仁10 g,生大黄15～30 g,桑白皮15 g,生甘草6 g。

【中药注射液】　血必净注射液,推荐剂量100 mL,2～3次/d。

五、急性肾功能障碍

淤毒损络,气化不利证

【治法】　活血解毒,温阳化气

【方药】　生大黄30 g,制附片15 g,地榆炭60 g,桂枝15 g,煅龙牡各30 g,药用炭60 g。

水煎浓缩200 mL,100 mL直肠点滴,每12 h1次。

【中药注射液】　血必净注射液,推荐剂量100 mL,2～3次/d。

六、急性胃肠功能障碍期

气虚传化无力证

【方药】　生黄芪30～90 g,生大黄15 g,枳实15 g,厚朴15 g,当归30 g,芒硝20～40 g(冲服)。芒硝首次使用,得利便止,不可过度使用。

水煎浓缩200 mL,分4次口服,或分2次直肠点滴,每12 h1次。

七、急性循环功能障碍期

气虚阳脱阴竭证

【治法】　益气回阳固脱

【方药】　早期用红参30～120 g,浓煎频服,不拘多少;休克期用红参30～120 g,麦冬30 g,五味子15 g,制附片30～60 g,山萸肉30～120 g,红花15 g,当归15 g。

八、急性脑功能障碍

多与其他器官功能障碍并见,出现嗜睡即可加用安宫牛黄丸1丸,每6 h1次,连用3 d,每天静脉点滴醒脑静注射液20 mL,连用7～10 d。

脓毒症现代医学的认识并不十分明了,国际指南的发布,并未从实质上解决该病证高病死率的问

题。运用中医学的基本原理和诊治疾病的思维方法,针对不同的环节,辨证论治,可望降低其病死率。

第四节　严重脓毒症时应用抗生素的原则

一、脓毒症使用抗生素的时机

拟诊重症脓毒血症或感染性休克时,快速建立静脉通道及液体复苏是优先选项,但尽早静脉使用抗生素,及时有效控制感染同样重要。最好在患者到达 ICU 1 小时内静脉滴注抗生素,延迟使用抗生素的后果是患者死亡率的增加。在抗生素使用前首先进行血或分泌物标本的采集,并进行药敏试验,为下一步抗生素的可能调整提供依据。获得细菌培养及药敏试验结果之后,就要重新审视原有用药方案,进行针对性治疗,但始终要坚持临床为主的原则。如果原有治疗方案确实有效,即便与检验结果不符,也不要轻易更改。如果病情严重,为稳妥起见,可在原方案基础上加用一种药敏报告为敏感的抗菌药。如果原有治疗效果不好,必须考虑调整方案。抗菌药的疗程取决于原有的疾病、感染的严重程度、感染源经外科处理是否已经消除或得到有效控制以及患者对抗菌治疗的反应。脓毒症时抗菌药治疗往往需要较长时间,一般在 7～10 天以上。停药指征为感染症状体征完全消除,体温、白细胞计数正常 3 天以上。

二、使用抗生素的一般依据

脓毒血症时病情重,病情进展迅速,抗生素使用错误或不能有效覆盖致病微生物将可能延误病情,丧失最佳治疗时期。为此必须选用一种或数种对可疑致病菌有效的抗生素联合用药(包括细菌及真菌),当然应该选择对可疑感染部位穿透力较强的抗生素。选择抗生素前,应仔细询问病史、进行严格体检、剖析症状、分析可能的感染部位及病因,然后考虑本地区、本医院甚至本病区抗生素的敏感性等。例如,细菌对抗生素的耐药率在我国不同地区和不同医院有较大的差异。总体而言,在经济发达地区及大医院,细菌耐药率要明显高于经济欠发达地区和小医院。例如:对甲氧西林敏感的金黄色葡萄球菌(MSSA)对庆大霉素的耐药率,在北京地区已达到25%,但在湖北地区只有10%。但考虑到病情的严重性及一些真菌感染及 MRSA 感染增多的趋势,类似感染在严重脓毒症时也不能忽视,所以在早期选择抗生素时应覆盖所有可能的病原菌,足量静脉用药。考虑到 SEPSIS 患者肝、肾功能的影响,必要时检测血药浓度。这样既减少了耐药性产生的机会,也减少反复调整抗生素所增加的费用,也利于降低死亡率。同时要注意临床培养的阴性比例往往大于50%。

在获得细菌培养和药敏试验结果之前进行的初始抗菌治疗属于经验性治疗,但经验性治疗并非单凭医生的个人经验,而是要在仔细分析病情(感染部位、性质、最可能的病原菌、基础疾病情况、患者免疫状态等)并参考本地区、本医院细菌流行情况和耐药情况的基础上进行。脓毒症属急症、重症,由于尚不明确是何种细菌引起感染,初始经验治疗应贯彻"全面覆盖"的方针,即所选用的药物应能覆盖(抑杀)最常见的病原菌(葡萄球菌、大肠埃希菌和铜绿假单胞菌),为此常需联合用药。根据近年多项调查,对细菌覆盖率高的抗菌药有碳青霉烯类的亚胺培南、美罗培南,第三代头孢菌素中的头孢哌酮/舒巴坦和头孢他啶,青霉素类中的哌拉西林/三唑巴坦,氟喹诺酮类中的环丙沙星、左氧氟沙星。β-内酰胺类抗生素与氨基糖苷类抗生素或氟喹诺酮类抗菌药联用可以产生协同作用,增强抗菌效果。添加了 β-内酰胺酶抑制剂(克拉维酸、舒巴坦、三唑巴坦)的 β-内酰胺类抗生素能减少细菌耐药,增强杀菌活性,并在一定程度上扩大抗菌谱(如获或加强抗铜绿假单胞菌活性和抗厌氧菌活性)。此外,经验治疗应有足够大的力度,宜选择杀菌活性强、较少耐药、临床疗效好的抗菌药,且剂量要足够。经验治疗应采取“重拳出击,一步到位”的原则,以期迅速控制病情,为后续治疗奠定良好的基础。当脓毒症得到初步控制、病情基本稳定后,可以改用相对窄谱、抗菌力度相对较小、价格相对低廉的药物,直到感染完全消除,这就是所谓的“降阶梯治疗”(de-escalation therapy)。

每天要对抗生素使用效果进行评估。当然在初步治疗无效时,及时监测感染源、感染菌并及时调整抗生素就显得尤为重要。对假单孢菌感染要采取综合治疗。铜绿假单胞菌的耐药率:对哌拉西林/三唑巴坦为22%,对头孢他啶为13.8%~19.0%,对头孢哌酮/舒巴坦为12.0%~15.8%,对头孢吡肟为7.9%~17.1%,对氨曲南为21.0%~28.5%,对庆大霉素为35%~56%,对阿米卡星为15.0%~26.7%,对环丙沙星为21.8%~27.0%。在进行目标治疗时,决不能简单地按照细菌培养和药敏试验结果对号入座,而应结合病情和患者的特点综合分析,慎重选择。遇到克雷白杆菌和大肠埃希菌对部分第三代头孢菌素及氨曲南耐药,要想到细菌可能产生超广谱酶(ESBL),避免再使用第三代头孢菌素,可改用添加β-内酰胺酶抑制剂的β-内酰胺类、氨基糖苷类或碳青霉烯类。遇到肠阴沟杆菌、枸橼酸杆菌、铜绿假单胞菌等对全部第三代头孢菌素及头孢西丁或头孢美唑耐药,要想到细菌可能高产AmpC酶,应放弃使用青霉素类和头孢菌素,也不用添加β-内酰胺酶抑制剂的混合制剂,可用第四代头孢或碳青霉烯类。要抓住重点,对培养出来的多种细菌,无须也不可能一一顾及。例如从消化道穿孔继发腹膜炎病例培养出肠球菌,并不能说明它是主要病原菌。只有当主要针对革兰阴性杆菌的药物治疗效果不佳而且多次培养出肠球菌(尤其在血中出现肠球菌)时,才需要对其进行针对性治疗。

对感染伴中性粒细胞减少症采取综合经验治疗。实施某个治疗方案后一般需密切观察3天,才能对其效果作出可靠的评价,在此以前不应频繁更换。治疗反应不好时,要认真分析原因,采取对策,例如加大剂量或增加给药次数以加大抗菌力度,优化联合用药以扩大对细菌的覆盖面,选用能在感染组织中形成较高浓度的药物以克服某些生理屏障如血-脑屏障、血-胰屏障,可疑合并真菌感染时进行抗真菌经验治疗等。脓毒症状消失、感染明显好转后,可以逐步停用广谱、高效抗生素,改用相对窄谱、价廉的药物,直到感染完全消除。

综合治疗通常不超过3~5天,最多不过7~10天。积极寻找感染源并进行处理,如局部脓肿的引流等。化脓性胆管炎、弥漫性腹膜炎、肠梗阻等必须排除。此外也要关注感染、坏死组织的引流、被感染异物的拔除,如导管等。

三、常用的抗生素

根据脓毒症的可疑来源选择适宜抗生素。对丹毒、疖或蜂窝织炎可考虑使用青霉素、头孢唑啉及万古霉素等主要作用于G^+球菌的抗生素。对于四肢软组织创伤后感染可选用哌拉西林/三唑巴坦、亚胺培南、美罗培南、万古霉素或利奈唑胺等。对可疑金黄色葡萄球菌中毒性休克综合征可选用头孢唑啉、万古霉素或利奈唑胺等。对于腹腔内感染可使用第三代头孢菌素+甲硝唑或亚胺培南、美罗培南等。对胆道系统感染可使用亚胺培南、美罗培南或头孢哌酮/舒巴坦+甲硝唑等。对呼吸机相关肺炎可选用哌拉西林/三唑巴坦、亚胺培南、美罗培南、万古霉素或利奈唑胺等。

对于病原微生物不明又危及生命的重症脓毒症患者,可以考虑选用下列一种经验治疗方案。这5个方案的共同特点是既能覆盖葡萄球菌、肠道杆菌和铜绿假单胞菌(有的还能覆盖真菌),又有较大的抗菌力度,β-内酰胺类都分次静脉滴注,氨基糖苷类则全日剂量一次静脉滴注:(1) 哌拉西林/三唑巴坦+氯唑西林+氨基糖苷类(如阿米卡星)。(2) 第三代头孢菌素(如头孢哌酮/舒巴坦或头孢他啶)或第四代头孢菌素(头孢吡肟)+氨基糖苷类(如阿米卡星)。(3) 氨曲南+万古霉素,必要时再加氨基糖苷类。(4) 碳青霉烯类(亚胺培南、美罗培南),必要时加氨基糖苷类。(5) 碳青霉烯类+万古霉素+氟康唑或伊曲康唑,主要用于明显免疫功能低下(如器官移植后)患者。也可用氟喹诺酮类代替氨基糖苷类,如环丙沙星、左氧氟沙星、莫西沙星、加替沙星,均静脉滴注。

由革兰阴性杆菌引起的脓毒症,在应用强有力的抗菌药迅速杀灭细菌的同时,理论上会引起细菌内毒素的大量释放,有可能给机体造成危害。由于内毒素存在于革兰阴性杆菌的胞壁中,能破坏胞壁的抗菌药(如β-内酰胺类)便会导致细菌崩解并释放内毒素。主要作用于细菌内膜上青霉素结合蛋白(PBP_2)的抗菌药(如亚胺培南)使细菌不能分裂而形成表面积相对小的球状体,崩解后释放的内毒素少;主要作用于PBP_3的抗菌药(如头孢他啶)使细菌形成绵延不断的丝状体,由于表面积大,崩解后释放的内毒素要多得多。据此,抗菌药可被区分为:(1) 内毒素高释放品种,如头孢他啶、头孢唑啉、头孢呋辛。(2) 内毒素中度释放品种,如氨基糖苷类。(3) 内毒素低释放品种,如亚胺培南、阿莫西林、多黏菌素,后者还能中和内毒素。以上结论已被大量体外研究所证实,但在体内,情况未必完全如此。

四、脓毒症应用抗生素过程应避免的不正确做法

患者抵达病房或急诊后,初步诊断脓毒症,应在1小时内静脉使用抗生素。但有时抗生素不能很快得到使用,严重影响疗效。当然发生原因是多方面的,有的是医生认识不够或重视不够,有的是医院内部管理制度存在问题,药物不能及时发放或暂时缺乏所需药品等。这些因素或多或少会影响抗生素在1小时内静脉使用。

在取得血液、痰液或其他分泌物作培养后使用抗生素。及时抽取血液或其他分泌物培养为诊断并合理治疗脓毒血症都是极其重要的。但其本身培养的阳性率不高,在使用抗生素后阳性率更低,从而影响诊断及治疗。

在病情严重且诊断不明时,足量使用抗菌谱广、经验证明疗效好的抗生素,必要时数种抗生素联合用药,以求“重拳出击”,短期内见效,稳定病情。然后再根据病情及药敏试验报告,调整抗生素。仅仅根据经验使用窄谱抗生素,在效果欠佳时再升级抗菌药物,最终可能会延误病情,增加死亡率。同时要考虑高耐药细菌引起的感染,在现阶段,最引人注目也最影响临床疗效的高耐药细菌有耐甲氧西林的金黄色葡萄球菌和凝固酶阴性葡萄球菌、耐万古霉素的肠球菌(VRE)、多重耐药的非发酵菌(铜绿假单胞菌、不动杆菌、嗜麦芽窄食单胞菌)、产超广谱酶(ESBL)的大肠埃希菌和克雷伯菌属、产AmpC酶的肠杆菌属和枸橼酸杆菌属等。

严重脓毒血症时,常伴有肝、肾等重要系统或器官功能不全,而大量广谱抗生素的使用势必增加肝、肾等重要脏器的负担,甚至损害重要器官的功能。所以在使用时要考虑到药物对重要器官的影响,甚至根据器官受损程度来调整药物用量。

在使用抗生素的过程中,同时要查找感染源,明确感染灶,有时要去除异物,如拔除深静脉置管等,任何情况下要重视病因或原发病的治疗。

脓毒血症时,抗生素的使用疗程至少7~10天。当然也要考虑到患者病情的转归、病原菌的种类等。例如,如果是真菌败血症,则抗真菌药通常疗程达2周以上。停药指征为感染症状体征完全消除,体温、白细胞计数正常3天以上。同时应密切关注机体的免疫机能,如果机体的免疫功能低下,则应加强免疫调控,恢复机体免疫状态。

参考文献

[1] 王一镗.感染、感染性休克和多器官功能障碍综合征.中华老年多器官疾病杂志,2007,6(4):221-222.

[2] Dellinger RP, Levy MM, Carlet JM, et al. Surviving sepsis campaign: international guidelines for management of severe sepsis and septic shock:2008. Intensive Care Med ,2008, 34 (1): 17-60.

[3] Dellinger RP, Carlet JM, Masur H, et al. Surviving sepsis campaign guidelines for management of severe sepsis and septic shock. Intensive Care Med,2004, 30(4):536-555.

[4] Sprung CL, Bernard GR, Dellinger RP, et al. Guidelines for the management of severe sepsis and septic shock. Intensive Care Med,2001,27(1 Suppl.):S1-S134.

[5] Pajman AD, Sumita S, Marc M, et al. Seasonal variation in the epidemiology of sepsis. Crit Care Med, 2007,35:410-415.

[6] Dombrovskiy VY, Martin AA, Sunderram J, et al. Rapid increase in hospitalization and mortality rates for severe sepsis in the United States: a tread analysis from 1993 to 2003. Crit Care Med, 2007,35:1244-1250.

[7] Cheng BL, Xie GH, Yao SL, et al. Epidemiology of severe sepsis in critical ill surgical patients in ten university hospitals in China. Crit Care Med, 2007,35(11):2538-2546.

[8] Kumar A, Roberts D, Wood KE, et al. Duration of hypotension prior to initiation of effective antimicrobial therapy is critical determinant of survival in human septic shock. Crit Care Med, 2006, 34:1589-1596.

[9] 何贤礼.控制和避免细菌耐药.抗菌药物临床应用策略的研究与实践.中华医学杂志,2006,86:2-3.

[10] Dellinger RP, Levy MM, Carlet JM, et al. Surviving sepsis campaign: international guidelines for management of severe sepsis and septic shock: 2008. Crit Care Med, 2008,36(1):296-327.

[11] 马朋林.全身炎症反应综合征发生机制及临床干预.中华儿科杂志,2006,44:599-601.

[12] Ma P, Chen D, Pan J, et al. Genomic polymorphism within interleukin-1 family cytokines influences the outcome of septic patients. Crit Care Med, 2002,30(5):1046-1050.

[13] Minneci PC, Deans KJ, Banks SM, et al. Meta-analysis: the effect of steroids on survival and shock during sepsis depends on the dose. Ann Intern Med ,2004,141(1):47-56.

[14] Bingold TM, Scheller B, Zwissler B, et al. Renal replacement therapy in the intensive care unit: current aspects. Anaesthesist, 2007, 56(11):1105-1114.

[15] Larerre PF, Abraham E, Janes JM, et al. ADDRESS(Administration of Drotrecogin alfa [activated] in early stage severe sepsis) long-term follow-up: one-year safety and efficacy evaluation. Crit Care Med, 2007,35(6):1457-1463.

第四十五章　急性呼吸窘迫综合征

Chapter 45　Acute Respiratory Distress Syndrome

邱海波　东南大学附属中大医院 ICU 主任、主任医师、教授
Qiu Haibo　中华医学会急诊医学分会副主任委员

第一节　概述与发病机制

一、概述

急性呼吸窘迫综合征(acute respiratory distress syndrome, ARDS)是以低氧血症为特征的急性呼吸衰竭。病理基础是各种原因引起的肺泡－毛细血管损伤,肺泡膜通透性增加,肺泡表面活性物质破坏,透明膜形成和肺泡萎陷,造成肺顺应性降低、通气血流比例失调和肺内分流增加的病理生理改变,产生以进行性低氧血症和呼吸窘迫为特征的临床表现。

创伤是导致 ARDS 的最常见原因之一。根据肺损伤的机制,可将 ARDS 病因分为直接性和间接性损伤。创伤后 ARDS 病因复杂,常有多因素交叉作用。早期主要是直接损伤,包括肺挫伤、吸入性损伤和误吸;后期主要为间接性损伤,主要是持续的创伤性休克,挤压综合征和急性肾衰,积极的液体复苏以及创面的反复感染和菌血症。由于这些因素的长期作用,导致创伤后 ARDS 病程持续时间较长,而且可以出现多次反复,临床上必须高度重视。

1967 年 Ashbaugh 首先描述并提出 ARDS。4 年以后,"成人呼吸窘迫综合征"被正式推广采用。根据病因和病理特点不同,ARDS 还被称为休克肺、灌注肺、湿肺、白肺、成人肺透明膜病变等。1992 年欧美危重病及呼吸疾病专家召开 ARDS 联席会议,以统一概念和认识,提出了 ARDS 的现代概念和诊断标准。(1) 急性而非成人:ARDS 并非仅发生于成人,儿童亦可发生。成人并不能代表 ARDS 的特征,急性却能反映 ARDS 起病的过程。因此,ARDS 中的"A"由成人(adult)改为急性(acute),称为急性呼吸窘迫综合征。(2) 急性肺损伤(acute lung injury, ALI)与 ARDS 是连续的病理生理过程:急性肺损伤是感染、创伤后出现的以肺部炎症和通透性增加为主要表现的临床综合征,强调包括从轻到重的较宽广的连续病理生理过程,ARDS 是其最严重的极端阶段。这一认识反映了当前 ARDS 概念的转变和认识的深化,对早期认识和处理 ARDS 显然是有益的。(3) ARDS 是多器官功能障碍综合征(MODS)的肺部表现:ARDS 是感染、创伤等诱导的全身炎症反应综合征(SIRS)在肺部的表现,是 SIRS 导致的 MODS 的一个组成部分,可以肺损伤为主要表现,也可继发于其他器官功能损伤而表现为 MODS。(4) 推荐的诊断标准包括:急性发病;X 线胸片表现为双肺

弥漫性渗出性改变；氧合指数（PaO_2/FiO_2）小于 300 mmHg；肺动脉嵌顿压（PAWP）≤18 mmHg，或无左心房高压的证据，达上述标准为急性肺损伤（ALI），PaO_2/FiO_2小于 200 mmHg 为 ARDS。

与 1967 年最初提出 ARDS 相比，目前 ARDS 的病死率并无显著变化，在 30% ~70% 之间。影响 ARDS 预后的因素主要包括年龄、病变的严重程度、病因以及是否发展为 MODS。其中，感染导致的 ARDS 病死率高于其他原因引起的 ARDS。研究表明，发病早期低氧血症的程度与预后无相关性；而发病后 24 ~72 小时之间氧合指数（oxygen index，OI）的变化趋势可反映患者预后；另外，肺损伤评分（LIS）（表 3-45-1）也有助于判断预后。有研究显示，LIS≥3.5 患者生存率为 18%，2.5≤LIS＜3.5 生存率为 30%，1.1＜LIS≤2.5 生存率为 59%，LIS≤1.1 生存率可达 66%。

表 3-45-1　LIS 评分表

	胸片中受累象限数	低氧血症（PaO_2/FiO_2）	PEEP 水平/mmHg	呼吸系统顺应性/mL/cmH_2O
0 分	无肺不张	≥300	≥5	≥80
1 分	肺不张位于 1 个象限	225 ~299	6 ~8	60 ~79
2 分	肺不张位于 2 个象限	175 ~224	9 ~11	40 ~59
3 分	肺不张位于 3 个象限	100 ~174	12 ~14	20 ~39
4 分	肺不张位于 4 个象限	＜100	≥15	≤19

上述 4 项或 3 项（除肺顺应性）评分的总和除以项目数（分别为 4 或 3），得到肺损伤评分结果。

二、发病机制

尽管 ARDS 病因各异，但发病机理基本相似，均不依赖于特定病因。对各种原因导致 ARDS 的大量实验研究表明，感染、创伤等引发的 SIRS 是 ARDS 的根本原因。其中炎症细胞如多形核白细胞（PMN）的聚集和活化、花生四烯酸（arachidonic acid，AA）代谢产物以及其他炎症介质为促进 SIRS 和 ARDS 发生发展的主要因素，彼此之间错综存在，互为影响。

（一）炎症细胞的聚集和活化

1. 多形核白细胞

多形核白细胞（PMN）介导的肺损伤在 ARDS 发生发展中起着极为重要的作用。研究显示，ARDS 早期，支气管肺泡灌洗液（BALF）中 PMN 数量增加，PMN 蛋白酶浓度升高，两者与 ALI 的程度和患者的预后直接相关。由脓毒血症导致 ARDS 而死亡的患者 BALF 中，PMN 及其蛋白酶浓度持续升高。

正常情况下，PMN 在肺内仅占 1.6%，PMN 包括中性、嗜酸性和嗜碱性粒细胞，其中中性粒细胞所占比例最高，对 ARDS 发生和发展的作用也最大。机体发生脓毒血症后数小时内，肺泡巨噬细胞产生白介素（ILs）和肿瘤坏死因子（TNFα），同时上调肺毛细血管内皮细胞和中性粒细胞表面黏附分子的表达，均能促进 PMN 在肺内积聚和活化，通过释放蛋白酶、氧自由基、AA 代谢产物等损伤肺泡毛细血管膜。另外 PMN 还可通过释放上述炎症介质激活补体、凝血和纤溶系统，诱发其他炎症介质的释放，产生级联反应，形成恶性循环，进一步促进和加重肺损伤。在 ARDS 发生和发展的过程中，PMN 发挥着中心作用。

2. 巨噬细胞

巨噬细胞为多功能细胞，主要来自骨髓内多核细胞，在机体的防御中起重要作用。根据所在部位不同，巨噬细胞分为不同亚型，包括肺泡巨噬细胞、肺间质和肺血管内巨噬细胞、胸膜巨噬细胞、血管巨噬细胞和支气管巨噬细胞等。肺泡巨噬细胞主要分布在肺泡膜表面的一层衬液中，是体内唯一能与空气接触的细胞群，组成肺组织的第一道防线。受到毒素等的刺激后产生炎症介质如TNFα，白细胞介素（IL）-1 等细胞因子和白三烯等，有助于杀灭病原体；同时在肺泡局部释放大量氧自由基、蛋白溶解酶，强烈趋化 PMN 在肺内聚集，进一步促进炎症介质大量释放，导致肺泡-毛细血管损伤。肺间质巨噬细胞与间质内其他细胞及细胞外基质密切接触，具有较强的调节功能，形成肺组织防御的第二道防线。该细胞产生和释放炎症介质的能力明显低于肺泡巨噬细胞，但有较强的分泌 IL-1 和 IL-6 的功能。肺血管内巨噬细胞受到毒素等的刺激后，也可产生氧自由基、溶酶体酶、前列腺素和白三烯等炎症介质，参与 ALI 的发病。

3. 淋巴细胞

耗竭绵羊的 T 淋巴细胞可缓解内毒素诱导的肺动脉高压，提示 T 淋巴细胞可能释放 TXA_2，参与 ARDS 发生。

4. 上皮细胞和内皮细胞

有害气体吸入后，首先损伤肺泡上皮细胞。而创伤或感染等产生的有害物质首先损伤肺毛细血管内皮细胞，释放氧自由基，并表达黏附分子。黏附分子诱导粒细胞和巨噬细胞黏附于血管内皮，损伤内皮细胞。研究表明，肺毛细血管内皮细胞损伤 2 小时后可出现肺间质水肿，严重肺损伤 12 ~ 24 小时后可出现肺泡水肿。

（二）炎症介质的合成与释放

1. AA 代谢产物

AA 存在于所有的细胞膜磷脂中，经磷脂酶 A_2（PLA_2）催化后通过两个途径代谢产生氧化产物。经脂氧酶催化，最终转化为白三烯 A_4（LTA_4），LTB_4，LTC_4 和 LTD_4 等物质。LTB_4 具有强大的化学激动和驱动作用，PMN 的趋化活性几乎全部来源于 LTB_4。LTC_4 和 LTD_4 具有支气管平滑肌和毛细血管收缩作用，能增加血管渗透性。另外经环氧合酶途径代谢为前列腺素 $F_{2\alpha}$（PGF_2），PGE_2，PGD_2，血栓素 A_2（TXA_2）和前列环素（PGI_2）。TXA_2 显著降低细胞内环磷酸腺苷（cAMP）水平，导致血管的强烈收缩和血小板聚集。PGI_2 主要来自血管内皮细胞，可刺激腺苷酸环化酶，使细胞内 cAMP 水平升高，因此具有对抗 TXA_2 的作用。

脓毒血症、休克和 DIC 等导致 TXA_2 与 PGI_2 的产生和释放失调，是引起肺损伤的重要因素。ARDS 动物的血浆和肺淋巴液中 TXA_2 水平明显升高，布洛芬、吲哚美辛等环氧化酶抑制剂能部分缓解 ARDS，ARDS 患者及动物血浆中 LT 亦明显升高。因此，AA 代谢产物是导致 ARDS 的重要介质。

2. 氧自由基

氧自由基（OR）是诱导 ARDS 的重要介质。PMN 和肺泡巨噬细胞等被激活后，细胞膜上 NADPH 氧化酶活性增强，引起呼吸爆发，释放大量 OR。OR 包括超氧阴离子（O_2^-）、羟自由基（OH^-）、单线态氧（$1O_2$）和过氧化氢（H_2O_2）。OR 对机体损伤广泛，损伤机制主要包括：（1）脂过氧化：主要作用于生物膜磷脂的多不饱和脂肪酸，形成脂过氧化物，产生大量丙二醛及新生 OR。该反应一旦开始，则反复发生。细胞膜上的多不饱和脂肪酸的损失及丙二醛的作用可使细胞膜严重损伤，导致细胞功能改变。细胞线粒体膜受损伤后，失去正常氧化磷酸化过程，导致三羧酸循环障碍和细胞呼吸功能异常。溶酶体膜损伤导致溶酶体酶释放和细胞自溶。核膜的破坏可造成 DNA 等物质损伤。（2）蛋白质的氧化、肽链断裂与交联：OR 可氧化 α_1-抗胰蛋白酶等含巯基的氨基酸，使该类酶和蛋白质失活。(3) OR 可导致 DNA 分子的断裂,从而影响细胞代谢的各个方面。(4) 与血浆成分反应生成大量趋化物质,诱导粒细胞在肺内聚集,使炎症性损伤扩大。

3. 蛋白溶解酶

蛋白溶解酶存在于白细胞的颗粒中,白细胞、巨噬细胞等炎症细胞激活时可释放大量蛋白溶解酶,直接参与 ARDS 的发生、发展。主要包括中性粒细胞弹性蛋白酶、胶原酶和组织蛋白酶等,其中中性粒细胞弹性蛋白酶具有特异性水解弹性蛋白的作用,破坏力最强。弹性蛋白是构成气血屏障细胞外基质的主要成分,被分解后上皮细胞之间的紧密连接破坏,大量蛋白和活性物质渗透至肺间质。中性粒细胞弹性蛋白酶还分解胶原蛋白和纤维连接蛋白等结构蛋白;降解血浆蛋白;激活补体;诱导细胞因子表达,分解表面活性蛋白,降低表面活性物质的作用。可见中性粒细胞弹性蛋白酶的多重效应构成一个级联网络而形成恶性循环。正常肺组织有 α_1-抗胰蛋白酶(α_1-AT)等抑制物对抗中性粒细胞弹性蛋白酶的破坏作用。但随着病情的发展,机体 α_1-AT 保护性作用受到破坏,导致急性肺损伤。

4. 补体及凝血和纤溶系统

补体激活参与了 ARDS 发生。ARDS 发病早期,首先补体系统被激活,血浆补体水平下降,而降解产物 C3a 和 C5a 水平明显升高,导致毛细血管通透性增加。脓毒血症导致的细菌毒素或细胞损伤等可直接激活凝血因子Ⅻ,引起凝血系统的内源性激活,导致高凝倾向和微血栓形成,是导致 ARDS 的重要原因;Ⅻa 可使激肽释放酶原转化为激肽释放酶,引起缓激肽的大量释放,诱导肺毛细血管扩张和通透性增高,导致肺损伤。

5. 血小板活化因子

血小板活化因子(PAF)主要来自血小板、白细胞和血管内皮细胞。血小板受到血循环中的致病因子或肺组织炎症的刺激,在肺内滞留、聚集,并释放 TXA_2, LTC_4, LTD_4 和 PAF 等介质。PAF 引起肺-毛细血管膜渗透性增加的机制为:(1) PAF 是很强的趋化因子,可促使 PMN 在肺内聚集,释放炎症介质。(2) PAF 作用于肺毛细血管内皮细胞膜受体,通过第二信使磷酸肌醇的介导,使内皮细胞中 Ca^{2+} 浓度升高,使微丝中的肌动蛋白等收缩成分收缩,内皮细胞连接部位出现裂隙,通透性增加。

6. 肿瘤坏死因子

TNFα 是肺损伤的启动因子之一,主要由单核-巨噬细胞产生。TNFα 可使 PMN 在肺内聚集、黏附、损伤肺毛细血管内皮细胞膜,并激活 PMN 释放多种炎症介质;刺激 PCEC 合成前凝血质和纤溶酶原抑制物;刺激血小板产生 PAF;导致凝血-纤溶平衡失调,促使微血栓形成。TNFα 还能抑制肺毛细血管内皮细胞膜增生,增加血管的渗透性。

7. 白细胞介素

与 ARDS 关系密切的白细胞介素(IL)包括 IL-1 和 IL-8 等。IL-1 主要由单核-巨噬细胞产生,是急性相反应的主要调节物质,亦为免疫反应的始动因子,具有组织因子样促凝血作用。IL-1 与 IL-2 和 γ 干扰素同时存在时可显著增强 PMN 趋化性。IL-1 还诱导单核-巨噬细胞产生 IL-6, IL-8, PGE_2 等。IL-8 是 PMN 的激活和趋化因子,IL-8 不能被血清灭活,在病灶内积蓄,导致持续炎症反应效应。

(三) 肺泡表面活性物质破坏

表面活性物质的异常是 ARDS 不断发展的主要因素之一。表面活性物质由Ⅱ型肺泡上皮细胞合成,为脂质与蛋白质复合物,其作用包括:降低肺泡气液界面的表面张力,防止肺泡萎陷;保持适当的肺顺应性；防止肺微血管内液体渗入肺泡间质和肺泡，减少肺水肿的发生。脓毒血症、创伤等可导致Ⅱ型肺泡上皮细胞损伤，表面活性物质合成减少；炎症细胞和介质使表面活性物质消耗过多、活性降低、灭活增快。表面活性物质的缺乏和功能异常，导致大量肺泡陷闭，使血浆易于渗入肺间质与肺泡，出现肺泡水肿和透明膜形成。

（四）神经因素

脓毒血症、休克和颅脑外伤等都通过兴奋交感神经而收缩肺静脉，导致肺毛细血管充血、静水压力升高和通透性增加，导致ALI。动物实验显示使用α-肾上腺素能阻断剂，可防止颅脑外伤导致的肺水肿，提示交感神经兴奋在ARDS发病机制中发挥了作用。颅内压增高常伴随周围性高血压，使肺组织血容量骤增，也是诱发ALI的原因。

（五）肝脏和肠道等器官在ALI发生中的作用

1. 肝功能

正常人大约90%的功能性网状内皮细胞存在于肝脏，主要为Kupffer细胞，能够清除循环中的毒素和细菌。肝脏功能损害可能加重ARDS，主要机制如下：（1）肝功能不全时，毒素和细菌可越过肝脏进入体循环，诱导或加重肺损伤。（2）肝脏Kupffer细胞受内毒素刺激时，释放大量TNFα和IL-1等炎症介质，进入循环损伤肺等器官。（3）Kupffer细胞具有清除循环中的毒性介质的功能，肝功能不全时炎症介质作用时间会延长，可能使ARDS恶化。（4）肝脏是纤维连接蛋白的主要来源，肝功能损害时，纤维连接蛋白释放减少，将导致肺毛细血管通透性增高。α_1-抗胰蛋白酶主要也来源于肝脏，对灭活蛋白酶具有重要作用。

2. 肠道功能

胃肠黏膜的完整性是机体免受细菌和毒素侵袭的天然免疫屏障。胃肠黏膜对缺血缺氧以及再灌注损伤的反应非常敏感，脓毒血症、创伤、休克等均可导致胃肠黏膜缺血缺氧性损伤，造成肠道黏膜对毒素和细菌的通透性增高，毒素和细菌移位入血，诱导或加重肺损伤。

（六）炎症反应在ARDS发病机制中的地位

目前认为，ARDS是感染、创伤导致机体炎症反应失控的结果。外源性损伤或毒素对炎症细胞的激活是ARDS的启动因素，炎症细胞在内皮细胞表面黏附及诱导内皮细胞损伤是导致ARDS的根本原因。代偿性炎症反应综合征（CARS）和SIRS作为炎症反应对立统一的两个方面，一旦失衡将导致内环境失衡，引起ARDS等器官功能损害。

感染、创伤导致ARDS等器官功能损害的发展过程表现为两种极端，一种是大量炎症介质释放入循环，刺激炎症介质级联样释放，而内源性抗炎介质又不足以抵消其作用，结果导致SIRS。另一种极端是内源性抗炎介质释放过多，结果导致CARS。SIRS/CARS失衡的后果是炎症反应扩散和失控，使其由保护性作用转变为自身破坏性作用，不但损伤局部组织细胞，同时打击远隔器官，导致ARDS等器官功能损害。就其本质而言，ARDS是机体炎症反应失控的结果，也即SIRS/CARS失衡的严重后果。

总之，脓毒血症、创伤、误吸等直接和间接损伤肺的因素均可导致ARDS。但ARDS并不是细菌、毒素等直接损害的结果，而是机体炎症反应失控导致的自身破坏性反应的结果。ARDS实际上是SIRS和MODS在器官水平的表现。

第二节　病理和病理生理

一、病理学改变

各种原因所致 ARDS 的病理变化基本相同，分为渗出期、增生期和纤维化期相互关联和部分重叠的三个阶段（图 3-45-1）。

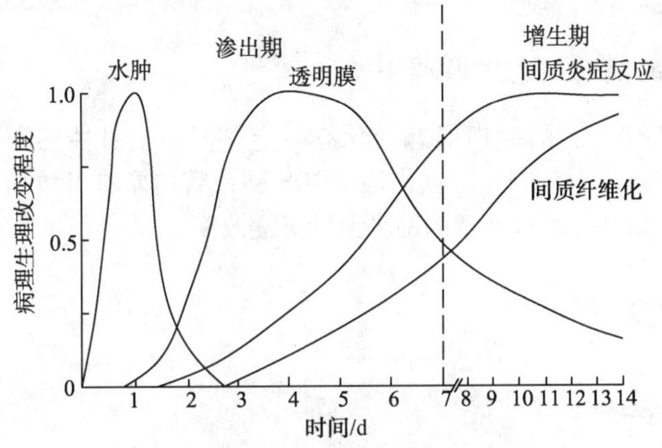

图 3-45-1　ARDS 病理分期

（一）病理分期

（1）渗出期（early exudative phase）：发病后 24～96 小时，主要特点是毛细血管内皮细胞和 I 型肺泡上皮细胞受损。毛细血管内皮细胞肿胀，细胞间隙增宽，胞饮速度增加，基底膜裂解，导致血管内液体漏出，形成肺水肿。由于同时存在修复功能，与肺水肿的程度相比，毛细血管内皮细胞的损伤程度较轻。肺间质顺应性较好，可容纳较多水肿液，只有当血管外肺水超过肺血管容量的 20% 时，才出现肺泡水肿。I 型肺泡上皮细胞变性肿胀，空泡化，脱离基底膜。Ⅱ型肺泡上皮细胞空泡化，板层小体减少或消失。上皮细胞破坏明显处有透明膜形成和肺不张，呼吸性细支气管和肺泡管处尤为明显。肺血管内有中性粒细胞扣留和微血栓形成，有时可见脂肪栓子，肺间质内中性粒细胞浸润。电镜下可见肺泡表面活性物质层出现断裂、聚集或脱落到肺泡腔，腔内充满富蛋白质水肿液，同时可见灶性或大片肺泡萎陷不张。

（2）增生期（proliferative phase）：发病后 3～7 天，显著增生出现于发病后 2～3 周。主要表现为Ⅱ型肺泡上皮细胞大量增生，覆盖脱落的基底膜，肺水肿减轻，肺泡膜因Ⅱ型上皮细胞增生、间质多形核白细胞和成纤维细胞浸润而增厚，毛细血管数目减少。肺泡囊和肺泡管可见纤维化，肌性小动脉内出现纤维细胞性内膜增生，导致管腔狭窄。

（3）纤维化期（fibrotic phase）：肺组织纤维增生出现于发病后 36 小时，7～10 天后增生显著，若病变迁延不愈超过 3～4 周，肺泡间隔内纤维组织增生致肺泡隔增厚，Ⅲ型弹性纤维被 I 型僵硬的胶原纤维替代。有研究显示，死亡的 ARDS 患者其肺内该胶原纤维的含量增加至正常的 2～3 倍。电镜下显示肺组织纤维化的程度与患者死亡率呈正相关。另外可见透明膜弥漫分布于全肺，此后透明膜中纤维细胞浸润，逐渐转化为纤维组织，导致弥漫性不规则性纤维化。肺血管床发生广泛管壁增厚,动脉变性扭曲,肺毛细血管扩张。肺容积明显缩小。肺泡管的纤维化是晚期 ARDS 患者的典型病理变化。进入纤维化期后,ARDS 患者有 15% ~40% 将死于难以纠正的呼吸衰竭。

(二) 病理学特征

(1) 病变部位的不均一性:ARDS 病变可能分布于下肺,也可能分布于上肺,呈现不均一分布的特征。另外病变分布有一定的重力依赖性,即下肺区和背侧肺区病变重,上肺区和前侧肺区病变轻微,中间部分介于两者之间。

(2) 病理过程的不均一性:不同病变部位可能处于不同的病理阶段,即使同一病变部位的不同部分,可能也处于不同的病理阶段。

(三) 病因相关的病理改变多样性

不同病因引起的 ARDS,肺的病理形态变化有一定差异。全身性感染和急性胰腺炎所致的 ARDS,肺内中性粒细胞浸润十分明显。创伤后 ARDS 肺血管内常有纤维蛋白和血小板微血栓形成。而脂肪栓塞综合征则往往造成严重的肺小血管炎症改变。

二、病理生理改变

(一) 肺容积减少

ARDS 患者早期就有肺容积减少,表现为肺总量、肺活量、潮气量和功能残气量明显低于正常,其中以功能残气量减少最为明显。严重 ARDS 患者实际参与通气的肺泡可能仅占正常肺泡的三分之一。因此,ARDS 的肺是小肺(small lung)或婴儿肺(baby lung)。

(二) 肺顺应性降低

肺顺应性降低是 ARDS 的特征之一,主要与肺泡表面活性物质减少引起的表面张力增高和肺不张、肺水肿导致的肺容积减少有关。表现为肺泡压力-容积(*P-V*)曲线与正常肺组织相比有显著不同,需要较高气道压力,才能达到所需的潮气量。

以功能残气量(FRC)为基点,肺泡压力变化为横坐标,肺容量变化为纵坐标绘制的关系曲线为肺顺应性曲线(肺 *P-V* 曲线)。正常肺 *P-V* 曲线呈反抛物线形,分为二段一点,即陡直段和高位平坦段,二段交点为高位转折点(upper inflection point,UIP)。曲线陡直段的压力和容量的变化呈线性关系,较小的压力变化即能引起较大的潮气量变化,提示肺顺应性好;而在高位平坦段,较小的容量变化即可导致压力的显著升高,提示肺顺应性减低,发生肺损伤的机会增加。正常情况下,UIP 在肺容量占肺总量 85% ~90% 和跨肺压达 35 ~50 cmH_2O 的位置。

ARDS 患者由于肺泡大量萎陷,肺顺应性降低,故肺 *P-V* 曲线呈现"S"型改变,起始段平坦,出现低位转折点(lower inflection point,LIP),同时 FRC 和肺总量下降,导致中间陡直段的容积显著减少。低位平坦段显示随着肺泡内压增加,肺泡扩张较少,提示肺顺应性低;随着肺泡内压的进一步升高,陷闭肺泡大量开放,肺容积明显增加,肺 *P-V* 曲线出现 LIP,代表大量肺泡在非常窄的压力范围内开放;随着肺泡内压的进一步增加,正常肺组织和开放的陷闭肺组织的容积增加,出现陡直段;同正常肺组织相似,肺容积扩张到一定程度,曲线也会出现 UIP 和高位平坦段,提示肺泡过度膨胀,肺顺应性降低。

在 ARDS 的纤维化期,肺组织广泛纤维化使肺顺应性进一步降低。

（三）通气/血流比例失调

（1）通气/血流比值降低及真性分流:间质肺水肿压迫小气道、小气道痉挛收缩和表面活性物质减少均导致肺泡部分萎陷,使相应肺单位通气不足,从而造成通气/血流比值降低,产生生理学分流。广泛肺泡不张和肺泡水肿引起局部肺单位只有血流而无通气,即真性分流或解剖样分流。ARDS 早期肺内分流率(Q_s/Q_t)可达 10% ~20%,后期高达 30% 以上。

（2）通气/血流比值升高:肺微血管痉挛或狭窄、广泛肺栓塞和血栓形成使部分肺单位周围的毛细血管血流量明显减少或中断,导致无效腔样通气。ARDS 后期无效腔率可高达 60%。

通气/血流比值失调主要导致低氧血症。在 ARDS 早期,由于低氧血症致肺泡通气量增加,且 CO_2弥散能力为 O_2的 20 倍,故 CO_2排出增加,引起低碳酸血症;但到 ARDS 后期,随着肺组织纤维化,毛细血管闭塞,通气/血流比值升高的气体交换单位数量增加,通气/血流比值降低的单位数量减少,无效腔通气增加,有效肺泡通气量减少,导致 CO_2排出障碍,$PaCO_2$分压升高,出现高碳酸血症。

（四）肺循环改变

（1）肺毛细血管通透性明显增加:ARDS 肺循环的主要改变是肺毛细血管通透性明显增加。通透性增高性肺水肿是 ARDS 病理生理改变的基础。

（2）肺动脉高压:肺动脉高压伴肺动脉嵌顿压正常是 ARDS 肺循环的另一个特点。早期 ARDS 时,肺动脉高压是可逆的,与低氧血症和缩血管介质(TXA_2,TNFα 等)引起肺动脉痉挛以及一氧化氮生成减少有关。ARDS 后期的肺动脉高压为不可逆的,除上述原因外,主要与肺小动脉平滑肌增生和非肌性动脉演变为肌性动脉等结构性改变有关。值得注意的是,尽管肺动脉压力明显增高,但肺动脉嵌顿压一般正常,这是与心源性肺水肿的重要区别。

第三节　临床表现、分期和辅助检查

一、临床表现

创伤后 ARDS 由于病因复杂,部分患者存在严重创伤,包括截肢、巨大创面及骨折等,同时又具有强烈的精神创伤,临床表现可以隐匿或不典型,主要表现为呼吸困难不典型,临床表现与 X 线胸片明显不一致,临床医生必须高度警惕。

（一）症状

呼吸频数、呼吸窘迫、口唇及指端发绀是 ARDS 的主要临床表现之一。其临床特点是起病急,呼吸频数、呼吸困难和咳绀进行性加重。通常在 ARDS 起病 1 ~2 天内发生呼吸频数,呼吸频率大于 20 次/min,并逐渐进行性加快,可达 30 ~50 次/min。随着呼吸频率增快,呼吸困难也逐渐明显,危重者呼吸频率可达 60 次/min 以上,呈现呼吸窘迫症状。

随着呼吸频数和呼吸困难的发展,缺氧症状也愈益明显,患者表现为烦躁不安、心率增速、唇及指端发绀。缺氧症状以鼻导管或面罩吸氧的常规氧疗方法无法缓解。此外,在疾病后期,多伴有肺部感染,表现为发热、畏寒、咳嗽和咯痰等症状。

(二) 体征

疾病初期除呼吸频数外,可无明显的呼吸系统体征,随着病情进展,出现唇及指端发绀,吸气时锁骨上窝及胸骨上窝下陷,有的患者两肺听诊可闻及干湿性啰音、哮鸣音,后期可出现肺实变体征,如呼吸音减低或水泡音等。

二、分期

(一) 典型的 ARDS 临床分期(按 Moore 标准分为 4 期)

(1) 第一期(急性损伤期):损伤后数小时,原发病为主要临床表现。呼吸频率开始增快,导致过度通气。无典型的呼吸窘迫。可不出现 ARDS 症状,血气分析显示低碳酸血症,动脉血氧分压尚属正常或正常低值。X 线胸片无阳性发现。

(2) 第二期(相对稳定期):多在原发病发生 6 ~48 小时后,表现为呼吸增快、浅速,逐渐出现呼吸困难,肺部可听到湿性啰音或少数干性啰音。血气分析显示低碳酸血症,动脉血氧分压下降,肺内分流增加。X 线胸片显示细网状浸润阴影,反映肺血管周围液体积聚增多,肺间质液体含量增加。

(3) 第三期(急性呼吸衰竭期):此期病情发展迅速,出现发绀,并进行性加重。呼吸困难加剧,表现为呼吸窘迫。肺部听诊湿性啰音增多,心率增快。动脉血氧分压进一步下降,常规氧疗难以纠正。X 线胸片因间质与肺泡水肿而出现典型的、弥漫性雾状浸润阴影。

(4) 第四期(终末期):呼吸窘迫和发绀持续加重,患者严重缺氧,出现神经精神症状如嗜睡、谵妄、昏迷等。血气分析显示严重低氧血症、高碳酸血症,常有混合性酸碱失衡,最终导致心力衰竭或休克。X 线胸片显示融合成大片状阴影,呈“白肺”(磨玻璃状)。

不同原因引起的 ARDS,其临床表现可能会有所差别。通常内科系统疾病引起的 ARDS 起病较缓慢,临床分期不如创伤等原因引起的 ARDS 分期那样明确。但总的来说,ARDS 的病程往往呈急性过程,但也有一部分病例,病程较长。

(二) 创伤后 ARDS 临床分期

创伤后 ARDS 由于病因复杂,后期创面反复感染和反复菌血症发生使得病因难以根本去除,导致病程持续时间长。根据创伤后 ARDS 特点,可以分为创伤复苏期和感染与 MODS 期。

(1) 创伤复苏期:创伤后 1 ~2 周,主要与直接创伤、休克的复苏以及急性肾衰竭的发生有关,临床表现与典型的临床分期 1 ~3 期相符合。

(2) 感染与 MODS 期:多在创伤后 3 ~5 周发生,感染和菌血症常常是诱因,容易出现 MODS,导致病程迁延。

三、辅助检查

(一) X 线胸片

早期胸片常为阴性,进而出现肺纹理增加和斑片状阴影,后期为大片实变阴影,并可见支气管充气征。ARDS 的 X 线改变常较临床症状延迟 4～24 小时，而且受治疗干预的影响很大。为纠正休克而进行大量液体复苏时，常使肺水肿加重，X 线胸片上斑片状阴影增加，而加强利尿后可使肺水肿减轻，阴影减少；机械通气，特别是呼气末正压（PEEP）和其他提高平均气道压力的手段，因增加肺充气程度，可使胸片上阴影减少，但气体交换异常并不一定能得到缓解。

（二）CT 扫描

与正位胸片相比，CT 扫描能更准确地反映病变肺区域的大小。通过 CT 显示的病变范围可较准确判定气体交换和肺顺应性病变的程度。另外，CT 扫描可发现气压伤及小灶性的肺部感染。

（三）肺气体交换障碍的监测

监测肺气体交换对 ARDS 的诊断和治疗具有重要价值。动脉血气分析是评价肺气体交换的主要临床手段。ARDS 早期至急性呼吸衰竭期，常表现为呼吸性碱中毒和不同程度的低氧血症，肺泡-动脉氧分压差[（A-a）DO_2]升高，高于 35～45 mmHg。由于肺内分流增加（>10%），通过常规氧疗，低氧血症往往难以纠正。对于肺损伤恶化、低氧血症进行性加重而实施机械通气的患者，PaO_2/FiO_2进行性下降，可反映 ARDS 低氧血症程度，与 ARDS 患者的预后直接相关，该指标也常常用于肺损伤的评分系统。另外，除表现为低氧血症外，ARDS 患者的换气功能障碍还表现为无效腔通气增加，在 ARDS 后期往往表现为动脉血二氧化碳分压升高。

（四）肺力学监测

这是反映肺机械特征改变的重要手段，可通过床边呼吸功能监测仪监测，主要改变包括顺应性降低和气道阻力增加。

（五）肺功能检测

肺容量和肺活量、功能残气量和残气量均减少；呼吸无效腔增加，无效腔量/潮气量 >0.5；静-动脉分流量增加。

（六）血流动力学监测

血流动力学监测对 ARDS 的诊断和治疗具有重要意义。ARDS 的血流动力学常表现为肺动脉嵌顿压正常或降低。监测肺动脉嵌顿压，有助于与心源性肺水肿的鉴别；同时，可直接指导 ARDS 的液体治疗，避免输液过多或容量不足。

（七）支气管灌洗液

支气管灌洗及保护性支气管刷片是诊断肺部感染及细菌学调查的重要手段，ARDS 患者肺泡灌洗液的检查常可发现中性粒细胞明显增高（非特异性改变），可高达 80%（正常小于 5%）。肺泡灌洗液发现大量嗜酸性粒细胞，对诊断和治疗有指导价值。

（八）肺泡毛细血管屏障功能和血管外肺水

肺泡毛细血管屏障功能受损是 ARDS 的重要特征。测定屏障受损情况，对评价肺损伤程度具有重要意义。测定肺泡灌洗液中蛋白浓度或肺泡灌洗液蛋白浓度与血浆蛋白浓度的比值，可反映从肺泡毛细血管中漏入肺泡的蛋白量，是评价肺泡毛细血管屏障损伤的常用方法。

肺泡灌洗液中蛋白含量与血浆蛋白含量之比>0.7,应考虑ARDS,而心源性肺水肿的比值<0.5。血管外肺水增加也是肺泡毛细血管屏障受损的表现。肺血管外含水量测定可用来判断肺水肿的程度、转归和疗效,目前用热燃料双示踪剂稀释法测定。正常人血管外肺水含量不超过500 mL,ARDS患者的血管外肺水可增加到3 000~4 000 mL。

第四节　诊断和鉴别诊断

一、诊断

(1) 诊断依据:具有脓毒血症、休克、重症肺部感染、大量输血、急性胰腺炎等引起ARDS的原发病;疾病过程中出现呼吸频数、呼吸窘迫、低氧血症和发绀,常规氧疗难以纠正缺氧;血气分析显示肺换气功能进行性下降;胸片显示肺纹理增多,边缘模糊的斑片状或片状阴影,排除其他肺部疾病和左心功能衰竭。

(2) 诊断标准:

① Murray评分法诊断标准:1988年Murray等提出了ARDS的评分法诊断标准(表3-45-2),对ARDS作量化诊断。评分包括3方面内容:a. 肺损伤程度的定量评分;b. 具有ARDS患病的危险因素;c. 合并肺外器官功能不全。

表3-45-2　急性肺损伤与ARDS的诊断标准

项　目	起病	氧合障碍程度	X线胸片	肺动脉嵌顿压
急性肺损伤	急性	$PaO_2/FiO_2 \leq$ 300 mmHg	双肺有斑片状阴影	肺动脉嵌顿压≤18 mmHg,或无左心房压力增高的临床证据
ARDS	急性	$PaO_2/FiO_2 \leq$ 200 mmHg	双肺有斑片状阴影	肺动脉嵌顿压≤18 mmHg,或无左心房压力增高的临床证据

根据PaO_2/FiO_2,PEEP水平,X线胸片中受累象限数及肺顺应性变化的评分评价肺损伤程度。0分无肺损伤,0.1~2.5分轻度-中度肺损伤,评分>2.5分为重度肺损伤(即ARDS)。

Murray评分法ARDS诊断标准强调了肺损伤从轻到重的连续发展过程,对肺损伤作量化评价。Owens等研究显示肺损伤评分与肺脏受累范围呈显著正相关($r=0.75, P<0.01$),而且也与肺血管通透性密切相关($r=0.73, P<0.01$)。可见,该标准可较准确地评价肺损伤程度。

② 欧美联席会议诊断标准:尽管Murray标准有利于临床科研,但应用于临床就显得过于繁琐,难以推广。1992年欧美ARDS联席会议提出新的标准,现已被广泛推广采用。

该标准所列急性肺损伤需满足:a. 急性起病。b. $PaO_2/FiO_2 \leq 300$ mmHg(不管PEEP水平)。c. 正位X线胸片显示双肺均有斑片状阴影。d. 肺动脉嵌顿压≤18 mmHg,或无左心房压力增高的临床证据。而诊断ARDS除要满足上述急性肺损伤的诊断标准外,需$PaO_2/FiO_2 \leq 200$ mmHg,反映了肺损伤处于更严重的程度。

该标准与以往标准有很大区别:a. PEEP改善氧合的效应具有时间依赖性,而且其水平的提高与氧合改善并不呈正相关,因此不考虑PEEP水平。b. 医师的经验及指征掌握等许多因素均影响机械通气应用,可因未及时采用机械通气,而使患者延误诊断,因此,也不把机械通气作为诊断条件。c. 肺动脉嵌顿压≤18 mmHg作为诊断条件,有助于排除心源性肺水肿。d. 与以往常用的

$PaO_2/FiO_2 \leqslant 100 \sim 150$ mmHg 相比，$\leqslant 200$ mmHg 作为诊断条件能使患者更早地得到诊断。

Moss 等将欧美 ARDS 标准与 Murray 的评分标准作比较，结果显示对于具有明确 ARDS 危险因素的患者来说，特异性分别为 96% 和 94%，灵敏度分别为 100% 和 81%，诊断准确率分别为 97% 和 90%，显然前者优于后者。对于无明确 ARDS 危险因素的患者来说，欧美 ARDS 标准也略优于 Murray 的评分标准。因此，欧美 ARDS 诊断标准对临床更有价值，目前已被广泛采用。

二、鉴别诊断

ARDS 突出的临床征象为肺水肿和呼吸困难。在诊断标准上无特异性，因此需要与其他能够引起和 ARDS 症状类似的疾病相鉴别。

（1）心源性肺水肿：见于冠心病、高血压性心脏病、风湿性心脏病和尿毒症等引起的急性左心功能不全。其主要原因是左心功能衰竭，致肺毛细血管静水压升高，液体从肺毛细血管漏出，导致肺水肿和肺弥散功能障碍，水肿液中蛋白含量不高。而 ARDS 的肺部改变主要是由于肺泡毛细血管膜损伤，致通透性增高引起的肺间质和肺泡性水肿，水肿液中蛋白含量增高。根据病史、病理基础和临床表现，结合 X 线胸片和血气分析等，可进行鉴别诊断（表 3-45-3）。

表 3-45-3　ARDS 与心源性肺水肿的鉴别诊断

项　目	ARDS	心源性肺水肿
发病机制	肺实质细胞损害、肺毛细血管通透性增加	肺毛细血管静水压升高
起病	较缓	急
病史	感染、创伤、休克等	心血管疾病
痰的性质	非泡沫状稀血样痰	粉红色泡沫痰
痰内蛋白含量	高	低
痰中蛋白/血浆蛋白	>0.7	<0.5
体位	能平卧	端坐呼吸
胸部听诊	早期可无啰音，后期湿啰音广泛分布，不局限于下肺	湿啰音主要分布于双肺底
肺动脉嵌顿压	<18 mmHg	>18 mmHg
X 线		
心脏大小	正常	常增大
血流分布	正常或对称分布	逆向分布
叶间裂	少见	多见
支气管血管袖	少见	多见
胸膜渗出	少见	多见
支气管气象	多见	少见
水肿液分布	斑片状，周边区多见	肺门周围多见
治疗		
强心利尿	无效	有效
提高吸入氧浓度	难以纠正低氧	低氧血症可改善

（2）其他非心源性肺水肿：ARDS 属于非心源性肺水肿的一种，但其他多种疾病也可导致非心源性肺水肿，如肝硬化和肾病综合征等。另外还可见于胸腔抽液、抽气过多和过快，或抽吸负压过大，使胸膜腔负压骤然升高形成的肺复张性肺水肿。其他少见的情况有纵隔肿瘤、肺静脉纤维化等引起的肺静脉受压或闭塞，致肺循环压力升高所致的压力性肺水肿。此类患者的共同特点为有明

确的病史,肺水肿的症状、体征及X线征象出现较快,治疗后消失也快。低氧血症一般不重,通过吸氧易于纠正。

(3)急性肺栓塞:各种原因导致的急性肺栓塞,患者突然起病,表现为剧烈胸痛、呼吸急促、呼吸困难、烦躁不安、咯血、以绀和休克等症状。动脉血氧分压和二氧化碳分压同时下降,与ARDS颇为相似。但急性肺栓塞多有长期卧床、深静脉血栓形成、手术、肿瘤或羊水栓塞等病史,查体可发现气急、心动过速、肺部湿啰音、胸膜摩擦音或胸腔积液、肺动脉第二音亢进伴分裂、右心衰竭和肢体肿胀、疼痛、皮肤色素沉着等深静脉血栓体征。X线胸片检查可见典型的三角形或圆形阴影,还可见肺动脉段突出。典型的心电图可见Ⅰ导联S波加深、Ⅲ导联Q波变深和T波倒置(即S_IQT_{III}改变)、肺性P波、电轴右偏、不完全或完全性右束支传导阻滞。D-二聚体(+)。选择性肺动脉造影和胸片结合核素扫描可确诊。

(4)特发性肺间质纤维化:此病病因不明,临床表现为刺激性干咳、进行性呼吸困难、发绀和持续性低氧血症,逐渐出现呼吸功能衰竭,可与ARDS相混淆。但本病起病隐袭,多属慢性经过,少数呈亚急性;肺部听诊可闻及高调的、爆裂性湿性啰音,声音似乎非常表浅,如同在耳边发生一样,具有特征性;血气分析呈Ⅰ型呼吸衰竭(动脉血氧分压降低,二氧化碳分压降低或不变);X线胸片可见网状结节影,有时呈蜂窝样改变;免疫学检查示IgG和IgM常有异常;病理上以广泛间质性肺炎和肺间质纤维化为特点;肺功能检查可见限制性通气功能障碍和弥散功能降低。

(5)慢性阻塞性肺疾病并发呼吸衰竭:此类患者既往有慢性胸、肺疾患病史,常于感染后发病;临床表现为发热、咳嗽、气促、呼吸困难和发绀;血气分析示动脉血氧分压降低,多合并有二氧化碳分压升高。而ARDS患者既往心肺功能正常,血气分析早期以动脉低氧血症为主,二氧化碳分压正常或降低;常规氧疗不能改善低氧血症。可见,该病根据病史、体征、X线胸片、肺功能和血气分析等检查不难与ARDS鉴别。

第五节 治　疗

ARDS是MODS的一个重要组成部分,对ARDS的治疗是防治MODS的一部分。治疗ARDS原则为纠正缺氧,提高全身氧输送,维持组织灌注,防止组织进一步损伤,同时尽可能避免医源性并发症,主要包括液体负荷过高、氧中毒、容积伤和院内感染。具体治疗可分为病因治疗和支持治疗。目前对于ARDS肺毛细血管通透性增加和肺泡上皮受损的病理生理改变以及发病根本原因SIRS,均缺乏特异而有效的治疗手段,主要限于器官功能及全身支持治疗,特别是呼吸支持治疗,为肺损伤的缓解和恢复创造时间。要取得ARDS治疗上的突破,必须探索有效的病因治疗手段,并改进支持治疗措施。

一、病因治疗

(一)控制致病因素

原发病是影响ARDS预后和转归的关键,及时去除或控制致病因素是ARDS治疗最关键的环节。治疗方法主要包括充分引流感染灶、有效的清创和合理使用抗生素。当然,腹腔、肺部感染的迁延,急性胰腺炎的发展等都使病因治疗相当困难。

（二）调控机体炎症反应

ARDS 作为机体过度炎症反应的后果，SIRS 是其根本原因，调控炎症反应不但是 ARDS 病因治疗的重要手段，而且也可能是控制 ARDS、降低病死率的关键。近年来，国内外学者对 SIRS 的调控治疗进行了大量研究：(1) 糖皮质激素。糖皮质激素是 ARDS 治疗中最富有争议的药物。前瞻性多中心安慰剂对照试验显示，ARDS 早期应用大剂量激素，不能降低病死率，同时可能增加感染的发生率。1998 年 Meduri 进行的临床研究显示，糖皮质激素可明显改善 ARDS 肺损伤，降低住院病死率，但该研究样本量较小，需进一步扩大样本量，进行多中心的对照研究。近几年有研究显示 ARDS 晚期应用糖皮质激素有助于阻止肺纤维化的进展，可改善患者生存率。但应用的同时必须监测患者病情，防止并发或加重感染；其作用也有待于进一步大规模临床、前瞻、对照研究进行验证。(2) 环氧化酶抑制剂及前列腺素 E_1。布洛芬、吲哚美辛等环氧化酶抑制剂对炎症反应有强烈抑制作用，可改善 ARDS 炎症反应，降低体温和心率。前列腺素 E_1 具有扩张血管、抑制血小板聚集和调节炎症反应、降低肺动脉和体循环压力、提高心排血量、氧合指数和组织供氧量的作用。但有关前列腺素 E_1 对 ARDS 的治疗作用尚不肯定，需进一步研究明确其作用。(3) 酮康唑。酮康唑是强烈的血栓素合成酶抑制剂，对白三烯的合成也有抑制作用。初步的临床研究显示，对于全身性感染等 ARDS 高危患者，酮康唑治疗组 ARDS 患病率明显降低；而对于 ARDS 患者，酮康唑能明显降低病死率。(4) 己酮可可碱。己酮可可碱是一种磷酸二酯酶抑制剂。在全身性感染和 ARDS 的动物实验研究中，己酮可可碱能明显抑制白细胞趋化和激活，对肿瘤坏死因子等炎症性细胞因子的表达具有明显抑制效应。但己酮可可碱对 ARDS 的临床疗效尚不肯定，需进一步临床研究证实。(5) 内毒素及细胞因子单抗。内毒素单克隆抗体、细菌通透性增高蛋白可阻断内毒素对炎性细胞的激活，而 TNFα，IL-1 和 IL-8 等细胞因子单克隆抗体或受体拮抗剂(IL-1ra)可直接中和炎症介质，在动物实验中均能防止肺损伤发生，降低动物病死率，结果令人鼓舞。但针对细胞因子等炎症介质的免疫治疗措施在感染及 ARDS 患者的临床试验均未观察到肯定疗效。

二、呼吸支持治疗

（一）氧疗

纠正低氧血症是 ARDS 治疗的首要任务，早期有力的呼吸支持是当前 ARDS 治疗的主要手段，其根本目的是保证全身氧输送，改善组织细胞缺氧。氧疗是最基本的纠正 ARDS 低氧血症、提高全身氧输送的呼吸支持治疗措施。

1. 氧疗装置和给氧方式

临床上有多种氧疗装置可供选择和应用，在选择氧疗装置时需考虑到患者低氧血症的严重程度，装置给氧浓度的精确性，患者的舒适度及对氧疗的依从性等。Beers 将氧疗装置依据流速的高低分为两大类(表 3-45-4)：低流速系统和高流速系统。低流速系统给氧的流速较低，一般 <6 L/min，患者每次吸入的为氧疗装置送出氧与室内空气混合的气体，因此吸入的氧浓度是可变化的，它取决于氧气流速、患者呼吸的频率和潮气量。高流速系统则以高的流速给氧，通常超过患者每分钟通气量的 4 倍，患者的呼吸方式对吸入氧浓度并无影响。

表 3-45-4 两种氧疗系统氧流速与吸入氧浓度关系

氧疗系统	氧疗装置	氧流速/(L/min)	吸入氧浓度/%
低流速氧疗系统	鼻导管或鼻塞	1	25
		2	29
		3	33
		4	37
		5	41
		6	45
	简单面罩	0.5~4	24~40
		5~6	40
		6~7	50
		7~8	60
	附贮袋面罩	6	60
		7	70
		8	80
		9	90
		10	>99
	非重复呼吸面罩	4~10	60~100
高流速氧疗系统	Venturi 面罩	3(80)	24
		6(68)	28
		9(50)	40
		12(50)	0.40
		15(41)	0.50

注：括号内数值表示进入面罩的空气流量

2. 氧疗装置及其特点

(1) 鼻导管或鼻塞。

这是临床最常用的方法，具有简单、经济、方便的优点。单侧鼻导管一般用橡皮管或塑料管制成，前端有多个小孔。从鼻孔将导管插入至软腭水平。鼻塞有单侧和双侧鼻塞两种，直接塞在鼻前庭部，氧疗效果与用鼻导管相似，但较鼻导管舒适、方便，对鼻黏膜刺激小。吸入的氧浓度可根据下列公式算出：

$$吸入氧浓度(FiO_2)=21+4\times氧流速(L/min)$$

实际上 FiO_2 还受潮气量和呼吸频率的影响；张口呼吸、说话、咳嗽和进食时，即使氧流量不变，FiO_2 也会降低。下面以一"正常人"以"正常呼吸模式"进行呼吸为例，作一简要说明。假设潮气量为 500 mL，呼吸频率为 20 次/min，吸气时间为 1 s，呼气时间为 2 s，口鼻咽解剖无效腔为 50 mL，鼻导管吸氧流量为 6 L/min (100 mL/s)。假定呼气在呼气时间的前 1.5 s (75%)完成，则最后的 0.5 s 无气体呼出，吸入的纯氧(吸氧流量为 6 L/min，即 100 mL/s)将在这 0.5 s 中将口鼻咽解剖无效腔充满。那么，在 1 s 的吸气时间内，吸气潮气量由 3 个部分组成：① 来自口鼻咽解剖无效腔的 50 mL 纯氧；② 来自鼻导管的 100 mL 纯氧，即 100 mL/s × 1 s；③ 500 mL 潮气量中，有 350 mL 的空气(氧浓度为 20% 左右)，则吸入氧气为 350 mL ×20% =70 mL。

所以，500 mL 吸气潮气量中含有 220 mL 的纯氧(50 mL + 100 mL + 70 mL)，则 FiO_2 为 44% (220 mL/500 mL)。也就是说人体在"理想通气状态下"，通过鼻导管吸入流量为 6 L/min 的氧气时，其 FiO_2 为 44%。

在上述例子中，其他条件不变的情况下，分别计算氧流量从 1 L/min 逐渐增加至 6 L/min 时的

FiO_2，则氧流量每变化 1 L/min，FiO_2大约相应变化 0.04（4%）。这就是上述氧流量与 FiO_2关系等式的由来。

对于同一人体，其他条件不变，仅潮气量减少 1/2，即 250 mL，吸气潮气量的构成将发生如下变化：① 来自口鼻咽解剖无效腔的 50 mL 纯氧；② 来自鼻导管的 100 mL 纯氧，即 100 mL/s × 1 s；③ 250 mL潮气量中，有 100 mL 的空气（氧浓度为 20% 左右），则氧气为 100 mL × 20% = 20 mL。因此，250 mL 吸气潮气量中含有 170 mL 的纯氧（50 mL + 100 mL + 20 mL），则 FiO_2为 68%（170 mL/250 mL）。也就是说，潮气量越大或呼吸频率越快，FiO_2越低；反之，潮气量越小或呼吸频率越慢，FiO_2越高。

采用鼻导管或鼻塞进行氧疗，氧流量大于 6 L/min（100 mL/s）时，FiO_2并不相应增加，主要是因为在此氧流量的情况下，吸气的第 1 s 内，口鼻咽解剖无效腔（50 mL）已充满了纯氧，进一步增加氧流量无助于提高 FiO_2。如拟采用低流量给氧系统吸入更高浓度的氧气，则需使用附贮袋的面罩。

（2）面罩。

临床常用的为简单面罩、附贮袋面罩和文丘里（Venturi）面罩。其中简单面罩和附贮袋面罩属于低流速氧疗系统，而 Venturi 面罩属于高流速氧疗系统。

简单面罩：这种面罩氧的输入孔多位于底部，两侧有呼气出口。使用时面罩紧贴患者的口鼻周围，用带子固定。给氧流速较大时氧浓度可达 50% 以上。但给氧流速太低时，氧浓度下降，可使二氧化碳在面罩内积聚。因此以氧流速 >4 L/min 为宜。简单面罩适应于缺氧严重而无二氧化碳潴留的患者。缺点是患者进食和咳痰不方便，睡眠状态变动体位时面罩容易移位或脱落。

附贮袋面罩：这类面罩带有橡胶或乳胶制成的贮气袋，可持续供给氧气。附贮袋面罩可以较低流速氧来提供高浓度氧。在呼气或呼吸间歇时，氧气进入贮气袋，吸气时吸入的是贮气袋的氧。这类面罩分为两种，一种为部分重复呼吸面罩，面罩和贮气袋之间没有单向活瓣，呼气时部分呼出气进入贮气袋可被重复吸入。另一种为无重复呼吸面罩，在面罩和贮气袋之间设有单向活瓣，呼气时连接贮气袋单向活瓣关闭，气体从侧孔排出，吸气时单向活瓣开放，患者从贮气袋吸入氧气。

文丘里（Venturi）面罩：面罩呈圆锥形，顶端有一小喷口，氧气经喷口进入面罩时，在喷射气流的周围产生负压吸入空气以稀释面罩内氧气浓度，调节氧浓度在 24% ~40% 范围，呼出气经面罩侧孔排出。这种面罩吸入氧浓度较恒定，不受患者呼吸频率和潮气量影响，很少有二氧化碳重复吸入。

（3）氧帐或头罩。

由塑料或有机玻璃制成的各种不同大小的氧帐和头罩主要用于儿童或重症不合作的患者，帐顶连接氧气喷嘴，可调节帐内氧浓度、湿度和温度。患者用起来较舒适，但耗氧量大是其缺点。

（4）经气管给氧。

在局麻下将穿刺针经第 2，3 气管软骨环穿刺进入气管内，导入直径 1.7 ~ 2.0 mm 的导管，退出穿刺针，留置导管在气管内 8 ~ 10 cm，导管头端在隆突上约 3 cm，外露导管固定于颈部，尾端接氧气输入管。经气管给氧主要用于 COPD 长程家庭氧疗的患者，可减少氧气消耗，但偶有局部皮肤感染、出血、导管堵塞、肺部感染等并发症，需注意防治。

（二）机械通气治疗

当常规氧疗不能纠正低氧血症和缓解呼吸窘迫时，应早期积极进行气管插管实施机械通气，使患者不致死于早期严重的低氧血症，为治疗转机赢得时间。近年来，呼吸功能支持取得长足的进步，并系统地提出机械通气治疗的新策略，主要包括以下几方面内容。

（1）避免高潮气量和高气道平台压。小潮气量通气是 ARDS 病理生理改变的要求和结果。

“小肺”或“婴儿肺”是ARDS的特征,ARDS参与通气的肺容积显著减少,大量研究显示,常规或大潮气量通气易导致肺泡过度膨胀和气道平台压力过高,激活炎症细胞,促进炎症介质释放增加,引起或加重肺泡上皮细胞和肺泡毛细血管内皮细胞损伤,产生肺间质或肺泡水肿,导致呼吸机相关肺损伤以及肺外器官如肠道、肾脏损伤,诱发MODS。因此,ARDS患者应避免高潮气量和高气道平台压,应尽早采用小潮气量(6 mL/kg理想体重,参见表3-45-5公式计算理想体重)通气,并使吸气末气道平台压力不超过30 cmH_2O。

表3-45-5 NIH ARDSnet机械通气模式和参数设置方法

NIH ARDSnet机械通气模式和参数设置方法														
通气模式——容量辅助/控制通气														
潮气量6 mL/kg(理想体重*)														
保持气道平台压<30 cmH_2O														
潮气量6 mL/kg(理想体重)时气道平台压>30 cmH_2O,减少潮气量至4 mL/kg(理想体重)														
动脉血氧饱和度或经皮血氧饱和度88%~95%之间														
不同FiO_2对应的预期PEEP水平														
FiO_2	0.3	0.4	0.4	0.5	0.5	0.6	0.7	0.7	0.7	0.8	0.9	0.9	0.9	1.0
PEEP	5	5	8	8	10	10	10	12	14	14	14	16	18	20~24

*理想体重的计算公式:
男性=50+2.3[身高(英尺)-60]或50+0.91[身高(cm)-152.4]
女性=45.5+2.3[身高(英尺)-60]或45.5+0.91[身高(cm)-152.4]

气道平台压力反映肺泡内压,ARDS机械通气期间肺泡内压过高是产生呼吸机相关肺损伤的重要原因之一。Amato在2004年韩国举办的西太平洋会议上报告了限制气道平台压力在ARDS机械通气中的重要性和对患者病死率的影响。从报告中可以看出,ARDS机械通气时应限制气道平台压力,以防止肺泡内压过高,这可能比限制潮气量更为重要。

(2)采用小潮气量通气和限制气道平台压力,允许动脉血二氧化碳分压高于正常即所谓的允许性高碳酸血症。允许性高碳酸血症是小潮气量和限制吸气压力通气的结果。目前尚缺乏大规模随机对比研究,但小规模非随机实验表明,ARDS采用小潮气量和限制气道平台压力通气并发的中等程度高碳酸血症是安全的。但是,允许性高碳酸血症并非ARDS患者的治疗目标,采用小潮气量通气引起的急性动脉血二氧化碳分压升高导致酸血症可能产生一系列病理生理学改变,包括脑及外周血管扩张、心率加快、血压升高和心输出量增加等。颅内压增高是应用允许性高碳酸血症的禁忌证,而某些代谢性酸中毒的患者合并允许性高碳酸血症时,严重的酸血症可能抑制心肌收缩力,降低心脏和血管对儿茶酚胺等药物的反应性,此时可考虑输注碳酸氢钠纠正酸中毒。

(3)促进塌陷肺泡复张并防止呼气末肺泡塌陷。ARDS广泛肺泡塌陷和肺水肿不但导致顽固的低氧血症,而且导致可复张肺泡反复吸气复张与呼气塌陷产生剪切力,导致呼吸机相关肺损伤。大量临床和实验研究均表明,适当水平呼气末正压(PEEP)不但能防止呼气末肺泡塌陷,改善通气/血流比值失调和低氧血症,还可消除肺泡反复开放与塌陷产生的剪切力损伤,另外还可减少肺泡毛细血管内液体渗出,减轻肺水肿。因此,ARDS患者应采用适当水平的PEEP进行机械通气。

充分复张塌陷肺泡是应用PEEP防止肺泡再次塌陷的前提。PEEP维持塌陷肺泡复张的功能依赖于吸气期肺泡的充张程度,吸气期肺泡充张越充分,PEEP维持塌陷肺泡复张的程度越高。研究显示小潮气量通气不利于ARDS塌陷肺泡的扩张。近年来许多研究探讨了ARDS肺复张策略,提出控制性肺膨胀或 PEEP 递增法的肺复张手法。其中控制性肺膨胀推荐采用恒压通气方式,吸气压力 30 ~45 cmH_2O、持续时间 30 ~40 s。而 Amato 等提出的 PEEP 递增法则是在压力控制通气的基础上逐步升高 PEEP 水平,并保持吸气压力与 PEEP 之差不变的条件通气,当吸入氧浓度为 100%,动脉血氧分压与动脉血二氧化碳分压之和高于 400 mmHg 时,则认为达到充分的肺泡复张。临床和实验研究均显示上述肺复张手法具有肺泡复张和改善氧合及肺内分流的效应,其中 Amato 的一项随机对照研究中,与常规潮气量通气比较,采用控制性肺膨胀合并小潮气量通气患者病死率显著降低。尽管缺乏充分的循证医学证据,但 PEEP 的保持肺泡开放作用需建立在塌陷肺泡充分复张的基础之上。

ARDS 最佳 PEEP 的水平目前存在争议。尽管如此,Barbas 等通过荟萃分析比较了不同 PEEP 对 ARDS 患者生存率的影响,结果表明 PEEP >12 cmH_2O,尤其是高于 16 cmH_2O 时患者生存率明显提高。通过胸部 CT 观察 PEEP 肺泡复张效应的研究也显示,PEEP 水平为肺静态压力-容积曲线低位转折点对应的压力(P_{flex}) +2 cmH_2O 通气条件下仍有大量肺泡塌陷。2003 年由 Slutsky 等进行的一项临床研究显示,NIH ARDSnet 研究中小潮气量通气组呼吸频率较快,导致呼气不完全,产生一定水平的内源性 PEEP[(5.8 ±3.0)cmH_2O],使得总 PEEP 水平升高,可达(16.3 ±2.9)cm H_2O,而常规潮气量组呼吸频率较慢,内源性 PEEP 仅(1.4 ±1.0)cm H_2O,总 PEEP 为(11.7 ±0.9)cm H_2O,显著低于小潮气量通气组,故小潮气量通气组患者病死率的降低可能部分源于高水平 PEEP 维持塌陷肺泡的复张效应。提示: ARDS 需要设置较高水平 PEEP 防止呼气末肺泡塌陷。

ARDS 患者 PEEP 的设置方法目前缺乏大规模、前瞻、随机对照研究,无统一标准,实验和临床研究的设置方法各不相同。目前主要有以下几种方法:① 上述 NIH ARDSnet 关于小潮气量的对比研究中,依赖氧合障碍的严重程度以及维持足够氧合所需的吸入氧浓度(FiO_2)来设置 PEEP(表 3-45-5),从表中可见,该方法以维持一定动脉血氧饱和度为目标,所需 FiO_2 越高,设置的 PEEP 水平也越高。可以看出,PEEP 的设置基于患者氧合障碍的严重程度,但 PEEP 维持肺泡复张的效应如何不明确。② 一些专家认为依据床边测定的肺顺应性来确定 PEEP 水平,即设置为获得最大顺应性所需的 PEEP 水平,但最大顺应性并不代表最佳的肺泡复张。③ 以 P_{flex} 作为设置 PEEP 的依据(P_{flex} +2 cmH_2O),该方法综合考虑 PEEP 对动脉氧合和心输出量的影响,但部分 ARDS 患者肺静态压力-容积曲线无低位转折点,而且 P_{flex} 对应的压力仅代表塌陷肺泡开始复张,随着气道压力的升高,塌陷肺泡的复张仍在继续,故 P_{flex} +2 cmH_2O 也不能反映充分的肺泡复张。

上述方法各有利弊,近来有学者提出新的 PEEP 设置方法。① Lahhaman 和 Amato 等学者提出肺泡充分复张后依据 PEEP 变化引起的动脉血氧分压变化来选择 PEEP,即 PEEP 递增法复张塌陷肺泡后逐步降低 PEEP,当动脉血氧分压较前一次 PEEP 对应的值降低 5% 以上时提示肺泡重新塌陷,则动脉血氧分压显著降低前的 PEEP 为最佳 PEEP。② Slutsky 和 Ranieri 等提出通过测定恒定流速、容量控制通气条件下气道压力-时间曲线吸气支的应激指数(stress index)来确定 ARDS 患者的 PEEP 水平,应激指数位于 0.9 ~1.1 之间时,提示塌陷肺泡充分复张,该指数对应的 PEEP 为最佳 PEEP。可见,上述两种方法从维持塌陷肺泡复张的角度设置 PEEP,更加符合 ARDS 的病理生理改变,可能成为设置 PEEP 的主要方法,但其临床实用和可靠性需要循证医学的证据加以证实。

(4) 调整吸呼比。吸呼比影响肺内气体分布和通气/血流比值。对于 ARDS 患者,采用反比通气,有助于传导气道与肺泡之间气体的均匀分布;延长气体交换时间;升高平均肺泡压力,改善通气/血流比值,纠正低氧血症;降低气道峰值压力,减少气压伤的可能性;形成内源性 PEEP(PEE-

Pi),有助于时间常数长的肺泡保持复张状态,改善通气/血流比值。当然,通过延长吸气时间而产生的 PEEPi 与外源性 PEEP 不同,PEEPi 有助于稳定时间常数长的肺泡,而外源性 PEEP 主要使时间常数短的肺泡趋于稳定。辅助通气时,患者触发吸气需额外做功克服 PEEPi,增加呼吸负荷;PEEPi 难以监测和调节,且 ARDS 肺单位以时间常数短的肺泡为主,因此,临床多采用外源性 PEEP 治疗 ARDS。

(5) 尽可能保留自主呼吸。采用保留部分自主呼吸的通气模式是 ARDS 呼吸支持的趋势。部分通气支持模式可部分减少对机械通气的依赖,降低气道峰值压,减少对静脉回流和肺循环的影响,从而可能通过提高心排出量而增加全身氧输送;有助于使塌陷肺泡复张,而改善通气/血流比值;可减少镇静剂和肌松剂的使用,保留患者主动运动能力和呼吸道清洁排痰能力,减少对血流动力学和胃肠运动的干扰,同时,有助于早期发现并发症。当然,部分通气支持尚存在一些问题,例如自主呼吸引起胸腔内压降低,可能使肺泡的跨肺压增大,有可能增加气压伤的危险性,需进一步研究观察。

压力预设通气为减速气流,吸气早期的气流高,有助于塌陷肺泡复张,也有助于低顺应性肺泡的充张,改善肺内气体分布和通气/血流比值;吸气期气道压力恒定,使肺泡内压不会超过预设压力水平,可防止跨肺压过高,同时气道压力恒定,防止气道峰值压力过高,均可降低气压伤发生的可能性;气道平均压力较恒流高,有利于肺泡复张,改善氧合;减速气流与生理条件下的气流类似,患者易耐受,减少了人机对抗。由此可见,ARDS 患者采用减速气流的通气模式更为有益。常用的支持自主呼吸的压力预设通气主要包括压力支持通气(PSV)、容量支持通气(VSV)、气道压力释放通气(APRV)及双相气道压力正压通气(BIPAP)等。

BIPAP 是一种定时改变持续气道正压通气(CPAP)水平的通气模式,可支持患者的自主呼吸。高水平 CPAP 促使肺泡扩张,CPAP 的压力梯度、肺顺应性、气道阻力及转换频率决定肺泡通气量。在无自主呼吸情况下,BIPAP 实际上就是压力控制通气,但有自主呼吸时,自主呼吸可在高、低两个水平 CPAP 上进行。目前认为 BIPAP 是实施低潮气量通气的最佳模式之一。容量支持通气(VSV)是 PSV 的改进模式,通过自动调节 PSV 支持水平,使潮气量保持恒定,具有较好的应用前景。另外,成比例通气(PAV)是一种新型的通气模式,吸气期呼吸机提供与患者吸气气道压力成比例的辅助压力,而不控制患者的呼吸方式。该通气模式需要患者具有正常的呼吸中枢驱动。采用 PAV 时,患者较舒适,可减少人机对抗和对镇静剂的需求量;同时利于恢复和提高患者的呼吸控制能力,适应自身通气的需求。可见,PAV 是根据患者自主呼吸设计的通气模式,更接近于生理需求,或许是治疗 ARDS 的更有前途的通气模式。

(6) 吸入氧浓度的限制。以往的研究已经证实长时间吸入高浓度氧($FiO_2 > 60\%$)可诱导 ARDS 类似的肺损伤,主要与高氧环境释放的大量自由基损伤肺实质细胞有关;另外,高浓度吸氧还可能导致去氮性肺不张。因此,长时间吸入高浓度氧可使 ARDS 的肺损伤恶化。吸入氧浓度应避免高于 60%,如仍存在严重的低氧血症,可吸入纯氧,但不宜超过 24 h,而且需积极采用新的治疗措施,例如,吸入一氧化氮、体外膜肺(ECMO)或血管内氧合(IVOX)等,以纠正低氧,尽早降低吸入氧浓度。

(7) 应用高 FiO_2 或高气道平台压通气的 ARDS 患者,若体位改变无明显禁忌证,可采用俯卧位通气。ARDS 病变分布不均一,重力依赖区更易发生肺泡塌陷和不张,相应的塌陷肺泡的复张较为困难。俯卧位通气能降低胸膜腔压力梯度,减少心脏的压迫效应,促进重力依赖区肺泡复张,有利于通气/血流失调和氧合的改善,同时还有助于肺内分泌物的引流,利于肺部感染的控制。

许多研究显示俯卧位通气改善 ARDS 患者氧合。Gattinoni 等进行的一项多中心研究对 ARDS

患者采用每天 7 小时俯卧位通气,连续 7 天,结果表明俯卧位通气对 ARDS 患者病死率无明显影响,但进一步依据氧合指数(PaO_2/FiO_2)分层研究显示,$PaO_2/FiO_2<88$ mmHg 的重症患者采用俯卧位通气后病死率明显降低(分别为 47% 和 23%,$P<0.05$)。另外,对 ARDS 患者以简化急性生理评分(SAPS Ⅱ)进行分层研究,结果显示,与仰卧位通气相比,SAPS Ⅱ高于 49 分的患者采用俯卧位通气后病死率显著降低(分别为 80% 和 30%,$P<0.05$)。可见,俯卧位通气的临床疗效不仅与 ARDS 的严重程度有关,还与患者全身疾病严重程度有关,对于重症 ARDS 或全身情况差的患者采用俯卧位通气有利于病情的改善。

俯卧位通气的临床疗效还与 ARDS 的病因有关。肺内原因和肺外病变引起 ARDS 的病理生理变化不同,肺内原因 ARDS 病理改变以肺泡上皮细胞损伤导致的肺实变为主,而肺外原因 ARDS 以肺毛细血管内皮细胞损伤导致肺间质、肺泡水肿和肺泡塌陷为主,因此,两者对俯卧位通气的反应不同,而且具有时间依赖性。研究表明,俯卧位通气对肺外原因 ARDS 氧合的改善明显优于肺内原因 ARDS,而且需时较短,通常不长于 2 小时,而后者通常需俯卧位 2 小时以上。

俯卧位通气可通过翻身床来实施,实施过程中避免压迫气管插管,注意各导管的位置和连接是否牢靠。无翻身床的情况下,需在额部、双肩、下腹部和膝部垫入软垫。防止压迫性损伤和胸廓扩张受限。

俯卧位通气有时会导致危及生命的潜在并发症,包括气管内插管及中心静脉导管的意外脱落。但予以恰当的预防,这些并发症是可以避免的。对于合并有休克、室性或室上性心律失常等的血流动力学不稳定患者,存在颜面部创伤或未处理的不稳定性骨折的患者,为俯卧位通气的禁忌证。

(8) 除非有禁忌证,机械通气的患者应采用 45°半卧位,以防止呼吸机相关肺炎的发生。机械通气患者平卧位易于发生院内获得性肺炎。研究表明,由于气管内插管或气管切开导致声门的关闭功能丧失,机械通气患者胃肠内容物易于反流误吸进入下呼吸道,这是发生院内获得性肺炎的主要原因。前瞻性随机对照试验观察了机械通气患者仰卧位和半卧位院内获得性肺炎的发生率,结果显示平卧位和半卧位(头部抬高 45°以上)可疑院内获得性肺炎的发生率分别为 34% 和 8%($P=0.003$),经微生物培养确诊后发生率分别为 23% 和 5%($P=0.018$)。可见,半卧位能显著降低机械通气患者院内获得性肺炎的发生。进一步相关分析显示,仰卧位和肠内营养是机械通气患者发生院内获得性肺炎的独立危险因素,哥拉斯格评分低于 9 分则是附加因素,进行肠内营养的患者发生院内感染肺炎的概率最高。因此,机械通气患者、尤其对于进行肠内营养或(和)昏迷患者,除颈部术后、进行操作、发作性低血压等情况下保持平卧位外,其余时间均应持续处于半卧位,以减少院内获得性肺炎的发生。

(9) 适时进行自主呼吸测试以尽早脱机拔管。机械通气一方面纠正低氧血症,改善肺泡通气,促进肺泡复张,降低患者呼吸做功,另一方面可产生呼吸机相关肺炎、呼吸机相关肺损伤、呼吸机依赖等并发症。因此,机械通气期间应客观评估患者病情,相应作出合理的临床决策,适时进行自主呼吸测试(SBT),尽早脱机拔管,尽可能缩短机械通气时间。

SBT 的目的是评估患者是否可终止机械通气。因此,当患者满足以下条件时,应进行 SBT,以尽早脱机拔管。需要满足的条件包括:① 清醒;② 血流动力学稳定(未使用升压药);③ 无新的潜在严重病变;④ 需要低的通气条件及 PEEP;⑤ 面罩或鼻导管吸氧可达到所需的 FiO_2。如果 SBT 成功,则考虑拔管(图 3-45-2)。

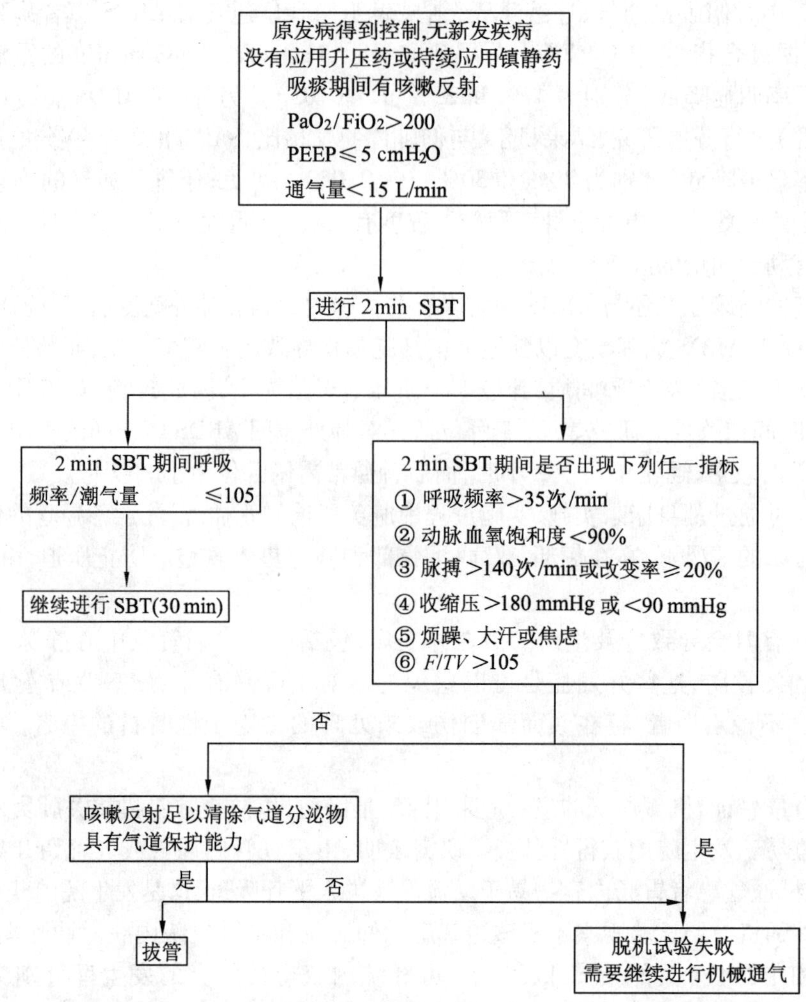

图 3-45-2　ARDS 患者在脱机过程中自主呼吸试验(SBT)的实施程序

最近前瞻、随机、多中心、对照研究表明,对达到上述条件的机械通气患者每日进行 SBT,可缩短机械通气时间,提高脱机拔管成功率。SBT 的实施程序和观察指标参照图 3-45-2 进行。SBT 方式包括 T 管、5 cmH_2O 持续气道正压通气(CPAP)或低水平(依据气管插管的内径采用 5~10 cm H_2O)的压力支持通气。另外,有研究对比了 SBT 持续 30 min 与 120 min 对患者的影响,结果显示两种 SBT 时间对患者成功脱机拔管和再插管率差异均无统计学意义,而 SBT 持续 30 min 组 ICU 停留时间和总住院时间均显著缩短(表 3-45-6),故 SBT 推荐持续 30 min。需要指出的是,该方法也适用于 ALI/ARDS 以外的机械通气患者。

表 3-45-6　SBT 持续时间(30 min 和 120 min)对患者的影响

	SBT 时间/min		P
	30	120	
患者数/例	270	256	
脱机拔管率/%	87.8	84.4	0.32
SBT 失败率/%	12.2	15.6	0.32
48 h 无再插管率/%	13.5	13.4	0.91

续表

	SBT时间/min		P
	30	120	
ICU病死率/%	13	9	0.18
住院病死率/%	19	18	0.96
ICU停留时间/d	10	12	0.005
总住院时间/d	22	27	0.02

（三）一氧化氮吸入

近年来一氧化氮在ARDS中的作用受到重视。其生理学效应主要表现为以下几方面：(1) 调节肺内免疫和炎症反应。主要通过杀灭细菌、真菌及寄生虫等病原体而增强非特异性免疫功能，同时可抑制中性粒细胞的趋化、黏附、聚集和释放活性物质的释放，减少炎性细胞释放TNFα，IL-1，IL-6，IL-8等炎症性细胞因子，减轻肺内炎症反应。(2) 减轻肺水肿。吸入一氧化氮可选择性扩张肺血管、降低肺动脉压力，从而减轻肺水肿。(3) 减少肺内分流。一氧化氮吸入后进入通气较好的肺泡，促进肺泡周围毛细血管的扩张，促进血液由通气不良的肺泡向通气较好的肺泡转移，从而改善通气/血流失调，降低肺内分流，改善气体交换，改善氧合。可见，吸入一氧化氮不仅能对症纠正低氧，而且还具有病因治疗作用。吸入的一氧化氮很快与血红蛋白结合而失活，可避免扩张体循环血管，对动脉血压和心输出量无不良影响。一般认为，吸入低于20的一氧化氮就能明显改善气体交换，而对平均动脉压及心排出量无明显影响。由于吸入一氧化氮能改善顽固性低氧血症、降低呼吸机条件和吸入氧浓度，对需高通气条件和吸入高浓度氧的重度ARDS患者，能减少医源性肺损伤，并赢得宝贵的治疗时间。

（四）补充外源性肺泡表面活性物质

肺泡表面活性物质有助于降低肺泡表面张力，防止肺泡萎陷和肺容积减少，维持正常气体交换和肺顺应性，阻止肺组织间隙的液体向肺泡内转移。ARDS时，Ⅱ型肺泡上皮细胞损伤，表面活性物质合成减少；肺组织各种非表面活性蛋白如免疫球蛋白、血清蛋白、纤维蛋白、脂肪酸、溶血卵磷脂以及C反应蛋白等浓度大大增加，竞争表面活性物质在气液界面的作用，稀释表面活性物质的浓度，并且抑制磷脂和表面活性物质合成和分泌从而导致肺泡表面活性物质明显减少和功能异常。补充外源性肺泡表面活性物质在动物试验和小儿患者中取得了良好效果，能够降低肺泡表面张力，防止和改善肺泡塌陷，改善通气/血流比例失调，降低气道压力以及防止肺部感染。另外，有研究认为外源性肺泡表面活性物质还具有抑制微生物生长和免疫调节的作用。

目前关于表面活性物质对成人ARDS治疗的时机、使用方法、剂型（人工合成或来源于动物）、使用剂量、是否需要重复使用以及应用时所采取的机械通气模式和参数设置等均需进行进一步的研究和探讨。

（五）液体通气

液体通气，特别是部分液体通气时可明显改善ARDS低氧血症和肺功能，可能成为ARDS保护性通气策略的必要补充。目前液体通气多以Perflubron（有人译为潘氟隆，PFC）为氧气和二氧化碳的载体。其有效性机制包括以下几方面：(1) 促进下垂和背部肺泡复张。PFC的比重较高，进入肺内位于下垂部位或背部，使该区域肺内压升高，有效对抗由重力引起的附加静水压，促进肺泡复张。

可见,PFC 的作用类似于 PEEP 的作用,但可避免 PEEP 引起的非下垂区域肺泡过度膨胀引起的气压伤以及心输出量下降的副作用。(2) 改善肺组织病变。PFC 可减轻血浆向肺泡内渗出,促进肺泡复张;PFC 比重较大,作为灌洗液可将肺泡内渗出物及炎症介质稀释清除。(3) 类表面活性物质效应。PFC 的表面张力低,进入肺泡可作为表面活性物质的有效补充,从而促进肺泡复张,改善通气/血流失调,纠正低氧血症。

尽管液体通气用于动物 ARDS 模型的研究已经取得相当成功的经验,但用于人类的研究尚处于初级阶段。由于液体通气的作用机制是针对 ARDS 的病理生理过程,故已成为 ARDS 治疗的新途径。但液体通气需较强镇静甚至肌松抑制自主呼吸,循环易发生波动;PFC 的高放射密度,可能影响观察肺部病理改变;PFC 剂量和效果维持时间均是应用液体通气需进一步探讨的方面。

(六) 气管内吹气

气管内吹气(TGI)通过放置于气管或主支气管近端的导管,连续或定时向气管内吹入新鲜气体。TGI 可达到以下治疗作用:(1) 吸气期 TGI 可减少无效腔通气,增加肺泡通气量,降低 $PaCO_2$,升高 PaO_2。(2) 提高气管内氧浓度(特别是呼气期),升高 PaO_2。(3) 呼气期 TGI 可增大 PEEP。缺点是无统一的 TGI 的设备,且导管本身和高速气流皆可能损伤气管黏膜。目前主要用于 PHC 通气的辅助治疗。

(七) 体外膜氧合加二氧化碳清除

理论上防治机械通气相关肺损伤的最好办法是以肺外气体交换供氧和排出 CO_2,让已受损的肺充分休息和修复愈合。常用的装置有体外膜氧合(ECMO)、体外膜氧合加 CO_2 去除($ECCO_2R$)以及腔静脉氧合(IVOX)等。这些装置用于肺损伤的防治已取得一定成果,尤其是新生儿和小儿呼吸衰竭的存活率显著提高,但因创伤大、技术设备复杂、价格昂贵,应用受到限制。

三、其他治疗

肺外器官功能支持和全身营养支持是 ARDS 治疗不可忽视的重要环节。近年来,早期有力的呼吸支持使患者较少死于低氧血症,而主要死因是 MODS。ARDS 恶化可诱发或加重其他器官发生功能障碍,甚至衰竭,而肺外器官功能的衰竭反过来又可加重 ARDS。加强肺外器官功能支持,防止 MODS 的发生和发展,可能是当前改善 ARDS 患者预后的重要手段。

(一) 液体管理

液体管理是 ARDS 治疗的重要环节。ARDS 的肺水肿主要与肺泡毛细血管通透性增加导致血管内液体漏出有关,其次毛细血管静水压升高可加重肺水肿的形成,故对 ARDS 应严格限制液体输入。通过限制输液和利尿而保持较低肺动脉嵌压的 ARDS 患者,有较好的肺功能和转归。而且,早期限制输液和利尿并不增加肾衰和休克的危险性。因此,在维持足够心排出量的前提下,通过利尿和适当限制输液量,保持较低前负荷,使肺动脉嵌顿压不超过 12 mmHg 是必要的。

当然,应注意避免患者出现低血容量状态,导致心排出量降低和全身组织缺氧。为避免患者出现低血容量状态,ARDS 患者有必要早期放置肺动脉导管,监测血流动力学状态。

ARDS 时补液的种类,如输注胶体或晶体,一直存在争议。有研究认为,ARDS 时肺毛细血管通透性增加,输注的胶体漏入肺组织间隙,不但抵消了正常情况下肺毛细血管与肺间质间存在的胶体渗透压差，使对抗血液成分进入组织间隙的压力差减小，而且会使组织间隙和肺泡内富含蛋白质的水肿液难以清除，加重病情。而有的学者则认为，输注晶体液提高肺毛细血管渗透压的作用小，相反却能很快进入肺组织间质与肺泡，加重肺水肿，而胶体液能迅速提高毛细血管胶体渗透压，阻止血液向肺间质和肺泡内转移。一般主张在 ARDS 早期，肺毛细血管通透性明显增加的情况下，输注晶体液；当血清蛋白浓度降低时，可输注胶体液如血浆和羧甲淀粉制品，必要时可应用白蛋白。

创伤患者肺水肿发生率高，肺水肿的发生与肺毛细血管通透性持续升高、静水压升高、胶体渗透压下降有关，因此，严格限制液体，提高胶体渗透压，降低静水压显得尤其重要。

（二）营养和代谢支持

早期营养支持值得重视。危重患者应尽早开始营养代谢支持，根据患者的肠道功能情况，决定营养途径。肠道功能障碍的患者，采用肠外营养，应包括糖、脂肪、氨基酸、微量元素和维生素等营养要素，根据全身情况决定糖脂热卡比和热氮比。总热卡量不应超过患者的基本需要，一般为 25～30 kcal/(kg·d)。如总热卡过高，可能导致肝功能不全、容量负荷过高和高血糖等并发症。肠道功能正常或部分恢复的患者，尽早开始肠内营养，有助于恢复肠道功能和保持肠黏膜屏障，防止毒素及细菌移位引起 ARDS 恶化。

（三）促进肺泡上皮修复和水肿液吸收

促进肺泡上皮细胞修复是 ARDS 肺功能恢复的重要条件。动物实验证实上皮生长因子（EGF）、角质细胞生长因子（KGF）、转化生长因子（TGF）和纤维母细胞生长因子（FGF）等能够促进肺泡上皮修复，但缺乏临床资料。肺泡水肿液吸收主要为被动吸收，但也包括主动 Na^+ 转运，肾上腺能激动剂对此可能具有促进作用，但尚缺乏临床对照资料。

（四）其他

ARDS 是 MODS 的一个重要组成部分，对 ARDS 的治疗是防治 MODS 的一部分。进行 ARDS 呼吸功能支持和治疗的同时，不容忽视对循环功能、肾功能、肝功能等器官功能的监测和支持。

参考文献

[1] Leaver SK, Evans TW. Acute respiratory distress syndrome. BMJ, 2007(335): 389-394.

[2] Girard TD, Bernard GR. Mechanical ventilation in ARDS: a state-of-the-art review. Chest, 2007(131): 921-929.

[3] Gattinoni L, Vagginelli F, Chiumello D, et al. Physiologic rationale for ventilator setting in acute lung injury/ acute respiratory distress syndrome patients. Crit Care Med, 2003(31): S300-S304.

[4] Blanch L, Villagra A. Recruitment maneuvers might not always be appropriate in ARDS. Crit Care Med, 2004(32): 2540-2541.

[5] Mols G, Priebe HJ, Guttmann J. Alveolar recruitment in acute lung injury. Br J Anaesth, 2006(96): 156-166.

[6] Maureen O, Deborah J, Gordon H, et al. Ventilation strategy using low tidal volumes, recruitment maneuvers, and high positive end-expiratory pressure for acute lung injury and acute respiratory

distress syndrome. JAMA, 2008(299): 637-645.

[7] Mercat A, Richard M, Vielle B, et al. Positive end-expiratory pressure setting in adults with acute lung injury and acute respiratory distress syndrome. JAMA, 2008(299): 646-655.

[8] Slutsky AS, Hudson LD. PEEP or No PEEP—lung recruitment may be the solution. N Engl J Med, 2006(354): 1839-1841.

[9] Ware LB, Matthay MA. The acute respiratory distress syndrome. N Engl J Med, 2000(342): 1334-1349.

[10] Brooks Brunn JN. Predictors of postoperative pulmonary complications following abdominal surgery. Chest, 1997(111): 564-571.

[11] Barbaas CS, Dematos GF, Pincell IMP, et al. Mechanical ventilation in acute respiratory failure: recruitment and high positive end - expiratory pressure are necessary. Curr Opin Crit Care, 2005(11): 18-28.

[12] Gattinoni L, Caironi P, Cressoni M, et al. Lung recruitment in patients with the acute respiratory distress syndrome. N Engl J Med, 2006(354): 1775-1786.

第四十六章　多器官功能障碍综合征

Chapter 46　Multiple Organ Dysfunction Syndrome

杨　毅
Yang Yi　东南大学附属中大医院 ICU 主任医师

邱海波
Qiu Haibo　东南大学附属中大医院 ICU 主任、主任医师、教授
中华医学会急诊医学分会副主任委员

第一节　炎症反应与多器官功能障碍综合征的病理生理机制

一、概述

随着医学科学的进步，尽管患者可能耐受严重创伤、感染或大手术的初步打击而存活下来，但在 3 天到 1 周后，仍有可能发生急性呼吸衰竭、肾衰竭、消化道出血、播散性血管内凝血等多个器官或系统功能衰竭。病因明显不同的患者，可发生类似的多个器官衰竭。

当机体受到严重感染、创伤、烧伤等打击后，2 个或 2 个以上器官发生序贯性功能衰竭，就像多米诺骨牌序贯性一个接一个的倒下，这一综合征称为多器官功能衰竭(multiple organ failure，MOF)或多器官功能衰竭综合征(multiple organ failure syndrome，MOFS)。多器官功能障碍综合征(multiple organ dysfunction syndrome，MODS)是 1992 年提出的概念，指各种疾病导致机体内环境稳态的失衡，包括早期多器官功能不全到多器官功能衰竭的全过程，是一个范畴更广、对 MOF 认识更全面的概念。目前 MOF 病死率仍高达 60% ~ 94%，是严重感染、创伤和大手术后最常见的病死原因。可见 MOF 及 MODS 是当前危重病医学所面临的最大挑战。

疾病的发生、发展和转归犹如一条长链，包含着许多环节，其中必然存在某些相对薄弱的环节，链条的强度由最薄弱的那个环节决定(a chain is only as strong as its weakest link)，而不是取决于最强的环节。最薄弱的环节将最先发生断裂，在疾病过程中，功能最为脆弱的器官将最早发生衰竭，这一现象在 MOF 提出之前尤为突出。

在 MOF 提出之前，临床医学、特别是外科学面临的难题主要是单一器官衰竭。某一器官衰竭可能危及患者生命，单器官衰竭是临床医师关注的焦点。近代战争对临床医学的影响不可低估。第二次世界大战期间及二战前，机体链条中最薄弱环节是循环，休克是当时最为突出的问题。随着

对休克认识的进步,朝鲜战争期间,肾脏成为最薄弱的环节,急性肾衰竭是威胁患者生命的难题。而到20世纪60年代末的越南战争期间,机体最薄弱的环节转到肺,急性呼吸衰竭是危重病患者死亡的主要原因。人类对疾病认识的进步,使机体最薄弱、最容易断裂的环节不断发生改变。20世纪70年代前危重病患者发生器官衰竭的最显著特点几乎均为单一器官衰竭,也就是说,由于缺乏有力的支持手段,一旦发生某一器官衰竭,患者往往死于该器官的衰竭。20世纪70年代以后,随着器官支持技术的进步,越来越多危重病患者不再死于单一器官衰竭,而是死于多个器官衰竭。可以说,70年代以前实际上是"单器官衰竭时代"或"前MOF时代"。

当全力支持机体链条中某一薄弱环节时,如造成链条薄弱的因素依然存在,则其他隐性、潜在的薄弱环节也可能发生断裂,从而形成序贯性的断裂。多个薄弱环节或多个断裂同时存在,将使处理变得复杂,而且难以修复。这正是MOF的形象比喻。

20世纪70年代以来,进入"MOF时代"。器官支持技术的进步,使越来越多危重病患者不再是发生单一器官衰竭,而是多个器官衰竭。70年代初,急性肾衰竭的发生率明显降低,但引起急性肾衰竭的原发病——感染或创伤,仍会进一步导致休克或肝脏功能衰竭。通过血液透析替代肾脏功能,使多数患者并不是死于急性肾衰竭,而是死于休克和肝衰,病死率仍高达63%~77%。严重创伤或感染后,危重病患者胃肠道蠕动消失,实际上也是一种类型的肠道功能衰竭,导致肠道毒素或细菌移位、出血或穿孔等严重后果。同样,创伤或感染后,患者出现肝肿大和黄疸,则提示发生急性肝功能衰竭。最近代谢衰竭和"自噬现象"也日益受到重视。机体任何器官和系统均可能发生衰竭(表3-46-1),但是否同时发生或是序贯性的发生,则取决于机体的状态、损伤的严重程度和并发症的发展情况。

表3-46-1 多器官功能衰竭可累及的器官或系统

器官或系统	衰竭类型
循环系统	循环衰竭(休克)
肾脏	急性肾衰竭
呼吸系统	急性呼吸衰竭
肝脏	急性肝功能衰竭
血液系统	血液功能衰竭
胃肠道	胃肠道功能衰竭
神经系统	神经系统功能衰竭
免疫系统	免疫功能衰竭
代谢	代谢功能衰竭

MOF以前曾被冠以许多名称(表3-46-2),直到1992年,美国胸科医师学会/危重病医学会(ACCP/SCCM)提出以多器官功能障碍综合征(multiple organ dysfunction syndrome,MODS)代替MOF。MODS是各种疾病导致机体内环境稳态失衡的状态。目前认为MODS实际上就是全身性炎症反应失控引起的多器官功能障碍。因此,MODS也可理解为全身性炎症反应综合征(systemic inflammatory response syndrome,SIRS)+器官功能障碍,而传统的MOF就是MODS继续发展的最严重的终末期结果。

表 3-46-2　多器官功能衰竭及多器官功能障碍综合征的名称演变

中文命名	英文命名	作者	年份
序贯性器官衰竭	sequential systems failure	Tilney	1973
多系统进行性序贯性器官功能衰竭	multiple progressive or sequential systems failure	Baue	1975
多器官功能衰竭	multiple organ failure	Eiseman	1977
远隔器官衰竭	remote organ failure	Polk	1977
多系统功能衰竭	multiple system organ failure	Fry	1980
急性器官系统衰竭	acute organ-system failure	Knaus	1985
多器官功能障碍综合征	multiple organ dysfunction syndrome	Marshall	1992

以 MODS 代替 MOF 反映了人们对该综合征更为深入的认识和了解，具有重要的临床意义。第一，MODS 是一个包括早期内环境紊乱到 MOF 的连续的病理生理过程，而不是一个孤立事件，具有较宽的内涵。第二，MODS 的提出也是对 MOF 痛苦反思的结果，当患者被诊断为 MOF 时，器官功能衰竭已到晚期，常常痛失治疗时机。对 MOF 的早期认识是对多器官功能衰竭早期干预的前提。MODS 的提出为早期认识、早期诊断以及早期干预多器官功能受损奠定了基础。

二、炎症反应与多器官功能障碍综合征病理生理机制

MODS 的发病机制非常复杂。以往认为 MODS 是感染、创伤、烧伤等严重机体损伤难以遏制的直接后果。近 20 年的研究涉及了 MODS 的病理生理学、病理学、免疫学、分子生物学以及分子流行病学，对 MODS 的认识逐步深刻。目前认为，MODS 不仅与感染、创伤等直接损伤有关，在某种程度上，MODS 与机体自身对感染、创伤的免疫炎症反应具有更为本质性的联系。也就是说 MODS 的最大的威胁来自失控的炎症反应。对机体炎症反应的深刻认识有利于早期认识 MODS 病理生理紊乱，并使早期积极干预成为可能。MODS 发病机制提出了不少学说，但归纳起来主要包括炎症反应学说、自由基学说和肠道动力学说。

（一）MODS 的传统认识

传统观念认为多器官功能衰竭（MOF/MODS）是严重感染或创伤的直接后果，也就是说入侵的细菌/内毒素或组织损伤是导致 MODS 的根本原因。随着研究的深入，对 MODS 的认识也逐渐发生了变化。

创伤感染是否是导致 MODS 的根本原因，值得怀疑。1985 年 Norton 观察了 21 例腹腔脓肿患者，经多次积极的腹腔引流和抗生素治疗，仍有 16 例死于 MODS。他认为即使充分的脓肿引流和抗生素治疗，并不能使 MODS 逆转，也不能降低病死率。之后，又有研究发现死于 MOF 的菌血症患者中，在剖腹探查或尸检中，有 30% 无感染灶发现。在此基础上，1985 年 Goris 指出，MODS 并非细菌/毒素或组织损伤直接作用的后果，可能是机体炎症反应紊乱的结果。这是 MODS 认识上的重大飞跃。根据一系列的实验和临床观察，形成了 MODS 的理论假设，即机体在遭受细菌或毒素打击时，炎症细胞大量激活和炎症介质异常过量释放，并涌入循环产生持续性全身性炎症级联反应，这是导致 MODS 的根本原因。换句话说，感染或组织损伤导致机体炎症反应失控，造成广泛自身组织破坏，最终导致 MODS，甚至死亡。

（二）MODS 的发病机制

正常情况下，感染和组织创伤时，局部炎症反应对细菌清除和损伤组织修复都是必要的，具有

保护性作用。当炎症反应异常放大或失控时,炎症反应对机体的作用从保护性转变为损害性,导致自身组织细胞死亡和器官衰竭。无论是感染性疾病(如严重感染、重症肺炎、急性重症胰腺炎后期),还是非感染性疾病(如创伤、烧伤、休克、急性胰腺炎早期等)均可能导致 MODS。从本质上来看,MODS 是机体炎症反应失控(uncontrolled inflammation)的结果。感染和创伤是机体炎症反应的促发因素,而机体炎症反应的失控,最终导致机体自身性破坏,是导致 MODS 的根本原因(图 3-46-1)。炎症细胞激活和炎症介质异常释放、组织缺氧和自由基、肠道屏障功能破坏和细菌/毒素移位均是机体炎症反应失控的表现,构成了 MODS 的炎症反应失控的 3 个互相重叠的发病机制学说——炎症反应学说、自由基学说和肠道动力学说(图 3-46-2)。

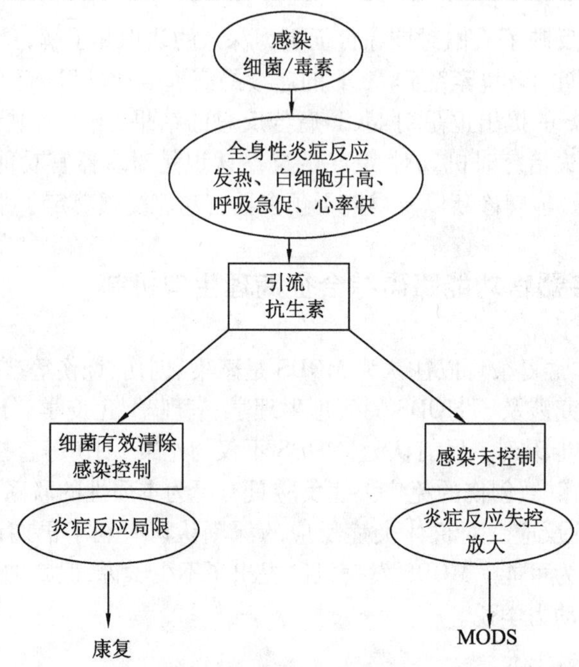

图 3-46-1　多器官功能障碍综合征与炎症反应的关系

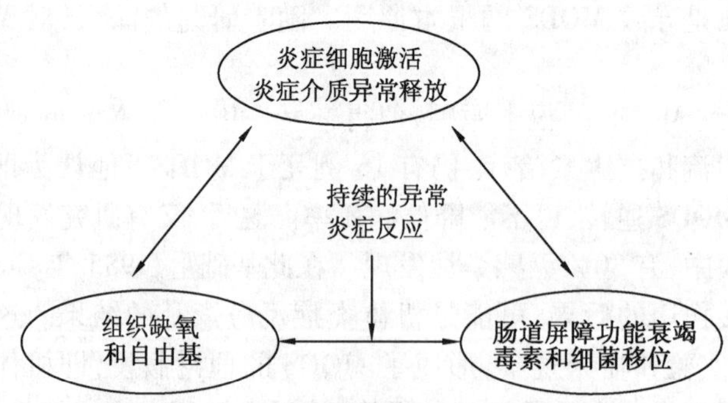

图 3-46-2　多器官功能障碍综合征的发病机制

1. 炎症反应学说

炎症反应学说是 MODS 发病机制的基石,基本内容包括感染或创伤引起的毒素释放和组织损伤并不是导致器官功能衰竭的直接原因,细菌/毒素和组织损伤所诱发的全身性炎症反应才是导致器官功能衰竭的根本原因。

当机体遭受感染或创伤打击后，细菌/毒素或组织损伤将刺激机体巨噬细胞等炎症细胞，释放炎症介质。肿瘤坏死因子是最早释放的炎症介质之一，可进一步刺激和激活巨噬细胞、粒细胞、淋巴细胞和内皮细胞，释放大量的炎症介质，形成炎症介质释放的级联连锁反应，犹如多米诺骨牌逐级放大，形成失控的炎症反应。参与炎症反应的介质包括：(1) 炎症性细胞因子：肿瘤坏死因子(TNF)、白细胞介素(IL-1，IL-2，IL-6，IL-8)等；(2) 自由基类介质：氧自由基、氮氧自由基等；(3) 脂质代谢产物：白三烯、前列腺素、血小板活化因子等；(4) 其他介质：溶酶体酶、缓激肽、组胺、补体激活产物等。尽管一氧化氮和前列腺素被认为是炎症介质级联反应的最后共同途径，导致血管麻痹和休克，但它们与其他炎症介质一起，均可引起组织细胞损害，最终导致MODS。

炎症反应学说在MODS发病机制中的根本性作用，得到大量实验和临床研究的证实：(1) 内毒素血症导致的MODS模型动物及因感染、烧伤和创伤而发生MODS患者，血浆和局部组织(如肺泡灌洗液、脑脊液、腹腔积液、胸腔积液等)的炎症介质浓度明显升高，而且炎症介质的水平与疾病严重程度有一定关系。(2) 给动物注射内毒素或炎症介质(如TNF和IL-1)，不但可引起严重炎症反应，而且可进一步诱发MODS。给健康志愿者静脉注射小剂量内毒素和炎症介质也可导致明显的炎症反应。(3) 注射单克隆抗体以阻断内毒素或炎症介质的效应，可防止感染动物发生MODS，降低病死率。

抑制或中和关键性炎症介质，阻断炎症反应的多米诺效应，寻找防止MODS的"魔弹"，一度成为MODS研究热点。动物实验显示早期给予单克隆抗体，阻断内毒素，TNF，IL-1，IL-6和干扰素(IFN)的作用，具有降低动物炎症反应和病死率的作用，结果令人鼓舞。然而，耗资巨大的小规模临床试验并未获得满意的临床结果，而且在某些感染的动物模型中，抑制或阻断一氧化氮反而加重肺损伤，产生有害的血流动力学影响。抗介质治疗战略的失败，使人们深刻反思MODS的炎症反应机制。(1) 细胞因子等炎症介质的作用机制方面存在物种间差异，动物试验的研究结果不能直接惠及人类。(2) 免疫功能状态存在差异，接受静脉注射内毒素或细胞因子的健康动物或志愿者的免疫功能状态，与创伤感染后动物或患者的差异很大。给损伤后动物注射IFN，可降低致命性腹腔感染的病死率。同样剂量的IFN给未损伤的动物注射，之后再给动物注射内毒素，动物病死率明显增加，可见动物的免疫状态不同，对IFN的反应性也截然相反。(3) 实验动物所接受的内毒素或细胞因子往往为一次性、攻击性的大剂量，而临床感染中，内毒素或细胞因子的释放往往为较小剂量、反复而持久。(4) 细胞因子以旁分泌和自分泌为主，组织局部的细胞因子浓度往往很高，而循环中水平较低，但实验和临床抗介质治疗均以对抗血浆炎症介质为目标。(5) 细胞因子等炎症介质实际上是一把"双刃剑"，在不同浓度、不同状态、不同组织部位，可能具有不同的作用，甚至作用是完全相反的。

尽管认识还不全面，但炎症反应失控依然是MODS发生、发展中的根本性作用，炎症反应学说依然是MODS发病机制的基石。

2. 自由基学说

缺血再灌注和自由基也是导致MODS的重要机制之一。MODS的自由基学说主要包括3方面：(1) 氧输送不足导致组织细胞直接的缺血缺氧性损害；(2) 缺血再灌注促发自由基大量释放；(3) 白细胞与内皮细胞的互相作用，导致组织和器官损伤，最终发生MODS。从根本上来看，自由基学说也是炎症反应学说的重要组成部分。

缺血缺氧引起组织器官损伤是MODS的重要原因。当氧输送低于临界水平时，必然引起全身组织器官的缺血缺氧，导致器官功能损害。以Shoemaker为代表的学者提出，通过提高心排出量、血红蛋白浓度或动脉血氧饱和度，使全身氧输送明显高于临界水平，即超水平(supernormal)的氧输送，可以达到改善组织器官缺氧的目的。尽管高氧输送是符合逻辑的，但全身氧输送的提高与某一器官血流和氧输送改变并不一致。当全身氧输送高于正常时，肠道、肝脏等内脏器官仍然可能处于缺血缺氧状态。研究证实，以提高氧输送为复苏目标，并不能改变 MODS 患者的预后。肠道是休克及 MODS 中最易发生缺血缺氧的器官，对肠道缺血的监测可能是有益的。肠道黏膜 pH 值监测可判断肠道缺血程度，用以指导 MODS 患者的复苏治疗似乎更为合理。

再灌注和自由基的释放也是导致 MODS 的重要机制。组织器官血流灌注的恢复或重建对于机体的生存是很有必要的，但却能诱导自由基的释放。黄嘌呤氧化酶和白细胞激活途径是自由基生成的主要来源。黄嘌呤脱氢酶转化为黄嘌呤氧化酶是自由基释放的前提，一般情况下，肠道再灌注 10 s 后，黄嘌呤脱氢酶即转化为黄嘌呤氧化酶；在心肌组织中，酶的转化发生于再灌注后 8 min 左右；在肝脏、脾脏、肾脏和肺等器官，酶的转化发生在再灌注后 30 min。再灌注后不同组织器官酶转化时间的差异，是不同组织器官缺血再灌注损伤程度不同的基础。再灌注和自由基造成的损害往往比缺血更为严重，因此，组织器官最严重的损伤不是发生在缺血期，而是发生在再灌注期。针对再灌注期自由基对组织细胞的严重损害，抑制自由基生成、阻断自由基作用或直接中和自由基，则成为合理的 MODS 防治战略。实验研究证实，应用自由基阻滞剂或清除剂可以保护器官功能，但对炎症反应和 MODS 的临床疗效不确定。天然超氧化物歧化酶（SOD）在血浆中的半衰期很短，且难以通过细胞膜，单独应用不易发挥抗氧化作用。研制理想的抗氧化剂是阻断缺血再灌注损伤的希望。

由毒素和炎症介质诱导的失控炎症反应，对血管内皮细胞水平有明显作用。正常情况下，内皮细胞表现为非炎症性表型，具有调节毛细血管血流、参与凝血和炎症反应的功能。当内毒素或炎症介质作用于内皮细胞时，内皮细胞可表达组织因子激活外源性凝血途径，表达表面受体（内皮细胞-粒细胞黏附分子 ELAM、细胞间黏附分子 ICAM-1 等），促进白细胞与内皮细胞黏附和激活。此时毛细血管不再是炎症细胞的被动通道，而是炎症反应的积极参与者，促进炎症细胞向感染损伤部位趋化，激活炎症细胞，增强炎症细胞对细菌和异物的清除能力，有助于感染的控制。但当局部炎症反应扩大或失控时，毒素和炎症介质不仅刺激损伤部位的毛细血管内皮，而且可能弥漫性损伤全身毛细血管内皮细胞，结果造成微血栓的形成及器官功能的损害，导致 MODS。可以说，感染和创伤等各种因素诱导 MODS 的共同途径是内皮细胞的激活和白细胞与内皮细胞的黏附。以抑制白细胞与内皮细胞黏附为主要目标的内皮细胞保护性措施也是 MODS 的治疗策略之一，可减轻由休克或缺血再灌注介导的毛细血管内皮及组织器官损害，但也有可能抑制机体对致病菌的清除能力。内皮细胞保护策略有待进一步研究证实。

3. *肠道动力学说*

肠道动力学说的概念最早是由 Meakins 和 Marshall 提出的。1985 年 Goris 对 MODS 患者的研究显示，死于 MODS 的患者中，30% 血培养阳性或有全身性感染的表现，但找不到感染灶。肠道是机体最大的细菌和毒素库，肠道有可能是 MODS 患者菌血症的来源。另外 MODS 患者菌血症的细菌往往与肠道菌群一致。因此，Meakins 和 Marshall 提出肠道可能是 MODS 发生发展的动力器官（gut motor）。

目前，肠道动力学说已被基本证实，临床和实验研究证据包括：（1）约三分之一的菌血症患者死于 MODS 而未发现明确的感染灶；（2）肠道对缺血和再灌注损伤最为敏感，创伤或感染患者或动物模型中，细菌或毒素移位已被证实；（3）应用肠道营养，保持肠黏膜的完整性，可降低感染发生率。但对这一学说还有不同的看法：休克或创伤后，肠黏膜通透性增加与感染并发症并无必然联系；细菌可从肠系膜淋巴结中检出，但进入循环的很少；选择性肠道去污染（SDD）对降低肺部感染有益，但对MODS患者的发病和病死率无明显影响。

根据目前的认识水平，由于肠黏膜内大量散在分布的淋巴细胞、肠系膜中广泛分布的淋巴结以及肝脏内大量的库普弗细胞，都表明肠道不仅仅是一个消化器官，实际上也是一个免疫器官。在感染、创伤或休克时，即使无细菌的移位，肠道内毒素的移位也将激活肠道及其相关的免疫炎症细胞，导致大量炎症介质的释放，参与MODS的发病。因此，肠道是炎症细胞激活、炎症介质释放的重要场地之一，也是炎症反应失控的策源地之一。从这一点来看，肠道动力学说实际上是炎症反应学说的一部分。

三、二次打击学说与MODS

MODS往往是多元性和序贯性损伤的结果，而不是单一打击的结果。1985年Dietch提出MODS的二次打击学说，将创伤、感染、烧伤、休克等早期直接损伤作为第一次打击，第一次打击所造成的组织器官损伤是轻微的，虽不足以引起明显的临床症状，但最为重要的是，早期损伤激活了机体免疫系统，尽管炎症反应的程度较轻，但炎症细胞已经被动员起来，处于预激活状态。此后，如病情稳定，则炎症反应逐渐缓解，损伤组织得以修复。当病情进展恶化或继发感染、休克等情况，则构成第二次或第三次打击。第二次打击使已处于预激活状态的机体免疫系统爆发性激活，大量炎症细胞被活化、炎症介质被释放，结果炎症反应失控，导致组织器官的致命性损害。第二次打击强度本身可能不如第一次打击，但导致炎症反应的爆发性激活，往往是致命性的（图3-46-3）。

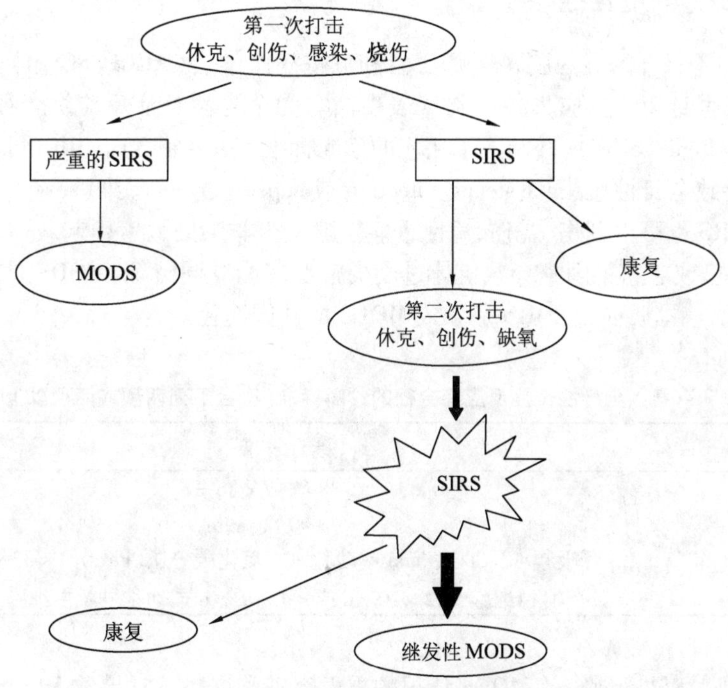

图3-46-3　多器官功能障碍综合征的二次打击学说

当第一次打击强度足够大时，可直接强烈激活机体炎症反应，导致MODS，属于原发性MODS。但大多数患者MODS是多元性和序贯性损伤的结果，并不是单一打击的结果，这类MODS属于继发性MODS。常见的第二次打击包括继发性感染、休克、缺氧、缺血、创伤、手术等。对于多发性创伤的患者，如创伤严重，则直接可导致MODS。但多数患者经早期清创处理后基本稳定，而创伤早期发生的低血压导致各器官发生不同程度的缺血再灌注损伤及巨噬细胞、中性粒细胞的激活,使患者出现发热、白细胞升高等炎症反应表现。创伤后3~7 d,继发性感染或休克使已处于预激活或激活状态的炎症细胞发生暴发性激活,结果使炎症反应失控,导致自身组织器官的损害,最终发展为MODS。

危重病患者的病情往往是复杂的,机体遭受打击次数可能是两次,也可能是更多次。多次反复打击将使机体炎症反应放大和失控更易发生,更易导致MODS。另外,不仅机体免疫系统参与多次打击导致MODS的病理生理过程,凝血、纤溶、补体、激肽等多个系统均参与了这个病理过程。

MODS二次打击学说的提出,进一步强调了感染、创伤的后期处理。后期处理不当,后果比早期损伤的结果更为严重,更具危害性。

四、SIRS/CARS与MODS

(一)炎症反应的意义

正常情况下,炎症反应具有防止组织损伤扩大、促进组织修复的作用,是机体修复和生存所必需的以防御为主的局部组织反应。感染和创伤触发机体炎症反应,如果炎症反应能够及时受限制,细菌或异物得到清除,则对机体有益。如炎症反应不能受限制而是处于失控状态,反而会损伤自身组织,可能造成严重后果。

(二)全身性炎症反应综合征

1991年在芝加哥召开的美国胸科医师学会和危重病医学会(ACCP/SCCM)联席会议,将感染或创伤引起的持续全身炎症反应失控的临床表现命名为全身性炎症反应综合征(systemic inflammatory response syndrome,SIRS),并制定了相应的诊断标准(表3-46-3)。SIRS可由感染因素引起,若进行性加重可导致全身性感染(systemic infection或sepsis)、严重感染(severe sepsis)、感染性休克甚至MODS。SIRS也可由创伤、烧伤、急性重症胰腺炎等非感染因素引起,进行性加重亦可引起MODS。SIRS是感染或非感染因素导致机体过度炎症反应的共同特征,MODS是SIRS进行性加重的最终后果。因此,就本质而言,SIRS是导致MODS的共同途径。

表3-46-3 全身性炎症反应综合征的诊断标准(符合下列两项或两项以上)

项　目	标　准
体温	>38 ℃或<36 ℃
心率	>90次/min
呼吸	呼吸频率>20次/min或动脉血二氧化碳分压($PaCO_2$)<32 mmHg
白细胞	外周血白细胞 $>12\times10^9$/L或 $<4\times10^9$/L或幼稚杆状白细胞>10%

SIRS的提出是对感染、创伤及MODS认识的重大突破和进展。它导致MODS临床和基础研究的重点从感染、创伤本身转移到机体炎症反应这一本质上,同时也使MODS治疗手段从控制感染、创伤,延伸到调节机体炎症反应上。

(三)代偿性抗炎反应综合征

基于SIRS是导致MODS的本质性原因这一认识,抑制SIRS有可能阻断炎症反应发展,最终可能降低 MODS 病死率。20 世纪 90 年代初期，大量的动物实验研究显示，抑制炎症介质，能明显降低感染或内毒素血症动物的病死率，为临床 MODS 的救治带来希望。令人失望的是，内毒素单抗、TNF 单抗等炎症介质拮抗剂在临床试验中相继失败，甚至个别研究报道还增加了病死率。由此迫使人们深入研究，并重新认识 SIRS 在 MODS 中的作用。首先引起注意的是机体受细菌毒素、损伤打击后，出现一过性细胞免疫功能降低，使机体易受感染。其次，机体受细菌毒素、损伤刺激后，不仅释放炎症介质引起 SIRS，同时大量释放内源性抗炎介质。后者可能是导致机体免疫功能损害的主要原因。第三，临床上盲目使用炎症介质拮抗剂，可能使免疫功能损伤加重，或许这就是炎症介质拮抗剂临床试验失败的主要原因。鉴于上述认识，1996 年 Bone 针对感染或创伤时，导致机体免疫功能降低的内源性抗炎反应，提出了代偿性抗炎反应综合征（compensatory anti-inflammatory response syndrome，CARS）的概念。CARS 作为 SIRS 的对立面，两者常常是不平衡的。如保持平衡，则内环境的稳定得以维持，不会引起器官功能损伤。一旦 SIRS/CARS 失衡，将引起内环境失去稳定性，导致组织器官损伤，发生 MODS。

如果把 SIRS 和 CARS 看作机体炎症反应天平的两端，则 CARS 作为天平的另一端，对 SIRS 发生、发展所起的关键性作用是不言而喻的。CARS 的发生主要与抗炎性介质合成、抗炎性内分泌激素及炎症细胞凋亡等因素有关。

CARS 具有重要的临床意义。炎症无疑是消灭入侵病原体和异物的防御反应，但炎症反应过度又难免损害宿主自身。CARS 的意义就在于限制炎症，保护宿主免受炎症的损害。机体受细菌/内毒素刺激后，引起炎症细胞活化和炎症介质的生成，与此同时，机体动员抗炎机制限制这种活化，这就是正常体内的炎症和抗炎症的平衡及其在机体自稳中的作用。当炎症刺激过强或持续刺激时，则导致炎症反应过度，超过 CARS，SIRS/CARS 平衡失调，则发生自身性破坏。反之，抗炎反应过强，又可导致 CARS 或免疫功能低下。

CARS 以机体免疫功能低下为特征，但临床上难以判断。为了使 CARS 应用于临床，1997 年 Bone 提出 CARS 的诊断标准，即外周血单核粒细胞 HLA-DR 的表达量低于 30%，而且伴有炎症性细胞因子释放减少。Bone 还指出，如果患者同时存在 SIRS 和 CARS，则诊断为混合性炎症反应综合征（mixed antagonistic response syndrome，MARS）。CARS 诊断标准有利于对炎症反应状态的判断，使 SIRS/CARS 失衡理论能应用于临床。

（四）SIRS/CARS 失衡与 MODS

就其本质而言，MODS 是 SIRS/CARS 免疫失衡的严重后果。SIRS/CARS 失衡导致 MODS 的发展过程可分为 3 个阶段：(1) 局限性炎症反应阶段：局部损伤或感染导致炎症介质在组织局部释放，诱导炎症细胞向局部聚集，促进病原微生物的清除和组织修复，对机体发挥保护作用。(2) 有限全身炎症反应阶段：少量炎症介质进入循环诱发 SIRS，诱导巨噬细胞和血小板向局部聚集。同时，由于内源性抗炎介质释放增加导致 CARS，使 SIRS 与 CARS 处于平衡状态，炎症反应仍属生理性，目的在于增强局部防御作用。(3) SIRS/CARS 失衡阶段：表现为两个极端，一是大量炎症介质被释放进入循环，刺激炎症介质级联样被释放，而内源性抗炎介质又不足以抵消其作用，导致 SIRS。另一个极端是内源性抗炎介质释放过多而导致 CARS。SIRS/CARS 失衡的后果是炎症反应失控，使其由保护性作用转变为自身破坏性作用，不但损伤局部组织，同时打击远隔器官，导致 MODS。

认识的进步，必然预示着在治疗上取得突破。恢复 SIRS 和 CARS 的动态平衡可能是 MODS 治疗的关键。

第二节 多器官功能障碍综合征的临床特征与诊断

尽管 MOF 和 MODS 已引起临床医师的广泛重视,但缺乏权威的定义和统一的诊断标准,使 MOF 和 MODS 临床研究结果差异很大,特别是患病率和病死率的结果差异巨大(表 3-46-4)。参照国际标准,采用统一的定义和诊断标准,显然是很有必要的。

表 3-46-4 多器官功能障碍综合征患者的病死率

年 份	研 究 者	病 死 率
1973	Tilney	94%
1977	Eiseman	70%
1980	Fry	74%
1985	Norton	76%
1986	Machiedo	71%
1992	Martin	71%
1994	Sauaia	60%
1999	邱海波	49%

一、MODS 的定义

MODS 是由严重感染、严重免疫炎症紊乱(如重症胰腺炎)、创伤、烧伤以及各种休克引起的,以严重生理紊乱为特征的临床症候群,其临床特征是多个器官序贯或同时发生功能障碍或功能衰竭。确切地说,MODS 是在严重感染、创伤、烧伤、休克及重症胰腺炎等疾病过程中,发病 24 小时以上,出现 2 个或 2 个以上的器官或系统序贯性的功能障碍或功能衰竭。若在发病 24 小时内死亡者,则属于复苏失败,需排除。

任何疾病过程都是渐进的病理生理过程,MOF 也具有类似的特点。早期感染、创伤引起轻度的内环境紊乱,进行性发展导致器官功能的损害,当器官功能损害达到一定的程度时,则发生器官功能衰竭。对 MOF 的认识至少有两点值得反思:第一,MOF 不是一个孤立的事件,而是具有较宽的内涵,实际上 MOF 也应当包括从早期内环境紊乱发生到多器官衰竭的连续的整个病理生理过程,但传统的 MOF 概念难以体现这一含义;第二,当患者被诊断为 MOF 时,器官功能衰竭已到晚期,常常已失去治疗时机。所以说对 MOF 的早期干预,前提是对 MOF 的早期认识。对 MOF 的反思导致 1991 年美国胸科医师学会/危重病医学会(ACCP/SCCM)提出 MODS 的概念,以代替 MOF。这反映了人们对 MOF 更为深入的认识和了解,将 MODS 定义为一个包括早期病理生理改变到终末期器官功能衰竭的连续的完整的病理生理过程,确立了动态和开放的 MODS 概念,为早期认识、早期诊断以及早期干预 MODS 奠定了基础,具有重要的临床意义。

针对机体炎症反应失控在 MODS 发病、发展中的根本性作用,MODS 进一步被认为是炎症反应失控的表现和结果。1991 年 ACCP/SCCM 联席会议同时提出了全身性炎症反应综合征(SIRS)概念的诊断标准(表 3-46-3),MODS 实际上就是全身性炎症反应引起的器官功能障碍。因此,MODS 也可理解为 SIRS + 器官功能障碍,而传统的 MOF 就是 MODS 继续发展的最严重的终末期结果。

二、MODS 的分类

根据 MODS 器官功能障碍发生的主要原因以及 SIRS 在器官功能损伤中的地位，可将 MODS 分为原发性 MODS 和继发性 MODS。

原发性 MODS 是指某种明确的损伤直接引起器官功能障碍，即器官功能障碍由损伤本身引起，在损伤早期出现。如严重创伤后，直接肺挫伤导致急性呼吸衰竭，横纹肌溶解导致肾脏功能衰竭，大量出血补液导致凝血功能异常。在原发性 MODS 的发病和演进过程中，SIRS 在器官功能障碍发生中所占比重较低。

继发性 MODS 并非是损伤的直接后果，而与 SIRS 引起的自身性破坏关系密切。损伤引起 SIRS，而异常的炎症反应继发性造成远距离器官发生功能障碍。因此，继发性 MODS 与原发损伤之间存在一定的间歇期，易合并感染。在继发性 MODS 中，SIRS 是器官功能损害的基础，全身性感染和器官功能损害是 SIRS 的后继过程。SIRS—全身性感染—MODS 就构成一个连续体，继发性 MODS 是该连续体造成的严重后果。

对于原发性 MODS 患者，当机体发生原发性器官功能损害后，如能够存活，则原发性损伤与原发性器官功能损害将刺激机体免疫炎症反应，导致全身性炎症反应，又可进一步加重器官功能障碍或引起新的严重器官功能损伤，这种情况下，MODS 就从原发性转变为继发性（图 3-46-4）。

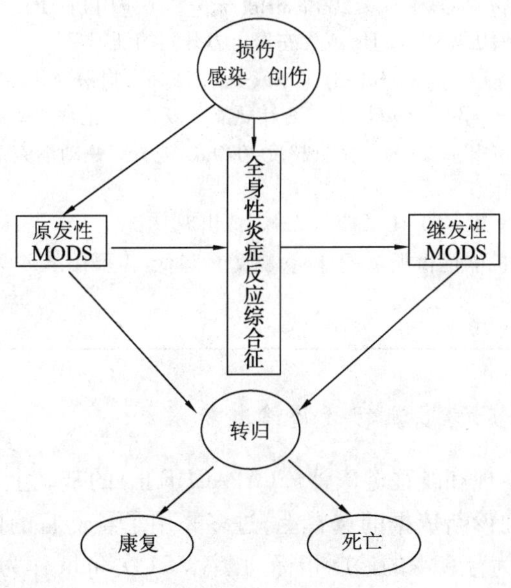

图 3-46-4　多器官功能障碍综合征的分类和转归

三、诊断标准

（一）多器官功能衰竭和多器官功能障碍综合征的诊断标准

1980 年 Fry 提出第一个 MOF 诊断标准，仅包含了呼吸、肝脏、肾脏和胃肠道系统（表 3-46-5）。

表 3-46-5　多器官功能衰竭诊断标准(Fry,1980 年)

衰竭器官	诊断标准
呼吸功能衰竭	在创伤或手术后,为纠正低氧血症需要机械通气 5 d 以上
肾衰竭	血肌酐 > 177 μmol/L 或原有肾脏疾病者,血肌酐浓度升高 1 倍以上
肝功能衰竭	血胆红素 > 34 μmol/L,并伴有转氨酶较正常值升高 1 倍
胃肠功能衰竭	上消化道出血,24 h 需输血 400 mL 以上

尽管 Fry 的 MOF 诊断标准是目前公认的、应用最普遍的诊断标准,但是仍然存在很多问题:(1) 该标准未包括神经系统、循环系统、血液系统等常见的器官功能衰竭;(2) 以终末期的功能衰竭为诊断标准,不利于早期诊断和治疗;(3) 难以反映 MOF 动态连续变化的病理生理过程;(4) 呼吸功能衰竭的诊断过于严格,容易漏诊。

针对 Fry 诊断标准存在的问题,邱海波于 1997 年提出了修正的 Fry-MODS 诊断标准(表 3-46-6)。该标准结合国际常用的诊断标准,几乎包括了所有可能累及的器官或系统。当然,该标准未能包括 MODS 的整个病理生理过程,但避免了繁琐的程度评分,较为简捷,增加了临床实用性。

表 3-46-6　多器官功能障碍综合征诊断标准(邱海波,1997)

系统或器官	诊断标准
循环系统	收缩压低于 90 mmHg,并持续 1 h 以上,或需要药物支持才能使循环稳定
呼吸系统	急性起病,$PaO_2/FiO_2 \leqslant 200$ mmHg(无论有否应用 PEEP),X 线正位胸片见双侧肺浸润,肺动脉嵌顿压≤18 mmHg 或无左房压力升高的证据
肾　　脏	血肌酐 > 177 μmol/L 伴有少尿或多尿,或需要血液净化治疗
肝　　脏	血胆红素 > 34 μmol/L,并伴有转氨酶升高,大于正常值 2 倍以上,或已出现肝性脑病
胃　　肠	上消化道出血,24 h 出血量超过 400 mL,或胃肠蠕动消失不能耐受食物,或出现消化道坏死或穿孔
血　　液	血小板 $< 50 \times 10^9$/L 或降低 25%,或出现 DIC
代　　谢	不能为机体提供所需的能量,糖耐量降低,需要用胰岛素,或出现骨骼肌萎缩、无力等表现
中枢神经系统	格拉斯哥昏迷评分 <7 分

(二) APACHE Ⅱ修正的多器官衰竭诊断标准

1985 年 Knaus 在急性生理和既往健康评分(APACHE Ⅱ)的基础上,提出了多器官衰竭的诊断标准(表 3-46-7)。该标准在诊断依据的选择上,过多采用了各器官的简单生理特征,使诊断标准的准确性降低,如以尿量作为肾衰竭的诊断指标、心率 < 54 次/min 作为循环系统衰竭的诊断指标,往往导致误诊。目前,该标准较少被采用。

表 3-46-7　APACHE Ⅱ修正的多器官功能衰竭诊断标准(Knaus,1985 年)

系统或器官	诊断标准
循环系统 (符合 1 项以上)	心率≤54 次/min,平均动脉压≤49 mmHg(动脉收缩压≤60 mmHg),发生室性心动过速或室颤,动脉血 pH≤7.24,而动脉血二氧化碳分压($PaCO_2$)≤40 mmHg
呼吸系统 (符合 1 项以上)	呼吸频率≤5 次/min 或 > 49 次/min,$PaCO_2 \geqslant 50$ mmHg 呼吸机依赖或需应用持续气道内正压(CPAP)
肾脏 (符合 1 项以上)	尿量≤479 mL/24 h 或 159 mL/8 h,血尿素氮≥100 μg/dL(36 mmol/L),血肌酐≥3.5 μg/dL(310 μmol/L)

续表

系统或器官	诊断标准
血液（符合1项以上）	WBC≤1×10^9/L，血小板≤20×10^9/L，红细胞比容0.20
中枢神经系统	格拉斯哥昏迷评分≤6分
肝脏（符合1项以上）	血胆红素>102 μmol/L，凝血酶原时间延长4 s（全身性抗凝除外）

（三）反映MODS病理生理过程的疾病特异性诊断标准

对MODS病理生理过程认识的进步，也体现在MODS的诊断标准方面。计分法诊断标准是定量、动态评价MODS病理生理过程的较理想手段，但简捷准确是计分法标准是否实用的关键。1995年Marshall和Sibbald提出的计分法MODS诊断评估系统值得推广（表3-46-8）。通过每天做MODS评分，可对MODS的严重程度及动态变化进行客观的评估。

表3-46-8　多器官功能障碍综合征计分法评估系统

器官或系统	器官评分				
	0	1	2	3	4
肺（PaO_2/FiO_2）	>300	226~300	151~225	76~150	75
肾（血清肌酐，mmol/L）	100	101~200	201~350	351~500	>500
肝（血清胆红素，mmol/L）	20	21~60	61~120	121~240	>240
心脏（PAR，mmHg）*	10	10.1~15	15.1~20	20.1~30	>30
血液（血小板，10^9/L）	>120	81~120	51~80	21~50	20
脑（格拉斯哥昏迷评分）	15	13~14	10~12	7~9	6

*：PAR（pressure-adjusted heart rate）：压力校正心率=心率×右房压（或中心静脉压）/平均动脉压；如应用镇静剂或肌松剂，除非存在神经功能障碍的证据，否则应视作正常计分。

Marshall提出的MODS计分法评估系统中，MODS分数与病死率呈显著正相关（表3-46-9），对临床MODS预后的判断具有指导作用。

表3-46-9　MODS评分与预计病死率

MODS评分	预计病死率
0	0%
9~12	25%
13~16	50%
17~20	75%
>20	100%

不同疾病导致的MODS具有不同特点，建立疾病特异性的MODS评分和诊断系统，是MODS深入研究的结果。1996年Vincent等提出了全身性感染相关性器官功能衰竭评分标准（SOFA），它不但体现器官和系统功能衰竭的病理生理过程和程度评价，而且也是对疾病（感染）特异性的MODS的评估（表3-46-10）。

表 3-46-10　全身性感染相关性器官功能衰竭评分标准(Vincent, 1996 年)

	SOFA 评分			
	1	2	3	4
呼吸系统 (PaO_2/FiO_2, mmHg)	<400	<300	<200(机械通气)	<100(机械通气)
凝血系统 (血小板, $10^9/L$)	<150	<100	<50	<20
肝脏 (胆红素, μmol/L)	20~32	33~101	102~204	>204
循环系统 (低血压)	MAP< 70 mmHg	Dopa≤5 或 Dobu (无论剂量如何)	Dopa>5 或 Epi≤0.1 或 NE≤0.1	Dopa>15 或 Epi>0.1 或 NE>0.1
中枢神经系统 (格拉斯哥昏迷评分)	13~14	10~12	6~9	<6
肾脏 [肌酐, μmol/L 或(尿量, mL/d)]	110~170	171~299	300~440(或<500)	>440(或<200)

注：MAP 为平均动脉压,Dopa 为多巴胺,Dobu 为多巴酚丁胺,Epi 为肾上腺素,NE 为去甲肾上腺素。

四、临床表现

尽管 MODS 的临床表现很复杂,但在很大程度上取决于器官受累的范围及损伤是由一次打击还是由多次打击所致。MODS 临床表现的个体差异很大,一般情况下,MODS 病程大约 14~21 天,并经历 4 个阶段,包括休克、复苏、高分解代谢状态和器官衰竭阶段。每个阶段都有其典型的临床特征(表 3-46-11),且发展速度极快,患者可能死于 MODS 的任一阶段。

表 3-46-11　多器官功能障碍综合征的临床分期和特征

	第 1 阶段	第 2 阶段	第 3 阶段	第 4 阶段
一般情况	正常或轻度烦躁	急性病容,烦躁	一般情况差	濒死感
循环系统	容量需要增加	高动力状态,容量依赖	休克,心搏出量下降,水肿	血管活性药物维持血压,水肿、SvO_2 下降
呼吸系统	轻度呼吸性碱中毒	呼吸急促,呼吸性碱中毒、低氧血症	严重低氧血症,ARDS	高碳酸血症、气压伤
肾脏	少尿,利尿剂反应差	肌酐清除率下降,轻度氮质血症	氮质血症,有血液透析指征	少尿,血透时循环不稳定
胃肠道	胃肠胀气	不能耐受食物	肠梗阻,应激性溃疡	腹泻,缺血性肠炎
肝脏	正常或轻度胆汁淤积	高胆红素血症,PT延长	临床黄疸	谷丙转氨酶升高,严重黄疸
代谢	高血糖,胰岛素需要量增加	高分解代谢	代谢性酸中毒,高血糖	骨骼肌萎缩,乳酸酸中毒
中枢神经系统	意识模糊	嗜睡	昏迷	昏迷
血液系统	正常或轻度异常	血小板降低,白细胞增多或减少	凝血功能异常	不能纠正的凝血障碍

尽管 MODS 涉及面广,临床表现复杂,但 MODS 具有以下显著特征:

① 发生功能障碍的器官往往是直接损伤器官的远隔器官;

② 从原发损伤到发生器官功能障碍在时间上有一定的间隔;

③ 高排低阻的高动力状态是循环系统的特征;

④ 高氧输送和氧利用障碍及内脏器官缺血缺氧,使氧供需矛盾尖锐;

⑤ 持续高代谢状态和能源利用障碍。

第三节　多器官功能障碍综合征的治疗原则

所有 MODS 患者均应进入 ICU,但 MODS 患者的监测和治疗应由专科医师和 ICU 专职医师共同完成。尽管 MODS 的病因复杂、涉及的器官和系统多、治疗中往往面临很多矛盾,但 MODS 的治疗应遵循以下原则。

一、控制原发病

控制原发疾病是治疗 MODS 的关键,应重视原发疾病的处理。对于存在严重感染的患者,必须积极引流感染灶并应用有效抗生素。若为创伤患者,则应积极清创,并预防发生感染。当危重病患者出现腹胀、不能进食或无石性胆囊炎时,应采用积极的措施,如导泻、灌肠等,以保持肠道通畅,恢复肠道屏障功能,避免肠源性感染。而对于休克患者,则应争分夺秒进行休克复苏,尽可能地缩短休克时间,避免引起器官功能的进一步损害。

二、改善氧代谢,纠正组织缺氧

氧代谢障碍是 MODS 的特征之一,纠正组织缺氧是 MODS 重要的治疗目标。改善氧代谢障碍、纠正组织缺氧的主要手段包括增加全身氧输送、降低全身氧需、改善组织细胞利用氧的能力等。

(一) 增加氧输送

提高氧输送是目前改善组织缺氧最可行的手段。氧输送是单位时间内心脏泵出的血液所携带的氧量,由心脏泵功能、动脉氧分压/血氧饱和度和血红蛋白浓度决定,因此,提高氧输送也就可通过心脏、血液和肺交换功能 3 个方面来实现。

1. 支持动脉氧合

提高动脉氧分压或动脉血氧饱和度是提高全身氧输送的 3 个基本手段之一。氧疗、呼吸机辅助通气和控制通气是支持动脉氧合的常用手段。

2. 支持心排出量

增加心排出量也是提高全身氧输送的基本手段。保证适当的前负荷、应用正性肌力药物和降低心脏后负荷是支持心排出量的主要方法。

3. 支持血液携带氧能力

维持适当的血红蛋白浓度是改善氧输送的重要手段之一。由于血红蛋白是氧气的载体,机体依赖血红蛋白将氧从肺毛细血管携带到组织毛细血管,维持适当的血红蛋白浓度实际上就是支持血液携带氧能力。但是,并非血红蛋白浓度越高,就对机体越有利。一般认为,血红蛋白浓度的目标水平是80~100 g/L以上或红细胞比容维持在0.30~0.35。

(二) 降低氧需

降低氧需在MODS治疗中常常被忽视。由于组织缺氧是氧供和氧需失衡的结果,氧需增加也是导致组织缺氧和MODS的原因之一,降低氧需对MODS的防治具有重要意义。

导致危重病患者氧需增加的因素很多,可针对不同原因进行治疗。体温每增加1 ℃,机体氧需增加7%,氧耗可能增加25%。因此,及时降温,对于发热的患者就很必要。可采用解热镇痛药物和物理降温等手段来达到降温目的。物理降温时,要特别注意防止患者出现寒战。一旦发生寒战,机体氧需将增加100%~400%,危害很大。疼痛和烦躁也是导致机体氧需增加的常见原因。有效的镇痛和镇静,使患者处于较为舒适的安静状态,对防止MODS有益。抽搐也可十分明显增加氧需,因此及时止痉是必要的。正常情况下,呼吸肌的氧需占全身氧需的1%~3%,若患者出现呼吸困难或呼吸窘迫,则呼吸肌的氧耗骤增,呼吸肌的氧需可能增加到占全身氧需的20%~50%。呼吸氧需的明显增加,势必造成其他器官的缺氧。采取积极措施,如机械通气或提高机械通气条件,改善患者的呼吸困难,能明显降低患者呼吸肌氧需。

(三) 改善内脏器官血流灌注

MODS和休克可导致全身血流分布异常,肠道和肾脏等内脏器官常常处于缺血状态,持续的缺血缺氧,将导致急性肾衰竭和肠道功能衰竭,加重MODS。改善内脏灌注是MODS治疗的重要方向。

在传统的血管活性药物应用中,关于药物对内脏器官灌注的影响认识十分模糊,甚至被忽视。临床上最常用小剂量多巴胺来提升血压,改善肾脏和肠道灌注。但多巴胺扩张肾脏血管和改善肠系膜灌注的作用缺乏实验和理论依据。最近10年的研究显示,多巴胺实际上会加重肾脏和肠道缺血。因此,合理选用改善内脏器官灌注的血管活性药物,制订新的血管活性药物应用指南,显得十分必要。

三、代谢支持与调理

MODS使患者处于高度应激状态,导致机体出现以高分解代谢为特征的代谢紊乱。机体分解代谢明显高于合成代谢,蛋白质分解、脂肪分解和糖异生明显增加,但糖的利用能力明显降低。Cerra将之称为自噬现象(autocannibalism)。严重情况下,机体蛋白质分解代谢较正常增加40%~50%,而骨骼肌的分解可增加70%~110%,分解产生的氨基酸部分经糖异生作用后供能,部分供肝脏合成急性反应蛋白。器官及组织细胞的功能维护和组织修复有赖于细胞得到适当的营养底物,机体高分解代谢和外源性营养利用障碍,可导致或进一步加重器官功能障碍。因此,在MODS早期,代谢支持和调理的目标应当是减轻营养底物不足,防止细胞代谢紊乱,支持器官、组织的结构功能,参与调控免疫功能,减少器官功能障碍的产生。而在MODS的后期,代谢支持和调理的目标是进一步加速组织修复,促进患者康复。

(一) 代谢支持

代谢支持(metaboic support)是Cerra于1988年提出的,指为机体提供适当的营养底物,以维持细胞代谢的需要,而不是供给较多的营养底物以满足机体营养的需要。与营养支持的区别在于,代谢支持既防止因底物供应受限影响器官的代谢和功能,又避免因底物供给量过多而增加器官的负担,影响器官的代谢和功能。其具体实施方法:

(1) 非蛋白热卡 < 35 kcal/(kg · d)[146 kJ/(kg · d)],一般为 25 ~ 30 kcal/(kg · d),其中 40% ~50% 的热卡由脂肪提供,以防止糖代谢紊乱,减少二氧化碳生成,降低肺的负荷。

(2) 提高氮的供应量[0.25 ~0.35 g/(kg · d)],以减少体内蛋白质的分解并能满足急性反应蛋白合成的需要。

(3) 非蛋白热卡与氮的比例降低到 100 kcal : 1 g。

尽管代谢支持的应用,对改善 MODS 的代谢紊乱有一定的疗效,但并不能避免或逆转代谢紊乱。

(二) 代谢调理

代谢调理是代谢支持的必要补充。由于 MODS 患者处于高分解代谢状态,虽根据代谢支持的要求给予营养,仍不能达到代谢支持的目的,机体继续处于高分解代谢状态,供给的营养底物不能维持机体代谢的需要。因此,1989 年 Shaw 提出从降低代谢率或促进蛋白质合成的角度着手,应用药物和生物制剂,以调理机体的代谢,称为代谢调理(metabolic intervention)。

主要方法包括:

(1) 应用布络芬、吲哚美辛等环氧化酶抑制剂,抑制前列腺素合成,降低分解代谢率,减少蛋白质分解。

(2) 应用重组的人类生长激素和生长因子,促进蛋白质合成,改善负氮平衡。

代谢调理的应用可明显降低机体分解代谢率,并改善负氮平衡,但仍不能从根本上逆转高分解代谢和负氮平衡。

根据 MODS 患者代谢特点,利用代谢支持和代谢调理对机体继续调控和治疗,可望进一步提高营养代谢支持的疗效,改善 MODS 患者的预后。

四、免疫调节治疗

基于炎症反应失控是导致 MODS 的本质性原因这一认识,抑制 SIRS 有可能阻断炎症反应发展,最终可能降低 MODS 病死率。免疫调控治疗实际上是 MODS 病因治疗的重要方面。当前,对机体炎症反应认识的深入,取得了阶段性的成果,但要对 MODS 治疗发挥指导性作用,尚有待时日。

(一) 炎症反应失控的评估和 MODS 治疗策略

正确判断 MODS 患者 SIRS/CARS 失衡方向,是进行临床干预、恢复 SIRS 与 CARS 平衡的前提。虽然目前尚无快速、准确的指标应用于临床,但有关外周血单核细胞表面 HLA-DR 表达量及 T 辅助细胞(TH_1/TH_2)功能的研究,可有助于判断 SIRS/CARS 的失衡方向,从而为指导免疫调控治疗带来曙光。

(二) 炎症介质基因表达的多态性与 MODS 治疗策略

近年来,分子生物学的发展,尤其是以抑制炎症反应为主的免疫调控治疗临床试验的失败,使人们逐渐注意到遗传和基因特征在感染创伤和 MODS 发病过程中的作用。

细胞因子的基因型不同,免疫炎症性反应不同。特别值得注意的是,基因表达的多态性对介质表达、感染易感性和危重病患者预后具有明显不同的影响。可见,基因多态性与感染患者炎症反应的差异有关。极富挑战性的是,哪些炎症相关基因具有多态性的特征,目前尚不清楚。炎症相关基因多态性的研究正日益受到重视,通过对 MODS 动物和患者炎症相关基因多态性的分析,有可能寻找到与感染及 MODS 相关的基因,从而弄清细胞因子基因多态性对炎症反应程度和患者预后的影响,并为进一步的基因调控治疗和个体化的免疫调控治疗奠定基础。

总之,全面深刻地认识和研究 MODS 的发病机制,特别是以 SIRS/CARS 为主线,尽早发现 SIRS/CARS 的失衡,并采用积极合理的干预手段,必能提高 MODS 患者的治疗成功率。

参考文献

[1] Deitch EA, Xu D, Kaise VL. Role of the gut in the development of injury and shock induced SIRS and MODS: the gut-lymph hypothesis, a review. Front Biosci, 2006(11): 520-528.

[2] Aird WC. The role of the endothelium in severe sepsis and multiple organ dysfunction syndrome. Blood, 2003(101): 3765-3777.

[3] Knotzer H, Pajk W, Dnser MW, et al. Regional microvascular function and vascular reactivity in patients with different degrees of multiple organ dysfunction syndrome. Anesth Analg, 2006(102): 1187-1193.

[4] Baue AE. MOF, MODS, and SIRS: what is in a name or an acronym? Shock, 2006(26): 438-449.

[5] Marshall JC. Modeling MODS: what can be learned from animal models of the multiple-organ dysfunction syndrome? Intensive Care Med, 2005(31): 605-608.

[6] Fink MP, Delude RL. Epithelial barrier dysfunction: a unifying theme to explain the pathogenesis of multiple organ dysfunction at the cellular level. Crit Care Clin, 2005(21): 177-196.

[7] Schroder O, Laun RA, Held B, et al. Association of interleukin-10 promoter polymorphism with the incidence of multiple organ dysfunction following major trauma: results of a prospective pilot study. Shock, 2004(21): 306-310.

第四十七章　灾害期孕妇急产的紧急处理

Chapter 47　Emergency Management of Urgent Delivery of Pregnant Woman in Disaster Areas

邵旦兵　南京军区南京总医院　南京大学医学院
Shao Danbing　急救医学科主治医师
孙海晨　南京军区南京总医院　南京大学医学院
Sun Haichen　急救医学科主任、主任医师、教授

急产通常是指总产程(从产痛到完成分娩)小于3小时的分娩。这时孕妇往往来不及到医院就开始分娩。灾害期孕妇急产时往往没有准备或没有时间及条件送医院,甚至未到或刚到移动救援医院或急诊科就开始分娩。由于产妇分娩可能发生在产房以外的任何地方,且情况紧急,分娩周围环境差,医疗条件差,无正式的产科设备和人员,所以灾害救援人员可能是唯一的接生人员,所以救援人员应掌握正常分娩和紧急分娩的过程、产妇和胎儿处理的知识以及急产后并发症的处理原则。

第一节　先兆临产及其诊断

正常分娩前,孕妇往往出现一些预示不久将临产的症状,称为先兆临产。

一、假临产

假临产的特点是宫缩持续时间短且不恒定,一般不超过30 s,间歇时间长且不规律,宫缩强度不增加,常在夜间出现而于清晨消失,宫缩只引起轻微胀痛且局限于下腹部,宫颈管不短缩,宫口扩张不明显。多见于精神紧张的初产妇。

二、轻快感

又称胎儿下降感。初孕妇多有胎儿下降感,感到上腹部较前舒适,进食量增多,呼吸较轻快,水肿减退,系因胎先露部下降,使子宫底下降,膈肌下降。同时因胎头压迫骨盆和膀胱,可出现尿频。初产妇轻快感较经产妇明显。

三、见红

在分娩发动前24～48 h内,因宫颈内口附近的胎膜与该处的子宫壁分离,毛细血管破裂少量

血液经阴道排出,并与宫颈管内的黏液相混,称为见红。它是分娩即将开始的一个比较可靠的征象。见红出血量一般较少,如超过月经量要考虑妊娠晚期出血,如低置胎盘。

四、临产的诊断

临产开始的标志是规律而逐渐增强的宫缩,同时伴进行性宫口扩张和先露下降。规律宫缩持续 30 s 或以上,间歇 5 ~6 min,同时伴随进行性宫颈管消失、宫口扩张和胎先露部下降。临产的诊断不能仅凭孕妇的感觉和主诉,一定要仔细观察 3 ~5 次宫缩才能确诊。

第二节　正常产程

足月的胎儿胎龄 38 ~42 周,体重 3 ~3.5 kg。从规律宫缩到胎儿及胎盘完全娩出为总产程,可分三期。

一、第一产程

从临产至宫口开全(10 cm)。初产妇宫口扩张慢,一般需 11 ~12 h,经产妇需 6 ~8 h。这一时期可分为两个阶段:潜伏期和活跃期。(1) 潜伏期:宫缩逐渐加强,宫颈管消失至宫口开大到 4 cm;(2) 活跃期:宫口开 4 cm 至开全,先露部进入中骨盆。初产妇活跃期长。

二、第二产程

从宫口开全到胎儿娩出。这一时期初产妇不超过 2 h,平均 50 min;经产妇不超过 1 h,平均 30 min内。

三、第三产程

从胎儿娩出至胎盘娩出。这一时期通常经产妇和初产妇相同,约 5 ~ 15 min,一般不超过 30 min。

第三节　产妇评估

一、询问获取病史

记录主诉、过去医疗和手术史、过敏情况和现在用药情况;询问本次妊娠情况:怀孕、经产情况、预产期、怀孕困难等;是否或何时破膜(见红);子宫收缩频率、强度和持续时间;是否有不可控制的紧迫感。

二、体格检查

（一）母体生命体征

主要检查血压、心率、呼吸、体温、体重、尿血常规、血型。

（二）腹部检查

核对孕周、了解胎儿的大小、胎位、胎先露以及胎心听诊，在无胎心及宫缩监护设备时，每 30 min 监听胎心，并记录（正常胎心率 120～160 次/min）（图 3-47-1）。

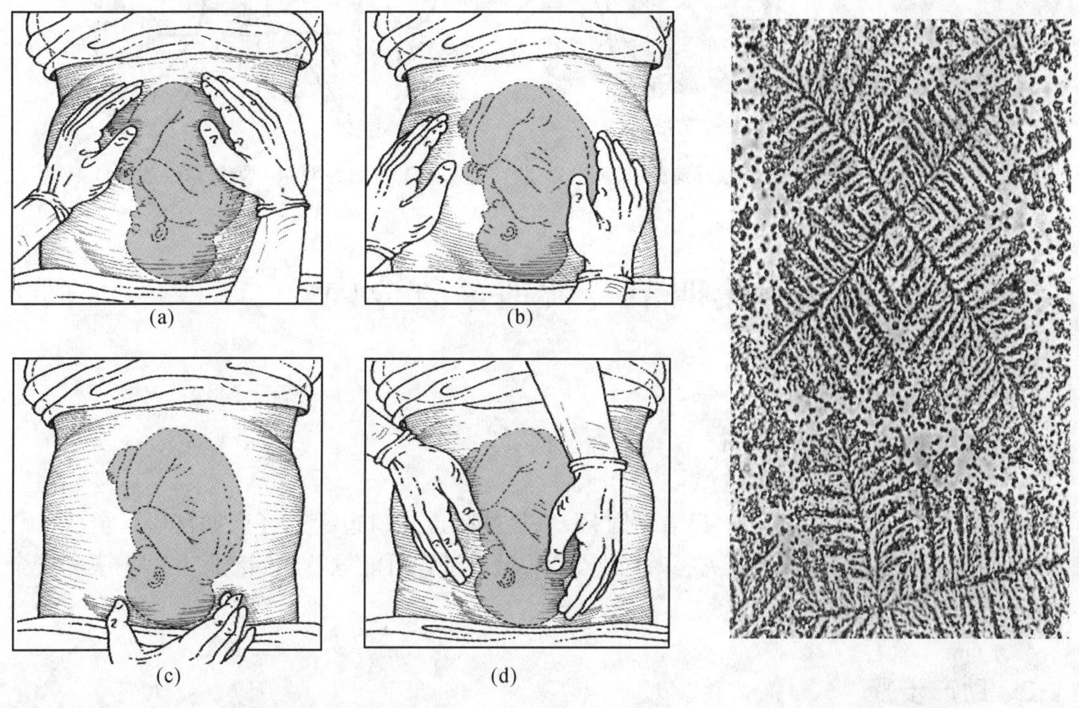

(a)　(b)　(c)　(d)

图3-47-1　腹部检查

图3-47-2　羊水涂片

（三）确定宫缩情况

主要包括宫缩的强度、持续时间及频率。

（四）检查会阴部

（1）以下情况需戴手套行阴道检查：孕周超过 37 周或发生早产，或者出现即将分娩的征象（可见部分胎先露、脐带脱垂、产妇无法抑制地用力）。

（2）确定是否破膜：胎膜破裂称为破膜，破膜后阴道可有羊水流出。碱性（pH7.0～7.5）羊水可使硝化试纸变蓝，可与呈酸性的阴道液相鉴别（pH4.5～5.5），羊水涂片可见蕨样变（图 3-47-2）。

（3）宫颈扩张程度：食指和中指放于宫颈内口边缘，以 cm 表示。

（4）宫颈管消失的程度：以百分数记录，未消失为 0，完全容受为 100%（图 3-47-3）。

（5）胎先露位置：先露部高低以胎先露位于坐骨棘连线下的 cm 数表示，胎先露是描述在宫颈开口处的胎儿部分，如臀、肩、顶等，胎方位即胎先露指示点与母体骨盆的关系，如左枕前（LOA），右骶后（RSP）等。超过 3 cm 以上，胎儿通常已经着冠（图 3-47-4）。

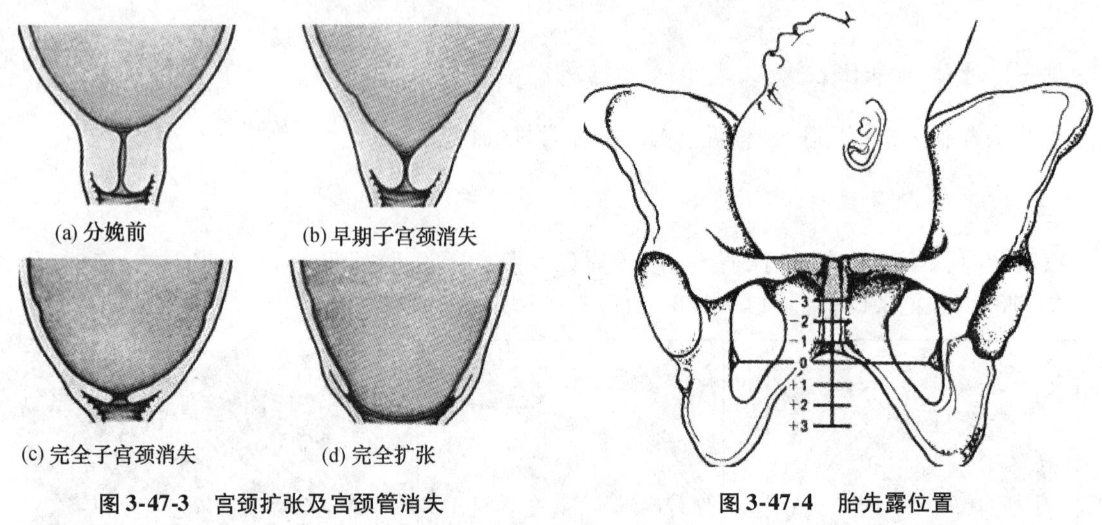

图 3-47-3 宫颈扩张及宫颈管消失

图 3-47-4 胎先露位置

第四节 就地紧急分娩

一、就地紧急分娩的条件

出现如下情况时应就地分娩：已着冠时（胎头显露阴道外口边缘）；经产妇宫口开全、宫颈完全展平，特别是宫缩强并有规律时；灾害时情况紧急，运送过程可能危及产妇或胎儿的健康和安全，以及没有时间或条件转运。

二、助产步骤

（1）建立静脉通道。

（2）配置产包。包括无菌手套、碘伏、两把止血钳、无菌剪刀、棉垫、吸球或负压留痰标本装置、留脐带血试管等。

（3）将产妇摆好膀胱截石位，会阴部垫一无菌巾，触诊胎先露。如有可能，消毒外阴。

（4）鼓励产妇尽量平稳呼吸，不用力。但一旦胎头着冠，产妇用力往往是无法阻挡的。

（5）自然分娩及助产。

① 指导产妇用力：在着冠前，宫缩时产妇先吸一大口气，屏气使腹肌收缩，如排便状；宫缩间期，呼气，放松全身。胎头着冠后，产妇宫缩时应张口哈气，以免胎头娩出太快，损伤会阴；在宫缩间期屏气用力。注意宫口未开全前，产妇不应用力。

自然分娩最常见的是头位分娩（图 3-47-5）。

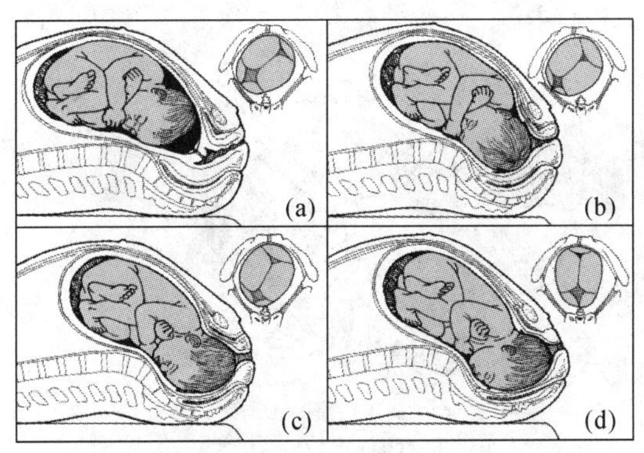

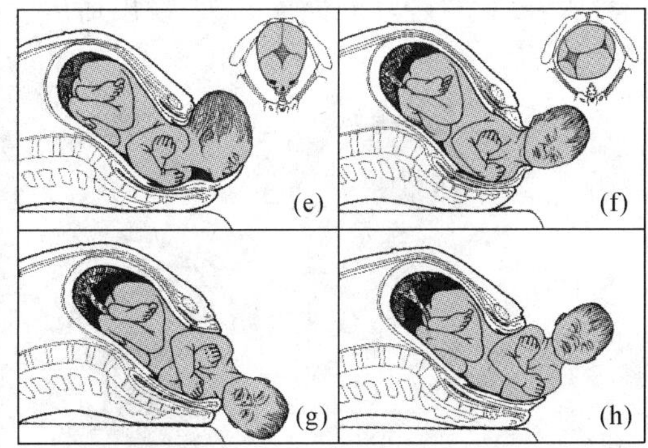

图 3-47-5　头位分娩过程

② 胎头娩出时：以 Ritgen 手法保护会阴，用右肘部支在产床上，右手（优势手）放于胎头处给一定压力，使胎头俯曲并控制娩出速度，左手按住外阴，拇指和其余四指分放于会阴两侧，保护会阴；当胎头枕骨到达耻骨联合下方时，右手放于胎头枕部，仰伸胎头，左手携辅料并放于胎儿与产妇尾骨部，协助胎头仰伸，同时保护胎儿免受母体粪便污染（图 3-47-6）。

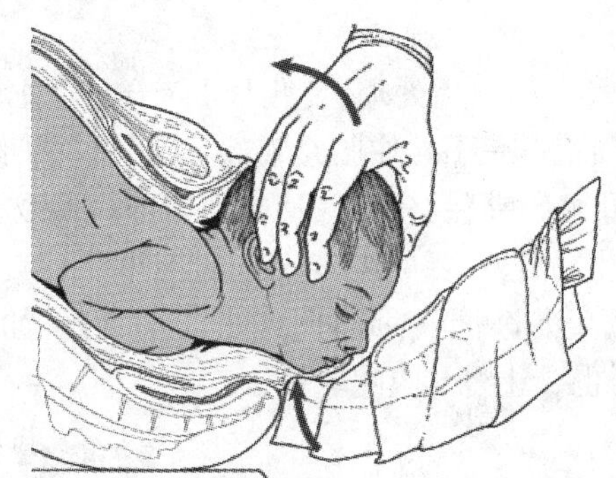

图 3-47-6　保护胎儿

③ 胎头娩出后：往往会有短时间的停歇，可以轻柔地旋转胎头，协助肩部通过耻骨联合，如果羊水尚未破裂，协助者可用指甲或剪刀，小心将羊水弄破，同时快速用吸球吸出婴儿口鼻内液体（图 3-47-7）。

④ 用一指检查有无脐带绕颈：要在继续分娩前解除脐带绕颈。如绕颈较松，直接轻柔地解除，如较紧，可用两把止血钳相隔 1～2 cm 夹住脐带，无菌剪刀剪断，脐带一旦离断，胎儿便无脐带血供，要快速娩出（图 3-47-8）。

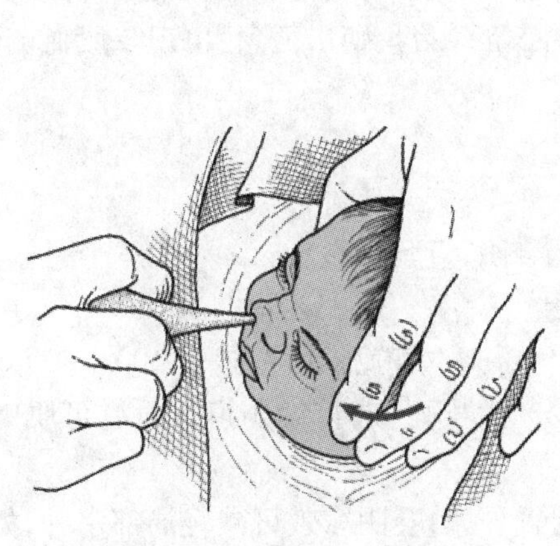

图 3-47-7　保护胎儿呼吸道

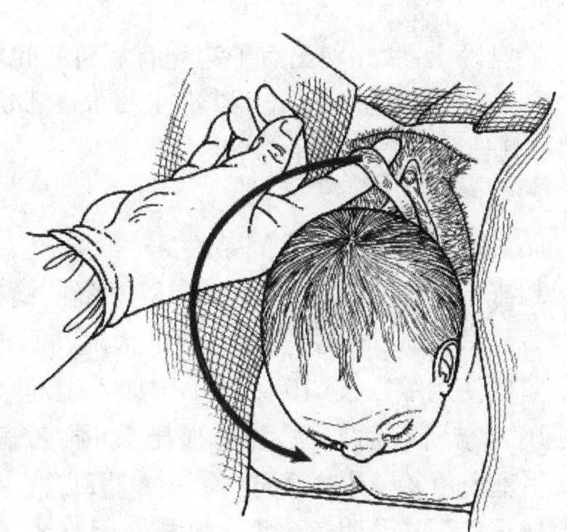

图 3-47-8　脐带绕颈的处理

⑤ 胎肩娩出：两手轻柔地握住头部，轻轻地将胎头向下牵拉，注意避免臂丛神经损伤，使前肩

通过耻骨联合后,可轻轻向上提胎头,娩出后肩(图 3-47-9)。

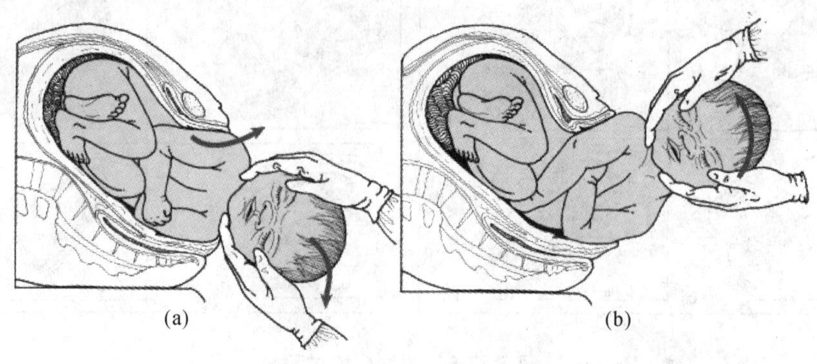

(a)　　(b)

图 3-47-9　胎儿娩出

⑥ 胎儿娩出后处理:婴儿身上有羊水、血液和胎脂,所以,身体湿滑,此时,要注意接好婴儿,以免掉落损伤。一手托住胎儿腋部,一手握住脚踝处。再次吸除口鼻液体。离胎儿脐部 4 ~ 5 cm 处用两把止血钳夹住脐带,并从中间剪断。留取 10 ~ 20 mL 的脐带血送检。

胎儿娩出后,要尽快以干净的毛巾擦拭婴儿脸部及身体,要妥善包裹保暖。生后 1 min 和 5 min 对新生儿进行 Apgar 评分(表 3-47-1)。如果新生儿无特殊情况,最好立即以母乳喂养,即使并无初乳,也要让婴儿吸吮乳头。

表 3-47-1　新生儿 Apgar 评分

体征	0 分	1 分	2 分
皮肤颜色	青紫或苍白	躯干粉红、四肢青紫	全身粉红
心率/(次/min)	无	<100 次/min	>100 次/min
呼吸	无	慢、不规则	正常、哭声响
肌张力	松弛	四肢略屈曲	四肢能活动
弹足底或导管插鼻反应	无反应	有些动作如皱眉	哭、喷嚏

注:8 ~ 10 分无窒息,4 ~ 7 分轻度窒息,0 ~ 3 分重度窒息

⑦ 胎盘娩出:胎儿娩出后子宫先有短暂的间歇,后经过几次强有力的收缩胎盘才开始剥离,通常 5 ~ 10 min 内胎盘自然娩出,如超过 30 min 则为胎盘滞留。胎盘娩出征象:出现一股血流;脐带外露部分延长;宫底上升,呈球状。

⑧ 产妇产后处理:

a. 胎盘娩出后检查胎盘完整性。

b. 检查母体,腹部按摩子宫,宫体应坚硬,检查有无会阴、直肠撕裂。

c. 每隔 15 ~ 30 min 检查子宫收缩情况和阴道出血量。

d. 常规使用缩宫素(10 ~ 20 单位加入生理盐水 1 000 mL 中静脉滴注,速度 100 ~ 500 mL/h,也可用 10 单位稀释后肌注,注意血压)加强宫缩,减少产后出血,对持续阴道出血者可肌肉注射 0.2 mg 甲基麦角新碱或 0.2 mg 前列腺素 $F_{2\alpha}$。

e. 尿道旁裂伤及阴道严重水肿排尿困难者,常规留置导尿;会阴冰敷可减轻局部水肿;如分娩前有发热可给予抗生素。

第五节　特殊情况处理

一、胎盘滞留的处理

胎盘滞留超过 30 min 时，必须处理。

可用手在耻骨联合上方向上压子宫，脐带不再回缩，提示胎盘已经剥离。这时以拇指在前，其余四指在后挤压子宫底部，将胎盘压出，顺一个方向边旋转边缓慢向外牵拉，在脐带附胎盘处，用钳子拉住胎盘，使整个胎盘完整娩出。注意，不能在胎盘剥离前搓揉或者挤压子宫，以免影响子宫收缩或胎盘剥离后出血；也不能暴力牵拉脐带或胎盘，以免造成胎盘残留（图 3-47-10）。

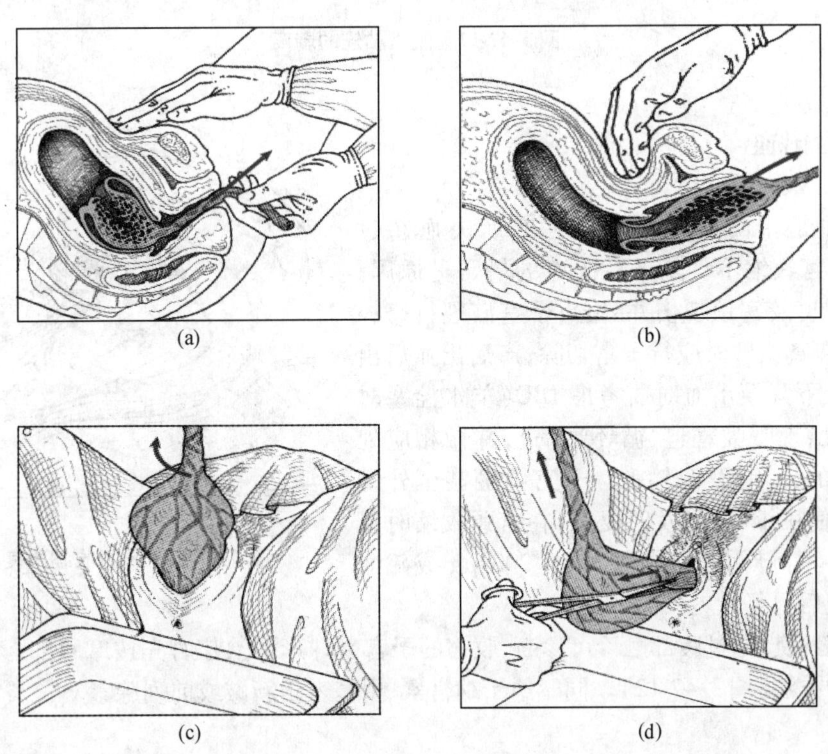

图 3-47-10　胎盘娩出

如子宫收缩良好，牵引脐带有较大阻力，要考虑有胎盘粘连可能。胎盘粘连或者患者出血多时，可戴无菌手套后，将手伸入宫腔内，触摸找到胎盘和子宫粘连处时，从边缘依次轻柔剥离胎盘（图 3-47-11）。

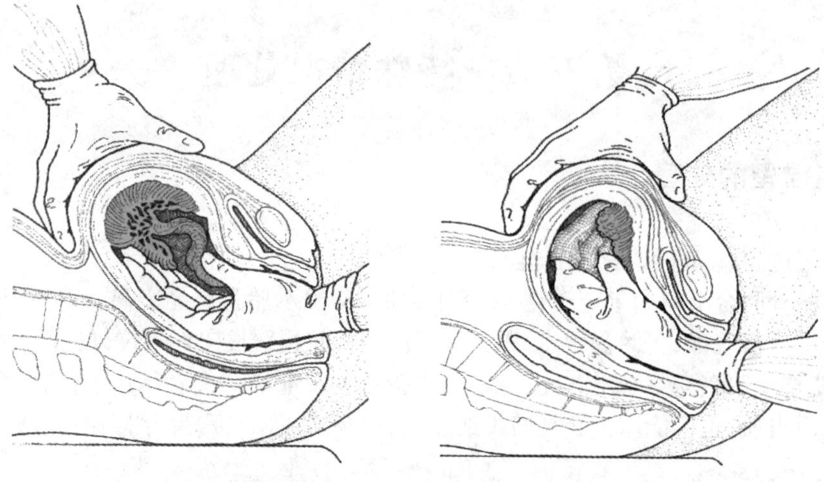

图 3-47-11　胎盘粘连的剥离

二、产后出血

产后出血是指阴道分娩或剖宫产后失血超过 1 000 mL。子宫收缩不良是产后出血的最常见原因。要及时发现阴道及宫颈裂伤并缝合；子宫破裂行修补或切除；胎盘剥离失败时应行子宫切除；产后出血后出现持续血小板下降及出血时要考虑 DIC（羊水栓塞时可出现，同时出现呼吸窘迫、循环衰竭），并做相应处理；注意休克的诊治，及时输血。子宫内翻甚至外翻时，立即停止使用缩宫素，及时复位，在宫颈收缩时复位容易失败，可静脉用硝酸甘油 100 ~ 200 μg 或硫酸镁使子宫松弛后再复位。

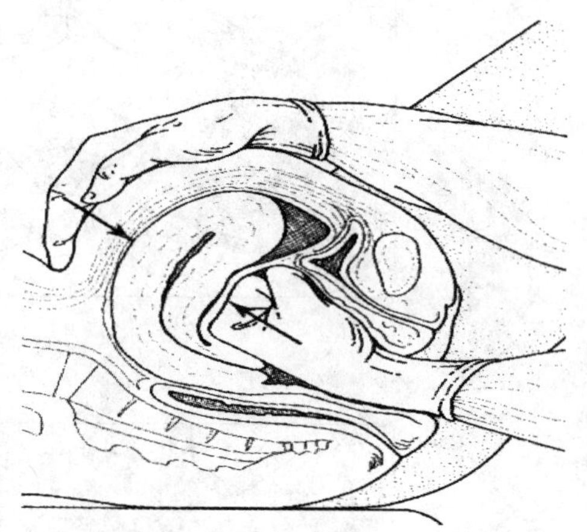

图 3-47-12　子宫收缩不良的处理

子宫收缩不良，通过腹部触诊可诊断，收缩的子宫呈球形。治疗时先按摩腹部，无效时采用两手配合按压的方法（图 3-47-12）。同时给予缩宫素、甲基麦角新碱或前列腺素 $F_{2\alpha}$。

三、胎粪污染羊水

发现羊水被胎粪污染，在娩出前尽可能直视下吸出胎儿口鼻内液体，或行气管插管，行负压吸引，直到吸不出粪染液体。

四、新生儿复苏

观察有无发绀，进行呼吸心率监护，心率 100 次/min 以下行 100% 纯氧正压通气，心率低于 60 次/min 行胸外按压，注意按压手法。可用双手环抱新生儿的胸廓，两拇指并排按压胸骨，对很小的新生儿，则两拇指需重叠按压，动作要平稳，心率如超过 80 次/min，则可停止按压（图 3-47-13）。

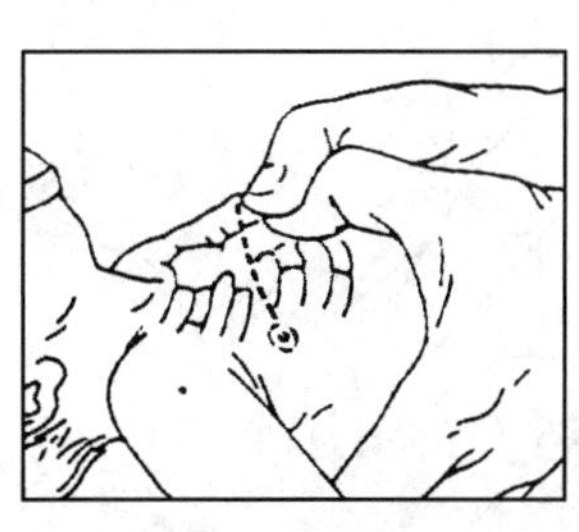

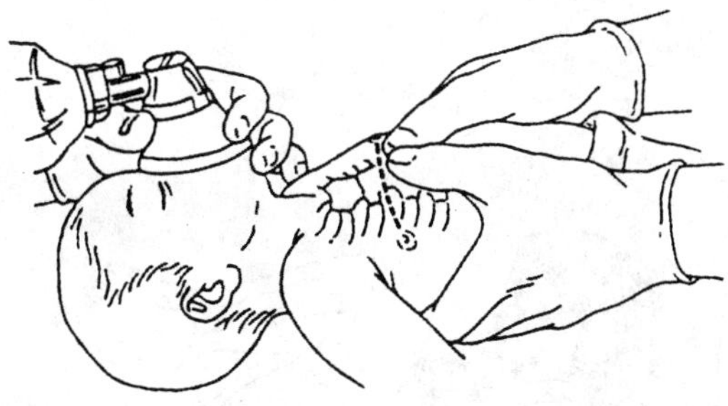

图 3-47-13　新生儿环抱法做胸外按压

五、脐带脱垂

脐带脱垂是危及胎儿生命的急症。托住胎儿先露部直到剖宫产结束，可减轻对脐带压迫，最大限度地保持脐带血供。迅速听胎心，立即行剖宫术，如胎儿已死亡，则不需行剖宫术。不要尝试回纳脐带。

六、肩难产

胎头娩出后回缩，提示肩难产，发生率0.5%～1%。肩难产容易出现臂丛神经损伤、脐带压迫、胎儿缺氧，危及胎儿生命。措施：排空膀胱，娩出前肩，耻骨上加压，McRoberts 手法（协助产妇尽量曲髋），会阴切开术，Woods 旋转法，娩出后臂，折断锁骨，Zavanelli 手法后行剖宫产（图 3-47-14）。

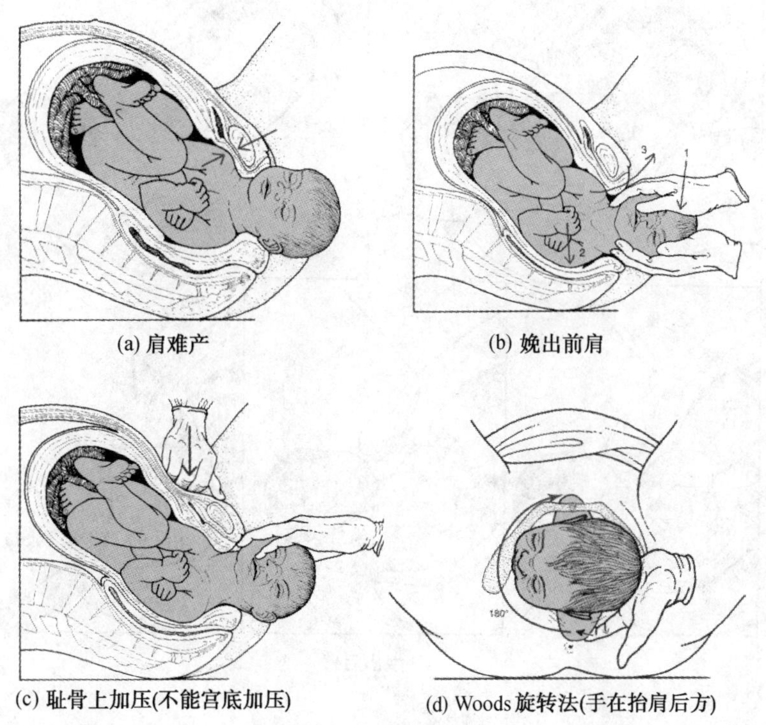

(a) 肩难产　(b) 娩出前肩

(c) 耻骨上加压(不能宫底加压)　(d) Woods 旋转法(手在抬肩后方)

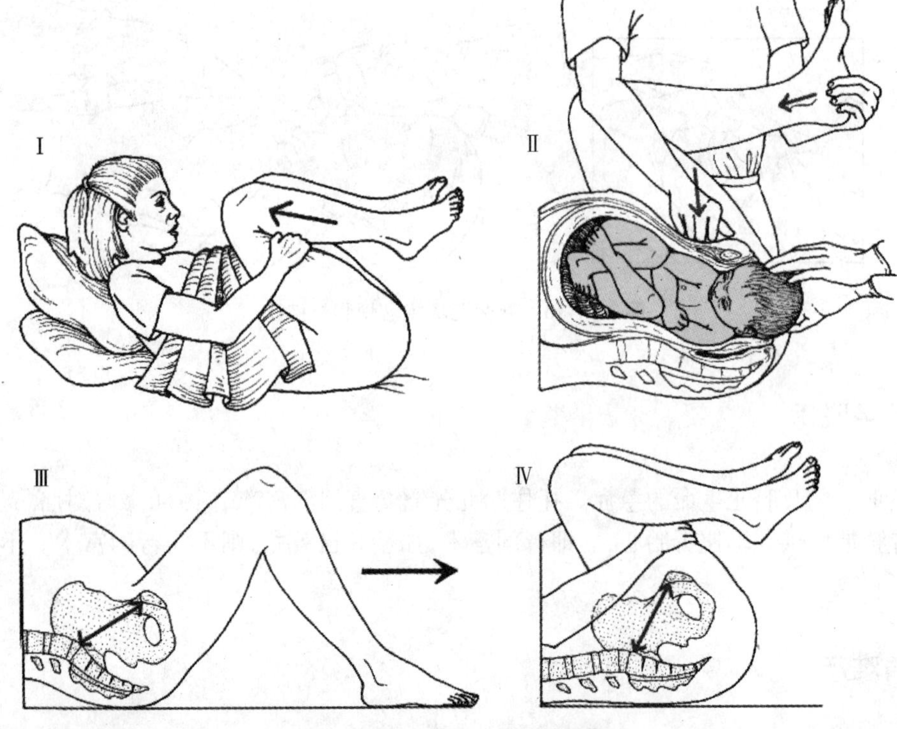

(e) McRoberts 手法(注意助手的动作)

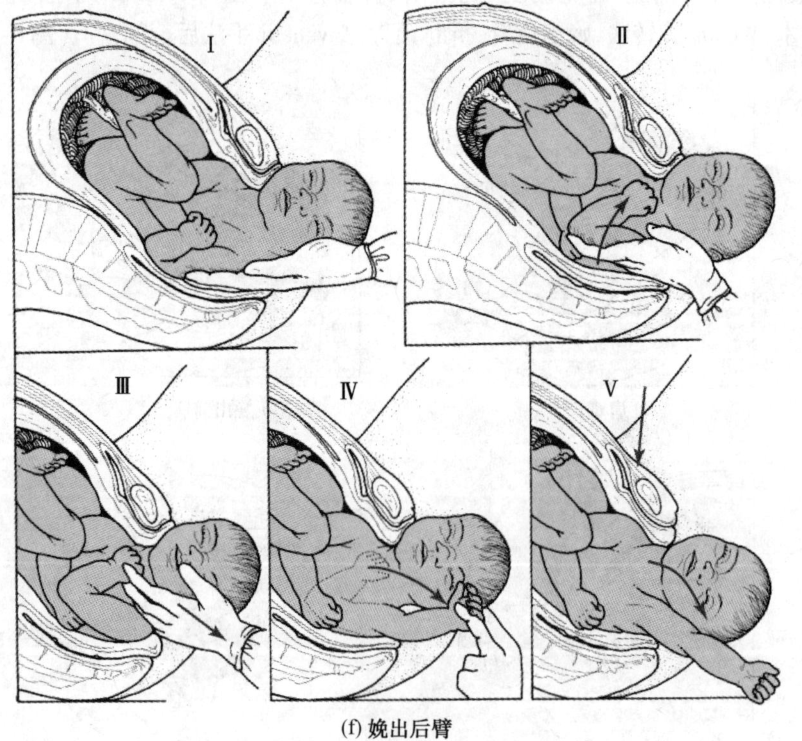

(f) 娩出后臂

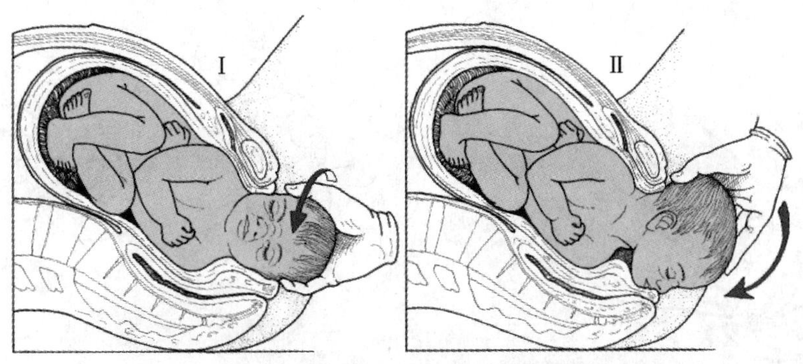

(g) Zavanelli 手法(需旋转和屈曲抬头,使胎头纳回阴道)

图 3-47-14　肩难产的处理

七、臀先露

通常采用剖宫术较安全,但在缺乏条件的情况时,可采用如下方法:(1) 不能过早牵拉臀部,至少要等到胎儿自然分娩到脐水平再干预,否则易出现胎儿头手位置异常,娩出困难;(2) 在臀先露后才能行会阴切开术,太早会导致过量失血;(3) 在胎儿的臀背部垫毛巾,轻柔转动身体,使前后肩平,抬高胎儿身体使后肩先娩出,相反过程娩出前肩;(4) 助手在耻骨弓上施压,使胎头屈曲,当露出嘴时,将一个手指放在胎儿上颌骨或放在口里,屈曲胎头娩出(Mauriceau 手法);(5) 利用产钳分娩(图 3-47-15)。

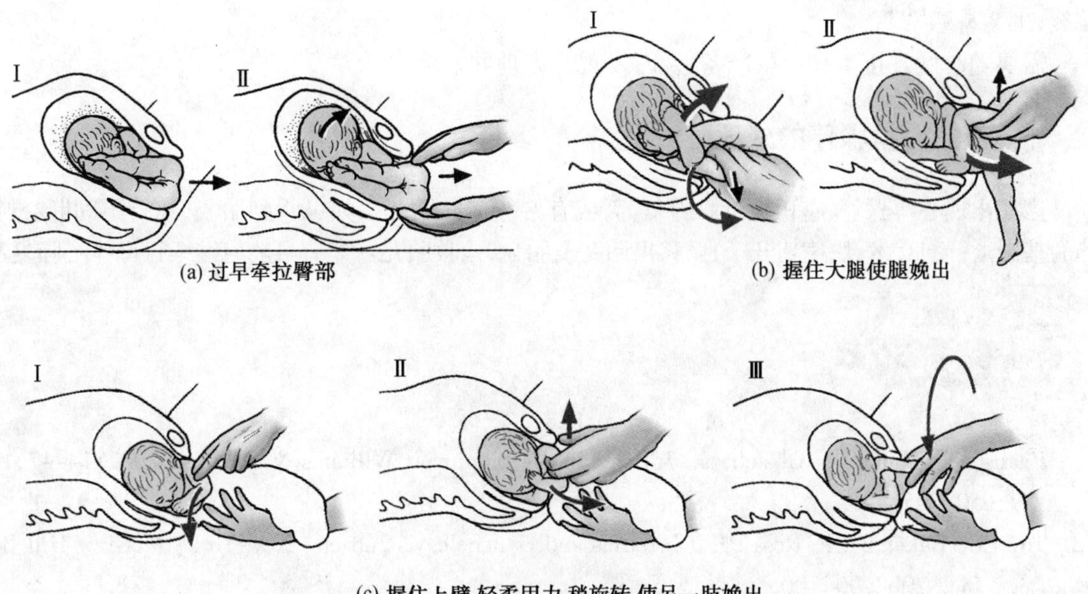

(a) 过早牵拉臀部

(b) 握住大腿使腿娩出

(c) 握住上臂,轻柔用力,稍旋转,使另一肢娩出

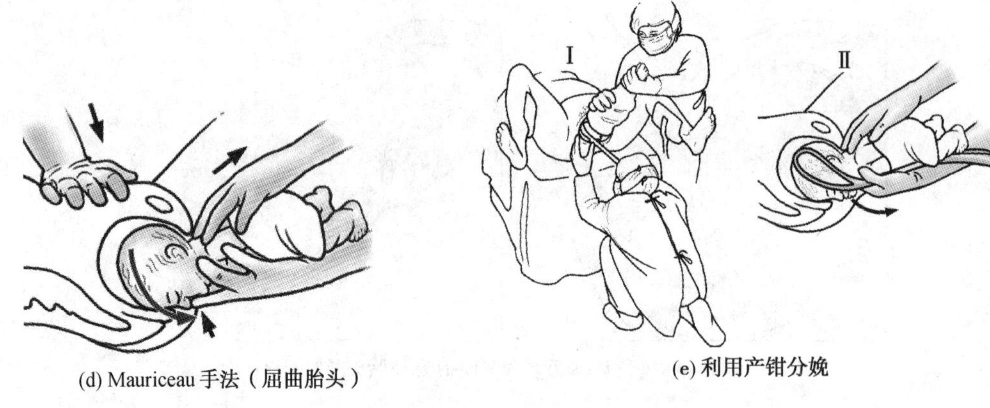

(d) Mauriceau 手法（屈曲胎头）

(e) 利用产钳分娩

图 3-47-15　臀先露的处理

八、早产

早产是指孕周 <37 周时分娩，或新生儿出生体重 <2 500 g。早产胎儿小，很脆弱，要有较好的分娩控制。分娩后新生儿需产科专业处理。

九、一般意义的急产

一般急产总产程 <3 h。宫缩频、强，产道阻力相对低，产程过快。因准备不足，产妇容易产褥感染，产道来不及扩张，容易损伤；产后宫缩差，容易导致产后出血；宫缩过强，过频，胎盘缺血，胎儿容易宫内缺氧，产后新生儿窒息；快速娩出，产道内压力过大及娩出后压力剧减，容易发生颅内血管破裂，也容易感染。

需要随时做好接生和抢救准备，及时发现并处理并发症。

十、产妇心搏骤停的处理

产妇出现心搏骤停，应积极行心肺复苏，或有希望保存胎儿。如可听到胎心，在行不间断心肺复苏的基础上行剖宫术，快速切开子宫，移出胎儿及胎盘，抢救胎儿。如有可能应继续行母体心肺复苏。

参考文献

[1] Evans AT. Manual of Obstetrics. 7th ed. USA: Lippincott Williams & Wilkins. 2007:14-47,160-177,650-665.

[2] Toy EC, Baker B III, Ross PJ. Obstetrics and Gynecology. 2nd ed. New York: McGraw-Hill Book Co., Inc. 2007:90-100.

[3] Pousada L, Osborn HH. 急诊医学. 天津: 天津科技翻译出版社,2001: 318-321.

[4] 曹泽毅. 中华妇产科学. 北京:人民出版社,2004:258-273.

[5] Pearlman MD, Tintinalli JE, Dyne PL. 妇产科急诊学诊断和处理. 北京:人民卫生出版社,2005:283-297.

第四篇

Section 4

灾害期的其他医学问题

Other Medical Problems in Disasters

第四十八章　灾害后心理应激损伤

Chapter 48　Psychological Distress Hurt after Disasters

孟　馥
Meng Fu　同济大学附属东方医院精神心理科副教授
张一奇
Zhang Yiqi　同济大学附属东方医院社工部技师
赵旭东
Zhao Xudong　同济大学附属东方医院精神心理科主任、教授、博导
王金丽
Wang Jinli　解放军南京政治学院上海分院心理教研室教授

第一节　灾后社会工作概述

社会工作专业同时兼具"恢复、预防和发展"三大基本功能，即治疗和恢复已受损的社会功能、预防新问题产生和旧问题复发、发掘社会资源并发展个人潜能。由此可见，社会工作是灾害救助体系中的重要组成部分。在协助救灾与灾后重建的过程中，社会工作者同时扮演了直接与间接服务的介入角色，是灾后救助中的重要力量。

一、社会工作概述

（一）概念

社会工作(social work)起源于西方，它被定义为"一项专业的活动，帮助个人、群体、社区提高或恢复其社会功能运作的能力，并创造有利于他们的社会环境"。经过长达半个多世纪的发展，社会工作如今已融入西方国家的整个社会体系中，为社区人群提供包括青少年服务、医院内外服务、家庭暴力干预、个人危机应对、老年人服务、社区矫治、个体能力培养和提升等众多服务。

就其内涵简单而言，社会工作是一门专业，由社会工作者运用其所掌握的专业知识和技能，助人自助，为个别人士、家庭及社区居民（统称为社会弱势人群）提供服务，以使整个社会在健康与和谐的气氛中得以发展。

（二）功能

作为促进社会发展的社会工作，具有很多的辅助功能，可基本概括为以下两点：(1) 促进个人潜能的发展，即社会工作者为社会人士，特别是不能自助者提升他应对生活的能力，调节不利于个人发展的社会环境；(2) 促进社会的稳定和谐，社会工作者可调和社会上存在的许多矛盾，特别为受社会歧视的弱势人群及缺乏资源的社会群体谋求权益，致力于建立一个公义、仁爱的社会。

概括来讲，社会工作已形成以青少年社会工作、医务社会工作、老年人社会工作和社区社会工作等为分支主体的综合性学科，成为西方社会中非官方的社会性服务体系，以帮助政府解决和缓解社会矛盾、认识社会问题、疏导民众情绪和引导政策制定。二战后，西方国家纷纷制定相关法律以保障社会工作的发展和服务的合法性，政府提供全部或部分服务所需的资金。同时，社会工作正式成为一门专业的学科在各大院校出现，成为新兴的发展中学科。

在我国港台地区，社会工作同样得到了很好的发展。在香港，社会工作大多由众多的非赢利性社会服务机构（NGO/NPO）承担，为社会大众提供专业的服务。政府提供服务所需的绝大部分经费，同时，政府的许多服务功能也由这些机构承担。台湾的情况大致和香港类似。

（三）基本特征和专业性

1. 社会工作的基本特征

社会工作自身的助人宗旨、理论基础、专业要求等方面决定了它具有以下的基本特征：工作的服务性和利他性、注重个人与环境的关系、注重运用社会资源、注重自助与民主参与等。社会工作具有复原的功能（如通过干预挽救面临破裂的家庭，通过辅导解除案主的心理问题）、协调和提供资源功能（如通过评估减免医疗费用，通过评估不同人士，包括老人、孤儿至老人院、孤儿院等）、预防功能（如通过培训和训练改变人群的认知以达到社会协调）、危机干预功能（如婚姻危机干预、失业危机干预等）等。

2. 社会工作的专业性

社会工作在其实施和推进过程中有着强烈的专业性要求。在西方，社会工作是一项正规的职业。由于它涉及人群的心理干预和社区平衡等社会性问题，要求社会工作者（简称社工）有严格的专业背景，一般为正规大学本科以上毕业，并经过专业训练。在香港，要求执业社工大学本科以上毕业，经过训练掌握心理辅导、小组引领等专业技巧。为了保证社工执业的资格确认，香港和大多数地区一样有严格的社会工作者执业资格认证制度。一般而言，作为一项职业，社会工作有其固定的职业实施位置、特定的职责范围、固定的薪金制度和职级评定制度。

二、灾后社会工作的角色与功能

（一）灾后社会工作的角色

在灾后重建中，社会工作所扮演的角色和发挥的作用在不同的国家和地区各有不同，这一方面与政治、经济、社会制度密切相关，另一方面也与灾害管理和社会工作专业化程度有很大关系。社会工作者的角色常同时体现于直接服务、间接服务或是微观层面工作、宏观层面工作上。在灾后直接服务于微观层面，社会工作者的角色包括：对受害者及其家属的治疗、咨询、协助个人与家庭联结社会资源、重建社会支持网络（系统）、提供相关信息、促使个人生理与心理服务相结合。在宏观层面，社会工作者同时扮演了寻求及协调资源、团队整合、倡导志愿服务、社区福利服务、倡导相关组织与政策的建立与修正、向相关部门陈述民意、充权(empower)案主等。

在灾害的预警机制和灾后重建制度相对成熟和完善的美国，有固定的政府常设机构负责灾后的专业救助工作，社会工作的角色是在此机构领导下，参与日常预防和灾时救灾及灾后重建工作，具体工作有以下几项：

(1) 日常工作中，社会工作者需协助政府机构制定灾害反应预案。

(2) 接到灾害预警信息时，社会工作者首先协助社区机构启动预案，提出人群撤离方案，并帮助政府管理机构增进对弱势群体需求的评估，组织社区及邻里救灾反应小分队。

(3) 灾中及灾后重建阶段，社会工作者要提供紧急咨询和资源联结工作，倡导对资源缺乏的需求进行回应。

我国台湾地区，社会工作在1999年"9·21"大地震后的赈灾和社会重建中扮演了重要角色，由此产生专业的灾后救助社会工作，并在学术研究上取得宝贵经验。台湾学者的研究结果显示，台湾社会工作者在"9·21"赈灾紧急救援期的角色呈现多元化，包括危机介入者、支持者、需求评估者、咨询者、教育者、灾民充权者、信息提供者、协调者、团体/社区组织者、行政者与倡导者/代言人；在重建阶段，社会工作者则扮演咨询者、教育者、使能者/灾民充权者、信息提供者、个案管理者、团体/社区组织者、行政者、倡导者/代言人的角色。

(二) 灾后社会工作的功能

在专业社工的实务经验中，最应具备的三种专长为：资源联结与整合的能力、整体规划能力、灵活应变和相互支持的能力。因此，从社会工作者的灾后服务者的角色出发，可以归纳灾后社会工作的主要功能为：支持受灾者及其家属，协助个人与资源的联结，增加资源的可利用性，防止灾民出现更严重的身心健康问题，预防个人、家庭、团体、组织和社区的瓦解，改善微观、宏观系统，增进受灾者的福祉等。

总体而言，灾后社会工作功能可归结为短期、中期、长期三个不同界别。

(1) 短期：灾后的1个月内，其主要功能为生命救援、灾民临时安置、微观及宏观层面的危机处理以及需求评估。

(2) 中期：灾后1个月到半年之间，其主要功能为受灾群体安置、情绪安抚、赈灾措施制定、资源协调。

(3) 长期：灾后半年到3年之间，其主要功能为灾区社会重建、关怀弱势群体、灾民心理重建以及制度建立。

三、灾后社会工作的主要方法

(一) 灾后不同阶段社会工作的服务内容

台湾学者将灾后社会工作参与的救援与重建服务进行了分期。如1999年冯燕将重大灾害后重建工作的规划分成三个阶段。

1. 第一阶段

灾后紧急救援到1个月内的临时安置阶段，此阶段又可分为三期：

(1) 灾害发生后72小时以内，这个阶段的工作目标是维护生命安全。

(2) 灾害发生后第3天至第10天，也称为"危机处理期"，此阶段要预防次生灾害，特别要注意仍然待在灾区的民众的安全。

(3) 灾后两个星期至1个月,应处理灾民的临时生活庇护及生活的需求评估,并促使灾民发挥他们自身的能量,以免陷于过度的惊惶、愤怒或哀伤,组织灾民开展活动,让他们参与救灾和重建,安抚灾民情绪,维持安定生活。

2. 第二阶段

灾后1个月至半年内,此期间的工作主要如下:

(1) 协助灾民迁入临时安置点,宣传政府抚恤内容、可获得的社会资源等。

(2) 对于普通民众,应促进情绪重整、信心教育和力量复原等工作。

3. 第三阶段

灾后6个月至3年,在此阶段应包括家庭、社区和整个社会层面的重建。

(1) 家庭重建:灾民家庭可能因成员改变,家庭结构也发生改变,家人关系由此遭到破损,互动缺乏或下降,需要用社会个案工作或小组工作技巧进行关心和支持。而对于普通家庭,因受重大灾害阴影的影响,也可能出现不安、恐慌等负面情绪,应运用社区工作、社会教育或是观念倡导的方式处理。

(2) 社区重建:社区重建必须考虑"社区总体构建"的观点。对于临时安置点,重点在于协助原本互不相识的居民产生彼此认同感,形成新的社区"组构关系"和彼此维系的理念;而原有小区的重建重点,则是促成或加强整合重建计划,凝聚小区意识,并合理利用外界力量加速重建。

(3) 社会重建:包括协助政府部门建立有针对性的法规制度、确立服务价值观与伦理、资源的整合和分配与利用,并在非政府组织中扮演倡导与监督的角色。

(二) 灾后社会工作的重点

1. 资源整合

(1) 宏观层面的资源整合:在灾后救助刚开始时,资源的投入往往比较集中,社会大众的救灾热情高涨。但是此时专业的社工应同时考虑到赈灾的持续性和均衡性,尤其灾后较长期的服务,是资源整合的挑战;此外,公益资源的排挤效应,也可能会突现出来,即因社会各界对灾区的过度捐赠,使其他原本依赖社会捐款的弱势人群的福利受到冲击,因此专业的社工应意识到宏观层面资源整合与供需协调的必要性。

(2) 微观层面的资源联结:当进行个案服务与个案管理时,社会工作者需持续仔细评估案主与其家人的问题和需求,以着手寻找、确认所需的资源,再将案主及其家人与所需的资源联结起来。如果遇上社工无法提供的服务,就应为案主寻求、组织、联结与协调资源,或设法转介至其他机构或专业领域。

2. 支持服务

(1) 专业人员与组织间的支持:社会工作的救灾服务系统强调"支持"的观点,提供人力支持、物品支持、财力支持、专业团队支持及行政协调等支持工作,以避免灾后其他地区民众立即进入灾区,而造成灾区秩序的破坏和人力的耗竭,继而产生人力上的不可支持性和不可轮替性,使服务工作面临中断的危险。

(2) 民间组织对政府单位的支持:灾后,民间组织或许会快速出动,为政府赈灾主力争取应变时间,这些民间组织的支持并非取代政府的主要赈灾者角色,而是发挥辅助的效果。社会工作者应在救灾过程中充分掌握主客体层次,而促进达到充分支持、共同合作的状态。

3. 应对民众需求

在社会工作的专业要求中,对案主需求的了解以及判断是相当重要的。透过需求评估的过程,一方面能够让灾民的情绪有所抒发,另一方面也可以帮助服务提供者思考如何应对及满足民众需求。

重大灾区的需求往往较大,灾民的需求差异性亦很高,而随着时间的不同,也会产生需求的变化。但是如何将灾民的需求与政府或是重建援建单位联结,或是让不同年龄(如儿童、青少年、老人等)、特质(如身心障碍、失亲儿童等)人群的需求能被充分了解,社会工作者必须在第一线与灾民长时间接触,才能有正确的判断。

4. 个案管理

个案管理是社会工作新发展而成的助人模式,使用于同时有多重问题的案主。灾民的问题往往是多元且复杂的,一个受灾户中,有可能是经济上的问题,也有可能是心理及情绪上出现状况,更有可能产生健康上的问题。因此,即使一个案主也往往需要来自不同领域的协助。而灾民自行求助并不是一件容易的事,因此社会工作者一方面是初级的情绪支持者,另一方面要去结合各种资源,通过社会工作者的转介及协调,使灾民问题得到解决。

5. 个人临时支持系统的建立

重大灾害后,由于很多灾民的亲人罹难,可利用的残余支持系统不多,故应将重点置于相同背景的服务对象相互之间支持发展,使某个人成为服务对象的情感依靠,或通过小组活动使团体成员成为彼此的情感依靠。此支持系统可视为个人的临时支持网络,能帮助服务对象及时摆脱负面情绪,实现情感归属。

(三) 灾后社会工作的主要模式

1. 个案、小组、社区工作模式

这三大工作模式在灾后社会工作服务中占有相同重要的地位,三大工作模式分别顾及了微观、中等和宏观层面的需求,针对不同的群体和情况,三者可发挥各自的优势,达到互补的效果。

(1) 个案工作法。在灾后救助中,个案工作的重点对象为失亲儿童、丧子父母、老人、因灾伤残者等,其目标为提升个人自信心、促进个人成长和应对个体需求。个案工作所处理的重点问题为处理案主因灾害而引发的负面情绪(如:惊恐、焦虑、抑郁、担心、害怕、失望、愤怒等)、处理案主因灾害引发的行为障碍(如:重复性回忆、过度反应、主动性回避等)、处理案主因灾害引发的次生问题(如:厌学、厌工、攻击性、依赖性等)、帮助案主获取康复信息,实现更好地康复、重建个人支持系统等;另一方面,根据案主的实际需求,社会工作者也可提供资源信息,或直接帮助案主申请可使用的公共资源,或在服务过程中将案主转介至更为专业的机构,如精神卫生中心、心理治疗中心、康复中心、医疗机构等。

(2) 小组工作法。灾后救助中,往往运用小组工作模式处理相同遭遇群体的共同问题,其关注的重点群体包括:儿童、老人、丧子父母、同一灾害事件经历者等。此时小组工作的目标为缓解组员不良反应和实现组员成长。小组的活动安排可置于组员个人经验的分享、引导组员对灾害事件的叙述和回忆片段的整理、组员自信心的提升和组员间的互动和发展彼此支持关系。社会工作者常可运用治疗小组和发展小组模式带领小组开展活动。值得注意的是,可能小组中的某一组员的问题比较严重而无法在小组工作中得到缓解,此时,可对其进一步跟进,将其列为个案对象继续提供服务。

(3) 社区工作法。社区工作往往是灾后重建中开展其他工作的基础,尤其是在临时安置点,灾民互不熟识,通过社区工作使灾民之间形成新的彼此认同感尤为重要。此时的社区工作目标应为促进社区参与、达到社区共融。比如,通过社区工作方法在临时安置点开展一些自我管理和服务活动甚至是文娱活动,使灾民相互认识熟悉,形成对新社区的归属感,进而在相互支持与融合中开展自助和互助活动,重树生活的信心等。此外,灾后民众原有的家庭、社区、社会关系断裂,很多人与亲朋好友失散,信息渠道不畅,社工一方面应帮助他们确认身份,联络社会关系,帮助失散家庭、族群、朋辈尽快团聚;另一方面也急需上传群众需求,下达政府对灾区的救灾政策和措施,通过信息畅通来整合资源、凝聚力量;再者,临时安置点的外来组织和资源往往比较丰富,结合社区自治原则,适时建立社区组织网络,逐步恢复其自我管理、自我服务和自我教育的能力,促使灾民重归正常的社区生活,重建社会关系,恢复社会功能。

2. 灾后社会工作模式发展趋势

(1) 家庭支持中心模式。家庭支持中心模式是目前国际上较为流行的灾后社会救助模式之一。通过家庭支持中心可为受灾家庭提供家庭关系重建、促进家庭成员互动、帮助失亲家庭组建临时家庭、开展家庭治疗等服务,对有需求的家庭提供长期的系统性帮助,以使其家庭摆脱困境、恢复功能。

(2) 社区援助中心模式。以单独一个社区或几个社区为基础,建立援助中心,以提供政府相关政策、落实救灾措施、提供可利用资源、整合散在资源等服务,亦可接受个人或团体的需求申请、分发救灾物资、开展灾民教育、开设就业技巧培训与提供功能康复训练等。

(3) 救援者与政府工作人员服务。很多非专业的救灾服务人员包括政府部门工作人员在面对大面积伤亡和重大突发事件时,本身会难以承受现实打击和压力,出现情绪变化和心理创伤。在有限的专业服务者和较为大量的非专业服务者的现实情况下,除可安排小组活动团体干预外,还可试行以专业服务者和非专业服务者混合的方法,通过专业服务者的言传身教帮助非专业服务者,促进其实现非专业化—半专业化—相对专业化的转变,在摆脱负面情绪的同时,实现自我成长;此外,还可协助政府对今后可利用资源进行清理与管理,协助政府开展受灾民众社会适应性辅导、本地归属感重建、本地荣誉感重建等在内的本地域范围社会工作中长期干预计划。

(4) 学校与医院服务。运用青少年社会工作者与医务社会工作者的专业技术,进入灾区学校(尤其是组建学校)给返校的孩童以持续性干预服务,制订包括肢体康复辅导、心理适应性辅导等计划;亦可进入当地的医疗机构(尤其是临时赈灾医院)为患者提供包括心理与生理层面的康复服务。

四、我国灾后社会工作服务的探索

我国大陆的社会工作可以大略分为两类:行政性社会工作与专业性社会工作。行政性社会工作主要是指民政、劳动保障系统内的针对弱势、贫穷、失业等个人和群体的救助工作,在党的领导下,遵循本土文化价值指引,由于在遵循的理念和运用的方法上与发达地区的社会工作实践有较大差异,也被称为“准社会工作”。专业性社会工作则是指政府系统外的、近年发展起来的、运用西方社会工作理念专门服务各类弱势人群的社会工作,这类机构以上海最为集中。行政性社会工作在灾害后介入通常根据政府的统一部署,奉行自上而下的服务输送模式。专业性社会工作在我国大陆还处于起步阶段,这表现在职业化和专业化水平都很低,尤其是各类社会工作专门机构、各层次社会工作协会都非常少,相应的专职社会工作者人数也很有限。在2008年“5·12”汶川大地震的紧急救灾与灾后重建期间,“上海社工灾区服务团”的组建及赴灾区服务几乎称得上是我国灾害后专业社会工作服务的开端。这个开端性服务始于2008年7月,并具有三个特点。

（一）政府主导

上海是大陆社会工作职业化最早的地区，早在 2003 年就成立了司法社会工作机构，上海的社会工作教育相对全国其他地方发展也较早，2000 年华东理工大学、复旦大学、上海师范大学都已开设了社会工作专业。这为上海社会工作界参与灾后重建提供了人力资源的基础。“5·12”汶川大地震发生后，在上海市民政局的有力推动和财政支持下，在上海市社会工作者协会的组织与协调下，“上海社工灾区服务团”在地震发生 1 个月后成立，由上述 3 所大学及上海浦东新区社工协会分别组建 4 支服务队，赴都江堰市 4 个活动房安置点尝试开展社会工作实务。市民政局在此次行动中发挥了主导作用，多次召集高校相关教授与负责人商讨参与救灾、灾后重建事项，推动上海社会工作者协会组建“上海社工灾区服务团”，提供资金支持及申请基金会资助的信息，并通过与灾区民政系统的沟通为服务队的进入提供渠道。市民政局的主导作用还体现在为此次社会工作服务的领域做了界定：在社区开展社会工作服务。上海社工协会明确此次社会工作服务的任务是：在灾区活动房安置点建立工作基地，以社区建设的理念和方法，整合社会资源，重建支持网络，培育各类组织，促进社会关系改善，最终达到社区治理和社区互助，为受灾群众返回家乡重建家园奠定基础。

（二）高校为主体

高等学校的社会工作教育专业是专业性社会工作的基地。“上海社工灾区服务团”的核心力量就是高校教师和学生。华东理工大学、复旦大学、上海师范大学各组织了由社会工作专业教师、专业社会工作者、志愿者（包括学生）组成的 10 人服务队，分别入驻 3 个过渡房安置点。每支服务队由高校教师担任正、副领队，负责协调各种关系、开发服务项目，从而保证专业性社会工作能弥补当地行政性社会工作的不足，并推动其转变。

（三）服务是探索性的

总体而言，“上海社工灾区服务团”提供的灾害后社会工作服务是探索性的。探索性体现在两个层面：在每支服务队内，由于高校教师教学与科研任务繁忙，队员定期轮换，服务项目难以深入持续开展；在 4 支服务队之间，因各自独立开展服务，并未能建立机制就服务内容、服务模式、服务规划形成整体性共识，特别是缺乏服务的中长期规划与相应的组织体系，服务目标、目的模糊。探索性的优势则是各个服务队运用各自擅长的方式开展社会工作服务，形成几种特点鲜明的服务模式：(1) 资源联结模式，如将上海的援建资源以项目的方式带入安置点，运用社会工作的理念与技巧运作项目，培育社区内机构承接项目，为后续撤离做准备；(2) 参与管委会日常工作，通过将社会工作理念与技巧运用于党建、居委会工作中，协助其更加有效地运作；(3) 从安置点特定群体的社区文化活动入手，发展群众团体工作，逐步从宏观社区组织建设进入微观专业服务。这些模式都体现了我国大陆专业性社会工作本土发展道路的特点：依托政府及社区原有行政体系，运用社会工作理念与技巧推进与拓展社区照顾与服务体系。在这个过程中，行政性社会工作与专业性社会工作间的关系需谨慎把握，这种关系的本质是双方拥有共同目标，平等及互相尊重。共同的目标就是灾区社会的稳定与重建，只不过是专业性社会工作从了解及满足弱势、特殊个人及群体的需求的角度参与稳定与重建，而行政性社会工作从社会控制的角度来达成稳定与重建。

第二节　灾后社会心理救援的管理及实施

一、概述

灾害及其他重大公共卫生事件发生后，提供针对各种人群和个体的心理援助和社会支持非常必要。心理救援指在国家有关部门强力领导下，主要由精神科医师、临床心理学家、社会工作者对灾害相关人群联合实施的紧急精神卫生服务。主要内容有：群体社会心理监测、调控；个体心理应激反应管理、疏导；心理创伤预防及精神障碍诊断、治疗；初步康复性干预。主要对象是：直接受害者及其家属，救援人员，生命线保障人员以及灾害地区以外的易感、高危人群。

从社会管理角度看，在发生大范围的个人苦难、社会恐慌与动荡时，心理干预可以起到缓解痛苦、调节情绪、塑造社会认知、调整社会关系、整合人际系统、鼓舞士气、引导正确态度、矫正社会行为等作用。这些作用如果与政府的管理行为和传统的思想政治工作结合起来，会发挥良好的作用。

从医学角度看，心理干预对预防和减少急性应激性障碍、创伤应激后障碍及其他精神障碍有重要意义，对其他医学专业顺利进行躯体治疗，对伤残康复有重要的促进效果。

世界各地的大量事实和经验证明，运用心理学技术处理现场事态和后遗问题极有价值。发达国家，特别是“9·11”事件以后的美国，尤其重视抢险救灾、防治疫病中的心理卫生服务。此类服务，并非只是针对受害者的慈善、医疗服务，而是覆盖深广的心理管理措施，应该在各种级别、各种类型的突发公共卫生事件应急预案中全面体现。

我国于20世纪90年代后开始在处理重大公共卫生事件的救援活动中增加了精神卫生及心理干预的内容。尤其是在2003年发生的SARS危机期间，心理救援首次大规模进入公众视野，成为重大事件应急机制的有机组成部分。2008年“5·12”四川汶川大地震发生以后，心理救援再次形成热潮，有上千名以“心理救援”名义进入灾区的人员，其中包括数百名精神科医生、几百名有组织的心理学者和许多自行前往的志愿者。他们有高尚的动机、强烈的爱心和献身精神，为灾区人民做了专业的服务工作，受到广泛好评。

通过与非典、地震等突发灾害进行的艰苦卓绝的斗争，全国上下对于重大突发公共卫生事件的应对机制问题有了切身体会和深刻认识。国务院颁布的《突发公共卫生事件处理条例》，体现了政府和人民的共识，是我国在公共事件管理方面的一大进步。这一现象提示，心理卫生服务已经成为我国社会生活中的重要内容。

二、群体性应激反应的特点及重点问题

按照医学心理学关于“应激”的理论，个体层面的应激反应大致可以分为：“警觉期”、“抵抗期”和“衰竭期”。该理论其实也可以用来描述社会群体的应激反应。在非典引起的应激反应中，处置工作早期出现了大量偏异现象，直接影响到抗击疫病的工作，甚至在一定程度上威胁到社会的安定。应激不足，表现为麻痹大意，反应迟缓，进不了警觉期；应激过度，表现为有些预防措施过滥、过猛，卫生机构和管理部门的工作行为忙乱、不计成本和长远的代价，管理信息拥堵，公众恐慌，出现迷信流言、原始愚昧的仪式，甚至在有些地方出现邪教抬头；多达15%～20%的非典患者有急需处理的精神科问题，甚至有一些应急部门的人员，也由于在处理险情过程中过度紧张、劳累而出现

明显的躯体和心理障碍。

适当的应激反应是必要的。但上述例子说明，群体水平上过早、过长、过强或过弱的应激反应是不利的，应该科学地组织和管理心理救援活动，不然容易导致灾害地区人群出现对救灾、抢险、恢复重建活动不利的社会心理不稳定现象，而且救援活动本身也会产生副作用。

在大面积灾害发生后，心理救援方面容易出现的突出问题是缺乏训练有素的精神科医生、心理治疗师，他们的工作不容易在灾区现场和媒体中展开，甚至可能被非专业活动所淹没；有些经历心理创伤的人被不恰当的心理辅导和媒体宣传加重了创伤；缺乏有力的归口管理、人员参差不齐、技术不实用、伦理操守不规范、与精神科及其他医疗部门欠合作，等等。

在SARS期间，精神科医师、心理学工作者针对以上问题所做的主要工作有：在隔离病房中对病患者的现场干预；为政府有关提供社会心理干预的建议；为抗SARS的专业人员提供相关技术培训；开通心理热线；接受网络咨询；利用传媒进行的讲座、采访、咨询；针对学生等群体的集体心理干预；动态调查公众心理，为政府提供预警情报等等。从领导、专业人员到群众，普遍反映这些工作针对性强，能解决问题，为医治患者、稳定社会、提高防治工作的效率和质量作出了直接贡献。

“5·12”大地震后，心理救援活动范围更广，内容更加复杂，应用的技术更加规范，心理救援人员之间，以及心理救援人员与其他救援队伍、管理部门、社区的配合更加紧密，并且与国际同行的合作更加频繁。

三、突发公共卫生事件的多维性

为了应付以后发生的突发公共卫生事件，有必要从宏观层面认识社会-心理因素在预防、预警预报、对疾病和社会进行有效控制、重建正常社会生活和消除后遗问题等方面的意义，并提出相应的具体措施。

（一）心理救援——“生物-心理-社会医学模式”的典型实例

在抗非典的工作中，可见，一种病毒感染并不是纯粹的生物学课题。经由人类心理行为的中介、传导和放大作用，躯体疾病在现代条件下具有极其可怕的社会后果和效应。

二战以来，医学界为有能力控制住感染性疾病而沾沾自喜，面对疾病谱的改变，大量的精力放在发展药物、手术、实验室诊断技术等方面。在许多国家，公共卫生政策主要集中于改进物质性、生物医学性条件。促进健康的举措主要基于“社会控制”的信念，也即较为倚重自上而下的行政性安排和扶持，较少利用蕴藏于社会民众中的心理潜能和社会支持系统，更信赖按照理想状态设计的工作设施和流程。在一般情况下，这些做法无可厚非，社会系统中的各种力量能够较容易地形成动态的平衡，人们也自然倾向于依从权威，选择合理、经济的行为，并且形成习惯和常规。但在危急时刻，受害人群和相关人群乃至普通大众应对冲击的能力很可能达至极限，群体的心理动力学于是发生紊乱，引发多重的连锁反应。

个体层面的“应激”和社会层面的“应急”，贵在神速、灵活、有的放矢、注重实效。但前述种种不够理想的情况表明，相关机构、系统和大众在心理层面和管理层面需要持续改进薄弱环节。

以大型综合医院为例，医务人员的过细专业分化与医疗流程的过度集约化，造成机构性的反应乏力。许多医生习惯了各自为政，对本专业以外的疾病缺乏知识、技能和心理上的准备。但与此同时，他们却把在不同领域接受服务的患者都推往有限的几条诊疗流程。由集中的挂号、交费、候诊、检验和影像检查、治疗等区域构成的“流水线”，是技术进步和经济理性结合的产物，在紧急情况下不幸成为“传染链”。

在“5·12”大地震的救援工作中，国家对救援工作的有力领导，包括对地方、各行各业的管理，媒体的及时、透明报道，受到全世界的好评。这个现象提示，要认识和处理好现代社会的群体心理动力学特征。

（二）现代社会的开放性复杂系统特征

应对重大突发公共卫生事件，需要万众一心，众志成城。但我国幅员辽阔，社会经济发展水平很不平衡，客观上存在着亚文化地域和亚文化群体，13 亿人口的个体行为更是千差万别。因此，许多精心策划、用心良苦的政策和措施，并不一定能起到应有的效果，有时甚至受到阻抗、歪曲，乃至产生副作用。

在应急机制的研究中，一定要对不同层面上存在的社会文化和心理行为的差异性进行探讨。正是这些中间变量影响着应急机制的结果。应急机制的实施不能只是基于直线式的行政控制模式，而应该重视各种复杂因素的交互作用。

重大灾害后容易发生不良影响的社会心理因素有：

（1）公众对知情权的要求与获取信息的可能性存在反差，由此形成对于公共信息发布的不信任态度。

（2）公众对生命安全的追求与社会保障体系、救助措施、医疗体系的功能不足存在反差，由此形成不安全感。

（3）公众社会交往、互助的需要与社会支持系统遭受灾害破坏的现状不相适应，由此产生困惑、无助无望、失落感或抱怨、淡漠等行为。

（4）公众的科学文化素养、道德素养与社会管理的理性要求、道德和法律要求存在差距，由此产生非理性认识和愚昧、自私、反社会或无政府主义的行为。

（5）现代社会公民的自立意识、批判性思维发育不足，对于权威的依附、依赖、被动的态度与情感模式仍然较强地发挥作用，在危急时刻可能迅速助长较广泛的高度暗示性，与上述对主流信息的不信任感发生矛盾的结合，形成谣言和恐慌的社会心理温床。

现代社会应该被看做是开放的复杂系统，其中的各种成分无时无刻不在发生互相间的以及与外部之间的交互作用，形成丰富的社会面貌和社会生活内容，构成纵横交错的网络。管理这样一种具有多元化、网络化特征的复杂系统，在制定和实施应急机制时，应该保持强大的自上而下的控制力，同时强化对于公众的服务、帮助和发展的功能。“控制”与“帮助”相辅相成，缺一不可。心理救援作为行之有效的使用技术，可以帮助政府实现高效的救灾减灾活动。

四、心理救援系统的建立与运作

我国社会已经有从中央到地方的高效、统一的社会管理系统。在此强大的基础之上，可以利用各种社会力量，建立扩展的心理卫生和社会支持系统。从社会组织角度看，除了单位、社区、街道、村镇、工会、共青团、妇联、红十字会等正式组织之外，合法的社团、慈善机构、志愿者组织，也应该包括在应急动员力量之内。

从职业角度看，我国现有的心理卫生队伍正在形成规模，但急需扶持，尤其是需要建立国家职业执照制度，将精神科医师、心理学者、社会工作者整合为一支团结善战的队伍。到目前为止，我国尚无心理学者、社会工作者的明确职业定位。随着我国社会的发展、进步，这两种职业正在成长，即将受到社会公认和广泛接纳，将成为医务工作者的工作伙伴，对社会的正常运转，保障人民健康和生活质量起着举足轻重的作用，并在危机发生时发挥显著作用。

发挥心理救援系统作用的具体措施有：

1. 突发事件应急处理指挥系统应包含心理干预要素

心理卫生工作者应该加入指挥系统，成为指挥或咨询、督导、执行人员，有条件的情况下，设立专门的心理问题处理部门，负责心理干预措施的制定和落实。

2. 突发事件的监测与预警

针对重点地区、人群，结合自然环境变化和人群生产、生活及社会运作的风险因素态势，运用观察、现场调查、回顾性调查、前瞻性调查、媒体分析、文献资料分析等方法，向决策部门和公众提出预警报告和相应心理干预的建议。

3. 突发事件信息的收集、分析、报告、通报制度

突发事件发生后，及时、广泛和深入地了解相关个体和群体层面的心理行为反应，并向有关部门提交分析报告和建议。

4. 突发事件应急处理技术

对突发事件进行分级，实施应急处理工作方案。制订的方案应包括：

(1) 针对个体和群体的危机干预技术。

(2) 沟通交流技术，支持性心理治疗技术，心理健康教育和咨询技术。

(3) 识别严重心理障碍和建议转诊、会诊的技术，常用精神科药物使用技术。

(4) 现场控制技术以及应急处理队伍心理健康管理技术，等等。

另外，要求熟悉应急设施、设备、救治药品和医疗器械以及其他物资和技术的储备与调度。

以上技术均应有相应手册。

5. 突发事件应急处理专业队伍的建设和培训

在医疗机构的应急技术培训中，应该有社会心理干预内容。组建的应急医疗队应该按照统一、规范的教材要求，安排充分的心理卫生理论和技术培训。

在21世纪之初不期而遇的SARS之战和汶川大地震，向正在发展的心理卫生事业提出了一个世纪课题。心理卫生工作者应当超越狭隘的技术性思维，用系统思想指导，从社会发展、文化变迁的需要出发，整体地考虑学科定位。借国家重视科学理性管理的良机，心理卫生工作者理应带着自己的思考与设计，带着面对非典和地震考验作出的实际贡献，加入到以后应对突发公共卫生事件的战斗队伍中去。

第三节　常见灾害心理疾病的诊断和治疗

灾害以其突发性(suddenness)、不熟悉(unfamiliarity)、未预期(unexpectedness)、高度的地区性(highly localized in scope)以及警报脉络的变异(warning contexts varied)等特点，使人们身处在危机情境之中(person-in-crisis situation)，超过人们自认为能应变的程度，破坏了人们对自己、角色和世界的看法，动摇了人们对生命安全的控制感、对公正的信心以及对世界的了解掌握，势必对所有的灾害涉入者(包括受难者及其家属、目击者、专业与非专业的救灾人员)产生重大的影响而产生各种反应及心理问题，因此，灾害给人们带来的心理反应、产生的心理问题也成为灾害救助中非常重要的工作。

一、灾害与心理创伤

一般而言,心理创伤是指在既往日常生活中与精神状态相关的负面影响,常由于躯体伤害或者精神事件所致,它可以事件的当事人为载体,也可能因目睹事件而诱发,在普通人群中,40% ~70%的儿童和成人至少经历了一次显著的创伤性应激源,而大部分受害者(50% ~75%)一年内可以自愈,10% ~15%的人多少会遗留心理问题。因此,灾害会给人们带来心理创伤。

(一)受灾人群

受灾者即包括灾区群众 、伤员以及儿童等,也包括灾区的救助者:指进入灾区参与救援工作的各类工作人员,包括解放军将士、武警和消防官兵、医疗卫生人员、政府行政人员、媒体人士、通讯保障人员、心理救援人员等。

(二)灾害反应的三个阶段及表现

灾害发生时,因个人或家庭的生命、财产、福祉受到威胁,可发生各种行为反应,依灾害发生的时限,可大致分为三个阶段:(1) 第一个阶段为灾害发生时,人们容易出现惊吓、麻木、手足无措、痛哭、失控;(2) 第二个阶段为灾害发生后一段时间,主要表现为沮丧、悲伤、失落、无力感、罪恶感、无助感、焦虑、失眠、做噩梦、忧郁、食欲不振、害怕孤独、退缩、压抑、人际关系不良;(3) 第三个阶段为复原或重建后期,人们的主要表现为认知改变、接纳、发展新的问题解决行为、适应新环境。灾害事件从发生到复原的期间视灾害的严重程度而确定,通常第一个阶段到第二个阶段的期间会延伸4 ~6 周,也就是说处理危机的关键期是灾害发生的 1 ~2 个月内;而第三个阶段则视第一、二阶段介入的积极程度、灾害所涉及的财物损失以及灾害救助的有效情况而定。

人们对灾害的理解不同,反应也会有不同。如果灾害被认定是人祸,受害者的愤恨、沮丧、不满情绪比天灾更为强烈;如果幸存者认定死者是自己没有尽力救援而罹难,其自责、罪恶、压抑、挫败情绪一般延续时间较长;如受灾者认定自助也是一种责任而不是过度依赖外力的支持,反应就不会一再出现指责、埋怨、过多的期待。

灾害后人们也会产生创伤应激症状:侵入性/再现经历症状,如闪回、梦魇、侵入性思维和记忆;回避性症状:回避创伤相关的刺激,如麻木、淡漠等;过度唤醒症状:睡眠减少、肌肉紧张、易激怒,或集中注意力困难;解离体验:去人格化和去现实化、恍惚状态、隔开或认知情感的脱离、遗忘或时间缺失、身份转换或困扰;压力减少行为:自毁行为、无节制的狂欢和发泄、过度的和不适应性的性行为、强迫偷窃、冲动性攻击行为。

(三)灾害造成心理创伤的种类及成因

依据灾害的种类,心理创伤可分为自然创伤与人为创伤、单次创伤与重复创伤、真实(facticity)创伤与替代(agency)创伤、Ⅰ型创伤和Ⅱ型创伤。其中Ⅰ型创伤(也称简单型创伤):是指单次(偶发)的创伤性事件,发生在成年期,功能的非适应性,初级解离症状,症状表现为经历创伤性事件、再体验、回避、过度唤醒(失忆);Ⅱ型创伤(也称复杂型创伤):是指系列、重复的严重创伤情境(过程),常常发生在童年期,尚处于心理发展过程中,功能的非适应性,复杂的解离症状,症状表现为情感紊乱、关系紊乱、创伤性记忆相关问题。

人们经历灾害后是否产生心理创伤,以及心理创伤的严重程度,可能与下列因素有关:灾害本身的严重程度、当事人的年龄和个性特征、社会支持系统。

(1) 灾害本身的严重程度:包括应激源的强度、身体的伤害程度、目睹死亡、失去朋友或爱人以及不可预测或不可控的各种情况。

(2) 个体的因素:遗传的易患性、受灾者经受灾害时的性别和年龄、低水平的社会经济状况、先前是否存在心理问题或疾病、应对压力的能力、家庭原先是否存在不协调的情况、是否有过丧失重要亲密关系的人员的情况、童年是否有创伤历史、经历创伤事件的次数以及出现创伤后症状的严重程度。

(3) 社会支持系统:社会对不同类型创伤的反应和态度、社会的救助能力和效率,等等。

有些灾害本身并不一定是真正的危机,危机在于个人、家庭、组织内部未解决的困扰,而这些困扰干扰到当前解决危机的能量施展。例如,亲子关系不良、生活适应能力不佳、沟通障碍、价值冲突、制度无法有效运作、权力斗争以及积压已久未被妥善处理的压力等。同时,创伤也可以带来相关的认知困扰:基本安全感的丧失、控制感的丧失、亲密感的破坏、低自尊、无助感和无望感、过度的或不恰当的内疚感、羞耻感、对侵害者的不正确认识,这些认知的困惑都不同程度地影响创伤后的反应和反应程度。

(四) 灾害也是学习应对灾害和创伤的最佳时机

灾害发生后,人们首先用惯常的解决问题的方法来应对,如果凭个人的抗衡能力,加上外力的协助,足以化解危机,就会恢复往常的平衡(homeostatic balance);而惯常的方法失败后,无法解决受创的个人、家庭、社区、组织出现的脆弱状态(vulnerable states),就会出现失衡状态(disequilibrium)。于是,发展创新的方法以便尽快在新的环境中恢复平衡,例如防灾技术、压力管理、自救自助、人际沟通、养生之道等,而这些新的解决问题的方法,能增进未来应对灾害的能力。灾害的损害已难以补救,如果又不能从中获得教训,学习到解决问题的能力,才是最大的灾害。

二、灾害心理救助的主要观念

灾害发生时的心理救助与非灾害时的心理救助有很大的不同,Diane Myers 等的灾害心理救助主要观念有 12 条。

(1) 每一个见证到灾害的人均会被灾害影响。在任何一个灾害中,失落及创伤会直接影响许多人,此外,许多在其他非直接受灾区域的人,情绪上也会受到影响,即使一个人是透过二手消息或经由一些大众传播媒体得到信息,也会受到影响。

(2) 灾害创伤有两种类型。社会学家 Kai Erikson 曾经描述了两种在大部分的灾害中会接连出现的创伤类型,即个人创伤和集体创伤。个人的创伤被定义为"一种突然撕裂人类防卫的精神上的打击,在此残忍的力量之下,人们无法有效地面对它"。集体创伤则是"一种破坏人们彼此的维系而造成对社会生活基本构成的打击,进而破坏小区的共同体感觉"。个人的创伤会表现在幸存者所感受到的压力反应及哀伤反应;集体创伤提供幸存者彼此间以及与灾害地的社会联结。灾害几乎破坏了所有的日常生活以及财产,人们需住在临时的住所,远离原来的家园及原来的支持系统,如社区、医院、幼儿园及休闲场所;工作可能中断,交通设施缺乏或因为压力而无法专心工作;儿童可能因为搬离原址而失去朋友或与学校的关系;疲惫以及易怒容易增加家庭冲突而逐渐损伤家人间的关系与联系等等。集体创伤通常较不容易引起救助人员的关注。

(3) 大部分的人在地震后会聚集在一起救灾,但效果常打折扣。在灾害救助的早期阶段,人们经常会有许多全力以赴、乐观及利他主义的表现，然而，经常有很多的行动是低效率的；当失落的影响及意义变得越来越真实，忧伤的反应会越来越强烈；当疲惫来临、挫折及幻灭累积，更多的压力症状可能开始出现。认知功能的降低（短期记忆力丧失、混乱、无法决定优先级别及下决定等），可能因为压力及疲惫而出现，这将使幸存者降低作出重要决定的能力以及对复原采取必要措施的能力。

(4) 灾害后的压力及哀伤反应是对不正常状况的正常反应。大部分的灾害幸存者原本都是正常人，可以在每天生活的压力及责任下执行适当的功能。然而，再加上灾害的压力之后，大部分的人都会有情绪或心理耗竭的表现。这些反应包括创伤后压力反应及哀伤反应，是一种对异常或非常态环境下可能出现的正常反应，幸存者、小区的居民及救灾者，都可能会经历这些反应，这样的反应经常是短暂的，而非一种严重的心理困扰或心理疾病。

(5) 许多幸存者的情绪反应来自于灾害所产生的生活问题。由于灾害破坏了日常生活许多层面，许多幸存者的问题是立即而实际的，如人们可能需要协助寻找失踪的亲人，寻觅暂时的住所、衣服及食物，找到交通工具、医疗服务、药物，房屋拆除、挖掘以及清理，申请经济补助、失业保险，确认灾民身份等事情。

(6) 灾害救助的过程被称作第二度灾害。灾害后的救助过程常常因为在获得临时住所、取回财产、得到重建许可、申请政府的补助、寻求保险理赔以及从公家或私人单位取得协助的过程中，会被一些规定、繁琐的手续、争论、拖延、失望所烦恼，加之救助初期通常不会顾及灾民个别的需求，因此，灾害救助的过程有时被称作第二度灾害。

(7) 大部分的人不知道他们需要心理卫生的服务，也不会去寻求此方面的协助。经历灾害的人们通常不愿意接受心理的援助，因为他们不想在灾害中失去了所有的东西，而又被认为是心理不正常。此外，大部分的灾害幸存者常苦于要花很多时间去处理一些恢复正常生活所需的具体事务，无暇顾及心理方面的协助。

(8) 幸存者可能会拒绝各种方式的协助。灾害来临时，人们可能忙于清理及应付一些现实的要求，而忘记寻找可提供协助的资源。

(9) 灾害心理卫生协助经常在本质上偏实际层面而非心理层面。大部分的幸存者都是被极大压力暂时干扰的人，在正常环境下自我的功能是能运作的，许多心理卫生工作刚开始都是在具体的事项上给予一些协助。

(10) 灾害心理卫生方面的协助常需根据他们所服务的小区的特性而开展工作。当规划心理卫生康复计划时，应该充分考虑到小区因灾害所影响的人口分布及特色。城市、郊区及乡村各有不同的需求、资源、传统以及价值观，因此，计划必须考虑到小区的族群及文化特质，而提供的服务必须符合当地的文化及表达方式。

(11) 心理卫生工作人员为了顺利地介入灾害事件的处理，需搁置传统的方法，采取积极主动接触的方式，以避免心理卫生的标签作用。幸存者对他人主动的关心与在乎有良好反应。

(12) 各种介入需根据受灾人的实际情况。支持系统对于复原来说是非常重要的，对个人而言，最重要的支持系统是家庭，对于那些支持系统有限的人，灾害支持团体可能会有帮助。

三、常见的灾害心理问题及治疗

经历严重心理创伤后，70%的人自行消化，30%的人可能出现各种心理创伤问题，甚至发展成心理障碍。最常见的有：创伤后应激障碍（PTSD）、适应障碍、焦虑障碍、抑郁障碍、自杀、酒精及药物滥用、躯体形式障碍、创伤后人格改变等。

（一）急性应激障碍(acute stress disorder,ASD)

急性应激障碍是指个体在经历过不寻常的恐惧体验或事件生还后，产生的深层次的恐惧感和无助感。突发的创伤事件和对自身身体的失控，使他们感到四周的环境如梦境一般缺乏真实感(一些人会无法想起他们过去所居留的地方、当时发生了什么事、自己的经历和感受)，出现焦虑症状：入睡困难、易怒、精神无法集中、精神高度警觉、肢体无力感、无意中的声响会造成惊慌等，对人生感到绝望，还可出现解离症状、反复回忆创伤性体验、回避与创伤性事件有关的刺激或情感麻木以及警觉性增高，障碍持续至少2天，最长4个月，且障碍出现于创伤性事件后4周内。

（二）创伤后应激障碍(post-traumatic stress disorder, PTSD)

创伤后应激障碍是指个体经历威胁生命的事件之后出现的一组有特征性和持续存在的症状群，并且导致一定社会功能的丧失。临床表现以再度体验创伤为特征，并伴有情绪的易激惹和回避行为。

1. PTSD 的发病率

据美国精神病协会统计，美国 PTSD 的人群总体患病率为1% ~14% ，平均为8%，个体终生患病危险性达3% ~58%，女性约是男性的2倍；德国研究结果为人群总体患病危险性仅为1.3%；阿尔及利亚研究结果显示高达37.4%，同时 PTSD 患者的自杀危险性亦高于普通人群，高达19%。一些灾害事件中 PTSD 的发生情况统计：对一起空难事故中的8名空难幸存者的研究发现，一个月后3名患 PTSD；另一项对海湾战争的3 000名住院士兵研究发现，有13%的士兵患有 PTSD；1988年美国斯巴达克地区地震后的582名受灾者中，74%患 PTSD，22%患抑郁障碍；美国学者 Conlon 等对40名交通事故后有轻微外伤的住院患者跟踪研究，一周后约75%患者主诉有强烈的精神痛苦，3个月后19%诊断为 PTSD。

2. PTSD 的主要临床表现

临床表现具有以下特征性的三组症状。

(1) 再体验：反复闯入意识、梦境的创伤体验，或者面临相类似的情景(如电视画面)时出现强烈的心理痛苦和躯体反应，如出汗、坐立不安、心悸或极度焦虑、恐惧，导致患者痛苦。

(2) 警觉水平增高：高度焦虑警觉状态，难以入眠，易激惹，难以集中注意力，过度警觉，以及躯体的自主神经紊乱。

(3) 回避行为：回避与创伤事件有关的活动、地点、想法、感受或拒绝交谈与创伤事件有关的信息，对通常的活动失去兴趣，与他人相处无亲密的感觉，内疚、抑郁也很常见。

这三大类症状常常在创伤后数天或数周出现，一般不会超过事件发生后的6个月，极少数人也可能更迟出现。如果个体在经历地震后出现上述症状且持续至少1个月，导致个体严重的痛苦或者重要的功能损害，应该高度警惕可能患有 PTSD，此时可以根据诊断标准来进行诊断。

PTSD 可以并发焦虑、抑郁、物质依赖等多种精神疾患，也可以伴发高血压、支气管哮喘等躯体疾病。Engel 等研究参加海湾战争后的21 224名美国士兵，其中诊断为 PTSD 的患者平均每人有617项躯体主诉，非 PTSD 患者仅112项主诉；Barry 研究指出，约60%的 PTSD 患者出现睡眠障碍；Mayou 等研究交通事故幸存者发现，部分 PTSD 患者出现了高血压、支气管哮喘、消化性溃疡、肥胖、肿瘤及其他心身疾病。

3. PTSD 的治疗

PTSD 的治疗应由精神科专业医师或者精神科医师与临床心理治疗专家共同进行。治疗的关键是处理创伤性的记忆和与这些体验相关的想法和信念。治疗方案包括心理治疗和药物治疗。病情不是很严重的PTSD患者,可以单独使用心理治疗的方法;病情比较重或者伴有其他精神障碍的患者,起先就应该使用心理治疗合并药物治疗。

(1)心理治疗:最常用的方法包括焦虑控制训练、暴露疗法和认知疗法。

焦虑是PTSD患者的基本症状,因此焦虑控制训练方法对患者的再体验、警觉水平增高、回避三类症状都有效。暴露疗法是让患者在放松状态下面对创伤性事件(可以是回想的,也可以是模拟的),学会控制他们的恐惧体验。此法起效快,尤其对闯入性体验症状最有效。但也有报道部分患者可能因此加深闯入性体验的症状,因此治疗患者时应特别注意个体差异。认知疗法的目标是改变患者的错误认知。PTSD患者常常认为世界充满危险,个体过于渺小和无能无助,因此表现有回避社会、兴趣下降、罪恶感或内疚感,认知疗法对这些症状疗效较好。

(2)药物治疗:包括抗抑郁剂和抗焦虑剂的使用,有些难治性的或者伴有其他精神障碍的PTSD患者,还要使用相应的其他药物如心境稳定剂或者非典型抗精神病药。

(三)适应障碍(adjustment disorder)

适应障碍一般具有明确应激因素,发生在应激源出现3个月内,主要症状为明显苦恼,超出所遭遇的应激因素所预期的程度;社交或职业功能显著损害;一旦应激结束,症状在6个月内不复存在。

(四)抑郁障碍(depression disorder)

灾后发生的抑郁障碍主要是指由灾害引起的心因性抑郁障碍,应激因素包括:灾害中亲人和财产的丧失、生命的威胁及对灾害后果的不可预测等。其主要症状包括:情绪低落、思维迟缓和运动抑制。干预和治疗原则:主要由精神科医生、经过必要精神卫生知识训练的内科及基层保健医生、心理治疗师、心理咨询师及社会工作者进行。医生和心理工作者要协调工作,心理工作者负责的所有患者均应经过医生的医学诊断和处理,缺少心理学背景的医生则要善于借助其他人员的心理社会学手段,全面关怀帮助患者。社会学干预的原则:① 防自杀;② 重建和加强社会支持系统;③ 鼓励、促进恢复期患者社会功能的恢复。心理治疗原则:对于灾后抑郁障碍的患者均可采用心理治疗,对于轻性和慢性创伤性的抑郁障碍患者,心理治疗可作为主要的治疗方法。根据患者、治疗师及临床的不同特点可选择不同的心理治疗方法。急性期以支持性心理治疗、创伤干预治疗为主,中后期可选认知行为治疗、精神动力性治疗、人际心理治疗、家庭治疗等。康复期要着重促进患者行动及社会功能恢复。心理治疗中要小心地建立治疗关系,培育患者的治疗意愿,帮助提高患者对药物的依从性。药物治疗原则:可根据患者病情选择抗抑郁药、抗焦虑药。具体操作可按照有关临床诊疗指南及卫生部有关规定执行。

(五)自杀(suicide)

重大的自然灾害后自杀率会有所上升。灾害后自杀率增加的危险因素包括:受灾者严重的躯体疾病,比如截瘫、截肢等;受灾者家人朋友的丧失,社会支持系统的缺乏或不足;受灾者财产、工作的丧失;罹患急性应激障碍、创伤后应激障碍、抑郁障碍、酒精滥用或药物依赖等。

灾后自杀高危人群的社会心理干预:灾后自杀高危人群包括丧失亲人、有抑郁情绪或有酒精滥用或依赖的灾区群众。干预原则包括成立以精神科医生为主导,有心理治疗师、心理咨询师、社会工作者、志愿者等人参与的自杀干预小组;精神科医生对社会工作者、志愿者进行灾后心理健康知识和自杀干预的培训;及时开展受灾人群心理健康知识宣讲;以社区为单位,设立相应的机构或配备相应的人员,开展心理咨询或心理保健工作;成立自助团体或帮助重建社会支持网络;针对不同的高危人群进行有针对性的干预;对有自杀意念或有自杀未遂史的个体进行危机干预。

(六) 儿童的心理问题及干预(psychological problem and intervention in children)

儿童比成人更为脆弱,经历灾害后,他们可能会出现的反应:(1) 对黑夜、分离或独处会有过度的害怕;(2) 会特别黏父母,害怕陌生人;(3) 过度担心,焦虑;(4) 年纪小的儿童会出现退化行为,如尿床或咬手指;(5) 不想上学;(6) 饮食或生活作息习惯改变;(7) 攻击或害羞的行为增加;(8) 做噩梦;(9) 头痛或其他的身体症状的抱怨。因此灾害后更需要关注儿童的反应,及时地保护他们。一般而言,儿童的情绪反应并不会持续很久,也有些儿童却仍会持续出现这些问题,若持续出现这些反应超过 3 个月甚至半年,应由专业心理工作人员进行治疗。

(七) 其他心理问题的心理学处置

心理教育: 提供相关信息,提高心理确定感,通过媒体进行科普宣传,提供专题讲座。

哀伤处理:哀伤是丧失亲朋或财物以后的重要心理过程,丧失亲朋或财物会引发人的悲伤,人们采用各种方式进行悼念,哀伤需要较长的时间才能康复。

第四节　危 机 干 预

危机干预是近 40 年来国外常用于自杀患者和有自杀企图者的一种有效心理社会干预方法。危机干预强调干预的时间紧迫性和干预的效果,尽可能在短时间内帮助患者恢复已失去平衡的心理状态水平,肯定他/她的优点(长处),确定他/她已采用过的有效应对技巧,寻找可能的社会支持系统,以及明确治疗目标。危机干预首先是让自杀患者认识到自杀不过是一种解决问题的方法而已,并非目的。因为绝大多数自杀企图者是因为面临生活逆境不能解决时才选择自杀,是希望“一了百了”,但如果有解决目前逆境或危机的其他方法,可以避免自杀。因此,围绕这一改变认知的前提,可以采取:(1) 交谈,疏泄被压抑的情感;(2) 认识和理解危机发展的过程及与诱因的关系;(3) 学习问题解决技巧和应对方式;(4) 帮助企图自杀者建立新的社交天地,尤其是人际关系。另外,注意强化企图自杀者新习得的应对技巧及问题解决技术,同时鼓励他们积极面对现实和注意社会支持系统的作用。

国外从 20 世纪 50 年代末期便开展了热线电话或危机干预服务,并成立了国际心理救援组织(亦译为益友会)。许多国家和地区加入了该组织。近年来,国内香港、上海、天津、南京、北京等地也开展了这方面的热线电话咨询工作,积累了一些经验,取得了一定的社会效益。如上海的心理健康热线在 1990—1999 年 10 年间共处理各类电话咨询 6.3 万余人次,1991—1992 年处理企图自杀者来电 117 例。由于及时予以干预、帮助和支持,避免了许多自杀危机的发生,在心理防御方面作出了一定的贡献。

一、危机的概念

每个人在其一生中经常会遇到应激或挫折,一旦这种应激或挫折不能自己解决或处理时,则会发生心理失衡，而这种失衡状态便称为危机(crisis)。所谓危机就是指个体面临突然或重大生活逆遇(如亲人死亡、婚姻破裂或天灾人祸等)时，既不能回避，又无法用通常解决问题的方法来解决时所出现的心理失衡状态。换句话说，“它是指个体运用通常应对应激的方式或机制仍不能处理目前所遇外界或内部应激时所出现的一种反应”。一般来说，确定危机需符合下列三项标准：(1) 存在具有重大心理影响的事件；(2) 引起急性情绪扰乱或认知、躯体和行为等方面的改变，但又均不符合任何精神病的诊断；(3) 当事人或患者用平常解决问题的手段暂时不能应对或应对无效。

危机干预系一短程帮助的过程，是对于困境或遭受挫折的人予以关怀和帮助的一种方式。国外有时亦称之为情绪急救(emotional first-aid)。一般来说，危机包含危险和机遇两层含义，如果它严重威胁到一个人的生活或其家庭，往往会产生自杀或精神崩溃的可能，这种危机就是危险的；如果一个人在危机阶段及时得到适当有效的治疗性干预或帮助，则往往不仅会防止危机的进一步发展，而且还可以帮助其学会新的应对技巧，恢复心理平衡，甚至超过危机前的功能水平。因此，也可以说危机是一种机遇或转折点。

二、理论的发展

危机理论的发展主要来自社会精神病学、自我心理学和行为学习理论这三方面。最先由 Lindemann 于 1944 年提出，以后由 Caplan 于 1964 年加以补充和发展。

(一) Lindemann 理论

这一理论强调一个人在强烈的悲痛面前，不应过度沉湎于内心的痛苦之中，而应让自己感受痛苦，发泄情感(如哭喊)、正视现实，否则容易产生适应不良性后果。一般认为，这一理论适用于突然丧失亲人或家人的情况。

(二) Tyhurst 理论

Tyhurst 于 1957 年首先提出人在和平生活环境下的应激反应，即一个过去健康的人对严重应激(如移民、退休)的反应程度取决于人格、急性应激和社会环境三者之间的相互作用，应激反应是一种“过渡状态”(transitional state)。他将危机者经历的危机过程分为以下三个阶段。

(1) 作用阶段：此时最初应激性事件对当事者的直接影响是明显的，通常表现为极度的恐惧、激动或悲伤。如果是极度的应激性刺激，当事人甚至会表现惊呆、茫然或“目瞪口呆”。

(2) 退却阶段：此时应激事件虽已过去，但当事者仍表现出自身固有的反应及心理防御方式，如表现为依赖或天真幼稚的行为，与其年龄、文化程度等不相适应。

(3) 创伤后阶段：当事者察觉其自身的反应方式并着手关注今后的打算，但仍依赖于他们与周围的相互作用和有关的社会支持或资源(resources)。

Tyhurst 认为上述后两个阶段是危机处理的积极阶段，即让当事者学习新的知识和技能，学会如何应对和处理危机和逆遇。他提倡早期干预和帮助，强调非医学性干预。这一理论一般适用于灾害、强奸、亲人突然死亡或得悉自己身患绝症等情况。

(三) Caplan 的情绪危机模型

Caplan 认为，个体与环境之间在一般情况下是处于一种动态平衡状态，当面临生活逆境或不能应对解决的问题时，往往会产生紧张、焦虑、抑郁和悲观失望等情绪问题，导致心理失衡。而这种平衡的维持与否与个体对逆境或应激事件的认识水平、环境或社会支持系统以及应对技巧这三方面密切相关。他提出危机的发展过程可分为以下四个阶段。

(1) 创伤性应激事件使当事者情绪焦虑水平上升并影响到日常水平,因此采取常用的应对机制来拮抗焦虑所致的应激和不适,以恢复原有的心理平衡。

(2) 常用的应对机制不能解决目前所存在的问题,创伤性应激反应持续存在,生理和心理等紧张表现加重并恶化,当事者的社会适应功能明显受损或减退。

(3) 当事者情绪、行为和精神症状进一步加重,促使其应用尽可能的应对或解决问题的方式来力图减轻心理危机和情绪困扰,其中也包括社会支持和危机干预等。

(4) 系活动的危机状态,当事者由于缺乏一定的社会支持、应用了不恰当的心理防御机制等,使得问题长期存在、悬而未决。当事者可出现明显的人格障碍、行为退缩、自杀或精神疾病。

Caplan 指出,必须帮助那些处于危机的个人和家庭以避免发生危机或精神障碍,同时帮助他们学会总结经验教训以避免或者至少能更好地应对和处理以后所出现的类似问题、疾病或逆遇。他的这一观点已得到社区精神卫生工作者的重视和认同,并付诸于实践,但实质性的预防效果如何仍需证实。

(四) Swanson 和 Carbon 的危机发展模型

Swanson 和 Carbon 于 1989 年综合各家理论学说和流派,提出一个比较全面的危机发展模型,即:

(1) 危机前的平衡状态:个体应用日常的应对技巧和解决问题的技术来维持自我与环境间的稳定状态。

(2) 危机的产生:其中包括面临逆境或不能解决的问题时当事者所出现的情绪脆弱状态和危机活动状态(active crisis state),这一阶段一般不超过 4 ~6 周;在危机活动期,个体往往由于不能忍受极度的紧张和焦虑,会发生情绪的崩溃或寻找解脱。

(3) 危机后平衡状态的变化:当事者在经历过危机后,心理状态可能恢复到危机前的水平,或高于、低于危机前的水平。

危机理论涉及了许多理论流派,如公共卫生、精神病学、心理学、社会学以及社会工作等。因此,危机干预的应用范围甚广。如从公共卫生学角度出发,对高危人群的干预,可预防或减少严重问题的发生;从社会学角度出发,可帮助高危人群正确认识和对待情绪应激;从社会精神病学角度出发,可帮助处于情绪危机之中的人解决问题、渡过危机,降低或避免自杀等意外的发生。

三、危机干预的技术应用

危机干预的最低治疗目标是在心理上帮助患者解决危机,使其功能水平至少恢复到危机前的水平,最高目标是提高患者的心理平衡能力,使其高于危机前的平衡状态。因此,围绕这一目标,危机干预过程中所使用的有关心理治疗技术,可根据患者的不同情况和治疗医师的特长,采取相应的治疗技术,其中包括短程动力学治疗、认知治疗、行为治疗等方法。例如,焦虑、紧张、自责的处理,可以考虑用放松的方法(沉思、自我训练、放松催眠和生物反馈)、镇静或抗抑郁药物、休息和娱乐(参加社交活动、发展兴趣爱好)、行为的脱敏以及安慰保证等技术。一般来说,危机干预主要应用下述三大类技术。

(一) 沟通和建立良好关系的技术

如果不能与危机当事者建立良好的沟通和合作关系,则干预及有关处理的策略较难执行和贯彻,从而就不能起到干预的最佳效果。因此,建立和保持医患双方良好的沟通和相互的信任,有利于当事者恢复自信和减少对生活的绝望,保持心理稳定和有条不紊的生活,以及改善人际关系。一般来说,影响人际沟通的因素有许多,其中包括心理学、社会学、文化人类学、生态学和社会语言学等方面。因此,危机干预工作人员必须注意与当事者建立良好的沟通和合作关系。其注意点包括以下几项:(1) 消除内外部的"噪音"或干扰,以免影响双方诚恳沟通和表达的能力;(2) 避免双重、矛盾的信息交流,如工作人员口头上对当事者表示关切和理解,但在态度和举止上却并不给予专心的关注或体贴;(3) 避免给予过多的保证,尤其是那种"夸海口",因为一个人的能力是有限的;(4) 避免应用专业性或技术性较强的词语,多用通俗易懂的言语交谈;(5) 具备必要的自信,利用可能的机会改善患者的自我内省、自我感知。

(二) 支持技术

这类技术主要是给予精神支持,而不是支持当事者的错误观点或行为。这类技术的应用旨在尽可能地解决目前的危机,使当事者的情绪得以稳定,可以应用暗示、保证、疏泄、环境改变、镇静药物等方法,如果有必要,可考虑让当事者接受短期的住院治疗。有关指导、解释、说服工作主要应集中在使当事者放弃自杀的观念上,而不是对自杀原因的反复评价和解释。同时,在干预过程中须注意,不应带有教育的目的,教育虽说是心理医生的任务,但应是危机解除后和康复过程中的工作重点。

(三) 干预技术

干预技术亦称解决问题的技术,因为危机干预的主要目标之一是让当事者学会对付困难和挫折的一般性方法,这不但有助于当前的危机,而且也有利于以后的适应。干预的基本策略为:(1) 主动倾听并热情关注,给予当事者心理上支持;(2) 提供疏泄机会,鼓励当事者将自己的内心情感表达出来;(3) 解释危机的发展过程,使当事者理解目前的境遇,理解他人的情感,树立自信;(4) 给予希望和保持乐观的态度和心境;(5) 培养兴趣、鼓励积极参与有关的社交活动;(6) 注意社会支持系统的作用,鼓励当事者多与家人、亲友、同事接触和联系,减少孤独和隔离。

Goldfried 曾提出,帮助面临逆境的当事者学会解决问题是解除危机的一个有效的办法,尤其是帮助他们按步骤进行思考和行动,常能取得较好效果。具体做法是:(1) 明确存在的困难和问题;(2) 提出各种可能的解决问题的方法;(3) 罗列并澄清各种可能方法的利弊及可行性;(4) 选择最可取的方法(即作出决定);(5) 考虑并计划具体的完成步骤或方案;(6) 付诸实践并验证结果;(7) 小结和评价问题解决的结果。

危机干预的工作人员其主要作用在于启发、引导、促进和鼓励,而不是提供现成的公式。因此,危机干预工作人员的职能是:(1) 帮助当事者正视危机;(2) 帮助当事者正视可能应付和处理的方式;(3) 帮助当事者获得新的信息和知识;(4) 可能的话,在日常生活中提供必要帮助;(5) 帮助当事者回避一些应激性境遇;(6) 避免给予不恰当的保证;(7) 督促当事者接受帮助和治疗。

四、危机干预步骤

(一) 第一阶段,问题或危机的评估

工作人员或治疗医师在干预的初期,必须全面了解和评价当事者有关逆境的诱因或事件,以及寻求心理帮助的动机,同时建立起良好的医患关系,取得对方的信任。在这一阶段,一般需要明确目前存在的主要问题是什么,有何诱因,什么问题必须首先解决,然后再处理的问题是什么,是否需要家属和同事参与,有无严重的躯体疾病或损伤,什么方式可以起到干预的效果。另外,必须评价自杀或自伤的危险性,如有严重的自杀或他杀倾向时,可考虑进行精神科门诊,必要时住院治疗。

(二) 第二阶段,制订治疗性干预计划

危机的解除必须有良好的计划,这样可以避免走弯路或减少不必要的意外发生。要针对即刻的具体问题、适合当事者的功能水平和心理需要来制订干预计划,同时还要考虑到其有关文化背景、社会生活习俗以及家庭环境等因素。简而言之,危机干预的计划是限时、具体、实用和灵活可变的,并且要有利于追踪随访。

在这一阶段中,需要理解危机对当事者生活造成的伤害,以及对所处环境产生的影响。肯定当事者的个性品质和优点(长处);确定其所采纳的有效防御应对策略;同时调动可能的家庭成员和社会支持系统来共同帮助当事者,明确干预的目标。

(三) 第三阶段,治疗性干预

这是处理危机的最主要阶段,首先需要让有自杀企图的当事者避免自杀的实施,即认识到自杀不过是一种解决问题的方式而已,并非将结束生命作为目的。因为绝大多数的危机当事者是面临重大的生活挫折,同时缺乏应对、处理和解决问题的能力,迫不得已才选择自杀作为回避和“解决”问题的唯一方法。一旦能解决问题,或者还有其他方法可供选择,相当一部分的当事者会放弃自杀企图的。因此,围绕这一改变认知的前提,可以从下列四方面来帮助当事者:(1) 交谈、疏泄被压抑的情感;(2) 正确理解和认识危机的发展过程;(3) 学习解决问题的技巧及心理防御应对的方式;(4) 建立新的社会交往关系和环境。

(四) 第四阶段,危机的解决和随访

一般经过4~6周的危机干预,绝大多数的危机当事者会渡过危机,情绪症状得以缓和。此时应及时中断干预性治疗,以减少依赖性。在结束阶段,应该注意强化新学到的应对技巧,鼓励当事者在今后面临或遭遇类似应激或挫折时,学会举一反三地应用解决问题的方式和原理来自己处理危机,自己调整心理失衡状态,提高心理适应和承受能力。

总之,危机干预工作人员实际上是起一根拐杖的作用,即帮助和支持那些心理失衡的遭遇者,一旦他们能学会自我解决和处理问题的技能,就应该让他们“扔掉拐杖”,自己独立面对生活。

参考文献

[1] 李增禄.社会工作概论.台北:巨流图书有限公司,1995:39-63.

[2] 吕民璇.社会个案工作——一般实务与临床社会工作//李增禄.社会工作概论.台北:巨流图书有限公司,1995:101-148.

[3] Reid, Kenneth E. Social Work Practice with Group. Cole Pub Co,1996:1-3.

[4] Zakour MJ. Disaster research in social work. J Soc Serv Res, 1996,22(1):7-25.

[5] Bryant RA, Moulds ML, Nixon RVD. Cognitive behaviour therapy of acute stress disorder: a four year follow-up. Behav Res Ther,2003,41(4):489-494.

[6] Tang CS. Trajectory of traumatic stress symptoms in the aftermath of extreme natural disaster: a study of adult thai survivors of the 2004 Southeast Asian earthquake and tsunami. Nerv Ment Dis, 2007,195(1):54-59.

[7] Chen CC, Yeh TL, Yang YK, et al. Psychiatric morbidity and post-traumatic symptoms among survivors in the early stage following the 1999 Chi-Chi Earthquake in Taiwan. Br J Psychiatry, 2000.

[8] Diane Myers, RN, M SN. Key Concepts of Disaster Mental Health. California, Monterey.

[9] Chen Hongtu, Chung Henry, Chen Teddy, Fang Lin, Chen Jianping. The Emotional Distress in a Community after the Terrorist Attack on the World Trade Center. 2003.

[10] Witteveen AB, Bramsen I, Twisk JW, et al. Psychological distress of rescue workers eight and one-half years after professional involvement in the amsterdam air disaster. J Nerv Ment Dis, 2007,195(1):31-40.

[11] Yong BH, Ford JD, Ruzek JI, et al. Disaster Mental Health Services: A Guide Book for Clinicians and Administrators. Menlo Dark: The National Center for Post-traumatic Stress Disorder, 1999.

[12] 陈美英,张仁川.突发灾害事件的心理应激与感激干预.临床和实验医学杂志,2006,25(3):1960-1961.

[13] 雅各布斯·G·A,新馨.灾后的心理社会需求.国外社会科学,2003(4):95-96.

[14] 何新生.灾害创伤后应激障碍的心理干预.城市与减灾,2004(1):22-25.

[15] 李靖,文宏.灾后心理干预机制,当前政府管理中的新课题.内蒙古师范大学学报:哲学社会科学版,2005(5):63-66.

[16] 李明滨,谢博生.震后重建与医学教育.医学教育,1999:219-220.

[17] 李明滨.灾后压力症候群.台大校友,2000:9-10.

[18] 尚蕾,王择青.创伤后的应激障碍及其预测因素.中国临床康复,2005,16(9):127-129.

[19] 尹智,王东明,卢杰.震后灾害心理及其救援对策研究.防灾科技学院学报,2007,9(3):13-16.

[20] 周文华.心理应激与心理干预.医学与哲学,2004,25(3):55.

[21] 赵梅,季建林.自杀的国内外研究现状.上海精神医学,2000,12:222-227.

[22] Ji Jianlin. Committed suicide in the Chinese rural areas. Global Mental Health Soial Health Newsletter of the World Mental Health Project. 1999,3:4-6.

[23] Ji Jianlin. Suicide rates and mental health services in modern China. Crisis,2000,21(29):116-121.
[24] Gilliland BE,James RK. 危机干预策略. 肖水源,季建林,杨洪,等,译. 北京:中国轻工业出版社,2000.
[25] Ji Jianlin,Kleinmen A,Becker AE. Suicide in contemporary China:a review of China's distinctive suicide demographics in their socio-cultural context. Harvard Rev Psychiatry,2001(9):1-12.

第四十九章　灾后防疫问题

Chapter 49　Epedemic Prevention after Disaster

聂时南　　南京军区南京总医院　南京大学医学院
Nie Shinan　　急救医学科副主任、副主任医师

第一节　饮水安全与环境消毒

水是维持生命和新陈代谢必不可少的物质。正常情况下，一个成年人每天饮水 2 500 mL 左右，饮水水质的优劣直接关系到人体健康。据世界卫生组织调查，人类疾病 80% 与水有关，水质不良可引起多种疾病，而通过饮用或接触受病原体污染的水而传播的疾病被称为经水传播传染病。在我国的 37 种法定传染病中，经水传播传染病有 8 种：霍乱、病毒性肝炎、脊髓灰质炎、阿米巴痢疾、伤寒和副伤寒、钩端螺旋体病、血吸虫病、感染性腹泻。2006 年我国的统计数据表明，经水传播传染患者数占传染病总发患者数的 27.7%。

一、灾害带来的饮用水安全问题

洪涝、地震、旱灾、火灾、风暴潮、沙尘暴、泥石流等自然灾害和重大的人为突发事故均破坏饮用水源，毁坏供水管线、供水设施和水厂，造成灾期和灾后一段时期内无法供应满足卫生安全要求的饮用水的局面，从而增加传染病暴发流行的危险性。

常见的引起饮用水安全问题的因素有以下几种。

（一）生物污染

洪涝、地震等自然灾害瞬间摧毁厕所、粪缸、垃圾堆和牲畜圈，大量人畜粪便、垃圾废液等生物性污染物会流入或渗入地面水体，从而污染并破坏饮用水水质。尤其在洪水长期不退的内涝地区，居民密集，淹浸在水中的动物尸体、厕所和牲畜圈等经强烈日照，有机物迅速腐败分解，各类微生物大量繁殖，此外，内涝水体的水流速度缓慢，处于耗氧速率大于复氧速率的状态，随之产生腐败性恶臭，严重恶化水环境。监测结果表明，内涝灾区饮用水源水的浊度、氨氮严重超标，细菌总数、总大肠菌群的最高值常高达无法计数，部分灾区的河、塘、井等水源水中可检出痢疾杆菌、副伤寒沙门菌、霍乱弧菌、麦氏弧菌等肠道致病菌，这种污染状况可持续至水退后 1 ~ 3 年。

（二）化学毒物污染

一些乡镇企业的化学原料、废水、废渣和农业生产使用的农药以及其他化学物品，因遭洪水不能及时搬运和处理，可导致局部水域的化学污染；个别地区贮存有毒物质的仓库遭水淹时，化学毒物外泄，可造成较大范围的化学污染；有些不易自然降解的农药物品在遭灾进入水体时，可长时间地残留在水中，其浓度可远远超过饮用水源水中有害物质限值数百倍。近年来，部分企业技术落后，管理混乱，不能实行清洁生产程序，运输有毒化学原料和处置废渣的过程中，由于毒物泄漏造成的中毒事件不断出现。

（三）放射性物质污染

局部水域因工厂仓库或废料坑内的放射性物质泄漏，可致放射性物质流入水体中，造成水污染。含放射性物质的废料被随意丢弃，被不知情者当作稀罕物件收藏，造成人身伤害的例子也屡见不鲜，对此切勿忽视。

（四）地震对饮水的影响

地震后，灾区的建筑物大面积倒塌，集中式供水中断，供水设施遭受严重破坏，分散式给水和农村给水也受到不同程度的破坏，如水管淤沙、井管错裂等，给供水造成极大困难。地震灾害会导致各类化工厂、化学品仓库、化工商店、农资商店、家庭存放的农药等暴露在环境中，易于污染水源。地震造成地下水位改变，使深井水受浅层水或地面水渗透影响，造成污染。另外，地震造成家畜家禽、其他动物和人员死亡，死亡的动物尸体和遇难者遗体，由于处理不及时，也可能会影响水源安全。震后人们居住拥挤，环境差，集中式供水中断，饮水紧张，如果人们饮用雨水、坑水、池塘水、河水等不安全的水，有导致肠道传染病传播的危险。

二、灾期饮水应急措施

（一）加强饮水卫生宣传

通过一切可能的宣传手段，使每个灾民都知道饮水卫生的重要性，增强自我保护意识。

（二）运送安全卫生水保证灾民饮水需要

将就近城镇、企业事业或村镇尚能生产的符合安全卫生要求的自来水、矿泉水紧急运送到震区以保证灾民饮水需要，这是一种有效的应急供水措施。饮水供应量：在温带地区，每人每天至少 3 L；在炎热地区，每人每天至少 6 L。最初几天过去后，就应立刻设法增加饮用水的供应数量，因为水的用量与清洁度之间、清洁度与发病率之间有密切的相互关系。此时，应急供水的最低水量要求是：灾民为每人每天 15～20 L，现场医院和急救站为每人每天 40 L。

给地震灾区送水的设施以选用水车、消防车、城市洒水车和防化消洒车为宜。如在灾前已储存或临时能够收集到足够数量的≥20 L 的聚乙烯塑料桶往灾区送水，因其密封性能好，又可减少分发水时的二次污染和损耗，供水的卫生安全最有保障。塑料桶可以反复使用，且可用一般卡车、拖拉机等运送，因而这是一种优良的应急送水用具。如果有条件往灾区送瓶装水，也是一种解决灾民及救灾人员饮水需要的临时办法，但此法供应的水量有限，只宜在震初几天采用。用于送水的设备,无论是水车、消防车、洒水车、消洒车、水箱(可用卡车、拖拉机载运)或塑料水桶,在装水前,都必须进行彻底的清洗和消毒。待运水的余氯含量至少要达到0.5 mg/L,运水人员要专职并选用身体健康者;分发水时要有专用清洁用具;待运水储存不得超过2天,中间加一次漂粉精片(加量按20片/t水)或等效的其他消毒剂,并进行水质检测,防止运送的水受到二次污染,以确保运送水的卫生质量。

(三) 分发个人饮水消毒片保证饮水安全

在地震的冲击期(即最初几天)采用以上送水办法有困难的地方,则可采用另一种保证灾民及救灾人员饮水安全的应急措施,即向个人分发个人饮水消毒片或饮水消毒管。

(四) 正确选择和保护水源

清理集中式供水的水源地,划出一定范围水源保护区,制止在此区域排放粪便、污水与垃圾,并设专人看管。集中式供水的水源地受到破坏或污染严重时,应立即选择新的水源地,建立新的取水口。分散式供水尽可能利用井水为饮用水水源。水井应有井台、井栏、井盖,井的周围30 m内禁止设有厕所、猪圈以及其他可能污染地下水的设施。取水应有专用的取水桶。

在城市集中式供水管网、净水设施和水源井遭受破坏时,一般难于在最短时期内修复并保证安全卫生供水,所以需要选择临时性的供水水源。如果在灾前已有灾害备用水源分布图,即可按图迅速查明各备用水源是否遭到地震的破坏,有否受到污染,对那些受到轻微破坏尚可取水但受到或怀疑受到污染的水源应进行水质检验;如无备用水源图,则对临时找到的所有可能的水源水进行水质检验,以便确定可否作为饮用水源。在此基础上,选择水质好、水量充足、便于防护和取水且投资少的水源。一般来说,水源选择的顺序依次是泉水、深井水、浅井水、河水、水库水、湖水、塘水。对原有的可用水源或新的临时水源加强保护,并要做到:(1) 专人管理;(2) 立即清除卫生防护带内掩埋的尸体、厕所、垃圾污物等;(3) 不准在卫生防护带内搭建临时防震棚,更不得修建临时厕所;(4) 迅速恢复被震坏的标志与围栏;(5) 在灾民棚户区修建临时厕所,固定垃圾堆放点,专人管理,及时清运和处理,严防污染水源。

(五) 强化饮水消毒

在进行饮水消毒时,对很浑浊的水通常需先用明矾、硫酸铝或硫酸铁除浊,也可采用其他可以得到的混凝剂,投量视浊度的大小而定。一般而言,加入量为50~100 mg/L。将药剂压碎溶于少量水中,倒入水缸中,缓缓搅拌,到矾花出现为止,待其沉淀后取出上清液,加入漂白粉或漂粉精(片)或其他可以得到的消毒剂,搅拌均匀,放置0.5 h,其余氯含量不低于0.3 mg/L。一般而言,加入量为1~2 mg/L(按有效氯计),污染严重的水还应酌情增加投入量。对于集中式供水,由于受二次污染的机会多,所以应强化消毒措施,无论是灾区内仍能正常运转供水的自来水厂抑或新设的临时水厂(站)均必须提高消毒剂的投加量,并保证出厂水的余氯在0.7 mg/L左右。此外,对于就地取用井水或其他非自来水的水源水的运水车或水桶,在取水的同时就应根据水箱(桶)的容积,由水源专管人投加相应量的消毒剂,并保持接触30 min,余氯含量不低于0.7 mg/L。

(六) 采用可移动净水器建临时水厂(站)

在灾民临时聚居的棚户区附近既找不到地下水源,送水又有困难或难于长期坚持送水的条件下,可以采用可移动净水器建临时水厂(站)。生产符合饮用水卫生要求的自来水,解决灾民的饮用水需要,这是可供选择的较好的技术措施,也是保证饮水卫生、防止经水传播疾病的有力的应急措施之一。由于设计和生产厂家不同,净水器内各工序采用的净化单元亦有所不同,适应的原水水质条件亦有差异。在选择时,首先应选择适应范围广、耐冲击负荷,可间断运行的净水器;其次应根据供应的灾民人数、水源水质条件和装卸运输条件,选择适当型号与规格的净水器。为了保证净水器运到灾区后能及时安装与运行,除了准备足够数量的净化消毒药剂外,还必须采购或由厂家供给相应的配套设备,如水泵、流量计、投药设备、消毒设备、电器控制盘及代替真空泵用的自吸水箱等。此外,还应有:(1)动力电源或柴油发电机及相应配电设备;(2)贮水箱(池)、水箱(池)最小容积应确保最少30 min的消毒接触时间,在净水器非连续运行的条件下,配水系统总的水箱(池)容积应等于12～24 h的总需水量。贮水箱(池)和配水管使用前均需严格消毒。

(七)自来水厂清理与供水管网修复

水处理设施内壁使用3%～5%漂白粉液清洗。然后加满池水,并按有效氯量10～15 mg/L投入,保持12 h,此时池水中游离性余氯含量不低于1 mg/L。将池水抽干,再用清水冲洗一次即可恢复饮用水生产。修复自来水供水管道,破坏严重的要重新铺设。供水前应对管道进行彻底的消毒和清洗。向管道中投加消毒剂,保证水中游离性余氯含量不低于1 mg/L,浸泡24 h以后排出,清水冲洗后可使用。对于覆盖范围较大的配水系统,可以采用逐段消毒、冲洗的方式。供水前必须按《生活饮用水卫生标准》进行水质检验,合格后方可供水。

三、灾区环境消毒

地震期间大量人畜尸体经腐生菌腐化分解后会严重污染环境,因此必须彻底清除掩埋的尸体,并进行消毒。灾区消毒工作主要包括以下几个方面。

(一)环境消毒

对发现和挖掘出尸体的地方进行消毒,对有粪便外溢的地方进行消毒。可用含有有效氯5 000 mg/L的含氯消毒剂溶液喷洒消毒。潮湿地方也可直接撒漂白粉。灾民安置点外环境地面用含有效氯1 000～2 000 mg/L消毒剂溶液喷洒,消毒时间应不少于60 min。

(二)饮水消毒

将水煮沸是十分有效的灭菌方法,在有燃料的地方可采用。灾害期间最主要的饮水消毒方法是采用消毒剂灭菌。消毒剂种类很多,可参阅使用说明书进行饮水消毒。加入消毒剂后,放置30 min,检验水中余氯应达到0.7 mg/L。如未达到此值,说明投加量不足,但也不能过量加入,以免产生强烈刺激性气味。

(三)尸体消毒

动物尸体,一经发现立即深埋或焚烧,并向死亡动物周围喷洒漂白粉。遇难者遗体可用含有效氯5 000 mg/L的含氯消毒剂溶液喷洒消毒,以表面湿润为宜,应尽快火化,若土葬,应远离水源50 m以上,棺木应在距地面2 m以下深埋,棺底部及尸体两侧铺垫厚达3～5 cm漂白粉。

（四）厕所消毒

厕所的四壁和地面要用含有效氯 2 000 mg/L 的含氯剂溶液喷洒消毒。

（五）粪便消毒

灾民安置点的粪便要集中收集，就地进行消毒。稀便时，漂白粉加入量为粪便的 1/5，充分搅匀作用 2 h。干便可用 20% 漂白粉乳剂按 1∶1 量充分搅匀，作用 2 h 或用生石灰喷洒后集中掩埋。

（六）垃圾消毒

可燃烧物质尽量焚烧，其他生活垃圾可用含有效氯 5 000 mg/L 的含氯消毒剂喷洒，作用60 min 以上。

（七）灭蝇

根据蝇密度情况，适时开展灭蝇工作。可用灭蝇灯、灭蝇纸等。

第二节　传染病防治

地震发生后的最初阶段以人员抢救和伤员救治为主，此后，灾区公共卫生和传染病防控工作即应全面展开，对灾区和灾民中出现的传染病和其他突发公共卫生事件的苗头，应迅速采取控制措施。

卫生部已公布的 19 种重点防控的传染病包括：鼠传传染病（鼠疫、钩体病、出血热）、肠道传染病（霍乱、甲肝、伤寒副伤寒、痢疾、其他感染性腹泻）、呼吸道传染病（肺结核、腮腺炎、风疹、流感）；虫媒传播疾病（乙脑、黑热病和疟疾）、其他传染病（炭疽、狂犬病、手足口病和水痘）。

一、概念

由病毒、衣原体、支原体、立克次体、细菌、真菌、螺旋体、原虫、蠕虫等所引起的疾病均可称为感染性疾病（infectious diseases）。感染性疾病（以下称感染病）中具传染性，并可导致不同程度流行者则又名传染病（communicable diseases or contagious diseases），显然后者具有特定的含义，是感染病中的一部分。

在人类历史发展的较长时期内，传染病流行面广、发病率高，仅仅是在几个世纪前，许多城市由于鼠疫流行而荒芜；人们因患天花而留下累累创疤；整个军队溃败于霍乱和螺旋体病。但随着人类社会的全面进步及预防医学、临床医学、基础医学及药学等迅速发展，人类与传染病的斗争取得了丰硕的成果，全球已于 1979 年消灭了天花，其他传染病的发病率与病死率也明显下降。但近年来，由于某些因素的影响，一些已被控制的传染病又卷土重来，重新流行，甚至超出了原来的流行程度，被称之为“再出现的传染病”（ reemerging infectious diseases）。同时还出现了数十种新发的传染病（emerging infectious diseases），特别是21 世纪第一场瘟疫 SARS 在全球的暴发流行，令人惊心动魄。因此传染病的控制是一项复杂而艰巨的系统工程，它不仅仅是一个卫生问题，也是一个严峻的社会安全问题，必须依靠科技和教育，动员全社会参与，常备不懈，反复斗争方可收到预期的效果。

二、感染性疾病的特征

感染性疾病的致病因素是有生命的病原体，它在人体内发生发展的过程与其他致病因素所造成的疾病有本质上的区别，感染性疾病具有的基本特征和临床特点也与其他疾病有所不同。

（一）基本特征

1．有病原体

感染性疾病均有其特异的病原体，可分为病毒、衣原体、支原体、立克次体、细菌、真菌、螺旋体、原虫、蠕虫等，种类繁多，所致疾病也各异。

病原体侵入人体后能否致病取决于病原体的数量、致病力、入侵门户等。单以数量而言，其致病数量经口途径，伤寒杆菌为 10^5 个菌体，志贺菌属则 10 个菌体即可，霍乱弧菌为 10^8 个菌体，吸入 1～10 个结核杆菌可使人受到感染。一般来说，病原体的数量愈大，引起感染的可能性愈大，一旦大量病原体侵袭人体时，潜伏期一般较短，病情较重；反之，则潜伏期长而病情较轻，或不发病。

致病力是指病原体能引起疾病的能力，这种能力是病原体黏附于宿主体表、侵袭组织、产生毒性物质和抗拒、逃避宿主防御功能的各种能力总和。

（1）黏附于体表：病原体能否黏附于表皮细胞，是能否引起感染的第一个环节，例如大多数病原体通过受损的皮肤、节肢动物叮咬或经胃肠道、上呼吸道、泌尿生殖道黏膜进入人体。病原体表面的某些分子或细胞器可作为黏附素和黏膜上皮细胞表面的相应受体结合，如化脓性链球菌和金黄色葡萄球菌（金葡菌）的纤毛含有胞壁成分——磷壁酸，可与上皮细胞表面的纤维结合素结合。革兰阴性菌带有菌毛，依不同抗原性菌毛可分为几种类型。大肠埃希菌、沙门菌属、志贺菌属、克雷伯菌属等均带有Ⅰ型菌毛，可与上皮细胞表面的甘露糖结合。同种细菌的不同菌株可带有不同型的菌毛，如致尿路感染的大肠埃希菌菌株带有 P_1 菌毛，可与泌尿道上皮细胞的糖脂结合；产肠毒素大肠埃希菌带有定植因子（colonization factor）菌毛，可与肠上皮神经节苷脂 GM_1 结合；侵袭型大肠埃希菌的 K_{88} 菌毛可与肠上皮刷状缘神经节苷脂 GM_1 结合。病毒与支原体的表面物质须与易感细胞表面受体结合，再进入细胞增生，如肺炎支原体尖齿部的 P_1 蛋白可与呼吸道上皮细胞的涎酸（sialic acid）结合。

（2）侵袭组织、体内繁殖扩散：某些病原体对组织侵袭力弱，附于黏膜后并不侵袭黏膜上皮细胞，仅在局部生长繁殖，产生毒素致病，如霍乱弧菌、产毒素大肠埃希菌；某些病原体侵入黏膜，滋生繁殖，产生毒素，破坏黏膜和黏膜下层组织，形成病灶或溃疡，但不进入血流，如志贺菌属、非伤寒沙门菌属、侵袭性大肠埃希菌、白喉杆菌等；金葡菌、化脓性链球菌等可产生透明质酸酶、溶纤维蛋白酶、弹性蛋白酶等多种酶类，有利于其进入表层下组织后进一步蔓延，并可反复进入血流向全身扩散。

（3）抗拒宿主防御功能：肺炎球菌、肺炎克雷伯菌（肺炎杆菌）的荚膜、链球菌属胞壁成分 M 蛋白质、革兰阴性菌“O”抗原、伤寒沙门菌的 Vi 抗原和葡萄球菌属的蛋白质 A 均有抗吞噬作用。化脓性链球菌产生的溶血素和葡萄球菌属产生的杀白细胞素可杀死吞噬细胞。有毒力的结核杆菌、布鲁菌属可在吞噬细胞内存活并繁殖，不但可逃避特异性抗体和补体的攻击，还可随血流向他处播散。

（4）毒素：一般可分为外毒素和内毒素。前者是细菌繁殖时分泌的蛋白质或多肽，可直接损伤组织，如肉毒素、破伤风毒素、白喉毒素、炭疽毒素、肠毒素、链球菌红斑毒素、金葡菌表皮溶解毒素等;内毒素是革兰阴性杆菌胞壁的脂多糖。

有病原体虽然是感染性疾病必备的条件,但是否致病,尚取决于人体的免疫力,通常是指人体的非特异性免疫(如屏障作用、吞噬细胞作用、补体等)和特异性免疫(体液免疫和细胞免疫)。只有在病原体数量大、毒力强、人体免疫力低下时才会致病。

2. 有传染性

所有"经典"的传染病都具有一定的传染性,但病原体的致病力以及人体的抵抗力都有差别,故各种传染病的发病率及人体在传染过程中的表现不很一致。在无人工免疫的情况下,有些传染病的发病率很高,如麻疹、天花等。有些传染病如脊髓灰质炎、流行性乙型脑炎等,受感染后仅少数人得病,多数成为隐性感染。由于人工自动免疫的大量推广,传染病的传染性与发病率是可以降低的。

3. 流行性、季节性、地方性

按传染病流行过程的强度和广度可分为散发、暴发、流行和大流行。散发是指某病在某地区的常年发病情况或常年一般发病率水平,此系人群对某病的免疫水平较高,隐性感染率较高或不易传播所致。暴发是指在短期内突然出现很多同类疾病的患者,这些患者大多是经同一传染源或同一传播途径感染的。流行是指某病的发病率显著地超过该病常年发病率水平。大流行是指某病在一定的时间内迅速传播,波及全国各地,甚至超出国界和洲境。

不少传染病的发病率每年有一定的季节性升高,称为季节性,其原因主要为气温的高低和节肢动物媒介的有无。有些传染病或寄生虫病由于中间宿主的存在、地理条件、气温条件、人民生活习惯等原因,常局限于一定地区范围内发生,称为地方性传染病,如疟疾、丝虫病、血吸虫病、肺吸虫病、恙虫病等。自然疫源性病也属地方性传染病,如鼠疫、钩端螺旋体病等。

4. 有免疫性

人体在入侵病原体的影响下,能主动积极地发挥各种对抗性防御反应,消灭病原体,破坏和排泄其毒性产物,这种抵抗力称为抗感染免疫,或称免疫性,但人体的免疫状态在不同感染病中常有不同。除少数传染病如麻疹、天花、水痘等,一次得病后几乎不再感染,通常称为"持久免疫"外,临床上可出现以下几种情况。

(1) 再感染:是指同一感染病在痊愈后,经过长短不等的间隙再度感染,如感冒、细菌性痢疾、肺炎等。

(2) 重复感染:是指疾病的病程尚在进行中,同一病原体再度侵袭感染人体,此在血吸虫病、肺吸虫病、丝虫病等最为常见。它是发展成慢性或重症的主要原因,晚期血吸虫病、丝虫病的象皮肿均是重复感染甚至反复感染的结果。

(3) 复发:是指初发疾病已转入恢复期或在痊愈初期,而发病的症状再度出现,病原体在体内亦再度出现,如疟疾、伤寒等。

(4) 再燃:是指初发病已进入缓解后期,体温尚未降至正常时,又复上升,再度发病,但一般为期较短如伤寒。

(二) 临床特点

事实上,当病原体入侵人体后并非都会出现临床症状,例如在已获得对入侵病原体有特异性免疫的人体中,病原体在入侵部位或在体内被消灭,也可被排出体外。当病原体侵入人体后,停留在入侵部位或侵入较远的脏器,继续生长、繁殖,而人体不出现任何疾病状态,但能携带并排出病原体称为病原携带状态(如带菌状态、带病毒状态、带虫状态)。当人体被病原体侵袭后,损害较轻,不出现或仅出现不明显的临床表现,称为亚临床感染(亦称隐性感染),通过免疫学的检测,可发现机体对入侵病原体产生了特异性免疫。当侵入人体的病原体,在与人体相互作用的过程中,引起一系列病理生理和组织的变化,在临床上出现某一种感染病所特有的症状时称为显性感染。虽然每种疾病的临床表现并不完全相同,然而在某些感染病特别是"经典"的传染病中其临床表现有共同的特点,可归纳为以下几点。

1. 病程经过有一定的顺序与规律性,一般分为4期

(1) 潜伏期:从病原体侵入人体到最初出现症状的一段时间称潜伏期。潜伏期长短不一,视微生物种类、数量、毒力及人体免疫状态而定。短者仅数分钟至数小时,如细菌性食物中毒(主要为细菌的毒素所致),但大多数在数日之内如白喉、猩红热、菌痢等,有的长达数月甚至数年,如艾滋病、狂犬病、麻风等。血吸虫病、丝虫病、肺吸虫病等的潜伏期宜从病原体进入人体到初次出现虫卵或幼虫计算。有些传染病的潜伏期不易确定,但也有很多传染病的潜伏期比较恒定,或波动于一定范围内,因而对诊断、检疫和预防均有相当帮助。

(2) 前驱期:一般为1~2日,症状有头痛、低热、乏力等,一般较轻而无特异性。但某些感染可无明显前驱期。

(3) 症状明显期:大多数传染病在此期出现特有症状,病情由轻到重,逐渐或迅速到达高峰。继而随人体免疫力的产生,症状迅速或逐渐消退。死亡也多发生在本期。

(4) 恢复期:体温降至正常,症状大多消失,体力、食欲逐步恢复,直至完全康复。此时体内病理变化和功能紊乱也逐步恢复,病原体大多被消灭,少数患者成为病原携带者。某些传染病如乙脑、脊髓灰质炎、钩端螺旋体病等可留有后遗症。

2. 发热

发热是感染病的突出症状,是其共同的表现。发热持续的时间随疾病的性质有长期、短期之别,一般由病毒、立克次体、支原体、某些细菌所引起的急性疾病,如流行性感冒、猩红热、肺炎等,其发热时间较短,一般不超过两周。但有些细菌性疾病和寄生虫病如结核病、布鲁菌病、急性血吸虫病等,发热时间一般都较长。依其每日体温波动的不同变化可区分为多种热型,如稽留热、弛张热、间歇热、回归热、波状热、双峰热、不规则热等,这些热型虽在诊断上具有一定的价值,但由于抗感染药物的及时应用,临床上典型的热型现已少见。

3. 皮疹和黏膜疹

此为很多传染病的特征之一,虽种类繁多,形态与大小不一,但其出现日期、分布部位、发展顺序、存在的形态等在不同传染病常各具特点,故在诊断和鉴别诊断上均有相当参考价值。如风疹、水痘的皮疹出现于病程第1日、猩红热在第2日、天花在第3日、麻疹在第4日、斑疹伤寒在第5日、伤寒在第6或第7日。水痘的皮疹多集中于躯干,所谓向心性分布;天花的皮疹则多见于四肢及头面部,所谓离心性分布。

4. 毒血症

此系病原体的代谢产物,特别是内毒素不断进入血液循环,导致多脏器功能紊乱及中毒性病理变化所致,临床上可表现为严重的头痛、全身酸痛、谵妄、脑膜刺激征、鼓肠、中毒性心肌炎、休克等,尤多见于重型急性感染性疾病。

三、感染性疾病的流行病学

感染性疾病中的传染病不仅在个体内发生,还会流行于人群,其在人群中发生、传播和终止的

过程称为流行过程。传染病在人群中流行必须具备传染源、传播途径和易感者3个基本环节,缺一即不会构成流行。即使传染病已形成流行,也可因任一环节的切断而告中止。

(一) 流行过程的3个基本环节

1. 传染源

传染源系指体内有病原微生物存在,并能将其排出体外的人和动物。患者、病原微生物携带者、受染动物等均可作为传染源,其在流行中的各自重要性则因不同传染病而异。

(1) 患者:患者在多数情况下是重要的传染源,但不同传染病的传染期则有明显差别。甲型及戊型肝炎、水痘等在潜伏期的后期即具传染性,而大部分传染病则以临床症状期为主要传染期,病愈后病原微生物也随着消失。为防止传染病散播的隔离时间,一般即参照其有关传染期而定。

(2) 病原携带者:病原携带者可分为病后病原携带者和健康病原携带者,在后者中可能也夹杂一部分隐性感染病例。有些传染病的病原携带者是主要或重要传染源,如流脑、伤寒、细菌性痢疾(菌痢)、脊髓灰质炎、白喉等。隐性感染患者虽无临床症状,但体内有病原微生物滋生繁殖,并通过一定途径将病原体排出体外。如何发现和处理病原携带者和隐性感染病例,是应予重视和亟待解决的问题。

(3) 受染动物:以动物为重要传染源的传染病主要有狂犬病、布鲁菌病(布病)、鼠疫、钩体病、乙脑、流行性出血热、地方性斑疹伤寒、恙虫病、血吸虫病等,动物中以啮齿类最为重要,其次为家畜和家禽。在上述传染病中,有些是人、动物共有的疾病,有些动物不发病而是病原携带者,有些则本是动物病。

2. 传播途径

病原微生物从传染源体内排出后,经不同方式到达易感者的所经道路称为传播途径。传播途径一般可分为:(1) 空气传播,主要有普通感冒、流感、麻疹、白喉、猩红热、肺结核等;(2) 经水传播,主要有伤寒、霍乱、菌痢、病毒性肝炎、血吸虫病、钩体病等;(3) 饮食传播,有多种肠道传染病、多种肠道寄生虫病和个别呼吸道传染病如结核、白喉等;(4) 接触传播,可分为直接(狂犬病、性病等)和间接(通过污染的手或日常用品等)两类;(5) 虫媒传播,经节肢动物如蚊、蝇、虱、蚤、蜱、恙螨、白蛉等媒介传播的传染病有疟疾、丝虫病、乙脑、黄热病、立克次体病、登革热、回归热、黑热病、莱姆病等;(6) 土壤传播,土壤中的感染期蚴(蛔虫、钩虫、粪类圆线虫等的幼虫)或芽孢(破伤风杆菌、炭疽杆菌等的芽孢)可钻入皮肤或沾污皮肤伤口而引起感染。

3. 易感者

年龄、性别和职业与易感性有相当的关系,儿童特别是婴幼儿由于缺乏特异免疫,青壮年男子由于职业、工作关系与病原微生物的接触机会较多,因而易获感染。免疫缺陷者(年幼、老年、慢性疾病、肿瘤、应用肾上腺皮质激素和抗代谢药物等)对多种病原微生物易感。至于人群的易感性,则取决于该人群中每一个体的免疫水平,周期性流行乃与人群免疫力自然消长等因素有关。

(二) 影响流行过程的因素

环境条件对构成流行过程有重大的意义,不仅可以促使上述3个环节的结合,同时也可以把这种结合中的任何一个环节切断。环境条件包括自然因素和社会因素,前者主要是指地理因素和气候因素,例如长江流域特别是长江以南的某些湖沼和水网地区,气候温和,雨量充沛,杂草丛生,适宜于钉螺的滋生,这就形成血吸虫病流行地区分布的特点。以啮齿类动物作为储存宿主以及节肢动物为虫媒的疾病则与这类储存宿主和节肢动物的繁殖季节、活动能力、病原体在其体内生存、繁殖的消长等有明显关系。寒冷冬春季节多发生呼吸道传染病；炎热夏季多发生消化道传染病，可能与呼吸道黏膜和肠道黏膜受到季节温度的影响，防御能力被削弱有关。社会因素，包括人群营养水平、居住条件、防疫工作、卫生设施、劳动环境等，对传染病的发生和流行起着比自然因素更为重要的作用。

四、感染性疾病的诊断

感染性疾病的诊断如同其他疾病一样必须是综合性的，流行病学资料、临床病史的采集、体格检查的发现以及实验室检查的结果等具有重要的参考价值。由于每一类感染疾病均有特异的病原体，因此病原体的检出自然是确诊的主要依据，这对细菌性感染尤为重要。

应尽一切可能分离到病原微生物，特别是细菌、真菌等，采用改良或特殊培养基，在接种前宜先作涂片检查。各种新技术如肺、肾等穿刺及各种内镜检查，也有助于诊断。在给予抗菌药物前多次抽血作培养，采用血块或以薄膜集菌，可以提高感染性心内膜炎、败血症等的病原菌检出率。痰中杂菌多，环甲膜下气管穿刺或纤维支气管镜灌刷取痰又不易为患者所接受，应鼓励患者作深咳嗽，采取改变体位、气溶吸入等措施以获得较满意的标本。涂片染色后如发现较多中性粒细胞及细菌，可即送需氧、厌氧或真菌培养；如其中含过多鳞状上皮细胞，说明已为唾液所沾染，应弃去而重新采取。败血症或菌血症的各种皮疹（特别是淤点）涂片或培养，也有检得病原菌的机会。

分离出和鉴定病原菌后必须对细菌作药物的敏感度（药敏）测定，有条件单位宜同时检测联合药敏，并保留细菌标本供血清（或脑脊液）杀菌试验之用。联合药敏对免疫缺陷者伴发感染时有重要意义，选用体外协同的联合用药可明显提高疗效。血清杀菌试验简易而便于推广，测定结果有助于判断疗效和预后。

病毒感染因病原不易被检出，培养需较长时间，一般实验室难以开展病毒分离工作，因此在大多数情况下依赖免疫学试验而确立诊断；立克次体病的情况与病毒感染大致相同，细菌感染和寄生虫病也常采用免疫学方法来辅助诊断。近年来免疫学诊断技术有较大发展，并有多种药盒供应，使很多传染病的诊断得以及早建立，从而有可能及时采取各种相应的防治措施。放射免疫测定（RIA）的灵敏性最高（特异性稍差），但需放射核素及一些精密仪器，不易推广。酶联免疫吸附测定（ELISA）的灵敏性和特异性与放射免疫相仿，简便易行，在传染病，尤其是病毒感染中的应用最为广泛，可用以测定各种病原微生物的相应抗体；以 ELISA 检测抗原的报道尚较少，但这是发展早期快速诊断的一项重要途径。免疫荧光测定（IFA）也常用于传染病的诊断，其灵敏性与 ELISA 不相上下；其他尚有间接血凝试验、反向间接血凝试验、乳胶凝集试验、协同凝集试验等。

气相色谱仪的应用有助于厌氧菌和其他病原微生物的鉴定，不同病原所产生的代谢物各异，在气相色谱仪上可呈现不同图形。

淋巴细胞杂交瘤是一项具有突破性的新技术，可获得各种单克隆抗体（McAb）。以此种抗体作为鉴别病原的种类、型或亚型，其特异性强，不会发生交叉反应，并可纯化病原和发现过去用动物免疫法所不能查出的抗原决定簇，国内现已成功地制备出各种特异性诊断血清。

随着分子生物学技术的出现，病原微生物的诊断已达基因水平，病毒核酸限制性内切酶谱分析，核酸杂交技术、限制性长度多态性连锁分析、聚合酶链反应（PCR）、生物芯片（biological chip）技术等已见诸于应用。核酸杂交是根据核酸互补的特异性与亲和性设计探针，检测标本中基因组核酸序列，常有原位斑点杂交、凝胶电泳印迹杂交、原位杂交。通常以有放射性核素和非放射性核素标记的单股 DNA 或 RNA 探针来检测特异性的微生物核酸。聚合酶链反应是一种体外模拟自然

DNA 复制过程的核酸扩增技术:利用 DNA 多聚酶对来自微生物基因组的信号进行放大(可将靶 DNA 扩大数百万倍)可检出标本中极微量的病毒,具有很高的灵敏性与特异性。目前常用方法有反转录 PCR(RT-PCR)、嵌套式 PCR(nested PCR)、抗原捕捉 PCR、单链 RNA 基因扩增等。生物芯片技术是把微生物的特异性序列探针有序地点样到芯片表面,受检对象的标本经处理后与芯片杂交,一次就可检查多种微生物。芯片技术还可用于耐药试验及新药开发,颇具前景。

五、感染性疾病的预防和治疗

"预防胜于治疗"是一句古老而被人们所熟知的通俗语言,对感染性疾病来说尤为重要。

(一) 感染性疾病的预防

预防的一切措施都是针对构成传染病流行的三个基本的环节,在三者中应抓住其主要或薄弱环节重点突破,如对疟疾以控制传染源为重点,对白喉以保护易感人群为重点,对流行性斑疹伤寒以灭虱为重点等。

1. 控制传染源

对传染病患者必须做到早期发现、诊断、隔离和治疗,并应及时将法定传染病向附近卫生防疫机构或医疗保健机构报告,以便进行必要的流行病学调查和制订相应防疫措施。法定传染病分三类:(1) 甲类,鼠疫和霍乱;(2) 乙类,传染性非典型肺炎、艾滋病、病毒性肝炎、脊髓灰质炎、人感染高致病性禽流感、麻疹、流行性出血热、狂犬病、流行性乙型脑炎、登革热、炭疽、细菌性和阿米巴性痢疾、肺结核、伤寒和副伤寒、流行性脑脊髓膜炎、百日咳、白喉、新生儿破伤风、猩红热、布鲁氏菌病、淋病、梅毒、钩端螺旋体病、血吸虫病、疟疾;(3) 丙类,流行性感冒、流行性腮腺炎、风疹、急性出血性结膜炎、麻风病、流行性和地方性斑疹伤寒、黑热病、包虫病、丝虫病、除霍乱、细菌性和阿米巴性痢疾、伤寒和副伤寒以外的感染性腹泻病。

2004 年 8 月 28 日修订后的《中华人民共和国传染病防治法》自 2004 年 12 月 1 日起施行,文中规定医疗机构,发现甲类传染病时,应当及时采取下列措施:(1) 对患者、病原携带者予以隔离治疗、隔离期限根据医学检查结果确定;(2) 对疑似患者,确诊前在指定场所单独隔离治疗;(3) 对医疗机构内的患者、病原携带者、疑似患者的密切接触者,在指定场所进行医学观察和采取其他必要的预防措施。拒绝隔离治疗或者隔离期未满擅自脱离隔离治疗的,可以由公安机关协助医疗机构采取强制隔离治疗措施,医疗机构发现乙类或丙类传染病患者,应当根据病情采取必要的治疗和控制措施,医疗机构对本单位内被传染病病原体污染的场所、物品以及医疗废物,必须依照法律的规定实施消毒和无害化处置。

2. 切断传播途径

根据不同传染病制订不同方案,对肠道传染病宜加强饮食卫生、个人卫生、粪管水管、用具消毒、吐泻物消毒等;对呼吸道传染病应开窗通风、保持空气流通,提倡戴口罩等;对虫媒传染病主要需有防蚊设备,并采用药物驱虫、杀虫。血吸虫病的传播途径较为复杂,需同时进行灭螺,治场,粪管、水管、个人防护等。组织力量杀灭啮齿类和蚊蝇等病媒昆虫,消除其他传播传染病的动物的危害。

3. 保护易感人群

保护易感人群包括特异性与非特异性措施。在特异性措施方面,采用人工免疫法,其中包括人工自动免疫和人工被动免疫两类。人工自动免疫是根据病原生物及其产物可激发特异性免疫的原理，用病原生物或其毒素制成生物制品，给人接种，使人主动地产生免疫力。预防接种后，人体免疫力可在 1～4 周内出现，维持数月至数年，免疫次数 1～3 次，主要用于预防。人工被动免疫是用特异性抗体的免疫血清给人注射，以提高人体免疫力。免疫血清注入人体后免疫力立即出现，但持续时间仅 2～3 周，免疫次数多为 1 次，主要用于治疗某些外毒素引起的疾病，或与某些传染病患者接触后的应急预防措施。

人工自动免疫用的生物制品有活菌(疫)苗、死菌(疫)苗、类毒素三种。活菌(疫)苗由毒力减弱的活病原体(如细菌、螺旋体、病毒、立克次体等)制成，亦称减毒活菌(疫)苗，目前常用的有卡介苗、麻疹疫苗、脊髓灰质炎疫苗等。死菌(疫)苗亦称灭活菌(疫)苗，如目前常用的伤寒副伤寒联合菌苗、流脑多糖菌苗、流行性乙型脑炎疫苗等。细菌所产生的外毒素经甲醛处理后，去其毒性而保留其抗原性即为类毒素，如白喉类毒素、破伤风类毒素等。目前已从完整病原体疫苗发展到基因工程合成的蛋白质或肽链疫苗。人工被动免疫用的生物制品有抗毒素与丙种球蛋白、特异高价免疫球蛋白等。

在医学领域中，抗菌药物预防性应用是为了非特异性保护易感人群，如在内科领域中，抗菌药物大多用以预防肺部细菌并发症，昏迷、休克、心力衰竭等患者无一例外地采用抗菌药物。在外科领域中抗菌药物主要用以预防术后感染，其预防用药的范围较以前有所增广，但绝大多数为术前或麻醉开始时一次给药。如不论手术大小和性质、有无指征即采用抗菌药物，以及手术前后多日、多次用药，则无疑将造成严重浪费。

(二) 感染性疾病的治疗

感染性疾病的治疗包括特异性病原治疗和一般对症治疗。利用化学药品治疗传染病和寄生虫病虽由来已久，但 20 世纪 30—40 年代磺胺药和青霉素 G 先后问世，显然启动了其他抗微生物药物特别是抗生素的迅速发展，尤以头孢菌素类(cephalosporins)、喹诺酮类(quinolone)最为突出，其次是各种咪唑类(包括尼立达唑、苯咪唑等)药物、大环内酯类等。对细菌、支原体、衣原体、螺旋体、真菌等所致的感染必须有针对性地选用药物，药物的敏感试验和血清杀菌活性试验具有重要的参考价值。抗病毒药物目前已有了较快的发展，如干扰素、阿昔洛韦、更昔洛韦、膦甲酸钠、利巴韦林、齐多夫定(AZT)、拉米夫定、阿的福韦等已陆续应用于临床。抗真菌药物中咪唑类衍生物虽有一定疗效，但治疗深部真菌病的主要药物仍是副作用较强的两性霉素 B。20 世纪 70 年代广谱抗蠕虫药吡喹酮的问世，使血吸虫病的治疗取得了划时代的进展。苯并咪唑类药物为线虫病治疗发挥了重要的作用。

感染性疾病的正确治疗不仅包括针对病原的特效治疗，完整的治疗方案尚应包括组织损伤的修复和脏器功能的重建以及水、电解质、酸碱等紊乱的纠正，如感染性心内膜炎一旦出现心力衰竭，采取一切措施维持心功能应摆在首要地位。钩体病并发的肺出血、肝肾衰竭的处理显然比抗菌治疗更为迫切。

六、感染性疾病面临的新问题与展望

近二三十年来，一些过去已得到控制的传染病如结核病、白喉、登革热、霍乱、鼠疫、流行性脑脊髓膜炎及疟疾又在某些地区死灰复燃；另一方面，就全球而言，出现了数十种新发的传染病，上述的变化使当代感染病的构成出现了新的格局。感染病谱的变化，既是人类与疾病长期斗争的结果，同时又使人类面临新的问题和挑战。这些问题和挑战来自病原体与传播媒介、人类本身以及周围环境等三个方面。

(一) 病原体与传播媒介耐药性的日益增强,加大了防治的难度

磺胺药和抗生素的问世与发展,无疑改变了许多传染病的转归。然而随着抗生素的普遍长期应用,耐药株引起的感染问题将日益严重,如甲氧西林耐药葡萄球菌(MRS)、多重耐药的革兰阴性杆菌(阴沟杆菌、肺炎杆菌、黏质沙雷菌、沙门菌属等)、超广谱β内酰胺酶的产生、耐万古霉素肠球菌等引起的感染,治疗均非常棘手。此外,由于蚊媒对杀虫剂普遍产生抗药性,致使灭蚊工作严重受阻,从而引起疟疾、登革热、黄热病的暴发与流行。

其次,一些原有的病原体有了新的入侵门户,例如中毒性休克综合征,即由于月经期妇女使用月经塞后,致使金葡菌的肠毒素由阴道入侵人体。血液透析、腹膜透析、静脉内高营养、各种内镜检查、脑室引流装置等带损伤性的治疗与检查方法,都有可能成为病原体入侵的新门户。

由于医学的进步,一些癌症患者,如实体性肿瘤、白血病、淋巴瘤患者,生存期得到延长,但其免疫功能均受到不同程度损伤,再加上各种原因引起的肝肾功能不全、器官和组织移植、糖尿病与结缔组织病等形成了“免疫缺损异常”人群,使得一些营共生生活的微生物引起机会性感染。来自病原体的挑战还表现为新致病因子的出现。

(二) 人类本身活动带来的新问题

新问题大致可分为两方面:一方面是某些与医学直接有关的活动,即所谓医源性活动,如创伤性诊疗技术、器官移植、免疫抑制药、抗肿瘤药物与广谱抗生素等引起的机会性感染;另一方面则是人类社会经济与生活习惯改变带来的问题,如随着旅游与国际交流日益频繁,将导致某些国家出现许多本土没有的传染病与寄生虫病。吸毒、同性恋引起艾滋病就是一个突出例子。老人与儿童的日托中心日益增多,如若缺乏适当的卫生条件,将导致某些疾病流行,如隐孢子虫或空肠弯曲菌引起的感染性腹泻。日益发展的都市化倾向,人口爆炸和生态环境的恶化都会促使人类传染病的传播。

(三) 与未来感染病有关的环境因素

全球气候变暖会导致传染病分布范围的扩大,预计今后100年内,海面的温度还将升高3~7 ℃,由于温度的变化,将带来新的降雨格局,加快了媒介昆虫的繁殖生长。总之,全球气候变暖后不仅影响着宏观生物群落的分布,而且也影响着微观生态学的变化,不利于某些传染病的控制。人类进入21世纪,其活动空间将扩大,乘宇宙飞船进入外层空间,驾潜艇深入海洋底部,或开发热带原始森林,或利用北极与南极,将与未知病原体接触或将上述大环境中病原体带回人类社会,因而可能出现若干难以预料的疾病。

根据传染病学的过去与未来发展趋势,人类应付感染病范畴内面临的挑战预计将在下述领域内展开。

(1) 在全球范围内时刻警惕新发传染病的暴发流行,加强卫生人力资源建设和储备,建立突发应急反应的完整体系。强调国际通力合作,沉着面对病原体对人类的新挑战。

(2) 除了将继续借助电镜、激光以及微生物学、寄生虫学等医学新技术、新知识对现有的或新发现的病原体进行更高水平上的研究外,有关感染病病原体的研究将主要在分子水平上进行。更多的生物化学、分子生物学实验方法将应用于此领域。有关病原体的精细结构以及它们的功能、病原体如何侵入人体,如何引起病理损害,人体如何发挥自身防御系统来抵御病原体的侵入等将会获

得更彻底的阐明。

(3) 感染性疾病的诊断方法将更丰富,一方面更多的影像检查技术将应用于感染病领域;另一方面,一些新的免疫学试验与DNA探针将会普遍被采用。此外,一些建立在现代计算机技术上的程序化检测仪器与方法将用于病原体的分离和鉴定。

(4) 为应付机会性感染、耐药菌感染,将会寻求或合成更为广谱、更为特异的抗菌药物。同时抗病毒药将会有所发展。此外,还会出现若干增强人体防御能力(特异的和非特异的)的药物和治疗方法。

(5) 传染病的预防将会取得更大的成功。在对病原体进行深入研究的基础上,将会出现新疫苗,如防治艾滋病、病毒性肝炎、疱疹病毒、血吸虫、SARS病毒等疫苗,计划免疫将在更广泛的范围内实行。

参考文献

[1] 陈灏珠. 实用内科学. 北京:人民卫生出版社,2005.
[2] 祁国明,齐小秋. 灾害事故医疗卫生救援指南. 北京:华夏出版社,2003:394-411.
[3] 赵阿兴,汤永安. 中国防震减灾对策研究. 中国地质灾害与防治学报,1994,5(1):11-14.
[4] 岳麟. 地震灾害后环境卫生对策的研究. 卫生研究,1988,17(4):24-27.

汶川大地震抗震救灾实例

Examples of the Rescue in the Wenchuan Earthquake

2008年5月12日14时28分，我国四川省汶川地区发生了里氏8.0级强烈地震(图1)，造成了这一区域极其重大的人员伤亡和经济损失，全国为之震惊。中央和很多省市立即启动地震灾害的应急预案，并组织抗震救灾医疗队伍迅即飞往灾区，实施综合救援，胡锦涛总书记和温家宝总理等党和国家领导人均在第一时间亲临灾区一线视察和有力地指挥救灾工作。其中最为突出的是解放军和武警部队的广大官兵们，接受党中央的命令，在抗灾救援中奋不顾身，发挥了极为关键的作用。随即，国际上众多国家，也伸出援手，捐助了大量的救灾款和紧急的救灾物资，有些国家还派遣了地震灾害搜救的专业救援队，有的派遣了医疗救援队，还包括建立灾区临时救援医院的成套设备和物资，和我国的救灾医疗队合作共同努力，对震区被埋群众的搜救和伤员的紧急救治，发挥了巨大的作用，取得了重大的突破和成功，挽救了很多的生命。这真是极为壮丽的人类团结、互助、人人献出一颗爱心的伟大篇章。

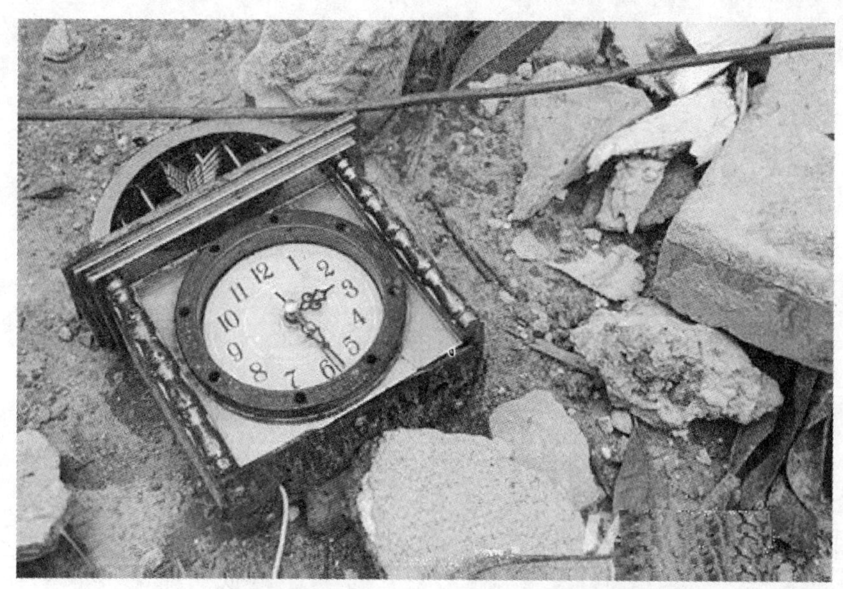

图1　2008年5月12日14时28分，汶川8.0级大地震

截至2008年9月初，即此次震后的百余天，根据权威方面公布的数据表明，汶川地震以后余震不断，至报道时为止，余震已超过26 000次，6级以上的地震达到8次，受灾面积共达13万平方公里。在此次灾害中，死亡和失踪人数共计87 149人。从废墟中共搜救出84 000人之多，这是8万余个鲜活的生命呀！共转移安置群众1 500万人，救助1 000万人，抢救伤员近300万人，入院治疗的达96 000人。期间，还处理了次生灾害，即大批的堰塞湖，其中最主要的是唐家山堰塞湖，这在世界处理堰塞湖的历史上是最大、最难的，也是最成功的。此次地震，经济损失共达 8 451 亿元人民币。令人十分震惊和遗憾的是时至 9 月 22 日—26 日（即“5・12”后 4 月余），四川省绵阳市又遭遇特大暴雨大风灾害，造成 16 人死亡，48 人失踪，部分地区交通、电力、通信中断。北川于 24 日遭遇 20 年不遇的特大降雨，造成山体滑坡、泥石流和堰塞湖等地质灾害，泥石流吞没了大半个北川老城。

值得一提的是，5 月 12 日北川县城内曲山小学 11 岁的女孩李月，被埋在倒塌的教室废墟下，长达 70 多个小时，经被迫截去被坍塌物死死卡住的左腿后，终于被救出送医院抢救脱险。在北京 2008 年残奥会的开幕式上，文艺表演的第三幕“永不停跳的舞步”，竟由这位酷爱芭蕾舞“小天鹅”担纲在轮椅上用双手来展示了芭蕾的绝伦美丽（图 2）。这给我们揭示了一个真谛：灾害，可以毁坏人的躯体，但无法毁灭人的梦想！

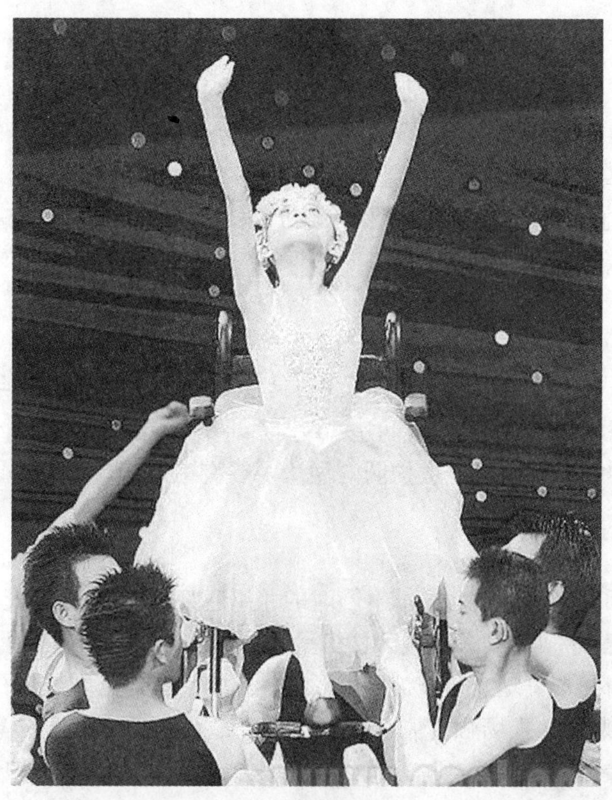

图 2　永不停跳的舞步

在灾害面前，急诊医学的同道们也纷纷响应，主动请缨前去灾区参加医疗救援，在整个抗灾救援的伟大战役中，作出了应有的贡献。现列出南京、成都、上海、镇江等地曾亲临汶川地区抗灾一线的几位专家，讲述他们各自及其小分队在抗灾救援现场的多少个日日夜夜。这些工作看来并不伟大，是他们应该做的，是极其平凡的，但是，却使我们深深震撼，深受感动，这是一位位白衣战士既平凡而又值得尊敬的风范。这是一旦国家有难，我们的白衣战士挺身而出的英勇行为，这是伟大的民族精神——不畏艰难、百折不挠、自强不息的一种体现。

——主编按

Ⅰ. 英勇善战、科学施救,成功救护36名地震现场伤员

——江苏省消防总队赴川抗震救灾医疗救护队的经验

刘晓华
Liu Xiaohua
江苏省武警消防医院院长、副主任医师、副教授

四川省汶川"5·12"特大地震发生后,灾情十分严重和复杂,人员伤亡巨大,被埋人员和失踪人员很多。当地社会功能损失惨重,必须依靠外来的综合救援才能恢复生机。受公安部指令,江苏消防抗震救灾医疗救护队于5月13日飞赴四川灾区,从5月14日至5月19日,对重灾区北川县城被埋的36名伤员实施了现场救援与紧急医疗救护,取得了成功。

一、基本做法

这批被埋在废墟下接受救援的36名伤员中,男性20人,女性16人,年龄最小5岁,最大90岁。实施救援最短时间为2小时,最长时间达56小时,平均救援时间为29小时。所有的伤员都受到了正确、及时、有效的救援和救护。救护队的做法主要有三点。

(一)现场全面评估

救护队于5月14日早上到达北川县城。当时的北川道路中断,路面裂缝、隆起中断随处可见,大部分房屋坍塌,老城区已成一片废墟,新城区楼房呈叠层垮塌,有的东倒西歪,到处开裂,残存的楼房大部分摇摇欲坠,随时都可能坍塌。县城被群山环绕,山体滑坡,到处可见毛石堆。人员伤亡巨大,尸体遍地,面目全非,尸臭刺鼻。现场触目惊心,毛骨悚然,惨不忍睹。救援环境非常恶劣和危险,救援任务繁重而艰难,现场要求全体医疗救护人员必须穿好救援服,加强个人防护,重视自身安全。

(二)正确判断伤情

现场发现伤员,尤其是在废墟下时,常常用呼唤、轻拍、推动等办法与伤员沟通,伤员会作出睁眼或肢体活动等反应,表明其意识尚存。伤员如果能说话、咳嗽,说明其气道通畅。现场观察循环体征,常常触摸伤员手腕处桡动脉或足背动脉,个别的触摸颈动脉或股动脉来判断心率次数。当完成上述现场初步评估后,再对伤员头部、颈部、胸部、腰部、腹部和脊柱、四肢进行检查,查看有无开放性损伤、骨折畸形、触痛、肿胀等体征,从而对伤员作出科学、准确的伤情判断。

(三)规范救护步骤

在地震现场解救被困伤员,对神志清醒的伤员应重视心理抚慰,经过判断发现是危重患者后,则立即在现场采取紧急救治措施,以防止伤员后遗症的发生。现场救护应重视解救、通气、止血、包扎、固定和正确的搬运等重要环节。

二、典型伤员

（一）任思雨

任思雨，女，6岁。5月14日下午3时30分，由23名救援队员与16名医疗队员组成的突击队，在废墟中搜寻到3名被困人员，其中北川县幼儿园有个名为任思雨的6岁小女孩被埋在极易坍塌的废墟下。队员们冒着山体滑坡、周围建筑物的坍塌和余震不断的危险，立即对其开展救援。通过喊话，队员们得知她双下肢活动受限，判断出她被老师的尸体护着，下肢被尸体压住。救护人员想方设法给她一小袋水，并做好心理安慰工作。两个多小时后，她被成功获救。救援人员及时对任思雨进行了伤情判断，发现其左额头、腹部、右大腿、左下肢软组织擦伤。现场对其进行了清创包扎、止血。救护人员还在现场找到了幼儿园被地震震坏的塑料滑梯作为搬运的担架，对任思雨进行了正确有效的固定，确保了任思雨在转运过程中的安全(图3)。

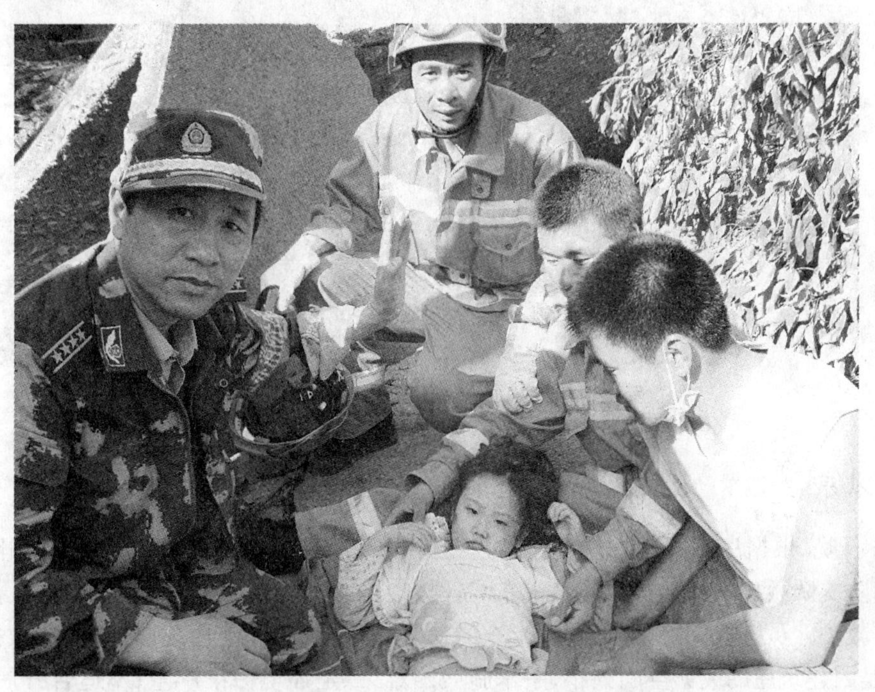

图3　从被埋废墟中救出一个可爱的小女孩

（二）刘畅

5月17日晚上9时，受困的22岁青年刘畅的双腿被死死地卡在建筑物的水泥横梁下面，一直在现场参加救援的医疗专家冒着房屋随时可能倒塌的危险指导医疗救护。医疗专家与救援人员多次修改营救方案，首先对伤员刘畅进行心理支持，具体做法是：医护人员轻轻地抚摸着刘畅的肩部，对刘畅说：“你放心，我们会全力救你，并全力保住你的双下肢。你要保存体力，少说话，多饮水，不要着急，要有自信心，全力配合我们。”救援人员和医疗救护人员齐心协力反复多次对刘畅进行移动，但由于空间狭小，施救均未成功。救援专家、建筑结构专家、医疗救护专家集体研究决定，扩大作业面，拆移两面墙。此时，余震连续不断发生，已经部分坍塌的建筑物在继续不停地晃动，建筑物的碎片还在不停地掉落。但是,大家英勇善战,科学施救,最后将压住刘畅双下肢的两根水泥横梁和大腿的下方,各扩大 10 cm 左右的空间。两名医疗救护队员对刘畅已经脱位变形的关节通过牵引将其复位。同时,他们从大梁下小心翼翼地将刘畅的双下肢移动出来,并对其双下肢进行了有效的固定,目的是减少搬运中的疼痛,避免出血、二次损伤和肺栓塞的形成。经过 48 小时的救援和医疗救护,刘畅终于得到了营救,现场掌声一片(图 4)。

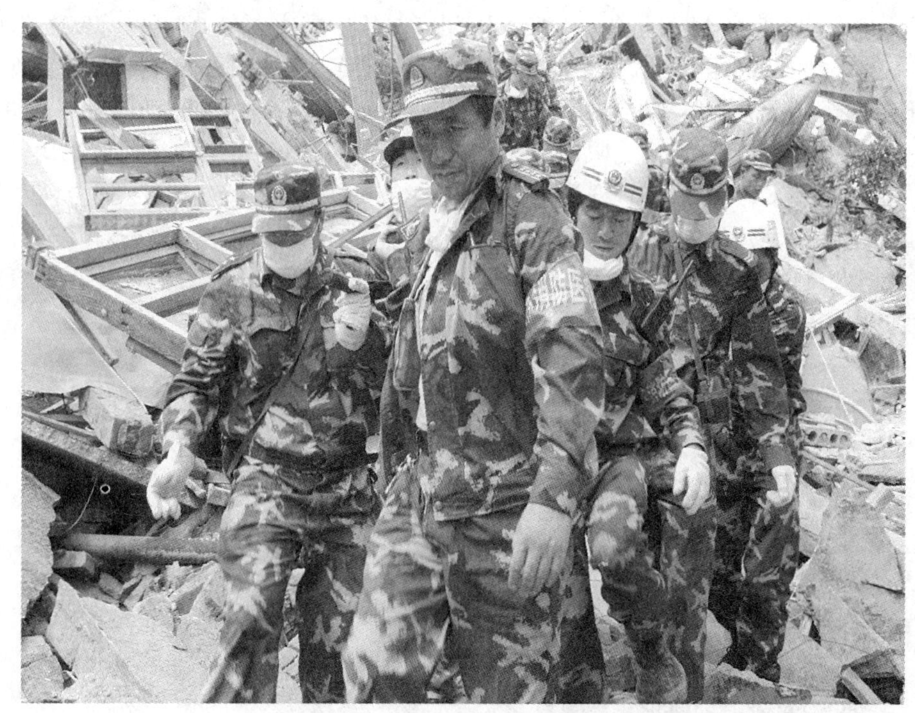

图 4　小分队抬着被救的伤员前进

(三) 米东

5 月 17 日晚,根据江苏省消防总队抗震救灾指挥部的统一部署和安排,医疗救护队的专家前往淮安市消防支队救援点救助被困伤员米东。救援现场遇到的困难,要求医疗救护人员对其进行截肢。医疗救护人员多次前往废墟处,对米东的伤情进行会诊,并提出正确、科学的救援方案。要点如下:一是因建筑屋的废墟空间狭小,手术施展困难;二是环境污染严重,不适合开展手术;三是及时就地取材,用圆木棒对建筑物进行支撑加固,防止坍塌;四是对米东被压的左足部进行支撑,减少建筑物对伤员左下肢的压迫,防止伤员肢体坏死;五是用腰带进行牵引;六是对伤员给予饮用水和面包的支持;七是对伤员进行心理安慰。此方案得到了总队领导和淮安消防救助人员的认可。经过 24 小时的紧张救助和救护,伤员米东于 18 日上午被成功救出,此时米东的生命体征平稳。

三、几点体会

(一) 救援人员和医疗救护人员的有力结合

5 月 13 日,江苏省消防总队首批赴川抗震救灾共 73 人。其中抗震救援指挥专家 4 名,地质结构专家6名,地震专业救援人员33名,医疗救护专业人员20名,其他人员10名。

这次跨地区救援实战,极大地提升了救援和救护队员的综合能力。本次行动是救援人员和医疗队员出动人数最多,携带药品、救援器材和医疗器材最多,工作量最大,而且自然环境最为恶劣的一次,在灾区救援时间最长,达14天。特别是现场救援和救护人员,在经历、智能、技能、体能和心理素质上都很优秀,是从全省消防部队中严格挑选出来的。参加这次救援的人员平时也都经过急救员培训,大多数都具有一专多能的本领,其中有20名救援人员是经过国际救援中心培训的。

抗震救灾过程中,每次在重、危、险、难的情况下实施救援时,救援人员和医疗救护人员均相互配合,冷静处置,周密部署,科学施救,保证了救援和救护任务的圆满完成。

(二) 现场搜索和救护的有效结合

在北川地震灾害现场,要救人,就要到废墟下搜索和救护。江苏消防地震救援队中15名救援队员和10名医疗救护人员,就发动和组织了600余人次的搜索。如5月14日下午队员们在北川老城区搜索到被埋人员16人,当天在废墟下挖出11人,其中儿童4名。5月15日凌晨3时至5时,江苏消防部队选派20名搜救人员和10名医疗救护人员,携带生命探测仪、照明灯具、搜救犬、食品和急救箱,在北川新城区进行搜索。发现被困人员后,他们进行定位,于凌晨6时起,由现场指挥部决定,分别派出地震救援小分队和医疗小分队前往救援点科学施救。5月15日当天,他们在北川新城区共救出11人,现场都给予伤情判断和规范救护。

救援在北川城区废墟下的36名被埋人员的全部施救人员都经历了严格的挑选。5月14日下午,在北川老城区废墟下救助2名儿童时,救援队员在实施救助过程中,均选用了2名江苏省红十字会救护人员。这两名救护人员都是体能、智能、技能和心理素质非常优秀的士官。如在救助北川幼儿园任思雨小朋友时,从坍塌废墟上方和下方均可考虑施救,但经过反复商量,决定从上方和下方同时救助任思雨。他们想方设法将压在任思雨身上的碎石和尸体移走后,齐心协力,从废墟上方顺利救出任思雨。

(三) 现场救生和医疗救护的紧密结合

2008年5月14日下午5时,救援人员发现在北川老城区幼儿园的废墟中,有4名儿童被埋,哭闹声不断。由于墙体较厚、建筑坍塌、空间狭小,现场施救困难多,危险大,时间长。每次到废墟下破拆墙体,一般只能容纳1名救援人员和医疗救护人员协同作战。尽管困难重重,可大家心往一处想,劲往一处使。在4名救援人员和4名医疗救护人员的共同努力下,当晚9时,受困的一名5岁儿童被成功救出。医疗救护人员立即给予伤情检查,及时清除眼部、鼻部和口腔内的泥土,确保呼吸道的畅通。在确认无生命危险后,他们将伤员交给特警人员。在抗震救灾期间,医疗救护队在现场配合救援人员共及时处理伤员196人次,其他常见病206人次。

(四) 现场安全防护和卫生防疫的有机结合

震后,北川老城区一片废墟,支离破碎的建筑物到处可见,尸体遍地,死者大多是小孩、妇女和老人。如果不及时处理、掩埋,极有可能发生瘟疫。在总指挥部的正确指挥下,自5月16日开始医疗救护人员若发现有遇难者的遗体,统一采取防疫行动。江苏省医疗救护队长对参与此次行动的四川省200名武警士兵进行动员,要求大家对这些遇难者的遗体怀有关爱之心,并伸出援助之手,将这些遗体转移到安静的地方,在场的士兵都表示理解,并全力配合。全体医疗队员和部分救援人员忍着遗体散发的恶臭,将遗体搬上木板。在废墟中艰难地将100多具遗体抬到指定地点,统一处理。灾情发生后,由于伤亡人员多,尸体在高温气候下易腐败变质,施救现场急需加强卫生防疫。为了防止救援人员受细菌污染,采取了以下措施:一是对临时驻扎的营区消毒,因为江苏省抗震救灾队伍就驻扎在北川县老城区,距离救援现场不到500米,这关系到所有参战官兵的身体健康。医疗队组织救护人员每日对4 000平方米的营区消毒,帐篷、饮用水、食品、衣物、厕所则每日消毒3次。对进入营区内的每一个人均进行全面消毒,严防带入病毒、细菌,确保官兵不因感染而削弱战斗力。二是要求进入灾区的救援人员要戴好口罩,穿好救援服,穿高腰鞋,戴好手套,扎紧裤脚和袖口。三是对现场救援人员特设临时就餐点,饭前必须消毒和洗手,严防病从口入。四是救援人员回营区时,人人都要经历严格和认真的消毒,不放过任何环节。五是对救援人员脱下的救援服实施消毒后与帐篷分离。这些措施为此次救援任务的圆满完成,打下了坚实可靠的基础。

(五) 心理支持和医疗救护的紧密结合

5月20日,救援队一位同志在施救一名被尸体压住的被困人员时,手臂接触到尸体及腐败分泌物引起皮疹。医疗救护队得知消息后马上找到他,对其进行医学和心理上的治疗,向他介绍尸体腐败后会产生哪些分泌物、致病细菌,容易导致哪些疾病,有哪些传染途径等知识。因工作细致和用药得当,该同志的皮疹很快痊愈,且无任何思想包袱。

5月21日,根据总队首长的指示,医疗队长亲自带领10名现场救援人员最后一次对北川的灾区和疫区进行搜救。个别队员对危害人类最严重的看不见的细菌十分担心和害怕。为了解除救援突击队员的恐惧、焦虑等心理障碍,医疗救护专家向其讲解了心理知识,亲自指导示范穿着防护服,并按规范对救援突击队员的身体和衣物进行洗消和消毒。具体做法如下:一是对身体裸露的部位用无菌纱布和碘伏反复进行3次消毒。二是对进入疫区的简易救援物品和污染物品分别进行脱离和深埋。三是个人自带衣物,在距污染区2公里处有2名医疗救护人员进行消毒后,救援人员可自己更换好清洁的衣物。四是在进入宿营地前,再进行一次消毒。实践证明,经过心理支持加上科学有效的卫生防护和防疫,10名救援人员无任何心理障碍。

(六) 前方作战和后方保障的牢固结合

5月18日,江苏消防医疗救护队作为第一批进入灾区的救援队伍,积极与抗震总指挥部联系,多方面筹集急需的医疗用品,筹得口罩5 000只,手套5 000副,担架3副,消毒粉300公斤,一次性缝合包100套,隔离衣1 000套和各类外用、内服药品、药剂40大件。

5月19日,指挥部临时成立一支搜救医疗队,大家主动请战,要求到乡、镇、村去,主要任务是查明灾情和为受伤、生病的灾民治疗。搜救医疗队一行经8小时步行探查,行程28公里,到达2个乡、9个自然村,为灾区被困群众紧急处置外伤、骨折伤员93名,给灾区群众看病、治疗272人次,发放各类药品共计5.8万元。其中有一名99岁的老太太,在被治好病以后,非要自己的女儿到指挥部答谢不可。

5月23日早上,医疗救护队组织和带领医疗救护人员和部分救援人员前往北川县擂鼓镇建行村,送医、送药和送食品,价值6万余元,受到了村民们的欢迎。同日晚,医疗救护队将总队8万余元的药品和医疗器材捐赠给擂鼓镇及其卫生院,受到擂鼓镇广大群众的称赞和欢迎。

抗震救灾期间,江苏省消防总队后勤部在省委、省政府及省公安厅的关心和支持下,先后派出救援飞机11架次,输送救援人员1 200余人次,提供食品、药品及各类物资20吨,确保了现场救援任务的顺利完成。

四、可喜业绩

江苏省消防医疗救护队 33 名救援人员和 20 名医疗救护人员牢记“搜索不抛弃每一个角落，抢救不放弃每一个生命”的原则，发扬不怕牺牲、不畏艰险、冲锋在前和连续作战的精神，始终出现在最紧急的关头，战斗在最危险的地方，和灾区人民心连心、共命运，在抗震救灾的 7 天时间内，共抢救被埋人员 36 人，挖掘遇难者遗体 352 具，发现遇难者 1 600 余人，营救被困人员 534 人，转移人员 3 200 余人，出色地完成了救援和救护任务。

5 月 24 日，江苏省委办公厅秘书长代表省委书记梁保华和省长罗志军，前往北川现场慰问抗震救灾突击队。公安部消防局局长郭铁男、政委谢模乾、江苏省公安厅副厅长王琪等领导同志分别对全体参战官兵表示慰问，并作出批示：“向参与抗震救灾的消防官兵致敬、感谢、慰问！”“大灾面前，江苏消防官兵勇往直前，表现了人民军队情系人民、不畏艰险、无私无畏的精神。相信你们一定能经受考验，江苏人民期盼你们胜利凯旋。”

5 月 27 日，在江苏消防总队召开的赴川抗震救灾战评工作会议上，武学和副总队长总结赴川抗震救灾中作战收获和体会时指出，此次抗震救灾实现了救援和医疗的结合，实现了救生与救护的结合，实现了前线作战和后方保障的结合，实现了安全防护与区域防疫的结合，江苏省消防医疗救护队做出了一流的业绩，受到灾区人民和各级领导的称赞。

2008 年 7 月 9 日，中华人民共和国公安部部长孟建柱签署命令，授予江苏省公安消防总队医院院长刘晓华荣立三等功一次。

2008 年 7 月 23 日，公安部消防局决定授予江苏省公安消防总队赴四川抗震救灾医疗队以抗震救灾先进集体称号，并颁发大匾。同时，刘晓华被评为全国公安消防部队抗震救灾先进个人。

2008 年 7 月 26 日，公消[2008]386 号授予江苏消防总队赴四川抗震救灾医疗队集体三等功。

Ⅱ. 同济大学附属东方医院地震救援医疗队抗灾纪实

刘中民
Liu Zhongmin
亚太灾难医学学会副会长
中华医学会急诊医学分会副主任委员
同济大学医学院急诊与灾难医学系主任
同济大学附属东方医院院长

5 月 12 日四川汶川发生特大地震！惊人的消息给东方医院员工带来强烈的心灵震撼。职业敏感性和经验使院领导马上做出判断：国难当头，灾区需要救援！当天下午，东方医院马上启动突发事件应急预案，在半小时内集结完成了两个抢救组。当天晚上，医院又组织了 20 多位骨干组成的医疗救援队，准备随时待命奔赴四川灾区。

截至作者离沪奔赴灾区时，已共接到 460 位员工要求赴灾区的请缨。心胸外科副主任陈国涵第一个报名，他说，国家有难，作为医务人员应该首当其冲；急创外科主任谭军教授，曾经是一名军人，他说，自己所学骨科专业，正是救灾所急需的；普外科主治医师过欣来说，听到四川灾区死伤人数不断上升,就像家里人在受痛苦,作为党员、医务工作者,要发挥专长,保护人民的生命。一位60多岁的老专家找到院长恳切地说,他年纪大了,但是他有唐山地震的抢救经验;还有位医护人员说,他会说四川话,沟通方便,让他去吧。

作者作为院领导更感觉到自己肩上的责任与担子。“我必须去灾区!”

不久得悉,同济大学附属东方医院被批准作为上海主要的医疗队伍之一。医院挑选出17名最优秀的骨干;一个小时便做好了能够完成100台中型手术和1 000例小型创伤病员初期救治的准备,做好了在极端恶劣的条件下医务人员的生存准备。

那些未入选医疗队的医护人员则用捐款的方式来表达对灾区人民的关爱之情。有许多员工在地震发生当时,就已经开始向所在科室或有关部门主动捐款。医院还对在院的川籍职工表示了慰问。

肩负全院职工、浦东人民寄托的东方医院的医疗队员们,焦急等待着出发的命令。

19日下午4时,医疗队进驻德阳抗震救灾临时医院。

来到临时医院后,作者多少有点“傻眼”。所谓的医院,多数病房只剩下木头窗框和几块碎玻璃,没有心电监护仪,甚至没有任何医疗器械。而作者所带队的上海市第二批医疗救援队是由肾脏病和重症监护医生组成,主要任务是救治心血管、呼吸、肾脏衰竭等伤病员。当面对紧紧抓住我们的手,眼里透射出对生命的渴望、对医生信任的灾民时,医疗队员深深感到,为抢救生命,有条件上,没有条件也要上。

17名医疗队员兵分两路,与当地医护人员一起,对全部伤员进行全面查房评估后提出诊疗意见。在一线救治中,对拆线、换药也要队员完成。

余震,不时震撼着已经破败的病房。

接到余震的紧急播报,作者马上召开了医疗队的临时党支部会议,决定无论如何,都要先把临时医院里的患者转运到室外的空地上。面对着80名伤员的安危,全体队员只有一个信念:搬!短短的两个小时,医疗队员和当地医护人员争分夺秒,全力“抢运”伤员,顺利完成了80名患者和100多名患者家属的转移工作。

余震警报尚未解除,天气预报晴天就要转雨,雨量中到大。伤员又不能撤回医院内,那些临时安置的简易篷、露天铺还得换。

幸好在“地面查房”同时,奉命赶来的工程人员在医院旁的绿化地带上迅速搭建起4顶军用大帐篷。接近中午,医疗队终于把几十名伤员顺利搬进了“新家”。

一夜大雨,防震棚多处漏雨。不少医疗队员半夜就被雨点打醒,索性挤坐在干燥处,背靠背至清晨。齐华林医生和过欣来医生的床铺被雨水全部打湿了,只好睡在帐篷外的屋檐下。

由于下雨,伤员分散在几十个大小帐篷里,增加了查房的难度。为了保证每个患者及时得到治疗,天一亮,全体队员又投入了紧张查房和治疗中(图5)。下午3时将把37个患者和德阳350名患者一起转入贵阳,为了保证顺利转运,医疗队员们对每一个患者进行全面检查、标记、保证病历资料的完整,并确保患者转运过程中的安全。

几天的历练,队员们已经习惯了余震的感觉,不再像刚来时那么紧张了。

在作者率领的医疗队离沪当天,同济大学附属东方医院感染控制科主任姜建新也接到命令,随上海院内感染专家组第二天一早奔赴灾区。一到灾区,姜建新就发现,患者多数为直升机从深山中转运出的老人,最年长的一位已有106岁高龄。这些老人在地震中大多遭受了各种程度的骨折和软组织损伤,并引发了不同程度的感染。姜建新给患者进行伤口清创、包扎和治疗后,要一遍一遍给这些老人们讲解个人卫生知识,“大爷,您这伤口啊,不能这么老捂着,它不透气,好得慢。”姜建新一遍遍伏下身子慢慢对老人们说。在这里，她更像是老人们的女儿。

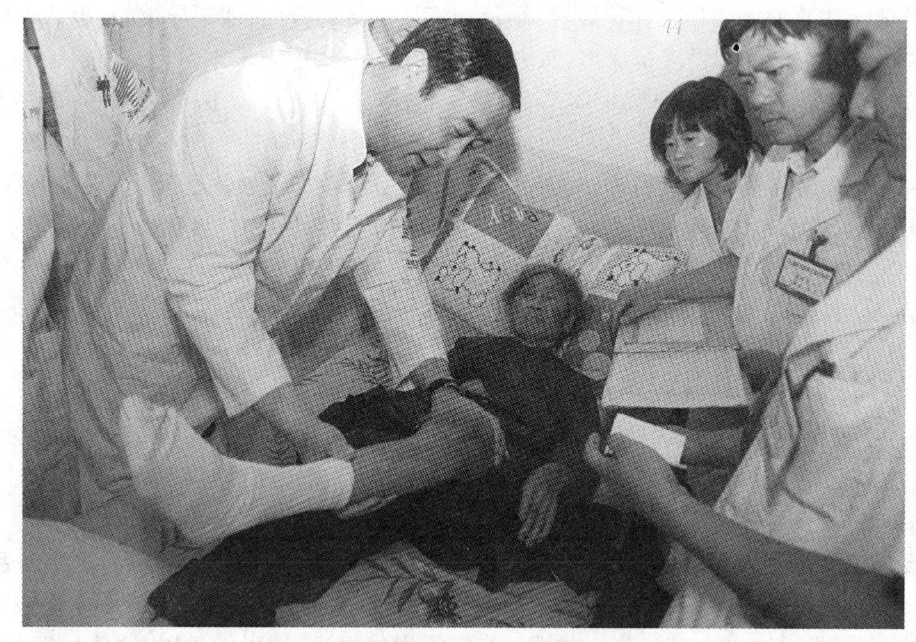

图5　在简易帐篷中为受伤的老人诊查

很多老人们在地震中失去了妻子、孩子、儿媳妇，晚年遭受了巨大的精神刺激，面对食物，难以下咽。姜建新和中山医院的任金兰大夫不急不躁，一勺一勺、一口一口地喂老人们吃饭，餐餐如此。

一天夜里查房，姜建新发现一位老人，用宽布条把自己的外孙紧紧捆在身上，坐在床铺上不肯躺下。姜建新问她为什么不睡。老人说："我怕再震，这样好跑。"黑夜中，老人布满血丝的眼睛中满是惶恐。姜建新的眼睛湿润了，她坐在老人身边开始跟她聊天，一直安慰她直到她把外孙从身上解下，安心躺下，沉沉睡着方才离去，这时已经到了下半夜。

在安顿好灾民的同时，姜建新和任金兰还利用机会对当地医院的医生护士进行感染控制的培训。

灾区余震几乎每天都有，大家都习惯了。但在一次5.7级的强震发生时，姜建新正在讲课，强烈的震动使许多人站了起来然而该院院长依旧稳稳地坐着。有人问，课程还要继续吗？院长沉静地答道："对，继续讲吧。"随即，所有医护人员又重新坐下。姜主任被这位院长的沉着、镇静深深打动，她坚持把课程继续讲完。

灾民救助点人多、条件差，最易引发传染病。她们针对性地提出了很多意见，改善了救助点的条件，同时提升了当地医护人员的业务水平。

姜建新到灾区10多天了。5月30日是她55周岁的生日，她说这个生日过得难忘，虽然没有跟家人在一起，但是身边全是亲人。

"家里有我照顾，不用担心。"这是5月22日晚上7时，上海浦东新区社会发展局副局长范金成和东方医院党委书记齐广义等院领导慰问抗灾一线的医护人员家属时，作者妻子微笑着说的。

作者离沪时，80岁开外的岳父母两人因患病，正在住院接受检查和治疗。岳母说："我们没事，请他放心！"妻子接道："他到灾区救治同胞正是为国家分忧、学有所用的时候，也是他为人处世一贯的作风，我十分支持他，那边条件差，也比较危险，希望他照顾好自己，早日平安归来。"

齐华林医生的妻子是儿童医院心内科从事心超的医生，孩子才一岁三个月，平时工作很忙，从家里到单位路程远，很不方便，但她在电话里告诉齐华林不要挂念，要听从安排。齐医生的父亲也托医院领导带话："我们老两口身体比较好，小孩和家里的事有我们，请领导放心，也请华林放心！"

除了4位奔赴灾区的医护人员家属，东方医院还有4位医护人员本身就是战斗在抗灾一线的"战士"们的家属，她们是特诊部医生周洁如、护士俞来娣，中心ICU医生王学斌，麻醉科医生范颖晖。

俞来娣的丈夫顾伟民是公安特警。顾伟民同志于5月14日凌晨就已奔赴灾区参加救援，他接到命令那天离父亲去世才刚刚一个月。5月18日又是他们结婚2周年纪念日。年轻的小夫妻本来计划好要和刚满6个月的宝宝一起拍全家福的，但是现在不可能了。作为妻子的俞来娣，做好了公公的祭奠，又搬往嘉定让母亲帮忙照顾年幼的儿子。在这种情况下，她每天坚持上班花3小时往返，从来没有耽误工作。

5月21日12时，作者接到紧急命令，将带领一支临时抽调组成的5人医疗小分队于22日空运至汶川地区。3小时后，作者和齐华林、彭文、茆勇医生以及来自中山医院的女护士朱国红，由德阳抵达成都。22日12时，一架军用直升机载着医疗小分队在凤凰山机场起飞，大约半小时后抵达了有"最后的孤岛"之称的重灾区——汶川县草坡乡。

草坡乡位于高山之间的大峡谷，是个藏、羌、回、汉族群众混居的村镇，人口4 500多名，离震中区域仅10余公里，每天余震不断。一场突如其来的大地震，使得这里的房屋100%损毁，400余人死亡或失踪，可耕的田地也有70%以上被毁。自地震发生以来，这里的道路、通信、水、电等都已全部中断。直到21日，才开始有直升机运来物资。

草坡乡党委书记李川，35岁，右腿严重肿胀。为了掩护两位女同志，他的腿被一块大石头压了，整整10天他始终把腿包在长裤里，不让别人知道，一直拖着这条腿走村串户，安抚群众，指挥救灾。

留在草坡乡的受灾村民中，有很多骨折患者，还有不少灾民已经出现感冒、腹泻等症状。由于运输条件所限，抗生素类和治疗感冒、皮肤病、咽喉炎等的药品极为匮乏。

5人医疗小分队到草坡乡来不及安营扎寨，在为当地10余位同志处理了一些常见病以后，不顾当地村干部的劝阻，决定奔赴更为偏远的足湾村，那里有5位骨折患者等待救援。乡干部说，整个乡里道路全部损毁中断，时有余震伴随着塌方及滚石落下，很不安全。对于作者的坚持，乡干部只有把乡里唯一一个钢盔戴在作者头上，并亲自为小分队带路进村。

路，已经没有了，到处是乱石堆，时不时地还需要手脚并用的爬过去。在经过大约2个小时艰难行进后，小分队抵达足湾村，为5位患者做了较为妥善的简易处理后，联系了指挥中心，请尽快派直升机将村民转移出去，以便他们接受更确切的治疗。

直到深夜医疗小分队才扎好帐篷，安顿下来。晚上天空一片漆黑，还下起了小雨，不时传来余震带来的隆隆声。

从23日开始，小分队又分成了2组，一组随着当地乡卫生院院长到草坡乡下属的各个村去巡回治疗，了解地震所造成的伤情和疫情状况；另外一组则是留在乡政府所在地，为灾民看病(图6)。

余震不时发生，还伴随着山体滑坡，不断有石块滑落，尘土漫天飞扬。在巡诊中，作者遇到了几位特殊的患者。一位是被乡里人尊为"老祖宗"的藏族阿婆——震后健在的92岁老人董文秀。她家以及周边5户人家都只剩危棚简屋，22口人聚在同一个塑料篷下。作者让阿婆躺在临时的板床上，发现两腿一长一短。"可能是髋关节半脱位。"便叮嘱乡卫生院同志，有条件时要将老人转运出去摄片，不然老寿星会走不动的。沿途，又发现了一位高危的孕妇。"放心，我一定想办法请直升机来把你运出去！"作者说完并记下了那片开阔地，用卫星电话与指挥部联系，把刚发现的"孤村伤员”以及需要补给的药品一一上报。之后才放心地告诉乡里人，第二天就会有直升机从成都出发，先带药来，再救人回。“成都120救护车也会在那边机场候机。”

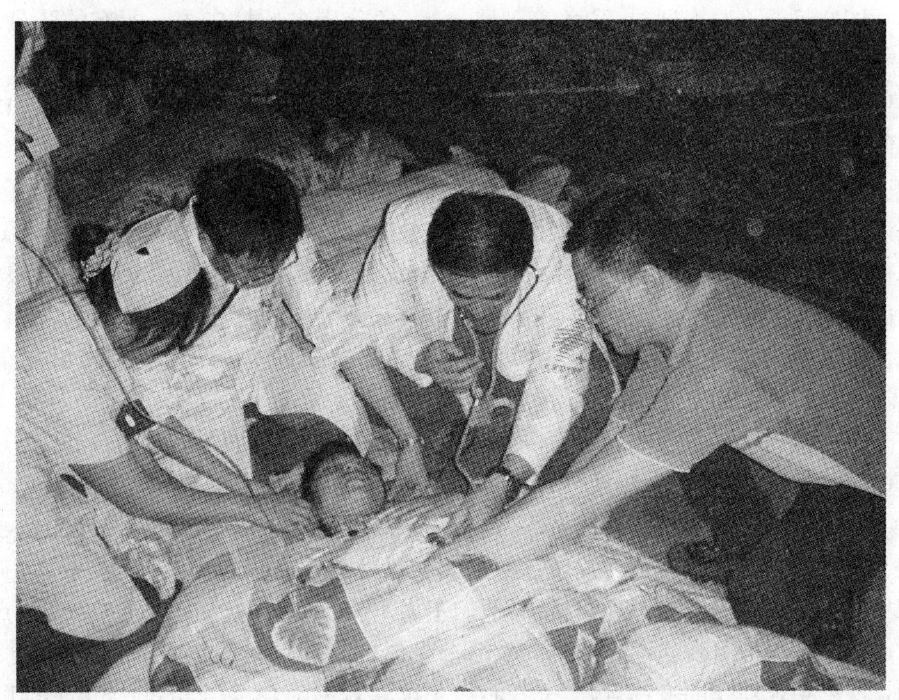

图6　在现场前线为伤员作初步检查

那天，村里人反映了一个情况，说两河村有一名外地养蜂人伤势不轻。可是两河村十分偏远，从村子到医疗队驻地山路损毁非常严重，以至于连部队都很难到达。而“养蜂人”在当地没有任何亲戚，自受伤以来，仅仅靠村民轮流送他一些食物维生，由于得不到及时的治疗外加营养跟不上，他的全身状况已经接近衰竭。作者坚持进村，村民们却百般阻拦，最后还是由20余个村民冒着生命危险，沿着不断有飞石落下的山路，走了好几个小时，一步步把“养蜂人”从山里背了出来，并赶上了当天来接灾民的直升机。

由于医疗队手头可用的药物非常有限，大家就地取材，用大锅将金银花、枇杷叶和鱼腥草煮成草药汤，供灾民使用，既节约有限的药物，也帮助灾民防治感冒、腹泻、皮炎。另一方面，也教会了灾民如何辨识和采集金银花和鱼腥草这两样简单的药材。

灾民的生活十分艰难，有的只能一天两顿稀饭。我们也不例外，一方面节约有限的粮食补给，另一方面也考虑减轻当地政府的负担。

25日中午，由于天气的原因致使飞机无法降落，已经连续两天没有飞机来过草坡村了。随着时间的推移，伤员们的病情越来越重，如果不能及时转运出去，后续的治疗将更加困难。生活方面的压力也越来越大，粮食和水都非常紧张。但队员们总是毫不犹豫把自己随身带的干粮和饮用水送给患者和患者家属，以及同来的海南防疫队的战友们。

26日多云，能见度较好。8时接到乡党委李书记的信息，上午飞机肯定可以降落。大家马上振奋起来，把已经收治的10个伤病员(4个重伤员、2个孕妇、4个重病人)进行仔细的分组，每位队员照顾2个患者，并把每个人的病情写在纸牌上，挂在他们胸前。终于，又一批伤员被安全转出。

在山中的7天，作者带领的医疗小分队分组走遍了全乡8个村。齐大夫说几乎每天都是早上七八点出门，晚上七八点返回，大部分时间都在路上。冒着余震不断，山体滑坡的危险，几乎是连滚带爬,满身泥土地救治患者。由于每到一处我们都把随身带的干粮和瓶装水送给饥饿的儿童和老人,以至于回来的路上饥渴难忍,实在渴急了就喝点泉水,饿了采点野果。即便如此,全队没有一个人计较个人得失,每天争着下到村里,争着到路途远、危险最多的村庄去。所有的队员,包括女护士,脸上、脖子上全被阳光灼伤。

山里温差很大,白天走路出一身汗,夜里冻得睡不着觉。从22日进山到28日出山,队员没有条件洗头更不要说洗澡。

几天里,医疗小分队与乡党委、乡政府及部队建立了密切联系,对全乡的灾情进行了全面了解,并对救治全乡的伤病员、防病防疫出谋划策。如:让各村熬大锅中草药,重点控制传染源,培训乡村医生,灾后重建的建议等。乡党委也把小分队作为乡抗震救灾指挥部的成员,及时通报灾情,主动征求意见,这支医疗小分队已经与草坡乡的4 500灾民心心相连。

26日,接到上海市卫生局驻成都指挥中心的命令,要求即日返沪。考虑到当时在草坡乡的工作刚刚开展,决定还是等到下一批医疗队员到达后,再回去。

28日上午,作者与另一名小分队队员朱国红陪着草坡乡最后的10多名伤员,随直升机一起返回成都。草坡乡老百姓们饱含着热泪,不停地挥动着手臂,目送着直升机的远去……

草坡乡的上空,作者不舍地向下俯瞰着。当地人曾告诉作者,草坡乡历来是个山清水秀的好地方。可是无情的地震,使这里化为一片灰色的悲凉。尽管地动山摇,尽管余震重重,朴实的农民们晚上住在安置帐篷里,白天又在田地里耕种,他们不离不弃,坚守在这块土地上,一点一点地恢复农耕,一点一点地试图接近和找回往日的平静生活……作者不觉泪水骤然落下,不知不觉,已对这片顽强的土地,这里乐观豁达的淳朴百姓,全身心投入抗震救灾的乡、村干部们产生了难以割舍的眷恋之情。我们坚信,过不了多久,我们还会回到这里和乡亲们一起重建美丽的家园。

Ⅲ.“5·12”大地震成都120中心紧急医疗救援实践

陈晓松 Chen Xiaosong　四川省医学会重症医学专业委员会委员、主任医师

李远建 Li Yuanjian　四川省医学会急诊医学专业委员会副主任委员、主任医师

面对“5·12”特大地震,成都市120急救网络的应对反应是空前的:应急行动之快、投入人员之多、救灾面积之大、救转伤员之重、影响范围之广,均堪称“新中国成立以来之最”。

一、震后前3天的救援情况

“5·12”汶川大地震造成的人员伤亡与环境破坏极其严重,震后“首要重任”是紧急医疗救援——转运灾区伤员。

四川全省震后救援前3天共出动救护车数1 572,急救人员数12 668,急救伤员数42 212(表1)。

表 1　灾害前 3 天的救援情况

时间	最初 24 小时	第二个 24 小时	第三个 24 小时	总计
救护车数	584	567	421	1 572
急诊人员数	5 097	4 282	3 289	12 668
急救伤员数	22 610	9 773	9 829	42 212

二、成都 120 中心震后总的救援任务

(一) 震后灾民反应有多快?

1. 震后 58 秒接通第一个震灾呼救

震后 58 秒:14:29:02(-14:28:04)

成都 120 中心接呼第一个来自重灾地崇州市九龙沟风景区的手机呼救,告诉地震造成“山体滑坡、人员受伤、车辆受损”。其灾民反应速度之快,堪称大地震后本地区真正意义的“第一时间”(表 2)。

表 2　第一时间:与地震相关的重要时刻

	汶川 特大地震	成都 120 中心	国家地震 台网中心	四川省 地震局	成都 交通电台
地震时间	14:28:04	14:29:02	14:40	14:50	14:55
震后时间	0 秒	58 秒	12 分	22 分	27 分
重要信息	/	首接震灾 呼救电话	首定震中 与震级	首场新闻 发布会	首播地震 相关消息

2. 震后 2 ~ 15 分接悉 6 个市县第一灾情

震后 2 ~ 15 分:14:29:02 ~ 14:43:00

(二) 第一灾情范围有多广?

仅据震后 15 分钟内成都市 120 中心接受呼救信息,大成都区域的灾情已初步明晰:方位:成都市西北面,范围:已有 4 ~ 6 个市县明显受灾,程度:重灾区≥3 个。此时,比新华社受权对外首发官方地震消息还提早 3 分钟,故称其为本地区的“第一灾情”颇为恰当(表 3)。

表 3　第一灾情范围:成都 120 中心接呼获悉

	崇州市	郫县	大邑县	青城后山	天回镇	都江堰市	彭州市
接呼时间	14:29:02	14:29:05	14:29	14:30	14:34	14:39	14:43
震后时间	58 秒	1 分	1 分	2 分	6 分	11 分	15 分
灾情简汇	ABC	AB	AB	BC	B	ABCD	ABCD

A:房屋坍塌,B:人员受伤,C:地质破坏,D:学生受伤

(三) 呼入 120 的救灾话务量有多大?

震后第一时间 120 接呼的话务量:震后半小时,120 中心已接通受灾呼救 400 多个,1 个半小

时内接警1 000余个。震后12小时,120中心接呼6 479个。这在大震后当时通信瘫痪、信息不畅的状况下,“120生命线”却有所保障,理应称作蓉城的“第一通信”。

(四) 救援转运伤员的任务有多重?

震后3天内,全市紧急医疗救援共转运7个重灾区的伤员7 132人进入成都! 震后3天内,全省急救伤员人数达4万余。

仅震后首日的救转受灾伤员任务:震后12小时(当晚≤02:00)以两地的救转任务为例:

(1) 成都市从主城区以外7个不同的地震重灾区,共救援转运受灾伤员2 172人进入成都市城区内各大医院救治(未含本市主城区内的受灾伤员等人数)。

(2) 都江堰市当地救治地震伤员1 546人。实现了大震灾之后的首次医疗大营救,即震后“第一救援”。

(五) 现场伤员如何分检与后送分流?

(1) 成都市120中心在震后紧急组建3个现场指挥小分队,分别火速奔赴都江堰、彭州、崇州等3个重灾区,进行现场指挥及救灾转运工作。

(2) 按照震灾伤员“现场分检、医疗分类、后送转运、院间分流”等四个层次进行医疗救治,即:

① 现场紧急医疗评估:划分不同的区域;

② 急诊再次医疗评估:分检不同的伤员;

③ 院内专科再次区分收治不同的伤员;

④ 院间再转运分流各种类型的伤员。

(六) 特大灾害紧急医疗救援人员如何进入灾区?

紧急医疗救援队快速反应:震后1~2天内经陆路、水路、空降进入各个重灾区。

从5月13—14日705个医疗队经陆路或空降北川、映秀、崇州、都江堰、彭州等重灾区,用有限的医疗资源为大批量的伤员进行紧急救治,紧急检伤,紧急分流后送。

四川省急救中心北川医疗队十几个医护人员在北川中学冒着余震和大雨,露天做了100多例清创术;

映秀镇卫生院54名医护人员(两人轻伤)共抢救1 200余个生命,包括400多名重伤员,用完了所有的液体、绷带和夹板;

成都紧急医疗救援队空投进入映秀,抢救转运受伤严重的孩子和孕妇回到成都。

(七) 应该投入多少转运交通工具和医疗救援人力?

转运投入的交通工具和医疗救援人力:仅震后12小时,全市连夜赶赴灾区急救人员达800多人次。截至6月4日,全市共出动救护车辆近4 000台次。

震后首日(≤12小时内),经120中心调度指挥全市近260家医院374辆救护车及40架次大卡、大巴、公交等征用车,通过800余名医护人员的连夜奋战,成功完成首批救援转运任务。

截至6月4日,成都120中心共指挥调派全市66家网络医院、244家乡镇卫生院,总计出动急救车辆3 911台次实施紧急救护、分流转运等医救任务(未包含几百辆出租车、各类社会车辆以及外省市的车辆,图7)。

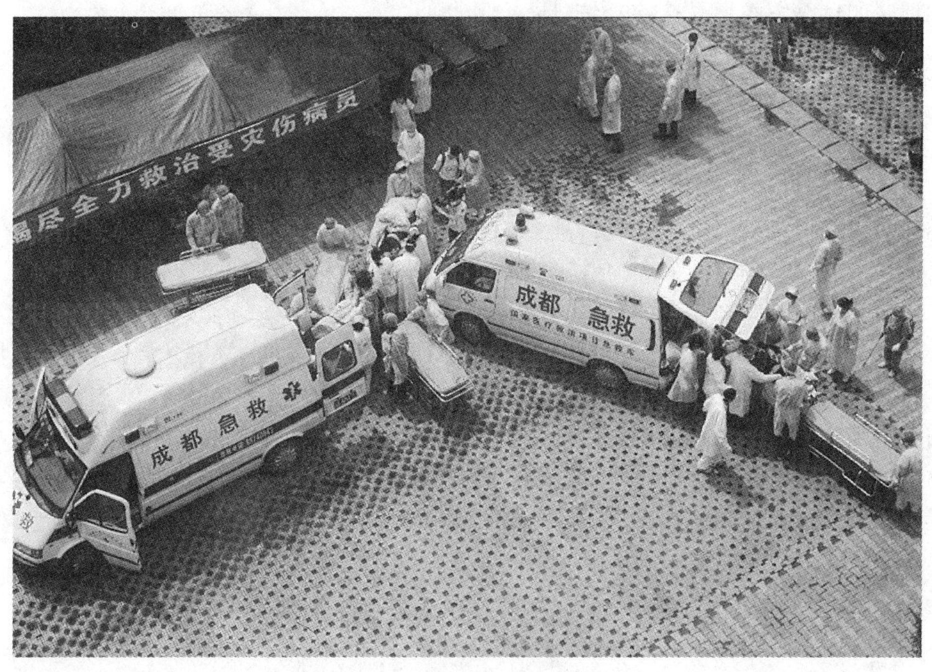

图7　招之即来，来之能救

（八）转运途径有几种？

救援转运途径共有陆路、水路、空路、铁路等4种（图8）。

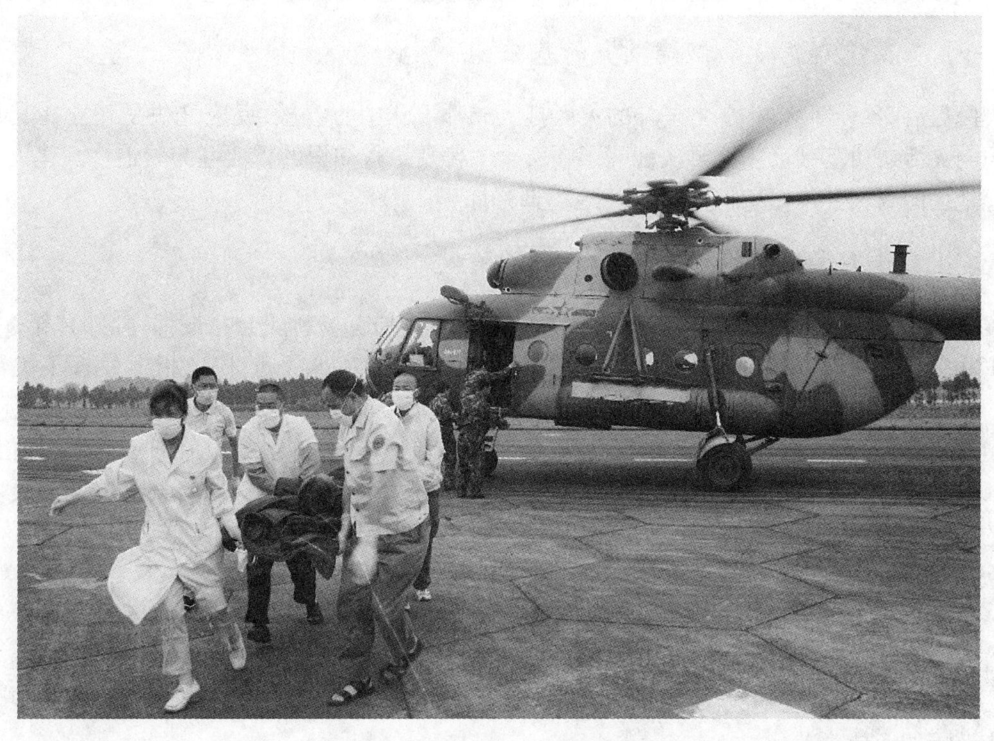

图8　立体救护——雄鹰展翅

成都地区四种赈灾救援转运途径统计:

入城伤员中:

(1) 陆路:转运成都周边灾区伤员数量最大,占81.53%(6 738/8 264)、用时13天;

(2) 空路:转运偏远山区重灾伤员运量居次,占16.50%(1 363/8 264)、耗时最长达24天;

(3) 水路:转运周期最短(4天),运量最小(163人)。

出城伤员中:

(1) 民航12天包机转运1 137人(全省2 482人);

(2) 铁路5天专列转运1 294人(全省7 533人)。

(九) 转运时间有多长?

震后成都地区的医疗转运,共持续长达28天时间,是我国地震史上最长的转运时间。

震后共28天时间内(5月12日—6月8日),经成都120中心指挥,共救援转运10 695名灾区伤员。其中,紧急医疗救援转入成都市内住院救治(入城)8 264人;转出外省进一步治疗(出城)2 431人。

(十) 紧急医疗救援效果怎么样?

从上述一系列的数据可以看出,抗震救灾医疗救援工作取得了很大成效。

三、今后应重视的问题

综上分析,我们认为以下是抗震救灾中必须引起高度重视的五大方面。

(一) 普及民众急救知识是救灾的基础

灾民震后58秒即从40多公里外的灾区打入成都120中心呼救,反应之快是建立在其具备急救意识与灵活素质基础上。这再次证明了在民众中普及急救知识的重要性与紧迫性。建议今后在成都等地区的高校开设"基础急救医学"之类选修课程。

(二) 完善灾害信息沟通机制是救灾的关键

震后2~15分(早于新华社发布官方消息及四川地震局首场新闻会),成都地区的"第一灾情"通过120中心接呼信息就已经初见其灾况态势。这对中心立即行动、快速指挥发挥了关键性的作用。

但这"第一灾情"如何上传、利用与共享,却值得深深思考:我们认为政府部门(主管部门、上级单位)及相关机构(地震局、媒体)等与120中心之间应建立完善的信息沟通机制,以利于大灾之后统一的灾情掌控及救灾行动。

(三) 保持通信畅通是救灾的前提

首先,在这次抗震过程中,三个重灾区的现场指挥无法直接和成都120中心取得联系,受灾信息无法及时传递、人员伤情无法准确掌握。因此,需要加快实施800 MHz二期工程建设,以实现成都全市范围的通信覆盖。

其次,应配有多种通信方式。应急通信不能过于依赖单一的商业网络,120指挥信息系统应配有卫星通信、短波通信等多样化通信手段和设备，以确保信息畅通和突发性重大灾害医疗救援的需要。

第三，120 中心应急指挥调派应多样化。地震中由于有线电话短时间的故障，影响了指令的及时下达，但是震后互联网络未完全中断，因此，可以进行语音、数据和 800 MHz 数字集群系统联合使用，以保证紧急救援指令的及时下达。

(四) 快速救援反应是救灾的动力

震后 3 分，成都市 120 指挥中心启动应急预案，立即采取 4 个行动：

(1) 火速将灾情上报市级主管部门；

(2) 增添人员开放全部 120 接呼平台(≥平常 3 倍)以保障“生命线”畅通；

(3) 成立中心应急小分队，分别火速赶往 3 个重灾区，查看灾情，指挥抢救；

(4) 向全市 120 网络各医院发出指令：奔向灾区，紧急救援。震后 1 小时，120 中心及网络医院就已分别抵达 3 个重灾区展开医疗救援。其“第一反应”行动之快，得益于成都 120 中心有别于国内同行的自身运作模式以及其独具特色的灾害事故紧急医疗救援组织体系。

(五) 专业与规范的科学应急是救灾的保证

在充分肯定上述汶川大地震紧急医疗救援取得突出成效的同时，综合本地区各 120 网络医疗机构抗震救灾的医疗救援实践，我们从“专业与规范”的科学应急角度总结，也发现存在一些不足，主要表现有：

(1) 地震灾情的收集与发布，无规定明确的、统一的政府渠道与机构，不利于抗震救灾快速而广泛的推进。

(2) 应急联动机制不畅，各部门间、各医疗队间、各救援医院间、指挥部与医疗队间、军地之间缺乏信息相互沟通，有各自为政之嫌。

(3) 处理大型灾害事故的紧急预案的执行力不强，缺乏现场统一指挥和服从意识，各级救援单位现场职责不清。

(4) 现场指挥标识不鲜明，现场分检、院前救治的条理性不清楚，危重患者的及时处理、早期分流不全面，影响甚至干扰急救资源利用的最大化。

(5) 大批量危重伤员的现场检伤分流、急诊二次检伤分流、专科检伤分流、院间双向转诊的流程、管理有待进一步梳理、统一和完善。

(6) 对部分灾害导致的特殊病种早期处理力度不够，如挤压综合征，导致早期此类患者的死亡率较高。

(7) 部分急救物资调集无序和储备匮乏，缺乏野外作业的实用性、生存性和高科技性。救援车辆的性能单一，无通信指挥车，急救车载设备、车内必备生活物品缺乏。

(8) 急救人员比较缺乏野外生存和自我保护意识，缺乏统一的安全保护装备等，是导致救治效能有限的直接原因。

四、几点建议

通过汶川大地震成都 120 中心紧急医疗救援实践，我们建议：

(1) 政府应主导实施大型灾害应急联合演练。

(2) 要加强各级专业人员各类灾害急救培训和野外生存能力培训,加强创伤急救和特种综合征救治的研究。

(3) 各级紧急医疗救援机构要统一指挥、整合资源、协同作战。

(4) 应进一步完善各类预案、加强战略物质储备,实现通信、车辆及救援设备先进化。

(5) 要进一步加大对公众急救知识的广泛普及力度与政策投入。

Ⅳ. 从江苏医疗救援队汶川大地震救援实战谈灾害医疗救援难点与对策

刘强晖
Liu Qianghui
江苏省人民医院急诊科主治医师

2008 年 5 月 12 日,中国四川省阿坝州汶川县发生里氏 8.0 级强烈地震,造成震区交通、通信、供电、供水中断,大量房屋被毁并造成重大人员伤亡。

5 月 13 日凌晨,江苏省卫生厅迅速组织了由 105 名医护人员构成的江苏医疗救援队,携带大量急救药品、器械等迅速奔赴灾区,是第一支到达的外省医疗救援队。他们战斗在无水、无电、无通信的平通,克服重重困难,不眠不休两昼夜,救治伤员;他们战斗在余震、泥石流和溃坝洪水威胁下的北川,镇定坚持,为救援队伍提供医疗保障;他们战斗在灾区的孤岛小坝,吃着压缩饼干,睡着跳蚤出没的避震棚,送医入村、培训当地医师;他们战斗在缺医少药的灾民安置点响岩,想方设法为灾区群众减轻病痛、增强信心……由于江苏省医疗救援队全体队员的出色工作,江苏省医疗救援队获得了党中央、卫生部的表彰。

身为医疗救援队的一员,在灾区工作的那段日子让我难以忘怀。然而作为一名急诊医学工作者,亲临灾区第一线的宝贵经历不仅让我成长,也让我对灾难医学有了更深刻的认识。此次医疗救援,虽然医务工作者全力以赴,救治了大量伤员,但由于我国灾难医学研究尚处于起步阶段,灾害救援能力不强、水平不高,在此次救援工作中遇到了很多困难,制约了医务工作者更有效的救治伤员。作为江苏医疗救援队成员,我希望通过对此次医疗救援队工作中实际遇到的各种困难进行分析,提出可行的解决方法,对日后可能的救援工作有所帮助。

一、救援工作中遇到的实际困难

(一) 受灾地区缺乏既定的应急预案

此次受灾地区灾难医学救援组织机构不健全,相关部门的组织指挥能力较弱,预警机制和动员机制不完善。而灾后短时间内,各种常用通信方式都不通畅,不仅使得灾区的重要信息无法传递出来,外界不能及时知道受灾情况和所需的救援物资和力量,而且无法给予最早到达的救援队伍及时明确的指令。江苏省医疗救援队于 13 日 16 时到达重灾区绵阳市,可是由于通信不畅,无法联系上当地卫生应急部门,不了解灾区现场的情况,无法有效开展工作,直至 13 日 22 时才得到当地卫生主管部门协助，展开有效的救助工作。

（二）缺乏灾难医学的理论研究

我国的灾难医学尚处在起步阶段，缺乏系统的理论研究，更缺乏实践经验。医疗队到达灾区后，虽然全体医务人员夜以继日地救治伤员，可是缺乏对灾害的客观认识，增加了医务工作者自身的危险性；缺乏对灾害所致伤员数量和病种的认识，造成了不适当的人员配备和物资供应，比如江苏医疗救援队一线医疗点早期配备了大量外科器械利于救治患者，但灾害发生后第五日起，一线医疗点主要接诊的却是由于生活环境急剧变化造成的呼吸道、消化道及皮肤疾患的灾民，缺乏相应的药品和专科医师；缺乏对灾害所致危重伤员的病情进展和预后的经验，可能错失挽救患者生命的最佳机会。

（三）灾区交通设施被毁，无法及时到达灾区一线实施救援

此次地震灾区位于四川西北的山区，强烈地震造成大量山体塌方，致使灾区公路、铁路和桥梁严重毁坏，很多受灾区域在灾后很长时间都还只能借助直升机进出。可是现代救灾实践证明要提高灾害伤员抢救的成功率，必须争分夺秒。1988 年，前苏联亚美尼亚地震时救护工作表明，灾后 3 小时内得到救护的伤员 90% 能存活，6 小时后，只能达到 50%。而江苏医疗救援队冒着生命危险随武警部队经公路进至重灾区平通镇时，已是灾后第 49 小时了。

（四）参与救援单位多，协调沟通难

参加救援行动的除卫生部门的人员外，还有军队、公安、消防、交通、电力、环境保护等来自不同系统和不同部门的人员，以及大量志愿者。这就使统一指挥极其困难，信息不能共享，人力物力难以合理分配。以平通镇为例，在江苏医疗救援队将平通镇是重灾区的信息传递出去后的 24 小时内，大量救灾物资运达，却无紧缺的帐篷和药品；2 000 余名救援人员涌入原居民只有 2 000 人的集镇，使平通镇变得异常拥挤，环境卫生压力巨大；部分救援人员，特别是志愿者，由于对当地情况不了解，未做好充分的准备，甚至变成了被救助的对象。

（五）基层医疗力量不足

在强烈地震中，交通、电力、通信设施往往毁坏严重，因此在灾后 24 小时内开展的最有效的救援往往是幸存者于震后立刻开展的自救互救措施。以平通镇为例，地震造成了几乎所有的建筑物倒塌，瞬间产生大量外伤患者，当地居民的医疗卫生知识匮乏，仅依靠当地卫生院的 3 名医师和少量医疗物资，无法有效救治大量患者，灾后 49 小时当江苏医疗队到达时，尚有 46 名严重外伤患者未得到有效治疗。

（六）ICU 资源缺乏

地震灾害短时间内造成人员大量伤亡，且危重伤员较多，尤其是严重的挤压伤，大批伤员需在同一时间进行救治、监护和脏器支持，远远超过了当地医院 ICU 的接受能力。同时由于 ICU 与灾害现场距离遥远，往往休克、窒息、大出血和重要脏器损伤的创伤伤员在转运途中就已经死亡。

二、行动对策

(一) 加强灾难医学理论研究

灾难医学发展的程度实际上反映了政府和人民积极主动面对灾难的意识,而我国灾难医学的发展还远远不能适应我国政治、经济发展的需要。应当成立专门的灾难医学的研究机构、专家咨询委员会、学术团体, 创建相应的学术期刊,促进灾难医学的研究,普及灾难医学救援的知识。对可能发生灾难性事件的应对准备越充分、越系统,救援行动将越有效。

(二) 为灾难医学救援制定法律、法规和应急预案

加快立法,以法律、法规的形式明确规定各级医疗机构在灾害防控、救援中的组织建设,战备制度建设,战备药品、物资、装备储备和建设标准,人员技术培训、经济补偿、责任和奖励,使灾难医学救援工作法治化、制度化、规范化。各级政府要根据当地实际和可能发生的重大灾害,制定应急预案,完善灾害预警和动员机制,建设灾害信息处理机构,建立应急指挥部门。

(三) 加大航空救护的投入

随着我国科技和经济的全面发展,航空救护已经引起有关方面的重视。医疗救护直升机具有速度快、机动性强、飞行高度较低等优点,受气候条件影响较小,特别是在救护路程遭遇交通堵塞、道路塌方等情况下,航空救护的优越性就更加明显。它基本上不受地理、地形及机场条件的限制,在地面交通工具难以或根本无法到达的山区、森林及偏僻地区,城市交通拥挤地区,直升机都能克服困难。使用直升机在此类地方活动,即占有极大的优势。医疗救护直升机还可以"空降"专家到事件目的地抢救伤员。一般空运速度大约比汽车快 10 倍,比火车快 4 倍,比最快的舰艇快 7 倍,争取了宝贵的抢救时间。同时,空中救护还可满足部分伤员的特殊需要,如一些脑外伤、脊柱损伤、骨折的伤员都不适宜接受长时间的颠簸和震动,直升机内相对平稳将有利于伤员的救护工作。因此医疗救护直升机在公共突发事件、意外伤害事件、急危重症创伤伤员转运等医疗保障及救护中起着十分重要的作用。

(四) 创建流动便携式 ICU 病房

有条件的地区创建流动便携式 ICU 病房是创伤现场救治的一种新模式,在我国载人航天的航天员主着陆场的医疗保障及救护中, 把一个高质量的 ICU 病房前移至草原上、沙漠里、医疗救护直升机内、医疗救护车内,确保了达到快速反应的目的。将流动便携式 ICU 病房民用化是可行的。在快速伤员分类的同时,流动便携式 ICU 病房医疗救护人员主要针对 I 类危重伤, 需立即抢救的伤员,进行快速有效救治。I 类危重伤包括严重头部伤, 大出血, 昏迷,各类休克,开放性骨折,严重挤压伤,内脏损伤,大面积烧伤(30% 以上),窒息性气胸,颈、上颌和面部伤,严重中毒,严重烟雾吸入(窒息)等。有一支精干的、经过强化训练的医疗救护队在流动便携式 ICU 病房的依托下,能将救命性的外科处理等延伸到事故现场,这样可以降低创伤现场危重伤员的死亡率及伤残率,也就提升了创伤现场急救的内容和水平。同时调动众多流动便携式 ICU,也可快速增加灾害地区的 ICU 资源。

（五）加强基层卫生力量建设

加大投入力度，加强基层卫生力量建设，改善医疗条件，更新装备。高等级医院要免费为基层医疗单位培养医疗骨干，提高业务水平，增强其灾害应急处理能力。同时救护员的职业培训也非常重要，救护员不仅在灾害现场可以成为协助基层医护人员开展自救的重要力量，也能通过他们的宣传提高广大灾区群众的防病意识。只有这样才能提高基层救援能力，增强一线保障力。

V. 灾害发生时，我们都是急救志愿者
——江苏大学大学生灾区医疗卫生防疫服务纪实

虞晓龙
Yu Xiaolong
江苏大学学生

2008年7月21日，江苏大学赴绵竹医疗卫生防疫服务团一行9人，在江苏团省委和江苏大学校领导的关怀和支持下，辗转2 200多公里，终于顺利抵达服务团的驻地——绵竹市新市镇。

富饶的天府之国的确名不虚传，而绵竹作为四川省第四经济大市，是川西的一颗耀眼明珠，可谓“物华天宝、人杰地灵”。它是享誉中外的名酒之乡、年画之乡，风景优美，物产丰富，人民生活安定祥和。

2008年5月12日14时28分的那一刻，大地的颤抖震裂了这颗明珠。

行程路上，众人的心情是忐忑不安的，会有什么样的经历，会见到什么样的景象，可以尽情想象，却没有答案。最初见到巴山蜀水的胜景，这群在江南长大的80后一代都感觉非常的新奇，然而，随着火车的奔驰，越接近震中，心情越发沉重，大家真切地感受到蜀中山水在震后表现出的艰辛与沉寂。

江苏大学急救协会成立于2007年3月，是一个以“珍爱生命，学习急救”为宗旨的学生社团，是江苏大学“十佳学生社团”之一。本次参加灾区服务的是一群具备初级急救知识与急救技能，掌握一定基础医学知识，拥有一定临床实习经验的医学院学生，笔者与协会周丹、卢华榕、秦春蕾、高天翼等担任本次服务主体工作，另有朱国峰、马红等2位研究生同行。由江苏大学团委副书记陈文娟老师全程协调，镇江市急救中心主任邹圣强教授提供专业指导。

作为江苏省唯一一支大学生灾区支援服务团，本团深入灾区的主要工作有三点：第一，对受伤群众进行身体检查；第二，对术后及伤残人员进行短期康复治疗；第三，对灾区群众进行健康宣传教育。急救协会的成员携带了大量的非处方药品及必需的简单医疗器材。服务团共开展了2周的灾区医疗卫生防疫服务，服务地点为重灾区——四川绵竹市。

一、在灾区行动

服务团自2008年7月21日深入灾区一线，服务期间共走访了绵竹4个镇（汉旺、九龙、遵道、新市），8个村，13个居民集中点，在当地建立了一个临时医疗卫生服务点，共开展2 401人次医疗

卫生防疫服务，其中测血压576人次，发放药品193人次，医疗及健康知识咨询598人次，伤口处理及术后康复治疗34人次，卫生防疫知识宣传1 000余人次(图9)。

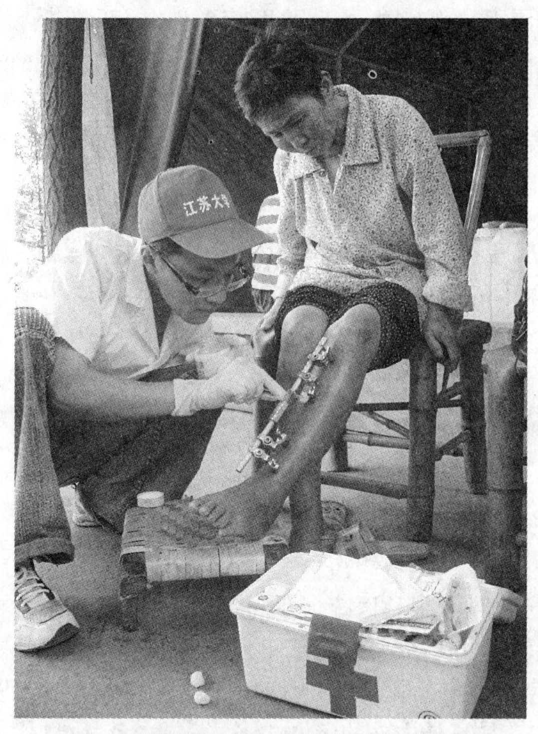

图9　为提前出院的受伤人员伤口消毒

大地震后发现，人们缺乏基本急救知识与急救技能，遇到一些意外突发情况不懂基本的处理，造成许多伤员在医务人员未到达现场的情况下，得不到有效处理而伤情加重甚至死亡。服务团在当地服务过程中也了解到大部分民众在地震来临时不知所措，想躲避却不知道躲在哪比较安全，在震后看到众多的伤员，空有一颗救人之心，却不知从何着手。为了增加灾区同胞的急救意识，提高急救知识与急救技能，建立起当地初级急救网络体系，江苏大学急救协会送急救知识进灾区，和绵竹市新市镇政府联合开展了"'学急救·迎奥运'　急救科普快车蜀中行"系列急救科普活动，主要有以下几个方面。

(一) 灾区演示心肺复苏术

2008年7月29日，第一场科普活动在绵竹新市中学操场拉开帷幕，服务团向灾区同胞简单阐述了急救基本理念并详细讲解了CPR操作的基本步骤并做了现场演示。炎炎夏日，热气逼人，而当地因教学楼已成危房，只能在室外开展活动。当地条件简陋，服务团绘制了简单的人体胸部骨骼模型，并在模拟图下垫上枕头模拟人体，急救协会团支书周丹用真人替代模型进行CPR的定位演示。活动受到当地群众的热烈欢迎。新市学校校长及部分师生、新市各村卫生员、居民参加了本次活动。他们对急救知识和急救技能有非常浓厚的兴趣，都纷纷亲手尝试定位按压，拿着发放的生命急救手册认真学习，并不断咨询相关内容(图10)。

活动结束后，新市镇党委副书记刘万金强调了急救在自然灾害中的重要作用，他希望和江苏大学急救协会保持长期联系，学习急救与健康知识，进而为农村医疗卫生事业的发展作贡献。

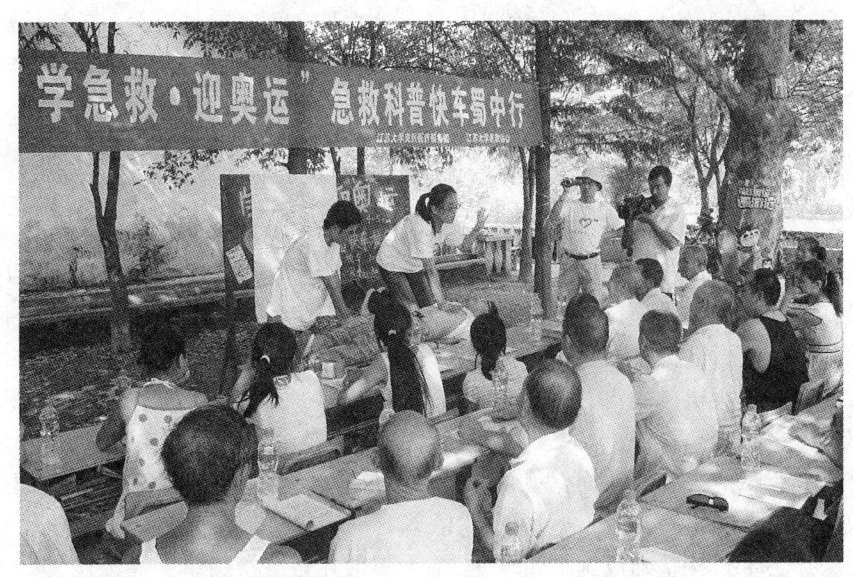

图10　以真人向灾区同胞普及宣传CPR

(二) 吸纳江苏大学急救协会灾区特殊会员

2008年8月2日,系列急救科普活动第二场在绵竹新市学校刚启用的板房校区举行。秉承急救知识学习和普及从孩子开始的理念,服务团在新市学校小学部向老师及部分少先队员教授基本急救常识,包括怎么正确拨打120,如何正确使用创可贴及在全球广泛应用的海姆立克手法。到场师生都被志愿者们简明生动的讲解深深吸引,许多当地的老师和学生在参加活动后都纷纷申请加入急救协会。协会现场接受了赵光明等3名教师、钟佩珂等30名少先队员的申请,特别批准他们成为江苏大学急救协会四川灾区特别会员,并颁发了江苏大学急救协会会员证。孩子们聚精会神地听讲,踊跃的发言和拿到会员证的喜悦笑容,深深地烙在志愿者们的脑海中。

(三) 成立新市急救科普小组

“5·12”大地震给四川人民造成了重大伤害,也让四川人民意识到学习自救互救的重要性。服务团协助和指导新市学校成立了急救科普小组,为日后在中小学生中普及和宣传急救与健康知识、加强与江苏大学急救协会的学习交流打下基础。服务团向新市学校赠送了200余册生命急救手册,180册江苏大学急救协会会刊及部分常用非处方药品。星星之火,可以燎原,小小的中小学急救科普小组看似渺小,但它如黎明前的一点亮光,茫茫草原上的一点火光,必将为我国基本急救知识与技能的普及,开辟一片新的天地!

虽然是医疗服务团成员,但更是志愿者,大家的工作也不仅限于医疗服务。7月27日,服务团组织了一次“爱心行动”,代表江苏大学团委在四川绵竹设立了江苏大学爱心助学驿站绵竹工作站,通过发放爱心助学基金卡,为孤儿郑亮和陆永华两位灾区特困学生提供200元/月的生活补助,同时,江苏大学心理协会副会长宁尚洁驻扎在工作站,为灾区学生开展为期一年的心理干预服务。

二、发现的问题

1900年以来,中国死于地震的人数达55万之多,占全球地震死亡人数的53%。20世纪全球两次造成死亡20万人以上的大地震都发生在中国,一次是1920年宁夏海原8.5级地震,死亡23.4万人;另一次是1976年唐山7.8级地震,死亡24.2万人。

地震所带来的问题千头万绪,震后的医疗卫生防疫工作更是重中之重,服务团深入灾区一线开展工作以来,也发现了一些震后医疗卫生防疫的相关问题。

(一) 医疗体系严重受损,卫生服务需求量大

"5·12"汶川大地震中,灾区绝大部分医疗卫生机构遭到空前破坏,重灾区90%以上的县、乡、村医疗卫生机构业务用房和设施设备严重毁损,不少医疗卫生人员在地震中遇难或受伤,给本就薄弱的医疗卫生体系造成了毁灭性的打击。据不完全统计,在这次大地震中,四川省共有20个市州、144个县的11 117个卫生机构受灾,死亡192人,受伤1 034人,房屋受损708万平方米(其中倒塌和危房面积301万平方米),设备损坏68 161台(件),直接经济损失达115.18亿元。

随着夏季高温天气的来临,各类常见疾病多发,医疗卫生防疫等工作面临的严峻形势和困难凸显,主要表现在:

(1) 灾区医疗卫生机构基础设施损毁严重,绝大多数在帐篷板房里开展工作,远不能提供正常医疗卫生工作所需要的环境条件。

(2) 灾区医疗卫生机构大型设施、设备、医疗器械、药品等严重损毁,急需补充。

(3) 灾区自身医疗卫生队伍亟待充实。

(4) 外来医疗卫生队伍陆续撤离后,灾区医疗卫生机构运行需重新建立,永久性恢复正常的医疗卫生秩序任重道远。

(二) 居民健康意识淡薄

当地居民缺乏基本健康常识。四川盆地常年气候湿润,当地风湿性疾病高发,灾后污染源多,皮肤病也很普遍,感冒、腹泻等更是十分常见,然而当地居民往往有病不去就医,从而造成严重后果。

(三) 部分伤员提前出院致并发症多见

"5·12"大地震后,许多伤员转往其他省份接受治疗,然而部分伤员思乡心切提前出院回家导致发生并发症,如出现伤口感染、骨折对位不准确现象或过早负重导致愈合延迟。

(四) 高血压情况不容乐观

在对绵竹8个村13个居民集中点576位20周岁以上的居民血压普查中,发现当地高血压患者人数为124人(21.53%),比例较高。

(五) 静脉曲张患者十分常见

一般静脉曲张患者年龄在40岁以上,随年龄升高,病情也随之加重。

三、几点感想和建议

服务团在深入灾区服务中,都始终致力于构建一套能更好发挥团队服务灾区人民的大学生支医服务模式,以期提高自身服务效果,也可为后期团队提供借鉴。

（一）建议各大专院校成立以普及急救常识为目的的急救协会或社团

江苏大学急救协会是我国第一家大学生急救协会[First Aid Association（FAA）of Jiangsu University]，成立于2007年3月。协会成立得到江苏大学团委、基础医学与医学技术学院和镇江市急救中心的大力支持。协会以“学习急救、珍爱生命、成功人生”为宗旨，以向大学生及社会公民普及急救知识与技能为己任。对全校师生以及全社会进行急救知识的普及、宣传，急救技能的训练、指导，扩大现场救护环节起着重要的作用，对于建立全社会的初级急救网络，完善社会的急救体系起着重要作用。王一镗老师在为协会题词中写道“星星之火，可以燎原”，并说：“大学生FAA是首创，我把这个问题看得很重要，这是具有无限生命力的FAA，希望FAA大有所为，带动全国各高校都成立FAA，在大学生中普及急救知识，我希望在明年、后年得到更好的消息。”

（二）建议出台全国普及急救常识的相关法律

“急救”是一个古老而又年轻的行业，急救是在不同层面通过及时、快速和有效的手段来挽救危重患者生命的一门科学。在我国起步较晚，经过近30年的建设和实践，才刚刚成为与内外妇儿并驾齐驱的医学独立学科。因发展时间短，在我国，居民急救意识不高，急救知识的普及力度有待加强。期待我国立法机构能够完善在全社会普及急救的法律法规。

（三）授人以鱼，授人以渔

服务团深入灾区，做的不仅仅是检查身体、治疗疾病、宣传知识，更是把珍爱生命的理念深植灾区同胞心中。更具特色的是，把急救理念普及到灾区，把急救知识与技能带到灾区，让当地群众掌握自救互救能力，授人以鱼同时授人以渔。

附录Ⅰ　常用急救药物

Appendix Ⅰ　Commonly Used Medicines for First Aid Preparation

药名	规格	起效/维持	用法	注意事项	
肾上腺素	1 mg/2 mL	迅速/1~2 min	3~5 min 给 1 mg(0.045~0.20 mg/kg),稀释成 20 mL;1 mg 加入 500 mL NS 或 5% GS 中持续静滴,1 μg/min 开始,逐渐调节至所希望的血流动力学效果(2~10 μg/min)	60~600 μg/h	
阿托品	0.5 mg/mL	迅速/不定	每 3~5 min 静注 0.5~1 mg,至总量 3 mg(约 0.04 mg/kg)	< 0.5 mg 可能引起迷走神经张力增高	
异丙肾上腺素	1 mg/2 mL	立即/1 h	起始剂量 2 μg/min,逐渐增加剂量至心率达 60 次/min 左右。一般不需超过 10 μg/min。将 1 mg 异丙肾上腺素加入 500 mL 液体中,浓度为 2 μg/mL	120~600 μg/h	增加心肌耗氧,MI 面积、致心律失常;不用于心搏骤停或低血压
利多卡因	100 mg/5 mL	迅速/5~20 min	首剂 1.0~1.5 mg/kg,顽固性 VT/VF,可酌情再加 0.5~0.75 mg/kg 的冲击量,3~5 min 给完。总量不超过 3 mg/kg(或 >200~300 mg/h)。维持量 1~4 mg/min	60~240 mg/h	使用 24~48 h 后、>70 岁的老人和肝功能不全者应减量
普罗帕酮	70 mg/20 mL	迅速/需持续给药	静脉注射一次 70 mg(1~2 mg/kg),给药速度为 10 mg/min。如无效,可于 10~20 min 后重复给予,总量不超过 350 mg	左室功能受损者、疑有冠心病的患者禁用	
胺碘酮	150 mg/3 mL	10 min/1~2 h	静推 150 mg/10 min,后按 1 mg/min 静滴 6 h,减量至 0.5 mg/min;再发或持续心律失常,必要时可重复给药 150 mg,一般每日最大量不超过 2 g。心搏骤停患者如为 VF 或无脉性 VT,初始剂量 300 mg,溶于 20~30 mL NS 或 GS 内快速推注	60 mg/h,6 h 后改 30 mg/h	主要副作用是低血压和心动过缓
腺苷	6 mg/2 mL	立即/10~20 s	6 mg 快速(1~3 s 内)推注完毕,给药后再静推 20 mL NS。若 1~2 min 内无反应,可以同样方式重复给药,剂量为 12 mg	副作用往往呈一过性:面色潮红、呼吸困难和胸痛最为常见	
三磷酸腺苷	20 mg/支	迅速/需持续给药	10~20 mg 弹丸式推注,2 min 后重复,单剂不超过 30 mg	可发生暂时性严重心动过缓、心脏停搏。老人、冠心病患者慎用	

续表

药 名	规 格	起效/维持	用 法	注意事项	
维拉帕米	10 mg/支	1~5 min/ 10 min~2 h	2.5~5 mg缓慢(至少3 min)静注。最大作用发生于3~5 min内。如无效,可15~30 min后再给5~10 mg。亦可每15 min给予5 mg,直至有效,或总量达30 mg	只有窄QRS PSVT或确定室上性才使用;切不能用于左室功能受损	
地尔硫卓	10 mg/支 50 mg/支	5~15 min/ 4~6 h	首剂0.25 mg/kg于2 min内静脉注射。用于控制房颤或房扑心室率,首剂后给5~15 mg/h维持量,按心室率调整,输注时间不超过24 h,速率不超过15 mg/h;如室率控制不满意,可首剂后15 min给予注射0.35 mg/kg。阵发性室上速,首剂0.25 mg/kg于2 min内静脉注射,如无效,可再给予0.35 mg/kg(15 min内)	5~15 mg/h	心肌抑制作用比维拉帕米弱
尼卡地平 (佩尔地平)	2 mg/支 10 mg/支	5~10 min/ 1~4 h	5~15 mg/h,每15 min增加1.0~2.5 mg/h或2~10 μg/(kg·min)	5~15 mg/h可改善左室功能而无负性肌力作用,颅内高压或出血未止禁用	
美托洛尔	5 mg/1 mL	15 min/6 h	5 mg,2~5 min内静注,可5 min后重复,总量15 mg。后口服50~100 mg/次,2次/d	不良反应为低血压、心动过缓、传导阻滞	
艾司洛尔	200 mg/2 mL	迅速/停药后 10~20 min	静注负荷量250~500 μg/kg(1 min内),随后予维持量25~50 μg/(kg·min),共4 min。如药物作用不够充分,可再给予冲击量500 μg/kg,1 min内给药完毕,并将维持量增加至100 μg/kg。可每4 min重复给予冲击量500 μg/kg和维持量[按50 μg/(kg·min)递增],直至最大量300 μg/(kg·min),如必要可持续48 h静滴	1.5~18 mg/(kg·h)	
拉贝洛尔	5 mg/10 mL	2~4 min/ 0.5~3 h	0.5~2.0 mg/min持续静滴,或20~80 mg,每5~10 min,直至300 mg	30~120 mg/h	
硝普钠	50 mg/支	即刻/停药后 1~3 min	起始量0.1 μg/(kg·min),调整滴速。有效剂量为0.1~5 μg/(kg·min),平均治疗剂量为0.5~8.0 μg/(kg·min),但也可能需要更大的剂量(最多10 μg/(kg·min))	6~600 μg/(kg·h)	避光,使用不超过72 h
酚妥拉明	5 mg/1 mL 10 mg/1 mL	1~2 min/ 3~10 min	15~30 mg加入5% GS 100~200 mL,0.1 mg/min起,最大2 mg/min;0.1~1 mg/(kg·min)	6~60 mg/(kg·h)	
乌拉地尔	25 mg/5 mL	15 min/2~8 h	12.5~25 mg缓慢静脉注射,5~10 min后可重复;静滴100~400 μg/min	6~24 mg/h 100 mg+NS 30 mL泵入	
硫酸镁	2.5 g/10 mL	迅速/4~6 h	负荷量1~2 g(8~16 mmol)(25%硫酸镁4~8 mL),加入50~100 mL液体中,5~60 min给药完毕,然后0.5~1.0 g(4~8 mmol/h)静滴,根据症状调整剂量和滴速	0.5~1.0 g/h	

续表

药 名	规 格	起效/维持	用 法	注意事项	
多巴胺	20 mg/2 mL	5 min/ < 10 min	1 ~2 μg/(kg·min)刺激多巴胺受体,扩张脑、肾和肠系膜血管,静脉张力增加,心率血压无变化;2 ~10 μg/(kg·min)剂量,刺激 β_1 受体和 α 受体,心输出量增加外周血管阻力轻度增加;剂量超过 10 μg/(kg·min)时,表现 α 肾上腺素能作用,肾、肠系膜和外周动静脉血管收缩,体循环和肺循环阻力显著增高,前负荷增高;剂量大于 20 μg/(kg·min)时,作用与去甲肾上腺素相仿	小 60 ~ 120 μg/(kg·h),中 120 ~600 μg/(kg·h),大 600 μg/(kg·h)	不能与碳酸氢钠溶液或其他碱性溶液混合在同一输液器中
间羟胺	10 mg/1 mL	1 ~2 min/持续给药	15 ~100 mg 加入 5% GS 或 NS 500 mL 中滴注,紧急情况可先静注 0.5 ~5 mg		
去甲肾上腺素	1 mg/1 mL	迅速/停药后 1 ~2 min	4 mg 加入 250 mL 含盐或不含盐平衡液中,浓度 16 μg/mL。起始剂量 0.5 ~1.0 μg/min,逐渐调节至有效剂量。顽固性休克患者需要去甲肾上腺素量为 8 ~30 μg/min	30 ~60 μg/h 480 ~1 800 μg/h	药液渗漏可致局部组织坏死;不宜与碱性药物配伍
多巴酚丁胺	20 mg/2 mL	1 ~2 min/ < 5 min	2 ~20 μg/(kg·min),根据血流动力学监测确定最低有效剂量	120 ~1 200 μg/(kg·h)	增加每搏输出量同时导致反应性周围血管扩张
氨力农	50 mg/2 mL 100 mg/2 mL	10 min/ 30 min ~12 h	最初 2 ~3 min 给予 0.75 mg/kg,随后 5 ~15 μg/(kg·min)静滴,30 min 内可以再次给冲击量	300 ~900 μg/(kg·h)	加重心肌缺血或加重室性早搏;禁用于瓣膜阻塞性疾病
米力农	50 mg/支 100 mg/支	立即/2 ~3 h	用药时可先给予一次静脉负荷量(150 μg/kg 10 min 之内静脉推入),然后 375 ~750 μg/(kg·min)维持静滴 2 ~3 d	22.5 ~45 μg/(kg·h)	剂量过大可致低血压和心动过速
硝酸甘油	5 mg/1 mL	1 ~2 min/停药后 10 ~30 min	静滴 10 ~20 μg/min,每 5 ~10 min 增加 5 ~10 μg/min 直至达到疗效,尽量以最低剂量维持。常用剂量为 50 ~200 μg/min,偶尔用到 500 μg/min 的最大量。小剂量(30 ~40 μg/min)主要引起静脉扩张,大剂量(150 ~500 μg/min)引起动脉扩张。用药时间持续超过 24 h 可产生耐药	50 mg + NS 40 mL 泵入时 0.3 mL/h (5 μg/min)	SBP < 90 mmHg、显著心动过速、过缓者禁用
硝酸异山梨酯	10 mg/10 mL	15 ~40 min/ 4 ~6 h	静滴从 1 ~2 mg/h 开始,最大至 8 ~10 mg/h,急性左心衰可用 10 mg/h	1 ~2 mg/h,最大至 8 ~10 mg/h	
单硝酸异山梨酯	20 mg/2 mL	45 min/24 ~48 h	有效剂量为 2 ~7 mg/h,静滴开始予 60 μg/min,一般 60 ~120 μg/min	2 ~7 mg/h	
纳洛酮	0.4 mg/1 mL	1 ~2 min/1 ~4 h	0.4 ~0.8 mg 静注,必要时可重复或连续静脉给药	高血压、动脉硬化及心功能不全者慎用	
咪达唑仑(咪唑安定)	10 mg/2 mL	迅速/短效	ICU 患者镇静,先静注 2 ~3 mg,继之以 0.05 mg/(kg·h)静滴维持	0.05 mg/(kg·h) 50 mg + NS 40 mL 泵入	
阿曲库铵(卡肌宁)	25 mg/西林瓶	1.4 ~2.6 min/ 15 ~30 min	静注 0.3 ~0.6 mg/kg,需要时追加 0.1 ~0.2 mg/kg,静滴 0.075 mg/(kg·min)	4.5 mg/(kg·h)	反复给药后作用时间恒定、无蓄积
琥珀酰胆碱(司可林)	50 mg/2 mL 100 mg/2 mL	1 ~2 min/ 5 ~10 min	1 ~2 mg/kg 静注,然后加入液体中以 0.1% ~0.2% 浓度静滴,速度 2 ~3 mg/min,总入量控制 800 ~1 000 mg	兴奋迷走神经;眼压增高者禁用	

附录Ⅱ　我国主要灾难应急预案

Appendix Ⅱ　Main Prearranged Projects in China

A. 国家安全生产事故灾难应急预案

1　总则

1.1　编制目的

规范安全生产事故灾难的应急管理和应急响应程序,及时有效地实施应急救援工作,最大程度地减少人员伤亡、财产损失,维护人民群众的生命安全和社会稳定。

1.2　编制依据

依据《中华人民共和国安全生产法》、《国家突发公共事件总体应急预案》和《国务院关于进一步加强安全生产工作的决定》等法律法规及有关规定,制定本预案。

1.3　适用范围

本预案适用于下列安全生产事故灾难的应对工作:

(1) 造成30人以上死亡(含失踪),或危及30人以上生命安全,或者100人以上中毒(重伤),或者需要紧急转移安置10万人以上,或者直接经济损失1亿元以上的特别重大安全生产事故灾难。

(2) 超出省(区、市)人民政府应急处置能力,或者跨省级行政区、跨多个领域(行业和部门)的安全生产事故灾难。

(3) 需要国务院安全生产委员会(以下简称国务院安委会)处置的安全生产事故灾难。

1.4　工作原则

(1) 以人为本,安全第一。把保障人民群众的生命安全和身体健康、最大程度地预防和减少安全生产事故灾难造成的人员伤亡作为首要任务。切实加强应急救援人员的安全防护。充分发挥人的主观能动性,充分发挥专业救援力量的骨干作用和人民群众的基础作用。

(2) 统一领导,分级负责。在国务院统一领导和国务院安委会组织协调下,各省(区、市)人民政府和国务院有关部门按照各自职责和权限,负责有关安全生产事故灾难的应急管理和应急处置工作。企业要认真履行安全生产责任主体的职责,建立安全生产应急预案和应急机制。

(3)条块结合,属地为主。安全生产事故灾难现场应急处置的领导和指挥以地方人民政府为主,实行地方各级人民政府行政首长负责制。有关部门应当与地方人民政府密切配合,充分发挥指导和协调作用。

(4)依靠科学,依法规范。采用先进技术,充分发挥专家作用,实行科学民主决策。采用先进的救援装备和技术,增强应急救援能力。依法规范应急救援工作,确保应急预案的科学性、权威性和可操作性。

(5)预防为主,平战结合。贯彻落实"安全第一,预防为主"的方针,坚持事故灾难应急与预防工作相结合。做好预防、预测、预警和预报工作,做好常态下的风险评估、物资储备、队伍建设、完善装备、预案演练等工作。

2 组织体系及相关机构职责

2.1 组织体系

全国安全生产事故灾难应急救援组织体系由国务院安委会、国务院有关部门、地方各级人民政府安全生产事故灾难应急领导机构、综合协调指挥机构、专业协调指挥机构、应急支持保障部门、应急救援队伍和生产经营单位组成。

国家安全生产事故灾难应急领导机构为国务院安委会,综合协调指挥机构为国务院安委会办公室,国家安全生产应急救援指挥中心具体承担安全生产事故灾难应急管理工作,专业协调指挥机构为国务院有关部门管理的专业领域应急救援指挥机构。

地方各级人民政府的安全生产事故灾难应急机构由地方政府确定。

应急救援队伍主要包括消防部队、专业应急救援队伍、生产经营单位的应急救援队伍、社会力量、志愿者队伍及有关国际救援力量等。

国务院安委会各成员单位按照职责履行本部门的安全生产事故灾难应急救援和保障方面的职责,负责制订、管理并实施有关应急预案。

2.2 现场应急救援指挥部及职责

现场应急救援指挥以属地为主,事发地省(区、市)人民政府成立现场应急救援指挥部。现场应急救援指挥部负责指挥所有参与应急救援的队伍和人员,及时向国务院报告事故灾难事态发展及救援情况,同时抄送国务院安委会办公室。

涉及多个领域、跨省级行政区或影响特别重大的事故灾难,根据需要由国务院安委会或者国务院有关部门组织成立现场应急救援指挥部,负责应急救援协调指挥工作。

3 预警预防机制

3.1 事故灾难监控与信息报告

国务院有关部门和省(区、市)人民政府应当加强对重大危险源的监控,对可能引发特别重大事故的险情,或者其他灾害、灾难可能引发安全生产事故灾难的重要信息应及时上报。

特别重大安全生产事故灾难发生后，事故现场有关人员应当立即报告单位负责人，单位负责人接到报告后，应当立即报告当地人民政府和上级主管部门。中央企业在上报当地政府的同时应当上报企业总部。当地人民政府接到报告后应当立即报告上级政府，国务院有关部门、单位、中央企业和事故灾难发生地的省（区、市）人民政府应当在接到报告后2小时内，向国务院报告，同时抄送国务院安委会办公室。

自然灾害、公共卫生和社会安全方面的突发事件可能引发安全生产事故灾难的信息，有关各级、各类应急指挥机构均应及时通报同级安全生产事故灾难应急救援指挥机构，安全生产事故灾难应急救援指挥机构应当及时分析处理，并按照分级管理的程序逐级上报，紧急情况下，可越级上报。

发生安全生产事故灾难的有关部门、单位要及时、主动向国务院安委会办公室、国务院有关部门提供与事故应急救援有关的资料。事故灾难发生地安全监管部门提供事故前监督检查的有关资料，为国务院安委会办公室、国务院有关部门研究制订救援方案提供参考。

3.2　预警行动

各级、各部门安全生产事故灾难应急机构接到可能导致安全生产事故灾难的信息后，按照应急预案及时研究确定应对方案，并通知有关部门、单位采取相应行动预防事故发生。

4　应急响应

4.1　分级响应

Ⅰ级应急响应行动（具体标准见1.3）由国务院安委会办公室或国务院有关部门组织实施。当国务院安委会办公室或国务院有关部门进行Ⅰ级应急响应行动时，事发地各级人民政府应当按照相应的预案全力以赴组织救援，并及时向国务院及国务院安委会办公室、国务院有关部门报告救援工作进展情况。

Ⅱ级及以下应急响应行动的组织实施由省级人民政府决定。地方各级人民政府根据事故灾难或险情的严重程度启动相应的应急预案，超出其应急救援处置能力时，及时报请上一级应急救援指挥机构启动上一级应急预案实施救援。

4.1.1　国务院有关部门的响应

Ⅰ级响应时，国务院有关部门启动并实施本部门相关的应急预案，组织应急救援，并及时向国务院及国务院安委会办公室报告救援工作进展情况。需要其他部门应急力量支援时，及时提出请求。

根据发生的安全生产事故灾难的类别，国务院有关部门按照其职责和预案进行响应。

4.1.2　国务院安委会办公室的响应

（1）及时向国务院报告安全生产事故灾难基本情况、事态发展和救援进展情况。

（2）开通与事故灾难发生地的省级应急救援指挥机构、现场应急救援指挥部、相关专业应急救援指挥机构的通信联系，随时掌握事态发展情况。

（3）根据有关部门和专家的建议，通知相关应急救援指挥机构随时待命，为地方或专业应急救援指挥机构提供技术支持。

（4）派出有关人员和专家赶赴现场参加、指导现场应急救援，必要时协调专业应急力量增援。

（5）对可能或者已经引发自然灾害、公共卫生和社会安全突发事件的，国务院安委会办公室要及时上报国务院,同时负责通报相关领域的应急救援指挥机构。

(6) 组织协调特别重大安全生产事故灾难应急救援工作。

(7) 协调落实其他有关事项。

4.2 指挥和协调

进入Ⅰ级响应后,国务院有关部门及其专业应急救援指挥机构立即按照预案组织相关应急救援力量,配合地方政府组织实施应急救援。

国务院安委会办公室根据事故灾难的情况开展应急救援协调工作。通知有关部门及其应急机构、救援队伍和事发地毗邻省(区、市)人民政府应急救援指挥机构,相关机构按照各自应急预案提供增援或保障。有关应急队伍在现场应急救援指挥部统一指挥下,密切配合,共同实施抢险救援和紧急处置行动。

现场应急救援指挥部负责现场应急救援的指挥,现场应急救援指挥部成立前,事发单位和先期到达的应急救援队伍必须迅速、有效地实施先期处置,事故灾难发生地人民政府负责协调,全力控制事故灾难发展态势,防止次生、衍生和耦合事故(事件)发生,果断控制或切断事故灾害链。

中央企业发生事故灾难时,其总部应全力调动相关资源,有效开展应急救援工作。

4.3 紧急处置

现场处置主要依靠本行政区域内的应急处置力量。事故灾难发生后,发生事故的单位和当地人民政府按照应急预案迅速采取措施。

根据事态发展变化情况,出现急剧恶化的特殊险情时,现场应急救援指挥部在充分考虑专家和有关方面意见的基础上,依法及时采取紧急处置措施。

4.4 医疗卫生救助

事发地卫生行政主管部门负责组织开展紧急医疗救护和现场卫生处置工作。

卫生部或国务院安委会办公室根据地方人民政府的请求,及时协调有关专业医疗救护机构和专科医院派出有关专家、提供特种药品和特种救治装备进行支援。

事故灾难发生地疾病控制中心根据事故类型,按照专业规程进行现场防疫工作。

4.5 应急人员的安全防护

现场应急救援人员应根据需要携带相应的专业防护装备,采取安全防护措施,严格执行应急救援人员进入和离开事故现场的相关规定。

现场应急救援指挥部根据需要具体协调、调集相应的安全防护装备。

4.6 群众的安全防护

现场应急救援指挥部负责组织群众的安全防护工作,主要工作内容如下:

(1) 企业应当与当地政府、社区建立应急互动机制,确定保护群众安全需要采取的防护措施。

(2) 决定应急状态下群众疏散、转移和安置的方式、范围、路线、程序。

(3) 指定有关部门负责实施疏散、转移。

(4) 启用应急避难场所。

(5) 开展医疗防疫和疾病控制工作。

(6) 负责治安管理。

4.7 社会力量的动员与参与

现场应急救援指挥部组织调动本行政区域社会力量参与应急救援工作。

超出事发地省级人民政府处置能力时,省级人民政府向国务院申请本行政区域外的社会力量支援,国务院办公厅协调有关省级人民政府、国务院有关部门组织社会力量进行支援。

4.8 现场检测与评估

根据需要,现场应急救援指挥部成立事故现场检测、鉴定与评估小组,综合分析和评价检测数据,查找事故原因,评估事故发展趋势,预测事故后果,为制订现场抢救方案和事故调查提供参考。检测与评估报告要及时上报。

4.9 信息发布

国务院安委会办公室会同有关部门具体负责特别重大安全生产事故灾难信息的发布工作。

4.10 应急结束

当遇险人员全部得救,事故现场得以控制,环境符合有关标准,导致次生、衍生事故隐患消除后,经现场应急救援指挥部确认和批准,现场应急处置工作结束,应急救援队伍撤离现场。由事故发生地省级人民政府宣布应急结束。

5 后期处置

5.1 善后处置

省级人民政府会同相关部门(单位)负责组织特别重大安全生产事故灾难的善后处置工作,包括人员安置、补偿,征用物资补偿,灾后重建,污染物收集、清理与处理等事项。尽快消除事故影响,妥善安置和慰问受害及受影响人员,保证社会稳定,尽快恢复正常秩序。

5.2 保险

安全生产事故灾难发生后,保险机构及时开展应急救援人员保险受理和受灾人员保险理赔工作。

5.3 事故灾难调查报告、经验教训总结及改进建议

特别重大安全生产事故灾难由国务院安全生产监督管理部门负责组成调查组进行调查;必要时,国务院直接组成调查组或者授权有关部门组成调查组。

安全生产事故灾难善后处置工作结束后,现场应急救援指挥部分析总结应急救援经验教训,提出改进应急救援工作的建议,完成应急救援总结报告并及时上报。

6 保障措施

6.1 通信与信息保障

建立健全国家安全生产事故灾难应急救援综合信息网络系统和重大安全生产事故灾难信息报告系统;建立完善救援力量和资源信息数据库;规范信息获取、分析、发布、报送格式和程序,保证应急机构之间的信息资源共享,为应急决策提供相关信息支持。

有关部门应急救援指挥机构和省级应急救援指挥机构负责本部门、本地区相关信息收集、分析和处理,定期向国务院安委会办公室报送有关信息,重要信息和变更信息要及时报送,国务院安委会办公室负责收集、分析和处理全国安全生产事故灾难应急救援有关信息。

6.2 应急支援与保障

6.2.1 救援装备保障

各专业应急救援队伍和企业根据实际情况和需要配备必要的应急救援装备。专业应急救援指挥机构应当掌握本专业的特种救援装备情况,各专业队伍按规程配备救援装备。

6.2.2 应急队伍保障

矿山、危险化学品、交通运输等行业或领域的企业应当依法组建和完善救援队伍。各级、各行业安全生产应急救援机构负责检查并掌握相关应急救援力量的建设和准备情况。

6.2.3 交通运输保障

发生特别重大安全生产事故灾难后,国务院安委会办公室或有关部门根据救援需要及时协调民航、交通和铁路等行政主管部门提供交通运输保障。地方人民政府有关部门对事故现场进行道路交通管制,根据需要开设应急救援特别通道,道路受损时应迅速组织抢修,确保救灾物资、器材和人员运送及时到位,满足应急处置工作需要。

6.2.4 医疗卫生保障

县级以上各级人民政府应当加强急救医疗服务网络的建设,配备相应的医疗救治药物、技术、设备和人员,提高医疗卫生机构应对安全生产事故灾难的救治能力。

6.2.5 物资保障

国务院有关部门和县级以上人民政府及其有关部门、企业,应当建立应急救援设施、设备、救治药品和医疗器械等储备制度,储备必要的应急物资和装备。

各专业应急救援机构根据实际情况,负责监督应急物资的储备情况、掌握应急物资的生产加工能力储备情况。

6.2.6 资金保障

生产经营单位应当做好事故应急救援必要的资金准备。安全生产事故灾难应急救援资金首先由事故责任单位承担,事故责任单位暂时无力承担的,由当地政府协调解决。国家处置安全生产事故灾难所需工作经费按照《财政应急保障预案》的规定解决。

6.2.7 社会动员保障

地方各级人民政府根据需要动员和组织社会力量参与安全生产事故灾难的应急救援。国务院安委会办公室协调调用事发地以外的有关社会应急力量参与增援时,地方人民政府要为其提供各种必要保障。

6.2.8　应急避难场所保障

直辖市、省会城市和大城市人民政府负责提供特别重大事故灾难发生时人员避难需要的场所。

6.3　技术储备与保障

国务院安委会办公室成立安全生产事故灾难应急救援专家组，为应急救援提供技术支持和保障。要充分利用安全生产技术支撑体系的专家和机构，研究安全生产应急救援重大问题，开发应急技术和装备。

6.4　宣传、培训和演习

6.4.1　公众信息交流

国务院安委会办公室和有关部门组织应急法律法规和事故预防、避险、避灾、自救、互救常识的宣传工作，各种媒体提供相关支持。

地方各级人民政府结合本地实际，负责本地相关宣传、教育工作，提高全民的危机意识。

企业与所在地政府、社区建立互动机制，向周边群众宣传相关应急知识。

6.4.2　培训

有关部门组织各级应急管理机构以及专业救援队伍的相关人员进行上岗前培训和业务培训。

有关部门、单位可根据自身实际情况，做好兼职应急救援队伍的培训，积极组织社会志愿者的培训，提高公众自救、互救能力。

地方各级人民政府将突发公共事件应急管理内容列入行政干部培训的课程。

6.4.3　演习

各专业应急机构每年至少组织一次安全生产事故灾难应急救援演习。国务院安委会办公室每两年至少组织一次联合演习。各企事业单位应当根据自身特点，定期组织本单位的应急救援演习。演习结束后应及时进行总结。

6.5　监督检查

国务院安委会办公室对安全生产事故灾难应急预案实施的全过程进行监督检查。

7　附则

7.1　预案管理与更新

随着应急救援相关法律法规的制定、修改和完善，部门职责或应急资源发生变化，以及实施过程中发现存在问题或出现新的情况，应及时修订完善本预案。

本预案有关数量的表述中，“以上”含本数，“以下”不含本数。

7.2　奖励与责任追究

7.2.1　奖励

在安全生产事故灾难应急救援工作中有下列表现之一的单位和个人，应依据有关规定给予奖励：

(1) 出色完成应急处置任务，成绩显著的。

(2) 防止或抢救事故灾难有功,使国家、集体和人民群众的财产免受损失或者减少损失的。

(3) 对应急救援工作提出重大建议,实施效果显著的。

(4) 有其他特殊贡献的。

7.2.2 责任追究

在安全生产事故灾难应急救援工作中有下列行为之一的,按照法律、法规及有关规定,对有关责任人员视情节和危害后果,由其所在单位或者上级机关给予行政处分;其中,对国家公务员和国家行政机关任命的其他人员,分别由任免机关或者监察机关给予行政处分;属于违反治安管理行为的,由公安机关依照有关法律法规的规定予以处罚;构成犯罪的,由司法机关依法追究刑事责任:

(1) 不按照规定制订事故应急预案,拒绝履行应急准备义务的。

(2) 不按照规定报告、通报事故灾难真实情况的。

(3) 拒不执行安全生产事故灾难应急预案,不服从命令和指挥,或者在应急响应时临阵脱逃的。

(4) 盗窃、挪用、贪污应急工作资金或者物资的。

(5) 阻碍应急工作人员依法执行任务或者进行破坏活动的。

(6) 散布谣言,扰乱社会秩序的。

(7) 有其他危害应急工作行为的。

7.3 国际沟通与协作

国务院安委会办公室和有关部门积极建立与国际应急机构的联系,组织参加国际救援活动,开展国际间的交流与合作。

7.4 预案实施时间

本预案自印发之日起施行。

B. 国家地震应急预案

1 总则

1.1 编制目的

使地震应急能够协调、有序和高效进行,最大程度地减少人员伤亡、减轻经济损失和社会影响。

1.2 编制依据

依据《中华人民共和国防震减灾法》、《破坏性地震应急条例》和《国家突发公共事件总体应急预案》,制定本预案。

1.3 适用范围

本预案适用于我国处置地震灾害事件(含火山灾害事件)的应急活动。

1.4 工作原则

地震灾害事件发生后,有关各级人民政府立即自动按照预案实施地震应急,处置本行政区域地震灾害事件。

省级人民政府是处置本行政区域重大、特别重大地震灾害事件的主体。视省级人民政府地震应急的需求,国家地震应急给予必要的协调和支持,发生特别重大地震灾害事件由国务院实施国家地震应急,发生重大地震灾害事件由中国地震局实施国家地震应急,国务院有关部门和单位按照职责分工密切配合、信息互通、资源共享、协同行动。

地震应急依靠人民群众并建立广泛的社会动员机制,依靠和发挥人民解放军和武警部队在处置地震灾害事件中的骨干作用和突击队作用,依靠科学决策和先进技术手段。

2 组织指挥体系及职责

2.1 国务院抗震救灾指挥部

发生特别重大地震灾害,经国务院批准,由平时领导和指挥调度防震减灾工作的国务院防震减灾工作联席会议,转为国务院抗震救灾指挥部,统一领导、指挥和协调地震应急与救灾工作。国务院抗震救灾指挥部办公室设在中国地震局。

2.2 中国地震局

中国地震局负责国务院抗震救灾指挥部办公室的日常事务,汇集地震灾情速报,管理地震灾害调查与损失评估工作,管理地震灾害紧急救援工作。

3 预警和预防机制

3.1 信息监测与报告

各级地震监测台网对地震监测信息(含火山监测信息)进行检测、传递、分析、处理、存贮和报送;群测群防网观测地震宏观异常并及时上报。中国地震台网中心对全国各类地震观测信息进行接收、质量监控、存储、常规分析处理,进行震情跟踪。

3.2 预警预防行动

中国地震局在划分地震重点危险区的基础上,组织震情跟踪工作,提出短期地震预测意见,报告预测区所在的省(区、市)人民政府;省(区、市)人民政府决策发布短期地震预报,及时做好防震准备。

在短期地震预报的基础上,中国地震局组织震情跟踪工作,提出临震预测意见,报告预测区所在的省(区、市)人民政府;省(区、市)人民政府决策发布临震预报,宣布预报区进入临震应急期。预报区所在的市(地、州、盟)、县(市、区、旗)人民政府采取应急防御措施,主要内容是:地震部门加强震情监视,随时报告震情变化;根据震情发展和建筑物抗震能力以及周围工程设施情况,发布避震通知,必要时组织避震疏散;要求有关部门对生命线工程和次生灾害源采取紧急防护措施;督促检查抢险救灾的准备工作;平息地震谣传或误传,保持社会安定。

4 应急响应

4.1 分级响应

4.1.1 地震灾害事件分级

特别重大地震灾害,是指造成300人以上死亡,或直接经济损失占该省(区、市)上年国内生产总值1%以上的地震;发生在人口较密集地区7.0级以上地震,可初判为特别重大地震灾害。

重大地震灾害,是指造成50人以上、300人以下死亡,或造成一定经济损失的地震;发生在人口较密集地区6.5~7.0级地震,可初判为重大地震灾害。

较大地震灾害,是指造成20人以上、50人以下死亡,或造成一定经济损失的地震;发生在人口较密集地区6.0~6.5级地震,可初判为较大地震灾害。

一般地震灾害,是指造成20人以下死亡,或造成一定经济损失的地震;发生在人口较密集地区5.0~6.0级地震,可初判为一般地震灾害。

4.1.2 地震应急响应分级和启动条件

应对特别重大地震灾害,启动Ⅰ级响应。由灾区所在省(区、市)人民政府领导灾区的地震应急工作;国务院抗震救灾指挥部统一组织领导、指挥和协调国家地震应急工作。

应对重大地震灾害,启动Ⅱ级响应。由灾区所在省(区、市)人民政府领导灾区的地震应急工作;中国地震局在国务院领导下,组织、协调国家地震应急工作。

应对较大地震灾害,启动Ⅲ级响应。在灾区所在省(区、市)人民政府的领导和支持下,由灾区所在市(地、州、盟)人民政府领导灾区的地震应急工作;中国地震局组织、协调国家地震应急工作。

应对一般地震灾害,启动Ⅳ级响应。在灾区所在省(区、市)人民政府和市(地、州、盟)人民政府的领导和支持下,由灾区所在县(市、区、旗)人民政府领导灾区的地震应急工作;中国地震局组织、协调国家地震应急工作。

如果地震灾害使灾区丧失自我恢复能力、需要上级政府支援,或者地震灾害发生在边疆地区、少数民族聚居地区和其他特殊地区,应根据需要相应提高响应级别。

4.2 信息报送和处理

震区地方各级人民政府迅速调查了解灾情,向上级人民政府报告并抄送地震部门;重大地震灾害和特别重大地震灾害情况可越级报告。

国务院民政、公安、安全生产监管、交通、铁道、水利、建设、教育、卫生等有关部门迅速了解震情灾情,及时报国务院办公厅并抄送国务院抗震救灾指挥部办公室、中国地震局和民政部。

中国地震局负责汇总灾情、社会影响等情况,收到特别重大、重大地震信息后,应在4小时内报送国务院办公厅并及时续报;同时向新闻宣传主管部门通报情况。

国务院抗震救灾指挥部办公室、中国地震局和有关省(区、市)地震局依照有关信息公开规定,及时公布震情和灾情信息。在地震灾害发生1小时内,组织关于地震时间、地点和震级的公告;在地震灾害发生24小时内,根据初步掌握的情况,组织灾情和震情趋势判断的公告;适时组织后续公告。

4.3　通信

及时开通地震应急通信链路,利用公共网络、通讯卫星等,实时获得地震灾害现场的情况。

地震现场工作队携带海事卫星、VSAT卫星地面站等设备赶赴灾害现场,并架通通信链路,保持灾害现场与国务院抗震救灾指挥部的实时联络。灾区信息产业部门派出移动应急通信车,及时采取措施恢复地震破坏的通信线路和设备,确保灾区通信畅通。

4.4　指挥与协调

4.4.1　Ⅰ级响应

由灾区所在省(区、市)人民政府领导灾区的地震应急工作;国务院抗震救灾指挥部统一组织领导、指挥和协调国家地震应急工作。

(1) 灾区所在省(区、市)人民政府领导灾区的地震应急工作

省(区、市)人民政府了解震情和灾情,确定应急工作规模,报告国务院并抄送国务院抗震救灾指挥部办公室、中国地震局和民政部,同时通报当地驻军领导机关;宣布灾区进入震后应急期;启动抗震救灾指挥部部署本行政区域内的地震应急工作;必要时决定实行紧急应急措施。

省(区、市)抗震救灾指挥部组织指挥部成员单位和非灾区对灾区进行援助,组成现场抗震救灾指挥部直接组织灾区的人员抢救和工程抢险工作。

(2) 国务院抗震救灾指挥部统一组织领导、指挥和协调国家地震应急工作

中国地震局向国务院报告震情和灾情并建议国务院抗震救灾指挥部开始运作;经国务院批准,由国务院抗震救灾指挥部统一组织领导、指挥和协调国家地震应急工作。中国地震局履行国务院抗震救灾指挥部办公室职责;国务院有关部门设立部门地震应急机构负责本部门的地震应急工作,派出联络员参加国务院抗震救灾指挥部办公室工作。

4.4.2　Ⅱ级响应

由灾区所在省(区、市)人民政府领导灾区的地震应急工作;中国地震局在国务院领导下,组织、协调国家地震应急工作。

(1) 灾区所在省(区、市)人民政府领导灾区的地震应急工作

省(区、市)人民政府了解震情和灾情,确定应急工作规模,报告国务院并抄送中国地震局和民政部,同时通报当地驻军领导机关;宣布灾区进入震后应急期;启动抗震救灾指挥部部署本行政区域内的地震应急工作;必要时决定实行紧急应急措施。

省(区、市)抗震救灾指挥部组织指挥部成员单位和非灾区对灾区进行援助,组成现场抗震救灾指挥部直接组织灾区的人员抢救和工程抢险工作。

(2) 中国地震局在国务院领导下,组织、协调国家地震应急工作

中国地震局向国务院报告震情和灾情、提出地震趋势估计并抄送国务院有关部门;派出中国地震局地震现场应急工作队;向国务院建议派遣国家地震灾害紧急救援队,经批准后,组织国家地震灾害紧急救援队赴灾区;及时向国务院报告地震应急工作进展情况。

根据灾区的需求,调遣公安消防部队等灾害救援队伍和医疗救护队伍赴灾区、组织有关部门对灾区紧急支援。

当地震造成大量人员被压埋,调遣解放军和武警部队参加抢险救灾。

当地震造成两个以上省(区、市)受灾,或者地震发生在边疆地区、少数民族聚居地区并造成严重损失,国务院派出工作组前往灾区。

中国地震局对地震灾害现场的国务院有关部门工作组和各级各类救援队伍、支援队伍、保障队伍的活动进行协调。

4.4.3 Ⅲ级响应

在灾区所在省(区、市)人民政府的领导和支持下,由灾区所在市(地、州、盟)人民政府领导灾区的地震应急工作;中国地震局组织、协调国家地震应急工作。

(1) 灾区所在市(地、州、盟)人民政府领导灾区的地震应急工作

市(地、州、盟)人民政府了解震情和灾情,确定应急工作规模,报告省(区、市)人民政府并抄送地震局和民政厅,同时通报当地驻军领导机关;启动抗震救灾指挥部部署本行政区域内的地震应急工作。

市(地、州、盟)抗震救灾指挥部组织人员抢救和工程抢险工作;组织指挥部成员单位和非灾区对灾区进行援助。

(2) 中国地震局组织、协调国家地震应急工作

中国地震局向国务院报告震情灾情、提出地震趋势估计并抄送国务院有关部门;派出中国地震局地震现场应急工作队;适时向国务院报告地震应急工作进展情况。

当地震造成较多人员被压埋并且难以营救,派遣国家地震灾害紧急救援队;经批准后,组织国家地震灾害紧急救援队赴灾区。

视地震灾区的需求,中国地震局与有关部门协商对灾区紧急支援。

中国地震局对地震灾害现场的国务院有关部门工作组和各级各类救援队伍、支援队伍、保障队伍的活动进行协调。

4.4.4 Ⅳ级响应

在灾区所在省(区、市)人民政府和市(地、州、盟)人民政府的领导和支持下,由灾区所在县(市、区、旗)人民政府领导灾区的地震应急工作;中国地震局组织、协调国家地震应急工作。

(1) 灾区所在县(市、区、旗)人民政府领导灾区的地震应急工作

县(市、区、旗)人民政府了解震情和灾情,确定应急工作规模,报告市(地、州、盟)人民政府并抄送地震局和民政局;启动抗震救灾指挥部部署本行政区域内的地震应急工作。

(2) 中国地震局组织、协调国家地震应急工作

中国地震局向国务院报告震情灾情、提出地震趋势估计并抄送国务院有关部门;派出中国地震局地震现场应急工作队;应急结束后,向国务院汇报地震应急工作。

中国地震局对地震灾害现场的国务院有关部门工作组的活动进行协调。

4.5 紧急处置

地震灾害现场实行政府统一领导、地震部门综合协调、各部门参与的应急救援工作体制。

现场紧急处置的主要内容是:沟通汇集并及时上报信息,包括地震破坏、人员伤亡和被压埋的情况、灾民自救互救成果、救援行动进展情况;分配救援任务、划分责任区域,协调各级各类救援队伍的行动;组织查明次生灾害危害或威胁;组织采取防御措施,必要时疏散居民;组织力量消除次生灾害后果;组织协调抢修通信、交通、供水、供电等生命线设施;估计救灾需求的构成与数量规模,组织援助物资的接收与分配;组织建筑物安全鉴定工作;组织灾害损失评估工作。各级各类救援队伍要服从现场指挥部的指挥与协调。

4.6　人员抢救与工程抢险

中国地震局协调组织地震灾害紧急救援队开展灾区搜救工作;协调国际搜救队的救援行动。

解放军和武警部队赶赴灾区,抢救被压埋人员,进行工程抢险。

公安部门组织调动公安消防部队赶赴灾区,扑灭火灾和抢救被压埋人员。

卫生部门组织医疗救护和卫生防病队伍抢救伤员。

不同救援队伍之间要积极妥善地处理各种救援功能的衔接与相互配合;相邻队伍之间要划分责任区边界,同时关注结合部;区块内各队伍之间要协商解决道路、电力、照明、有线电话、网络、水源等现场资源的共享或分配;各队伍之间保持联系,互通有无,互相支援,遇有危险时传递警报并共同防护。

4.7　应急人员的安全防护

对震损建筑物能否进入、能否破拆进行危险评估;探测泄漏危险品的种类、数量、泄漏范围、浓度,评估泄漏的危害性,采取处置措施;监视余震、火灾、爆炸、放射性污染、滑坡崩塌等次生灾害、损毁高大构筑物继续坍塌的威胁和因破拆建筑物而诱发的坍塌危险,及时向救援人员发出警告,采取防范措施。

4.8　群众的安全防护

民政部门做好灾民的转移和安置工作。

当地政府具体制定群众疏散撤离的方式、程序的组织指挥方案,规定疏散撤离的范围、路线、避难场所和紧急情况下保护群众安全的必要防护措施。

4.9　次生灾害防御

公安部门协助灾区采取有效措施防止火灾发生,处置地震次生灾害事故。

水利部、国防科工、建设、信息产业、民航部门对处在灾区的易于发生次生灾害的设施采取紧急处置措施并加强监控;防止灾害扩展,减轻或消除污染危害。

环保总局加强环境的监测、控制。

国土资源部门会同建设、水利、交通等部门加强对地质灾害险情的动态监测。

发展改革、质检、安全监管部门督导和协调灾区易于发生次生灾害的地区、行业和设施采取紧急处置。

4.10　地震现场监测与分析预报

中国地震局向震区派出地震现场工作队伍,布设或恢复地震现场测震和前兆台站,增强震区的监测能力,协调震区与邻省的监测工作,对震区地震类型、地震趋势、短临预报提出初步判定意见。

4.11　社会力量动员与参与

特别重大地震灾害事件发生后,地震灾区的各级人民政府组织各方面力量抢救人员,组织基层单位和人员开展自救和互救;灾区所在的省(区、市)人民政府动员非灾区的力量,对灾区提供救助;邻近的省(区、市)人民政府根据灾情,组织和动员社会力量,对灾区提供救助;其他省(区、市)人民政府视情况开展为灾区人民捐款捐物的活动。

重大地震灾害事件发生后,地震灾区的各级人民政府组织各方面力量抢救人员,并组织基层单位和人员开展自救和互救;灾区所在的市(地、州、盟)人民政府动员非灾区的力量,对灾区提供救助;邻近灾区的市(地、州、盟)人民政府根据灾情,组织和动员社会力量,对灾区提供救助;灾区所在的省(区、市)人民政府视情况开展为灾区人民捐款捐物的活动。

4.12 地震灾害调查与灾害损失评估

中国地震局开展地震烈度调查,确定发震构造,调查地震宏观异常现象、工程结构震害特征、地震社会影响和各种地震地质灾害等。

中国地震局负责会同国务院有关部门,在地方各级政府的配合下,共同开展地震灾害损失评估。

4.13 信息发布

信息发布要坚持实事求是、及时准确的工作原则,中国地震局、民政部按照《国家突发公共事件新闻发布应急预案》和本部门职责做好信息发布工作。

4.14 应急结束

应急结束的条件是:地震灾害事件的紧急处置工作完成;地震引发的次生灾害的后果基本消除;经过震情趋势判断,近期无发生较大地震的可能;灾区基本恢复正常社会秩序。达到上述条件,由宣布灾区进入震后应急期的原机关宣布灾区震后应急期结束。有关紧急应急措施的解除,由原决定机关宣布。

5 后期处置

5.1 善后处置

因救灾需要临时征用的房屋、运输工具、通信设备等应当及时归还;造成损坏或者无法归还的,按照国务院有关规定给予适当补偿或者作其他处理。

5.2 社会救助

民政部门负责接受并安排社会各界的捐赠。

5.3 保险

保险监管机构依法做好灾区有关保险理赔和给付的监管。

5.4 调查和总结

由中国地震局负责对地震灾害事件进行调查,总结地震应急响应工作并提出改进建议,及时上报。

6 保障措施

6.1 通信与信息保障

建设并完善通信网络,存储指挥部成员单位和应急救灾相关单位的通讯录并定期更新。各级信息产业部门做好灾时启用应急机动通信系统的准备。

电信运营企业尽快恢复受到破坏的通信设施,保证抗震救灾通信畅通。自有通信系统的部门尽快恢复本部门受到破坏的通信设施,协助保障抗震救灾通信畅通。

6.2 应急支援与装备保障

6.2.1 地震救援和工程抢险装备保障

中国地震局储备必要的地震救援和工程抢险装备,建立救援资源数据库储存重点监视防御区和重点监视防御城市所拥有的云梯车、挖掘机械、起重机械、顶升设备及特种救援设备的性能、数量、存放位置等数据并定期更新。

6.2.2 应急队伍保障

应急队伍资源及其组织方案表

6.2.3 交通运输保障

铁道、交通、民航部门组织对被毁坏的铁道、公路、港口、空港和有关设施的抢险抢修;协调运力,保证应急抢险救援人员、物资的优先运输和灾民的疏散。

应急队伍资源及其组织方案表

	先期处置队伍	第一支援梯队	第二支援梯队
人员抢救队伍	社区志愿者队伍	地方救援队 国家地震救援队 当地驻军部队	邻省地震救援队
工程抢险队伍	当地抢险队伍	行业专业抢险队伍	邻省抢险队伍
次生灾害特种救援队伍	消防部队	行业特种救援队伍	邻省特种救援队伍
医疗救护队伍	当地的急救医疗队伍	当地医院的后备医疗队	附近军队医疗队
地震现场应急队伍	省地震局现场应急队伍	中国地震局现场应急队伍	邻省地震局现场应急队伍
建筑物安全鉴定队伍	省地震局和建设厅建筑物安全鉴定队伍	中国地震局和建设部建筑物安全签定队伍	邻省地震局和建设厅建筑物安全鉴定队伍

6.2.4 电力保障

发展改革部门指导、协调、监督灾区所在省级电力主管部门尽快恢复被破坏的电力设施和电力调度通信系统功能等,保障灾区电力供应。

6.2.5 城市基础设施抢险与应急恢复

建设部门组织力量对灾区城市中被破坏的给排水、燃气热力、公共客货交通、市政设施进行抢排险,尽快恢复上述基础设施功能。

6.2.6 医疗卫生保障

卫生部门对灾区可能发生的传染病进行预警并采取有效措施防止和控制暴发流行;检查、监测灾区的饮用水源、食品等。

发展改革部门协调灾区所需药品、医疗器械的紧急调用。

食品药品监管部门组织、协调相关部门对灾区进行食品安全监督;对药品、医药器械的生产、流通、使用进行监督和管理。

其他部门应当配合卫生、医药部门,做好卫生防疫以及伤亡人员的抢救、处理工作,并向受灾人员提供精神、心理卫生方面的帮助。

6.2.7 治安保障

武警部队加强对首脑机关、要害部门、金融单位、救济物品集散点、储备仓库、监狱等重要目标的警戒。

公安部门、武警部队协助灾区加强治安管理和安全保卫工作,预防和打击各种违法犯罪活动,维护社会治安,维护道路交通秩序,保证抢险救灾工作顺利进行。

6.2.8 物资保障

发展改革、粮食部门调运粮食,保障灾区粮食供应。

商务部门组织实施灾区生活必需品的市场供应。

民政部门调配救济物品,保障灾民的基本生活。

6.2.9 经费保障

财政部门负责中央应急资金以及应急拨款的准备。

民政部门负责中央应急救济款的发放。

6.2.10 社会动员保障

地方人民政府建立应对突发公共事件社会动员机制。

6.2.11 紧急避难场所保障

重点地震监视防御城市和重点地震监视防御区的城市结合旧城改造和新区建设,利用城市公园、绿地、广场、体育场、停车场、学校操场和其他空地设立紧急避难场所;公共场所和家庭配置避险救生设施和应急物品。

6.2.12 呼吁与接受外援

外交、民政、商务部门按照国家有关规定呼吁国际社会提供援助。

民政部负责接受国际社会提供的紧急救助款物。

中国地震局、外交部负责接受和安排国际社会提供的紧急救援队伍。

中国红十字会总会向国际对口组织发出提供救灾援助的呼吁;接受境外红十字总会和国际社会通过中国红十字会总会提供的紧急救助。

6.3 技术储备与保障

地震应急专家队伍作为地震应急的骨干技术力量,包括各级抗震救灾指挥部技术系统和地震现场应急工作队、地震灾害紧急救援队以及后备队伍的专家群体,服务于应急指挥辅助决策、地震监测和趋势判断、地震灾害紧急救援、灾害损失评估、地震烈度考察、房屋安全鉴定。

各级抗震救灾指挥部技术系统是地震应急指挥的技术平台,综合利用自动监测、通信、计算机、遥感等高新技术,实现震情灾情快速响应、应急指挥决策、灾害损失快速评估与动态跟踪、地震趋势判断的快速反馈,保障各级人民政府在抗震救灾中进行合理调度、科学决策和准确指挥。

中国地震局各研究机构开展地震监测、地震预测、地震区划、防灾规划、应急处置技术、搜索与营救等方面的研究;中国建筑设计研究院等的有关研究机构负责建筑物抗震技术研究。

6.4　宣传、培训和演习

公众信息交流:各级地震、科技、教育、文化、出版、广播电视、新闻等相关部门通力协作,开展防震减灾科学知识普及和宣传教育,使公众树立科学的灾害观。在提高公众减灾意识和心理承受能力的基础上,逐步实行把地震重点监视防御区和地震重点危险区的判定信息向社会发布,动员社会公众积极参与防震减灾活动。最大程度公布地震应急预案信息,宣传和解释地震应急预案以及相关的地震应急法律法规,增强社会公众的地震应急意识,提高自防、自救、互救能力。

培训:各级人民政府定期组织各级应急管理、救援人员和志愿者进行业务知识及技能的培训。

演习:各级人民政府和各有关部门、行业、单位要按照预案要求,协调整合各种应急救援力量,根据各自的实际情况开展不同形式和规模的地震应急演习。

6.5　监督检查

由中国地震局会同国务院有关部门,对《国家地震应急预案》实施的全过程进行监督检查,保证应急措施到位。

7　对香港、澳门和台湾发生地震的应急反应

7.1　国家对香港澳门特别行政区发生地震的应急反应

当香港、澳门发生地震以及珠江三角洲地区发生对于香港或澳门有较大影响的地震时,中国地震局向国务院报告震情并组织地震趋势判断。港澳办了解灾情并询问特别行政区的请求;国务院组织有关部门和省份进行紧急支援。

7.2　祖国大陆对台湾发生地震的应急反应

当台湾发生特别重大地震灾害事件,祖国大陆对台湾地震灾区人民表示慰问,视地震灾区需求提供地震监测信息和趋势判断意见,派遣救援队和医疗队,援助款物,为有关国家和地区对台湾地震灾区的人道主义援助提供便利。

8　其他地震事件处置

包括有感地震应急、平息地震谣言、特殊时期戒备、应对毗邻震灾。

9　火山灾害预防和应急反应

当火山喷发或出现多种强烈临喷异常现象,中国地震局派出火山现场应急工作队,进行火山喷发实时监测和地球物理、地球化学监测,判定火山灾害类型和影响范围,划定隔离带,必要时向灾区所在县(市、区、旗)人民政府提出人口迁移的建议,开展火山灾害损失评估。灾区所在县(市、区、旗)人民政府组织火山灾害预防和救援工作,必要时组织人口迁移,保持社会秩序的稳定。

10 附则

10.1 名词术语、缩写语和编码的定义与说明

· 次生灾害：地震造成工程结构、设施和自然环境破坏而引发的灾害。如火灾、爆炸、瘟疫、有毒有害物质污染以及水灾、泥石流和滑坡等对居民生产和生活的破坏。

· 生命线设施：指电力、供水、排水、燃气、热力、供油系统以及通信、交通等公用设施。

· 直接经济损失：指地震及地震地质灾害、地震次生灾害造成的物质破坏，包括房屋和其他工程结构设施、物品等破坏引起的经济损失，建筑物和其他工程结构、设施、设备、财物等破坏而引起的经济损失，以重置所需费用计算。不包括文物古迹和非实物财产，如货币、有价证券等损失。场地和文物古迹破坏不折算为经济损失，只描述破坏状态。

· 本预案有关数量的表述中“以上”含本数，“以下”不含本数。

10.2 预案管理与更新

适应地震灾害事件应急对策的不断完善和地震应急机构的调整，需及时对预案进行修订。预案的更新期限为5年。

地震应急预案的日常管理工作由中国地震局承担。

10.3 国际沟通与协作

地震救援行动中需要与有关国际机构和组织进行沟通和协作。

10.4 奖励与责任

依据《中华人民共和国防震减灾法》和《破坏性地震应急条例》的有关规定，对本预案实施中的行为进行奖惩。

10.5 预案实施时间

本预案自印发之日起施行。

C. 国家突发公共事件医疗卫生救援应急预案

1 总则

1.1 编制目的

保障自然灾害、事故灾难、公共卫生、社会安全事件等突发公共事件（以下简称突发公共事件）发生后，各项医疗卫生救援工作迅速、高效、有序地进行，提高卫生部门应对各类突发公共事件的应急反应能力和医疗卫生救援水平，最大程度地减少人员伤亡和健康危害，保障人民群众身体健康和生命安全，维护社会稳定。

1.2　编制依据

依据《中华人民共和国传染病防治法》、《中华人民共和国食品卫生法》、《中华人民共和国职业病防治法》、《中华人民共和国放射性污染防治法》、《中华人民共和国安全生产法》以及《突发公共卫生事件应急条例》、《医疗机构管理条例》、《核电厂核事故应急管理条例》和《国家突发公共事件总体应急预案》,制定本预案。

1.3　适用范围

本预案适用于突发公共事件所导致的人员伤亡、健康危害的医疗卫生救援工作。突发公共卫生事件应急工作按照《国家突发公共卫生事件应急预案》的有关规定执行。

1.4　工作原则

统一领导、分级负责;属地管理、明确职责;依靠科学、依法规范;反应及时、措施果断;整合资源、信息共享;平战结合、常备不懈;加强协作、公众参与。

2　医疗卫生救援的事件分级

根据突发公共事件导致人员伤亡和健康危害情况将医疗卫生救援事件分为特别重大(Ⅰ级)、重大(Ⅱ级)、较大(Ⅲ级)和一般(Ⅳ级)四级。

2.1　特别重大事件(Ⅰ级)

(1) 一次事件出现特别重大人员伤亡,且危重人员多,或者核事故和突发放射事件、化学品泄漏事故导致大量人员伤亡,事件发生地省级人民政府或有关部门请求国家在医疗卫生救援工作上给予支持的突发公共事件。

(2) 跨省(区、市)的有特别严重人员伤亡的突发公共事件。

(3) 国务院及其有关部门确定的其他需要开展医疗卫生救援工作的特别重大突发公共事件。

2.2　重大事件(Ⅱ级)

(1) 一次事件出现重大人员伤亡,其中,死亡和危重病例超过5例的突发公共事件。

(2) 跨市(地)的有严重人员伤亡的突发公共事件。

(3) 省级人民政府及其有关部门确定的其他需要开展医疗卫生救援工作的重大突发公共事件。

2.3　较大事件(Ⅲ级)

(1) 一次事件出现较大人员伤亡,其中,死亡和危重病例超过3例的突发公共事件。

(2) 市(地)级人民政府及其有关部门确定的其他需要开展医疗卫生救援工作的较大突发公共事件。

2.4　一般事件(Ⅳ级)

(1) 一次事件出现一定数量人员伤亡,其中,死亡和危重病例超过1例的突发公共事件。

(2) 县级人民政府及其有关部门确定的其他需要开展医疗卫生救援工作的一般突发公共

事件。

3 医疗卫生救援组织体系

各级卫生行政部门要在同级人民政府或突发公共事件应急指挥机构的统一领导、指挥下，与有关部门密切配合、协调一致，共同应对突发公共事件，做好突发公共事件的医疗卫生救援工作。

医疗卫生救援组织机构包括：各级卫生行政部门成立的医疗卫生救援领导小组、专家组和医疗卫生救援机构[指各级各类医疗机构，包括医疗急救中心（站）、综合医院、专科医院、化学中毒和核辐射事故应急医疗救治专业机构、疾病预防控制机构和卫生监督机构]、现场医疗卫生救援指挥部。

3.1 医疗卫生救援领导小组

国务院卫生行政部门成立突发公共事件医疗卫生救援领导小组，领导、组织、协调、部署特别重大突发公共事件的医疗卫生救援工作。国务院卫生行政部门卫生应急办公室负责日常工作。

省、市（地）、县级卫生行政部门成立相应的突发公共事件医疗卫生救援领导小组，领导本行政区域内突发公共事件医疗卫生救援工作，承担各类突发公共事件医疗卫生救援的组织、协调任务，并指定机构负责日常工作。

3.2 专家组

各级卫生行政部门应组建专家组，对突发公共事件医疗卫生救援工作提供咨询建议、技术指导和支持。

3.3 医疗卫生救援机构

各级各类医疗机构承担突发公共事件的医疗卫生救援任务。其中，各级医疗急救中心（站）、化学中毒和核辐射事故应急医疗救治专业机构承担突发公共事件现场医疗卫生救援和伤员转送；各级疾病预防控制机构和卫生监督机构根据各自职能做好突发公共事件中的疾病预防控制和卫生监督工作。

3.4 现场医疗卫生救援指挥部

各级卫生行政部门根据实际工作需要在突发公共事件现场设立现场医疗卫生救援指挥部，统一指挥、协调现场医疗卫生救援工作。

4 医疗卫生救援应急响应和终止

4.1 医疗卫生救援应急分级响应

4.1.1 Ⅰ级响应

(1) Ⅰ级响应的启动

符合下列条件之一者，启动医疗卫生救援应急的Ⅰ级响应：

① 发生特别重大突发公共事件，国务院启动国家突发公共事件总体应急预案。

② 发生特别重大突发公共事件，国务院有关部门启动国家突发公共事件专项应急预案。

③ 其他符合医疗卫生救援特别重大事件（Ⅰ级）级别的突发公共事件。

（2）Ⅰ级响应行动

国务院卫生行政部门接到关于医疗卫生救援特别重大事件的有关指示、通报或报告后，应立即启动医疗卫生救援领导小组工作，组织专家对伤病员及救治情况进行综合评估，组织和协调医疗卫生救援机构开展现场医疗卫生救援，指导和协调落实医疗救治等措施，并根据需要及时派出专家和专业队伍支援地方，及时向国务院和国家相关突发公共事件应急指挥机构报告和反馈有关处理情况。凡属启动国家总体应急预案和专项应急预案的响应，医疗卫生救援领导小组按相关规定启动工作。

事件发生地的省（区、市）人民政府卫生行政部门在国务院卫生行政部门的指挥下，结合本行政区域的实际情况，组织、协调开展突发公共事件的医疗卫生救援。

4.1.2 Ⅱ级响应

（1）Ⅱ级响应的启动

符合下列条件之一者，启动医疗卫生救援应急的Ⅱ级响应：

① 发生重大突发公共事件，省级人民政府启动省级突发公共事件应急预案。

② 发生重大突发公共事件，省级有关部门启动省级突发公共事件专项应急预案。

③ 其他符合医疗卫生救援重大事件（Ⅱ级）级别的突发公共事件。

（2）Ⅱ级响应行动

省级卫生行政部门接到关于医疗卫生救援重大事件的有关指示、通报或报告后，应立即启动医疗卫生救援领导小组工作，组织专家对伤病员及救治情况进行综合评估。同时，迅速组织医疗卫生救援应急队伍和有关人员到达突发公共事件现场，组织开展医疗救治，并分析突发公共事件的发展趋势，提出应急处理工作建议，及时向本级人民政府和突发公共事件应急指挥机构报告有关处理情况。凡属启动省级应急预案和省级专项应急预案的响应，医疗卫生救援领导小组按相关规定启动工作。

国务院卫生行政部门对省级卫生行政部门负责的突发公共事件医疗卫生救援工作进行督导，根据需要和事件发生地省级人民政府和有关部门的请求，组织国家医疗卫生救援应急队伍和有关专家进行支援，并及时向有关省份通报情况。

4.1.3 Ⅲ级响应

（1）Ⅲ级响应的启动

符合下列条件之一者，启动医疗卫生救援应急的Ⅲ级响应：

① 发生较大突发公共事件，市（地）级人民政府启动市（地）级突发公共事件应急预案。

② 其他符合医疗卫生救援较大事件（Ⅲ级）级别的突发公共事件。

（2）Ⅲ级响应行动

市（地）级卫生行政部门接到关于医疗卫生救援较大事件的有关指示、通报或报告后，应立即启动医疗卫生救援领导小组工作，组织专家对伤病员及救治情况进行综合评估。同时，迅速组织开展现场医疗卫生救援工作，并及时向本级人民政府和突发公共事件应急指挥机构报告有关处理情况。凡属启动市（地）级应急预案的响应，医疗卫生救援领导小组按相关规定启动工作。

省级卫生行政部门接到医疗卫生救援较大事件报告后，要对事件发生地突发公共事件医疗卫生救援工作进行督导，必要时组织专家提供技术指导和支持，并适时向本省（区、市）有关地区发出通报。

4.1.4 Ⅳ级响应

（1）Ⅳ级响应的启动

符合下列条件之一者，启动医疗卫生救援应急的Ⅳ级响应：

① 发生一般突发公共事件，县级人民政府启动县级突发公共事件应急预案。

② 其他符合医疗卫生救援一般事件(Ⅳ级)级别的突发公共事件。

(2) Ⅳ级响应行动

县级卫生行政部门接到关于医疗卫生救援一般事件的有关指示、通报或报告后,应立即启动医疗卫生救援领导小组工作,组织医疗卫生救援机构开展突发公共事件的现场处理工作,组织专家对伤病员及救治情况进行调查、确认和评估,同时向本级人民政府和突发公共事件应急指挥机构报告有关处理情况。凡属启动县级应急预案的响应,医疗卫生救援领导小组按相关规定启动工作。

市(地)级卫生行政部门在必要时应当快速组织专家对突发公共事件医疗卫生救援进行技术指导。

4.2 现场医疗卫生救援及指挥

医疗卫生救援应急队伍在接到救援指令后要及时赶赴现场,并根据现场情况全力开展医疗卫生救援工作。在实施医疗卫生救援的过程中,既要积极开展救治,又要注重自我防护,确保安全。

为了及时准确掌握现场情况,做好现场医疗卫生救援指挥工作,使医疗卫生救援工作紧张有序地进行,有关卫生行政部门应在事发现场设置现场医疗卫生救援指挥部,主要或分管领导同志要亲临现场,靠前指挥,减少中间环节,提高决策效率,加快抢救进程。现场医疗卫生救援指挥部要接受突发公共事件现场处置指挥机构的领导,加强与现场各救援部门的沟通与协调。

4.2.1 现场抢救

到达现场的医疗卫生救援应急队伍,要迅速将伤员转送出危险区,本着"先救命后治伤、先救重后救轻"的原则开展工作,按照国际统一的标准对伤病员进行检伤分类,分别用蓝、黄、红、黑四种颜色,对轻、重、危重伤病员和死亡人员作出标志(分类标记用塑料材料制成腕带),扣系在伤病员或死亡人员的手腕或脚踝部位,以便后续救治辨认或采取相应的措施。

4.2.2 转送伤员

当现场环境处于危险或在伤病员情况允许时,要尽快将伤病员转送并做好以下工作:

(1) 对已经检伤分类待送的伤病员进行复检。对有活动性大出血或转运途中有生命危险的急危重症者,应就地先予抢救、治疗,做必要的处理后再进行监护下转运。

(2) 认真填写转运卡提交接纳的医疗机构,并报现场医疗卫生救援指挥部汇总。

(3) 在转运中,医护人员必须在医疗仓内密切观察伤病员病情变化,并确保治疗持续进行。

(4) 在转运过程中要科学搬运,避免造成二次损伤。

(5) 合理分流伤病员或按现场医疗卫生救援指挥部指定的地点转送,任何医疗机构不得以任何理由拒诊、拒收伤病员。

4.3 疾病预防控制和卫生监督工作

突发公共事件发生后,有关卫生行政部门要根据情况组织疾病预防控制和卫生监督等有关专业机构和人员,开展卫生学调查和评价、卫生执法监督,采取有效的预防控制措施,防止各类突发公共事件造成的次生或衍生突发公共卫生事件的发生,确保大灾之后无大疫。

4.4 信息报告和发布

医疗急救中心(站)和其他医疗机构接到突发公共事件的报告后,在迅速开展应急医疗卫生救援工作的同时,立即将人员伤亡、抢救等情况报告现场医疗卫生救援指挥部或当地卫生行政部门。

现场医疗卫生救援指挥部、承担医疗卫生救援任务的医疗机构要每日向上级卫生行政部门报告伤病员情况、医疗救治进展等，重要情况要随时报告。有关卫生行政部门要及时向本级人民政府和突发公共事件应急指挥机构报告有关情况。

各级卫生行政部门要认真做好突发公共事件医疗卫生救援信息发布工作。

4.5 医疗卫生救援应急响应的终止

突发公共事件现场医疗卫生救援工作完成，伤病员在医疗机构得到救治，经本级人民政府或同级突发公共事件应急指挥机构批准，或经同级卫生行政部门批准，医疗卫生救援领导小组可宣布医疗卫生救援应急响应终止，并将医疗卫生救援应急响应终止的信息报告上级卫生行政部门。

5 医疗卫生救援的保障

突发公共事件应急医疗卫生救援机构和队伍的建设，是国家突发公共卫生事件预防控制体系建设的重要组成部分，各级卫生行政部门应遵循“平战结合、常备不懈”的原则，加强突发公共事件医疗卫生救援工作的组织和队伍建设，组建医疗卫生救援应急队伍，制订各种医疗卫生救援应急技术方案，保证突发公共事件医疗卫生救援工作的顺利开展。

5.1 信息系统

在充分利用现有资源的基础上建设医疗救治信息网络，实现医疗机构与卫生行政部门之间，以及卫生行政部门与相关部门间的信息共享。

5.2 急救机构

各直辖市、省会城市可根据服务人口和医疗救治的需求，建立一个相应规模的医疗急救中心（站），并完善急救网络。每个市（地）、县（市）可依托综合力量较强的医疗机构建立急救机构。

5.3 化学中毒与核辐射医疗救治机构

按照“平战结合”的原则，依托专业防治机构或综合医院建立化学中毒医疗救治和核辐射应急医疗救治专业机构，依托实力较强的综合医院建立化学中毒、核辐射应急医疗救治专业科室。

5.4 医疗卫生救援应急队伍

各级卫生行政部门组建综合性医疗卫生救援应急队伍，并根据需要建立特殊专业医疗卫生救援应急队伍。

各级卫生行政部门要保证医疗卫生救援工作队伍的稳定，严格管理，定期开展培训和演练，提高应急救治能力。

医疗卫生救援演练需要公众参与的，必须报经本级人民政府同意。

5.5 物资储备

卫生行政部门提出医疗卫生救援应急药品、医疗器械、设备、快速检测器材和试剂、卫生防护用品等物资的储备计划建议。发展改革部门负责组织应急物资的生产、储备和调运，保证供应，维护市场秩序，保持物价稳定。应急储备物资使用后要及时补充。

5.6 医疗卫生救援经费

财政部门负责安排应由政府承担的突发公共事件医疗卫生救援所必需的经费，并做好经费使用情况监督工作。

自然灾害导致的人员伤亡，各级财政按照有关规定承担医疗救治费用或给予补助。

安全生产事故引起的人员伤亡，事故发生单位应向医疗急救中心（站）或相关医疗机构支付医疗卫生救援过程中发生的费用，有关部门应负责督促落实。

社会安全突发事件中发生的人员伤亡，由有关部门确定的责任单位或责任人承担医疗救治费用，有关部门应负责督促落实。各级财政可根据有关政策规定或本级人民政府的决定对医疗救治费用给予补助。

各类保险机构要按照有关规定对参加人身、医疗、健康等保险的伤亡人员，做好理赔工作。

5.7 医疗卫生救援的交通运输保障

各级医疗卫生救援应急队伍要根据实际工作需要配备救护车辆、交通工具和通讯设备。

铁路、交通、民航、公安（交通管理）等有关部门，要保证医疗卫生救援人员和物资运输的优先安排、优先调度、优先放行，确保运输安全畅通。情况特别紧急时，对现场及相关通道实行交通管制，开设应急救援“绿色通道”，保证医疗卫生救援工作的顺利开展。

5.8 其他保障

公安机关负责维护突发公共事件现场治安秩序，保证现场医疗卫生救援工作的顺利进行。

科技部门制定突发公共事件医疗卫生救援应急技术研究方案，组织科研力量开展医疗卫生救援应急技术科研攻关，统一协调、解决检测技术及药物研发和应用中的科技问题。

海关负责突发公共事件医疗卫生救援急需进口特殊药品、试剂、器材的优先通关验放工作。

食品药品监管部门负责突发公共事件医疗卫生救援药品、医疗器械和设备的监督管理，参与组织特殊药品的研发和生产，并组织对特殊药品进口的审批。

红十字会按照《中国红十字会总会自然灾害与突发公共事件应急预案》，负责组织群众开展现场自救和互救，做好相关工作。并根据突发公共事件的具体情况，向国内外发出呼吁，依法接受国内外组织和个人的捐赠，提供急需的人道主义援助。

总后卫生部负责组织军队有关医疗卫生技术人员和力量，支持和配合突发公共事件医疗卫生救援工作。

6 医疗卫生救援的公众参与

各级卫生行政部门要做好突发公共事件医疗卫生救援知识普及的组织工作；中央和地方广播、电视、报刊、互联网等媒体要扩大对社会公众的宣传教育；各部门、企事业单位、社会团体要加强对所属人员的宣传教育；各医疗卫生机构要做好宣传资料的提供和师资培训工作。在广泛普及医疗卫生救援知识的基础上逐步组建以公安干警、企事业单位安全员和卫生员为骨干的群众性救助网络，经过培训和演练提高其自救、互救能力。

7　附则

7.1　责任与奖惩

突发公共事件医疗卫生救援工作实行责任制和责任追究制。

各级卫生行政部门,对突发公共事件医疗卫生救援工作作出贡献的先进集体和个人要给予表彰和奖励。对失职、渎职的有关责任人,要依据有关规定严肃追究责任,构成犯罪的,依法追究刑事责任。

7.2　预案制定与修订

本预案由国务院卫生行政部门组织制定并报国务院审批发布。各地区可结合实际制定本地区的突发公共事件医疗卫生救援应急预案。

本预案定期进行评审,根据突发公共事件医疗卫生救援实施过程中发现的问题及时进行修订和补充。

7.3　预案实施时间

本预案自印发之日起实施。

D. 国家自然灾害救助应急预案

1　总则

1.1　编制目的

建立健全应对突发重大自然灾害紧急救助体系和运行机制,规范紧急救助行为,提高紧急救助能力,迅速、有序、高效地实施紧急救助,最大程度地减少人民群众的生命和财产损失,维护灾区社会稳定。

1.2　编制依据

依据《中华人民共和国宪法》、《中华人民共和国公益事业捐赠法》、《中华人民共和国防洪法》、《中华人民共和国防震减灾法》、《中华人民共和国气象法》、《国家突发公共事件总体应急预案》、《中华人民共和国减灾规划(1998—2010年)》、国务院有关部门“三定”规定及国家有关救灾工作方针、政策和原则,制定本预案。

1.3　适用范围

凡在我国发生的水旱灾害,台风、冰雹、雪、沙尘暴等气象灾害,火山、地震灾害,山体崩塌、滑坡、泥石流等地质灾害,风暴潮、海啸等海洋灾害,森林草原火灾和重大生物灾害等自然灾害及其他突发公共事件达到启动条件的,适用于本预案。

1.4 工作原则

(1) 以人为本,最大程度地保护人民群众的生命和财产安全。
(2) 政府统一领导,分级管理,条块结合,以块为主。
(3) 部门密切配合,分工协作,各司其职,各尽其责。
(4) 依靠群众,充分发挥基层群众自治组织和公益性社会团体的作用。

2 启动条件

出现下列任何一种情况,启动本预案。

2.1 某一省(区、市)行政区域内,发生水旱灾害,台风、冰雹、雪、沙尘暴等气象灾害,山体崩塌、滑坡、泥石流等地质灾害,风暴潮、海啸等海洋灾害,森林草原火灾和重大生物灾害等自然灾害,一次灾害过程出现下列情况之一的:

因灾死亡30人以上;

因灾紧急转移安置群众10万人以上;

因灾倒塌房屋1万间以上。

2.2 发生5级以上破坏性地震,造成20人以上人员死亡或紧急转移安置群众10万人以上或房屋倒塌和严重损坏1万间以上。

2.3 事故灾难、公共卫生事件、社会安全事件等其他突发公共事件造成大量人员伤亡、需要紧急转移安置或生活救助,视情况启动本预案。

2.4 对救助能力特别薄弱的地区等特殊情况,上述标准可酌情降低。

2.5 国务院决定的其他事项。

3 组织指挥体系及职责任务

国家减灾委员会(以下简称“减灾委”)为国家自然灾害救助应急综合协调机构,负责研究制定国家减灾工作的方针、政策和规划,协调开展重大减灾活动,指导地方开展减灾工作,推进减灾国际交流与合作,组织、协调全国抗灾救灾工作。

减灾委办公室、全国抗灾救灾综合协调办公室设在民政部。减灾委各成员单位按各自的职责分工承担相应任务。

4 应急准备

4.1 资金准备

民政部组织协调发展改革委、财政部等部门,根据国家发展计划和《中华人民共和国预算法》规定,安排中央救灾资金预算,并按照救灾工作分级负责、救灾资金分级负担,以地方为主的原则,督促地方政府加大救灾资金投入力度。

4.1.1　按照救灾工作分级负责,救灾资金分级负担的原则,中央和地方各级财政都应安排救灾资金预算。

4.1.2　中央财政每年根据上年度实际支出安排特大自然灾害救济补助资金,专项用于帮助解决严重受灾地区群众的基本生活困难。

4.1.3　中央和地方政府应根据财力增长、物价变动、居民生活水平实际状况等因素逐步提高救灾资金补助标准,建立救灾资金自然增长机制。

4.1.4　救灾预算资金不足时,中央和地方各级财政安排的预备费要重点用于灾民生活救助。

4.2　物资准备

整合各部门现有救灾储备物资和储备库规划,分级、分类管理储备救灾物资和储备库。

4.2.1　按照救灾物资储备规划,在完善天津、沈阳、哈尔滨、合肥、武汉、长沙、郑州、南宁、成都、西安等10个中央救灾物资储备库的基础上,根据需要,科学选址,进一步建立健全中央救灾物资储备库。各省、自治区、直辖市及灾害多发地、县建立健全物资储备库、点。各级储备库应储备必需的救灾物资。

4.2.2　每年年初购置救灾帐篷、衣被、净水设备(药品)等救灾物资。

4.2.3　建立救助物资生产厂家名录,必要时签订救灾物资紧急购销协议。

4.2.4　灾情发生时,可调用邻省救灾储备物资。

4.2.5　建立健全救灾物资紧急调拨和运输制度。

4.2.6　建立健全救灾物资应急采购和调拨制度。

4.3　通信和信息准备

通信运营部门应依法保障灾害信息的畅通。自然灾害救助信息网络应以公用通信网为基础,合理组建灾害信息专用通信网络,确保信息畅通。

4.3.1　加强中央级灾害信息管理系统建设,指导地方建设并管理覆盖省、地、县三级的救灾通信网络,确保中央和地方各级政府及时准确掌握重大自然灾害信息。

4.3.2　以国家减灾中心为依托,建立部门间灾害信息共享平台,提供信息交流服务,完善信息共享机制。

4.3.3　充分发挥环境与灾害监测预报小卫星星座、气象卫星、海洋卫星、资源卫星等对地监测系统的作用,建立基于遥感和地理信息系统技术的灾害监测、预警、评估以及灾害应急辅助决策系统。

4.4　救灾装备准备

4.4.1　中央各有关部门应配备救灾管理工作必需的设备和装备。

4.4.2　民政部、省级民政部门及灾害频发市、县民政局应配备救灾必需的设备和装备。

4.5　人力资源准备

4.5.1　完善民政灾害管理人员队伍建设,提高其应对自然灾害的能力。

4.5.2　建立健全专家队伍。组织民政、卫生、水利、气象、地震、海洋、国土资源等各方面专家,重点开展灾情会商、赴灾区的现场评估及灾害管理的业务咨询工作。

4.5.3　建立健全与军队、公安、武警、消防、卫生等专业救援队伍的联动机制。

4.5.4　培育、发展非政府组织和志愿者队伍,并充分发挥其作用。

4.6 社会动员准备

4.6.1 建立和完善社会捐助的动员机制、运行机制、监督管理机制,规范突发自然灾害社会捐助工作。

4.6.2 完善救灾捐赠工作应急方案,规范救灾捐赠的组织发动、款物接收和分配以及社会公示、表彰等各个环节的工作。

4.6.3 在已有2.1万个社会捐助接收站、点的基础上,继续在大中城市和有条件的小城市建立社会捐助接收站、点,健全经常性社会捐助接收网络。

4.6.4 完善社会捐助表彰制度,为开展社会捐助活动创造良好的社会氛围。

4.6.5 健全北京、天津、上海、江苏、浙江、福建、山东、广东8省(市)和深圳、青岛、大连、宁波4市对内蒙古、江西、广西、四川、云南、贵州、陕西、甘肃、宁夏和新疆10省(区)的对口支援机制。

4.7 宣传、培训和演习

4.7.1 开展社区减灾活动,利用各种媒体宣传灾害知识,宣传灾害应急法律法规和预防、避险、避灾、自救、互救、保险的常识,增强人民的防灾减灾意识。

4.7.2 每年至少组织2次省级灾害管理人员的培训。每两年至少组织1次地级灾害管理人员的集中培训。省或地市级民政部门每年至少组织1次县级及乡镇民政助理员的业务培训。不定期开展对政府分管领导、各类专业紧急救援队伍、非政府组织和志愿者组织的培训。

4.7.3 每年在灾害多发地区,根据灾害发生特点,组织1~2次演习,检验并提高应急准备、指挥和响应能力。

5 预警预报与信息管理

5.1 灾害预警预报

5.1.1 根据有关部门提供的灾害预警预报信息,结合预警地区的自然条件、人口和社会经济背景数据库,进行分析评估,及时对可能受到自然灾害威胁的相关地区和人口数量做出灾情预警。

5.1.2 根据灾情预警,自然灾害可能造成严重人员伤亡和财产损失,大量人员需要紧急转移安置或生活救助,国家和有关省(区、市)应做好应急准备或采取应急措施。

5.2 灾害信息共享

减灾委办公室、全国抗灾救灾综合协调办公室及时汇总各类灾害预警预报信息,向成员单位和有关地方通报信息。

5.3 灾情信息管理

5.3.1 灾情信息报告内容:包括灾害发生的时间、地点、背景,灾害造成的损失(包括人员受灾情况、人员伤亡数量、农作物受灾情况、房屋倒塌、损坏情况及造成的直接经济损失),已采取的救灾措施和灾区的需求。

5.3.2　灾情信息报告时间

(1) 灾情初报。县级民政部门对于本行政区域内突发的自然灾害,凡造成人员伤亡和较大财产损失的,应在第一时间了解掌握灾情,及时向地(市)级民政部门报告初步情况,最迟不得晚于灾害发生后2小时。对造成死亡(含失踪)10人以上或其他严重损失的重大灾害,应同时上报省级民政部门和民政部。地(市)级民政部门在接到县级报告后,在2小时内完成审核、汇总灾情数据的工作,向省级民政部门报告。省级民政部门在接到地(市)级报告后,应在2小时内完成审核、汇总灾情数据的工作,向民政部报告。民政部接到重、特大灾情报告后,在2小时内向国务院报告。

(2) 灾情续报。在重大自然灾害灾情稳定之前,省、地(市)、县三级民政部门均须执行24小时零报告制度。县级民政部门每天9时之前将截止到前一天24时的灾情向地(市)级民政部门上报,地(市)级民政部门每天10时之前向省级民政部门上报,省级民政部门每天12时之前向民政部报告情况。特大灾情根据需要随时报告。

(3) 灾情核报。县级民政部门在灾情稳定后,应在2个工作日内核定灾情,向地(市)级民政部门报告。地(市)级民政部门在接到县级报告后,应在3个工作日内审核、汇总灾情数据,将全地(市)汇总数据(含分县灾情数据)向省级民政部门报告。省级民政部门在接到地(市)级的报告后,应在5个工作日内审核、汇总灾情数据,将全省汇总数据(含分市、分县数据)向民政部报告。

5.3.3　灾情核定

(1) 部门会商核定。各级民政部门协调农业、水利、国土资源、地震、气象、统计等部门进行综合分析、会商,核定灾情。

(2) 民政、地震等有关部门组织专家评估小组,通过全面调查、抽样调查、典型调查和专项调查等形式对灾情进行专家评估,核实灾情。

6　应急响应

按照"条块结合,以块为主"的原则,灾害救助工作以地方政府为主。灾害发生后,乡级、县级、地级、省级人民政府和相关部门要根据灾情,按照分级管理、各司其职的原则,启动相关层级和相关部门应急预案,做好灾民紧急转移安置和生活安排工作,做好抗灾救灾工作,做好灾害监测、灾情调查、评估和报告工作,最大程度地减少人民群众生命和财产损失。根据突发性自然灾害的危害程度等因素,国家设定四个响应等级。

6.1　Ⅰ级响应

6.1.1　灾害损失情况

(1) 某一省(区、市)行政区域内,发生水旱灾害,台风、冰雹、雪、沙尘暴,山体崩塌、滑坡、泥石流,风暴潮、海啸,森林草原火灾和生物灾害等特别重大自然灾害。

(2) 事故灾难、公共卫生事件、社会安全事件等其他突发公共事件造成大量人员伤亡、需要紧急转移安置或生活救助,视情况启动本预案。

(3) 对救助能力特别薄弱的地区等特殊情况,启动标准可酌情降低。

(4) 国务院决定的其他事项。

6.1.2　启动程序

减灾委接到灾情报告后第一时间向国务院提出启动一级响应的建议,由国务院决定进入Ⅰ级响应。

6.1.3　应急响应

由减灾委主任统一领导、组织抗灾救灾工作。

民政部接到灾害发生信息后，2 小时内向国务院和减灾委主任报告，之后及时续报有关情况。灾害发生后 24 小时内商财政部下拨中央救灾应急资金，协调铁路、交通、民航等部门紧急调运救灾物资；组织开展全国性救灾捐赠活动，统一接收、管理、分配国际救灾捐赠款物；协调落实党中央、国务院关于抗灾救灾的指示。

6.1.4　响应的终止

灾情和救灾工作稳定后，由减灾委主任决定终止一级响应。

6.2　Ⅱ级响应

6.2.1　灾害损失情况

（1）某一省（区、市）行政区域内，发生水旱灾害，台风、冰雹、雪、沙尘暴，山体崩塌、滑坡、泥石流，风暴潮、海啸，森林草原火灾和生物灾害等重大自然灾害。

（2）事故灾难、公共卫生事件、社会安全事件等其他突发公共事件造成大量人员伤亡、需要紧急转移安置或生活救助，视情况启动本预案。

（3）对救助能力特别薄弱的地区等特殊情况，启动标准可酌情降低。

（4）国务院决定的其他事项。

6.2.2　启动程序

减灾委秘书长（民政部副部长）在接到灾情报告后第一时间向减灾委副主任（民政部部长）提出启动Ⅱ级响应的建议，由减灾委副主任决定进入Ⅱ级响应。

6.2.3　响应措施

由减灾委副主任组织协调灾害救助工作。

民政部成立救灾应急指挥部，实行联合办公，组成紧急救援（综合）组、灾害信息组、救灾捐赠组、宣传报道组和后勤保障组等抗灾救灾工作小组，统一组织开展抗灾救灾工作。

灾情发生后 24 小时内，派出抗灾救灾联合工作组赶赴灾区慰问灾民，核查灾情，了解救灾工作情况，了解灾区政府的救助能力和灾区需求，指导地方开展救灾工作，紧急调拨救灾款物。

及时掌握灾情和编报救灾工作动态信息，并在民政部网站发布。

向社会发布接受救灾捐赠的公告，组织开展跨省（区、市）或全国性救灾捐赠活动。

经国务院批准，向国际社会发出救灾援助呼吁。

公布接受捐赠单位和账号，设立救灾捐赠热线电话，主动接受社会各界的救灾捐赠；每日向社会公布灾情和灾区需求情况；及时下拨捐赠款物，对全国救灾捐赠款物进行调剂；定期对救灾捐赠的接收和使用情况向社会公告。

6.2.4　响应的终止

灾情和救灾工作稳定后，由减灾委副主任决定终止Ⅱ级响应。

6.3　Ⅲ级响应

6.3.1　灾害损失情况

（1）某一省（区、市）行政区域内，发生水旱灾害，台风、冰雹、雪、沙尘暴，山体崩塌、滑坡、泥石流，风暴潮、海啸，森林草原火灾和生物灾害等较大自然灾害。

(2) 事故灾难、公共卫生事件、社会安全事件等其他突发公共事件造成大量人员伤亡、需要紧急转移安置或生活救助,视情况启动本预案。

(3) 对救助能力特别薄弱的“老、少、边、穷”地区等特殊情况,启动标准可酌情降低。

(4) 国务院决定的其他事项。

6.3.2　启动程序

减灾委办公室在接到灾情报告后第一时间向减灾委秘书长(民政部副部长)提出启动Ⅲ级响应的建议,由减灾委秘书长决定进入Ⅲ级响应。

6.3.3　响应措施

由减灾委员会秘书长组织协调灾害救助工作。

减灾委办公室、全国抗灾救灾综合协调办公室及时与有关成员单位联系,沟通灾害信息;组织召开会商会,分析灾区形势,研究落实对灾区的抗灾救灾支持措施;组织有关部门共同听取有关省(区、市)的情况汇报;协调有关部门向灾区派出联合工作组。

灾情发生后24小时内,派出由民政部工作组赶赴灾区慰问灾民,核查灾情,了解救灾工作情况,了解灾区政府的救助能力和灾区需求,指导地方开展救灾工作。

灾害损失较大时,灾情发生后48小时内,协调有关部门组成全国抗灾救灾综合协调工作组赴灾区,及时调拨救灾款物。

掌握灾情和救灾工作动态信息,并在民政部网站发布。

6.3.4　响应的终止

灾情和救灾工作稳定后,由减灾委秘书长决定终止Ⅲ级响应,报告减灾委副主任。

6.4　Ⅳ级响应

6.4.1　灾害损失情况

(1) 某一省(区、市)行政区域内,发生水旱灾害,台风、冰雹、雪、沙尘暴,山体崩塌、滑坡、泥石流,风暴潮、海啸,森林草原火灾和生物灾害等一般自然灾害。

(2) 事故灾难、公共卫生事件、社会安全事件等其他突发公共事件造成大量人员伤亡、需要紧急转移安置或生活救助,视情况启动本预案。

(3) 对救助能力特别薄弱的“老、少、边、穷”地区等特殊情况,启动标准可酌情降低。

(4) 国务院决定的其他事项。

6.4.2　启动程序

减灾委办公室在接到灾情报告后第一时间决定进入Ⅳ级响应。

6.4.3　响应措施

由减灾委办公室、全国抗灾救灾综合协调办公室主任组织协调灾害救助工作。减灾委办公室、全国抗灾救灾综合协调办公室及时与有关成员单位联系,沟通灾害信息;商有关部门落实对灾区的抗灾救灾支持;视情况向灾区派出工作组。

灾情发生后24小时内,派出民政部工作组赶赴灾区慰问灾民,核查灾情,了解救灾工作情况,了解灾区政府的救助能力和灾区需求,指导地方开展救灾工作,调拨救灾款物。

掌握灾情动态信息,并在民政部网站发布。

6.4.4　响应的终止

灾情和救灾工作稳定后,由减灾委办公室、全国抗灾救灾综合协调办公室主任决定终止Ⅳ级响应,报告减灾委秘书长。

6.5 信息发布

6.5.1 信息发布坚持实事求是、及时准确的原则。要在第一时间向社会发布简要信息，并根据灾情发展情况做好后续信息发布工作。

6.5.2 信息发布的内容主要包括：受灾的基本情况、抗灾救灾的动态及成效、下一步安排、需要说明的问题。

7 灾后救助与恢复重建

7.1 灾后救助

7.1.1 县级民政部门每年调查冬令（春荒）灾民生活困难情况，建立需政府救济人口台账。

7.1.2 民政部会同省级民政部门，组织有关专家赴灾区开展灾民生活困难状况评估，核实情况。

7.1.3 制定冬令（春荒）救济工作方案。

7.1.4 根据各省、自治区、直辖市人民政府向国务院要求拨款的请示，结合灾情评估情况，会同财政部下拨特大自然灾害救济补助费，专项用于帮助解决冬春灾民吃饭、穿衣等基本生活困难。

7.1.5 灾民救助全面实行《灾民救助卡》管理制度。对确认需政府救济的灾民，由县级民政部门统一发放《灾民救助卡》，灾民凭卡领取救济粮和救济金。

7.1.6 向社会通报各地救灾款下拨进度，确保冬令救济资金在春节前发放到户。

7.1.7 对有偿还能力但暂时无钱购粮的缺粮群众，实施开仓借粮。

7.1.8 通过开展社会捐助、对口支援、紧急采购等方式解决灾民的过冬衣被问题。

7.1.9 发展改革、财政、农业等部门落实好以工代赈政策、灾歉减免，粮食部门确保粮食供应。

7.2 恢复重建

灾后恢复重建工作坚持“依靠群众，依靠集体，生产自救，互助互济，辅之以国家必要的救济和扶持”的救灾工作方针，灾民倒房重建应由县（市、区）负责组织实施，采取自建、援建和帮建相结合的方式，以受灾户自建为主。建房资金应通过政府救济、社会互助、邻里帮工帮料、以工代赈、自行借贷、政策优惠等多种途径解决。房屋规划和设计要因地制宜，合理布局，科学规划，充分考虑灾害因素。

7.2.1 组织核查灾情。灾情稳定后，县级民政部门立即组织灾情核定，建立因灾倒塌房屋台账。省级民政部门在灾情稳定后10日内将全省因灾倒塌房屋等灾害损失情况报民政部。

7.2.2 开展灾情评估。重大灾害发生后，民政部会同省级民政部门，组织有关专家赴灾区开展灾情评估，全面核查灾情。

7.2.3 制定恢复重建工作方案。根据全国灾情和各地实际，制定恢复重建方针、目标、政策、重建进度、资金支持、优惠政策和检查落实等工作方案。

7.2.4 根据各省、自治区、直辖市人民政府向国务院要求拨款的请示，结合灾情评估情况，民政部会同财政部下拨特大自然灾害救济补助费，专项用于各地灾民倒房恢复重建。

7.2.5 定期向社会通报各地救灾资金下拨进度和恢复重建进度。

7.2.6 向灾区派出督查组，检查、督导恢复重建工作。

7.2.7 商有关部门制定优惠政策，简化手续，减免税费，平抑物价。

7.2.8 卫生部门做好灾后疾病预防和疫情监测工作。组织医疗卫生人员深入灾区,提供医疗卫生服务,宣传卫生防病知识,指导群众搞好环境卫生,实施饮水和食品卫生监督,实现大灾之后无大疫。

7.2.9 发展改革、教育、财政、建设、交通、水利、农业、卫生、广播电视等部门,以及电力、通信等企业,金融机构做好救灾资金(物资)安排,并组织做好灾区学校、卫生院等公益设施及水利、电力、交通、通信、供排水、广播电视设施的恢复重建工作。

8 附则

8.1 名词术语解释

自然灾害:指给人类生存带来危害或损害人类生活环境的自然现象,包括洪涝、干旱灾害,台风、冰雹、雪、沙尘暴等气象灾害,火山、地震灾害,山体崩塌、滑坡、泥石流等地质灾害,风暴潮、海啸等海洋灾害,森林草原火灾和重大生物灾害等自然灾害。

灾情:指自然灾害造成的损失情况,包括人员伤亡和财产损失等。

灾情预警:指根据气象、水文、海洋、地震、国土等部门的灾害预警、预报信息,结合人口、自然和社会经济背景数据库,对灾害可能影响的地区和人口数量等损失情况作出分析、评估和预警。

环境与灾害监测预报小卫星星座:为满足我国环境与灾害监测的需要,2003 年 2 月,国务院正式批准"环境与灾害监测预报小卫星星座"的立项。根据国家计划,小卫星星座系统拟采用分步实施战略:"十五"期间,采用"2 +1"方案,即发射两颗光学小卫星和一颗合成孔径雷达小卫星,初步实现对灾害和环境进行监测的能力;"十一五"期间,实施"4 +4"方案,即发射四颗光学小卫星和四颗合成孔径雷达小卫星组成的星座,实现对我国及周边国家、地区灾害和环境的动态监测。

本预案有关数量的表述中,"以上"含本数,"以下"不含本数。

8.2 国际沟通与协作

按照国家外事纪律的有关规定,积极开展国际间的自然灾害救助交流,借鉴发达国家自然灾害救助工作的经验,进一步做好我国自然灾害突发事件防范与处置工作。

8.3 奖励与责任

对在自然灾害救助工作中作出突出贡献的先进集体和个人,由人事部和民政部联合表彰;对在自然灾害救助工作中英勇献身的人员,按有关规定追认烈士;对在自然灾害救助工作中玩忽职守造成损失的,依据国家有关法律法规追究当事人的责任,构成犯罪的,依法追究其刑事责任。

8.4 预案管理与更新

本预案由减灾委办公室、全国抗灾救灾综合协调办公室负责管理。预案实施后,减灾委办公室、全国抗灾救灾综合协调办公室应适时召集有关部门和专家进行评估,并视情况变化做出相应修改后报国务院。各省、自治区、直辖市自然灾害救助应急综合协调机构根据本预案制定本省(区、市)自然灾害救助应急预案。

8.5 预案生效时间

本预案自印发之日起生效。

附录Ⅲ 灾难医学相关网站

Appendix Ⅲ Commonly Used Websites in Disaster Medicine

一、国外网站

美国国土安全部(DHS) http://www.dhs.gov/;
联邦紧急事务管理局(FEMA): http://www.fema.gov;
紧急事务管理学院 http://www.training.fema.gov(教育);
美国灾难中心 http://www.disastercenter.com;
美国卫生及公共服务部 http://www.hhs.gov;
恐怖袭击与新发传染病教育网 http://www.bioterrorism-uab.ahrq.gov;
美国消防局(USFA) http://www.usfa.dhs.gov/;
国家搜寻和救援协会(NASAR) http://www.nasar.org;
全美灾害管理协会(NEMA) http://www.nemaweb.org/;
美国红十字会 http://www.redcross.org/services/disaster;
加勒比灾害紧急应变机构(CDERA) http://www.cdera.org;
美国毒物与疾病登记署(ATSDR) http://www.atsdr.cdc.gov;
美国地震信息中心(USGS) http://earthquake.usgs.gov/regional/neic/;
美国地震学联合研究会 http://www.iris.edu/hq/;
美国国际环境保护局 http://www.epa.gov/;(中文版 http://www.epa.gov/chinese/simple/);
美国疾病控制和预防中心 http://www.cdc.gov/;(中文版 http://www.cdc.gov/chi/);
太平洋灾害中心 http://www.pdc.org/;
联合国救援网 http://www.reliefweb.int/;
联合国减灾策略 http://www.unisdr.org/;
联合国人道主义事务处(OCHA) http://ochaonline.un.org/;
联合国环境署 http://www.grid.unep.ch/;
红十字会与红新月会国际联合会(IFRC) http://www.ifrc.org;
国际灾害管理专业者协会(IAEM) http://www.iaem.com/;
国际地震中心 http://www.isc.ac.uk/;
世界健康组织 http://www.who.int/zh/;
应急灾难管理中心 http://www.emergency-management.net/;
灾害新闻网 http://www.disasternews.net;

泛美健康组织灾害与人道救助 http://www.paho.org/;
加拿大公众安全 http://www.ps-sp.gc.ca/;
瑞士民防 http://www.bevoelkerungsschutz.admin.ch/internet/bs/en/;
瑞士国家应急管理中心 https://www.naz.ch/;
挪威民防与应急计划局 http://www.dsb.no/;
国际民防组织 http://www.icdo.org/;
国际应急技术中心 http://www.icet.nl/;
紧急事件数据库 http://www.emdat.be/;
英国民防与灾难研究协会(ICDDS) http://www.icdds.org/;
英国民防 http://www.britishcivildefence.org/;
亚洲减灾中心(ARDC) http://www.adrc.or.jp/;
日本国土厅防灾局 http://www.bousai.go.jp/;
日本危机管理 http://www.rescuenow.net/;
日本防灾科研所 http://www.bosai.go.jp/;
东京大学地震研究院 http://www.eri.u-tokyo.ac.jp/;
新加坡民防部队(SCDF) http://www.scdf.gov.sg/;
澳大利亚应急管理署 http://www.ema.gov.au/;
新西兰城市搜救与救援队 http://www.usar.govt.nz/。

二、国内网站

政府应急管理网站 http://www.gov.cn/yjgl/index.htm;
国家减灾网 http://www.ndrcc.gov.cn/;
中国灾害防御协会 http://www.zaihai.cn;
中国地震应急搜救中心 http://www.nerss.cn/;
中国地震局 http://www.cea.gov.cn;
中国地震信息网 http://www.csi.ac.cn/;
国家地震科学数据共享中心 http://data.earthquake.cn/;
中国台风网 http://www.typhoon.gov.cn/;
丁香园 http://www.dxy.cn/cms/;
台北市国际搜救队 http://tpeusar.tfd.gov.tw/;
广东省应急管理办公室 http://www.gdemo.gov.cn/;
安全文化网 http://www.anquan.com.cn/;
中国急救网 http://www.emss.org.cn/;
化救通 http://www.chemaid.com;
中国消防 http://www.china-fire.net;
全国中毒控制中心网 http://www.npcc.org.cn;
国家安全生产监督总局 http://www.chinasafety.gov.cn;
中国安全网 http://www.safety.com.cn。

图书在版编目(CIP)数据

灾难医学/王一镗,刘中民主编.—镇江:江苏大学出版社,2009.4(2013.8重印)
ISBN 978-7-81130-067-3

Ⅰ.灾… Ⅱ.①王…②刘… Ⅲ.①自然灾害—医学②人为灾害—医学 Ⅳ.R459.7 X4

中国版本图书馆CIP数据核字(2009)第050670号

灾难医学

主　　编/王一镗　刘中民
策 划 人/成　华
责任编辑/陈海林　米小鸽　徐云峰
出版发行/江苏大学出版社
地　　址/江苏省镇江市梦溪园巷30号(邮编:212003)
电　　话/0511-84446464
排　　版/镇江文苑制版印刷有限责任公司
印　　刷/句容市排印厂
经　　销/江苏省新华书店
开　　本/850 mm×1 168 mm　1/16
印　　张/49.25
字　　数/1 330千字
版　　次/2009年4月第1版　2013年8月第2次印刷
书　　号/ISBN 978-7-81130-067-3
定　　价/160.00元